新生儿学
Neonatology

理论与实践
A Practical Approach to Neonatal Diseases

第 2 版

中 卷

主　编　Giuseppe Buonocore
　　　　Rodolfo Bracci
　　　　Michael Weindling
主　译　孙　波　岳少杰　刘曼玲
副主译　林振浪　毛　健　王　斌
秘　书　郭晓菁

人民卫生出版社
·北 京·

First published in English under the title
Neonatology: A Practical Approach to Neonatal Diseases (2nd Ed.)
edited by Giuseppe Buonocore, Rodolfo Bracci and Michael Weindling
Copyright © Springer International Publishing AG, part of Springer Nature 2018
This edition has been translated and published under licence from
Springer Nature Switzerland AG.

图书在版编目（CIP）数据

新生儿学：理论与实践：上、中、下卷 / （意）朱塞佩·博诺科雷（Giuseppe Buonocore），（意）鲁道夫·布拉奇（Rodolfo Bracci），（英）迈克尔·魏因德林（Michael Weindling）主编；孙波，岳少杰，刘曼玲主译 . —北京：人民卫生出版社，2024.1
ISBN 978-7-117-34390-9

Ⅰ. ①新… Ⅱ. ①朱…②鲁…③迈…④孙…⑤岳…⑥刘… Ⅲ. ①新生儿疾病 – 诊疗 Ⅳ. ①R722.1

中国国家版本馆 CIP 数据核字（2023）第 019478 号

人卫智网	www.ipmph.com	医学教育、学术、考试、健康，购书智慧智能综合服务平台
人卫官网	www.pmph.com	人卫官方资讯发布平台

图字：01-2020-6643 号

新生儿学：理论与实践
Xinshengerxue: Lilun yu Shijian
（上、中、下卷）

主　　译：孙　波　岳少杰　刘曼玲
出版发行：人民卫生出版社（中继线 010-59780011）
地　　址：北京市朝阳区潘家园南里 19 号
邮　　编：100021
E - mail：pmph @ pmph.com
购书热线：010-59787592　010-59787584　010-65264830
印　　刷：北京盛通印刷股份有限公司
经　　销：新华书店
开　　本：787×1092　1/16　总印张：126
总 字 数：3814 千字
版　　次：2024 年 1 月第 1 版
印　　次：2024 年 2 月第 1 次印刷
标准书号：ISBN 978-7-117-34390-9
定价（上、中、下卷）：898.00 元
打击盗版举报电话：010-59787491　E-mail：WQ @ pmph.com
质量问题联系电话：010-59787234　E-mail：zhiliang @ pmph.com
数字融合服务电话：4001118166　　E-mail：zengzhi @ pmph.com

译校者名单

贝　斐(上海交通大学医学院附属上海儿童医学中心)

曹　云(复旦大学附属儿科医院)

陈　晨(西安医学院)

陈　丹(中国医科大学附属盛京医院)

陈媚媚(复旦大学附属儿科医院)

陈夏芳(上海交通大学医学院附属上海儿童医学中心)

程　锐(南京医科大学附属儿童医院)

戴　仪(复旦大学附属儿科医院)

董　莹(复旦大学附属儿科医院)

董晨彬(复旦大学附属儿科医院)

董小玥(南京医科大学附属妇产医院/南京市妇幼保健院)

付惠玲(西安医学院第一附属医院)

甘火群(中南大学湘雅医院)

高　路(复旦大学附属儿科医院)

高红艳(西安医学院第一附属医院)

龚晓妍(复旦大学附属儿科医院)

郭晓菁(复旦大学附属儿科医院)

郭子凯(西安医学院)

韩树萍(南京医科大学附属妇产医院/南京市妇幼保健院)

黑明燕(国家儿童医学中心/首都医科大学附属北京儿童医院)

胡　兰(复旦大学附属儿科医院)

胡晓静(复旦大学附属儿科医院)

黄胜黔(贵阳市妇幼保健院/贵阳市儿童医院)

黄焱磊(复旦大学附属儿科医院)

贾　琰(复旦大学附属儿科医院)

蒋思远(复旦大学附属儿科医院)

康　华(陕西省人民医院)

雷宏涛(陕西省人民医院)

李西华(复旦大学附属儿科医院)

李志华(复旦大学附属儿科医院)

林振浪(温州医科大学附属第二医院)

刘　玲（贵阳市妇幼保健院／贵阳市儿童医院）

刘建萍（西安市儿童医院）

刘曼玲（西安医学院）

芦红茹（陕西省人民医院）

陆　炜（复旦大学附属儿科医院）

罗　睿（贵阳市妇幼保健院／贵阳市儿童医院）

罗红梅（贵阳市妇幼保健院／贵阳市儿童医院）

罗四维（复旦大学附属儿科医院）

马莉（河北省儿童医院）

马晓路（浙江大学医学院附属儿童医院）

毛　健（中国医科大学附属盛京医院）

裴　舟（复旦大学附属儿科医院）

钱　甜（复旦大学附属儿科医院）

钱莉玲（复旦大学附属儿科医院）

沈　茜（复旦大学附属儿科医院）

时灿灿（贵阳市妇幼保健院／贵阳市儿童医院）

史昊鸿（复旦大学附属儿科医院）

史勇军（贵阳市妇幼保健院／贵阳市儿童医院）

孙　波（复旦大学附属儿科医院）

孙　婧（中国医科大学附属盛京医院）

孙　松（复旦大学附属儿科医院）

孙成君（复旦大学附属儿科医院）

孙慧清（河南省儿童医院郑州儿童医院）

孙建华（上海交通大学医学院附属上海儿童医学中心）

孙金峤（复旦大学附属儿科医院）

孙小凡（南京医科大学附属妇产医院／南京市妇幼保健院）

王　斌（南方医科大学珠江医院儿科中心）

王　瑾（复旦大学附属儿科医院）

王　炫（复旦大学附属儿科医院）

王达辉（复旦大学附属儿科医院）

王欢欢（复旦大学附属儿科医院）

王来栓（复旦大学附属儿科医院）

王亮君（上海交通大学医学院附属上海儿童医学中心）

王铭杰（中南大学湘雅医院）

王英杰（中国医科大学附属盛京医院）

王玉梅（贵阳市妇幼保健院／贵阳市儿童医院）

谢　偲（贵阳市妇幼保健院／贵阳市儿童医院）

谢宛玲（西安医学院）

许亚玲（复旦大学附属儿科医院）

杨　帆（西安医学院）

杨　舸（中南大学湘雅医院）

杨　毅（复旦大学附属儿科医院）

杨晨皓（复旦大学附属儿科医院）

杨少波（复旦大学附属儿科医院）

叶　莹（复旦大学附属儿科医院）

殷　鉴（西安交通大学第二附属医院）

殷　荣（复旦大学附属儿科医院）

余小河（中南大学湘雅医院）

余章斌（南京医科大学附属妇产医院／南京市妇幼保健院）

袁　琳（复旦大学附属儿科医院）

袁晓庆（贵阳市妇幼保健院／贵阳市儿童医院）

岳少杰（中南大学湘雅医院）

张　静（中国医科大学附属盛京医院）

张　岚（西安交通大学第二附属医院）

张　莉（西北妇女儿童医院）

张　勤（陕西省人民医院）

张　蓉（复旦大学附属儿科医院）

张　懿（中国医科大学附属盛京医院）

张　芸（贵阳市妇幼保健院／贵阳市儿童医院）

张国庆（上海交通大学医学院附属上海儿童医学中心）

张彦平（西安交通大学第二附属医院）

张燕燕（陕西省人民医院）

赵　智（陕西省人民医院）

赵艳平（河南省儿童医院郑州儿童医院）

郑　珊（复旦大学附属儿科医院）

郑继翠（复旦大学附属儿科医院）

郑章乾（复旦大学附属儿科医院）

周晓红（复旦大学附属儿科医院）

周怡瑶（复旦大学附属儿科医院）

朱海涛（复旦大学附属儿科医院）

中文版序言

　　由意大利锡耶纳大学儿科教授Giuseppe Buonocore及同事主编的*Neonatology: A Practical Approach to Neonatal Management*第2版中文版面世了。我们作为原著主编和译著主译,对原著及译著的所有编者和译者表示感谢和敬意。作为原著主编所在的锡耶纳大学附属综合医院,是中国和意大利政府及医疗界之间培训专业临床医师的指定机构,过去十几年,每年有大量国内医师在该医院做临床专业学习和培训。锡耶纳与她周边的地区是欧洲文艺复兴的发源地,归属托斯卡纳大区 - 佛罗伦萨市。不远处还有拥有欧洲最古老的大学——博洛尼亚大学(也是医学解剖学的创始之地),以及其他著名的历史文化遗迹。达•芬奇的人体解剖绘画也是在这个时期完成的。医学也是文明的传承和发展。我们双方均为能够对从事于新生儿 - 围产医学的临床及研究的中国与意大利同道,搭建学术及专业技术交流的桥梁而荣幸。

　　现代新生儿 - 围产医学自20世纪初发源于欧洲,在过去的50~60年呈现出飞跃发展,在胎儿医学、产前糖皮质激素、肺表面活性物质、超早产儿救治与生存质量、辅助生殖技术等诸多方面,成为临床医学、母胎 - 母婴医学与健康的重大突破性成果。西方新生儿 - 围产医学的先行实践,与中国新生儿 - 围产医学的跟随、发展、壮大、融会贯通,交织形成对现代中国占全球1/6总出生人口(每年1 500万~1 700万)的胎儿、新生儿出生与生存质量的显著保障。在学习掌握许多临床新技术、新知识的同时,它们也改变了我们对生命及生命科学与人文的认识。

　　新生儿学从临床医学本身,具有衔接产科、儿科在胎儿发育、儿童发育等不同阶段的重要枢纽联系功能。在不同的技术发展阶段,也曾经且继续在丰富我们对于新生命的认识和理解。本书涵盖几乎所有新生儿发育、脏器疾病诊断治疗、生存质量的随访评估等方面的发展过程及最新进展。通过专家学者的深刻整理,对最新的诊断治疗常规做了系统、充实、详尽的分析与介绍,可以成为中国新生儿临床实践的主要参考资料,并可以为临床科研在科学问题解读的历史演进过程、思路方法上提供借鉴参考。

　　与国内为数不多的新生儿医学专著、译著相比,这本书提供了极其丰富的新生儿各种疾病的发病机制、病理生理、分类诊断标准、救治策略与规范、预后与结局等新知识和新理念。对大量临床问题的分析涉及母胎医学、围产医学、诊断学、手术与治疗学、药理学、微生物学、流行病学等众多基础与临床医学的大量理论、方法和新知识,为临床第一线的儿科医护人员、大学医院的研究人员、长期护理康复从业人员、新生儿患者的家属和保育人员的实践提供指导。这本专著中文版的问世,也可以为国内专家学者提供参考和借鉴,学习西方对新生儿-围产医学的认真、求实、严谨的治学态度。

为完成这项任务,国内众多儿科和新生儿专科医师,以及医学院的老师们,花费了巨大的精力,完成了这本专著的翻译和审校。时逢新型冠状病毒全球流行之际,谨对他们的奉献精神表达由衷的感激。

在翻译过程中,我们对术语、关键词、错误、缺失等做了解释、标注、修正、补充,以求得翻译文本的信、达、雅和专业性中文语句与结构的统一和平衡。对原文的图表也尽量做了文字的翻译。在翻译、审校、清样审读等阶段,仍然不可避免会出现一些错误,在此欢迎读者指正并与我们联系,以便于今后再印刷、再版时修正。

2016年,我们作为双方机构的代表,签署协议建立针对中国新生儿医师和护士专业培训的"中-欧围产-新生儿交流计划",安排了30多名来自中西部地区为主的中青年医护人员,分多批前去该医院培训学习现代新生儿诊疗理念和技术。这个交流计划直到2020年初因疫情而中止。我们期待在不久的将来,随着疫情得到最终控制,这一交流计划会再次进行,本书也将作为这个交流计划的结晶,继续发挥其影响。

孙波,中国上海
Giuseppe Buonocore,意大利锡耶纳
2023 年

编者名单

Steven H. Abman University of Colorado Denver – Anschutz Medical Campus, Denver, CO, USA

Massimo Agosti Neonatology and NICU – Maternal and Child Department, Ospedale "F del Ponte", Varese, Italy

Rocco Agostino Ethics Committee, Pediatric Hospital Bambino Gesù, Rome, Italy

Carlo Agostoni Pediatric Clinic, Department of Clinical Sciences and Community Health, University of Milan Fondazione, IRCCS Ca Granda, Ospedale Maggiore Policlinico, Milano, Italy

Munir Ahmed Division of Asthma, Allergy and Lung Biology, MRC Centre for Allergic Mechanisms of Asthma, King's College London, London, UK

Uma Sankari Ali Nephrology Division and PICU, BJ Wadia Hospital for Children, Mumbai, India

Karel Allegaert Neonatal Intensive Care Unit, University Hospitals Leuven, Leuven, Belgium

Department of Development and Regeneration, KU Leuven, Leuven, Belgium

Intensive Care and Department of Pediatric Surgery, Erasmus MC – Sophia Children's Hospital, Rotterdam, The Netherlands

Ruben E. Alvaro Department of Pediatrics, WR004 Women's Hospital, University of Manitoba, Winnipeg, MB, Canada

Gina Ancora Neonatology and Neonatal Intensive Care Unit, Ospedale Infermi, Rimini, Italy

Endla K. Anday Department of Pediatrics, Drexel University College of Medicine, St. Christopher's Hospital for Children, Neonatal-Perinatal Medicine, Philadelphia, PA, USA

Generoso Andria Department of Translational Medicine, Section of Pediatrics, Federico II University of Naples, Naples, Italy

Rajesh K. Aneja Departments of Critical Care Medicine and Pediatrics, University of Pittsburgh School of Medicine, Children's Hospital of Pittsburgh, Pittsburgh, PA, USA

Ruby V. Aneja Division of Neonatology, Temple University, West Penn Hospital, Pittsburgh, PA, USA

Molinari Angelo Claudio Thrombosis and Hemostasis Unit, Giannina Gaslini Children's Hospital, Genova, Italy

Rossella Angotti Department of Pediatrics, Obstetrics and Reproductive Medicine, Section of Pediatric Surgery, University of Siena, Siena, Italy

Carmelo Arcidiacono Department of Pediatric Cardiology, IRCCS Policlinico San Donato, San Siro, Milan, Italy

Domenico Arduini Department of Obstetrics and Gynecology, University of Rome Tor Vergata, Rome, Italy

Roberto Aufieri Division of Neonatology and Neonatal Intensive Care, Casilino General Hospital, Rome, Italy

Franco Bagnoli Department of Pediatrics, Obstetrics and Reproductive Medicine, University of Siena, Siena, Italy

Milica Bajcetic Institute of Pharmacology, Clinical Pharmacology and Toxicology, Medical Faculty, University of Belgrade, Belgrade, Serbia
Clinical Pharmacology Unit, University Children's Hospital, Belgrade, Serbia

Sarah Bajorek Department of Pediatrics, Division of Neonatology, University of Florida, College of Medicine, Gainesville, FL, USA

Antonio Balsamo Department of Medical and Surgical Sciences, Pediatric Unit, Center for Rare Endocrine Diseases (CARENDO BO), S.Orsola Malpighi University Hospital, Bologna, Italy

Jane E. Barthell Children's Hospitals and Clinics of Minnesota, Minneapolis, MN, USA

Francesco Bazzini Department of Molecular and Developmental Medicine, University of Siena, Siena, Italy

Roberto Bellù NICU, Ospedale Manzoni, Lecco, Italy

Franca Fossati-Bellani Pediatric Oncology Department, Fondazione IRCCS Istituto Nazionale dei Tumori, Milan, Italy

Carlo V. Bellieni Neonatal Intensive Care Unit, Siena University Hospital, Siena, Italy

Simonetta Bellone Department of Health Sciences, Division of Pediatrics, University of Piemonte Orientale, Novara, Italy

Elisa Belvisi Department of Molecular and Developmental Medicine, University of Siena, Siena, Italy

Britney Benoit School of Nursing, Centre for Pediatric Pain Research, Maternal-Newborn Program, Dalhousie University, IWK Health Centre, Halifax, Canada

Silvano Bertelloni Adolescent Medicine Unit, Division of Pediatrics, S. Chiara Hospital, University of Pisa, Pisa, Italy

Giovanna Bertini Neonatal Intensive Care Unit, Careggi University Hospital, Florence, Italy

Enrico Bertino Neonatal Unit, University of Turin, Turin, Italy

Natascia Bertoncelli Neonatal Intensive Care Unit, Department of Medical and Surgical Sciences of the Mother, Children and Adults, University Hospital of Modena, Modena, Italy

Giulio Bevilacqua Department of Pediatrics and Neonatology, Eastern Liguria Hospital, La Spezia, Italy

Stefania Bezzio Department of Pediatrics, University of Turin, Turin, Italy

Vineet Bhandari Neonatology/Pediatrics, St. Christopher's Hospital for Children/Drexel University College of Medicine, Philadelphia, PA, USA
Drexel University, Philadelphia, PA, USA

Paolo Biban Azienda Ospedaliera Universitaria Integrata Verona, Verona, Italy

Roberta Bilenchi Department of Medical, Surgical and Neurological Sciences, Dermatology Section, University of Siena, Siena, Italy

Caterina Bocchi Obstetrics and Gynecology, Department of Molecular and Developmental Medicine, University of Siena, Siena, Italy

Antonio Boldrini Department of Clinical and Experimental Medicine, Division of Neonatology and Neonatal Intensive Care Unit, Santa Chiara University Hospital, Pisa, Italy

Maria Elena Bolis Neonatology and NICU – Maternal and Child Department, Ospedale "F del Ponte", Varese, Italy

Gianni Bona Department of Health Sciences, Division of Pediatrics, University of Piemonte Orientale, Novara, Italy

Rachele Bonfiglio Department of Anesthesia, Pediatric and Neonatal Intensive Care, Istituto Giannina Gaslini, Genoa, Italy

Alessandro Borghesi Neonatal Intensive Care Unit, Fondazione IRCCS Policlinico "San Matteo", Pavia, Italy

Giulio Bosco Sapienza Università di Roma, Policlinico Umberto I di Roma, Rome, Italy

Farid Boubred Division of Neonatology, La Conception Hospital, Marseille, France

Rodolfo Bracci University of Siena, Siena, Italy

Nicola Brunetti-Pierri Department of Translational Medicine, Section of Pediatrics, Federico II University of Naples, Naples, Italy

Jenny Bua Division of Neonatology, Institute for Maternal and Child Health IRCCS "Burlo Garofolo", Trieste, Italy

Wilma Buffolano Heading Coordinating Centre for Perinatal Infection-Campania Region, Translational Medicine Department, Federico II Medical School, Naples, Italy

Giuseppe Buonocore University of Siena, Siena, Italy

Marsha Campbell-Yeo Departments of Pediatrics, Psychology and Neuroscience, Dalhousie University School of Nursing, Halifax, Canada

Letizia Capasso Division of Neonatology, Department of Translational Medical Sciences, Università "Federico II" di Napoli, Naples, Italy

Joseph A. Carcillo Departments of Critical Care Medicine and Pediatrics, University of Pittsburgh School of Medicine, Children's Hospital of Pittsburgh, Pittsburgh, PA, USA

Mario Carminati Department of Pediatric Cardiology, IRCCS Policlinico San Donato, San Siro, Milan, Italy

Virgilio P. Carnielli Division of Neonatology, Salesi Hospital, Polytechnic University of Marche, Ancona, Italy

Elisa della Casa Neonatal Intensive Care Unit, Department of Medical and Surgical Sciences of the Mother, Children and Adults, University Hospital of Modena, Modena, Italy

Alessandra Cassio Department of Medical and Surgical Sciences, Pediatric Endocrinology Unit, S. Orsola-Malpighi University Hospital, Bologna, Italy

Serena Catania Pediatric Oncology Department, Fondazione IRCCS Istituto Nazionale dei Tumori, Milan, Italy

Paolo Cavarzere Pediatric Unit, Department of Mother and Child, University Hospital of Verona, Verona, Italy

Sylvain Chemtob Departments of Pediatrics, Ophthalmology and Pharmacology, Centre Hospitalier, Universitaire Sainte-Justine, Research Center, Montréal, QC, Canada

Department of Ophthalmology, Maisonneuve-Rosemont Hospital Research Center, Montréal, QC, Canada

Stefano Chiaravalli Pediatric Oncology Department, Fondazione IRCCS Istituto Nazionale dei Tumori, Milan, Italy

Gaetano Chirico Neonatology and Intensive Neonatal Therapy Unit, Spedali Civili of Brescia, Brescia, Italy

Robert D. Christensen Divisions of Neonatology and Hematology, Department of Pediatrics, University of Utah School of Medicine, Intermountain Healthcare, Salt Lake City, UT, USA

Massimiliano Ciantelli Department of Clinical and Experimental Medicine, Division of Neonatology and Neonatal Intensive Care Unit, S. Chiara University Hospital, Pisa, Italy

Azienda Ospedaliero-Universitaria Pisana, Pisa, Italy

Elena Ciarmoli Neonatologia e Terapia Intensiva Neonatale, Fondazione MBBM, ASST-Ospedale San Gerardo-Monza, Monza, Italy

Alessandro Cicognani Department of Medical and Surgical Sciences, Pediatric Unit, Center for Rare Endocrine Diseases (CARENDO BO), S.Orsola Malpighi University Hospital, Bologna, Italy

Giovanni Cioni IRCCS Stella Maris, Department of Developmental Neuroscience, Pisa, Italy

University of Pisa, Department of Clinical and Experimental Neuroscience, Pisa, Italy

Olivier Claris Department of Neonatology, Hôpital Femme Mère Enfant, Bron, France

Hospices Civils de Lyon and Université Claude Bernard, Lyon, France

Paola E. Cogo Division of Pediatrics, Department of Medicine, S. Maria della Misericordia University Hospital, University of Udine, Udine, Italy

Richard J. Cooke Department of Pediatrics, University of Tennessee Health Science Center, Memphis, TN, USA

Giovanni Corsello Department of Sciences for Health Promotion and Mother and Child Care, University of Palermo, Palermo, Italy

Alessandra Coscia Neonatal Unit, University of Turin, Turin, Italy

Frans J. C. Cuperus Department of Gastroenterology and Hepatology, University Medical Center Groningen, Groningen, The Netherlands

Tore Curstedt Department of Molecular Medicine and Surgery, Karolinska Institutet, Karolinska University Hospital, Stockholm, Sweden

Mario De Curtis Dipartimento Materno-Infantile, Università "La Sapienza", Rome, Italy

Carlo Dani Neonatal Intensive Care Unit, Careggi University Hospital, Florence, Italy

Università degli Studi di Firenze, Florence, Italy

Riccardo Davanzo Department of Mother and Child Health, Madonna delle Grazie Hospital, Matera, Italy

Franco D'Alberton Department of Medical and Surgical Sciences, Pediatric Unit, Center for Rare Endocrine Diseases (CARENDO BO), S.Orsola Malpighi University Hospital, Bologna, Italy

Andrea De Luca Department of Medical Biotechnologies, University of Siena, Siena, Italy

UOC Malattie Infettive Universitarie, Azienda Ospedaliera Universitaria Senese, Siena, Italy

Linda S. de Vries Department of Neonatology, Wilhelmina Children's Hospital, University Medical Center, Utrecht, The Netherlands

Antonio Del Vecchio Department of Women's and Children's Health, Neonatal Intensive Care Unit, Di Venere Hospital, ASL Bari, Bari, Italy

Maria Delivoria-Papadopoulos Department of Pediatrics, Drexel University College of Medicine, St. Christopher's Hospital for Children, Neonatal-Perinatal Medicine, Philadelphia, PA, USA

Marco Della Monaca Sapienza Università di Roma, Policlinico Umberto I di Roma, Rome, Italy

Paola Di Nicola Neonatal Unit, University of Turin, Turin, Italy

Petr H. Dijk Beatrix Children's Hospital, University Medical Center Groningen, Groningen, The Netherlands

Carmelita D'Ippolito Pediatric Oncohematology and Bone Marrow Transplant, Spedali Civili Hospital, Brescia, Italy

Timothy Disher Centre for Pediatric Pain Research, Dalhousie University School of Nursing and IWK Health Centre, Halifax, Canada

Nicola Disma Department of Anesthesia, Pediatric and Neonatal Intensive Care, Istituto Giannina Gaslini, Genoa, Italy

Marcello Dòmini U.O. di Chirurgia pediatrica – Ospedale S.Orsola, Università degli Studi – Alma Mater Studiorum, di Bologna, Italy

Allison Dorfman Department of Ophthalmology/Neurology, McGill University-Montreal Children's Hospital Research Institute, Montreal, QC, Canada

Elsa Duchemin-Kermorvant INSERM UMRS1138, Centre de Recherche des Cordeliers, Paris, France

Jennifer M. Duchon Division of Neonatology, St. Joseph's Regional Medical Center, Paterson, NJ, USA

Jeroen Dudink Neonatology, Sophia Children's Hospital, Erasmus MC Rotterdam, Rotterdam, Zuid-Holland, The Netherlands

Claudio Fabris Neonatal Unit, University of Turin, Turin, Italy

Maria Teresa Fadda Sapienza Università di Roma, Policlinico Umberto I di Roma, Rome, Italy

Avroy A. Fanaroff Case Western Reserve University School of Medicine Rainbow Babies and Children's Hospital, Cleveland, OH, USA

Jonathan M. Fanaroff Case Western Reserve University School of Medicine Rainbow Babies and Children's Hospital, Cleveland, OH, USA

Vassilios Fanos Department of Surgery, Neonatal Intensive Care Unit, Neonatal Pathology and Neonatal Section, AOU and University of Cagliari, Cagliari, Italy

Maria Grazia Faticato Department of Pediatric Surgery, University of Genoa, Genoa, Italy
Giannina Gaslini Institute, Genoa, Italy

Silvia Ferranti Department of Molecular Medicine and Development, University of Siena, Siena, Italy,

Fabrizio Ferrari Neonatal Intensive Care Unit, Department of Medical and Surgical Sciences of the Mother, Children and Adults, University of Modena and Reggio Emilia, Modena, Italy

Enrico Ferrazzi Prenatal Diagnosis and Fetal Surgery Unit, Dept. of Woman, Mother and Neonate, Buzzi Children's Hospital Department of Clinical Sciences, University of Milan, Milan, Italy

Michele Fimiani Dipartimento di Medicina Clinica e Scienze Immunologiche – Sezione di Dermatologia, Università degli Studi di Siena, Policlinico "Santa Maria alle Scotte", Siena, Italy
Department of Medical, Surgical and Neurological Sciences, Dermatology Section, University of Siena, Siena, Italy

Vittorio Fineschi Department of Anatomical, Histological, Forensic Medicine and Orthopaedic Sciences, "Sapienza" University of Rome, Rome, Italy

Bobbi Fleiss UMR1141, Insem-Paris Diderot University, Hôpital Robert Debré, Paris, France
Centre for the Developing Brain, Department of Perinatal Imaging and Health, Division of Imaging Sciences and Biomedical Engineering, King's College London, King's Health Partners, St. Thomas' Hospital, London, UK

Monica Fumagalli NICU, Department of Clinical Sciences and Community Health, Fondazione IRCCS Ca' Granda Ospedale Maggiore Policlinico Milano, Università degli Studi di Milano, Milan, Italy

Clara Gabiano Department of Pediatrics, University of Turin, Turin, Italy

Silvia Garazzino Department of Pediatrics, University of Turin, Regina Margherita Childrens Hospital, AOU Città della Salute e della Scienza di Torino, Turin, Italy

Elisabetta Garetti Neonatal Intensive Care Unit, Department of Medical and Surgical Sciences of the Mother, Children and Adults, University of Modena and Reggio Emilia, Modena, Italy

Alfredo Garzi Department of Pediatrics, Obstetrics and Reproductive Medicine, Section of Pediatric Surgery, University of Siena, Siena, Italy
Università degli Studi di Salerno, Fisciano, Italy

Diego Gazzolo Neonatal Intensive Care Unit, Department of Maternal, Fetal and Neonatal Medicine, S. Arrigo Children's Hospital, Alessandria, Italy

Giulia Genoni Department of Health Sciences, Division of Pediatrics, University of Piemonte Orientale, Novara, Italy

Maurizio Gente Department of Pediatrics and Infant Neuropsychiatry, Neonatal Emergency Transport Service, Sapienza University of Rome, Rome, Italy

Michael K. Georgieff Division of Neonatology, Department of Pediatrics Center for Neurobehavioral Development, University of Minnesota, Minneapolis, MN, USA

Paolo Ghirri Department of Clinical and Experimental Medicine, Division of Neonatology and Neonatal Intensive Care Unit, Santa Chiara University Hospital, Pisa, Italy

Daniela Gianotti Department of Pediatrics and Neonatology, Eastern Liguria Hospital, La Spezia, Italy

Jason Gien University of Colorado Denver, Denver, CO, USA

Enza Giglione Department of Health Sciences, Division of Pediatrics, University of Piemonte Orientale, Novara, Italy

Mario Giuffrè Department of Sciences for Health Promotion and Mother and Child Care, University of Palermo, Palermo, Italy

Francesca Giuliani Neonatal Unit, University of Turin, Turin, Italy

Kirsten Glaser University Children's Hospital, University of Würzburg, Würzburg, Germany

Peter D. Gluckman Liggins Institute, University of Auckland, Auckland, New Zealand

Sergio Golombek New York Medical College, New York, USA

Misty Good Division of Neonatology, University of Pittsburgh School of Medicine, Children's Hospital of Pittsburgh, Pittsburgh, PA, USA

Glenn R. Gourley Department of Pediatrics, University of Minnesota, Minneapolis, USA

Paul P. Govaert Neonatology, Sophia Children's Hospital, Erasmus MC Rotterdam, Rotterdam, Zuid-Holland, The Netherlands

Anne Greenough Division of Asthma, Allergy and Lung Biology, MRC Centre for Allergic Mechanisms of Asthma, King's College London, London, UK

NIHR Biomedical Centre at Guy's and St Thomas NHS Foundation Trust and King's College London, London, UK

NICU, King's College Hospital, London, UK

Pierre Gressens UMR1141, Insem-Paris Diderot University, Hôpital Robert Debré, Paris, France

Centre for the Developing Brain, Department of Perinatal Imaging and Health, Division of Imaging Sciences and Biomedical Engineering, King's College London, King's Health Partners, St. Thomas' Hospital, London, UK

Floris Groenendaal Department of Neonatology, Wilhelmina Children's Hospital, University Medical Center Utrecht, Utrecht, The Netherlands

Salvatore Grosso Department of Molecular Medicine and Development, University of Siena, Siena, Italy

Renzo Guerrini Pediatric Neurology and Neurogenetics Unit and Laboratories, Neuroscience Department, A. Meyer Children's Hospital – University of Florence, Florence, Italy

Isotta Guidotti Neonatal Intensive Care Unit, Department of Medical and Surgical Sciences of the Mother, Children and Adults, University Hospital of Modena, Modena, Italy

Jean-Pierre Guignard Lausanne University Medical School, Lausanne, Switzerland

Andrea Guzzetta IRCCS Stella Maris, Department of Developmental Neuroscience, Pisa, Italy

University of Pisa, Department of Clinical and Experimental Neuroscience, Pisa, Italy

Henrik Hagberg Perinatal Center, Department of Obstetrics and Gynecology, Sahlgrenska Academy, University of Gothenburg, Goteborg, Sweden

Centre for the Developing Brain, Division of Imaging Sciences and Biomedical Engineering, King's College London, King's Health Partners, St. Thomas' Hospital, London, UK

Nigel J. Hall University Surgery Unit, Faculty of Medicine, University of Southampton, Southampton, UK

Henry L. Halliday Formerly Regional Neonatal Unit, Royal Maternity Hospital, Belfast, UK

Formerly Department of Child Health, Queen's University Belfast, Belfast, UK

Mikko Hallman Department of Children and Adolescents, Oulu University Hospital, and PEDEGO Research Unit, Medical Research Center Oulu, University of Oulu, Oulu, Finland

Dominique Haumont Department of Neonatology, Saint – Pierre University Hospital, Brussels, Belgium

Axel Heep Department of Neonatology, Southmead Hospital, North Bristol NHS Trust, Bristol, UK

Lena K. Hellström-Westas Department of Women's and Children's Health, Uppsala University and University Hospital, Uppsala, Sweden

Martin J. Herman Department of Orthopaedic Surgery, Drexel University College of Medicine, St. Christopher's Hospital for Children, Philadelphia, PA, USA

Christian V. Hulzebos Beatrix Children's Hospital, University Medical Center Groningen, Groningen, The Netherlands

Petra S. Hüppi Division of Neonatology, Giannina Gaslini Children's Hospital, Genoa, Italy

Giorgio Iannetti Università degli Studi di Siena, Policlinico S. Maria alle Scotte, Siena, Italy

Sapienza Università di Roma, Policlinico Umberto I di Roma, Rome, Italy

Vincenzo Jasonni Department of Pediatric Surgery, University of Genoa, Genoa, Italy

Giannina Gaslini Institute, Genoa, Italy

Kathryn Johnson Centre for Newborn Care, Leeds Teaching Hospitals Trust, Leeds, UK

Celeste Johnston School of Nursing, McGill University, Montreal, Canada

Michael Kaplan Department of Neonatology, Shaare Zedek Medical Center, Jerusalem, Israel

The Faculty of Medicine, Hebrew University, Jerusalem, Israel,

Nandini Kataria Department of Pediatrics, University of Minnesota, Long Beach, California, USA

Tuula Kaukola Department of Children and Adolescents, Oulu University Hospital, and PEDEGO Research Center, MRC Oulu, University of Oulu, Oulu, Finland

Hirokazu Kimura Infectious Diseases Surveillance Center, National Institute of Infectious Diseases, Tokyo, Japan

John P. Kinsella University of Denver, Denver, CO, USA

Panagiotis Kratimenos Neonatologist, Children's National Medical Center, Center for Research in Neuroscience, George Washington University School of Medicine and Health Sciences, Washington, DC, USA

Edmund F. La Gamma Division of Newborn Medicine, Maria Fareri Children's Hospital, Westchester Medical Center – New York Medical College, Valhalla, NY, USA

Arianna Lamberti Department of Medical, Surgical and Neurological Sciences, Dermatology Section, University of Siena, Siena, Italy

Mariano Lanna Prenatal Diagnosis and Fetal Surgery Unit, Dept. of Woman, Mother and Neonate, Buzzi Children's Hospital Department of Clinical Sciences, University of Milan, Milan, Italy

Malcolm Levene Academic Unit of Paediatrics and Child Health, University of Leeds, Leeds, UK

Department of Neonatal Medicine, Leeds Teaching Hospitals Trust, Leeds, UK

Isabelle Ligi Division of Neonatology, La Conception Hospital, Marseille, France

Otwin Linderkamp Division of Neonatology, Department of Pediatrics, University of Heidelberg, Heidelberg, Germany

Gianluca Lista Neonatology and Neonatal Intensive Care Unit, Ospedale dei Bambini V. Buzzi, Milan, Italy

Mariangela Longini Department of Molecular and Developmental Medicine, University of Siena, Siena, Italy

Alessandra Del Longo Department of Pediatric Ophthalmology, Niguarda Ca' Granda Hospital, Milan, Italy

Vassilios Lougaris Pediatrics Clinic, Department of Clinical and Experimental Sciences, University of Brescia and Spedali Civili of Brescia, Brescia, Italy

Felicia M. Low Liggins Institute, University of Auckland, Auckland, New Zealand

Laura Lucaccioni Neonatal Intensive Care Unit, Department of Medical and Surgical Sciences of the Mother, Children and Adults, University Hospital of Modena, Modena, Italy

Licia Lugli Neonatal Intensive Care Unit, Department of Medical and Surgical Sciences of the Mother, Children and Adults, University Hospital of Modena, Modena, Italy

Giuseppe Maggiore Department of Medical Sciences-Pediatrics, University of Ferrara, University Hospital Arcispedale Sant Anna di Cona, CONA (Ferrara), Italy

Francesca Maglietta Department of Legal Medicine, University of Foggia, Foggia, Italy

Akhil Maheshwari Division of Neonatology, University of South Florida, Tampa, FL, USA

Liam Mahoney Academic Department of Paediatrics, Royal Alexandra Children's Hospital, Brighton, UK

M. Jeffrey Maisels Department of Pediatrics, Oakland University William Beaumont School of Medicine, Beaumont Children's Hospital, Royal Oak, MI, USA

Carina Mallard Department of Physiology, Institute of Neuroscience and Physiology, Sahlgrenska Academy, University of Gothenburg, Gothenburg, Sweden

Leila Mameli Department of Anesthesia, Pediatric and Neonatal Intensive Care, Istituto Giannina Gaslini, Genoa, Italy

Filomena Mandato Department of Medical, Surgical and Neurological Sciences, Dermatology Section, University of Siena, Siena, Italy

Paolo Manzoni Division of Neonatology, Department of Obstetrics and Neonatology, AOU Città della Salute e della Scienza, Turin, Italy

Viviana Marchi IRCCS Stella Maris, Department of Developmental Neuroscience, Pisa, Italy

University of Pisa, Department of Clinical and Experimental Neuroscience, Pisa, Italy

Neil Marlow Institute for Women's Health, University College London, London, UK

Richard J. Martin Rainbow Babies and Children's Hospital, Division of Neonatology, Case Western Reserve University School of Medicine, Cleveland, OH, USA

Maura Massimino Pediatric Oncology Department, Fondazione IRCCS Istituto Nazionale dei Tumori, Milan, Italy

Girolamo Mattioli Department of Pediatric Surgery, University of Genoa, Genoa, Italy

Giannina Gaslini Institute, Genoa, Italy

Liz McKechnie Centre for Newborn Care, Leeds Teaching Hospitals Trust, Leeds, UK

Stefania Mei Department of Medical, Surgical and Neurological Sciences, Dermatology Section, University of Siena, Siena, Italy

Mario Messina Department of Pediatrics, Obstetrics and Reproductive Medicine, Section of Pediatric Surgery, Policlinico "Le Scotte", University of Siena, Siena, Italy

Department of Medical, Surgical and Neurological Sciences, Section of Pediatric Surgery, University of Siena, Siena, Italy

Angelo Micheletti Department of Pediatric Cardiology, IRCCS Policlinico San Donato, San Siro, Milan, Italy

Fiorella Migliaro Division of Neonatology, Department of Translational Medical Sciences, Università "Federico II" di Napoli, Naples, Italy

Federica Mignone Department of Pediatrics, University of Turin, Regina Margherita Childrens Hospital, AOU Città della Salute e della Scienza di Torino, Turin, Italy

Francesco Molinaro Department of Pediatrics, Obstetrics and Reproductive Medicine, Section of Pediatric Surgery, Policlinico "Le Scotte", University of Siena, Siena, Italy

Department of Medical, Surgical and Neurological Sciences, Section of Pediatric Surgery, University of Siena, Siena, Italy

Davide Montin Division of Neonatology, Department of Obstetrics and Neonatology, AOU Città della Salute e della Scienza, Turin, Italy

Department of Pediatrics, University of Turin, Turin, Italy

Alice Monzani Department of Health Sciences, Division of Pediatrics, University of Piemonte Orientale, Novara, Italy

Corrado Moretti Università degli Studi di Roma "La Sapienza", Rome, Italy

Colin Morley Dept Obstetrics and Gynecology, University of Cambridge at Rosie Maternity Hospital, Cambridge, UK

Fabio A. Mosca NICU, Department of Clinical Sciences and Community Health, Fondazione IRCCS Ca' Granda Ospedale Maggiore Policlinico Milano, Università degli Studi di Milano, Milan, Italy

Michele Mussap Laboratory Medicine, Ospedale Policlinico San Martino, Genoa, Italy

Niccolò Nami Department of Medical, Surgical and Neurological Sciences, Dermatology Section, University of Siena, Siena, Italy

Diana Negura Department of Pediatric Cardiology, IRCCS Policlinico San Donato, San Siro, Milan, Italy

Josef Neu Department of Pediatrics, Division of Neonatology, University of Florida, College of Medicine, Gainesville, FL, USA

Giovanni Nigro Maternal-Infant Department, University of L'Aquila, L'Aquila, Italy

Akira Nishida Department of Neonatology, Tokyo Metropolitan Children's Medical Center, Tokyo, Japan

Giovanna Oggè Maternal-Fetal Medicine Unit, University of Turin, Turin, Italy

Robin K. Ohls Department of Pediatrics, Division of Neonatology, University of New Mexico, Albuquerque, NM, USA

Kaoru Okazaki Department of Neonatology, Tokyo Metropolitan Children's Medical Center, Tokyo, Japan

Luca Ori Neonatal Intensive Care Unit, Department of Medical and Surgical Sciences of the Mother, Children and Adults, University Hospital of Modena, Modena, Italy

Luis H. Ospina Departments of Pediatrics, Ophthalmology and Pharmacology, Centre Hospitalier, Universitaire Sainte-Justine, Research Center, Montréal, QC, Canada

Erin A. Osterholm Division of Neonatology, Department of Pediatrics Center for Neurobehavioral Development, University of Minnesota, Minneapolis, MN, USA

Roberto Paludetto Translational Medical Sciences, Università "Federico II" di Napoli, Naples, Italy

Niovi Papalexopoulou Division of Asthma, Allergy and Lung Biology, MRC Centre for Allergic Mechanisms of Asthma, King's College London, London, UK

Paola Papoff Pediatric Intensive Care Unit, Sapienza University of Rome, Rome, Italy

Giancarlo Parenti Department of Translational Medicine, Section of Pediatrics, Federico II University of Naples, Naples, Italy

Stefano Parmigiani Department of Pediatrics and Neonatology, Eastern Liguria Hospital, La Spezia, Italy

Elena Parrini Pediatric Neurology and Neurogenetics Unit and Laboratories, Neuroscience Department, A. Meyer Children's Hospital – University of Florence, Florence, Italy

Gaia Pasquali Department of Obstetrics and Gynecology, University of Rome Tor Vergata, Rome, Italy

Mary Elaine Patrinos Case Western Reserve University School of Medicine, Cleveland, OH, USA

Pierluigi Pedersini National Center for Surgical Treatment of Pediatric Hepatobiliary Malformations, Pediatric Surgery, University of Brescia, Brescia, Italy

Serafina Perrone Department of Molecular and Developmental Medicine, University Hospital of Siena, Siena, Italy

Felice Petraglia Obstetrics and Gynecology, Department of Molecular and Developmental Medicine, University of Siena, Siena, Italy

Luciane Piazza Department of Pediatric Cardiology, IRCCS Policlinico San Donato, San Siro, Milan, Italy

Catherine Pieltain Department of Neonatology, University of Liège, CHR de la Citadelle, Liège, Belgium

Agostino Pierro Division of General and Thoracic Surgery, The Hospital for Sick Children, Toronto, Canada

Alessio Pini Prato Giannina Gaslini Institute, Genoa, Italy

Elena Piozzi Department of Pediatric Ophthalmology, Niguarda Ca' Granda Hospital, Milan, Italy

Peter D. Pizzutillo Section of Orthopaedic Surgery, St. Christopher's Hospital for Children, Philadelphia, PA, USA
Tenet Healthcare, Dallas, TX, USA

Alessandro Plebani Pediatrics Clinic, Department of Clinical and Experimental Sciences, University of Brescia and Spedali Civili of Brescia, Brescia, Italy

Francesca R. Pluchinotta Department of Pediatric Cardiology, IRCCS Policlinico San Donato, San Siro, Milan, Italy

Christian F. Poets Department of Neonatology, Tübingen University Hospital, Tübingen, Germany

Simone Pratesi Neonatal Intensive Care Unit, Careggi University Hospital, Florence, Italy

Flavia Prodam Department of Health Sciences, Division of Pediatrics, University of Piemonte Orientale, Novara, Italy

Fabrizio Proietti Department of Molecular and Developmental Medicine, University of Siena, Siena, Italy

Marisa Pugliese Neonatal Intensive Care Unit, Department of Medical and Surgical Sciences of the Mother, Children and Adults, University of Modena and Reggio Emilia, Modena, Italy

Guy Putet Department of Neonatology, Hopital de la Croix-Rousse, Hospices Civils de Lyon and Universite Claude Bernard, Lyon, France

Heike Rabe Academic Department of Paediatrics, Royal Alexandra Children's Hospital, Brighton, UK

Francesco Raimondi Division of Neonatology, Department of Translational Medical Sciences, Università "Federico II" di Napoli, Naples, Italy

Luca A. Ramenghi Division of Neonatology, Giannina Gaslini Children's Hospital, Genoa, Italy

Tara M. Randis Department of Pediatrics, New York University School of Medicine, New York, NY, USA

Roberta Ricotti Department of Health Sciences, Division of Pediatrics, University of Piemonte Orientale, Novara, Italy

Henrique Rigatto Department of Pediatrics, WR004 Women's Hospital, University of Manitoba, Winnipeg, MB, Canada

Jacques Rigo Department of Neonatology, University of Liège, CHR de la Citadelle, Liège, Belgium

Arieh Riskin Department of Neonatology, Bnai Zion Medical Center, Rappaport Faculty of Medicine, Technion, Israel Institute of Technology, Haifa, Israel

Francesco Risso Neonatal Intensive Care Unit, Department of Emergency Medicine, G. Gaslini Children's Hospital, Genoa, Italy

Silvia Riva Pediatric Hepatology and Liver Transplant Unit, IRCCS-ISMETT - University of Pittsburgh Medical Center (UPMC), Palermo, Italy

José Carlos Rivera Departments of Pediatrics, Ophthalmology and Pharmacology, Centre Hospitalier, Universitaire Sainte-Justine, Research Center, Montréal, QC, Canada

Department of Ophthalmology, Maisonneuve-Rosemont Hospital Research Center, Montréal, QC, Canada

Rodney P. A. Rivers Section of Paediatrics, Department of Medicine, Imperial College, London, UK

Hector Rojas-Anaya Academic Department of Paediatrics, Royal Alexandra Children's Hospital, Brighton, UK

Maria Angela Rustico Prenatal Diagnosis and Fetal Surgery Unit, Dept. of Woman, Mother and Neonate, Buzzi Children's Hospital Department of Clinical Sciences, University of Milan, Milan, Italy

Karin Sävman Department of Pediatrics, Sahlgrenska Academy, University of Gothenburg, Gothenburg, Sweden

Timo Saarela Department of Children and Adolescents, Oulu University Hospital, Oulu, Finland

Elie Saliba Department of Neonatology and Pediatric Intensive Care, Université François Rabelais and CHRU de Tours, Tours, France

Inserm U930, France, Université François Rabelais and CHRU de Tours, Tours, France

Janko Samardzic Department of Paediatric Pharmacology, University Children's Hospital Basel, Basel, Switzerland

Institute of Pharmacology, Clinical Pharmacology and Toxicology, Medical Faculty, University of Belgrade, Belgrade, Serbia

Fabrizio Sandri Neonatology and Neonatal Intensive Care Unit, Ospedale Maggiore, Bologna, Italy

Andrea Sannia Neonatal Intensive Care Unit, Department of Emergency Medicine, G. Gaslini Children's Hospital, Genoa, Italy

Javier Fernandez Sarabia Department of Pediatric Cardiology, IRCCS Policlinico San Donato, San Siro, Milan, Italy

Paola Saracco Pediatric Hematology, Department of Pediatrics, University Hospital Città della Salute e della Scienza, Torino, Italy

Antonio Saracino Department of Pediatric Cardiology, IRCCS Policlinico San Donato, San Siro, Milan, Italy

Ola D. Saugstad Department of Pediatric Research, Rikshospitalet, Oslo University Hospital, University of Oslo, Oslo, Norway

Rosa T. Scaramuzzo Neonatology and Neonatal Intensive Care Unit, Santa Chiara University Hospital, Pisa, Italy

Kurt R. Schibler Perinatal Institute, Cincinnati Children's Hospital Medical Center, Cincinnati, OH, USA

Marco Sciveres Pediatric Hepatology and Liver Transplant Unit, IRCCS-ISMETT - University of Pittsburgh Medical Center (UPMC), Palermo, Italy

Carlo Scolfaro Department of Pediatrics, University of Turin, Regina Margherita Childrens Hospital, AOU Città della Salute e della Scienza di Torino, Turin, Italy

Gunnar Sedin Department of Women's and Children's Health, University Children's Hospital, Uppsala, Sweden

Thibault Senterre Department of Neonatology, University of Liège, CHR de la Citadelle, Liège, Belgium

Filiberto Maria Severi Obstetrics and Gynecology, Department of Molecular and Developmental Medicine, University of Siena, Siena, Italy

Raanan Shamir Institute of Gastroenterology Nutrition and Liver Diseases, Schneider Children's Medical Center, Sackler Faculty of Medicine, Tel-Aviv University, Petach-Tikva, Israel

Davide Silvagni Azienda Ospedaliera Universitaria Integrata Verona, Verona, Italy

Umberto Simeoni Division of Pediatrics, CHUV and UNIL, Lausanne, Vaud, Switzerland

Adam P. R. Smith Division of Asthma, Allergy and Lung Biology, MRC Centre for Allergic Mechanisms of Asthma, King's College London, London, UK

Augusto Sola Ibero American Society of Neonatology (SIBEN), Wellington, FL, USA

Michael Spear Department of Pediatrics, Drexel University College of Medicine, St. Christopher's Hospital for Children, Philadelphia, PA, USA

Christian P. Speer University Children's Hospital, University of Würzburg, Würzburg, Germany

David K. Stevenson Department of Pediatrics, Stanford University School of Medicine, Medical School Office Building, Stanford, CA, USA

Rosa Maria Strangi Department of Medical, Surgical and Neurological Sciences, Dermatology Section, University of Siena, Siena, Italy

Mauro Stronati Neonatal Intensive Care Unit, Fondazione IRCCS Policlinico "San Matteo", Pavia, Italy

Veena Supramaniam Perinatal Imaging Group, Robert Steiner MR Unit, MRC Clinical Sciences Centre and Wigglesworth Perinatal Pathology Services, Hammersmith Hospital, Imperial College, London, UK

Paolo Tagliabue Neonatologia e Terapia Intensiva Neonatale, Fondazione MBBM, ASST-Ospedale San Gerardo-Monza, Monza, Italy

Sophie Tardieu Medical Evaluation Department, Public Health Department, La Conception Hospital, Marseille, France

Elena Tavella Division of Neonatology, Department of Obstetrics and Neonatology, AOU Città della Salute e della Scienza, Turin, Italy

Claire Thornton Centre for the Developing Brain, Department of Perinatal Imaging and Health, Division of Imaging Sciences and Biomedical Engineering, King's College London, King's Health Partners, St. Thomas' Hospital, London, UK

Claudio Tiribelli Liver Research Centre, University of Trieste, Trieste, Italy

Tullia Todros Maternal-Fetal Medicine Unit, University of Turin, Turin, Italy

Michela Torricelli Obstetrics and Gynecology, Department of Molecular and Developmental Medicine, University of Siena, Siena, Italy

Pier Angelo Tovo Department of Pediatrics, University of Turin, Regina Margherita Childrens Hospital, AOU Città della Salute e della Scienza di Torino, Turin, Italy

Alberto E. Tozzi Multifactorial and Complex Diseases Research Area, Bambino Gesù Children's Hospital, Rome, Italy

Laura Travan Division of Neonatology, Institute for Maternal and Child Health IRCCS "Burlo Garofolo", Trieste, Italy

Daniele Trevisanuto Department of Women's and Children's Health, Azienda Ospedaliere di Padova, University of Padua, Padua, Italy

Pietro Tuo Department of Anesthesia, Pediatric and Neonatal Intensive Care, Istituto Giannina Gaslini, Genoa, Italy

Emanuela Turillazzi Department of Legal Medicine, University of Foggia, Foggia, Italy

Alberto G. Ugazio Institute of Child and Adolescent Health, Bambino Gesù Children's Hospital, Rome, Italy

Frank van Bel Department of Neonatology, Wilhelmina Children's Hospital, University Medical Center Utrecht, Utrecht, The Netherlands

John N. van den Anker Division of Pediatric Clinical Pharmacology, Children's National Health System, Washington, DC, USA

Departments of Pediatrics, Integrative Systems Biology, Pharmacology and Physiology, George Washington University, School of Medicine and Health Sciences, Washington, DC, USA

Intensive Care and Department of Pediatric Surgery, Erasmus MC – Sophia Children's Hospital, Rotterdam, The Netherlands

Johannes B. (Hans) van Goudoever Department of Pediatrics, Emma Children's Hospital – AMC and VU University Medical Center, Amsterdam, The Netherlands

Tim van Mieghem Department of Development and Regeneration, KU Leuven, Leuven, Belgium

Obstetrics and Gynecology, University Hospitals Leuven, Leuven, Belgium

Bart Van Overmeire Neonatology Service, Erasmus Hospital Université Libre de Bruxelles, Brussels, Belgium

Silvia Vannuccini Obstetrics and Gynecology, Department of Molecular and Developmental Medicine, University of Siena, Siena, Italy

Maximo Vento Neonatal Research Unit, Health Research Institute Hospital La Fe, University and Polytechnic Hospital La Fe, Valencia, Spain

Gennaro Vetrano U.O.C. Pediatria/Neonatologia/UTIN, Osp. "Sacro Cuore di Gesù", Benevento, Italy

Renaud Viellevoye Department of Neonatology, University of Liège, CHR de la Citadelle, Liège, Belgium

Betty R. Vohr Department of Pediatrics, The Warren Alpert Medical School of Brown University, Providence, RI, USA

Women and Infants Hospital, Providence, RI, USA

Jon F. Watchko Division of Newborn Medicine, Department of Pediatrics, University of Pittsburgh School of Medicine, Pittsburgh, PA, USA

Ronald J. Wong Department of Pediatrics, Stanford University School of Medicine, Stanford, CA, USA

Marco Zaffanello Department of Surgical Sciences, Dentistry, Gynecology and Pediatrics, University of Verona, Verona, Italy

Department of Life and Reproduction Sciences Pediatric Section, University of Verona, Verona, Italy

Department of Surgery, University of Cagliari, Cagliari, Italy

Clelia Zanaboni Department of Anesthesia, Pediatric and Neonatal Intensive Care, Istituto Giannina Gaslini, Genoa, Italy

Giacomo Zanelli Department of Medical Biotechnologies, University of Siena, Siena, Italy

Rinaldo Zanini NICU, Ospedale Manzoni, Lecco, Italy

Tianwei Ellen Zhou Departments of Pediatrics, Ophthalmology and Pharmacology, Centre Hospitalier, Universitaire Sainte-Justine, Research Center, Montréal, QC, Canada

Ekhard E. Ziegler Department of Pediatrics, University of Iowa, Iowa City, IA, USA

Luc J. I. Zimmermann Department of Pediatrics and Neonatology, School for Oncology and Developmental Biology (GROW), Maastricht University Medical Center, Maastricht, The Netherlands

目录

上 卷

中 卷

下 卷

第五篇

呼吸系统

新生儿肺发育和肺畸形

47

Corrado Moretti and Paola Papoff
钱莉玲　翻译，林振浪　审校

目录

摘要

　　肺发育有5个阶段：胚胎期、假腺管期、小管期、囊泡期和肺泡期。肺的结构发育受一些产前因素影响。主要的肺畸形包括肺囊性畸形（即先天性囊性腺瘤样畸形、支气管肺隔离症、先天性大叶性肺气肿和支气管源性囊肿）、肺发育不良、肺发育不全、先天性肺淋巴管扩张症和肺泡毛细血管发育不良。先天性肺畸形通常通过产前超声得到诊断；然而，有些畸形在新生儿期或儿童期出现症状，症状因肺部受累程度而异。肺畸形的一般治疗是支持性治疗，而外科修复是针对特定病例。除严重肺发育不良和肺泡毛细血管发育不良外,大多数肺畸形预后良好。

47.1　要点

- 肺发育有 5 个阶段:胚胎期、假腺管期、小管期、囊泡期和肺泡期。
- 主要的肺畸形包括肺囊性畸形,包括先天性囊性腺瘤样畸形、支气管隔离症、先天性大叶性肺气肿和支气管源性囊肿;肺发育不良;肺发育不全;先天性肺淋巴管扩张症;肺静脉错位。
- 大多数肺畸形可通过产前超声诊断。
- 所有产前发现的先天性囊性畸形患者都需要产后评估,最好是进行 CT 检查。
- 症状因肺部病变的范围而变化。
- 治疗方法通常为支持性治疗,对特定病例可采用手术治疗。
- 若胎儿的先天性肺囊性病变范围较大且有积水风险,可对产妇应用倍他米松治疗。

47.2　胎儿阶段肺发育

47.2.1　引言

在妊娠早期,人的肺起源于由原始前肠发育而来的腹侧内胚层囊;之后继续发育到成年期,直到肺泡表面交换面积达 70~100m^2;气 - 血屏障厚约 0.2μm,相当于一张薄纸厚度的 1/50。

在结构上,肺是由气管一直向下延伸到终末细支气管的这部分输送气体的管道构成,这些组织是由呼吸树的 23 级分支和进行气体交换的肺泡区组成。其中肺腺泡是肺的功能单位。肺腺泡由呼吸性细支气管及其结构上的肺泡、肺泡管组成,其中肺泡管与肺泡呈六边形结构(图 47.1)。此结构(肺腺泡)的表面积巨大,并且其在生后的增长和体重保持一个稳定的关系,即约 1m^2/kg。

人类肺的发育始于胚胎期肺芽的出现,经过相对稳定和进一步的生长后终止于儿童早期。出生会对肺功能产生巨大的改变,不应将其视为从一个发展阶段到另一个发展阶段的精确转折点,但可将肺的发育分为产前和产后阶段。在妊娠末期,肺仍未发育成熟。事实上,我们尚不清楚肺发育成熟的准

确时间(Burri 1997)。出生之前,呼吸系统的发育依次划分为 5 个阶段(Langston et al. 1984),实际上这几个阶段之间不存在明确的分界线,但是通过分期有助于简化对肺形态学的理解。

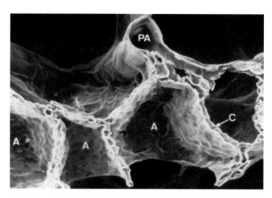

图 47.1　电子显微镜下可看见肺泡(A)壁之间的浓密毛细血管网(C)。毛细血管起源于肺动脉的分支(PA)。经允许转载自 Abrams et al. 2004

47.2.2　胚胎阶段(3~7 周)

肺芽出现在妊娠第 26 天,它由相对未分化的上皮细胞向胚胎结缔组织或间质周围增殖形成(图 47.2a,b)。肺芽逐渐变长,直到第 5 周开始分支,形成 5 个小的囊状结构:左侧 2 个,右侧 3 个,这些是将来形成成熟肺的次级支气管和肺叶的萌芽(图 47.2c,d)。伴随着起源于第 6 主动脉弓的肺动脉的形成,发育中的气道会经历进一步的分支和扩张。

形成呼吸树的内胚层起源的上皮细胞,与覆盖它的中胚层起源的间叶组织之间的相互作用,对气道分支的形成至关重要(Alescio and Cassini 1962);这个过程通常被称作"串话",它受众多因子调控,包括转录调节器、生长因子、成形素和细胞外基质分子等,所有的这些因子都必须在空间和时间上被精确控制,才能形成功能完善的肺。如果发育过程中某些调控因子不能在正确的时间和 / 或空间发挥作用,那么,可能就会出现肺发育的缺陷。在胚胎第 6 周末时,包括段支气管和亚段支气管在内的主要气道已经形成(图 47.2e)。发生在胚胎最初几周的发育异常可能会导致很多先天畸形,如肺发育不全(pulmonary agenesis,PA)、喉或气管狭窄或闭塞、气管 - 食管瘘、气管或支气管软化、支气管畸形和异位肺裂(表 47.1)。

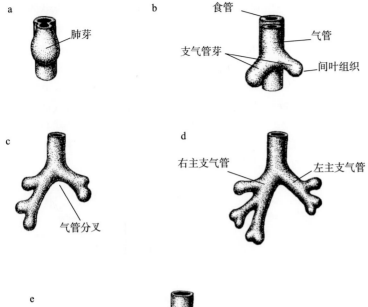

图47.2 肺和支气管发育的一系列过程:(a和b)发育四周;(c和d)发育5周;(e)发育6周。改编自 Alescio and Cassini 1962

表 47.1 不同发育阶段可能出现的先天性肺畸形

胚胎期	
	肺发育不全
	气管或喉发育不全或狭窄
	气管 - 支气管软化
	肺叶异位
假腺管期	
	囊腺瘤样畸形
	肺隔离畸形
	肺囊肿
	先天性非淋巴管扩张
	先天性横膈膜疝
小管期	
	肺发育不良
囊泡期 / 肺泡期	
	肺发育不良
	肺泡毛细血管发育不良

47.2.3 假腺管期(6~17 周)

在假腺管期,气道继续分叉直至形成终末细支气管,支气管的分支过程在此阶段末完成,但气道会随肺容积的增加而成比例增长。新形成的上皮小管被大量的间叶组织包绕后,肺看起来就像一个腺体,此期由此得名(图 47.3a,b)。邻近的呼吸道被上皮组织覆盖,立方形的上皮细胞向边缘逐渐变薄。在此阶段,血管随气道同步发育。在此阶段末,气道的分支结构接近成人气道的分支结构(de Mello and Reid 1997)。这些结构中神经的发育已经相当完善。在假腺管期,肺发育异常可能会导致许多先天性畸形,如肺隔离症、囊性腺瘤样畸形、肺囊肿和先天性肺淋巴管扩张症(congenital pulmonary lymphangiectasia,CPL)等(见表 47.1)。在此阶段早期,由于隔膜的发育,胸膜腹膜腔开始分隔成腹膜腔和胸膜腔,当它分隔异常时,腹腔内容物则会突入胸腔形成膈疝。

47.2.4　小管期（16~26 周）

小管期因出现毛细血管的形态特征而命名。随着末梢气道的进一步发育，出现了原始腺泡，每个原始腺泡由一个呼吸性细支气管、一个肺泡管和原始肺泡或肺囊泡组成（Hislop 1996）。终末气道和毛细血管网的发育决定了夹层间质的逐步细化和肺泡毛细血管膜的形成（图 47.3c,d）。这个阶段的特点是，

远端上皮的立方形 II 型肺泡细胞分化成鳞状的 I 型肺泡细胞。这些细胞类型的分化非常重要，因为 II 型肺泡细胞的功能是产生和分泌肺表面活性物质，而 I 型肺泡细胞则形成薄细胞层来支持之后的气体交换。在此阶段，胸内肿块的出现和 / 或由肺液生成和胎儿呼吸运动导致物理外力的变化（这对肺发育是至关重要的），都可能影响呼吸系统的发育，导致肺发育不良（pulmonary hypoplasia，PH）。

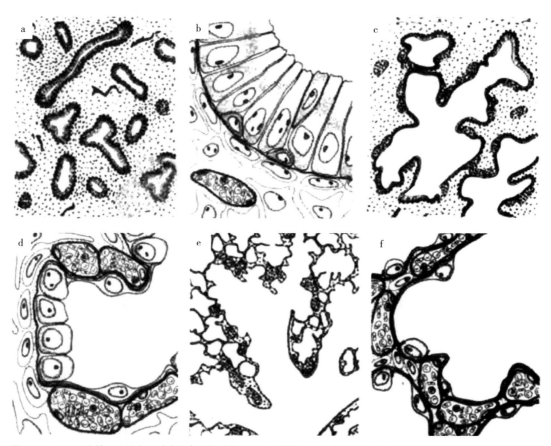

图 47.3　显示了光镜下人肺在胚胎内发育的假腺期（a,b）、小管期（c,d）、囊泡期（e,f）。早期支气管的未分化柱状上皮位于基底层之上（b）。基质细胞位于基底层之下。d 显示上皮细胞覆盖在增生的毛细血管及 I 型鳞状上皮上，远端的上皮细胞仍保持立方形。在囊泡期（f），肺泡间隔非常薄，肺泡腔被分化的 I 型和 II 型细胞覆盖。改编自 Asabe et al. 1994

47.2.5　囊泡期（25~38 周）

随着肺容积的显著增加，气体交换的表层区域明显扩大，肺泡毛细血管进一步变薄，终末气道显著扩张，肺囊泡最终形成（Langston et al. 1984）（图 47.3e,f）。此时，围绕在肺囊泡周围的毛细血管网逐渐靠近，微循环结构发生改变。在此过程末，间质隔膜（或原始隔膜）形成了双重毛细血管网的界限，这对随后二次隔膜的形成至关重要（Burri 1997）。肺

泡期起始于妊娠末期，终止于婴儿早期，最终形成 2 亿 ~3 亿个肺泡。肺泡由肺囊泡逐渐细化发育而成，这一过程使得交换面积显著增加。但目前进行组织学测量和标准化研究十分困难，因此对肺泡期的起点和终点的界定以及肺泡最终数量的确定仍存在争议。

大多数肺泡在生后 24~36 个月形成，其余在 8 岁前缓慢成形。因此，肺泡主要是在生后早期发育完成（Brody and Thurlbeck 1986）。

47.3 生后肺发育

47.3.1 肺泡期和肺血管系统的发育（妊娠36周～出生后24个月）

嵴，又名次生隔，是从肺囊泡间质壁（或初级隔膜）（图47.4）发育形成的上皮组织中的小脊状突起（Burri 1986）。电镜图显示，由薄层结缔组织形成的次生隔位于毛细血管的两侧，并且尖端含有弹性蛋白。次生隔仅在弹性蛋白沉积之后逐渐形成。弹性蛋白能支持上皮细胞的生长，因此对形成次生隔至关重要。在生后的最初几周，隔膜间质层逐渐变薄，同时两层毛细血管网逐渐靠近直至最终融合，发育成熟。这一过程使包含在隔膜内的毛细血管网由双层变为单层，是肺发育的最后阶段（Burri 1984）。

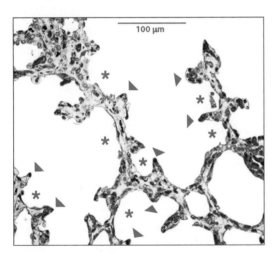

图47.4 显示了光镜下人体肺的初级肺泡腔被次生隔（箭头所示）再次分为较小的肺泡腔（星号所示）

47.4 肺发育的物理因素

妊娠期施加于肺的物理力量对肺的正常发育至关重要。有两个主要的物理因素促进肺的发育：肺液和胎儿呼吸运动。

在胚胎发育期，肺是一个表现出类似呼吸运动的分泌器官，对呼吸的气体交换没有作用。肺液由上皮细胞产生，尤其是远端气道的上皮细胞，通过氯化物的分泌产生，肺液会流至上气道，被吞咽或释放入羊膜腔内。肺液富含氯化物，碳酸氢盐和蛋白质的含量很低。胎羊肺液的产生速度分别由妊娠中期的5ml/kg左右短期内增加至超过20ml/kg，每小时

的产生速度由2ml/kg/h增加至5ml/kg/h（Bland et al. 1982）。这种增长反映了肺泡上皮和微循环之间接触面的迅速扩张，这个扩张是由肺毛细血管的扩张和末端肺囊泡的增长导致。

肺液的生成对呼吸器官的正常发育至关重要，因为它决定了呼吸器官外单位的形状和容积。实验证据表明，过度吸引气道液会导致PH。目前呼吸树内肺液的量取决于肺泡上皮的产生量和肺液经上气道外流的速度之间的平衡（Fewell and Johnson 1983），在妊娠终止时，其体积约为20~30ml/kg，几乎和一个正常肺的功能残气量相当。

另一个对正常肺发育起关键作用的物理因素是胎儿呼吸运动，周期性节律性的横膈膜收缩可以维持适当的流体量和肺扩张。尽管气体交换完全是胎盘的功能，在妊娠第三阶段，胎儿也有30%~40%的时间在进行呼吸运动（Dawes et al. 1970）。胎儿呼吸的出现和胎儿的行为状态有关。在接近足月妊娠时，胎儿呼吸运动的频率在活跃期远比静止期频繁（Mulder et al. 1994）。

对有先天异常的胎儿及实验动物的观察表明：胎儿呼吸运动产生的扩张力量能刺激细胞增殖（Liu et al. 1992），并对确保出生后呼吸肌和呼吸器官的发育是必须的。PH往往和羊水过少功能失调有关，也可以通过子宫内的双侧膈神经切除术引起。这些研究大致可证实胎儿呼吸运动对肺发育的重要性。当呼吸运动受到阻碍或出现障碍时，肺发育就会发生改变（Porter 1999）。动脉氧分压或二氧化碳分压的生理性波动不会影响胎儿的呼吸运动，但若动脉氧分压降至16~18mmHg时，胎儿的呼吸运动就会停止。所以低氧对胎儿的呼吸运动有抑制作用，这不是由于神经发育不成熟，而是胎儿为降低氧消耗所做出的反应。实际上，子宫内的呼吸运动需氧量高达可用总氧量的15%~30%。相比之下，胎儿对动脉二氧化碳分压升高的反应是呼吸运动相应增快，而在低碳酸血症时，呼吸运动则发生相反的变化。这些研究显示中枢化学感受器在胎儿期就很活跃。目前研究证实母亲摄入酒精或镇静剂会减慢呼吸运动，但是像咖啡因这类药物则会使之加快。母亲吸烟也会通过如子宫血流量减少、组织缺氧等多种机制减慢胎儿的呼吸运动（Kotecha 2000）。

胎儿呼吸系统内的压力会随呼吸运动的有无而改变，胎儿未进行呼吸运动时，压力保持不变（Vilos and Liggins 1982）；如果将羊膜的压力视为0mmHg，

那么气管内的压力约为 +1~2mmHg,而胸膜腔内压约为 –0.7mmHg。呼吸树内的正压主要靠喉部的收缩和扩张程度进行调节。类似的,胸内负压是肺和胸廓之间弹力回缩的结果。气管内正压和胸内负压的合力为肺正压,约为 2.5mmHg,该压力使肺保持扩张状态,刺激肺生长。当胎儿进行呼吸运动时,声门张大,喉的阻力降低,但是隔膜的节律性收缩减少了从气管外流入的液体,并且限制了肺容积的降低(Hooper and Harding 1995)。

47.5 肺的畸形

了解肺发育各阶段有助于我们理解肺的各种先天性畸形的病理生理学。由于近年来产前超声检查水平的显著提高,许多先天性畸形在妊娠 18~20 周时即可获得诊断。

47.5.1 肺囊性畸形

肺囊性畸形包含了下呼吸道的先天性畸形谱。这些畸形的显著共同点是囊肿(但也并不总是这样);畸形包括先天性囊性腺瘤样畸形(congenital cystic adenomatoid malformation,CCAM)、支气管肺隔离症(bronchopulmonary sequestration,BPS)、先天性大叶性肺气肿(congenital lobar emphysemas,CLE)和支气管源性囊肿。

由于超声技术的改进以及产前超声筛查的普及,越来越多的肺囊性畸形在妊娠中期被检测出来。但产前超声图像只是影像学的改变,只有直接检查组织标本才能做出准确的病理诊断。事实上,产后才诊断出来的不同畸形在产前难以鉴别,并且产前难以准确描述这些畸形。最近,提出了一个新的命名法,即术语"先天性胸廓畸形"(congenital thoracic malformation,CTM)和"先天性透明肺"(Bush 2001)。形态各异的各种缺陷都可能代表胎儿的肺发育异常。胎儿支气管闭锁或梗阻可能是由于胎肺液流出受阻引起的局部肺生长异常(Kunisaki et al. 2006),但导致胎儿的各种胸部肿块的机制目前尚不清楚。

产前多普勒超声的广泛使用,有助于我们更好地理解一些畸形的发生发展,并及时对它们进行有效处理。此外,产前快速磁共振成像(magnetic resonance imaging,MRI)对诊断 CTM 有重要作用。它能更准确详细地显示肺异常的情况,有助于鉴别如先天性膈疝(congenital diaphragmatic hernia,CDH)等胸腔外的异常导致的肺部病变,以及制定产前或产后的手术方案。

大的先天性畸形可能通过纵隔移位压缩同侧甚至对侧肺,从而导致 PH。食管受压可能导致羊水过多,因而发生子宫膨胀诱发早产。腔静脉和心脏受压导致的心脏损害可能引起胎儿水肿伴腹水、胸膜和心包膜渗漏以及皮肤和头皮水肿。

CTM 的大小和 / 或形状在妊娠期间可能发生改变,但其增长模式却很难预测。其临床严重程度与畸形的大小、是否伴随 PH 和新生儿期肺动脉高压有关。大多数 CTM 胎儿预后良好,而且最初肺部的病变较大并非和不良预后有必然联系(Adzick et al. 1998;Lacy et al. 1999)。实际上,许多病变(包括囊性腺瘤样畸形和 BPS)会随时间变小,而且连续多次产前超声检测发现,一些病变在妊娠结束时甚至会完全消失(Adzick et al. 1998;MacGillivray et al. 1993;Kunisaki et al. 2015;Butterworth and Blair 2005;Calvert et al. 2006;Borsellino et al. 2006)。 产后超声和胸片检查常常无法发现这些病变,但绝大多数情况下能被 CT 或 MRI 检测出来(Blau et al. 2002;Kunisaki et al. 2015;van Leeuwen et al. 1999;Pumberger et al. 2003;Ierullo et al. 2005;Shanmugam et al. 2005)。所以所有产前检测出 CTM 的患者都需要进行出生后随访评估(最好是 CT),以制定可行的治疗方案。已发现许多具有 CCAM 和 BPS 特征的混合性病变,因此即使产前超声未能确定全身血供情况,对有 CTM 的患者在生后寻找异常血供也非常重要。

所以,绝大多数有 CTM 的胎儿在妊娠期间生命体征平稳。然而,一旦水肿形成,胎儿或新生儿死亡的风险高达 100%(Adzick et al. 1998;MacGillivray et al. 1993;Wilson et al. 2006a)。CCAM 容积比(CCAM volume ratio,CVR)是用肺损伤体积除以头围得到的比值。它是一个广泛运用的预测工具,可以更密切地监测有风险的胎儿。CVR>1.6 的胎儿发生水肿的风险增加,需要进行干预和提前分娩(Davenport et al. 2004;Baird et al. 2014)。

伴有囊性病变的胸内肿块,即使进行产前超声引导下穿刺吸引,也常常会迅速复发。胎儿通过外科手术在囊肿和羊膜之间植入分流器,能缩小病变范围,改善胎儿水肿;然而,这项干预措施也可能导致胎儿死亡(Calvert et al. 2006;Salomon et al. 2003)。

妊娠 32 周后如发生胎儿水肿,应考虑提早分娩;预计可能发生严重呼吸窘迫综合征时,可以考虑采取宫外产后治疗以引流大量胸腔积液,以及切除受影响肺叶等干预措施的进行(Hedrick et al. 2005)。

对产妇进行倍他米松治疗可改善 CTM 和缓解胎儿水肿。单疗程和多疗程的类固醇治疗可提高胎儿生存率和降低 CVR(Baird et al. 2014;Peranteau et al. 2015)。类固醇可在多个层面上起作用,可能与减少肺液生成和增加 CTM 内再吸收有关。

出生后 CTM 的临床表现多变,可能在出生后立即发生呼吸窘迫,也可能在日常生活中无症状,但在日后行胸部 X 线检查时偶然发现。关于有症状的患者,通常对少数在新生儿时期病变较大的患儿行手术治疗。而大多数病变是微囊性的,不会引起产后纵隔移位,因此无症状患儿的 CCAM 治疗方案尚无定论。如果生后出现并发症,如感染、出血、气胸、突发性呼吸衰竭和恶性变等,通常行囊性腺瘤样畸形、囊肿和 BPS 切除术。手术治疗对有症状的患儿十分重要(Baird et al. 2014;Lakhoo 2009;Fitzgerald 2007;Stanton and Davenport 2006)。而且,早期手术的效果一般较好,大部分患儿术后可立即拔管,且并发症发生率低。一般认为这些患儿的肺功能测试结果正常与肺代偿性生长时间较长有关(Baird et al. 2014)。而且,保守治疗、反复的 CT 检查会导致大量的辐射暴露。目前针对有症状的患儿,特别是出现症状晚或症状少的大叶性肺气肿患儿,已经制定了有效的长期治疗方案(Ozcelik et al. 2003)。

CTM 可在 3~6 个月龄之间通过手术切除(Davenport et al. 2004;Calvert and Lakhoo 2007),如开胸手术、近开始应用的微创胸腔镜(Baird et al. 2014;Diamond et al. 2007;Shaw et al. 2008)。但是,尽管微创胸腔镜看起来安全可行,手术切口小,但目前尚不能在具有足够专业知识和技术技能的机构之外广泛采用,否则可能会导致病程过长和相关并发症的发生。

47.5.2　先天性囊性腺瘤样畸形

先天性囊性腺瘤样畸形(CCAM)的特点是终末细支气管的腺瘤样增生和肺实质内的实性、囊性或混合性肿块的形成,而随后无肺泡分化(Hebra et al. 2000)。此病变通常是单侧发生,无左侧或右侧流行,局限于单一的肺叶。血管起源于支气管循环,但是在混合性病例中可能依靠异常的全身血管。

47.5.2.1　病因和发病机制

CCAM 的发病机制还不清楚,但是可能是由于在胎儿早期,间叶组织和上皮细胞之间未能正常发生相互作用。

47.5.2.2　临床方面

CCAM 最初被 Stocker 分为了 3 种不同的组织学亚型,随后扩展到了 5 种(Stocker 2002):

- 0 型:全肺叶受累,生活受限(<2%);
- 1 型:单发或多发性囊肿,直径 >2cm,衬以假复层柱状上皮、肌纤维和软骨组织壁(60%~70%);
- 2 型:单发或多发性囊肿(<2cm),衬以立方形或柱状上皮(15%~20%);
- 3 型:以实性病变为主,伴有小的囊肿(<0.5cm),衬以立方形上皮(5%~10%)。这些病变组成了一个实性肿块,预后最差;
- 4 型:充满气体的大囊肿,衬以扁平上皮细胞(<10%)。

这种分类明显只能用于切除的肺标本,而不适用于描述胎儿的肺部病变。目前新的共识是应用影像学检查进行简单描述,而非病理诊断。正如 Adzick 在他的分类中所做的那样(Adzick et al. 1985),他简单地将产前检测到的囊性病变分为 2 种类型:

- 大囊肿(单发或多发的囊肿回声 >5mm)
- 微囊肿(更小的囊肿回声 <5mm)

47.5.2.3　鉴别诊断

CCAM 的胸片与临床症状可能与膈疝混淆:插入胃管、口服钡剂能定位胃,因此有助于鉴别诊断(图 47.5)。超声和 CT 扫描对确定正常肺的大小和膈膜的位置也有帮助。

47.5.2.4　治疗与处理

感染的风险与腺瘤样组织恶性变为横纹肌肉瘤或细支气管肺泡癌或其他间质性肿瘤的风险有关(Lakhoo 2009;Stanton and Davenport 2006)。因此在无症状患儿行手术治疗前,需要考虑感染风险。并且,这些病灶不会完全消退,因此即使无症状患儿在产前检测时发现病变已缓解,也需要在出生后 1 个月内行胸部 CT 检查（Lakhoo 2009）。

　　必要时，可对囊肿逐渐扩大且伴致命性纵隔移位的患者行辅助通气治疗；为保证患者围术期稳定，可行单侧肺通气治疗（见图 47.5）。对肺动脉高压患者，可行高频振荡通气治疗（Rossi et al. 1998）。

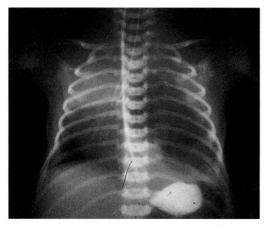

图 47.5　左下肺先天性囊腺瘤样畸形伴纵隔向对侧移位

47.5.3　支气管肺隔离症

　　BPS 这个术语是 Pryce 在 1946 年提出来的，他采用了代表"隔离"的拉丁字 *sequestrate*，用于定义既无作用又不与支气管相联系的一部分肺组织。

47.5.3.1　病因与发病机制

　　发病机制可能是原始肺芽的发育出现异常，形成附属结构。该附属结构保留了原始的动脉供应，在胸膜腔内生长。既可能和正常肺紧密联系（肺小叶内隔离），也可能被其自身的脏胸膜包裹（叶外型隔离肺），保持相对独立。

47.5.3.2　临床方面

　　肺小叶内隔离是最常见的形式，而且通常位于左下叶后段的椎旁沟；叶外型隔离肺常位于左侧，可能表现为膈下或腹膜后肿块，常与 CDH 等其他先天性畸形有关。BPS 有特殊的血供。它通常起源于下胸或上腹主动脉或其某条主要分支，而非起源于肺动脉。通常情况下，静脉血正常流入到右心房，但有时候，静脉血也可能异常地流入到左心房、腔静脉（因其胸部 X 线表现特点被称作弯刀综合征）或奇静脉系统（Clements 1999）。异常动静脉的范围和血流量较大时可能导致心力衰竭和大量的动静脉分流

（Cass et al. 1997）。目前还定义了同时具有 CCAM（其组织学特点大多为 Stocker 分类的 2 型病变）和 BPS 特点的"混合性病变"（Davenport et al. 2004；Rossi et al. 1998）。

　　小部分肺小叶内隔离患儿在新生儿期出现呼吸窘迫。在大多数病例中，患儿在很长一段时间里没有症状，在之后的生活中可能发生局部复发性肺炎、发热和偶尔咯血。相比之下，叶外型隔离肺很少有呼吸道症状，它可能在常规胸部 X 线检查中被偶然发现而诊断。BPS 很少与恶性肿瘤联系在一起，但在混合性病变中极有可能发生（Hekelaar et al. 2000）。

47.5.3.3　鉴别诊断

　　BPS 一般通过宫内超声早期诊断（图 47.6）。多普勒超声能显示其特征性的血管异常，因此也可帮助诊断。出生后胸片发现在肺的左后内侧或在肺右下区存在高密度病变时，应怀疑肺小叶内隔离。多层螺旋 CT 的血管造影成像可以很好地分析病变部位血管的解剖、外观及病变部位本身、隔膜和肺的其余部分，因此也有助于诊断（Lee et al. 2004）。

47.5.3.4　治疗与处理

　　一旦婴儿出现症状，在评估动脉供应特点和静脉引流特点之后，立即行外科手术治疗。

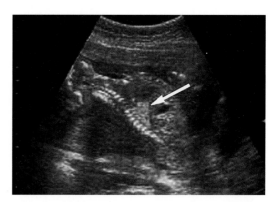

图 47.6　肺隔离症：妊中期胎儿超声显示位于左横膈区域的三角形肿块

47.5.4　先天性肺囊肿

　　先天性肺囊肿分为支气管型、肺泡型和混合型。它们可能位于正常肺结构外（肺外的）或内（肺内的）。囊肿往往局限于肺而与身体其他地方的囊性

疾病无关。支气管性囊肿的大小可能会有较明显的差异,而且极少出现在新生儿时期。

47.5.4.1 病因和发病机制

先天性肺囊肿是由前肠萌芽异常引起的;分支的位置决定囊肿发生的时间。

47.5.4.2 临床方面

在超过 2/3 的病例中,病变位于纵隔。它们通常位于右侧气管旁或隆突区,但是也可能发生在肺实质。囊肿由呼吸道上皮细胞构成,囊肿壁上有软骨、平滑肌及腺体(Hebra et al. 2000)。囊肿通常是单房的,一般不与气道相通,充满了液体或黏液。肺囊肿的临床表现与囊肿的位置密切相关:支气管源性囊肿可能造成气道受压而导致咳嗽、喘息、呼吸困难甚至呼吸窘迫,位于隆突区的囊肿可能导致大叶性肺气肿。常见的并发症包括囊肿的继发性感染,这可能导致呼吸系统症状加重、囊肿急性扩张。此外,含有胃黏膜的囊肿可能形成消化性溃疡(Kirwan et al. 1973)。

47.5.4.3 鉴别诊断

X 线表现多变,包括圆形肿块、肺不张、肺叶或全肺的过度膨胀(图 47.7),常通过 X 线图像诊断。需要注意鉴别 CLE、合并肺间质性肺气肿的获得性囊肿和支气管肺发育不全,后两种疾病一般通过病史鉴别。

47.5.4.4 治疗与处理

因为囊肿不会自发消退,而且即使暂时没有呼吸系统症状也可能造成压迫或感染,所以所有的先天性肺囊肿都需要通过手术切除(Stanton and Davenport 2006)。

47.5.5 先天性大叶性肺气肿

先天性大叶性肺气肿(CLE)的定义是生后正常肺的一个或多个肺叶过度膨胀。它是新生儿呼吸衰竭的罕见病因,绝大多数患者在 6 月龄内被确诊(Berlinger et al. 1987)。

47.5.5.1 病因和发病机制

CLE 可能由软骨环缺失或不完整的支气管软骨畸形引起,还可能由血管异常或支气管囊肿等胸内肿块导致的外源性支气管梗阻造成。内源性支气管梗阻的病因可能是已形成的支气管血供中断,导致支气管梗死、管腔阻塞、支气管软骨发育异常(Kuhn and Kuhn 1992)。

47.5.5.2 临床方面

左上肺叶最常受累(图 47.8),其次是右中叶,下肺叶受累罕见。呼吸困难、呼吸急促、喘息、心动过速和发绀是最常见的症状。通过胸片、CT、肺通气核素成像和支气管镜检查可做出诊断。胸片可显示患侧肺叶显著膨胀,邻近肺叶塌陷或上升,以及纵隔

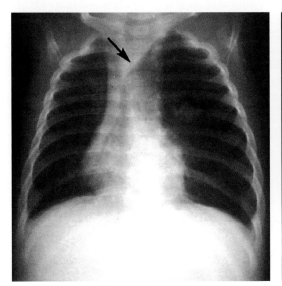
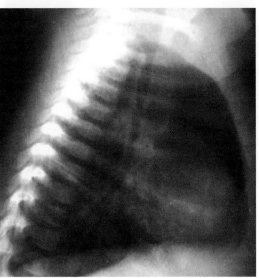

图 47.7 左支气管源性囊肿。箭头示左上叶肺气肿

移向健侧。

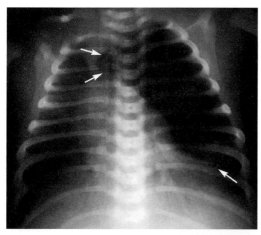

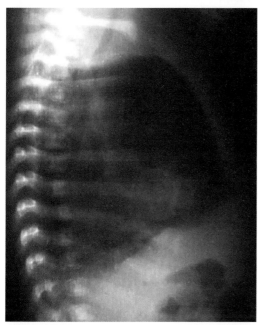

图 47.8　先天性左肺上叶气肿。上箭头显示了胸骨后疝，下箭头显示了左下肺膨胀不全

47.5.5.3　鉴别诊断

CLE 极易与气胸混淆，但是后者在透光区没有支气管血管纹理（Stanton and Davenport 2006）。CT 有助于鉴别纵隔肿块。

47.5.5.4　治疗与处理

对绝大多数伴有呼吸窘迫的 CLE 的病例，以往通常进行肺叶切除。对无症状或症状轻微的病例，可以考虑保守治疗（Thakral et al. 2001）。

47.5.6　肺发育不全

根据支气管肺组织的缺失程度可对肺发育不全（PA）进行形态学的分类（Hebra et al. 2000）。肺发育不全分为：①双侧发育不全。②单侧发育不全：（a）患侧肺和支气管完全缺如且无血管供应（发育不全）；（b）支气管发育不全，肺实质完全缺如（不发育 / 成形不完全）；（c）存在支气管、肺实质和脉管支持系统（发育不全）。③肺叶发育不全。肺发育不全是一种罕见的畸形，左肺发病率略高于右肺（Mardini and Nyhan 1985）。单叶或多叶肺发育不全比整个单侧肺发育不良更常见，这种异常更常发生在右侧肺叶，包括上、中肺叶。

47.5.6.1　临床方面

单侧肺发育不全可能在出生时就发生严重的呼吸窘迫，也可能表现为无症状。无症状患儿未来可能出现继发于呼吸道感染的复发性呼吸道症状。通常可在听诊时发现纵隔移位，对侧胸壁听诊音增强。胸部不对称性在成人患者中更为明显（Swischuck 2004）。

生后的肺代偿性生长常常会突入对侧胸部。胸片示纵隔向患侧移位（图 47.9），可能发现骨骼畸形。肺缺失或肺发育不完全可能与气管异常、一个或两个肾缺如、心脏缺陷（动脉导管未闭、卵圆孔未闭、室间隔缺损、肺静脉注入奇静脉）、消化道畸形（肛门闭锁、食管闭锁、短肠）、骨骼畸形（脊柱裂、楔形椎骨、半椎体、肋骨变形、左手缺失、右桡骨缺失、寰椎发育不完全）、外耳畸形及其他许多疾病有关。鉴别诊断时应与肺不张、CDH、囊性腺瘤样畸形和肺隔离症进行鉴别（Gabarre et al. 2005）。诊断的难度在于缺失肺的一侧，由右肺缺失导致的明显右位心是其一个显著的临床表现。支气管镜检查已经被用于确定 PA 的诊断。典型的表现包括支气管狭窄或盲端。

47.5.6.2　预后

约 50% 的患者能够存活，右肺发育不全的患者比左肺发育不全的患者死亡率更高。

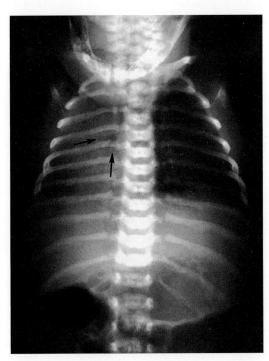

图 47.9 新生儿胸片显示了右肺的发育不全。黑箭头显示右叶支气管闭合盲端。纵隔向右侧移位

47.5.7 肺发育不良

肺发育不良（PH）是常见且严重的疾病，死亡率很高。PH 的定义是肺组织的发育缺陷或不完全，其特点是肺细胞、气道和肺泡数量的减少，从而导致器官体积和重量下降。肺血管床体积随着血管数量减少以及肺血管肌肉发育增加而缩小（Barth and Rüschoff 1992）。PH 囊括总支气管和肺实质发育不全（agenesis）到轻微的肺实质发育不良（hypoplasia）。病变可能位于肺叶、单侧肺或双侧肺。孤立性肺叶缺陷的病例极少被报道。PH 可能是一个孤立性病变（原发性 PH）或是继发于限制肺生长的病变（Abrams et al. 2004）。妊娠 25 周以内的胎膜早破、超过 2 周的重度羊水减少（羊水指数 <4）和早产被认为是死亡的危险因素（de Waal and Kluckow 2015）。

47.5.7.1 病因和发病机制

原发性 PH 包括伴或不伴相关畸形的 PH（单侧）和特发性 PH（双侧）（Abrams et al. 2004）。原发性 PH 的病因还未确定。Nakamura 等人（Nakamura et al. 1992）从大量尸检案例中统计出与继发性 PH

相关的 5 个重要的危险因素：①胎儿水肿；②肾脏异常；③膈疝；④骨骼异常；⑤羊水过少和羊水过多（表 47.2）。

病理学上，发育不良的肺占体重的比例低，DNA 含量低，辐射状的肺泡数量减少（Askenazi and Perlman 1979）。上皮分化延迟，肺表面活性物质缺乏（Asabe et al. 1994），肺小动脉和细支气管缩小。常有外周肺血管的中层平滑肌肥大（Barth and Rüschoff 1992）。

表 47.2 继发性肺发育不良的原因

胎儿胸廓容量过小	
	先天性膈疝
	腹腔脏器向膈肌膨出
	腹部肿块
	脐疝
	胸腔积液伴胎儿水肿
	胸腔积液
	先天性囊腺瘤畸形
	肺隔离症
	胸廓畸形（如窒息性胸廓发育障碍）
	软骨发育不全
	致命性侏儒症
	骨性发育不全
	胸部神经母细胞瘤
长期羊水过少	
	胎儿肾发育不全
	泌尿道梗阻
	双肾发育不良
	双侧肾囊肿
	长时间的胎膜早破
胎膜早破	
	更严重的羊水过少（羊水指数 <4）
	产程延长
胎儿呼吸频率降低	
	中枢神经系统损害
	脊髓、脑干、膈神经损伤

续表

胎儿呼吸频率降低	神经肌肉性疾病（如肌紧张性营养障碍、脊髓性肌萎缩）
	先天性多发性关节弯曲
	产妇使用抗抑制药
先天性心脏病伴肺血流不足	
	法洛四联症
	右心发育不良
	肺血管发育不良
	短弯刀综合征导致的单侧右肺动脉发育不良

47.5.7.2 临床方面

PH 患者临床表现和就诊时间取决于发育不全的程度以及是否伴有其他畸形。绝大多数双侧 PH 的早产儿可能出现致命的严重呼吸功能不全。PH 患儿出生时肺功能异常，潮气量减少，呼吸频率增加，静态肺顺应性和功能要求降低。在尸检中，确诊 PH 需要肺与体重的比值小于 0.015，且肺泡计数或总 DNA 计数减少（Burri 1986）。

患者病史可能存在较弱的胎儿运动或羊水渗漏和羊水过少。在较为成熟的新生儿中，轻至中度的 PH 或单侧 PH 可能无症状，也可能表现为需要机械通气的呼吸窘迫。中至重度 PH 的新生儿血管床减少，继发动脉肌肥大，而表现为持续肺动脉高压，需要吸入一氧化氮（inhaled nitric oxide，iNO）治疗（Uga et al. 2004）。还可能发生自发的或与机械通气相关的气胸（Knox and Barson 1986）。羊水过少导致的 PH 患儿表现为长期羊水过少导致的压缩畸形、挛缩和关节弯曲。波特面容（眼距过宽、内眦赘皮、小颌畸形、鼻梁低平、低位耳）提示 PH 由相关的肾脏缺陷引起（Potter 1946a）。神经肌肉病导致的 PH 患者可能表现为肌病性面容，伴有 V 形口、肌无力和生长迟缓。

PH 除存在肺和气管 - 支气管树异常外，还可能伴心脏缺陷（如异常静脉回流到右心房或下腔静脉、弯刀综合征、同侧肺动脉缺失），骨骼或脊柱畸形（掌骨和桡骨畸形、胸椎或其他脊椎分节异常、肋骨畸形），腹部缺损（隔膜、腹壁缺损），面部畸形。目前还发现了大量 PH 与气管食管瘘或气管狭窄相关的病例。孤立性 PH 的新生儿也可能表现出其他的先天性畸形。

47.5.7.3 诊断方法

在尸检时测定肺总 DNA 含量才能明确诊断 PH，因此 PH 的发病率可能被低估。当存在提示 PH 的围产期因素、突发的呼吸窘迫、临床检查中的特异性表现时，就应该考虑诊断 PH。

诊断单侧 PH 需要临床高度怀疑和对新生儿和婴儿的丰富读片经验。胸片的特征性表现是小钟形胸部、半膈抬高、透明肺（"透明肺"可能被早产儿呼吸窘迫的影像学征象所掩盖）。对呼吸支持和外源性表面活性物质治疗无反应可支持影像学诊断。胸部 CT 和 MRI 可以发现可能存在的相关缺陷（附属膈、邻近小 CDH 的肺隔离症）。图像显示单侧肺透明且小时，应怀疑单侧 PH。从图像上还可发现对侧肺膨胀过度。

在诊断原发性 PH 时，病史往往缺乏导致胎儿肺受压的明确病理生理过程。在诊断继发性 PH 时，患儿必须存在 PH 相关的腹部肿块，如囊性肾疾病和膀胱增大。在检查中还可能发现心血管、胃肠道（如：气管食管瘘、肛门闭锁、沟通支气管肺前肠畸形）和生殖泌尿系统的相关异常，以及脊椎、胸廓及上肢的骨骼异常。超声心动图对发现可能存在的心脏缺陷十分重要。产前超声检查（Gerards et al. 2008）和胎儿 MRI 可用于研究妊娠期胎儿肺发育（Gorincour et al. 2005）。

一般来说，对胎儿肺生长发育及成熟的 MRI 评估由 3 个诊断步骤组成。首先，使用胎儿 MRI 测定体积以识别限制性肺生长和肺生长不足。其次，使用不同的 MRI 序列信号强度评估胎儿肺成熟程度。最后，使用 MRI 检查胎儿肺结构，全面诊断胎儿肺部疾病（Kasprian et al. 2006）。

肺发育不良的产前预测

三维超声已被用于鉴别诊断 PH 高危胎儿。在病例队列研究的 35 个胎儿中（Pumberger et al. 2003），根据胎龄、估计胎儿体重和二维生物指标来预测 PH 的灵敏度分别达到 85% 和 92%。除了肺容量的减少，这些患儿还可能出现新生儿持续性肺动脉高压（persistent pulmonary hypertension of the newborn，PPHN）。出生前很难预测 PPHN，但通过对 PH 胎儿进行多普勒超声检查，可发现其肺动脉舒张和收缩的速度降低（Wilson et al. 2006a）。但没有羊水时测量较困难。结合临床、生物测定和多普勒超声可能是最有效的诊断方法。产前预测有助于指导后续处理和提供父母建议，但是否致死取决于产后如何处理,包括治疗意向和新生儿护理水平。

47.5.7.4 鉴别诊断

新生儿呼吸窘迫综合征在一侧胸片上出现显著阴影时的鉴别诊断应包括:肺不张、CDH、CCAM、肺隔离症、乳糜胸、PH、支气管源性囊肿和胸部肿瘤(如神经母细胞瘤、畸胎瘤、纤维肉瘤)。当患儿出现右侧 CDH 时,肝脏占据右胸部,可能导致胸片上右胸部影模糊。当患儿出现左侧 CDH 时,胸片上左胸部可能存在充气的肠袢。CCAM 通常表现为囊性肿块而不非均质阴影。伴有支气管源性囊肿或血管悬带的病例,可能出现支气管阻塞和由此引起的半侧胸部显影模糊。新生儿胸部肿瘤罕见,在胸部 X 线片上可能表现为局灶性异常。在双侧 PH 伴透明肺的情况下,鉴别诊断应考虑特发性持续性肺动脉高压,然而小肺的存在可能提示脊柱胸廓发育不良或神经肌肉疾病。

47.5.7.5 治疗与处理

先天性 PH 的治疗主要是支持性治疗,预后取决于是否出现其他的异常。对有未足月胎膜早破、羊水过少和 PH 的早产儿予吸入性一氧化氮治疗能改善氧合,提高生存率,并且改善其他临床症状(Shah and Kluckow 2011)。许多 PH 患儿肺表面活性物质缺乏,因此需要表面活性物质制剂替代治疗和高频通气治疗(Cacciari et al. 2001)。传统的治疗方法可能对之后需要体外膜氧合(extracorporeal membrane oxygenation,ECMO)治疗的婴儿无效(Stevens et al. 2002)。最终是否存活取决于 PH 的程度。

孕妇应尽可能在三级新生儿中心分娩,患儿也需要高水平的新生儿重症监护。PH 患儿即使出现严重呼吸衰竭迹象,也应积极尝试初步治疗。对部分患有孤立性 PPHN 的婴儿,立即进行通气和肺血管扩张治疗效果良好,且长期并发症相对较少(Alescio and Cassini 1962;Thakral et al. 2001)。

针对长期羊水过少并有 PH 症状的患儿的最佳通气治疗方法仍有待确定。关于 PH 患儿,高频振荡通气治疗有助于最佳肺泡的再通,降低气压损伤的风险,因此在理论上存在优势。未足月胎膜早破导致的 PH 患儿,除 iNO 治疗外,也可采用高频振荡通气治疗(Shah and Kluckow 2011)。妊娠中期未足月胎膜早破后出生的早产儿也可能患上呼吸窘迫综合征,常予肺表面活性物质治疗。然而,对患严重

PH 的婴儿单独应用肺表面活性物质症状可能没有明显改善。长时间羊水过少的新生儿感染发病率较高,应采取相关检查。如果是由不明病原体引起的,应采用广谱抗生素进行治疗。

47.5.7.6 预后

PH 的远期结局包括:运动耐量下降(即使是在轻度病例也会出现)、青少年脊柱侧弯、反复呼吸道感染、慢性肺功能不全。右侧 PH 损失的右肺组织更大,纵隔和大血管移位更严重,因此右侧发育不全的预后比左侧更差(Fisher et al. 2008)。生后 48 小时内最佳氧合指数高于 13,最佳动脉二氧化碳分压高于 45mmHg 提示不良预后(Datin-Dorriere et al. 2008)。

47.5.8 羊水过少综合征

双侧 PH 的发生通常与胎儿肾脏疾病,或未足月胎膜早破患儿的慢性羊水渗漏导致的羊水过少有关。慢性羊水渗漏超过数周,羊水过少,可能使胎儿出现不同程度的 PH。羊水过少还可能使胎儿的胸部受压或肺液动力学改变,肺不能维持完全扩张而导致畸形。PH 的严重程度与妊娠早期胎膜破裂、破裂持续时间和在破裂期间出现羊水过少有关。

为保证肺正常发育,胎儿气道内必须充满液体(Copland and Post 2004)。上皮细胞转运活性氯化物有助于肺液分泌,使肺液净产生率约为 4~5ml/kg/h。胎儿气管内比羊水的压力高 2mmHg,因此羊水很少进入气管。胎儿尿量和妊娠 15~28 周时早产羊膜早破(preterm premature rupture of membrane,PPROM)导致的羊水慢性渗漏可影响羊水的量和组成。

羊水过少致肺异常生长的可能机制有以下几点:①肺液生成减少(Blott et al. 1987)和随之产生的生长因子减少(如血管内皮生长因子、血管生成素、内皮素和血小板衍生生长因子、成纤维细胞生长因子);②肺生长必不可少的胎儿呼吸运动减少;③炎症和感染也不利于肺血管发育,如使远端肺小动脉的平滑肌肥大,内皮一氧化氮合酶和其他血管生长因子的产生减少。羊水过少与胎儿的异常位置和压缩畸形有关,如马蹄内翻足和钟形胸部。伴有双肾缺如的 PH 婴儿在 1946 年被 Potter 首次发现。致命性 PH 常有伴或不伴囊肿的双肾发育不全和先天性

尿路梗阻。肾缺如时肺容积的缩小和肺泡数量的减少比肾发育不良时更明显,肾发育不良的这些变化严重程度更不稳定(Potter 1946b)。目前有研究尝试行宫内泌尿系统减压术,但疗效有限,并且是否应手术治疗羊水过少的胎儿仍存在争议。

47.5.8.1 羊水过少的产前处理

- 通过羊水微生物检查监测感染。
- 抗生素治疗。
- 32 周前出现 PPROM 的产妇产前应予皮质类固醇治疗。
- 保胎治疗以延迟分娩,并应考虑使用皮质类固醇。
- 输注羊水以维持羊水量正常。
- 闭塞气管以促进胎儿肺生长发育(Keller et al. 2004)。

47.5.9 肺淋巴管扩张症

肺淋巴管扩张症(PL)是一种累及肺的罕见发育障碍,特点是肺胸膜下、叶间、血管周围和支气管周围的淋巴管扩张。研究推测它可能是一种常染色体隐性遗传病(Stevenson et al. 2006);但大多数是散发的(Wilson et al. 2006b)。男性比女性更常患病(比例约为 2∶1)。PL 的发病率还不明确。尸体解剖研究表明死亡的婴儿(包括新生儿期死亡)大约有0.5%~1% 患有 PL(Moerman et al. 1993)。

47.5.9.1 病因和发病机制

Noonan 等学者将 PL 分为 3 种病理生理类型(Noonan et al. 1970):

- 1 型:累及胸部或胸外的广泛淋巴管扩张症。
- 2 型:继发于先天性心脏病所致肺静脉阻塞的淋巴管扩张症。
- 3 型:原发性肺发育缺陷。

临床上,两种形式的 PL 已经明确:原发性或先天性(1 型和 3 型)和继发性(2 型),继发性 PL 由淋巴管损伤所致。原发性在新生儿期发病,并且往往可致死(Esther and Barker 2004)。它可能由先天性肺发育缺陷引起,也可能是更广泛淋巴受累的局部表现(非免疫性水肿)。

肺淋巴系统通常在妊娠第 14 周结束时发育完善。起初,正常胎儿肺内有大的淋巴通道,随后自发退化。一般认为,这些通道未能正常退行则导致先天性 PL。

2 型 PL 由淋巴回流障碍和淋巴液增多,静脉和淋巴的静水压增高引起;或由先天性心脏病干扰淋巴组织在妊娠第 16 周后的正常退化引起(Esther and Barker 2004)。左心发育不良综合征、肺静脉闭锁、先天性二尖瓣狭窄、三房心和胸导管发育不全是继发性 PL 的最常见病因。PL 还可能与胎儿非免疫性水肿和先天性乳糜胸有关(Cadichon 2008a)。

47.5.9.2 临床方面

尽管 PL 常累及双肺,但当新生儿出现严重呼吸窘迫以及单侧或双侧胸腔积液(尤其是乳糜性胸腔积液),伴或不伴全身性或局部性淋巴水肿时,应高度怀疑 PL。除新生儿期外,PL 可以发生在童年以及成年后的任何时期。在新生儿期和新生儿期之后,PL 可能与乳糜胸、乳糜性心包积液和乳糜性腹水有关(Dempsey et al. 2005)。在年龄较大的儿童中,PL 常常与反复咳嗽、喘息、伴有吸气啰音的呼吸用力增加、甚至充血性心力衰竭有关(Smeltzer et al. 1986)。

大多数病例为散发性,但先天性 PL 可能与常染色体显性、隐性和 X 连锁综合征有关。在同胞兄弟姐妹中,先天性 PL 的发生与多种综合征相关,包括 46,XY/46,XX 嵌合型、先天性鱼鳞病、Noonan 综合征、Turner 综合征、Fryns 综合征、Down 综合征,以及其他提示遗传易感性的综合征(Esther and Barker 2004;Ozturk et al. 2000)。

47.5.9.3 诊断方法

产前必须考虑所有可能导致胎儿水肿的原因。诊断方法包括:完整的家族史和产科史,实验室检查,包括血型、Rh 因子、抗体筛查、TORCHES-CLAP 滴度(刚地弓形虫、风疹病毒、巨细胞病毒、单纯疱疹病毒、肠道病毒、梅毒、水痘 - 带状疱疹病毒、莱姆病、艾滋病、细小病毒 B19),以及新陈代谢研究和血红蛋白电泳(Stephenson et al. 1994)。需要仪器检查来排除可能与 PL 相关的各种情况以明确 PL 是原发性还是继发性的。

对评估 PL 可能有效的诊断方法包括传统的影像学研究、超声心动图、高分辨率 CT(Nobre et al. 2004)和 MRI(Seed et al. 2009)、核素扫描淋巴显像(Sty et al. 1984)、肺功能检测(Barker et al. 2004)、肺活检(Bellini et al. 2006)、支气管镜检查和胸腔积液检查(Bellini et al. 2006)。

胸片通常显示伴有间质纹理的肺过度充气。CT 显示支气管血管周围和小叶周围间隔的间质弥漫性增厚。MRI 冠状位 T_1 相显示间质增厚、胸腔积液和肺不张。MRI 矢状位 T_2 相显示肺间质内常常有与胸腔积液有关的高信号物质。CT 虽辐射量较大，但是诊断 PL 的最佳方法。总的来说，CT 是诊断小儿间质性肺病的最佳方法。核素扫描淋巴显像是一项显示淋巴形态功能的微创技术，它能显示间叶组织累积的淋巴液（Sty et al. 1984）。淋巴液的累积导致肿胀，这在肢体最明显。在进行肺功能测试时，结果表现为各种类型：限制性、阻塞性和正常值。获得多个测试数值的同一患者，肺功能测试结果随时间推移保持稳定。支气管镜检查虽然不能用于诊断 PL，但可能有助于排除其他肺部疾病。目前，PL 患者经过支气管镜检查后未发现有气管 - 支气管的解剖异常。

肺活检可发现在胸膜下结缔组织中叶间隔增厚，支气管血管周围淋巴间隙扩大。PL 患者的病理结果可能随时间发生巨大变化，尤其是在病毒感染的情况下，淋巴管轻度扩张至重度扩张都有可能出现。因此，在解读肺活检结果时必须谨慎。在这种情况下，淋巴管的特点是壁薄，缺乏平滑肌而且管腔轻微扩张，内衬扁平内皮细胞。

47.5.9.4　鉴别诊断

在新生儿期，通常需要与新生儿湿肺、肺吸入综合征、间质性肺感染和新生儿呼吸窘迫综合征进行鉴别诊断。在鉴别诊断婴儿慢性间质性肺疾病时，还需要考虑一些罕见的情况，如婴儿期表面活性蛋白 B 缺乏、脱屑性间质性肺炎（家族性与非家族性）、肺泡蛋白沉积症、特发性肺纤维化、淋巴细胞性间质性肺炎、细胞间质性肺炎和慢性肺炎（Esther and Barker 2004；Bellini et al. 2008）。

在年龄较大的儿童或成人中，PL 表现为更为温和的病程，需要与以下疾病进行鉴别：婴儿神经内分泌细胞增生症、婴儿急性肺出血、滤泡性细支气管炎、肺血管疾病（阻塞性肺静脉疾病，如全部和部分肺静脉回流异常，肺静脉闭锁或狭窄）、遗传性出血性毛细血管扩张症、肺血管瘤病、各种全身性疾病和代谢性脂质沉积症。

47.5.9.5　治疗与处理

当出现胸腔积液相关的严重呼吸窘迫时，需要在产房立即进行治疗。通常必须采取气管插管和辅助通气。伴有持续性肺动脉高压和氧合困难的婴儿应予高频振荡通气以及吸入一氧化氮。还应考虑采用胸腔穿刺术以减少呼吸窘迫。补液和强心也是必要的。对急性呼吸衰竭患者，且对最大限度地保守治疗无效时可考虑给予 ECMO。对需要放置单侧或双侧胸腔导管的快速扩张性胸腔积液患者，大量液体丢失（在数天或数周内排出）导致大量白蛋白、免疫球蛋白和许多其他血浆因子的丢失，必须及时补充。营养也在减少淋巴生成方面起作用，可使用含中链甘油三酯的肠内营养和肠外营养。奥曲肽已被用于 PL 以减少淋巴生成。当乳糜漏持续存在时，可尝试通过注入硬化剂或顶叶胸膜切除术进行胸膜固定。

47.5.9.6　预后

新生儿重症监护水平的发展扭转了以往 CPL 出生后的不良结局。然而，目前关于预后的数据是矛盾的，无法给出一致的预后。如果没有相关缺陷，预后可能更好。呼吸道的问题可能会持续几岁，往往需要家庭辅助供氧以及针对反复咳嗽、喘息症状的对症治疗。

47.5.10　乳糜胸

乳糜胸在新生儿期是一个罕见的疾病，通常与生后第一天出现的呼吸系统症状有关，并且可能是 PL 的表现。先天性乳糜胸在妊娠期的发病率约为 1/15 000~1/10 000，男性与女性之比为 2 : 1。出生时即出现的乳糜胸可能与心脏畸形、各种综合征、胸导管或静脉血栓形成、出生创伤或胸导管的局部压迫、淋巴系统的先天性畸形（淋巴管瘤病）有关（Moerman et al. 1993；Mettauer et al. 2009；Ergaz et al. 2009）。唐氏综合征可能存在淋巴系统发育不良，因此乳糜胸可能是唐氏综合征的并发症之一。Turner 综合征或 Noonan 综合征患儿也可能发生乳糜胸。婴儿可能有囊性水瘤样畸形（Moerman et al. 1993；Rocha et al. 2006）。获得性乳糜胸通常是手术修复 CDH、气管食管瘘及先天性心脏病时损伤胸导管后的并发症，也可能是引流气胸时导管插入过深的结果（Cadichon 2008b）。然而，多数情况下并未发现乳糜胸的病因。乳糜胸更常见于右侧：Chernick 和 Reed 报道说 53% 的病例在右侧，35% 在左侧，还有

12% 位双侧（Cadichon 2008b）。由于乳糜胸是典型的单侧发生，所以在积液的一侧可能出现呼吸音减弱并且纵隔向对侧移位。所有在产房无法进行通气的婴儿在鉴别诊断时均应考虑双侧乳糜胸。其特征性的 X 线表现与大量胸腔积液压迫相邻隔膜并使纵隔移位相似。

胸腔积液的成分有助于诊断乳糜胸。根据以往制定的标准，当胸腔积液为乳白色，甘油三酯 >1.1mmol/L，细胞计数 >1 000 个 /μl 且以淋巴细胞为主（约 80%）时，就可诊断为乳糜胸（Bellini et al. 2006）。然而，营养不良的病人和不能接受肠内营养的病人，包括胎儿、新生儿，通常不以此作为诊断依据。没有肠内营养，就不能产生足够的乳糜微粒（甘油三酯的主要载体）来提高甘油三酯含量。对这些患者，通常通过检测胸腔积液的淋巴细胞来诊断乳糜胸。

治疗乳糜胸可能需要反复进行胸腔穿刺甚至通过胸腔置管引流来防止呼吸衰竭。大量的积液在数天至数周内被排出导致大量白蛋白、免疫球蛋白和许多其他血浆因子丢失。引流后，予含有中链甘油三酯的配方奶粉喂养以补充胸导管淋巴流失。蛋白质和水的口服摄入会刺激胸导管内的淋巴流动，所以对于耐药的病例，患儿应禁食而通过中心静脉导管进行营养支持。奥曲肽、抗纤维蛋白溶酶和口服西地那非已被用于 CPL 和乳糜胸的治疗（Epaud et al. 2008；Malleske and Yoder 2015；Kalomenidis 2006）。

目前用于治疗有持续性乳糜胸的婴儿的多种方法均有一定成效，如直接尝试修复、胸腔镜下壁胸膜夹闭（Clark et al. 2015）、用纤维蛋白胶修补和硬化剂胸膜腔闭塞（Rifai et al. 2003）。胸腹膜分流术对先天性乳糜胸有效（Podevin et al. 1999）。在渗漏区域以下行胸导管结扎术也有效；该手术具有很好的耐受性，而且不会使液体在外周组织或腹膜累积（Andersen et al. 1984）。

47.5.11　伴肺泡毛细血管发育不良的肺静脉异位

伴肺泡毛细血管发育不良的肺静脉异位（misalignment of pulmonary veins with alveolar capillary dysplasia，ACD）是一种在出生时即有严重低氧血症的罕见病。以往认为罕见的迟发性疾病最晚可在 7

个月大时出现，因此 ACD 可能是一种可以长期存活的临床症状较轻的疾病（Bishop et al. 2011；Shankar et al. 2006）。ACD 没有性别偏好，病因尚不明确，但目前研究推测可能是一种常染色体隐性遗传病（Gutierrez et al. 2000）。ACD 的特征是小叶发育不成熟和毛细血管密度降低，提示 ACD 患儿的肺泡发育停止提前。

47.5.11.1　病因和发病机制

ACD 的病理特点包括肺泡毛细血管的缺乏、肺泡间隔增宽和肺小动脉肌化增加（Melly et al. 2008）。患儿支气管血管束中存在肺静脉异位，但这不是诊断的必要条件。血液进入某个肺单位时只能通过异常静脉引流，导致肺动脉循环发生闭塞性改变。ACD 可局灶性分布，因此怀疑 ACD 时必须检查多个肺段。

47.5.11.2　临床方面

患有 ACD 的新生儿通常表现为轻微或无实质性肺病。严重的低氧血症和代谢性酸中毒常伴随严重的 PPHN 和右心室衰竭。然而，ACD 患儿对逆转肺动脉高压通常有效的治疗方法（iNO 或 ECMO）无效或短时有效（Parker et al. 1997）。

当婴儿出现严重的低氧血症和特发性肺动脉高压，或接受标准治疗 7~10 天无效时，就应考虑 ACD。大多数 ACD 患者（75%）有其他相关的心血管、胃肠道、泌尿生殖道或骨骼肌肉系统的异常。早期胸片结果通常正常，通过肺活检或尸检才能明确诊断。*FOXF1* 突变分析可能有助于为高危家庭提供产前分析（Bishop et al. 2011）。

47.5.11.3　鉴别诊断

ACD 的鉴别诊断必须考虑新生儿特发性 PPHN 和表面活性蛋白 B 缺乏、败血症、肺炎、PH、CDH、心脏病变（Hugosson et al. 2005）。

47.5.11.4　治疗与处理

标准治疗包括机械通气、高浓度吸氧、iNO 和 ECMO 支持治疗。这些治疗可以将生命延长数日至数周，但并不能保证长期存活（Tibballs and Chow 2002）。理论上，ACD 可以进行肺移植治疗。然而，目前尚无成功的肺移植案例。可用供体的缺乏仍然限制着肺移植在新生儿疾病中的应用。

参考文献

Abrams ME, Ackerman VL, Engle WA (2004) Primary unilateral pulmonary hypoplasia: neonate through early childhood – case report, radiographic diagnosis and review of the literature. J Perinatol 24:667–670

Adzick NS, Harrison MR, Glick PL et al (1985) Fetal cystic adenomatoid malformation: prenatal diagnosis and natural history. J Pediatr Surg 20:483–488

Adzick NS, Harrison MR, Crombleholme TM et al (1998) Fetal lung lesions: management and outcome. Am J Obstet Gynecol 179:884–889

Alescio T, Cassini A (1962) Induction in vitro of tracheal buds by pulmonary mesenchyme grafted on tracheal epithelium. J Exp Zool 150:83–94

Andersen EA, Hertel J, Pedersen SA et al (1984) Congenital chylothorax: management by ligature of the thoracic duct. Scand J Thorac Cardiovasc Surg 18:193–194

Asabe K, Toki N, Hashimoto S et al (1994) An immunohistochemical study of the expression of surfactant apoprotein in the hypoplastic lung of rabbit fetuses induced by oligohydramnios. Am J Pathol 145:631–639

Askenazi SS, Perlman M (1979) Pulmonary hypoplasia: lung weight and radial alveolar count as criteria of diagnosis. Arch Dis Child 54:614–618

Baird R, Puligandla PS, Laberge JM (2014) Congenital lung malformations: informing best practice. Semin Pediatr Surg 23:270–277

Barker PM, Esther CR Jr, Fordham LA et al (2004) Primary pulmonary lymphangiectasia in infancy and childhood. Eur Respir J 24:413–419

Barth PJ, Rüschoff J (1992) Morphometric study on pulmonary arterial thickness in pulmonary hypoplasia. Pediatr Pathol 12:653–663

Bellini C, Boccardo F, Campisi C et al (2006) Congenital pulmonary lymphangiectasia. Orphanet J Rare Dis 1:43

Bellini C, Boccardo F, Campisi C et al (2008) Lymphatic dysplasias in newborns and children: the role of lymphoscintigraphy. J Pediatr 152:587–589

Berlinger NT, Porto DP, Thompson TR (1987) Infantile lobar emphysema. Ann Otol Rhinol Laryngol 96:106–111

Bishop NB, Stankiewicz P, Steinhorn RH (2011) Alveolar capillary dysplasia. Am J Respir Crit Care Med 184:172–179

Bland RD, Hansen TN, Haberkern CM et al (1982) Lung fluid balance in lambs before and after birth. J Appl Physiol 53:992–1004

Blau H, Barak A, Karmazyn B et al (2002) Postnatal management of resolving fetal lung lesions. Pediatrics 109:105–108

Blott M, Greenough A, Nicolaides KH et al (1987) Fetal breathing movements as predictor of favourable pregnancy outcome after oligohydramnios due to membrane rupture in second trimester. Lancet 2:129–131

Borsellino A, Zaccara A, Nahom A et al (2006) False–positive rate in prenatal diagnosis of surgical anomalies. J Pediatr Surg 41:826–829

Brody JS, Thurlbeck WM (1986) Development, growth and aging of the lung. In: Fishman AP (ed) Handbook of physiology, the respiratory system. American Physiological Society, Bethesda, pp 355–386

Burri PH (1984) Fetal and postnatal development of the lung. Annu Rev Physiol 46:617–628

Burri PH (1986) Development and growth of human lung. In: Fishman AP (ed) Handbook of physiology, the respiratory system. American Physiological Society, Bethesda, pp 1–46

Burri PH (1997) Postnatal development and growth. In: Crystal RG, West BG, Weibel ER, Barnes PG (eds) The lung. Lippincott- Raven, Philadelphia, pp 1013–1026

Bush A (2001) Congenital lung disease: a plea for clear thinking and clear nomenclature. Pediatr Pulmonol 32:328–337

Butterworth SA, Blair GK (2005) Postnatal spontaneous resolution of congenital cystic adenomatoid malformations. J Pediatr Surg 40:832–834

Cacciari A, Ruggeri G, Mordenti M et al (2001) High-frequency oscillatory ventilation versus conventional mechanical ventilation in congenital diaphragmatic hernia. Eur J Pediatr Surg 11:3–7

Cadichon S (2008a) Congenital pulmonary lymphangiectasia. In: Kumar P, Burton BK (eds) Congenital malformations. Mc Graw Hill Education, New York, pp 165–169

Cadichon S (2008b) Congenital hydrothorax. In: Kumar P, Burton BK (eds) Congenital malformations. Mc Graw Hill Education, New York, pp 159–164

Calvert JK, Lakhoo K (2007) Antenatally suspected congenital cystic adenomatoid malformation of the lung: postnatal investigation and timing of surgery. J Pediatr Surg 42:411–414

Calvert JK, Boyd PA, Chamberlain PC et al (2006) Outcome of antenatally suspected congenital cystic adenomatoid malformation of the lung: 10 years experience 1991–2001. Arch Dis Child Fetal Neonatal Ed 91:F26–F28

Cass DL, Crombleholme TM, Howell LJ et al (1997) Cystic lung lesions with systemic arterial blood supply: a hybrid of congenital cystic adenomatoid malformation and bronchopulmonary sequestration. J Pediatr Surg 32:986–990

Clark ME, Woo RK, Johnson SM (2015) Thoracoscopic pleural clipping for the management of congenital chylothorax. Pediatr Surg Int 31:1133–1137

Clements BS (1999) Congenital malformations of the lungs and airways. In: Taussig LM, Landau LI (eds) Pediatric respiratory medicine. Mosby, St. Louis, pp 1106–1136

Copland I, Post M (2004) Lung development and fetal lung growth. Paediatr Respir Rev 5:259–264

Datin-Dorriere V, Walter-Nicolet E, Rousseau V et al (2008) Experience in the management of eighty-two newborns with congenital diaphragmatic hernia treated with high-frequency oscillatory ventilation and delayed surgery without the use of extracorporeal membrane oxygenation. J Intensive Care Med 23:128–135

Davenport M, Warne SA, Cacciaguerra S et al (2004) Current outcome of antenatally diagnosed cystic lung disease. J Pediatr Surg 39:549–556

Dawes GS, Fox HE, Leduc BM et al (1970) Respiratory movements and paradoxical sleep in the foetal lamb. J Physiol 210:47P–48P

de Mello DE, Reid L (1997) Arteries and veins. In: Crystal

RG et al (eds) The lung. Lippincott-Raven, Philadelphia, pp 1117–1127

de Waal K, Kluckow M (2015) Prolonged rupture of membranes and pulmonary hypoplasia in very preterm infants: pathophysiology and guided treatment. J Pediatr 166:1113–1120

Dempsey EM, Sant'Anna GM, Williams RL et al (2005) Congenital pulmonary lymphangiectasia presenting as nonimmune fetal hydrops and severe respiratory distress at birth: not uniformly fatal. Pediatr Pulmonol 40:270–274

Diamond IR, Herrera P, Langer JC, Kim PC (2007) Thoracoscopic versus open resection of congenital lung lesions: a case-matched study. J Pediatr Surg 42:1057–1061

Epaud R, Dubern B, Larroquet M et al (2008) Therapeutic strategies for idiopathic chylothorax. J Pediatr Surg 43:461–465

Ergaz Z, Bar-Oz B, Yatsiv I, Arad I (2009) Congenital chylothorax: clinical course and prognostic significance. Pediatr Pulmonol 44:806–811

Esther CR Jr, Barker PM (2004) Pulmonary lymphangiectasia: diagnosis and clinical course. Pediatr Pulmonol 38:308–313

Fewell JE, Johnson P (1983) Upper airway dynamics during breathing and apnoea in fetal lambs. J Physiol 339:495–504

Fisher JC, Jefferson RA, Arkovitz MS et al (2008) Redefining outcomes in right congenital diaphragmatic hernia. J Pediatr Surg 43:373–379

Fitzgerald DA (2007) Congenital cyst adenomatoid malformations: resect some and observe all? Paediatr Respir Rev 8:67–76

Gabarre JA, Izquierdo AG, Ponferrada MR et al (2005) Isolated unilateral pulmonary agenesis: early prenatal diagnosis and long-term follow-up. J Ultrasound Med 24:865–868

Gerards FA, Twisk JW, Fetter WP et al (2008) Predicting pulmonary hypoplasia with 2- or 3-dimensional ultrasonography in complicated pregnancies. Am J Obstet Gynecol 198:140–146

Gorincour G, Bouvenot J, Mourot MG et al (2005) Prenatal prognosis of congenital diaphragmatic hernia using magnetic resonance imaging measurement of fetal lung volume. Ultrasound Obstet Gynecol 26:738–744

Gutierrez C, Rodriguez A, Palenzuela S et al (2000) Congenital misalignment of pulmonary veins with alveolar capillary dysplasia causing persistent neonatal pulmonary hypertension: report of two affected siblings. Pediatr Dev Pathol 3:271–276

Hebra A, Othersen HB Jr, Tagge EP (2000) Bronchopulmonary malformations. In: Ashcraft KW, Murphy JP, Sharp RJ et al (eds) Pediatric surgery. Saunders, Philadelphia, pp 273–286

Hedrick HL, Flake AW, Crombleholme TM et al (2005) The ex utero intrapartum therapy procedure for high-risk fetal lung lesions. J Pediatr Surg 40:1038–1043

Hekelaar N, van Uffelen R, van Vliet AC et al (2000) Primary lymphoepithelioma- like carcinoma within an intralobular pulmonary sequestration. Eur Respir J 16:1025–1027

Hislop A (1996) Fetal and postnatal anatomical development. In: Greenough A, Roberton NRC, Milner AD (eds) Neonatal respiratory disorders. Arnold, London, pp 3–12

Hooper SB, Harding R (1995) Fetal lung liquid: a major determinant of the growth and functional development of the fetal lung. Clin Exp Pharmacol Physiol 22:235–247

Hugosson CO, Salama HM, Al-Dayel F et al (2005) Primary alveolar capillary dysplasia (acinar dysplasia) and surfactant protein B deficiency: a clinical, radiological and pathological study. Pediatr Radiol 35:311–316

Ierullo AM, Ganapathy R, Crowley S et al (2005) Neonatal outcome of antenatally diagnosed congenital cystic adenomatoid malformations. Ultrasound Obstet Gynecol 26:150–153

Kalomenidis I (2006) Octreotide and chylothorax. Curr Opin Pulm Med 12:264–267

Kasprian G, Balassy C, Brugger PC et al (2006) MRI of normal and pathological fetal lung development. Eur J Radiol 57:261–270

Keller RL, Hawgood S, Neuhaus JM et al (2004) Infant pulmonary function in a randomized trial of fetal tracheal occlusion for severe congenital diaphragmatic hernia. Pediatr Res 56:818–825

Kirwan WO, Walbaum PR, McCormack MM (1973) Cystic intrathoracic derivatives of the foregut and their complications. Thorax 28:424–428

Knox WF, Barson AJ (1986) Pulmonary hypoplasia in a regional perinatal unit. Early Hum Dev 14:33–42

Kotecha S (2000) Lung growth for beginners. Paediatr Respir Rev 1:308–313

Kuhn C, Kuhn JP (1992) Coexistence of bronchial atresia and bronchogenic cyst: diagnostic criteria and embryologic considerations. Pediatr Radiol 22:568–570

Kunisaki SM, Fauza DO, Nemes LP et al (2006) Bronchial atresia: the hidden pathology within a spectrum of prenatally diagnosed lung masses. J Pediatr Surg 41:61–65

Kunisaki SM, Ehrenberg-Buchner S, Dillman JR et al (2015) Vanishing fetal lung malformations: prenatal sonographic characteristics and postnatal outcomes. J Pediatr Surg 50:978–982

Lacy DE, Shaw NJ, Pilling DW, Walkinshaw S (1999) Outcome of congenital lung abnormalities detected antenatally. Acta Paediatr 88:454–458

Lakhoo K (2009) Management of congenital cystic adenomatous malformations of the lung. Arch Dis Child Fetal Neonatal Ed 94:F73–F76

Langston C, Kida K, Reed M, Thurlbeck WM (1984) Human lung growth in late gestational and in the neonate. Am Rev Res Dis 129:607–613

Lee EY, Siegel MJ, Sierra LM, Foglia RP (2004) Evaluation of angioarchitecture of pulmonary sequestration in pediatric patients using 3D MDCT angiography. AJR 183:183–188

Liu M, Skinner SJ, Xu J et al (1992) Stimulation of fetal rat lung cell proliferation in vitro by mechanical stretch. Am J Physiol 263:L376–L383

MacGillivray TE, Harrison MR, Goldstein RB, Adzick NS (1993) Disappearing fetal lung lesions. J Pediatr Surg 28:1321–1325

Malleske DT, Yoder BA (2015) Congenital chylothorax treated with oral sildenafil: a case report and review of the literature. J Perinatol 35:384–386

Mardini MK, Nyhan WL (1985) Agenesis of the lung: report of four patients with unusual anomalies. Chest 87:522–527

Melly L, Sebire NJ, Malone M, Nicholson AG (2008) Capillary apposition and density in the diagnosis of alveolar capillary dysplasia. Histopathology 53:450–457

Mettauer N, Agrawal S, Pierce C et al (2009) Outcome of children with pulmonary lymphangiectasis. Pediatr Pulmonol 44:351–357

Moerman P, Vandenberghe K, Devlieger H et al (1993) Congenital pulmonary lymphangiectasis with chylothorax: a heterogeneous lymphatic vessel abnormality. Am J Med Genet 47:54–58

Mulder EJ, Boersma M, Meeuse M et al (1994) Patterns of breathing movements in the near-term human fetus: relationship to behavioural states. Early Hum Dev 36:127–135

Nakamura Y, Harada K, Yamamoto I et al (1992) Human pulmonary hypoplasia: statistical, morphological, morphometric, and biochemical study. Arch Pathol Lab Med 116:635–642

Nobre LF, Muller NL, de Souza Junior AS et al (2004) Congenital pulmonary lymphangiectasia: CT and pathologic findings. J Thorac Imaging 19:56–59

Noonan JA, Walters LR, Reeves JT (1970) Congenital pulmonary lymphangiectasis. Am J Dis Child 120:314–319

Ozcelik U, Gocmen A, Kiper N et al (2003) Congenital lobar emphysema: evaluation and long-term follow-up of thirty cases at a single center. Pediatr Pulmonol 35:384–391

Ozturk S, Cefle K, Palanduz S et al (2000) A case of Noonan syndrome with pulmonary and abdominal lymphangiectasia. Int J Clin Pract 54:274–276

Parker TA, Ivy DD, Kinsella JP et al (1997) Combined therapy with inhaled nitric oxide and intravenous prostacyclin in an infant with alveolar-capillary dysplasia. Am J Respir Crit Care Med 155:743–746

Peranteau WH, Boelig MM, Khalek N et al (2015) Effect of single and multiple courses of maternal betamethasone on prenatal congenital lung lesion growth and fetal survival. J Pediatr Surg 51:28–32

Podevin G, Levard G, Larroquet M et al (1999) Pleuroperitoneal shunt in the management of chylothorax caused by thoracic lymphatic dysplasia. J Pediatr Surg 34:1420–1422

Porter HJ (1999) Pulmonary hypoplasia. Arch Dis Child Fetal Neonatal Ed 81:F81–F83

Potter EL (1946a) Facial characteristics in infants with bilateral renal agenesis. Am J Obstet Gynecol 51:885

Potter EL (1946b) Bilateral renal agenesis. J Pediatr 29:68–76

Pumberger W, Hormann M, Deutinger J et al (2003) Longitudinal observation of antenatally detected congenital lung malformations (CLM): natural history, clinical outcome and long-term follow-up. Eur J Cardiothorac Surg 24:703–711

Rifai N, Sfeir R, Rakza T et al (2003) Successful management of severe chylothorax with argon plasma fulguration and fibrin glue in a premature infant. Eur J Pediatr Surg 13:324–326

Rocha G, Fernandes P, Rocha P et al (2006) Pleural effusions in the neonate. Acta Paediatr 95:791–798

Rossi R, Tjan TD, Hentschel R et al (1998) Successful perioperative management of congenital cystic adenomatoid malformation of the lung by high frequency oscillatory ventilation – report of two cases. Klin Padiatr 210:94–96

Salomon LJ, Audibert F, Dommergues M et al (2003) Fetal thoracoamniotic shunting as the only treatment for pulmonary sequestration with hydrops: favorable long-term outcome without postnatal surgery. Ultrasound Obstet Gynecol 21:299–301

Seed M, Bradley T, Bourgeois J et al (2009) Antenatal MR imaging of pulmonary lymphangiectasia secondary to hypoplastic left heart syndrome. Pediatr Radiol 39:747–749

Shah DM, Kluckow M (2011) Early functional echocardiogram and inhaled nitric oxide: usefulness in managing neonates born following extreme preterm premature rupture of membranes (PPROM). J Paediatr Child Health 47:340–345

Shankar V, Haque A, Johnson J, Pietsch J (2006) Late presentation of alveolar capillary dysplasia in an infant. Pediatr Crit Care Med 7:177–179

Shanmugam G, MacArthur K, Pollock JC (2005) Congenital lung malformations–antenatal and postnatal evaluation and management. Eur J Cardiothorac Surg 27:45–52

Shaw JP, Dembitzer FR, Wisnivesky JP et al (2008) Video-assisted thoracoscopic lobectomy: state of the art and future directions. Ann Thorac Surg 85:S705–S709

Smeltzer DM, Stickler GB, Fleming RE (1986) Primary lymphatic dysplasia in children: chylothorax, chylous ascites, and generalized lymphatic dysplasia. Eur J Pediatr 145:286–292

Stanton M, Davenport M (2006) Management of congenital lung lesions. Early Hum Dev 82:289–295

Stephenson T, Zuccollo J, Mohajer M (1994) Diagnosis and management of non-immune hydrops in the newborn. Arch Dis Child Fetal Neonatal Ed 70:151–154

Stevens TP, Chess PR, McConnochie KM et al (2002) Survival in early- and late-term infants with congenital diaphragmatic hernia treated with extracorporeal membrane oxygenation. Pediatrics 110:590–596

Stevenson DA, Pysher TJ, Ward RM et al (2006) Familial congenital non-immune hydrops, chylothorax, and pulmonary lymphangiectasia. Am J Med Genet A 140:368–372

Stocker JT (2002) Congenital pulmonary airway malformation – a new name for and an expanded classification of congenital adenomatoid malformation of the lung. Histopathology 41:424–431

Sty JR, Thomas JP Jr, Wolff MH et al (1984) Lymphoscintigraphy. Pulmonary lymphangiectasia. Clin Nucl Med 9:716

Swischuck LE (ed) (2004) Imaging of the newborn, infant, and young child. Lippincott Williams & Wilkins, Philadelphia

Thakral CL, Maji DC, Sajwani MJ (2001) Congenital lobar

emphysema: experience with 21 cases. Pediatr Surg Int 17:88–91

Tibballs J, Chow CW (2002) Incidence of alveolar capillary dysplasia in severe idiopathic persistent pulmonary hypertension of the newborn. J Paediatr Child Health 38:397–400

Uga N, Ishii T, Kawase Y et al (2004) Nitric oxide inhalation therapy in very low-birthweight infants with hypoplastic lung due to oligohydramnios. Pediatr Int 46:10–14

van Leeuwen K, Teitelbaum DH, Hirschl RB et al (1999) Prenatal diagnosis of congenital cystic adenomatoid malformation and its postnatal presentation, surgical indications, and natural history. J Pediatr Surg 34:794–798

Vilos GA, Liggins GC (1982) Intrathoracic pressures in fetal sheep. J Dev Physiol 4:247–256

Wilson RD, Hedrick HL, Liechty KW et al (2006a) Cystic adenomatoid malformation of the lung: review of genetics, prenatal diagnosis, and in utero treatment. Am J Med Genet A 140:151–155

Wilson RD, Pawel B, Bebbington M et al (2006b) Congenital pulmonary lymphangiectasis sequence: a rare, heterogeneous, and lethal etiology for prenatal pleural effusion. Prenat Diagn 26:1058–1061

足月儿及早产儿新生儿期肺生理学

48

Corrado Moretti and Paola Papoff

钱莉玲　翻译

目录

摘要

掌握正常新生儿肺发育和生理机制是理解足月儿、早产儿呼吸系统疾病病理过程和优化治疗的核心。理解肺发育和生理机制不仅为个体化治疗奠定基础,也有助于改进呼吸护理技术,是改善患者预后的重要因素。新生儿肺生理和氧转运同儿童相似,但在治疗新生儿时尤其需注意其中的差异。本章主要讲述新生儿呼吸机制的特点,以及多种可能造成缺氧的病理生理机制。

48.1　要点

- 由于肋骨骨化程度低,早产儿胸廓极易发生变形。吸气时胸廓向内凹陷迫使膈肌做功增加。

- 顺应性可以用来表示肺部扩张能力。顺应性降低会导致潮气量下降。

- 新生儿重症呼吸系统疾病是由于存在胎儿血流通道右向左分流,导致肺部抵抗作用增强。

- 存在肺外分流时,动脉二氧化碳分压通常不会升高,因为非氧合血液的低氧和高碳酸血症会增加肺泡通气量;由于二氧化碳和氧气的解离曲线形状不同,过度通气可减少动脉二氧化碳分压,但不能增加动脉氧分压。
- 动脉二氧化碳分压的升高是诊断通气不足的重要标准,是高碳酸血症的唯一原因。
- 由于二氧化碳扩散速度非常快,扩散的变化一般不会涉及二氧化碳。
- 通气-灌注比的变化是导致大部分肺部疾病氧气交换缺陷的原因。

48.2　引言

氧气(oxygen,O_2)输送至组织及二氧化碳(carbon dioxide,CO_2)排出体外依赖于呼吸系统和心血管系统的协调活动(Cumming et al. 1966)。呼吸过程包括以下几个主要环节:
- 肺通气:机体有节律地从外界摄入新鲜空气至肺泡;潮气量(tidal volume,V_T),取义于潮汐,非常形象地反映了气流在气道内进出的形式。
- O_2和CO_2在肺泡-毛细血管屏障弥散。
- 微血管灌注,实现O_2和CO_2在血管与组织间的交换。

和呼吸系统不同,血液循环系统是一个闭环结构,即血流是单向的。

48.3　呼吸力学

肺膨胀实现肺泡通气,而前者依赖于胸廓的扩张。平静状态下,肺和胸廓在两个反方向作用力——内向性的肺间质弹性回缩力和外向性的胸廓弹性牵张力的影响下处于平衡状态。平衡力作用下的肺容积即为功能残气量(functional residual capacity,FRC)。

胸膜腔是一个潜在的腔隙,两个反向作用力在胸膜腔内形成了 $-5\sim-3cmH_2O$ 的负压。膈肌由膈神经支配,确保正常呼吸状态下的V_T,膈肌收缩增加了胸廓的上下径,肋间内肌收缩使肋骨沿其长轴旋转上提从而增加胸廓的前后径。

吸气时胸廓扩张使胸膜腔内压降低,肺及肺泡随即被动膨胀(De Troyer,1997)。胸膜腔内压降低使气流进入呼吸系统,当吸气末肺泡压力与大气压相同时,气流停止(图48.1)。

新生儿的肋骨趋于水平位置,不易上提,有利于

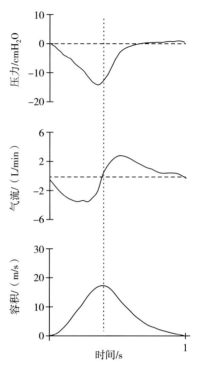

图 48.1　呼吸周期的压力、气流和容积曲线

维持胸廓稳定性。吸气时,肋间肌通常和膈肌同时收缩,为胸廓提供结构张力,避免胸廓过度扩张。所以,吸气与呼气主要靠膈肌运动来维持。新生儿的膈肌收缩能力较成人差,主要有两方面因素:①胸廓较扁平、形状改变幅度小;②组织学特性:慢肌纤维有较强的对抗疲劳和氧化的能力,其比例随年龄增长而快速增加(足月儿约占25%,8月龄时约55%)(Keens et al. 1978)。早产儿的横膈慢肌纤维(Ⅰ型肌纤维)比例较低(10%),而相对不耐疲劳的快肌纤维(Ⅱ型肌纤维)比例较高。

由于肋骨和胸骨骨化程度低以及肋间肌功能不成熟,早产儿胸廓极易变形。吸气时胸廓向内凹陷迫使膈肌做更多功,即为了保证V_T,膈肌必须要有更大的运动幅度,以抗衡肋骨的反常运动,但同时也加重了呼吸肌疲劳。这种变化常见于低出生体重呼吸窘迫综合征(respiratory distress syndrome,RDS)患儿。

相反,呼气相则是被动过程,主要由牵张的组织产生弹性回缩力完成。吸气相肺膨胀幅度越大,产生的回缩力就越大。腹壁肌作为最重要的呼气肌之一,仅在某些生理情况,如喷嚏或者咳嗽,或病理情况下才主动参与呼吸过程。

48.4 肺的弹性

顺应性(compliance，C)是评价肺弹性或者肺牵拉难易程度的指标。肺的顺应性代表一定肺泡压力(P)变化下肺容积(V)的变化程度：

$$C=V/P$$

顺应性可用压力 - 容积曲线(pressure-volume curve)来描述(图 48.2)。

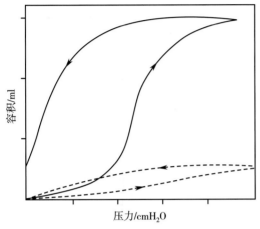

图 48.2 RDS 新生儿(虚线)和正常新生儿(实线)的压力 / 容积曲图

顺应性越大，单位压力气体作用于肺泡后产生的容积改变越大，曲线斜率也越大。肺压力 - 容积曲线的一个特征是吸气 / 呼气相肺顺应性曲线并不重叠，称为滞后现象(hysteresis)。

决定肺弹性的因素包括肺间质的弹性纤维成分以及湿化肺泡壁液体的表面张力(Goerke and Schurch 1997)。表面张力主要由组成液体分子间的相互黏附力产生。分子间的黏附力在液相是平衡的，但在气 - 液交界面是不平衡的，使交界处的分子对周围的分子产生更大的吸引力。我们可以用一个简单的实验来解释表面张力的重要作用：给离体肺充生理盐水以及气体可以获得两条不同的压力 - 容积曲线。充生理盐水的肺因不存在液 - 气界面，因此没有表面张力的作用，只有肺组织本身的弹性成分所产生的弹性回缩力起作用。与之相对的是，以气体扩充肺要达到相同的容积变化则需克服额外的表面张力；另外需注意，以生理盐水充肺，滞后效应也会消失。

肺泡表面活性因子或活性物质包括各种磷酸盐成分，具有降低肺泡表面张力、稳定肺泡体积的作用。根据 Laplace 定律：P=2T/r(式中 P 为肺泡液 - 气界面的压强(单位为 N/m^2)；T 是肺泡液 - 气界面的张力系数，r 为肺泡半径。)维持肺泡张开的压力随其半径减小而成比例增加，如此，小肺泡内的气体将会进入大肺泡；但由于肺表面活性物质的存在，随着肺泡体积的缩小，肺泡内表面活性物质的浓度增加，表面张力降低，以避免肺泡萎陷。肺泡内压均匀地作用于肺间质，使肺泡体积维持稳定。我们可以通过图 48.3 来简单解释一下肺表面活性物质对肺通气力学的影响，图示为 RDS 患儿肺表面活性物质

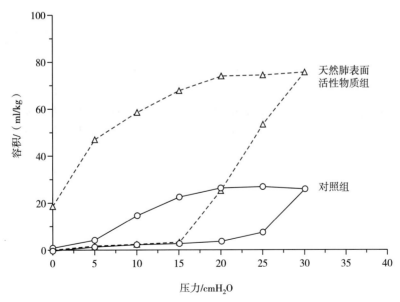

图 48.3 早产兔肺表面活性物质缺乏及表面活性物质治疗后肺扩张和萎陷的压力 - 容积关系曲线

治疗前后吸气相(肺膨胀时)的压力-容积曲线。两条曲线的差异主要有:

- 开放压力:即肺泡打开所需的压力,肺表面活性物质治疗前要比治疗后更高
- 经肺表面活性物质治疗后,同等压力下肺泡膨胀情况更佳
- 肺表面活性物质治疗前,肺呼气相不稳定,容易塌陷,丧失 FRC

综上所述,肺表面活性物质主要有以下功能:

- 降低表面张力,使肺泡易于扩张,减少呼吸做功
- 增加 FRC,使肺泡不易塌陷
- 防止肺水肿,因为肺表面张力增加会将液体从血管"抽吸"至肺泡腔
- 维持肺泡稳定性

另一个有助于维持肺泡体积的因素是肺泡间的机械牵拉作用,如果一个肺泡将要塌陷,它对邻近肺泡壁产生的牵拉力增大,牵拉的反作用力又会维持其开放。肺泡相互支持以抵抗任何使单一肺泡容积增大或减小的外力作用。

48.5 气道阻力

气流进出呼吸道不仅要克服肺和胸壁的弹性回缩力,还要克服气道阻力。无论转化的能量是先储存后释放利用,还是被呼吸系统以热能的方式耗散,维持呼吸的动力均可定义为保守力或耗散力。保守力(容量依赖)来源于肺和胸廓的弹力,主要作用是使肺和胸廓在发生形变后恢复到原来的位置,因为呼气是一个被动过程,吸气过程中克服阻力所消耗的能量将会在呼气过程中恢复。相反,耗散力(流量依赖)是用于克服气体对气道壁摩擦力及呼吸系统分子运动产生的黏滞力的能量。耗散力也称为阻力,在克服阻力过程中消耗的能量会以热能的形式丧失,不能重复利用。

在肺生理学中,气道阻力(R)用肺泡与口腔压力之差(ΔP)和气流量(V)的比值表示:

$$R(cmH_2O/L/s)=\Delta P(cmH_2O)/V(L/s)$$

在呼吸系统中,约 30%~40% 的气道阻力来源于鼻腔、口咽、咽喉;在气管和支气管水平,阻力主要来源于中支气管而不是细支气管。

气道可以简化成一个逐级均分的树状模型(22分支或支气管分支):即每级支气管都均分为两个口径稍小的下一级支气管。由于支气管数目加倍,总

分隔面积也较分支前增加(图 48.4)。正是这样的结构,即使气流流经的气道管径非常小,其在外周细支气管的阻力也非常小。

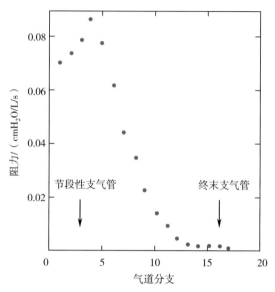

图 48.4 呼吸道主要部位的气道阻力。可见气道阻力主要来源于中等大小的支气管,而终末支气管的阻力非常小

决定气道阻力(R)的因素包括气道长度(l)、半径(r)以及气流类型(层流或者湍流)。

$$R=l/r^4$$

湍流一般发生在支气管分叉处或者气流量大而气道直径也比较大的情况下,与层流相比,其产生的阻力也更大。层流产生的阻力与其流速成正比,而湍流则与气流横截面积成正比:由此可见克服湍流产生的阻力消耗的能量更多。外周肺组织的分隔面积越大,气流的线速度越小(线速度 = 气流 / 分隔面积),所以在小气道气流形式主要是层流,在气管和大支气管主要是湍流。

肺容量是影响气道阻力的另一个重要因素,特别是在少或无软骨结构的组织中显得更重要。事实上,小气道都比较容易扩张和压缩,小气道的跨壁压梯度变化对其半径有重要影响:深吸气时,胸腔负压增大,进一步使跨壁压梯度增大,从而使气道半径增大。另外一个因素是吸气时肺体积增大,肺实质运动产生更大的弹性张力,也会使气道半径增大。所以气道阻力在吸气相比呼气相小。另外,在用力呼气情况下,如新生儿哭闹时,阻力还受到气道动态压缩的影响。

胸腔内负压变正压后会影响跨壁压,其关系见图 48.5,该图演示的是在正常呼气和用力呼气时跨

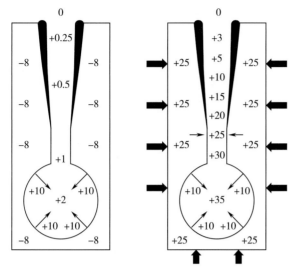

图48.5 气道压力的动态变化。左图:被动呼气时,胸腔内压为 −8cmH₂O,肺弹性回缩力产生的压力为 +10cmH₂O,肺泡压力为 +2cmH₂O。右图:主动呼气时,胸腔内压为 +25cmH₂O,肺弹性回缩力产生的压力为 +10cmH₂O,肺泡压力为 +35cmH₂O

壁压的变化。在用力呼气时,由于肺弹性回缩力的作用,外周气道压比胸腔内压高。相反,较大气道的压力越来越接近大气压,所以比胸腔内压低。气道内外压力相等的地方称为等压点,大致位于正常人的中央气道至支气管树 5 级分支以内。等压点以下的气道都处于受压状态,呼气时力量越大其所受压力越大,所以不可能提高气体流速(动态气流限制)。

随着弹性回缩力减弱和气道不断变窄,肺容积随之快速减小,呼出气流也逐渐减弱;随着呼气过程的进展,等压点逐渐转移至肺外周。在一些以外周阻力增高为特点的病理状况或肺气肿等弹性成分减少的情况下,由于气道压力下降更迅速,气流受限也将明显增强。

48.6 肺泡通气

每分钟进入气道内的新鲜气体量,即每分通气量 $\dot{V}_E$($\dot{V}$= 容积 / 时间单位;每分通气量测量的是呼气量,用 $\dot{V}_E$ 表示)和 V_T 及呼吸频率(RR)的关系可以用下式表示:

$$\dot{V}_E = V_T \times RR$$

V_T 是指正常呼吸时每次吸入或呼出的气体量,新生儿约 6~8ml/kg,早产儿约 4~6ml/kg;约 30% V_T 留在气道内,不参与肺泡与血液之间的气体交换(解剖无效腔,anatomical dead space),也称为无效腔通气($\dot{V}_D$)。肺泡通气($\dot{V}_A$)是指每分钟进入呼吸单元内并真正参与气体交换的新鲜气体量,$\dot{V}_A$ 可以用下式表示:

$$\dot{V}_A = \dot{V}_E - \dot{V}_D$$

肺膨胀幅度减弱,特别是在 RDS 情况下,由于无效腔体积不变,V_T 及肺泡通气量减少,这就迫使新生儿增加呼吸频率以维持每分通气量。

生理状态下,呼气末残留在肺内的气体,也就是 FRC,大约为 20~30ml/kg;因而,在每个呼吸周期内,肺泡内仅部分气体(1/5~1/6)能被外界气体替换。气体更新速率缓慢意味着在每个呼吸周期肺泡气体浓度变化不超过 3~4mmHg。正是由于 FRC 的缓冲作用,动脉气体浓度才能维持相对稳定。

我们来分析一下理想状况下肺的各组分气体分压:大气压约为 760mmHg,20.9% 的气压来源于 O_2,79% 来源于氮气;所以空气 PO_2 占大气压 760mmHg 的 20.9%,即 159mmHg。吸入气被水蒸气饱和的程度和体温成正比,37℃时水蒸气的分压是 47mmHg,这部分压力在未饱和气体相对总量中应该被减去,如此,吸入气体 PO_2 应该占(760−47)mmHg 的 20.9%,大约为 149mmHg;肺泡氧分压总是低于大气氧分压,大约为 100mmHg,主要是因为肺泡中的 O_2 总是不断被消耗而 CO_2 不断进入肺泡,肺泡 O_2 和 CO_2 的分压值主要取决于肺泡通气、O_2 消耗及 CO_2 产生三者间的平衡。

肺泡通气受呼吸中枢调节,使动脉 PCO_2(arterial PCO_2,$PaCO_2$)维持在 40mmHg,动脉 PO_2(arterial PO_2,PaO_2)维持在 100mmHg(Von Euler 1997)。正常情况下 $PaCO_2$ 与肺泡 PCO_2 相同,与通气程度成反比,可以作为评估肺泡通气的指标;如果肺通气减半,则 $PaCO_2$ 加倍,如果肺通气加倍,则 $PaCO_2$ 减半(图48.6)。PaO_2 和肺通气成正比,和 $PaCO_2$ 成反比。所以肺泡各气体分压之和总维持在 760mmHg。

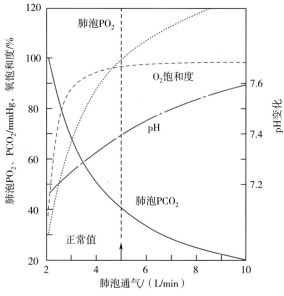

图48.6 肺泡通气对血气分析结果的影响

实际上,水蒸气的分压并不发生任何变化,在通气过程中,N_2 的分压变化也很小。但是,PaO_2 一般不作为评估肺泡通气的指标,因为和 $PaCO_2$ 不同,PaO_2 的值会随肺内/外的分流而发生变化(Riley and Coumand 1951)。

呼吸模式决定呼吸肌维持适当的 $PaCO_2$ 所需要做的功。正常个体依靠呼吸系统的弹性和阻力特点维持合适的理想呼吸频率,当顺应性下降,呼吸频率增加;阻力增加时呼吸频率下降。在临床实践中,呼吸障碍患者一般选用可以减少呼吸做功,但呼吸频率仍然接近理想呼吸频率的通气模式。理论上来说测量呼吸频率的加快或减慢可以区分阻塞性还是限制性通气障碍。然而,呼吸中枢还受皮质的调节以及受呼吸系统机械或激惹刺激的影响,上述影响的效应可能会超过能量优势效应。

48.7 弥散

肺泡气体周期性更新,O_2 从肺泡弥散至血液,而 CO_2 从血液弥散至肺泡(Scheid and Piper 1997)。O_2 和 CO_2 从分压高的地方弥散至分压低的地方是一个被动物理过程。气体跨肺泡壁弥散的过程符合 Fick 定律:$V_{gas}=A \times K \times (P_1-P_2)/S$。

Fick 定律描述的是单位时间弥散的气体体积(V_{gas})与弥散面积(A)、弥散常数(K)、分压差(P_1-P_2)成正比,与肺泡壁的厚度(S)成反比。弥散常数(K)

和气体溶解性成正比,和气体分子质量的平方成反比。CO_2 和 O_2 的分子质量差别不大,但是 CO_2 的溶解度更大,所以其穿越气血屏障的速度是 O_2 的 20 倍。

气血屏障处 O_2 分压约为 60mmHg(肺泡 PO_2 为 100mmHg,毛细血管-静脉血 PO_2 为 40mmHg),所以 O_2 能快速穿过呼吸膜,使血 PO_2 快速升高。需指出的是血 PO_2 达到肺泡氧分压时,血流仅经过了一半毛细血管行程,流经全程约需 0.75s,因此肺有巨大的代偿能力。

另外,由于血红蛋白(hemoglobin,Hb)氧解离曲线的特殊形状,即使 Hb 接近完全饱和状态,肺泡和血液之间仍然存在气压差,例如当 Hb 饱和度为 94% 时,血 PO_2 为 70mmHg,仍有 30mmHg 代偿空间。

尽管 CO_2 的弥散速度为 O_2 的 20 倍,其达到血分压和肺泡分压平衡的时间仍然和 O_2 相近。从这个方面考虑,毛细血管和肺泡的分压差可能只有 5mmHg。

48.8 肺循环和通气/血流比

胎儿肺动脉血管平滑肌在后 1/4 孕期阶段不断增厚,以阻断肺循环的灌注,而肺循环在此阶段发育非常迅速。肺循环发育导致肺血管阻力逐渐下降。肺循环发育程度将影响新生儿心-肺疾病的临床表现,通气/血流比值的变化取决于肺循环应对缺氧/

酸中毒等增加肺循环阻力刺激因素的能力,在上述刺激作用下肺血流动力学可以出现从肺外分流到过度肺灌注等各种情况。

我们分析一下足月儿生理情况下的通气/血流比值($\dot{V}_A/\dot{V}_Q$):他们的心脏指数(每分输出量/体表面积)约为3.5L/min/m²;由于其体表面积约为0.25m²,则心输出量约为0.8~0.9L/min。考虑到其呼吸频率约45次/min,肺泡通气量约700~800ml/min,那么足月儿的$\dot{V}_A/\dot{V}_Q$约为成人的0.8~1倍;这就意味着每次到达肺泡的气体均能与等量的血液进行气体交换。虽然这些数值都是参考性的,但数值的数量级变化是很有意义的。

48.9 O₂ 和 CO₂ 的运输

生理情况下,血液中的 O_2 几乎全部与红细胞中的 Hb 结合输送至组织,溶解在血浆中的 O_2 仅占3%,应该注意的是1g Hb 最多能结合 1.34ml O_2,正常 Hb 大约为15g/ml,可结合约20ml O_2(Baumann 1987)。

红细胞中 Hb 结合的 O_2 和血浆中的 PO_2 成正比,两者的关系也可以从 Hb 氧解离曲线体现出来(图48.7)。Hb 氧解离曲线呈倾斜的S形,与 Hb 的4个功能相互协同的血红素亚单位相关。虽然第一个血红素结合 O_2 较缓慢,但在第一个已经饱和的血红

素的影响下,随后的血红素结合 O_2 则越来越快。胎儿 Hb 对 O_2 亲和力较成人高,婴儿的氧解离曲线相较成人向左偏移,PaO_2 相同时,婴儿 Hb 氧饱和度大(Hb 曲线上 P_{50} 位置表示 Hb 氧饱和度达到50%时 PaO_2 的值,HbF 曲线的 P_{50} 位置 PaO_2 为 19mmHg,HbA 为 26mmHg);pH 下降引起 Hb 曲线右移,表示 Hb 对 O_2 的亲和力下降,有助于向组织输送 O_2(波尔效应)。

和 O_2 结合的 Hb 的比例可以用饱和度百分数表示(SaO_2%),相当于血液中 O_2 含量(Cont.O_2)与氧容量(Cap.O_2)的百分比:$SaO_2\%=Cont.O_2/Cap.O_2 \times 100$,必须指出,Hb 氧饱和度表示的是携带 O_2 的百分比并非 O_2 体积量。Hb 解离曲线上段的特殊形状提示,即使 PO_2 降低一定幅度,饱和度降低幅度不会出现较大变化;同理,由于最大 O_2 饱和度不会超过100%,肺泡 PO_2 升高一定幅度也不会引起 O_2 含量大幅增加。

Hb 解离曲线下段很陡峭,说明毛细血管 PO_2 轻微下降就能使外周组织获得更多 O_2。静脉血 PO_2 大约是 40mmHg,血氧饱和度为75%,说明血液流经组织时仅消耗了25%的氧含量,相当于100ml 血液被消耗了5ml O_2(图48.7)。

血液中 CO_2 的运输要比 O_2 的运输简单(Klocke 1997)。CO_2 在血液中主要是溶解的游离气体(多达10%,CO_2 溶解度是 O_2 的20倍)以及和 Hb

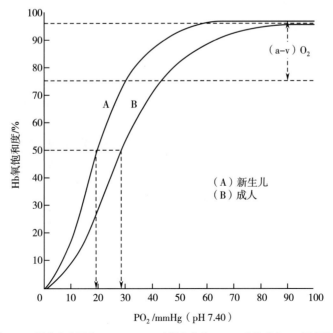

图 48.7　标准状态下(T=37℃,pH=7.4)新生儿(70% HbF)及成人 Hb 解离曲线

或血浆蛋白化学结合的氨基甲酸复合物的形式（5%~10%），剩下的则形成碳酸氢盐（70%~90%）。血液中碳酸氢盐来源主要是以下反应：$CO_2+H_2O \rightarrow H_2CO_3 \rightarrow H^++HCO_3^-$，$CO_2$ 和 H_2O 结合生成 H_2CO_3，H_2CO_3 又可以分解为 H^+ 和 HCO_3^-；红细胞中碳酸酐酶浓度很高，使得这一反应可快速进行。产生的部分 H^+ 可以通过以下反应和氧合 Hb 结合：

$$H^++HbO_2 \rightarrow H^+Hb+O_2$$

去氧状态的 Hb 比氧合状态的 Hb 酸性弱，所以它能更快地结合由 H_2CO_3 分解的 H^+，使静脉血能以 HCO_3^- 的形式大量输送 CO_2（何尔登效应）。这种形式有助于从组织摄取 CO_2，而逆反应也有助于其释放至肺毛细血管。在肺毛细血管 H_2CO_3 转化成 CO_2，随后通过肺泡通气排出体外。

血液的酸碱度（pH）取决于 HCO_3^- 浓度和溶解状态 CO_2 的比例。只要两者比例维持在 20，pH 就稳定在 7.4（Jones 1997）[动脉血 HCO_3^- 正常浓度为 24mmol/L，37 ℃ 时，每 1mmHg PCO_2 中有 0.03mmol CO_2 溶解在 1L 血浆中，那么血液中的 CO_2 总量就是 $0.03 \times PCO_2$，所以正常情况下 $HCO_3^-/CO_2=24/(0.03 \times 40)=20$]。

血液中碳酸氢盐浓度主要由肾脏和肺 PCO_2 决定。后者升高使 pH 下降（呼吸性酸中毒），肾脏会通过肾小管排泄 $H_2PO_4^-$、NH_4^+ 来排出 H^+，并重吸收 HCO_3^- 来代偿这一变化。但是肾脏也不能完全代偿。相反，肺 PCO_2 减少使 pH 上升（呼吸性碱中毒），肾脏则通过大量排出 HCO_3^- 来代偿。酸中毒或者代谢性碱中毒时呼吸代偿机制就会介入，即通过过度通气或减低通气来维持 HCO_3^-/CO_2 比例，从而维持 pH 在生理范围内。

CO_2 解离曲线表示的是血液 PCO_2 和 CO_2 总含量的关系（图 48.8），PCO_2 在生理范围时，CO_2 含量约为 50ml（当量）/100ml；动静脉含量差仅 4 当量/100（48~52ml）；相当于每 100ml 血液流经肺部时释放 4mlCO_2。

PCO_2 在正常范围时，CO_2 解离曲线的走向呈近似直线形，没有陡直或平坦的部分。这意味着通气的增加或减少会引起动脉 CO_2 成比例地增加或减少，当 PCO_2 一定时，PO_2 越低，CO_2 含量越高（何尔登效应）。

CO_2 解离曲线走向比 O_2 解离曲线陡，意味着 CO_2 分压变化会引起更大幅度 CO_2 含量变化。阐明 CO_2 解离曲线和 Hb 解离曲线的差异有助于我们更

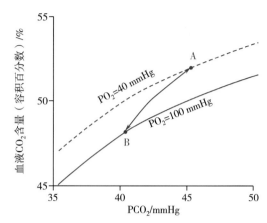

图 48.8 当 PO_2 分别为 100mmHg 和 40mmHg 时的 CO_2 解离曲线，箭头表示 CO_2 运输过程中的何尔登效应

好地去理解某些通气模式发生改变的病理生理。

我们已经了解了 100ml 血液如何将 5ml O_2 从肺泡输送至组织同时将 4ml CO_2 从组织转移至肺泡。因此，在静息状态下，肺部每消耗 100ml O_2 才排出 80ml CO_2，CO_2 清除率与 O_2 吸收率之比称为呼吸商（respiratory quotient，RQ），可用以下方程式来表达：RQ=CO_2 清除率 /O_2 吸收率 =0.8。

48.10 缺氧的原因

48.10.1 低通气

肺泡 PO_2 及动脉 PO_2 水平由肺泡通气过程中 CO_2 移除和 O_2 供应平衡来决定。如果通气减少，则肺泡 PO_2 下降，PCO_2 增加；和低氧血症不同，造成高碳酸血症的唯一因素是 $PaCO_2$ 水平升高，因而它是反映低通气的一个重要指标。所以低通气的特征是 CO_2 产生过多而排出不足，可以用以下公式表示其关系：

$$PaCO_2=VCO_2/V_A$$

VCO_2 是指 CO_2 产量，V_A 是指肺泡通气量（V_E-V_D）。

通气逐渐减少使肺泡各气体分压值接近静脉血分压值；动脉 PO_2 水平通过增加氧流量就能纠正，因为大量 O_2 进入肺泡可以弥补通气量的减少。与之相对的是，高碳酸血症必须通过增加呼吸频率 /V_T，而且要经过一定的时间才能纠正，因为 CO_2 主要以碳酸氢盐的形式存储。

导致高碳酸血症的因素常为非肺源性的，以下总结了引起新生儿高碳酸血症最常见的原因：

- 早产儿窒息
- 麻醉或药物引起的中枢抑制
- 中枢神经系统疾病
- 影响呼吸肌的疾病(膈肌麻痹、早产儿呼吸肌弱等)
- 上气道梗阻(后鼻孔闭锁/Pierre-Robin综合征、喉软骨软化病等)
- 气管堵塞或移位

低通气也可能是功能衰竭的一个表现,呼吸做功增加会使肺部疾病更加复杂。

48.10.2 扩散障碍

正常肺具有强大的代偿能力,以保证正常的O_2扩散。早前有学者指出在血液流经肺毛细血管网一半之前,血液和肺泡间的PO_2和PCO_2已经达到平衡。但在某些病理情况下,如肺水肿、肺间质纤维化,气体扩散障碍可能使肺泡和血液之间PO_2不能完全平衡。目前尚不清楚扩散在低氧血症的发生过程中的具体作用,但大多数病理情况下都存在通气/血流比值失衡。扩散障碍引起的低氧血症可以通过吸氧快速纠正;增加肺泡PO_2可以纠正呼吸膜病变引起的扩散抵抗。由于CO_2扩散能力强,扩散障碍通常不会引起CO_2水平波动;在上述情况下,低氧血症引起的低通气仅引起CO_2轻微下降。

48.10.3 肺外分流

肺外分流是指血液流经右心后不经过肺氧合直接流向左心。当未氧合血与氧合血混合后动脉PO_2就会降低。

图48.9展示的是不同分流情况下增加O_2吸入的不同效应;当分流超过30%时,增加O_2吸入不再能纠正低氧血症,借此能区分肺外分流及其他因素造成的低氧血症。由于氧解离曲线的上段比较平坦,动脉血和分流血混合会使PaO_2下降一定幅度,因此在吸入100% O_2(高氧试验)的情况下测定动脉PO_2可以发现轻微的分流。如果低氧血症是其他因素(低通气、扩散障碍、V_A/Q比例失衡)引起的,即使延长高氧试验的时间,PaO_2仅能达到一个接近正常人的水平。正常人吸入100% O_2的情况下可以达到的PaO_2理想值为673mmHg(760mmHg–47mmHgH_2O–40mmHgCO_2=673mmHg)。

肺外分流时$PaCO_2$通常不会增加,因为分流血引起的低氧血症和高碳酸血症会引起呼吸频率增加,后者可以有效地降低$PaCO_2$,但对提高PO_2常常无效。这种现象我们可以从前面对CO_2和O_2的解离曲线差异的描述中找到原因。生理情况下CO_2解离曲线较直,增加通气可以促进CO_2排出,但Hb氧解离曲线的上段比较平坦,增加通气量使血液O_2增加的幅度有限。

在新生儿期,许多疾病都存在通过肺动脉导管右向左分流的情况,这会增加肺动脉阻力。在这些情况下,吸氧就可以有效地减轻肺动脉血管收缩,减少分流。

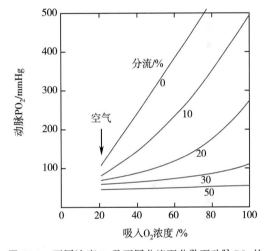

图48.9 不同浓度O_2及不同分流百分数下动脉PO_2的变化

48.10.4 通气/血流比值改变

毫无疑问,通气/血流比值($\dot{V}_A/\dot{Q}$)改变是肺部疾病时O_2交换障碍的主要因素,但很少引起CO_2交换障碍(West and Wagner 1997)。$\dot{V}_A/\dot{Q}$比值改变极少引起高碳酸血症主要是因为化学感受器效应性很高,可增加通气维持动脉CO_2恒定。前面章节描述的CO_2解离曲线呈直线走向也很好地解释了这一代偿作用。

在健康肺中也会存在局部$\dot{V}_A/\dot{Q}$比值不均的情况,但综合后对总气体交换的影响可以忽略不计。气流分布受组织顺应性及气道阻力调节,肺内不同部位的组织顺应性及气道阻力不同导致气流分布不均。

现在我们来分析一下两种极端的$\dot{V}_A/\dot{Q}$比值可

能造成的结果,在实际情况中这两个极值之间的各个 $\dot{V}_A/\dot{Q}$ 比值都是有可能存在的。

$\dot{V}_A/\dot{Q}=0$。相当于肺泡无通气但血流正常(分流效应),在这种情况下,血-气没有发生交换,但在无通气的肺泡中,气体分压在静脉血和肺泡之间还是保持平衡,肺泡中的气体分压和静脉血是相同的(图48.10b)。这就相当于出现了肺内分流,因为流经无通气区域的血液未被氧合,CO_2 也未被排出体外,结果和肺外分流一致。

此时,缺氧性血管收缩的高效代偿机制介入,支配无通气和低通气区域的毛细血管发生收缩,局部血流就被分流到通气的肺泡,气体交换受到的影响就大大减少。但有趣的是如果气道长时间闭塞,肺泡在气体扩散至血液后就会塌陷,而病人吸入高浓度氧后由于重吸收作用更快,造成肺不张。不过在实际情况中,溶解度很低的氮气可以给肺泡一定的

支持作用延缓其塌陷。支气管肺发育不良患儿的疾病特征——氧依赖,就是由于低 $\dot{V}_A/\dot{Q}$ 比值造成的多层次的分流引起的。

$\dot{V}_A/\dot{Q}=$ 无穷大。相当于肺泡只有通气而无血流灌注(无效腔效应)。这种情况也不存在气-血交换,不过肺泡气体分压并不是和静脉血相同而是和大气相同。也就是说,O_2 没有进入血液,CO_2 也没有排出体外。这些本应参与气—血交换的气体配额都没有发挥作用(生理无效腔),也相当于增加了解剖无效腔,使肺通气减少(图48.10c)。因为没有血流灌注,我们就不可能去分析这些无效通气单元能给血液输送哪些气体成分。但比较明确的是由于血流灌注急剧减少,血 $PaCO_2$ 及 PO_2 仍和吸入气的各分压相近。与低 $\dot{V}_A/\dot{Q}$ 比值的肺泡相比,高 $\dot{V}_A/\dot{Q}$ 的肺泡几乎不向血液输送 O_2,Hb 氧解离曲线的特殊形状也能解释这一现象。

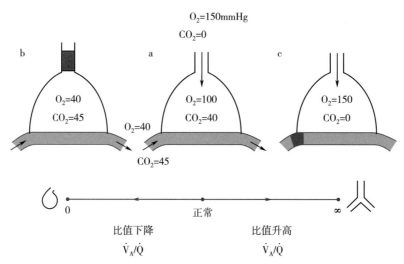

图 48.10　通气 / 血流比例改变对呼吸单元 PO_2 和 PCO_2 的影响

48.10.5　贫血和低灌注造成的缺氧

必须明确的一点是组织要获得充足的氧供,必须达到正常 Hb 浓度和足够心输出量。评估后者是否充足的间接指标包括皮肤颜色、皮肤温度、脉搏、血气分析、尿量,直接评估可以采用彩色多普勒超声心动图。另外必须指出,Hb 减少使氧含量减少,但 PaO_2 可能没有任何改变;因而贫血患者可能 PaO_2 正常,但氧含量很低。

48.11　结论

在系统阐述了缺氧可能的病理生理机制后,需强调在临床实际中,多个机制可能同时存在,最终导致呼吸衰竭。

新生儿最典型的例子就是 RDS,肺表面活性物质缺乏及肺顺应性改变导致肺不张和肺通气不均,最后导致 $\dot{V}_A/\dot{Q}$ 比值改变。肺气肿和肺泡渗出增加也可能影响 O_2 扩散。以上因素共同导致缺氧及酸中毒,使血管阻力增加,进一步加重动脉导管分流、

肺循环低灌注。最终呼吸做功大幅增加,患者在短时间的呼吸急促后随即出现低通气相关症状。

参考文献

Baumann R (1987) Blood oxygen transport. In: Farhi L, Tenney SM (eds) Handbook of physiology. The respiratoty system. American Physiology Society, Bethesda, pp 147–172

Cumming G, Crank J, Horsfield K et al (1966) Gaseous diffusion in the airways of the human lung. Respir Physiol 1:58–74

De Troyer A (1997) The respiratory muscles. In: Crystal RG, West JB, Bames PJ, Weibel ER (eds) The lung: scientific foundations, 2nd edn. Lippincott-Raven Press, New York, pp 1203–1215

Goerke J, Schurch S (1997) Mechanical properties of the alveolar surface. In: Crystal RG, West JB, Bames PJ, Weibel ER (eds) The lung: scientific foundations, 2nd edn. Lippincott-Raven Press, New York, pp 1169–1176

Guyton AC (1987) Trattato di fisiologia medica. Piccin, Padova, p 572

Jones NL (1997) Acid–base physiology. In: Crystal RG, West JB, Bames PJ, Weibel ER (eds) The lung: scientific foundations, 2nd edn. Lippincott-Raven Press, New York, pp 1657–1671

Keens TG, Bryan AC, Levison H et al (1978) Developmental pattern of muscle fiber types in human ventilatory muscles. J Appl Pysiol 44:909–913

Klocke RA (1997) Carbon dioxide transport. In: Crystal RG, West JB, Bames PJ, Weibel ER (eds) The lung: scientific foundations, 2nd edn. Lippincott-Raven Press, New York, pp 1633–1642

Rider ED, Jobe AH, Ikegami M, Sun B (1992) Different ventilation strategies alter surfactant responses in preterm rabbits. J Appl Physiol 73:2089–2096

Riley RL, Coumand A (1951) Analysis of factors affecting partial pressures of oxygen and carbon dioxide in gas and blood of lungs: theory. J Appl Physiol 4:77–101

Scheid P, Piper J (1997) Diffusion. In: Crystal RG, West JB, Bames PJ, Weibel ER (eds) The lung: scientific foundations, 2nd edn. Lippincott-Raven Press, New York, pp 1592–1618

Von Euler C (1997) Neural organization and rhythm generation. In: Crystal RG, West JB, Bames PJ, Weibel ER (eds) The lung: scientific foundations, 2nd edn. Lippincott-Raven Press, New York, pp 1711–1724

West JB (1985) Ventilation/blood flow and gas exchange, 4th edn. Blackwell, Oxford

West JB (2008a) Respiratory physiology: the essentials, 8th edn. Wolters Kluwer/Lippincott Williams & Wilkins, Baltimore

West JB (2008b) Pulmonary pathophysiology. The essentials, 7th edn. Wolters Kluwer/Lippincott Williams & Wilkins, Baltimore

West JB, Wagner PD (1997) Ventilation-perfusion relationships. In: Crystal RG, West JB, Bames PJ, Weibel ER (eds) The lung: scientific foundations, 2nd edn. Lippincott-Raven Press, New York, pp 1289–1305

49 新生儿呼吸调控

Ruben E. Alvaro and Henrique Rigatto
钱莉玲　翻译，林振浪　审校

目录

摘要

早产严重影响呼吸，呼吸不规则，并常出现呼吸中断或呼吸暂停。呼吸不稳定性是由于呼吸系统发育不成熟，以及早产儿肺损伤和肺发育不良。外周化学感受器敏感性增加，基线和阈值二氧化碳分压接近，均使早产儿呼吸稳定性易受干扰。因此，早产儿出生后维持充足的通气和氧合将面临全新的挑战。在本章节中，我们总结了一些新生儿呼吸调控领域的概念和进展。着重介绍重要发展，并批判性分析该领域基础知识的科学性。

49.1　要点

- 对于极早产儿，短暂的呼吸暂停即会引起明显心动过缓和氧饱和度降低。这可能是由于胸壁顺应性过高和快速眼动相睡眠期间胸壁肌肉的紧张性抑制导致胸壁运动不稳定，从而引起呼气末肺容积不足。

- 早产儿短暂呼吸暂停大多是中枢型的，长时间呼吸暂停则多是混合型的。单纯阻塞型呼吸暂停很少见。阻塞型呼吸暂停通常被视为混合型呼吸暂停的一部分。

- 对抗气道闭合的呼吸努力可能会延长呼吸暂停，并加重与之相关的氧饱和度降低和心率减慢。

- 为维持正常呼吸，外周化学感受器的敏感性增加。肺泡二氧化碳分压基线与阈值接近，可能是早产儿呼吸不稳的根本原因。

- 周期性呼吸和呼吸暂停在快速眼动睡眠时比非快速眼动睡眠频繁。这是因为快速眼动睡眠期间膈肌活动减少、肋间肌和上呼吸道内收肌肌张力受抑引起胸部变形、呼气时制动机制受损、肺萎陷和呼吸暂停。

- 在超早产儿中，周期性呼吸可能与间歇性缺氧有关。产前和产后感染以及机械通气和氧中毒引起的炎症反应可能会影响外周和中枢呼吸调控系统的结构和功能，导致慢性间歇性缺氧。

49.2　前言

关于新生儿期呼吸调控的研究,至少有 3 个重要考虑因素。首先,新生儿是不能配合的研究对象。这意味着我们必须在他们不知情的情况下研究其呼吸调控,并尝试将其与成人在相似条件下的测量结果进行比较。这很难做到。其次,新生儿测量不可避免地要取卧位,而成年受试者测量时通常采用坐位或站立位(Davi et al. 1979;Kalapesi et al. 1981)。最后,由于婴儿用鼻呼吸,研究时常使用鼻罩,而成人则通常使用口罩进行研究。这些方法学差异使得新生儿和成人呼吸状态的对比很难解释。用相似的方法进行研究非常必要。除非方法学一致,否则很难定义新生儿呼吸调控中真正的差异性及独特之处。近年来,我们在呼吸调控领域取得了长足的进步,不断有参与神经控制的呼吸功能发育与成熟的基因被发现。在本章节中,我们总结了一些新生儿呼吸调控领域的概念和进展。着重介绍重要发展,并批判性分析该领域基础知识的科学性。

49.3　静息时呼吸模式

新生儿,尤其是早产儿呼吸不规则,变异性显著,且长时间存在周期性呼吸—呼吸和呼吸暂停交替。Haldane 的观点非常适用于这个年龄段:"令人惊讶的不是我们规律呼吸,而是大多数时候我们都没有规律呼吸"(Douglas and Haldane 1908—1909)。虽然睡眠时相 / 时期对新生儿静息状态下呼吸模式影响很大,但这种呼吸模式并非睡眠时所特有(Rigatto et al. 1982a;Gabriel et al. 1976)。睡眠通常分为安静睡眠期、快速眼动(rapid eye movement,REM)期,过渡期和不确定期。新生儿睡眠时间中 29% 处于非快速眼动(non-rapid eye movement,NREM)睡眠期,33% 处于 REM 期,7% 处于过渡期,31% 处于不确定期。随年龄增长,NREM 睡眠的比例增加,而 REM 睡眠则减少。胎龄越小,觉醒状态占比越少,因此很难定义极不成熟婴儿的觉醒或唤醒(Curzi-Dascalova and Challamel 2000;Lehtonen and Martin 2004)。

周期性呼吸是早产儿的常见呼吸模式,呼吸与持续 5~10 秒的呼吸暂停交替,我们发现,周期性呼吸在觉醒、REM 睡眠和 NREM 睡眠 3 种状态下都会出现,其中在 REM 睡眠中发生率高(Rigatto et al.

1982a)。虽然教科书中常说,与成人类似,安静睡眠时呼吸是规则的,但 Prechtl 和我们的研究都发现,在安静睡眠时,周期性呼吸也是常见的(Kalapesi et al. 1981;Moriette et al. 1985;Prechtl 1974)。差别在于,安静睡眠时周期性呼吸是规则的—呼吸与停顿持续的时间差不多,而 REM 睡眠中则不然。小婴儿能观察到最清楚的周期性呼吸是在安静呼吸时脑电图表现出的交替性背景节律(图 49.1)。因此,新生儿和成人在不同睡眠期差异主要有两点。一是在 NREM 和 REM 睡眠状态下观察到的呼吸模式不同,另一则体现为新生儿 NREM 睡眠时脑电图出现的交替性背景节律。由于这种呼吸模式在孕 44 周龄后逐渐减少,所以并不用于代表成人 NREM 睡眠状态。相比 NREM 睡眠期,REM 睡眠中整体的每分钟通气量增加,这主要由呼吸频率增加所致,潮气量基本没有改变(Davi et al. 1979;Kalapesi et al. 1981;Rigatto et al. 1982a;Gaultier 1987)。增加呼吸频率而非潮气量可以更高效地应对高通气需求(Mortola 1983)。众所周知,静息呼吸频率与体型呈负相关,体型、年龄较小的婴儿每单位体重的呼吸频率要比相对较大的婴儿快(Gagliardi and Rusconi 1997)。从出生到成年,潮气量基本保持不变(约 6ml/kg)。正如预期的那样,随着年龄增长,呼吸频率和代谢需求下降,每分钟通气量也会减少(Polgar and Weng 1979)。

49.4　周期性呼吸和呼吸暂停

周期性呼吸是指持续长达 20 秒以内的呼吸中止与呼吸运动交替,常见于早产儿。当呼吸中止时间超过 20 秒时,称为呼吸暂停(Rigatto 1988)。尽管用于区分周期性呼吸和呼吸暂停的持续时间是随意定义的,但事实证明它很有用,并已被广泛采用。周期性呼吸不像呼吸暂停那样有害,因为呼吸中止时间短且心率下降很小。相比之下,呼吸暂停是一种较严重的情况,呼吸中止时间更长,且经常伴随心率降至低于 80 次 /min(Rigatto 1988,1986)。对极早产儿而言,很短的呼吸暂停也会引起明显心动过缓和氧饱和度降低,这可能是因为他们相比足月儿和成年人,单位体重耗氧量高,而肺容量和氧储备较小。呼气末肺容积不足是由胸壁顺应性过高造成远端气道闭合(Poets 2010;Poets et al. 1997)以及 REM 时胸壁肌肉的紧张性抑制引起的胸壁不稳定所致(Lopes

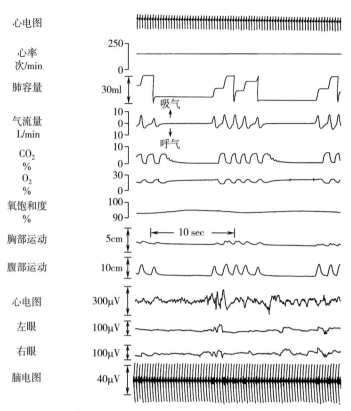

图 49.1　32 周出生的 8 日龄早产儿在 NREM 睡眠期间的周期性呼吸。注意呼吸的规律周期性,呼吸暂停和呼吸间隔恒定的长度,还要注意脑电图经典的交替性背景节律模式

et al. 1981a)。在这种情况下,呼吸中止时间的长短并不是描述呼吸中断严重程度的有效指标。因此,包括我们在内的许多中心已经将心率和血氧饱和度作为呼吸中断严重程度的主要指标。

新生儿呼吸暂停可根据气流消失期间是否存在呼吸努力进行分类(Lee et al. 1987)。中枢型呼吸暂停指无气流也无明显呼吸努力。阻塞型呼吸暂停指虽存在呼吸努力但没有气流进入。混合型呼吸暂停最初表现为中枢型,随后变为阻塞型。屏气呼吸暂停是指在呼气中期呼吸停止,剩余呼气发生在呼吸再次开始之前。我们最近提出了一种新的呼吸暂停的分类方法,该方法基于在呼吸气流描记中观察到的放大的心脏感应脉冲,它能够非常精确地检测气道阻塞是否存在以及持续时间。采用该分类方法后发现,有些曾经由于缺少呼吸努力而被归类为中枢型的呼吸暂停,实际上是阻塞型呼吸暂停(沉默阻塞)(图 49.2)(Lemke et al. 1996;Al-Sufayan et al. 2009)。新的分类方法在实验研究中已广泛使用,但尚未应用于常规临床诊疗。

对有潜在疾病的早产儿进行 3 个月以上的纵向随访,发现其中以中枢型呼吸暂停为主,而单纯的阻塞型呼吸暂停很罕见(图 49.3)(Lee et al. 1987)。阻塞型呼吸暂停常被认为是混合型呼吸暂停的一部分。短呼吸暂停大多是中枢型的,而长呼吸暂停是混合型的。混合型呼吸暂停中的阻塞机制未明,而且目前尚不完全清楚阻塞时的呼吸努力是否会延长呼吸暂停,或起始较长的中枢型呼吸暂停是否会增加在呼吸暂停结束时气道塌陷的倾向。我们通过检测呼吸气流描记中是否存在反映心跳的心源性气流震荡信号发现,气道关闭存在于大约 20% 的中枢型呼吸暂停,而在混合型呼吸暂停中,59% 的气道关闭发生在阻塞性呼吸努力之前。中枢型呼吸暂停期间的这种气道关闭,并不影响血氧饱和度下降或心率降低的严重程度。

我们还发现,尽管混合型呼吸暂停的时间比中枢型呼吸暂停长,但是混合型呼吸暂停中起始中枢部分的持续时间明显短于中枢型呼吸暂停,这表明对抗闭合气道的呼吸努力会延长呼吸暂停。这些对抗闭合气道的呼吸努力也加剧了常与呼吸暂停相关的血氧饱和度降低和心率下降(Al-Sufayan et al.

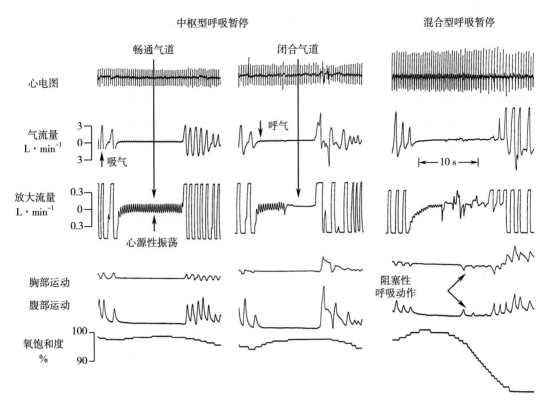

图 49.2 典型描记:根据气流消失期间是否存在呼吸努力,分为中枢型、阻塞型或混合型 3 种类型呼吸暂停。中枢型呼吸暂停进一步根据放大的心源性气流振荡分为开放气道型(存在振荡)和闭合气道型(没有振荡)。显示心源性振荡和呼吸努力信号。流量通道显示较微量放大的基线呼吸流量。"放大后的流量"表示用图表记录仪放大十倍的流量信号,这使得心源性振荡比较容易分析

呼吸暂停类型分布

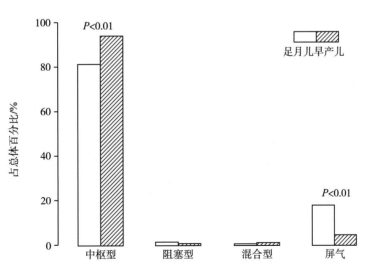

图 49.3 健康早产儿和足月儿中各种呼吸暂停的频率分布。中枢型呼吸暂停占多数。足月儿屏气呼吸暂停的频率高于早产儿。阻塞型和混合型呼吸暂停罕见。(Gagliardi and Rusconi 1997)

2009)。呼吸支持恢复后但存在一定程度的残留肺部病变(支气管肺发育不良)的早产儿,阻塞型呼吸暂停的患病率似乎有所增加,在某些研究中占呼吸

暂停的比例高达 48%。对于阻塞没有明确的解释,但似乎位于喉水平(Mathew et al. 1982)。

周期性呼吸和呼吸暂停显然是呼吸调控系统紊

乱的结果，但确切的机制尚不清楚。该领域的研究者倾向于认为，调控呼吸的负反馈回路受多种因素的影响，这些因素主要与解剖和生理不成熟有关，它影响呼吸调控系统的多个层次，包括中枢和外周化学感受器。例如，孕30周时树突的树枝状结构很少，神经传导和突触传递功能受损（Purpura 1975），神经信息传递的延迟可能会使呼吸系统发生波动。遗憾的是，我们尚不清楚多大程度的不成熟才会造成某种特定的神经生理传导缺陷。

动脉氧分压的波动，血液循环周期的改变，胸壁顺应性过高导致的呼吸肌不协调，睡眠状态的变化都可能导致呼吸调控系统不稳定（Rigatto 1988）。许多抑制性神经递质和神经调质，包括腺苷，前列腺素，内啡肽和氨基丁酸，也与周期性呼吸和呼吸暂停的机制有关（Martin et al. 2004）。

关于周期性呼吸和呼吸暂停在机制上是否不同，或者长时间呼吸暂停是否只是引起周期性呼吸中短暂呼吸暂停的基本呼吸障碍的更进一步，文献中一直存在争议。我们实验室的一项研究证明：（i）在没有先前的短暂呼吸暂停的情况下，几乎不会发生长时间呼吸暂停；（ii）若先前的呼吸暂停发生次数增加，最长呼吸暂停持续时间延长或呼吸暂停总持续时间延长时，长时间呼吸暂停发生的风险会显著增加（Al-Saedi et al. 1997）。最近已经证实，REM 睡眠中的周期性呼吸，与每分钟通气量和氧合作用的逐步减少有关，这可能与 REM 睡眠状态下已知的机械和化学感受器受限有关（Ali et al. 2006）。我们认为周期性呼吸，尤其是处于 REM 睡眠期间，是呼吸暂停的标志，因为呼吸暂停几乎不会在规律呼吸的婴儿中突然发生，而仅在呼吸模式具有明显周期性的婴儿中发生。

与持续呼吸的婴儿相比，周期性呼吸的新生儿动脉氧分压值较低，外周化学感受器敏感性更高，表现为呼吸暂停时间更长、吸入高氧混合气体后通气量立即下降更明显（Rigatto 1986；Rigatto and Brady 1972a；Al-Matary et al. 2004）。因此，外周化学感受器为维持正常呼吸带来的结果可能是基线不稳定的根本原因。事实上，这些婴儿的动脉氧分压处于成人每分通气量 - 动脉血氧分压回归曲线的陡峭部分。这意味着基线动脉血氧分压的微小变化就可以引起基线通气量的较大改变。缺氧是可能的诱发因素之一，因为吸入低氧混合气体很容易引起这些婴儿周期性呼吸和呼吸暂停。

我们发现，早产儿呼吸暂停时平均二氧化碳阈值仅比正常呼吸的二氧化碳分压（partial pressure of carbon dioxide，PCO_2）低 1.5 Torr，而成年人平均低大约 3.5 Torr（Khan et al. 2005）。在这些婴儿中，平静呼吸时肺泡二氧化碳分压（alveolar PCO_2，$PACO_2$）和 $PACO_2$ 阈值接近，可能导致呼吸系统稳定性极差。因此，短暂的惊吓、运动或睡眠状态的改变会使正常呼吸时 PCO_2 下降至 PCO_2 呼吸暂停阈值之下，从而诱发这些婴儿周期性呼吸和呼吸暂停（图 49.4）。我们认为造成这种微小差异的关键因素是这些婴儿普遍存在的低氧血症状态。Xie 等最近的研究表明成年人短暂过度通气后，呼吸暂停的发生时程与外周化学感受器介导的机制一致。在该研究中，低氧血症缩短了呼吸暂停的潜伏期，并缩小了正常呼吸与呼吸暂停时 P_ACO_2 阈值之间的差距，而高氧血症延迟了呼吸暂停的发作并加大了正常呼吸与呼吸暂停 P_ACO_2 阈值间差距（Xie et al. 2006）。该小组之前研究表明低氧情况下正常呼吸与呼吸暂停 P_ACO_2 之间的较小差距是由于正常呼吸 P_ACO_2 不成比例地下降，而非呼吸暂停的阈值更高（Xie et al. 2001）。新生儿低动脉血氧分压可保持正常呼吸的 PCO_2 相对较低，是由于与动脉血氧分压降低相平行的代谢的降低，并非同成人一样是由过度通气引起。

睡眠状态似乎也是一个促成因素，因为周期性呼吸和呼吸暂停在 REM 睡眠时比 NREM 睡眠时频繁。新生儿睡眠几乎不间断，在 REM 睡眠和 NREM 睡眠之间连续交替，这种模式增加了呼吸调控系统的不稳定性。事实上，睡眠中的细微变化，如惊吓或叹气，都会导致婴儿出现呼吸暂停。睡眠期间基线通气量几乎连续的变化被 Haldane 称为"呼吸中枢的窜动"。

虽然睡眠能调节呼吸，但它并不是呼吸暂停的原因，清醒期间也可能发生呼吸暂停。REM 睡眠期间呼吸暂停的高发生率可能与该阶段的肌肉活动有关。在 REM 睡眠期间，肋间肌紧张受抑制，膈肌活动和上呼吸道内收肌紧张降低，这些因素共同作用可能导致胸部变形、呼气时制动机制受损、肺萎陷和呼吸暂停（Rigatto 1988；Rigatto et al. 1982b）（图 49.5）。当胸部发生变形时，膈肌做功增加约 40%，从而增加了机械损伤。这一观察结果与在胸部周围持续施加负压有助于消除呼吸暂停的发现是一致的（Thibeault et al. 1967）。

在超早产儿（<28 周），尤其有肺部残留病变的

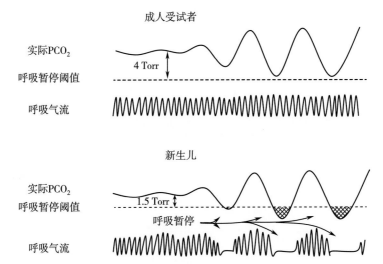

图 49.4 新生儿和成人中 PCO_2 呼吸暂停阈值与基线（或实际）PCO_2 之间关系的示意图。由于新生儿中两者接近，因此与成年人相比，其 PCO_2 更有可能下降至呼吸暂停阈值以下

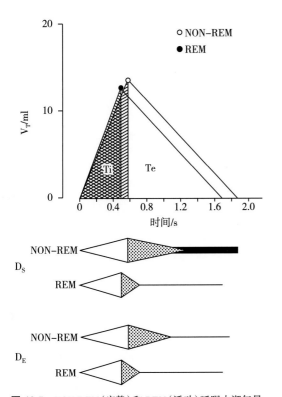

图 49.5 NON-REM（安静）和 REM（活动）睡眠中潮气量、时间和膈肌肌电图的图解变化。注意，总的位相活动从非 REM 睡眠到 REM 睡眠减少。而且，在两种睡眠状态下，食管膈肌肌电图（D_E）比表面肌电图（D_S）短。呼气相活动作为总时相活动的一部分，从非 REM 睡眠到 REM 睡眠显著减少（Al-Saedi et al. 1997）。NON-REM，非快速眼动；REM，快速眼动

婴儿，这种呼吸模式可能与间歇性缺氧发作有关。这种情况在插管与拔管病人中均存在，它是呼吸调控系统不完善与肺发育不成熟共同作用的结果（Dimaguila et al. 1997；Esquer et al. 2007；Di Fiore et al. 2013）。产前和产后感染，以及机械通气和氧中毒引起的炎症，不仅会导致心肺发育异常，而且可能会影响外周和中枢呼吸调控系统的结构和功能，从而导致间歇性缺氧长期存在（Hofstetter et al. 2008；Olsson et al. 2003；Gresham et al. 2011；Balan et al. 2011）。缺氧和再氧合可能引起促炎性级联反应并引起多系统疾病（Martin et al. 2011）。最近的一项研究表明，在存活至矫正胎龄 36 周的超早产儿中，出生后头 2~3 个月内长时间的低氧血症与 18 个月龄的不良结局有关（Poets et al. 2015）。

49.5 化学调节

吸入二氧化碳（carbon dioxide，CO_2）会增加新生儿 REM 和 NREM 睡眠时的通气量。在这两种睡眠状态下，使用稳态法对 CO_2 吸入的反应是相同的，但用重复呼吸法研究时 REM 睡眠期间对 CO_2 吸入的反应比 NREM 睡眠要弱（Davi et al. 1979；Rigatto et al. 1982a；Moriette et al. 1985；Reed and Kellogg 1958）（图 49.6）。我们推测，这两种技术的反应差异与以下事实有关：使用重复呼吸方法，可能只能测量"位

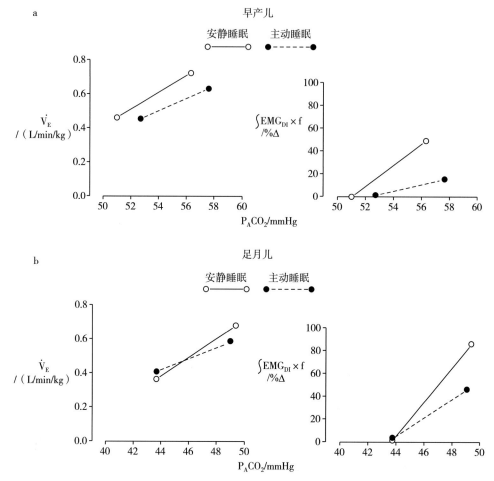

图 49.6　新生儿重复呼吸二氧化碳时产生的通气反应。注意早产儿（a）和足月儿（b）显示 REM 睡眠时对 CO_2 的反应比安静睡眠时降低（Moriette et al. 1985）

相性"REM 睡眠中的反应，而使用稳态方法，反应可以涵盖"位相性"和"紧张性"REM 睡眠（Moriette et al. 1985）。由于"紧张性"REM 睡眠中 CO_2 的反应与安静睡眠时相同，因此使用稳态法的结果往往与安静睡眠时的结果相似（Phillipson 1978；Phillipson et al. 1977）。

吸入 CO_2 观察到的呼吸模式随吸入 CO_2 的百分比而变化。如果稳态法吸入的 CO_2 百分比较低（<2%），则反应主要是潮气量增加（Kalapesi et al. 1981）。如果吸入 CO_2 的百分比高（>2%），则两种睡眠状态下的反应为呼吸频率和潮气量均增加（Moriette et al. 1985；Rigatto and Brady 1972a）。百分比在 1%~2% 时，周期性呼吸随 CO_2 百分比的少量增加而消失（Kalapesi et al. 1981；Rigatto and Brady 1972a）。这种反应是由于中枢驱动力增强，CO_2 的储存量增加，对 $PaCO_2$ 的波动有较好的缓冲能力。

吸入低氧时，通气量立即（1 分钟）增加，随后渐渐（5 分钟）降低（Waggener et al. 1984；Rigatto and Brady 1972b；Brady and Ceruti 1966；Brady et al. 1964）。NREM 睡眠时，在缺氧后期过度通气的时间似乎更长，但该反应在觉醒、REM 睡眠和 NREM 睡眠中表现相似（Davi et al. 1979）。这些婴儿在 NREM 睡眠中更长时间的过度通气反映出这种睡眠状态下的自主调控能力更高，系统对化学刺激的反应更加灵敏（Phillipson 1978；Phillipson et al. 1977）。通气量即刻增加反映了外周化学感受器的刺激，并且与呼吸频率和潮气量的增加有关。迟发反应主要表现为呼吸频率下降（Rigatto 1986；Rigatto and Brady 1972b）。造成这种反应的机制仍不清楚，且可能因物种而异。在人类，可能与中枢抑制性神经递质的释放有关（Easton et al. 1988）。这种晚期缺氧性通气抑制可能是通过几种复杂的机制来介导的。

除了缺氧性低代谢（Mortola 1999），几种神经递质也在缺氧性通气抑制中发挥作用，包括腺苷（Elnazir et al. 1996）、γ-氨基丁酸（Kneussl et al. 1986）、五羟色胺（Di Pasquale et al. 1992）、阿片类药物（Xia and Haddad 1991）和血小板源生长因子受体（Gozal et al. 2000）。但是，在小猫和新生猴中进行的实验表明，后期通气的减少可能是力学作用，而不是中枢呼吸神经元的抑制（LaFramboise et al. 1983；LaFramboise and Woodrum 1985）。在这些实验中，缺氧时膈肌活动度和活动频率保持升高，但在缺氧后期潮气量降至调定值以下。这些实验是在 NREM 睡眠中进行的。新生儿对吸入低氧的特殊反应具有重要的临床意义。处于临界性缺氧的婴儿倾向于出现周期性呼吸或呼吸暂停。如前所述，缺氧可诱发这些婴儿的周期性呼吸（Harned and Ferreiro 1973）。这些通常与心动过缓有关的呼吸暂停，可以通过提高吸入氧的浓度来缓解（Rigatto 1986；Rigatto and Brady 1972a）。

另一方面，高浓度氧治疗会导致通气量迅速下降，随后过度换气，这种反应在觉醒、REM 和 NREM 睡眠中一致。这些发现表明，在这些睡眠状态下外周化学感受器的活性差别不大（Rigatto 1988；Aizad et al. 1984）。给予 100% 氧气后立即出现通气量减少与呼吸频率降低（早产儿常见呼吸暂停），从而使潮气量下降。吸氧后期通气量增加可能与化学感受器部位 H^+ 离子浓度增高所致的脑血管收缩有关（Davi et al. 1980）。

49.6　上呼吸道和肺部反射

喉化学反射（laryngeal chemoreflexes，LCR）包括一组由液体与喉黏膜受体之间接触触发的反射。涉及的受体似乎是位于喉黏膜上皮正下方的无髓神经纤维上（Lucier et al. 1979）。化学或机械喉黏膜刺激会引起喉痉挛、吞咽困难、中枢型或混合型呼吸暂停、氧饱和度降低和心动过缓（Thach 2001）。这种反射性呼吸暂停是通过喉上神经传入介导的（Martin and Abu-Shaweesh 2005）。以心肺反应过度抑制为特征的不成熟 LCR 主要见于早产儿或上呼吸道炎症（Lindgren et al. 1992）。一些研究者提出，早产儿呼吸暂停和呼吸道合胞病毒感染相关的呼吸暂停中，高达 70% 与 LCR 相关（Lindgren et al. 1992；Miller and DiFiore 1995；Pickens et al. 1988）。随着发育成熟，继发于 LCR 反射的呼吸暂停的持续时间和

严重程度都降低。这在一定程度上与上呼吸道肌肉协调性改善导致 LCR 带来的刺激减少，以及呼吸网络中兴奋性呼吸相关神经元增加抵消了 LCR 的抑制性传导输入有关（Gewolb et al. 2001；Kurth et al. 1989）。

咽部呼吸道的通畅性是由解剖机制和神经机制之间的相互作用决定的。任何一种或两种机制的损伤都会导致咽部气道阻塞（Isono 2008；Kuna and Remmers 2000）。解剖学上，相关的生物力学机制包括咽部的力学特性和跨壁压。新生儿的特点是上颌骨和下颌骨较小，而颅骨相对较大。这种解剖学上的不平衡在生命的第一年得到改善，因为咽部的解剖学结构逐渐趋于稳定，有利于维持气道通畅（Isono et al. 2000）。气道周围软组织增加（如巨舌，肥胖，腺体肥大）和骨性结构尺寸减小（如小颌、面中部发育不全）使气道管径变小。颈部后伸和下颌前移会增加下颌的外周尺寸，有利于保持咽部气道开放。颈部屈曲和张口使咽气道狭窄。仰卧位时，重力对软组织的作用使舌（部分）挤占下颌内气道，进而影响咽部呼吸道的通畅（Isono 2008）。

解剖学上的缺陷使得神经机制对于维持新生儿气道通畅很重要。这些神经机制调节咽肌和呼吸肌的中心驱动力，并通过两种拮抗力之间的平衡来决定咽部气道的大小：咽部肌肉收缩使气道变硬维持气道开放，吸气肌收缩产生气道负压致使咽部气道狭窄（Remmers et al. 1978；Brouillette and Thach 1979）。这种由上呼吸道感受器感知到的咽部负压，可以反射性地增强咽肌活动，使气道变硬（负压反射）。睡眠会抑制咽肌活动，而且这种抑制在 REM 睡眠期间更强（Sauerland and Harper 1976；Tangel et al. 1991）。觉醒状态下神经反应性提高。新生儿有强烈的负压反射，可补偿被动咽部气道相对较高的塌陷性。这种反射优先激活上呼吸道肌肉，而不激活膈肌（Cohen and Henderson-Smart 1989；Carlo et al. 1985）。这种负压反射在之后会减弱（Malhotra et al. 2000）。

Hering-Breuer 肺牵张反射在新生儿期远较成人期活跃（Cross et al. 1960；Olinsky et al. 1974）。肺容量少许增加即会引起呼吸暂停。这种反应在新生儿中极为显著，以至于许多研究者利用这种肺牵张作用制造呼吸暂停模型，然后研究呼吸暂停后被动呼气相呼吸系统的机械特性。牵张感受器的作用深受

睡眠影响,在 REM 睡眠过程中受抑制。早产儿中刺激性感受器的发育差,介导的反射也在 REM 睡眠期间被抑制(Fleming et al. 1978)。因此,在 REM 睡眠期间,负责清除的气道机制(例如咳嗽)被削弱。反常反射在新生儿中通常以叹气的形式出现(Bodani et al. 1984)。许多人将频繁的叹气归因于这个年龄段对肺复张的更大需求(Thach and Tauesch 1976)。叹气在 REM 睡眠比在 NREM 睡眠中更频繁,在周期性呼吸中也比常规呼吸更频繁。在周期性呼吸中,呼吸暂停后第一次或第二次呼吸时通常会出现叹气。当它发生在规律呼吸中时,往往其后伴随短暂的呼吸暂停(Reed and Kellogg 1958)。探索叹气触发机制的研究尚未取得成果。Thach 和 Tauesch 的研究表明,窒息似乎不是引发叹气的因素(Thach and Tauesch 1976)。不过,Alvarez 等观察到在缺氧的情况下,气道阻塞容易引起叹气(Alvarez et al. 1993)。

在研究婴儿和成人的叹气形态时,我们发现婴儿叹气相比成人的大,而且成人叹气后通气量通常增加,而婴儿叹气后通气量则减少(Qurashi et al. 2005)。由于生命早期呼吸驱动力依赖于外周化学感受器活性的增加,可以想象,叹气时动脉血氧分压的突然升高可能导致颈动脉体传入放电快速下降,从而导致低通气和呼吸暂停。叹气时发生的另一个几乎是瞬间的变化包括 PCO_2 的下降。由于与成人相比,新生儿 CO_2 呼吸暂停阈值更接近基线 PCO_2,因此在叹气过程中 PCO_2 下降低于阈值,可能触发呼吸反馈回路造成早产儿呼吸暂停,或引发周期性呼吸的发作(Khan et al. 2005;Bradley 2002)。这些发现表明,尽管叹气的能力可能是恢复肺活量的重要机制,但是叹气有可能破坏呼吸稳定,并导致有呼吸调控不良危险的婴儿出现通气不足和呼吸暂停(Henderson-Smart and Read 1979)。

49.7　呼吸肌

呼吸肌的活动受睡眠状态的影响极大。在 REM 睡眠期间,大多数呼吸肌的紧张性活动被消除(Harding et al. 1977;Dawes et al. 1982;Lopes et al. 1981b;Luz et al. 1982)。肋间肌张力的消失被认为是导致这种情况的婴儿 REM 睡眠期间胸部变形增加的主要因素。肌张力的缺失导致吸气时胸壁塌陷,膈肌尾端位移必须达到两倍才能产生相同的肺

容量改变(Henderson-Smart and Read 1979;Luz et al. 1982)。由于胸壁塌陷,这些婴儿在 REM 睡眠期间功能残气量减少(Henderson-Smart and Read 1979)。我们发现,只要呼吸持续时间相同,胸部变形和不变形都会产生相同的瞬时通气,尽管胸部变形时,膈肌的做功会增加 40%(Luz et al. 1982)。

研究表明,与成人相反,呼气流速过快时,新生儿会主动停止呼气。这种呼气制动机制的作用是维持肺容积始终高于功能残气量。新生儿主动减缓呼气的机制有两种。第一种是膈肌的吸气后活动(Kosch et al. 1988)。这种活动部分地控制着呼气时间的长短,也受到睡眠的影响(Remmers and Bartlett 1977;Remmers et al. 1978)。在新生儿,这种活动膈外侧部比膈脚部更明显,安静睡眠比 REM 睡眠中更长,早产儿比足月儿时间更长(Reis et al. 1994)。早产儿这种活动的持续时长和多样性表明,由于其胸壁的高度顺应性,这些婴儿利用吸气后膈肌活动作为制动机制,其在维持肺容量和调控呼气时间方面的作用比年龄较大的儿童和成人更重要。新生儿用来减缓呼气的第二种机制是呼气时喉部缩窄(Harding et al. 1980)。睡眠状态对产生上呼吸道阻力的肌肉调控影响极大。胎儿和新生羔羊的研究表明,在安静睡眠和 REM 睡眠期间,喉外展肌(环杓后肌和环甲肌)都有与膈肌相协调的吸气活动。另一方面,在安静睡眠中,喉内收肌(甲杓肌、环杓外侧肌和杓内肌)有位相性呼气活动。这种活动在胎儿和新生羔羊的 REM 睡眠中并不存在(Harding et al. 1977;Dawes et al. 1982)。REM 睡眠期间,喉内收肌活动的减少,吸气后肋间肌和膈肌活动减少,都可能导致在这种睡眠状态下观察到的肺容量降低。

最近一项研究,用放置于膈肌水平的鼻胃管内电极测量膈肌电活动(electrical activity of the diaphragm,Edi),发现足月新生儿清醒时的 Edi 峰值高于睡眠时,餐后状态低于餐前和进食状态(Stein et al. 2012)。同一作者在早产儿身上使用相同技术,也证明了 Edi 峰和膈肌的紧张性活动不受产后成熟状况或无创呼吸支持水平影响(Stein et al. 2013)。

49.8　总结

综上所述,虽然新生儿期呼吸调控的基本机制与成人中已广泛开展的同类研究机制相似,但独特

之处主要在于早产对其的影响。首先,在这一时期睡眠对呼吸调控的影响似乎很大。在 REM 睡眠中,周期性呼吸和呼吸暂停的发生率增加,对 CO_2 的通气反应降低,缺氧晚期通气下降加剧,胸部变形增加导致肌肉疲劳,肺反射受抑,上呼吸道肌紧张和膈肌吸气后活动降低,导致呼气后肺容量减少。其次,新生儿胸壁由于骨骼矿化程度低而具有相对高的顺应性,REM 睡眠期的抑制效应加剧了这种生物动力学不足。这些都影响着呼吸调控系统的稳定性。最后,小婴儿功能残气量较低,意味着氧储备低,缓冲能力差,肺不张风险增加,这会造成肺内右向左分流以及动脉氧分压下降。这种相对缺氧的环境下,外周化学感受器活性增加,基线 PCO_2 和 PCO_2 呼吸暂停阈值间的差距缩小,进而出现周期性呼吸和呼吸暂停。因此,新生儿呼吸调控系统的某些特点可能会影响其健康。医生及其他医护人员对这些特点及其内在生理机制的深刻理解,是为新生儿提供高质量医疗护理的最佳保证。

参考文献

Aizad T et al (1984) Effect of a single breath of 100% oxygen on respiration in neonates during sleep. J Appl Physiol 57:1531

Ali I, Alallah J, Kwiatkowski K, et al (2006) Morphology of Periodic Breathing (PB) in Quiet (Q) and REM sleep and its role on the control of breathing in preterm infants. Pediatr Res 59:2635.7

Al-Matary A, Kutbi I, Qurashi M et al (2004) Increased peripheral chemoreceptor activity may be critical in destabilizing breathing in neonates. Semin Perinatol 24(4):264–272

Al-Saedi SA, Lemke RP, Haider AZ et al (1997) Prolonged apnea in the preterm infant is not a random event. Am J Perinatol 14:195–200

Al-Sufayan F, Bamehrez M, Kwiatkowski K, Alvaro RE (2009) The effects of airway closure in central apneas and obstructed respiratory efforts in mixed apneas in preterm infants. Pediatr Pulmonol 44(3):253–259

Alvarez JE et al (1993) Sighs and their relationship to apnea in the newborn infant. Biol Neonate 63:139

Balan KV, Kc P, Hoxha Z, Mayer CA, Wilson CG, Martin RJ (2011) Vagal afferents modulate cytokine-mediated respiratory control at the neonatal medulla oblongata. Respir Physiol Neurobiol 178(3):458–464

Bodani J et al (1984) The effect of periodic breathing and sleep state on the incidence and "structure" of augmented breaths in neonates. Pediatr Res 18:402A

Bradley TD (2002) Crossing the threshold: implications for central sleep apnea. Am J Respir Crit Care Med 165(9):1203–1204

Brady JP, Ceruti E (1966) Chemoreceptor reflexes in the new-born infant: effects of varying degrees of hypoxia on heart rate and ventilation in a warm environment. J Physiol Lond 184:631

Brady JP et al (1964) Chemoreflexes in the newborn infant: effects of 100% oxygen on heart rate and ventilation. J Physiol Lond 17:332

Brouillette RT, Thach BT (1979) A neuromuscular mechanism maintaining extrathoracic airway patency. J Appl Physiol 46:772–779

Carlo WA, Miller MJ, Martin RJ (1985) Differential response of respiratory muscles to airway occlusion in infants. J Appl Physiol 59:847–852

Cohen G, Henderson-Smart DJ (1989) Upper airway muscle activity during nasal occlusion in newborn babies. J Appl Physiol 66:1328–1335

Cross KW, Oppé TE (1952) The effect of inhalation of high and low concentrations of oxygen on the respiration of the premature infant. J Physiol Lond 117:38

Cross KW et al (1960) The response of the new-born baby to inflation of the lungs. J Physiol 151:551

Curzi-Dascalova L, Challamel MJ (2000) Neurophysiological basis of sleep development. In: Loughlin GM, Carroll JL, Marcus CL (eds) Sleep and breathing in children. A developmental approach. Marcel Dekker, New York, pp 3–37

Davi M et al (1979) Effect of sleep state on chest distortion and on the ventilatory response to CO_2 in neonates. Pediatr Res 13:982

Davi M et al (1980) Effect of inhaling 100% O_2 on ventilation and acid-base balance in cerebrospinal fluid in neonates. Biol Neonate 38:85

Dawes GS et al (1982) Effects of hypercapnia on tracheal pressure, diaphragm and intercostal electromyograms in unanesthetized fetal lambs. J Physiol Lond 326:461

Di Fiore JM, Martin RJ, Gauda EB (2013) Apnea of prematurity – perfect storm. Respir Physiol Neurobiol 189(2):213–222

Di Pasquale E, Morin D, Monteau R, Hilaire G (1992) Serotonergic modulation of the respiratory rhythm generator at birth: an in vitro study in the rat. Neurosci Lett 143(1–2):91–95

Dimaguila MA, Di Fiore JM, Martin RJ, Miller MJ (1997) Characteristics of hypoxemic episodes in very low birth weight infants on ventilatory support. J Pediatr 130:577–583

Douglas CG, Haldane JS (1908–1909) The causes of periodic or Cheyne-Stokes breathing. J Physiol (Lond) 38:401

Easton PA, Slykerman LJ, Anthonisen NR (1988) Recovery of the ventilatory response to hypoxia in normal adults. J Appl Physiol 64:521–528

Elnazir B, Marshall JM, Kumar P (1996) Postnatal development of the pattern of respiratory and cardiovascular response to systemic hypoxia in the piglet: the roles of adenosine. J Physiol 492(Part 2):573–585

Esquer C, Claure N, D'Ugard C, Wada Y, Bancalari E (2007) Role of abdominal muscles activity on duration and severity of hypoxemia episodes in mechanically ventilated preterm infants. Neonatology 92: 182–186

Fleming PJ et al (1978) Functional immaturity of pulmonary irritant receptors and apnea in newborn preterm infants. Pediatrics 61:515

Gabriel M et al (1976) Apneic spells and sleep states in preterm infants. Pediatrics 57:142

Gagliardi L, Rusconi F (1997) Respiratory rate and body mass in the first three years of life. The working party on respiratory rate. Arch Dis Child 76(2):151–154

Gaultier C (1987) Respiratory adaptation during sleep from the neonatal period to adolescence. In: Guilleminault C (ed) Sleep and its disorders in children. Raven, New York, pp 67–98

Gewolb IH, Vice FL, Schwietzer-Kenney EL, Taciak VL et al (2001) Developmental patterns of rhythmic suck and swallow in preterm infants. Dev Med Child Neurol 43:22–27

Gozal D, Simakajornboon N, Czapla MA, Xue YD et al (2000) Brainstem activation of platelet-derived growth factor-beta receptor modulates the late phase of the hypoxic ventilatory response. J Neurochem 74(1):310–319

Gresham K, Boyer B, Mayer C, Foglyano R, Martin R, Wilson CG (2011) Airway inflammation and central respiratory control: results from in vivo and in vitro neonatal rat. Respir Physiol Neurobiol 178:414–421

Harding R et al (1977) Laryngeal function during breathing and swallowing in foetal and newborn lambs. J Physiol Lond 272:14P

Harding R, Johnson P, McClelland ME (1980) Respiratory function of the larynx in developing sheep and the influence of sleep state. Respir Physiol 40(2):165–167

Harned HS Jr, Ferreiro J (1973) Initiation of breathing by cold stimulation: effects of change in ambient temperature on respiratory activity of the full-term fetal lamb. J Pediatr 83:663

Henderson-Smart DJ, Read DJC (1979) Reduced lung volume during behavioral active sleep in the newborn. J Appl Physiol 46:1081

Hofstetter AO, Legnevall L, Herlenius E, Katz-Salamon M (2008) Cardiorespiratory development in extremely preterm infants: vulnerability to infection and persistence of events beyond term-equivalent age. Acta Paediatr 97:285–292

Isono S (2008) Interaction between upper airway muscles and structures during sleep. In: Marcus CL, Carroll JL, Donnelly DF, Loughlin GM (eds) Sleep and breathing in children: developmental changes in breathing during sleep, 2nd edn. Informa Healthcare, New York, pp 131–156

Isono S, Tanaka A, Ishikawa T et al (2000) Developmental changes in collapsibility of the passive pharynx during infancy. Am J Respir Crit Care Med 162:832–836

Kalapesi Z et al (1981) Effect of periodic or regular respiratory pattern on the ventilatory response to low inhaled CO_2 in preterm infants during sleep. Am Rev Respir Dis 123:8

Khan A, Qurashi M, Kwiatkowski K et al (2005) Measurement of the CO_2 apneic threshold in newborn infants: possible relevance for periodic breathing and apnea. J Appl Physiol 98:1171–1176

Kneussl MP, Pappagianopoulos P, Hoop B, Kazemi H (1986) Effect of centrally administered gamma-aminobutyric acid on metabolic function. J Appl Physiol 61(2):472–476

Kosch PC, Hutchinson AA, Wozniak JA, Carlo WA et al (1988) Posterior cricoarytenoid and diaphragm activities during tidal breathing in neonates. J Appl Physiol 64(5):1968–1978

Kuna S, Remmers JE (2000) Anatomy and physiology of upper airway obstruction. In: Kryger MH, Roth T, Dement WC (eds) Principles and practice of sleep medicine, 3rd edn. WB Saunders, Philadelphia, pp 840–858

Kurth CD, Hutchison AA, Caton DC, Davenport PW (1989) Maturational and anesthetic effects on apneic thresholds in lambs. J Appl Physiol 67: 643–647

LaFramboise WA, Woodrum DE (1985) Elevated diaphragm electromyogram during neonatal hypoxic ventilatory depression. J Appl Physiol 59:1040

LaFramboise WA et al (1983) Pulmonary mechanics during the ventilatory response to hypoxemia in the newborn monkey. J Appl Physiol: Respir Environ Exerc Physiol 55:1008

Lee DSC et al (1987) A developmental study on types and frequency distribution of short apneas (3 to 15 seconds) in term and preterm infants. Pediatr Res 22:344

Lehtonen L, Martin RJ (2004) Ontogeny of sleep and awake states in relation to breathing in preterm infants. Semin Neonatol 3:229–238

Lemke RP, Al-Saedi SA, Alvaro RE et al (1996) Use of a magnified cardiac airflow oscillation to classify neonatal apnea. Am J Respir Crit Care Med 154(5):1537–1542

Lindgren C, Jing L, Graham B, Grögaard J, Sundell H (1992) Respiratory syncytial virus infection reinforces reflex apnea in young lambs. Pediatr Res 31(4 Pt 1): 381–385

Lopes J, Muller NL, Bryan MH, Bryan AC (1981a) Importance of inspiratory muscle tone in maintenance of FRC in the newborn. J Appl Physiol 51:830–834

Lopes J et al (1981b) Importance of inspiratory muscle tone in maintenance of FRC in the newborn. J Appl Physiol: Respir Environ Exerc Physiol 51:830

Lucier GE, Storey AT, Sessle BJ (1979) Effects of upper respiratory tract stimuli on neonatal respiration: reflex and single neuron analyses in the kitten. Biol Neonate 35:82–89

Luz J et al (1982) Effect of chest and abdomen uncoupling on ventilation and work of breathing in the newborn infant during sleep. Pediatr Res 16:297A

Malhotra A, Pillar G, Fogel RB et al (2000) Genioglossal but no palatal muscle activity relates closely to pharyngeal pressure. Am J Respir Crit Care Med 162:1058–1062

Martin RJ, Abu-Shaweesh JM (2005) Control of breathing and neonatal apnea. Biol Neonate 87(4):288–295, Epub 2005 June 1

Martin RJ, Wilson CG, Abu-Shaweesh JM, Haxhiu MA (2004) Role of inhibitory neurotransmitter interactions in the pathogenesis of neonatal apnea: implications for management. Semin Perinatol 28(4): 273–278

Martin RJ, Wang K, Köroğlu O, Di Fiore J, Kc P (2011) Intermittent hypoxic episodes in preterm infants: do they matter? Neonatology 100:303–310

Mathew OP et al (1982) Pharyngeal airway obstruction in preterm infants during mixed and obstructive apnea. J Pediatr 100:964

Miller MJ, DiFiore JM (1995) A comparison of swallowing during apnea and periodic breathing in premature infants. Pediatr Res 37(6):796–799

Moriette G et al (1985) The effect of rebreathing CO_2 on ventilation and diaphragmatic electromyography in newborn infants. Respir Physiol 62:387

Mortola JP (1983) Some functional mechanical implications of the structural design of the respiratory system in newborn mammals. Am Rev Respir Dis 128: S69–S72

Mortola JP (1999) How newborn mammals cope with hypoxia. Respir Physiol 116(2–3):95–103

Olinsky A et al (1974) Influence of lung inflation on respiratory control in neonates. J Appl Physiol 36:426

Olsson A, Kayhan G, Lagercrantz H, Herlenius E (2003) IL-1 beta depresses respiration and anoxic survival via a prostaglandin-dependent pathway in neonatal rats. Pediatr Res 54:326–331

Phillipson EA (1978) Control of breathing during sleep. Am Rev Respir Dis 118:909

Phillipson EA et al (1977) Ventilatory and waking responses to CO_2 in sleeping dogs. Am Rev Respir Dis 115:251

Pickens DL, Schefft G, Thach BT (1988) Prolonged apnea associated with upper airway protective reflexes in apnea of prematurity. Am Rev Respir Dis 137(1): 113–118

Poets CF (2010) Apnea of prematurity: what can observational studies tell us about pathophysiology? Sleep Med 11:701–707

Poets CF, Rau GA, Neuber K, Gappa M, Seidenberg J (1997) Determinants of lung volume in spontaneously breathing preterm infants. Am J Respir Crit Care Med 155:649–653

Poets CF, Roberts RS, Schmidt B et al (2015) Association between intermittent hypoxemia or bradycardia and late death or disability in extremely preterm infants. JAMA 314(6):595–603

Polgar G, Weng TR (1979) The functional development of the respiratory system from the period of gestation to adulthood. Am Rev Respir Dis 120(3):625–695

Prechtl HRF (1974) The behavioural states of the newborn infant (a review). Brain Res 76:185

Purpura DP (1975) Dendritic differentiation in human cerebral cortex: normal and aberrant development patterns. In: Kreutzberg GW (ed) Advances in neurology, vol 9. Raven, New York, pp 91–116

Qurashi MJ, Khalil M, Kwiatkowski K, et al (2005) Morphology of sighs and their role on the control of breathing in preterm infants, term infants and adult subjects. Neonatology 96(1):43–49. 2009

Reed DJ, Kellogg RH (1958) Changes in respiratory response to CO_2 during natural sleep at sea level and at altitude. J Appl Physiol 13:325

Reis FJC, Cates DB, Vandriault LV et al (1994) Diaphragmatic activity and ventilation in preterm infants – the effects of sleep state. Biol Neonate 65:16–24

Remmers JE, Bartlett D Jr (1977) Reflex control of expiratory airflow and duration. J Appl Physiol: Respir Environ Exerc Physiol 42:80

Remmers JE, deGroot WJ, Sauerland EK et al (1978) Pathogenesis of upper airway occlusion during sleep. J Appl Physiol 44:931–938

Rigatto H (1986) Disorders of the control of breathing. In: US Dept. of Health and Human Services (ed) Pediatric respiratory diseases. National Institutes of Health, Bethesda, pp 20–25, Publication #86-2107

Rigatto H (1988) Control of breathing in the neonate and the sudden infant death syndrome. In: Fishman AP (ed) Pulmonary diseases and disorders, 2nd edn. McGraw-Hill, New York, pp 1363–1372

Rigatto H, Brady JP (1972a) Periodic breathing and apnea in preterm infants. I: evidence for hypoventilation possibly due to central respiratory depression. Pediatrics 50:202

Rigatto H, Brady JP (1972b) Periodic breathing and apnea in preterm infants. II: hypoxia as a primary event. Pediatrics 50:219

Rigatto H et al (1982a) Ventilatory response to 100% and 15% O_2 during wakefulness and sleep in preterm infants. Early Hum Dev 7:1

Rigatto H, Reis F, Cates D, Horvath L (1982b) Effect of sleep on phasic and "tonic" diaphragmatic EMG in preterm infants. Fed Proc 41:1103

Sauerland EK, Harper RM (1976) The human tongue during sleep: electromyographic activity of the genioglossus muscle. Exp Neurol 51:160–170

Stein HM, Wilmoth J, Burton J (2012) Electrical activity of the diaphragm in a small cohort of term neonates. Respir Care 57(9):1483–1487

Stein H, Hall R, Davis K, White DB (2013) Electrical activity of the diaphragm (Edi) values and Edi catheter placement in non-ventilated preterm neonates. J Perinatol 33(9):707–711

Tangel DJ et al (1991) Influence of sleep on tensor palatine EMG and upper airway resistance in normal men. J Appl Physiol 70:2574–2581

Thach BT (2001) Maturation and transformation of reflexes that protect the laryngeal airway from liquid aspiration from fetal to adult life. Am J Med 111:69S–77S

Thach BT, Tauesch HW (1976) Sighing in human newborn infants: role of inflation-augmenting reflex. J Appl Physiol 41:502

Thibeault DW et al (1967) Thoracic gas volume changes in premature infants. Pediatrics 40:403

Waggener TB et al (1984) Apnea duration is related to ventilatory oscillation characteristics in newborn infants. J Appl Physiol 57:536

Xia Y, Haddad GG (1991) Ontogeny and distribution of opioid receptors in the rat brainstem. Brain Res 549(2):181–193

Xie A, Skatrud JB, Dempsey JA (2001) Effect of hypoxia on the hypopnoeic and apnoeic threshold for CO_2 in sleeping humans. J Physiol 535:269–278

Xie A, Skatrud JB, Puleo DS et al (2006) Influence of arterial O_2 on the susceptibility to posthyperventilation apnea during sleep. J Appl Physiol 100: 171–177

50 胎粪吸入综合征

Simone Pratesi and Carlo Dani
甘火群　余小河　翻译,岳少杰　审校

目录

缩略词

ACOG	American College of Obstetricians and Gynecology	美国妇产科学院
ECMO	Extracorporeal membrane oxygenation	体外膜氧合
ET	Endothelin	内皮素
HFOV	High-frequency oscillatory ventilation	高频振荡通气
iNO	Inhaled nitric oxide	吸入一氧化氮
IL	Interleukin	白介素
MAS	Meconium aspiration syndrome	胎粪吸入综合征
MSAF	Meconium-stained amniotic fluid	羊水胎粪污染
TNF-α	Tumor necrosis factor α	肿瘤坏死因子α

摘要

胎粪吸入综合征(MAS)是一种以呼吸功能受损轻重不一为特点的综合征,肺损伤可能在产前就已发生。胎粪在 MAS 发生中的作用尚未完全清楚,但越来越多的证据表明,胎儿宫内慢性缺氧或感染可导致肺损伤,并引起胎儿窘迫和羊水胎粪污染(MSAF)。近三十年来,随着新治疗方法的有限性增加,MAS 患儿存活率大幅度提高,存活者远期的神经系统和肺脏发育也越来越受到关注。

50.1　要点

- 大约 13% 的活产婴儿出生时有 MSAF,但只有 2%~6% 新生儿发生 MAS。
- 大多数胎粪吸入发生在宫内,当胎儿在宫内出现喘气时就可能吸入胎粪。
- 炎症反应在 MAS 的发病机制中起着重要作用。
- 预防 MAS 的发生要在产前、产时和产后采取必要措施。
- 尽管大多数 MSAF 新生儿不需要任何处理,但生后 12 小时内需密切监测。
- 随着吸入一氧化氮(iNO)和高频振荡通气(HFOV)用于治疗 MAS,需要体外膜氧合(ECMO)治疗的患儿比例下降。

50.2 引言

胎粪（meconium）一词由希腊语 mekoni 衍生而来，意思是罂粟汁或鸦片，其外观呈焦油状，亚里士多德认为它可使胎儿睡眠。新生儿第一次排便是胎粪。胎粪通常在出生后 48 小时内排出；然而，胎粪的排出也可发生在宫内。

出生时 MSAF 的新生儿，需由产科医生和儿科医生共同进行严密观察。对有发生 MAS 风险的婴儿应在产时（产房）甚至产前（宫内）开始进行管理。MAS 是指 MSAF 娩出的新生儿，生后出现不能用其他原因解释的呼吸窘迫。MSAF 发生率约占所有活产新生儿的 13%，但 MAS 发生率只有 2%~6%（Cleary and Wiswell 1998）。有一个为期 10 年的对 NICU 住院足月儿治疗模式和预后的回顾性研究发现，MAS 的发病率随着胎龄的增加而增加（胎龄 37 周为 1.1%，胎龄 >42 周达 24%）；尽管十几年来 MAS 的治疗方法发生了变化，但其死亡率仍持续约 1.2%。出生低体重、院外分娩、剖宫产、低 Apgar 评分、肺动脉高压及有头孢噻肟使用史的新生儿死亡风险更高（Singh et al. 2009）。

孕 12 周胎儿肠内开始出现胎粪。胎粪由胎儿吞咽的羊水、胎毛、皮肤细胞和胎脂组成，还含胎儿自身胃肠道的黏膜细胞。胎粪还含有 4 种不同的胆汁酸（胆酸、鹅去氧胆酸、去氧胆酸和石胆酸）和矿物质（以铜、锌、镁、钙、铁和磷最常见）。此外，它还含有血浆蛋白如 α_1- 抗胰蛋白（α_1-antitripsin）和磷脂酶 A_2，以及游离脂肪酸、胆红素和酶等。妊娠早期由于胃动素水平低、肠道蠕动不足、肛门括约肌紧张收缩、肠道末端的黏性胎粪栓阻止了胎粪排出。妊娠晚期 MSAF 可能是一种自然现象，反映胎儿胃动素水平的增高、胃肠道成熟。另一方面，MSAF 与围产期疾病（如胎儿宫内生长迟缓、子痫前期、子痫、妊娠糖尿病）有关，这些疾病使子宫 - 胎盘循环抑制，导致胎儿急性或慢性缺氧和酸中毒，伴或不伴胎儿窘迫，肛门括约肌松弛，胎粪排出。足月儿比早产儿更易发生 MASF。

50.3 发病机制

传统的观点认为胎粪吸入是在生后立即发生。然而一些研究者认为，大多数胎粪吸入发生在宫内，分娩前胎儿在宫内出现喘气时即吸入胎粪。因此，虽然在分娩时进行了气道清理，但有时仍会发生 MAS。目前还不能区分 MAS 是由于胎儿在宫内呼吸或喘气所致还是出生后第一次呼吸吸入胎粪所致。

但 MAS 肺损伤是由胎粪直接损伤所致吗？目前不清楚为什么 MSAF 的新生儿有些发生 MAS 而有些不发生。目前已明确声带下发现胎粪是 MAS 发生的高危因素，但声带下无胎粪者并不意味着不发生严重的呼吸衰竭。Ghidini 和 Spong 的研究发现，气管内有无胎粪与临床表现没有相关性，气管内发现有胎粪的新生儿三分之二并没有出现任何呼吸系统疾病，而出现呼吸系统疾病的新生儿 50% 未发现肺内有胎粪（Ghidini and Spong 2001）。因此，到目前为止，气道内是否存在胎粪与生后呼吸系统疾病的发生没有明显的相关性。这提示 MAS 的发生有其他的原因，如宫内缺氧。MSAF 和胎粪吸入肺内只是胎儿宫内窘迫的结果。宫内缺氧会导致肺血管重塑、肺血管壁肌层增厚，重症 MAS 患儿常因肺血管反应异常出现持续性肺动脉高压导致低氧血症（Wiswell et al. 2000）。重症 MAS 出生 48 小时内死亡病例尸检显示，所有病例远端肺小动脉均出现肌化。由于肌化形成至少需要 3~8 天，表明肺小动脉的肌化发生在胎儿吸入前（Thureen et al. 1997）。越来越多的证据表明，大多数重症 MAS 是因宫内慢性缺氧所致，而非产时急性缺氧所致。宫内慢性缺氧和酸中毒可导致胎儿喘气从而导致胎粪吸入，死产或出生后不久尚未开始呼吸即死亡的新生儿尸检发现其肺泡中存在胎粪，这样的证据也支持这一观点。临床发现出生时从鼻咽部吸出胎粪，但有活力新生儿发生的 MAS 常为轻、中度，并不会发展成重度。轻度和重度 MAS 发生的病因似乎不同，产前的因素（如慢性缺氧或感染）是引起重度 MAS 的主要原因。这对重症 MAS 的预防至关重要，它提示防止宫内缺氧和感染可能是唯一的预防措施。毫无疑问，胎粪吸入使肺脏生理状况发生变化，但目前都尚不清楚 MAS 时肺损伤（炎症，表面活性物质功能障碍，血管收缩，气道高反应性）有多少是由胎粪毒性直接作用所致，多少是产前急慢性损伤所致，有多少甚至可能是由最初的治疗措施（氧疗、机械通气等）所致。

MAS 损伤机制：①气道机械性阻塞：胎粪颗粒完全或部分阻塞气道，导致肺不张引起通气 / 血流比值异常，或气体滞留于肺泡引起肺气肿，使气漏发生的风险增加；②肺部炎症反应：增多的炎症细胞和促炎因子[白介素(IL)-8、IL-6、IL-1β、肿瘤坏死因子α(TNF-α)]引起炎症反应,肺毛细血管通透性增加,引起出血性肺水肿和肺泡腔渗出的血浆蛋白增多导致肺组织损伤;③肺表面活性物质失活:除损伤肺泡Ⅱ型上皮细胞外,通过稀释和直接抑制使肺表面活性物质失活;④肺动脉高压:肺血管收缩导致肺动脉高压和持续胎儿循环,体外研究发现引起肺血管收缩不是由胎粪直接作用所致,而可能是通过肺实质释放体液因子,如血栓素或TNF-α,使肺动脉收缩增强(Tessler et al. 2008)。

炎症在MAS的发病机制中起重要作用,随着炎症的消退,肺功能随之改善。MAS时,胎粪中促炎物质直接通过胎粪中的细胞因子和血红素,同时又间接通过促进上皮细胞和肺泡巨噬细胞释放细胞因子引起肺部炎症反应。MAS患儿生后早期体内IL-1b、IL-6和IL-8呈高表达,这高度提示在宫内这些细胞因子已开始表达,支持MAS大多数胎粪吸入时间发生在宫内这一假说(Cayabyab et al. 2007)。

50.4　预防措施

如前所述,在过去三十几年MAS的发生率降低,这是由于产前护理水平提高、过期产减少,对高危儿,如宫内发育迟缓产前和产时有更好的胎儿监护。只有在产前和产时采取有效的措施消除引起胎儿窘迫,尤其是慢性胎儿宫内窘迫的病因,才能进一步降低MAS的发生率。过去三十几年里,对MSAF者,清除新生儿气道中的胎粪以防止胎粪吸入,在产前、产时和产后所采取的措施有:①羊膜腔灌注;②在新生儿出生后第一次呼吸前进行吸引;③生后立即行插管及气管内吸引。当胎心监测发现异常时,曾推荐采用羊膜腔灌注作为干预措施。羊膜腔灌注可能的作用机制:纠正或预防反复的脐带受压,稀释胎粪,使MAS时机械阻塞和炎症反应减轻。在常规使用胎心监护的情况下,羊膜腔灌注并不能预防MAS的发生;而在不能进行胎心监测的情况下(常在发展中国家)羊膜腔灌注有保护作用,可改善新生儿结局,减少MAS的发生(4% vs 18%)并改善了孕妇的结局(Xu et al. 2007)。美国妇产科学会(ACOG)产科实践委员会近期建议,"仅为了稀释羊水中胎粪而预防性羊膜腔灌注只是一个可选择的措施。然而,在胎心监测出现反复变异减速时,不管MSAF程度如何,采用羊膜腔灌注是合理的治疗措施"(ACOG Committee Obstetric Practice 2006)。

对有MSAF的新生儿,出生时进行气管插管、胎粪吸引认为是标准的干预措施,已超过25年。其目的是在新生儿开始第一次呼吸前尽可能地清除气道中的胎粪。然而,最新的国际新生儿复苏指南建议,只对有气道阻塞或需要正压通气的新生儿,需要出生后立即进行气管插管吸引。对于MSAF,出生无活力的新生儿不推荐常规进行气管插管吸引,但指南指出应根据新生儿的情况进行个体化呼吸支持(Wyckoff et al. 2015)。这与最近的一项随机对照临床研究结果一致,该研究发现,对于MSAF的无活力新生儿进行气管插管吸引,并不能降低MAS的风险和减少其并发症(Chettri et al. 2015)。

ACOG产科实践委员会最近建议,"对于MSAF的新生儿,不再进行产时吸引"(ACOG Committee on Obstetric Practice 2007)。另一方面,也有人提出了一种更激进的方法,对MSAF者分娩前采用宫腔镜对胎儿进行气道吸引(Petrikovsky 2004)。然而,这一方法尚未在临床得到进一步证实,不推荐使用。

目前,对MSAF新生儿产房处理的推荐为,初步复苏后,新生儿仍无呼吸或心率低于100次/min者,进行正压通气(Wyckoff et al. 2015)。因此,对所有的新生儿出生时,包括有MSAF者,应该配备熟练的复苏团队。开始复苏时使用空气(21%氧),并在(动脉)导管前血氧饱和度监测下调节给氧浓度(Wyckoff et al. 2015)。

50.5　临床表现和治疗

大多数MSAF娩出的新生儿不需要干预;但这些新生儿常在生后12小时内可能出现呼吸窘迫,应进行密切的监测。

对于存在MSAF新生儿,生后出现呼吸窘迫,需排除其他病因后才能诊断为MAS。在有MSAF的情况下,即使有呼吸窘迫表现及胸片的异常也应排除其他原因才能诊断MAS。MAS有严格的诊断标准(即娩出时在口腔或气管发现有胎粪,早期出现呼吸窘迫,胸部X线片发现有"斑片状"阴影或肺气漏,且无感染或慢性宫内窘迫史。有MAS风险的新生儿如出现呼吸窘迫症状(气促、发绀、三凹征、呻吟,肺部听诊时出现干湿啰音、桶状胸)必须转到新生儿重症监护室。严重的MAS新生儿需要一系列的紧急治疗,旨在增加氧合,并尽量减少可导致肺气漏综合征的气压伤：在产房行气管插管及气管内吸引，最好在产房就开始机械通气（常频或高频模式，避免使用有发生气漏高风险的复苏囊-面罩正压通气），脐静脉置管，连续静脉输注芬太尼和/或咪达唑仑镇静，大剂量肺表面活性物质制剂气管内滴入或灌洗，如果存在持续肺动脉高压则 iNO，使用正性肌力药物和/或输血浆纠正低血压，预防性使用抗生素（因常需与败血症鉴别），使用抗炎症药物减轻肺部炎症，严密监测和处理酸中毒、电解质紊乱和低血糖。自 iNO 治疗持续性肺动脉高压以来，需要 ECMO 的新生儿比例有所下降，但严重 MAS 可能仍需 ECMO。完善胸片，以评估胸片的改变特征是否与 MAS 诊断一致，并排除 MAS 常见并发症如气胸、纵隔气肿或肺间质气肿。X 线片表现包括多发性结节状或不规则密度增高影，非对称性分布的透亮度减低区域（肺不张）与透亮度增高区域同时存在，以及广泛肺气肿（图 50.1）。MAS 典型的影像表现为散在不对称的片状浸润影。但由于发病机制不同，也会出现其他影像学表现。胸部 X 线片的异常表现通常在典型影像表现出现数天或数周后才会消失。二维超声心动图可以排除先天性心脏缺陷，并评估肺动脉压力、心肌收缩力和心输出量、右向左分流以及动脉导管分流情况。

MAS 患儿早期血气特点是低氧血症、代谢性酸

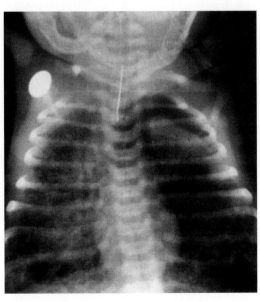

图 50.1 胎粪吸入综合征患儿胸部 X 线片表现。表现为多发结节状或不规则密度增高影，充气减少的透亮度减低区域（肺不张）与过度充气的透亮度增高区域同时存在，为非对称性分布，另可看到左侧气胸

中毒、轻度至重度的高碳酸血症、无感染征象（C 反应蛋白阴性、无白细胞增多或白细胞减少）。上述变化，阻碍了肺动脉压力随着肺血流增加而出现的生理性降低，导致在心房和动脉导管水平出现右向左的分流，从而出现持续低氧血症并进行性加重，形成恶性循环。起病后由于多核白细胞聚集于肺组织，患儿可能出现白细胞减少。

Cleary 和 Wiswell 提出了 MAS 不同程度分级标准：

（1）轻度 MAS：需氧浓度小于 40%，氧疗时间小于 48 小时；

（2）中度 MAS：需氧浓度大于 40%，氧疗时间超过 48 小时，但没有气漏；

（3）重度 MAS：需要机械通气超过 48 小时，且常存在持续性肺动脉高压（Cleary and Wiswell 1998）。

气胸是 MAS 的常见并发症（8%~20%），是预后不良的重要指标。MAS 约 40% 患儿需要机械通气，约 1.4% 患儿需要 ECMO。在过去十几年中 ECMO 的使用率下降，而 HFOV 和 iNO 吸入治疗的使用率明显增加（Singh et al. 2009）。然而，对 MAS 的机械通气，缺乏前瞻性随机对照试验比较常频通气与 HFOV 效果。从理论上讲，高频通气可能减少 MAS 患儿肺气漏综合征的发生，但动物实验与临床研究结果相互矛盾。高频通气也许可减慢胎粪沿气管支气管树的蔓延速度，有利于胎粪的清除（Walsh and Fanaroff 2007）。

肺泡内表面活性物质功能的失活是 MAS 重要的病理生理变化，这为 MAS 应用外源性肺表面活性物质制剂提供了理论依据，最初的标准方法是一次性大剂量给药，近年来采用肺表面活性物质气道灌洗。MAS 患儿使用肺表面活性物质制剂治疗，可降低肺部病变的严重程度，减少需 ECMO 治疗的进行性呼吸衰竭患儿数（El Shahed et al. 2014）。对于肺部出现明显实变的新生儿，应尽早给予大剂量肺表面活性物质制剂，至少磷脂剂量 100mg/kg 快速地注入气管内。使用天然或第三代合成的肺表面活性物质，每 6 小时一次，直到氧合改善。近年来采用稀释的肺表面活性物质进行肺灌洗，其优点是除增加肺泡内表面活性物质磷脂含量外，还能清除肺泡中的表面活性物质抑制物（血红蛋白、血浆蛋白）。MAS 治疗时理想的灌洗液量和灌洗技术尚不明确；实验数据表明，灌洗液磷脂浓度 5mg/ml（低浓度表面活

性剂对失活更敏感),总灌洗液量 30ml/kg(15ml/kg × 2 次),可最有效地改善氧合和肺的机械特性及减轻肺损伤。总灌洗液量或每次灌洗液量过小不能有效地清除胎粪,而总灌洗液量过大则导致肺泡中大量液体潴留。

肺泡灌洗流程建议如下:

(a) 维持新生儿生命体征平稳;

(b) 镇静和肌松以尽量减少心动过缓和最大限度地回收肺灌洗液;

(c) 快速进行灌洗,每次灌洗时间为 60~80 秒;

(d) 使用呼吸机时进行开放式吸引,并拍背震动以尽可能多吸出肺灌洗液;

(e) 每次肺灌洗后,使机械通气平均气道压力较灌洗前增高 2~4cmH$_2$O 以上,持续 30 分钟以恢复肺容积并清除留存的灌洗液。

由于大容量肺灌洗时及灌洗后较短时间内不可避免地出现氧合下降,因此,对机械通气严重 MAS 患儿行肺泡灌洗需进行随机对照试验,以评估肺灌洗的益处和可能存在的潜在风险(Dargaville et al. 2008)。虽然最近一项 meta 分析表明肺灌洗可能有利于降低 MAS 的死亡或需使用 ECMO 的风险,但仍不能作为一个常规治疗推荐(Hahn et al. 2013)。

MAS 常存在持续性肺动脉高压。iNO 直接作用于肺血管平滑肌,选择性使肺血管扩张。iNO 通过扩张通气良好肺泡区域的血管,减少持续肺动脉高压患儿通气 / 血流比不协调,改善氧合。MAS 时肺泡内的胎粪在呼吸膜上形成物理"屏障"阻碍 iNO 弥散从而降低 iNO 治疗效果。使用 iNO 前给予肺表面活性物质制剂可能有助于肺泡内 iNO 的扩散,从而增加氧合(Rais-Bahrami et al. 1997)。Kinsella 等研究发现,HFOV 和 iNO 联合治疗 MAS 比它们单独治疗更有效,可能是由于肺通气的改善和 iNO 更好的弥散(Kinsella et al. 1997)。iNO 通过减少 ECMO 的应用,而改善低氧血症足月儿和近足月儿的预后,但并不能降低死亡率(Finer and Barrington 2006)。

自采用 iNO 治疗持续性肺动脉高压以来,ECMO 的使用率降低。然而,约 40% MAS 患儿对 iNO 治疗无反应,需要采用别的治疗措施。ECMO 仍被认为是治疗新生儿 MAS 和难治性呼吸衰竭的重要措施,对适合于 ECMO 治疗的新生儿,MAS 患儿存活率最高(约 93%~100%)。尽管有证据表明 ECMO 对严重的 MAS 患儿有效,且不会引起因为

长时间缺氧所致肺部或神经系统后遗症,但临床上仍然存在 ECMO 应用时间太晚。近来由于 iNO,表面活性物质和 HFOV 等新的治疗措施治疗 MAS 呼吸衰竭患儿,使 ECMO 治疗开始的时间推后。如果 ECMO 开始治疗时间推迟超过 96 小时,ECMO 持续使用时间、ECMO 后的机械通气时间会延长,从而增加这些患儿的死亡率。因此,为避免呼吸机相关肺损伤及改善预后,对严重 MAS 患儿应尽早评估是否需要 ECMO 治疗(Kugelman et al. 2005)。

其他可能用于 MAS 治疗的药物:合成的表面活性物质制剂、卡托普利、特佐坦和戊妥昔芬林。一些肺表面活性物质制剂可能更能对抗胎粪的灭活(Herting et al. 2001);然而,寻找能对抗胎粪或肺炎时毒性物质灭活的新型合成表面活性物质制剂的研究仍在进行中。

炎症反应在 MAS 肺损伤的发病机制中起着重要的作用。已有很多研究探索抗炎药如皮质类固醇、戊酮可可碱和氨茶碱在 MAS 治疗中的价值。对全身使用糖皮质激素治疗 MAS 临床试验的 Cochrane 系统分析没有得到有效的证据(Ward and Sinn 2003)。然而,最近一项随机对照研究发现静脉注射甲泼尼松龙和布地奈德雾化吸入均能抑制 MAS 患儿气管吸出液中 TNF-α 水平。接受这些治疗的患儿住院时间和需氧治疗时间缩短,肺部 X 线片病变的改善也更早(Tripathi and Saili 2007)。与全身使用皮质类固醇相比,局部用药,无论是雾化或气管内给药(布地奈德),能获得相同的疗效,并减少不良反应。最近一项随机对照试验表明,与对照组相比,布地奈德雾化治疗明显改善足月儿 MAS 的呼吸窘迫,减少对氧的需求,缩短在 NICU 的住院时间(Garg et al. 2016)。

在胎粪吸入后的急性肺损伤中,肺动脉高压与内皮素(ET)-1 水平升高有关。最近在胎粪吸入实验研究中发现,静脉注射特佐生坦,ETA 和 ETB 受体拮抗剂,可降低平均肺动脉压和肺血管阻力,改善肺气体交换和血流动力学。因此,特佐生坦主要作用于肺血管系统,ET-1 代谢的重要部位,与吸入性药物依洛前列素联合应用时作用增强(Geiger et al. 2008)。

已证明 MAS 时细胞凋亡导致肺脏细胞死亡。胎粪通过血管紧张素Ⅱ诱导细胞凋亡,血管紧张素Ⅱ是一种很强的血管收缩剂,由血管紧张素Ⅰ通过血管紧张素转化酶转化的产物。用卡托普利预处理

可阻止血管紧张素 I 转化为凋亡诱导剂血管紧张素 II，抑制胎粪诱导的肺细胞凋亡，并降低胎粪所致兔崽的死亡率。卡托普利可能是治疗 MAS 的新药物（Zagariya et al. 2006）。

在过去的三十几年里，有效的治疗方法极大地提高了 MAS 患儿的存活率，但是 MAS 幸存者的后遗症发生率似乎没有改善，人们越来越关注这些患儿远期神经系统和肺部的后遗症。

参考文献

ACOG Committee Obstetric Practice (2006) ACOG Committee Opinion Number 346, October 2006: amnioinfusion does not prevent meconium aspiration syndrome. Obstet Gynecol 108:1053

ACOG Committee on Obstetric Practice (2007) ACOG Committee Opinion No. 379: Management of delivery of a newborn with meconium-stained amniotic fluid. Obstet Gynecol 110(3):739

Cayabyab RG, Kwong K, Jones C et al (2007) Lung inflammation and pulmonary function in infants with meconium aspiration syndrome. Pediatr Pulmonol 42:898–905

Chettri S, Adhisivam B, Bhat BV (2015) Endotracheal suction for nonvigorous neonates born through meconium stained amniotic fluid: a randomized controlled trial. J Pediatr 166(5):1208–1213.e1

Cleary GM, Wiswell TE (1998) Meconium-stained amniotic fluid and the meconium aspiration syndrome: an update. Pediatr Clin N Am 45:511–529

Dargaville PA, Copnell B, Tingay DG et al (2008) Refining the method of therapeutic lung lavage in meconium aspiration syndrome. Neonatology 94:160–163

El Shahed AI, Dargaville P, Ohlsson A, Soll RF (2014) Surfactant for meconium aspiration syndrome in term and late preterm infants. Cochrane Database Syst Rev 12, CD002054

Finer NN, Barrington KJ (2006) Nitric oxide for respiratory failure in infants born at or near term. Cochrane Database Syst Rev 4, CD000399

Garg N, Choudhary M, Sharma D, Dabi D, Choudhary JS, Choudhary SK (2016) The role of early inhaled budesonide therapy in meconium aspiration in term newborns: a randomized control study. J Matern Fetal Neonatal Med 29(1):36–40

Geiger R, Kleinsasser A, Meier S et al (2008) Intravenous tezosentan improves gas exchange and hemodynamics in acute lung injury secondary to meconium aspiration. Intensive Care Med 34(2):368–376

Ghidini A, Spong CY (2001) Severe meconium aspiration syndrome is not caused by aspiration of meconium. Am J Obstet Gynecol 185:931–938

Hahn S, Choi HJ, Soll R, Dargaville PA (2013) Lung lavage for meconium aspiration syndrome in newborn infants. Cochrane Database Syst Rev 4, CD003486

Herting E, Rauprich P, Stichtenoth G et al (2001) Resistance of different surfactant preparations to inactivation by meconium. Pediatr Res 50:44–49

Kinsella JP, Truog WE, Walsh WF et al (1997) Randomized, multicenter trial of inhaled nitric oxide and high-frequency oscillatory ventilation in severe, persistent pulmonary hypertension of the newborn. J Pediatr 131:55–62

Kugelman A, Gangitano E, Taschuk R et al (2005) Extracorporeal membrane oxygenation in infants with meconium aspiration syndrome: a decade of experience with venovenous ECMO. J Pediatr Surg 40:1082–1089

Petrikovsky B (2004) In utero meconium suctioning may prevent meconium aspiration. Fetal Diagn Ther 19:533e5

Rais-Bahrami KRO, Seale WR, Short BL (1997) Effect of nitric oxide in meconium aspiration syndrome after treatment with surfactant. Crit Care Med 25(10):1744–1747

Singh BS, Clark RH, Powers RJ, Spitzer AR (2009) Meconium aspiration syndrome remains a significant problem in the NICU: outcomes and treatment patterns in term neonates admitted for intensive care during a ten-year period. J Perinatol 29:1–7

Tessler R, Pan J, Holmer Fiori H, Belik J (2008) Human meconium has a pulmonary vascular and airway smooth muscle relaxant effect. Pediatr Res 64(1):24–28

Thureen PJ, Hall DM, Hoffenberg A, Tyson RW (1997) Fatal meconium aspiration in spite of appropriate perinatal airway management: pulmonary and placental evidence of prenatal disease. Am J Obstet Gynecol 176:967–975

Tripathi S, Saili A (2007) The effect of steroids on the clinical course and outcome of neonates with meconium aspiration syndrome. J Trop Pediatr 53:8–12

Walsh MC, Fanaroff JM (2007) Meconium stained fluid: approach to the mother and the baby. Clin Perinatol 34:653–665

Ward M, Sinn J (2003) Steroid therapy for meconium aspiration syndrome in newborn infants. Cochrane Database Syst Rev;(4) CD003485

Wiswell TE, Gannon CM, Jacob J et al (2000) Delivery room management of apparently vigorous meconium-stained neonate: results of the multicenter, international trial. Pediatrics 105:1–7

Wyckoff MH, Aziz K, Escobedo MB, Kapadia VS et al (2015) Part 13: neonatal resuscitation: 2015 American Heart Association Guidelines update for cardiopulmonary resuscitation and emergency cardiovascular care. Pediatrics 136(Suppl 2):S196–S218

Xu H, Hofmeyr J, Roy C, Fraser WD (2007) Intrapartum amnioinfusion for meconium-stained fluid: a systematic review of randomised controlled trials. BJOG 114:383–390

Zagariya A, Bhat R, Navale S et al (2006) Inhibition of meconium-induced cytokine expression and cell apoptosis by pre-treatment with captopril. Pediatrics 117(5):1722–1727

51 肺表面活性物质的分子结构：生化方面

Tore Curstedt
郭晓菁 翻译，孙波 审校

目录

摘要

肺泡表面覆盖的表面活性物质是实现肺泡内气体交换，以满足有机体能量需求的先决条件。表面活性物质是由脂质（主要是磷脂）和4种表面活性物质相关蛋白构成。它在吸气时有助于肺泡增大，呼气末防止肺泡萎陷。从动物肺中提取的表面活性物质制剂可以成功地补充早产儿体内表面活性物质的不足。预实验表明，在不久的将来，人工合成的表面活性剂可能取代或替代动物源性制剂。

51.1 要点

- 表面活性物质在肺泡表面形成一层薄膜。
- 它在吸气时有助于肺泡增大，呼气末时防止肺泡萎陷。
- 表面活性物质是由脂质（主要是磷脂）和4种表面活性物质相关蛋白（surfactant-associated proteins，SP）-A、-B、-C、-D组成。

- 磷脂，特别是二棕榈酰磷脂酰胆碱，可降低表面张力，但需要表面活性物质相关蛋白-B和-C在肺泡气-液交换表面铺展成表面活性物质膜。另外两种蛋白质（表面活性物质相关蛋白-A和-D）在宿主防御中起重要作用。
- 含有磷脂和两种疏水蛋白表面活性物质相关蛋白-B和-C或类似物的人工合成表面活性物质制剂似乎功能良好，在不久的将来可能取代或成为动物源性表面活性物质制剂的替代品。

51.2 引言

氧是生物体产生能量所必需的要素，是维持生命的先决条件。伴随着呼吸，氧从外界通过肺泡进入血液，进而随着血流被转运到身体各个器官，参与机体的新陈代谢过程。氧从肺泡转运到血液的通道非常关键，其依赖由肺泡壁、基底膜、内皮细胞构成的屏障。增大肺泡表面积有利于增加气体交换，从而满足生物体对能量的需求。

51.3 肺泡表面

肺泡发育开始于出生前数周,肺泡面积增加与体重大致呈线性关系(图 51.1)。出生时呼气末肺泡面积为 3~5m², 成年人大约为 80m² (Hislop et al. 1986;Parmigiani et al. 2005)。因此,肺泡面积大约为 1m²/kg 体重。而肺泡数量以曲线形式增加,出生时高达 1.5 亿(相当于成人数量的 1/2~1/3)。

肺泡表面分布一种表面活性物质,称作肺表面活性物质。这种物质可以在吸气时促进肺泡增大,呼气末时防止肺泡萎陷。因此,肺表面活性物质对于肺发挥正常的功能非常关键。它必须满足快速扩展吸附于气液界面形成活性膜、呼气末时降低表面张力以及吸气时快速补充活性膜等特点。

肺表面活性物质以单分子层或某些部分呈多分子层的形式分布在肺泡表面(Schürch et al. 1998)。呼气末在肺泡表面形成单分子层大约需要 3mg/m² 肺表面活性物质,这意味着对于一个足月新生儿,需要 10mg 肺表面活性物质来形成肺泡表面单分子层。然而,随着吸气相肺泡面积的增加及肺表面活性物质的持续代谢,肺表面活性物质在肺内必须有储存。足月新生动物的肺表面活性物质代谢池大约为 100mg/kg 体重(Jobe and Ikegami 1987)。研究发现,在大鼠肺内,表面活性物质紧邻的肺泡内液平均厚度大约为 0.2μm (Bastacky et al. 1995)。如果人类有相似的厚度,那么肺泡内液将达到 0.2ml/m² 肺泡表面积。假设人类足月新生儿的代谢池容量与动物

类似的话,推测足月新生儿肺表面活性物质的平均浓度大约为 500mg/ml。

51.4 肺表面活性物质的分离

研究者们通常根据肺泡灌洗液来分析肺表面活性物质的组成。肺内灌入等渗生理盐水,随后灌洗液进行差速离心:首先使用 300~400g×10 分钟,弃去细胞碎片沉淀;保留的上清液继续 10 000g×20 分钟离心,获得的沉淀包含大量由脂蛋白聚集物组成的表面活性物质(管状髓磷脂及板层小体富含此物质)。板层小体储存于肺泡Ⅱ型上皮细胞内,以胞吐形式分泌到肺泡腔,然后转换成管状髓磷脂,其为覆盖在肺泡表面的单层活性膜的来源。

51.5 肺表面活性物质的构成

覆盖肺泡表面的肺表面活性物质是由脂质和蛋白组成的复杂混合物,由大约 80%~85% 磷脂,8%~10% 中性脂质以及 8%~10% 蛋白质组成(Veldhuizen et al. 1998;Johansson and Curstedt 1997)(表 51.1)。中性脂质主要有胆固醇和极少量的甘油三酯和游离脂肪酸构成。另外一些成分,如碳水化合物复合物和糖脂也参与肺表面活性物质的构成。

表 51.1 肺表面活性物质组成

组成	比例 /%
二棕榈酰磷脂酰胆碱(DPPC)	30~40
其他双饱和磷脂	3~5

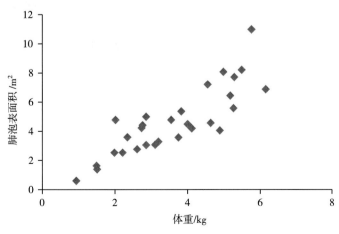

图 51.1 体重和肺泡表面积的相关性。数据引自 Hislop et al(1986)

续表

组成	比例 /%
不饱和磷脂酰胆碱	35~40
磷脂酰甘油	5~10
其他磷脂	5~10
中性脂质（主要为胆固醇）	5~10
疏水性肺表面活性蛋白（SP-B、SP-C）	1~4
亲水性肺表面活性蛋白（SP-A、SP-D）	4~8

51.5.1 磷脂构成

磷脂是气 - 液界面降低肺泡表面张力的主要成分。它的构成十分复杂，至少发现了 50 种不同的磷脂（Berggren et al. 1985），而磷脂的成分对表面活性物质的活性十分重要（Calkovska et al. 2016）。磷脂最常见结构为两个酯质脂肪酸和一个磷脂基团构成的甘油骨架（图 51.2）。不同的化合物，如胆碱、乙醇胺、甘油、丝氨酸或肌醇，连接到磷酸基团上，可形成不同的磷脂，如卵磷脂、磷脂酰乙醇胺、磷脂酰甘油、磷脂酰丝氨酸、磷脂酰肌醇。根据脂肪酸构成的不同，每一个磷基团由多种分子组成。大约 80% 的磷脂由含有表面活性的双饱和磷脂酰胆碱组成，约 40%~60% 的磷脂酰胆碱以双饱和的形式存在，主要存在形式为包含两个棕榈酸的二棕榈酰磷脂酰胆碱。磷脂中除了占主要成分的磷脂酰胆碱外，磷脂酰甘油约占 10%，还含有少量的磷脂酰乙醇胺、磷脂酰丝氨酸和磷脂酰肌醇等。

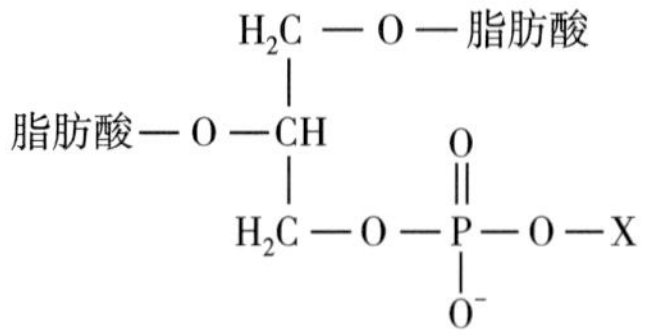

$$H_2C — O — 脂肪酸$$
$$脂肪酸 — O — CH$$
$$H_2C — O — P — O — X$$

图 51.2 磷脂的通用分子结构。X：如胆碱、乙醇胺、甘油、丝氨酸、肌醇

在肺泡表面气 - 液交界面，磷脂形成单分子层，亲水头部朝向液体界面，疏水尾部朝向空气（Pérez-Gil 2008）。

高浓度磷脂（主要为二棕榈酰磷脂酰胆碱）在气液交界面通过减少暴露于空气的（表层）水分子吸引力来降低肺泡表面张力，使得吸气时肺泡更易打开。与不饱和磷脂相反，这种饱和磷脂在气 - 液交界面可以通过聚集为致密体，降低呼气时肺泡表面张力，从而防止呼气末时肺泡萎陷。然而，二棕榈酰磷脂酰胆碱双分子层的熔点为 41℃，高于人体生理温度而不饱和磷脂熔点远低于此温度。因此，肺表面活性物质中存在的不饱和磷脂使得磷脂双分子层的熔点低于 37℃，这一点对于肺表面活性物质的生理功能十分重要。最近研究结果表明，占肺表面活性物质 5%~10% 的胆固醇，可能可以通过减少饱和磷脂的聚集并增加磷脂单分子层的流动性来调整肺表面活性物质膜的结构。

51.5.2 肺表面活性蛋白

蛋白占肺表面活性物质不足 10%。迄今已发现了 4 种不同的肺表面活性蛋白（SP）。两种疏水性蛋白 SP-B、SP-C 可增加肺表面活性物质膜在气 - 液界面的吸附与扩展（Johansson and Curstedt 1997），这是表面活性物质发挥功能的关键。两种亲水性蛋白，SP-A、SP-D，在宿主防御中起主要作用（Haagsman et al. 2008）。

51.5.2.1 SP-A 与 SP-D

SP-A 与 SP-D 属于同时含有胶原和凝集素结构域的胶原凝集素蛋白家族。凝集素结构域调节 Ca^{2+} 依赖的糖基结合，因此也被称为糖基识别区。胶原凝集素基本结构单位是由 3 个类似或等同的多肽构成的三聚体。这些三聚体进一步聚合而形成不同的多聚体。

SP-A 在肺表面活性物质中含量最丰富。SP-A 单体分子量大约为 30~36kDa，由链间二硫键的短 N- 端、胶原样区、疏水颈区和糖基识别区 4 个结构域组成。3 个单体通过胶原样区和疏水颈区连接成三聚体，6 个三聚体通过 N- 端的二硫键稳固组成 18 聚体分子。18 聚体分子形成分子量大约为 650kDa 的花束样结构。在 Ca^{2+} 和 SP-B 存在时，SP-A 与磷脂结合形成管状髓磷脂。

SP-D 由分子量大约为 43kDa 的单体亚基组成。SP-D 单体结构与 SP-A 类似。SP-D 通常由 4 个三聚体（分子总量大约为 520kDa）组成十字形的 12 聚体。随着 12 聚体分子组成球样结构，SP-D 形成更高阶多聚体。SP-D 与磷脂酰肌醇和各种糖磷脂（肺表面活性物质中含量较少）结合，仅少部分 SP-D 与脂质分离。

SP-A 与 SP-D 由肺泡Ⅱ型上皮细胞和 Clara 细胞合成和分泌，SP-D 也可来源于其他组织如胃肠黏膜。SP-A 与 SP-D 可以和各种病原体如细菌、病毒、真菌相互作用，通过聚集病原体、刺激吞噬细胞活力、调节炎症反应以保护肺组织免受感染的损伤。SP-A 对磷脂的铺展可能无任何作用，却可以帮助肺表面活性物质抵抗如白蛋白类血浆蛋白的灭活作用。还有研究发现，虽然 SP-A 缺陷的大鼠可以正常生存与哺乳，但它们缺乏管状髓磷脂且容易发生感染。

51.5.2.2 SP-B 与 SP-C

疏水性蛋白 SP-B 与 SP-C 对肺功能起重要作用。SP-B 来源于肺泡Ⅱ型上皮细胞和 Clara 细胞，而 SP-C 仅来源于肺泡Ⅱ型上皮细胞。虽然蛋白结构迥异，但两者均在维持呼吸生理中必不可少，它们可降低气 - 液交界面的表面张力并防止呼气末肺泡萎陷。研究发现 SP-B 基因突变会造成出生时致死性呼吸衰竭（Wert et al. 2009）。更甚，这些突变可通过抑制 SP-C 前体转变为成熟 SP-C 从而交互影响 SP-C 的形成过程。另外，SP-B 缺陷患儿也被发现存在磷脂的异常。关于 SP-C 基因突变导致的肺疾病病理生理机制目前尚不清楚。这些突变通常与成人或者较大儿童肺部疾病相关。突变杂合子也会因 SP-C 成熟受阻导致肺不张、炎症、纤维化等肺部疾病。

SP-B 包含 79 个氨基酸残基，通过 3 个分子内二硫键和 1 个分子间二硫键形成二聚体。二聚体通过每个单体上的 4 或 5 个两亲性 α- 螺旋结构与磷脂双分子层结合。SP-B 属于脂结合蛋白家族，家族成员都可以与脂质结合（Johansson and Curstedt 1997）。然而，与其他脂结合蛋白家族成员相比，SP-B 由于其高度的疏水性，可与膜的结合特别牢固。SP-B 的三维结构尚未明确，但 SP-B 因含有共价键二聚体而不溶于水，与其他脂结合蛋白区分。SP-B 的二聚体结构可使并列的脂质膜形成交叉结构，促进磷脂从肺表面活性物质膜转变成气 - 液交界面的活性膜。SP-B 带正电荷，可选择性地与带阴离子的磷脂（尤其是磷脂酰甘油）结合，但并未得到明确的证据。板层小体及管状髓磷脂的形成都离不开 SP-B。

SP-C 为含有 35 个氨基酸残基的小分子疏水性脂肽，N- 端含有两个棕榈酰化的半胱氨酸（Johansson and Curstedt 1997）。SP-C 由一个非常规则而僵硬的 α- 螺旋和一个无结构的 N- 端组成，前者占分子量大于 70%。α- 螺旋跨膜定位方向与磷脂酰基平行。α- 螺旋的长度与液态二棕榈酰磷脂酰胆碱双分子层的厚度非常一致。人类 SP-C 最初翻译产物为含有 197 个氨基酸残基的前体（pro-SP-C）。在间质性肺疾病患者中发现了 pro-SP-C 羧基 C- 末端发生突变，而成熟 SP-C 未发现此改变。在淀粉样纤维病变中发现该突变可能会导致 pro-SP-C 结构转变为 β- 折叠（Johansson et al. 2006）。这些纤维病变被认为具有细胞毒性，可能会引起器官功能失调与疾病。

51.6 肺表面活性物质结构

肺表面活性物质由肺泡Ⅱ型上皮细胞合成，以板层小体形式分泌到肺泡腔中。板层小体解螺旋转变为管状髓磷脂，当吸附到肺泡气 - 液交界面时很快形成表面活性膜。覆盖在肺泡表面的液体薄膜包含各种膜样结构，包括板层小体、管状髓磷脂以及表面活性膜。气 - 液交界面对于呼吸系统气体交换是必需的，吸气时肺泡必须能够打开，呼气末肺泡不能萎陷。这些功能的实现可能与磷脂复合物在气 - 液交界面可以聚集形成高密度表面活性膜，并且熔点低于人体正常生理温度有关。呼吸时磷脂在气 - 液交界面扩散，需要疏水性 SP-B 和 SP-C 的协同作用。气 - 液交界面还需要作为防御系统抵抗外界各种病原体的入侵，因此，天然肺表面活性物质包含亲水性 SP-A 与 SP-D。

51.7 人工合成表面活性物质

外源性给予动物中提纯的天然表面活性物质成功地救治了呼吸窘迫综合征的早产儿（Halliday 2006）。这种制剂的生产成本高，供应来源有限，因此价格合理、可批量生产的人工合成制剂成为需要。

一项基于简单人工合成磷脂加一种疏水蛋白的混合物的动物实验显示，其可以在吸气时使肺部获得足够的潮气量，但呼气末时肺部仍有萎陷的表现（Johansson et al. 2003）。同时存在 SP-B 和 SP-C 或它们的类似物的表面活性物质，更能促进肺在呼气末时的稳定性（Calkovska et al. 2016；Almlén et al. 2008）。

已经有两种含有磷脂和一种疏水蛋白的人工合成制剂用于临床试验。使用重组 SP-C 表面活性物质（Venticute）（Spragg et al. 2003，2011）治疗急性呼吸窘迫综合征的患者，未见临床益处（Spragg et al. 2011）。Lucinactant（Surfaxin）含有简单的脂质混合物和西那普肽，可用于早产儿的预防性治疗（Halliday 2006），并于 2012 年被 FDA 批准用于早产儿呼吸窘迫综合征的预防。

一种含有 0.2% SP-B 类似物和 1.5% SP-C 类似物，二棕榈酰磷脂酰胆碱：棕榈酰磷脂酰甘油按 1∶1（w/w）比例混合的合成表面活性物质在早产羊中进行效果评价（Sato and Ikegami 2012；Seehase et al. 2012）。该种表面活性物质在 5 小时内的疗效与 Survanta 相同（Sato and Ikegami 2012）。合成表面活性物质联合白蛋白治疗在通气 48 小时后的存活率明显高于固尔苏和白蛋白治疗（Seehase et al. 2012）。第一个关于该合成表面活性物质的人体研究已经完成（Curstedt et al. 2015），第二阶段的研究已经开始。

因此，两种疏水蛋白联合磷脂的人工合成表面活性物质在不久的将来似乎是取代天然表面活性物质制剂的理想选择。它能以合理的成本大批量生产，用于治疗各种表面活性物质功能不全的疾病，或者作为不同药物的载体使用。

参考文献

Almlén A, Stichtenoth G, Linderholm B, Haegerstrand-Björkman M, Robertson B, Johansson J, Curstedt T (2008) Surfactant proteins B and C are both necessary for alveolar stability at end expiration in premature rabbits with respiratory distress syndrome. J Appl Physiol 104:1101–1108

Bastacky J, Lee CY, Goerke J et al (1995) Alveolar lining layer is thin and continuous: low-temperature scanning electron microscopy of rat lung. J Appl Physiol 79:1615–1628

Berggren P, Curstedt T, Grossmann G et al (1985) Physiological activity of pulmonary surfactant with low protein content: effect of enrichment with synthetic phospholipids. Exp Lung Res 8:29–51

Calkovska A, Linderholm B, Haegerstrand-Björkman M et al (2016) Phospholipid composition in synthetic surfactants is important for tidal volumes and alveolar stability in surfactant-treated preterm newborn rabbits. Neonatology 109:177–185

Curstedt T, Halliday HL, Speer CP (2015) A unique story in neonatal research: the development of a porcine surfactant. Neonatology 107:321–329

Haagsman HP, Hogenkamp A, van Eijk M, Veldhuizen EJA (2008) Surfactant collectins and innate immunity. Neonatology 93:288–294

Halliday HL (2006) Recent clinical trials of surfactant treatment for neonates. Biol Neonate 89:323–329

Hislop AA, Wigglesworth JS, Desai R (1986) Alveolar development in the human fetus and infant. Early Hum Dev 13:1–11

Jobe A, Ikegami M (1987) Surfactant for the treatment of respiratory distress syndrome. Am Rev Respir Dis 136:1256–1275

Johansson J, Curstedt T (1997) Molecular structures and interactions of pulmonary surfactant components. Eur J Biochem 244:675–693

Johansson J, Some M, Linderholm BM, Almlén A, Curstedt T, Robertson B (2003) A synthetic surfactant based on a poly-Leu SP-C analog and phospholipids: effects on tidal volumes and lung gas volumes in ventilated immature newborn rabbits. J Appl Physiol 95:2055–2063

Johansson H, Nordling K, Weaver TE, Johansson J (2006) The Brichos domain-containing C-terminal part of pro-surfactant protein C binds to an unfolded poly-val transmembrane segment. J Biol Chem 281:1032–1039

Parmigiani S, Solari E, Bevilacqua G (2005) Current concepts on the pulmonary surfactant in infants. J Matern Fetal Neonatal Med 18:369–380

Pérez-Gil J (2008) Structure of pulmonary surfactant membranes and films: the role of proteins and lipid-protein interactions. Biochim Biophys Acta 1778:1676–1695

Sato A, Ikegami M (2012) SP-B and SP-C containing new synthetic surfactant for treatment of extremely immature lamb lung. PLoS One 7(7), e39392

Schürch S, Green FHY, Bachofen H (1998) Formation and structure of surface films: captive bubble surfactometry. Biochim Biophys Acta 1408:180–202

Seehase M, Collins JJ, Kuypers E, Jellema RK, Ophelders DRMG, Ospina OL, Perez-Gil J, Bianco F, Garzia R, Razzetti R, Kramer BW (2012) New surfactant with SP-B and C analogs gives survival benefit after inactivation in preterm lambs. PLoS One 7(10), e47631

Spragg RG, Lewis JF, Wurst W, Häfner D, Baughman RP, Wewers MD, Marsh JJ (2003) Treatment of acute respiratory distress syndrome with recombinant surfactant protein C surfactant. Am J Respir Crit Care Med 167:1562–1566

Spragg RG, Taut FJH, Lewis JF, Schenk P, Ruppert C, Dean N, Krell K, Karabinis A, Günther A (2011) Recombinant surfactant protein C-based surfactant for patients with severe direct lung injury. Am J Respir Crit Care Med 183:1055–1061

Veldhuizen R, Nag K, Orgeig S, Possmayer F (1998) The role of lipids in pulmonary surfactant. Biochim Biophys Acta 1408:90–108

Wert SE, Whitsett JA, Nogee LM (2009) Genetic disorders of surfactant dysfunction. Pediatr Dev Pathol 12:253–274

52

新生儿肺部疾病时肺表面活性物质的代谢

Virgilio P. Carnielli and Paola E. Cogo
郭晓菁　翻译,孙波　审校

目录

摘要

　　自 20 世纪 90 年代初以来,肺表面活性物质治疗成为呼吸窘迫综合征患儿的标准治疗方法。表面活性物质制剂的发展成为新生儿医疗最为成功的案例之一,因为它能特异性地纠正表面活性物质缺乏,改善呼吸窘迫综合征的病理生理和预后。然而,部分早产儿和足月婴儿仍持续存在肺表面活性物质的缺陷或功能障碍,从而导致新生儿多种呼吸系统疾病的发生。在简要回顾肺表面活性物质之后(包括肺表面活性物质在几种特定的新生儿呼吸疾病中的作用),我们将描述一系列应用两种最新方法来检测表面活性物质动力学的研究。在第一组被称为"内源性研究"中,常使用稳定同位素标记的静脉表面活性物质前体。研究表明,血浆葡萄糖、血浆脂肪酸和

体液的代谢前体均可检测患儿体内表面活性物质的合成和代谢动力学。第二组研究被称为"外源性研究",经气管内注射稳定同位素标记的磷脂酰胆碱作为示踪剂,从而估计表面活性物质双饱和磷脂酰胆碱代谢池的大小和半衰期。新生儿表面活性物质动力学研究的主要发现如下:(a) 表面活性物质中双饱和磷脂酰胆碱在早产儿呼吸窘迫综合征中的从头合成和转换率均很低;(b) 与动物研究相比,呼吸窘迫综合征早产儿肺表面活性物质代谢池非常小,而半衰期要长得多;(c) 在拔管或再插管后,仍需要接受较高参数持续气道正压通气治疗的呼吸窘迫综合征恢复期患儿,其内源性肺表面活性物质的含量低于拔管后情况良好的患儿;(d) 患肺炎的足月新生儿表面活性物质分解代谢速度大大加快;(e) 单纯

先天性膈疝和常频机械通气患儿的表面活性物质合成是正常的,而那些需要体外膜氧合治疗的患儿则不正常。从以上研究中获得的信息将有助于更好地使用外源性表面活性物质治疗新生儿肺部疾病。

52.1　要点

- 表面活性物质某些特定成分的代谢动力学可以通过使用稳定同位素示踪剂在成人和早产儿中测定。
- 肺表面活性物质中双饱和磷脂酰胆碱的从头合成和转换速率在呼吸窘迫综合征早产儿很低。
- 在拔管或再插管后,仍需要接受较高参数持续气道正压通气治疗的呼吸窘迫综合征恢复期患儿,其内源性肺表面活性剂的含量低于拔管后情况良好的患儿。
- 患肺炎的足月新生儿表面活性物质分解代谢速度大大加快。
- 单纯先天性膈疝和常频机械通气患儿的表面活性物质合成是正常的,而那些需要体外膜氧合治疗的患儿则不正常。从以上研究中获得的信息将有助于更好地使用外源性表面活性物质治疗新生儿肺部疾病。

52.2　背景

　　Avery 和 Mead 在 1959 年指出,肺表面活性物质缺乏是呼吸窘迫综合征(respiratory distress syndrome,RDS)病理生理发展过程中的主要因素。1980 年,Fujiwara 等首次使用外源性肺表面活性物质成功治疗了 RDS 的早产儿。此后,大量临床研究证实,它可显著降低 RDS 死亡率和气胸的发生率。如今,肺表面活性物质替代治疗成为 RDS 的标准治疗。研究数据显示,越来越多的新生儿肺部疾病,如先天性膈疝(congenital diaphragmatic hernia,CDH)、胎粪吸入综合征(meconium aspiration syndrome,MAS)、肺炎和表面活性物质蛋白-B(surfactant protein-B,SP-B)缺乏症,也可能与内源性肺表面活性物质代谢紊乱有关。肺表面活性物质的替代治疗可能在这些疾病的治疗中发挥作用。

52.2.1　表面活性物质的功能和成分

　　肺表面活性物质可降低肺泡和远端细支气管

气-液交界面的表面张力,吸气时促进肺扩张,呼气末时防止肺泡萎陷。表面活性物质在宿主防御中也起着关键作用(Phelps 2001)。肺表面活性物质是一种复杂混合物,由约 90% 的脂质和约 10% 的蛋白质组成,这在包括人类在内的各物种中具有惊人的相似性(Hunt et al. 1991)。在脂质中,80%~90% 是磷脂,主要是磷脂酰胆碱(phosphatidylcholine,PC),占磷脂总量的 70%~80%。其他的磷脂成分包括磷脂酰甘油(phosphatidyl glycerol,PG)、磷脂酰乙醇胺、磷脂酰肌醇、磷脂酰丝氨酸、神经鞘磷脂、胆固醇、三酰甘油以及游离脂肪酸。大约 60% 的 PC 含有 2 个饱和的脂肪酸链[双饱和磷脂酰胆碱(disaturated phosphatidylcholine,DSPC)],其中二棕榈酰磷脂酰胆碱(dipalmitoyl phosphatidylcholine,DPPC)(16∶0/16∶0)是最丰富的。DPPC 是肺表面活性物质中降低肺泡表面张力的主要成分。

　　目前为止共发现了四种肺表面活性蛋白(Haagsman and Diemel 2001)。其中 SP-A 和 SP-D 为亲水性蛋白,SP-B 和 SP-C 为疏水性蛋白。它们仅与肺相关或者主要来源于肺。SP-A 在四种蛋白中含量最丰富,对管状髓磷脂的形成起重要作用。SP-A 可作为调理素促进磷脂被摄取到磷脂单分子层,并调节磷脂被 II 型肺泡上皮细胞重摄取和分泌。然而,SP-A 缺陷小鼠虽然没有管状髓磷脂,但是肺功能与肺表面活性物质代谢不论在平静或是运动状态下都仍保持正常(Korfhagen et al. 1996)。此外,与 SP-D 一起,SP-A 在肺固有免疫中发挥重要作用(Crouch 1998)。SP-A 和 SP-D 与病原体结合,促进他们的清除(Crouch 1998)。SP-D 缺失小鼠磷脂代谢池含量增加,且产生肺气肿(Botas et al. 1998)。SP-B 对管状髓磷脂的形成也发挥作用,与 SP-C 一起,可促进磷脂快速扩展到肺泡气-液交界面,并影响磷脂层的分子排序。SP-B 基因缺乏患儿在出生后即可发展为致死性呼吸衰竭,肺移植是唯一的治疗方法(Nogee et al. 1993)。SP-B 缺乏将导致板层小体、管状髓磷脂的损失,且使得 SP-C 成熟进程受阻(deMello et al. 1994)。SP-C 调节磷脂单分子层排序,在体外研究中加强脂质的再摄取,并且可能影响肺表面活性物质的分解代谢。SP-C 缺失小鼠可以有正常的肺及表面活性物质功能,并且不影响 SP-B 的合成过程(Glasser et al. 2001)。然而,在肺容量降低时表面活性物质的稳定性随之下降。

　　有趣的是,患有 RDS 的新生儿肺表面活性物质代谢池的大小与没有呼吸系统疾病的成年人差别不大（Rebello et al. 1996）。但是，如果不外源性补充表面活性物质，患有 RDS 的新生儿会出现严重的呼吸衰竭，这可能是由表面活性物质成分的改变、不成熟的肺结构和表面活性物质失活的增加等多种机制共同作用的结果。关于表面活性蛋白在新生儿呼吸系统疾病中作用的研究数据目前尚有限。

52.3　肺表面活性物质的合成、分泌和清除

　　肺表面活性物质中 PC 是在高尔基体从磷脂前体（如脂肪酸、甘油、胆碱和葡萄糖）合成的（Batenburg 1992）。在胎儿 II 型肺泡上皮细胞内，细胞内储存的糖原是 PC 甘油骨架的主要来源，而成人主要来源于循环中的葡萄糖。胆碱主要从饮食中获得。磷脂中的脂肪酸可由 II 型肺泡上皮细胞从头合成，或从血液中摄取，或来源于肺表面活性物质磷脂的再循环（Batenburg 1992）。

　　板层小体是浓缩的、高度结构化的脂蛋白聚集体，是表面活性物质的胞内存储形式。板层小体通过质膜融合的方式分泌到肺泡腔内。分泌后的板层小体解螺旋形成疏松的膜状阵列和网格状结构，即管状髓磷脂。吸气时，肺泡表面积扩张，表面活性成分从下相（上皮内液）进入肺泡表面单层活性膜。呼气时，肺泡表面积缩小，单层活性膜被压缩，从而将一些表面活性蛋白、不饱和 PC 和其他脂质挤压出来。通过这样的机制，肺泡表面单层活性膜主要由 DPPC 组成，其为膜压缩过程中（呼气末）最重要的降低表面张力的成分。

　　肺表面活性物质可通过多种途径被清除，其可由 II 型肺泡上皮细胞重摄取，进入板层小体直接被再次分泌入肺泡腔（Jacobs et al. 1983）。另外一种方式是降解后的肺表面活性物质重合成新的脂质或蛋白。最终，肺表面活性物质以完整分子形式或者降解形式从肺组织中清除（Wright and Dobbs 1991）。再循环效率随年龄而异，幼年猪效率为 90%（Martini et al. 1999），新生兔 >90%，成年兔为 50%（Jacobs et al. 1985）。

52.4　肺表面活性物质代谢动力学

　　PC 从原料合成、分泌以及完成肺泡集聚所需

要的时间，已在动物实验中通过放射性标记底物方法测定（Jobe et al. 1980）。和成年动物相比，足月新生动物达到特异性的峰值活性所需时间较长（Jobe 1988）。机械通气早产羊与足月羊类似，PC 从合成区域转运到肺泡的过程很缓慢（Jobe et al. 1983）。最近，稳定同位素技术被用来研究人类婴儿肺表面活性物质的代谢情况。标记的前体通过静脉注入体内，然后利用质谱分析法检测气管吸出物中 PC 或者 DSPC 中标志物的含量。患有新生儿 RDS 的早产儿持续 24 小时静脉注入［U-^{13}C］葡萄糖后，肺表面活性物质 PC 中的棕榈酸大约 17 小时后显示标记，大约 75 小时之后达到高峰（Bunt et al. 1998；Merchak et al. 2002）。通过利用其他被标记的前体，如［U-^{13}C］棕榈酸、［U-^{13}C］亚油酸、［1-^{13}C］醋酸盐研究肺表面活性物质的动力学，也得到了相同结果（Cavicchioli et al. 2001；Bohlin et al. 2003）。对于没有显著肺部疾病的机械通气足月儿，注入标记前体［U-^{13}C］葡萄糖、［U-^{13}C］棕榈酸或［1-^{13}C］醋酸酯，注射后 9 小时在肺表面活性物质 PC 中首次出现标记，大约在注射后 44 小时达到峰值（Bohlin et al. 2003；Cogo et al. 2002；Janssen 2003）。与动物实验类似，人类同位素标记实验同样显示早产儿肺表面活性物质代谢慢于足月儿。不同标记前体对结果没有影响。肺表面活性物质的合成速率分数（fractional synthesis rate，FSR）是指某种标记前体注入体内后测得的每天由该前体合成的肺表面活性物质的百分数。对于持续 24 小时静脉注射［U-^{13}C］葡萄糖的早产儿，FSR 大约为 4%/ 天（Bunt et al. 1998；Merchak et al. 2002）。早产儿对棕榈酸和亚油酸的 FSR 分别为 12%/d 和 25%/d（Cavicchioli et al. 2001）。早产儿与足月儿对醋酸盐的 FSR 分别为 2%/d 和 15%/d（Merchak et al. 2002）。足月儿对棕榈酸的 FSR 为 17%/d（Cogo et al. 2002），对葡萄糖的 FSR 大约为 8%/天（Janssen 2003）。这些数据显示，早产儿的 FSR 低于足月儿。

　　肺表面活性物质缓慢分泌与肺泡内集聚在早产或者足月儿肺中由缓慢的代谢与清除速率所平衡。例如，放射性标记的肺表面活性磷脂经气管注入足月羊肺内，其生物半衰期大约为 6 天（Glatz et al. 1982）。然而，同样的方法在早产狒狒中得到的结果大约为 30 小时（Seidner et al. 1998），可能由于早产动物中再循环率高以及物种差异。动物实验中不同的半衰期检测结果取决于胎龄、生后年龄、标记前体

以及肺表面活性物质代谢池。

使用标记的肺表面活性物质测量清除半衰期的人类研究通常是在患有 RDS 的早产儿中进行。经静脉注入标记前体时测得的半衰期更长：RDS 早产儿静脉注入标记葡萄糖后，检测气道吸引物中 ^{13}C- 标记的 PC- 棕榈酸的半衰期大约为 96h（Bunt et al. 1998, 2000a；Merchak et al. 2002）。早产儿中分别注入标志物[U-^{13}C]棕榈酸、[U-^{13}C]亚油酸或[1-^{13}C]醋酸盐后，测得的半衰期分别为 98 小时、47 小时和 106 小时（Bohlin et al. 2003；Cogo et al. 1999）。而足月儿中注入[U-^{13}C]棕榈酸、[U-^{13}C]葡萄糖或[1-^{13}C]醋酸盐时，肺表面活性物质半衰期分别为 43 小时、63 小时和 28 小时（Bohlin et al. 2003；Cogo et al. 2002；Janssen 2003）。因此，足月儿与早产儿肺表面活性物质半衰期不同，早产儿较长的半衰期反映了其更慢的肺表面活性物质代谢动力学，尤其是在 RDS 早产儿。

对于危重症足月儿，目前有两篇使用不同的标记前体研究其肺表面活性物质代谢的文章（Bohlin et al. 2003；Cogo et al. 1999）。Cogo 等发现，不同原发病的危重症患儿注入标记的脂肪酸后，PC 动力学差别很大（Cogo et al. 1999）。Bohlin 等报道，呼吸衰竭的足月儿与 RDS 早产儿对肺表面活性物质的代谢特点类似，可能是因为肺表面活性物质成熟受阻或者受到原发疾病的破坏（Bohlin et al. 2003）。

综上所述，动物研究表明，新生动物的表面活性物质转换速度比成年动物慢。利用稳定同位素的人类研究发现，RDS 早产儿对肺表面活性物质中 PC 的代谢比没有肺部疾病的足月儿更慢。此外，患有呼吸衰竭的足月儿肺表面活性物质代谢也异常，其表现类似于 RDS 早产儿。

52.5 肺表面活性物质代谢池含量

在大多数被研究物种中，PC，尤其是 DSPC，通常在妊娠的第三阶段增加（Oulton et al. 1986）。羊水中，肺表面活性物质浓度的增加反映了肺泡内肺表面活性物质的聚集。这种增加也反映了卵磷脂 / 鞘磷脂（lecithin/sphingomyelin，L/S）比值的增加（Gluck et al. 1974）。出生时和出生后短期，大量的肺表面活性物质释放入肺泡腔内（Faridy and Thliveris 1987）。由于未检测到细胞内肺表面活性物质代谢池的消耗，肺泡腔代谢池中的增加可能是由于从头合成的

增加。然而，上述同位素实验显示肺表面活性物质代谢缓慢，意味着从肺表面活性物质从头合成到在肺泡腔内能够被检测到需要较长时间。增加的肺组织和肺泡腔内代谢池只能解释为由 Ⅱ 型肺泡上皮细胞内其他的代谢池（如板层小体、小囊泡）快速移动而来。肺组织和肺泡代谢池含量随年龄而变化。截至目前所有被研究的物种中，肺表面活性物质代谢池在新生儿期含量很高，随着肺的成熟逐渐下降。人类尸检发现，肺泡灌洗（bronchoalveolar lavage，BAL）液中 DSPC 的含量也是随着年龄的增加而降低（Rebello et al. 1996）。患有 RDS 的早产儿中，肺泡内表面活性物质代谢池含量较低（2~10mg/kg）（Jobe 1988）。成年人尸检检测 DSPC 在全肺和 BAL 液中的含量分别为 22mg/kg 和 2mg/kg（Rebello et al. 1996）。婴儿肺表面活性物质代谢池的大小可通过在体测量标记的肺表面活性物质成分的稀释度得到。Hallman 等（1986）和 Griese 等（1995）利用 PG 作为标志物检测到 RDS 早产儿肺表面活性物质代谢池的含量大约为 16mg/kg。患有 RDS 早产儿经支气管内注入含有稳定同位素（^{13}C-DPPC）的 100mg/kg 外源性肺表面活性物质，测得的内源性肺表面活性物质代谢池的含量（治疗前）范围在 1~15mg/kg 之间（Torresin et al. 2000），而未患 RDS 的足月儿中该数值是前者的 3 倍甚至更多（Cogo et al. 2003）。由于早产儿肺表面活性物质合成速率低，目前已经明确，只有通过肺表面活性物质替代疗法才能迅速增加其体内含量。

52.6 肺表面活性物质疗法对 RDS 早产儿肺表面活性物质合成的影响

尽管肺表面活性物质替代治疗已经成为治疗早产儿 RDS 的常规疗法，但是关于外源性肺表面活性物质对内源性肺表面活性物质代谢作用影响却知之甚少。健康成年兔左肺内注入肺表面活性物质后，其可在左肺增加来自血清的棕榈酸合成肺表面活性物质 PC，而右肺内没有发现此作用（Oetomo et al. 1990），表明其可以促进内源性肺表面活性物质的合成。给予机械通气早产羊外源性肺表面活性物质，纠正增加的肺表面活性物质代谢池后，发现其可以促进[^{3}H]棕榈酸合成肺表面活性物质 PC（Ikegami et al. 1989）。然而，对于出生 3 天的新生兔，给予外源性肺表面活性物质并没有对标记前体进入整个肺

表面活性物质代谢池产生影响（Oguchi et al. 1985）。在患有 RDS 早产儿中发现，PG 的 T1/2 不依赖外源性肺表面活性物质的剂量（60mg/kg vs 120mg/kg）（Hallman et al. 1986）。这表明 2 剂肺表面活性物质的绝对转换速率是 1 剂的两倍。最近更多婴儿中稳定同位素的示踪实验发现，外源性肺表面活性物质的给予可以增加静脉注入 [U-^{13}C] 葡萄糖后合成磷脂酰胆碱棕榈酸酯（Bunt et al. 2000a）。综上所述，关于外源性肺表面活性物质对内源性肺表面活性物质代谢作用影响的动物和人类研究均知之甚少。

52.7　产前应用糖皮质激素对 RDS 早产儿肺表面活性物质合成的影响

很多体外研究发现，糖皮质激素可以增加肺表面活性物质 PC 合成相关酶的活力（Spragg and Li 2000；Rooney et al. 1979；Ballard 1989；Pope and Rooney 1987；Post et al. 1986），并促进肺表面活性蛋白合成（Ballard 1989）。体外肺叶和分离 II 型肺泡上皮细胞实验发现，糖皮质激素可以增加放射性标记前体进入肺表面活性物质 PC 内，促进 PC 合成（Rooney et al. 1979；Post et al. 1986；Gonzales et al. 1990）。早产羊发现，产前糖皮质激素可以促进肺组织中肺表面活性蛋白 mRNA 及蛋白的含量（Tan et al. 1999）。Kessler 等（1982）给予早产狒狒产前连续 72 小时使用地塞米松，未发现肺脂质中放射性棕榈酸含量增加，而出生时肺磷脂含量及 BAL 液中 DPPC 含量增加。Bunt 等（1999）对早产狒狒使用稳定性同位素标记葡萄糖，测定肺表面活性物质中 PC 的合成速率。结果发现，产前给予 48 小时糖皮质激素，可使合成率增加 1 倍。人类早产儿中也发现，产前给予两次糖皮质激素可使血清 [U-^{13}C] 葡萄糖合成内源性肺表面活性物质的量增加至两倍（Bunt et al. 2000b）。总之，给予产前糖皮质激素可加强体内肺表面活性物质 PC 的合成，而从头合成速率依然很低，48 小时内肺泡代谢池的含量没有增加。人类患有 RDS 的早产儿，产前应用糖皮质激素可以在 15 小时内增加肺顺应性（Ikegami et al. 1996），促进肺结构的发育（Beck et al. 1981；Walther et al. 1991，1998；Ikegami et al. 1987；Ballard and Ballard 1996；Pinkerton et al. 1997）。因此，产前糖皮质激素使用提高肺功能的病理生理机制仍存争议。

52.8　早产儿 RDS 恢复期肺表面活性物质的状况

通常认为，外源性给予肺表面活性物质会被完全保存在 RDS 早产儿肺内，最近 Verlato 等（2008）的研究结果质疑了这一说法。他们研究肺表面活性物质的缺乏是否会影响需要机械通气、外源性肺表面活性物质治疗以及出生 3 天内不能拔管的中重度 RDS 早产儿在拔管后仍出现呼吸衰竭。Verlato 等利用"外源性"示踪剂对 88 名早产儿进行了研究。患儿于拔管前在气管内注入 ^{13}C-DPPC 作为示踪剂，用于评估肺表面活性物质中 DSPC 池的含量及半衰期。患儿被回顾性地分为 3 组：(a) 拔管失败组（16 人）：拔管后需要重新插管或者持续呼气末正压 ≥6cmH$_2$O，FiO$_2$≥0.4；(b) 拔管成功组（23 人）：不满足失败标准；(c) 未拔管组（24 人）：仍然需要持续机械通气。拔管失败组的平均 DSPC 代谢池含量小于拔管成功组（25mg/kg vs 43mg/kg），未拔管组 DSPC 代谢池含量为 37mg/kg。DSPC 平均半衰期在拔管失败组、拔管成功组和未拔管组分别为 19 小时、24 小时和 28 小时。通过对上述结果分析，研究者得出结论：肺表面活性物质不足将会导致拔管失败或者拔管后需要设置较高呼气末正压，外源性肺表面活性物质治疗的个体差异性与内源性肺表面活性物质合成的个体差异性更加值得关注。有趣的是，最近一篇摘要报告显示，胎龄 <28 周早产儿在出生 7 天后给予外源性肺表面活性物质（Infasurf 3ml/kg）反而增加了呼吸系统严重度评分（Merrill et al. 2006）。

52.9　新生儿肺炎

儿童及新生儿肺炎可能与肺表面活性物质功能失调及急性严重 RDS 有关（Herting et al. 2000，2002；Finer 2004；Fetter et al. 1995；Rivera et al. 2004；Escande et al. 2004）。一些小样本量的研究发现，对脓毒症和肺炎的新生儿治疗性给予肺表面活性物质，可以改善其气体交换（Herting et al. 2000；Finer 2004；Fetter et al. 1995；Auten et al. 1991；Chinese Collaborative Study Group for Neonatal Respiratory Distress 2005；Hintz et al. 2000）。Verlato 等（2003）经气管注入"外源性"^{13}C-DPPC 研究足月肺炎患儿和 RDS 早产儿中肺表面活性物质的动力学。这个小样本量的研究发现，支气管吸引物中 DSPC 含量在

两组人群中没有差异，但足月肺炎患儿的 DSPC 半衰期（19.3±7.3 小时）低于 RDS 早产儿（28.7±15.9 小时）。正常足月对照组婴儿平均半衰期为 62 小时。我们最近研究了 28 例足月新生儿，其中 13 例患有肺炎，15 例未患肺部疾病（Finer 2004），检测其插管和拔管时气管内吸引物中 SP-B、SP-A、DSPC 和总磷脂（total phospholipids，PL）的含量。用稳定同位素标记法测定 DSPC 的动力学。基线状态下（插管时，译者注），SP-B（以 PL 中 % 表示）在两组间存在显著差异，肺炎组的 SP-B 浓度是对照组的 3.5 倍，而 SP-A 在两组间无显著差异。在拔管时，肺炎组的 SP-B 和 SP-A 浓度显著降低，而对照组没有显著变化。肺炎组的 DSPC 半衰期（11.8 小时）明显短于对照组（26.6 小时），证实了 Verlato 等和 Herting 等的早期报告（Verlato et al. 2003；Herting et al. 2002）。有趣的是，在患有肺炎的足月新生儿中，SP-B 相对于 PL 增加，而 DSPC 的转换率显著增快。

结论：如果说大型随机对照试验对评估肺表面活性物质疗法对发病率与死亡率的作用是必须的，那么结论很可能是新生儿肺炎所需外源性肺表面活性物质的剂量与时间间隔不同于新生儿 RDS 目前的给药常规。

52.10 胎粪吸入综合征（MAS）

肺内吸入胎粪可直接抑制肺表面活性物质的功能，促发肺内炎症反应，可能对 II 型肺泡上皮细胞功能及肺表面活性物质代谢产生不利的影响。胎粪抑制肺表面活性物质的功能呈浓度依赖性（Moses et al. 1991；Sun et al. 1993）。胎粪可增加最小及最大表面张力，并降低肺表面活性物质在肺泡表面扩展的速率（Moses et al. 1991；Sun et al. 1993；Bae et al. 1998）。有关 MAS 中肺表面活性物质浓度及构成的研究甚少。Cleary 等（1997）发现 MAS 大鼠模型中肺表面活性物质大聚集体中 SP-A 和 SP-B 含量降低，而 BAL 液及肺组织中磷脂和 DPPC 含量变化不大。通过对 8 名机械通气治疗的 MAS 患儿中 BAL 液分析发现，和对照组相比，磷脂及 SP-A 含量没有明显差异（Dargaville et al. 2001）。然而，非肺表面活性蛋白及白蛋白含量超过正常对照组 3 倍以上。需要体外膜氧合（extracorporeal membrane oxygenation，ECMO）治疗的 MAS 患儿，其气管吸引物内肺表面活性物质磷脂、PC、SP-A 含量在 ECMO 治疗期

间增加（Lotze et al. 1990，1993）。在胎粪存在条件下，有关学者对肺表面活性物质动力学进行了研究（Higgins et al. 1996）。在这项成年大鼠 II 型肺泡上皮细胞离体实验发现，低浓度（1%）胎粪可促进 II 型肺泡上皮细胞分泌 PC，而对合成没有作用；较高浓度胎粪对培养的 II 型肺泡上皮细胞产生毒性，而其对肺表面活性物质合成的影响尚不清楚。Janssen 等利用"外源性"[U-13C]葡萄糖作为前体合成肺表面活性物质磷脂酰胆碱棕榈酸酯，研究 ECMO 治疗的 MAS 患儿肺表面活性物质的代谢情况（Janssen 2003），测得 MAS 患儿中 FSR 大约为 3.3%/天（对照组 8%/d，$P=0.058$），峰值远低于对照组（$P=0.027$），表明 MAS 时其合成降低。MAS 患儿上皮内液的 PC 含量大约为 4mg/kg（明显低于对照组：12.8mg/kg）。内源性肺表面活性物质半衰期为 69h（与对照组无差异）。经气管注入 $^2H_3$-DPPC 作为标志物，ECMO 治疗的 MAS 新生儿中肺表面活性物质代谢池 PC 含量大约为 50mg/kg，与对照组及 ECMO 治疗的持续肺动脉高压新生儿无明显差异（Janssen et al. 2003）。MAS 动物模型给予外源性肺表面活性物质治疗（尤其较高剂量 200mg/kg）可以改善肺功能和形态改变（Sun et al. 1996）。一系列研究表明，肺表面活性物质疗法可以调高 MAS 患儿的氧合，虽然大部分患儿需要两次甚至更多的肺表面活性物质治疗（Halliday et al. 1996）。一项随机试验中，20 名 MAS 患儿分别给予 3 次牛肺表面活性物质（150mg/kg），和对照组（$n=20$）相比，肺表面活性物质可以提高患儿氧合，降低肺部并发症的严重程度，减少对 ECMO 的需要，缩短住院时间（Findlay et al. 1996）。Lotze 等（1998）在出生后 30 小时内对患有严重 RDS 的足月儿给予 4 次牛肺表面活性物质（100mg/kg/次），其中 50% 患儿合并有 MAS，结果发现和对照组相比，患儿氧合、肺部并发症或者住院时间（译者注）并没有区别，仅降低了对 ECMO 的需要。从这些研究结果看来，MAS 患儿呼吸衰竭早期大剂量给予外源性肺表面活性物质治疗是最有效的。肺表面活性物质灌洗疗法可以从肺内清除胎粪、炎症细胞、水肿液、蛋白及其他碎片，而在肺泡表面保留一层外源性肺表面活性物膜（Cochrane et al. 1998）。动物实验显示，肺表面活性物质灌洗疗法有益于改善肺功能、肺部影像学及组织学表现。而有关肺表面活性物质灌洗疗法在人类 MAS 新生儿中应用的报道较少（Moller et al. 1999），且病人数量较少、没有设置对照组。一项

肺表面活性物质灌洗疗法与 MAS 标准疗法对比的多中心随机对照试验显示（Wiswell et al. 2002）：肺表面活性物质灌洗疗法有缩短机械通气持续时间和提高患儿氧合的趋势，但差异没有统计学意义。

总之，肺表面活性物质失活较肺表面活性物质不足在 MAS 病理生理机制中发挥更重要的影响。对于需要 ECMO 治疗的危重 MAS 患儿，肺表面活性物质的合成受到破坏。外源性肺表面活性物质疗法对 MAS 似乎是有效的，且应该在疾病的早期大剂量给予。

52.11　先天性膈疝（CDH）

尽管 CDH 患者肺发育不成熟，形态上与 RDS 早产儿肺类似，目前关于人类 CDH 患儿是否会发生原发性肺表面活性物质不足仍然不确定。已经建立几种动物模型来研究 CDH 的发病机制。通过手术造成 CDH 胎羊模型后，其 BAL 液内磷脂、PC、SP-A 和 SP-B 含量均较对照组减少（Glick et al. 1992a；Wilcox et al. 1995），而羊水中 L/S 比值与对照组无差别（Wilcox et al. 1995）。分离培养 CDH 胎羊Ⅱ型肺泡上皮细胞发现，胆碱合成的 PC 减少（Glick et al. 1992a），表明 CDH 时肺表面活性物质合成降低。而人类研究的结果与之相反：CDH 患儿 L/S 比值下降或正常（Sullivan et al. 1994）。死亡或接受 ECMO 治疗的 CDH 患儿羊水内 SP-A 和 DSPC 含量较低（Moya et al. 1995）。出生后即死亡或生后数天死亡的 CDH 患儿尸体解剖显示，其肺组织内 SP-A 含量降低（Minowa et al. 2000）。CDH 患儿 BAL 液内 L/S 比值、PC、PG 含量与相同日龄正常儿并无差别（Ijsselstijn et al. 1998）。

Cogo 等利用稳定同位素技术对接受机械通气治疗而未实施 ECMO 疗法的 CDH 患儿进行了一系列肺表面活性物质追踪研究。在第一个研究中，研究者利用"内源性方法"比较 CDH 患儿和对照组中肺表面活性物质 DSPC 合成和代谢，结果显示，两组的分泌时间分别为 8.3 ± 5.5 小时和 8.5 ± 2.5 小时，高峰时间分别为 51.9 ± 15.2 小时和 51 ± 13 小时。两组 FSR 没有差别（P=0.4）。由此得出结论：CDH 患儿和对照组相比，肺表面活性物质 DSPC 合成及动力学改变并不明显。研究者进一步推测，由于肺泡表面积减少、DSPC 代谢的增加而不是肺表面活性物质不足导致了 CDH 患儿肺表面活性物质代谢池

的改变（Cogo et al. 2002）。Cogo 等（2003）还对未需要 ECMO 疗法的 CDH 患儿利用"外源性示踪技术"研究了 DSPC 半衰期、周转时间及代谢池含量。13 名 CDH 患儿较对照组相比，DSPC 半衰期更短（24 vs 53 小时），周转时间更短（0.6 天 vs 1.5 天），代谢池含量更小（34mg/kg 体重 vs 57mg/kg 体重），气管吸引物测定的上皮内液中 DSPC 含量更低（2.4mg/ml vs 4.6mg/ml）。这些"外源性示踪"结果显示，机械通气 CDH 患儿肺表面活性物质动力学功能失调，但其原因尚不能确定是由于原发性肺表面活性物质缺乏还是继发于氧疗及机械通气后。在第三个系列实验中，Cogo 等（2004）利用双重稳定同位素示踪新技术（比如在同一病人联合使用"内源性"和"外源性"示踪技术）来测定 DSPC 净合成率和动力学。所有患儿气管内和静脉内分别同时注入 C^{13}-DPPC 和 ^{2}H- 棕榈酸稳定同位素。由血清 ^{2}H- 棕榈酸合成的 DSPC 在 CDH 患儿与对照组之间无差别（8.6mg/kg/d vs 8.1mg/kg/d），而 DSPC 代谢池含量分别为 36.7 ± 7.5mg/kg 和 58.5 ± 9.1mg/kg（P=0.07），半衰期分别为 26 小时和 50 小时（P=0.03）。DSPC 周转时间与其分解 / 再循环比值和机械通气持续时间紧密相关。因此，机械通气依赖 CDH 患儿 DSPC 合成并没有受阻，而 DSPC 周转时间缩短，反映为 DSPC 分解 / 再循环比值增加，作者推测可能是由于 DSPC 分解代谢的增加最终导致了继发的肺表面活性物质不足。

通过"外源性示踪剂"方法（Janssen et al. 2003），比较接受 ECMO 疗法的 CDH 患儿与未接受 ECMO 疗法的重度呼吸衰竭的足月儿中，肺表面活性物质 PC 代谢池含量相当，分别为 73mg/kg vs 69mg/kg。Jassen（2003）利用［U-^{13}C］葡萄糖作为前体，发现接受 ECMO 疗法的 CDH 患儿 FSR 低于对照组（2.4%/d vs 8%/d），而内源性肺表面活性物质半衰期类似（大约 65 小时）。目前尚不清楚肺表面活性物质 PC 代谢池含量和合成方面的差异是否由于 ECMO 的使用还是病人本身病情的严重程度。目前只有少量肺表面活性物质应用于 CDH 患儿的研究（Bos et al. 1991；Glick et al. 1992b；Lotze et al. 1994）。Bos 等（1991）报道，5 名接受肺表面活性物质治疗的 CDH 患儿中，有 3 名氧合功能得到改善。当肺表面活性物质预防性给予 CDH 高风险新生儿，3 名新生儿全都存活下来（Glick et al. 1992b）。给予接受 ECMO 疗法的 9 名 CDH 患儿肺表面活性物质，其肺功能、

并发症以及存活率没有任何改善（Lotze et al. 1994）。近期有些研究发现，肺表面活性物质对产前诊断的单独 CDH 患儿无任何益处（Van Meurs 2004），甚至降低 CDH 早产儿存活率（Lally et al. 2004）。

时至今日，仍无法明确 CDH 患儿是否存在原发性肺表面活性物质缺乏。我们认为，在 CDH 治疗中不可或缺的机械通气可能会降低肺表面活性物质的活性（Sakurai et al. 1999），同时肺组织细胞减少（尤其更严重的 CDH 患儿）导致的肺表面活性物质合成不足也不能排除在外。我们最近报道，CDH 患儿的 SP-B 合成减少，气道吸出物中 SP-B 含量减低。由此推测，在 CDH 患儿中，SP-B 部分缺乏可能加重呼吸衰竭的严重程度，而纠正 SP-B 可能成为治疗目标（Cogo et al. 2013）。

52.12　总结

我们回顾了表面活性物质在早产儿和足月儿几种特定的呼吸系统疾病中所起的作用，并着重于人类研究，特别是基于稳定同位素的最新研究。这些研究为在体研究需要气管插管的患儿中肺表面活性物质动力学提供了新的信息。这些研究对于现在和将来回答有关人类肺表面活性物质的临床问题极具价值。

参考文献

Auten RL, Notter RH, Kendig JW, Davis JM, Shapiro DL (1991) Surfactant treatment of full-term newborns with respiratory failure. Pediatrics 87:101–107

Avery ME, Mead J (1959) Surface properties in relation to atelectasis and hyaline membrane disease. Am J Dis Child 97:517–523

Bae CW, Takahashi A, Chida S, Sasaki M (1998) Morphology and function of pulmonary surfactant inhibited by meconium. Pediatr Res 44:187–191

Ballard PL (1989) Hormonal regulation of pulmonary surfactant. Endocr Rev 10:165–181

Ballard RA, Ballard PL (1996) Antenatal hormone therapy for improving the outcome of the preterm infant. J Perinatol 16:390–396

Batenburg JJ (1992) Surfactant phospholipids: synthesis and storage. Am J Physiol 262:L367–L385

Beck JC, Mitzner W, Johnson JW, Hutchins GM, Foidart JM, London WT, Palmer AE, Scott R (1981) Betamethasone and the rhesus fetus: effect on lung morphometry and connective tissue. Pediatr Res 15:235–240

Bohlin K, Merchak A, Spence K, Patterson BW, Hamvas A (2003) Endogenous surfactant metabolism in newborn infants with and without respiratory failure. Pediatr Res 54:185–191

Bos AP, Tibboel D, Hazebroek FW, Molenaar JC, Lachmann B, Gommers D (1991) Surfactant replacement therapy in high-risk congenital diaphragmatic hernia [letter]. Lancet 338:1279

Botas C, Poulain F, Akiyama J, Brown C, Allen L, Goerke J, Clements J, Carlson E, Gillespie AM, Epstein C, Hawgood S (1998) Altered surfactant homeostasis and alveolar type II cell morphology in mice lacking surfactant protein D. Proc Natl Acad Sci USA 95:11869–11874

Bunt JE, Zimmermann LJ, Wattimena JL, van Beek RH, Sauer PJ, Carnielli VP (1998) Endogenous surfactant turnover in preterm infants measured with stable isotopes. Am J Respir Crit Care Med 157:810–814

Bunt JH, Carnielli VP, Seidner SR, Ikegami M, Wattimena JLD, Sauer PJJ, Jobe AH, Zimmermann LJI (1999) Metabolism of endogenous surfactant in premature baboons and effect of prenatal corticosteroids. Am J Respir Crit Care Med 160:1481–1485

Bunt JE, Carnielli VP, Janssen DJ, Wattimena JLD, Hop WC, Sauer PJJ, Zimmermann LJI (2000a) Treatment with exogenous surfactant stimulates endogenous surfactant synthesis in premature infants with respiratory distress syndrome. Crit Care Med 28:3383–3388

Bunt JE, Carnielli VP, Wattimena DJL, Hop WC, Zimmermann LJ (2000b) The effect in premature infants of prenatal corticosteroids on endogenous surfactant synthesis as measured with stable isotopes. Am J Respir Crit Care Med 162:844–849

Cavicchioli P, Zimmermann LJ, Cogo PE, Badon T, Giordano G, Torresin M, Zacchello F, Carnielli VP (2001) Endogenous surfactant turnover in preterm infants with respiratory distress syndrome studied with stable isotope lipids. Am J Respir Crit Care Med 163:55–60

Chinese Collaborative Study Group for Neonatal Respiratory Distress (2005) Treatment of severe meconium aspiration syndrome with porcine surfactant: a multicentre, randomized, controlled trial. Acta Paediatr 94:896–902

Cleary GM, Antunes MJ, Ciesielka DA, Higgins ST, Spitzer AR, Chander A (1997) Exudative lung injury is associated with decreased levels of surfactant proteins in a rat model of meconium aspiration. Pediatrics 100:998–1003

Cochrane CG, Revak SD, Merritt TA, Schraufstatter IU, Hoch RC, Henderson C, Andersson S, Takamori H, Oades ZG (1998) Bronchoalveolar lavage with KL4-surfactant in models of meconium aspiration syndrome. Pediatr Res 44:705–715

Cogo PE, Carnielli VP, Bunt JEH, Badon T, Giordano G, Zacchello F, Sauer PJJ, Zimmerman LJI (1999) Endogenous surfactant metabolism in critically ill infants measured with stable isotopes labeled fatty acids. Pediatr Res 45:242–246

Cogo PE, Zimmermann LJ, Rosso F, Tormena F, Gamba P, Verlato G, Baritussio A, Carnielli VP (2002) Surfactant synthesis and kinetics in infants with congenital diaphragmatic hernia. Am J Respir Crit Care Med 166:154–158

Cogo PE, Zimmermann LJ, Meneghini L, Mainini N, Bordignon L, Suma V, Buffo M, Carnielli VP (2003) Pulmonary surfactant disaturated-phosphatidylcholine (DSPC) turnover and pool size in newborn infants with congenital diaphragmatic hernia (CDH). Pediatr Res 54:653–658

Cogo PE, Zimmermann LJ, Verlato G, Midrio P, Gucciardi A, Ori C, Carnielli VP (2004) A dual stable isotope tracer method for the measurement of surfactant disaturated-phosphatidylcholine net synthesis in infants with congenital diaphragmatic hernia. Pediatr Res 56:184–190

Cogo PE, Simonato M, Danhaive O, Verlato G, Cobellis G, Savignoni F, Peca D, Baritussio A, Carnielli VP (2013) Impaired surfactant protein B synthesis in infants with congenital diaphragmatic hernia. Eur Respir J 41:677–682

Crouch EC (1998) Collectins and pulmonary host defense. Am J Respir Cell Mol Biol 19:177–201

Dargaville PA, South M, McDougall PN (2001) Surfactant and surfactant inhibitors in meconium aspiration syndrome. J Pediatr 138:113–115

deMello DE, Heyman S, Phelps DS, Hamvas A, Nogee L, Cole S, Colten HR (1994) Ultrastructure of lung in surfactant protein b deficiency. Am J Respir Cell Mol Biol 11:230–239

Escande B, Kuhn P, Rivera S, Messer J (2004) Secondary surfactant deficiencies. Arch Pediatr 11:1351–1359

Faridy EE, Thliveris JA (1987) Rate of secretion of lung surfactant before and after birth. Respir Physiol 68:269–277

Fetter WP, Baerts W, Bos AP, van Lingen RA (1995) Surfactant replacement therapy in neonates with respiratory failure due to bacterial sepsis. Acta Paediatr 84:14–16

Findlay RD, Taeusch HW, Walther FJ (1996) Surfactant replacement therapy for meconium aspiration syndrome. Pediatrics 97:48–52

Finer NN (2004) Surfactant use for neonatal lung injury: beyond respiratory distress syndrome. Paediatr Respir Rev 5(Suppl A):S289–S297

Fujiwara T, Meata H, Chida S, Morita T, Watabe Y, Abe T (1980) Artificial surfactant therapy in hyaline membrane disease. Lancet 1:55–59

Glasser SW, Burhans MS, Korfhagen TR, Na CL, Sly PD, Ross GF, Ikegami M, Whitsett JA (2001) Altered stability of pulmonary surfactant in SP-C-deficient mice. Proc Natl Acad Sci USA 98:6366–6371

Glatz T, Ikegami M, Jobe A (1982) Metabolism of exogenously administered natural surfactant in the newborn lamb. Pediatr Res 16:711–715

Glick PL, Stannard VA, Leach CL, Rossman J, Hosada Y, Morin FC, Cooney DR, Allen JE, Holm B (1992a) Pathophysiology of congenital diaphragmatic hernia II: the fetal lamb CDH model is surfactant deficient. J Pediatr Surg 27:382–387; discussion 387–388

Glick PL, Leach CL, Besner GE, Egan EA, Morin FC, Malanowska-Kantoch A, Robinson LK, Brody A, Lele AS, McDonnell M et al (1992b) Pathophysiology of congenital diaphragmatic hernia. III: exogenous surfactant therapy for the high-risk neonate with CDH. J Pediatr Surg 27:866–869

Gluck L, Kulovich MV, Borer RC Jr, Keidel WN (1974) The interpretation and significance of the lecithin-sphingomyelin ratio in amniotic fluid. Am J Obstet Gynecol 120:142–155

Gonzales LW, Ertsey R, Ballard PL, Froh D, Goerke J, Gonzales J (1990) Glucocorticoid stimulation of fatty acid synthesis in explants of human fetal lung. Biochim Biophys Acta 1042:1–12

Griese M, Dietrich P, Reinhardt D (1995) Pharmacokinetics of bovine surfactant in neonatal respiratory distress syndrome. Am J Respir Crit Care Med 152:1050–1054

Haagsman HP, Diemel RV (2001) Surfactant-associated proteins: functions and structural variation. Comp Biochem Physiol A Mol Integr Physiol 129:91–108

Halliday HL, Speer CP, Robertson B (1996) Treatment of severe meconium aspiration syndrome with porcine surfactant. Collaborative surfactant study group. Eur J Pediatr 155:1047–1051

Hallman M, Merritt TA, Pohjavuori M, Gluck L (1986) Effect of surfactant substitution on lung effluent phospholipids in respiratory distress syndrome: evaluation of surfactant phospholipid turnover, pool size, and the relationship to severity of respiratory failure. Pediatr Res 20:1228–1235

Herting E, Gefeller O, Land M, van Sonderen L, Harms K, Robertson B (2000) Surfactant treatment of neonates with respiratory failure and group b streptococcal infection. Members of the collaborative european multicenter study group. Pediatrics 106:957–964; discussion 1135

Herting E, Moller O, Schiffmann JH, Robertson B (2002) Surfactant improves oxygenation in infants and children with pneumonia and acute respiratory distress syndrome. Acta Paediatr 91(11):1174–1178

Higgins ST, Wu AM, Sen N, Spitzer AR, Chander A (1996) Meconium increases surfactant secretion in isolated rat alveolar type II cells. Pediatr Res 39:443–447

Hintz SR, Suttner DM, Sheehan AM, Rhine WD, Van Meurs KP (2000) Decreased use of neonatal extracorporeal membrane oxygenation (ecmo): how new treatment modalities have affected ecmo utilization. Pediatrics 106:1339–1343

Hunt AN, Kelly FJ, Postle AD (1991) Developmental variation in whole human lung phosphatidylcholine molecular species: a comparison with guinea pig and rat. Early Hum Dev 25:157–171

Ijsselstijn I, Zimmermann LJ, Bunt JE, de Jongste JC, Tibboel D (1998) Prospective evaluation of surfactant composition in bronchoalveolar lavage fluid of infants with congenital diaphragmatic hernia and of age-matched controls. Crit Care Med 26:573–580

Ikegami M, Berry D, elKady T, Pettenazzo A, Seidner S, Jobe A (1987) Corticosteroids and surfactant change lung function and protein leaks in the lungs of ventilated premature rabbits. J Clin Invest 79:1371–1378

Ikegami M, Jobe A, Yamada T, Priestly A, Ruffini L, Rider E, Seidner S (1989) Surfactant metabolism in surfactant-treated preterm ventilated lambs. J Appl Physiol 67:429–437

Ikegami M, Polk D, Jobe A (1996) Minimum interval from fetal betamethasone treatment to postnatal lung responses in preterm lambs. Am J Obstet Gynecol

174:1408–1413

Jacobs H, Jobe A, Ikegami M, Conaway D (1983) The significance of reutilization of surfactant phosphatidylcholine. J Biol Chem 258:4156–4165

Jacobs HC, Ikegami M, Jobe AH, Berry DD, Jones S (1985) Reutilization of surfactant phosphatidylcholine in adult rabbits. Biochim Biophys Acta 837:77–84

Janssen DJMT (2003) Surfactant phosphatidylcholine metabolism in severe neonatal lung disease studied with studied with stable isotopes. Erasmus MC. Erasmus, Rotterdam

Janssen DJ, Tibboel D, Carnielli VP, van Emmen E, Luijendijk IH, Darcos Wattimena JL, Zimmermann LJ (2003) Surfactant phosphatidylcholine pool size in human neonates with congenital diaphragmatic hernia requiring ecmo. J Pediatr 142:247–252

Jobe A (1988) Metabolism of endogenous surfactant and exogenous surfactant for replacement therapy. Semin Perinatol 12:231–239

Jobe A, Ikegami M (1994) Movement of fluid and particles between the airspaces and pulmonary interstitium protein permeability abnormalities in the preterm. In: Effros R, Chang H (eds) Fluid and solute transport in the airspaces of the lungs (lung biology in health and disease). Marcel Dekker, New York, pp 335–355

Jobe A, Ikegami M, Sarton-Miller I, Barajas L (1980) Surfactant metabolism of newborn lamb lungs in vivo. J Appl Physiol 49:1091–1098

Jobe A, Ikegami M, Glatz T, Yoshida Y, Diakomanolis E, Padbury J (1983) Saturated phosphatidylcholine secretion and the effect of natural surfactant on premature and term lambs ventilated for 2 days. Exp Lung Res 4:259–267

Kessler DL, Truog WE, Murphy JH, Palmer S, Standaert TA, Woodrum DE, Hodson WA (1982) Experimental hyaline membrane disease in the premature monkey: effects of antenatal dexamethasone. Am Rev Respir Dis 126:62–69

Korfhagen TR, Bruno MD, Ross GF, Huelsman KM, Ikegami M, Jobe AH, Wert SE, Stripp BR, Morris RE, Glasser SW, Bachurski CJ, Iwamoto HS, Whitsett JA (1996) Altered surfactant function and structure in SP-A gene targeted mice. Proc Natl Acad Sci USA 93:9594–9599

Lally KP, Lally PA, Langham MR, Hirschl R, Moya FR, Tibboel D, Van Meurs K (2004) Surfactant does not improve survival rate in preterm infants with congenital diaphragmatic hernia. J Pediatr Surg 39:829–833

Lotze A, Whitsett JA, Kammerman LA, Ritter M, Taylor GA, Short BL (1990) Surfactant protein a concentrations in tracheal aspirate fluid from infants requiring extracorporeal membrane oxygenation. J Pediatr 116:435–440

Lotze A, Knight GR, Martin GR, Bulas DI, Hull WM, O'Donnell RM, Whitsett JA, Short BL (1993) Improved pulmonary outcome after exogenous surfactant therapy for respiratory failure in term infants requiring extracorporeal membrane oxygenation. J Pediatr 122:261–268

Lotze A, Knight GR, Anderson KD, Hull WM, Whitsett JA, O'Donnell RM, Martin G, Bulas DI, Short BL (1994) Surfactant (beractant) therapy for infants with congenital diaphragmatic hernia on ecmo: evidence of persistent surfactant deficiency. J Pediatr Surg 29:407–412

Lotze A, Mitchell BR, Bulas DI, Zola EM, Shalwitz RA, Gunkel JH (1998) Multicenter study of surfactant (beractant) use in the treatment of term infants with severe respiratory failure. Survanta in term infants study group. J Pediatr 132:40–47

Martini WZ, Chinkes DL, Barrow RE, Murphey ED, Wolfe RR (1999) Lung surfactant kinetics in conscious pigs. Am J Physiol 277:E187–E195

Merchak A, Janssen DJ, Bohlin K, Patterson BW, Zimmermann LJ, Carnielli VP, Hamvas A (2002) Endogenous pulmonary surfactant metabolism is not affected by mode of ventilation in premature infants with respiratory distress syndrome. J Pediatr 140:693–698

Merrill J, Ballard P, Hibbs A, et al (2006) Booster surfactant therapy beyond the first week of life in ventilated extremely low gestational age infants. E-PAS2006:59:26351. Available at www.abstracts2vie w.com/pasall/index.php. Accessed 14 May 2008

Minowa H, Takahashi Y, Kawaguchi C, Sadou T, Konishi N, Nishikubo T, Yoshioka A (2000) Expression of intrapulmonary surfactant apoprotein-A in autopsied lungs: comparative study of cases with or without pulmonary hypoplasia. Pediatr Res 48:674–678

Moller JC, Kohl M, Reiss II, Diederich W, Nitsche EM, Gopel W, Gortner L (1999) Saline lavage with substitution of bovine surfactant in term neonates with meconium aspiration syndrome (MAS) transferred for extracorporeal membrane oxygenation (ECMO): a pilot study. Crit Care 3:19–22

Moses D, Holm BA, Spitale P, Liu MY, Enhorning G (1991) Inhibition of pulmonary surfactant function by meconium. Am J Obstet Gynecol 164:477–481

Moya FR, Thomas VL, Romaguera J, Mysore MR, Maberry M, Bernard A, Freund M (1995) Fetal lung maturation in congenital diaphragmatic hernia. Am J Obstet Gynecol 173:1401–1405

Nogee LM, de Mello DE, Dehner LP, Colten HR (1993) Brief report: deficiency of pulmonary surfactant protein B in congenital alveolar proteinosis. N Engl J Med 328:406–410

Oetomo SB, Lewis J, Ikegami M, Jobe AH (1990) Surfactant treatments alter endogenous surfactant metabolism in rabbit lungs. J Appl Physiol 68:1590–1596

Oguchi K, Ikegami M, Jacobs H, Jobe A (1985) Clearance of large amounts of natural surfactants and liposomes of dipalmitoylphosphatidylcholine from the lungs of rabbits. Exp Lung Res 9:221–235

Oulton M, Fraser M, Dolphin M, Yoon R, Faulkner G (1986) Quantification of surfactant pool sizes in rabbit lung during perinatal development. J Lipid Res 27:602–612

Phelps DS (2001) Surfactant regulation of host defense function in the lung: a question of balance. Pediatr Pathol Mol Med 20:269–292

Pinkerton KE, Willet KE, Peake JL, Sly PD, Jobe AH, Ikegami M (1997) Prenatal glucocorticoid and T4 effects on lung morphology in preterm lambs. Am J Respir Crit Care Med 156:624–630

Pope TS, Rooney SA (1987) Effects of glucocorticoid and thyroid hormones on regulatory enzymes of fatty acid synthesis and glycogen metabolism in developing fetal rat lung. Biochim Biophys Acta 918:141–148

Post M, Barsoumian A, Smith BT (1986) The cellular mechanism of glucocorticoid acceleration of fetal lung maturation. Fibroblast-pneumonocyte factor stimulates choline-phosphate cytidylyltransferase activity. J Biol Chem 261:2179–2184

Rebello CM, Jobe AH, Eisele JW, Ikegami M (1996) Alveolar and tissue surfactant pool sizes in humans. Am J Respir Crit Care Med 154:625–628

Rivera S, Gaugler C, Langlet C, Villega F, Astruc D, Escande B, Kuhn P, Messer J (2004) Secondary surfactant deficiencies in extremely low birth weight premature infants. Arch Pediatr 11:1346–1350

Rooney SA, Gobran LI, Marino PA, Maniscalco WM, Gross I (1979) Effects of betamethasone on phospholipid content, composition and biosynthesis in the fetal rabbit lung. Biochim Biophys Acta 572:64–76

Sakurai Y, Azarow K, Cutz E, Messineo A, Pearl R, Bohn D (1999) Pulmonary barotrauma in congenital diaphragmatic hernia: a clinicopathological correlation. J Pediatr Surg 34:1813–1817

Seidner SR, Jobe AH, Coalson JJ, Ikegami M (1998) Abnormal surfactant metabolism and function in preterm ventilated baboons. Am J Respir Crit Care Med 158:1982–1989

Spragg RG, Li J (2000) Effect of phosphocholine cytidylyltransferase overexpression on phosphatidylcholine synthesis in alveolar type II cells and related cell lines. Am J Respir Cell Mol Biol 22:116–124

Sullivan KM, Hawgood S, Flake AW, Harrison MR, Adzick NS (1994) Amniotic fluid phospholipid analysis in the fetus with congenital diaphragmatic hernia. J Pediatr Surg 29:1020–1023

Sun B, Curstedt T, Robertson B (1993) Surfactant inhibition in experimental meconium aspiration. Acta Paediatr 82:182–189

Sun B, Curstedt T, Robertson B (1996) Exogenous surfactant improves ventilation efficiency and alveolar expansion in rats with meconium aspiration. Am J Respir Crit Care Med 154:764–770

Tan RC, Ikegami M, Jobe AH, Yao LY, Possmayer F, Ballard PL (1999) Developmental and glucocorticoid regulation of surfactant protein mRNAs in preterm lambs. Am J Physiol 277:L1142–L1148

Torresin M, Zimmermann LJ, Cogo PE, Cavicchioli P, Badon T, Giordano G, Zacchello F, Sauer PJ, Carnielli VP (2000) Exogenous surfactant kinetics in infant respiratory distress syndrome: a novel method with stable isotopes. Am J Respir Crit Care Med 161:1584–1589

Van Meurs K (2004) Is surfactant therapy beneficial in the treatment of the term newborn infant with congenital diaphragmatic hernia? J Pediatr 145:312–316

Verlato G, Cogo PE, Pesavento R, Gomirato S, Benettazzo A, Gucciardi A, Grazzini M, Carnielli VP (2003) Surfactant kinetics in newborn infants with pneumonia and Respiratory Distress Syndrome. Ital J Pediatr 29:354–357

Verlato G, Cogo PE, Balzani M, Gucciardi A, Burattini I, De Benedictis F, Martiri G, Carnielli VP (2008) Surfactant status in preterm neonates recovering from respiratory distress syndrome. Pediatrics 122:102–108

Walther FJ, Ikegami M, Warburton D, Polk DH (1991) Corticosteroids, thyrotropin-releasing hormone, and antioxidant enzymes in preterm lamb lungs. Pediatr Res 30:518–521

Walther FJ, Jobe AH, Ikegami M (1998) Repetitive prenatal glucocorticoid therapy reduces oxidative stress in the lungs of preterm lambs. J Appl Physiol 85:273–278

Wilcox DT, Glick PL, Karamanoukian HL, Azizkhan RG, Holm BA (1995) Pathophysiology of congenital diaphragmatic hernia. XII: amniotic fluid lecithin/sphingomyelin ratio and phosphatidylglycerol concentrations do not predict surfactant status in congenital diaphragmatic hernia. J Pediatr Surg 30:410–412

Wiswell TE, Knight GR, Finer NN, Donn SM, Desai H, Walsh WF, Sekar KC, Bernstein G, Keszler M, Visser VE, Merritt TA, Mannino FL, Mastrioianni L, Marcy B, Revak SD, Tsai H, Cochrane CG (2002) A multicenter, randomized, controlled trial comparing surfaxin (lucinactant) lavage with standard care for treatment of meconium aspiration syndrome. Pediatrics 109:1081–1087

Wright JR, Dobbs LG (1991) Regulation of pulmonary surfactant secretion and clearance. Annu Rev Physiol 53:395–414

53

呼吸窘迫综合征：
易感因素、病理生理和诊断

Mikko Hallman，Timo Saarela，and Luc J. I. Zimmermann
许亚玲　翻译，孙波　审校

目录

摘要

由于生存期延长和新的治疗策略,呼吸窘迫综合征出现了新的表型。近足月与足月婴儿呼吸窘迫综合征以看似呼吸不费力但肺动脉高压倾向为特点,可通过保守治疗避免。常见的可预防因素为40周前选择性分娩。有时这些婴儿具有阻碍肺发育的罕见等位基因。极早产儿常受宫内炎症的影响,加速表面活性物质的成熟。尽管有新的非侵入性治疗方法,初始轻微型呼吸窘迫综合征往往会迁延不愈,发展为支气管肺发育不良。其原因与新生肺抗氧化、抗炎和抗菌能力有限有关。本章节将讨论引起气道损伤、肺泡积液和表面活性物质失活的多种机制;引起极早产儿呼吸窘迫综合征发生的遗传与后天错综复杂的危险因素:产程缺乏、双胎之二和不利的代谢环境(如高胰岛素血症)。产前激素可诱导和促进肺结构与功能成熟,是预防34周前呼吸窘迫综合征和发育性疾病的理论基础。目前呼吸窘迫综合征患儿仍不推荐使用(出生后)激素补充治疗。

53.1 要点

- 呼吸窘迫综合征是新生儿期最常见的严重疾病。
- 新生儿护理技术的进步降低了呼吸窘迫综合征病死率。
- 半数呼吸窘迫综合征患儿的出生胎龄在29~34周;生后不久即出现呼吸窘迫症状,使用肺表面活性物质制剂可限制病情的发展。
- 超早产儿中,呼吸窘迫综合征往往病程更长,经由多种交错的机制更易进展为支气管肺发育不良。
- 孕期使用产前激素诱导和促进胎肺结构与功能的成熟是预防呼吸窘迫综合征的基础。

53.2 引言

新生儿呼吸窘迫综合征(respiratory distress syndrome,RDS),又名婴儿期RDS,以前又名特发性(idiopathic)RDS或者肺透明膜病(hyaline membrane disease,HMD),是新生儿期最常见的严重疾病。自1903年Hochheim最早提出HMD以来,其致病机制

及病因学随后得到研究(Obladen 1992)。在过去的50年间,新生儿重症监护的发展使高级围产医疗中心的预后显著改善,改变了RDS(临床)表型,RDS的死亡率从以前的50%降至大约5%。另外,过去出生时即死亡的超低出生体重儿(<28周)如今可存活足够长时间并进展为RDS。

1926年,Van Neergard描述了肺泡扩张的压力-容量滞后现象。该现象的理论意义未受到重视,直到20世纪50年代Clements和Pattle提出表面活性假说才引起人们的关注(Obladen 1992)。随后在1959年,Avery和Mead发现HMD死亡婴儿有很高的气道表面张力(Avery and Mead 1959)。几年后,有研究通过将二棕榈酰磷脂酰胆碱雾化后经气道给予RDS患儿进行进一步验证,然而结果却不如人意(Chu et al. 1967)。直到1963年美国总统Kennedy的儿子Patrick死于HMD,RDS研究才得以启动。经过更详细地定义表面活性物质系统和肺组织结构,天然表面活性物质在临床上用于治疗试验后,RDS患儿的存活率明显提高,疾病的严重程度明显减轻(Robertson and Taeusch 1995)。1971年,Liggins和Howie提出在早产高风险人群中使用产前糖皮质激素治疗(antenatal glucocorticoid therapy,AGC)可降低子代RDS的发生风险(Liggins and Howie 1972)。但在临床实践中AGC的常规使用却滞后,这种情况一直延续到20世纪90年代早期表面活性物质制剂引入临床治疗后才改变。

表面活性物质制剂、AGC、有效机械通气治疗及其他辅助治疗策略提高了RDS患儿生存率、降低了RDS发生风险。RDS伴随的器官损伤和RDS的表型已经非常不典型("新型RDS")。但在超早产儿(extremely preterm,ELGA,<28周)人群中仍有较高的支气管肺发育不良(bronchopulmonary dysplasia,BPD)发生风险。RDS的表型受基因与体质因素的影响,最显著的影响因素是标志肺发育程度的孕周,影响临床治疗和疾病预后。

53.3 危险因素

RDS典型的临床特点为生后不久即出现呼吸功

能不全。大多数病例的主要病因是不成熟肺引起气体交换不足和急性肺损伤。临床特征取决于众多相互作用的体质、遗传和后天因素，尤其是治疗实践。由于早产产前预测的进步、药物加速胎肺成熟及出生时的早期干预，RDS 的危险因素已经减少。

已报道的足月儿中 RDS 的发病率为 1/2 000（Marttila et al. 2004）。胎龄 40 周前的无产程发动的选择性分娩被认为是增加了 RDS 发生风险。胎龄越小，RDS 发病率越高。34~36 周胎龄的发病率为 5%~10%，30~33 周胎龄为 10%~35%，28~29 胎龄则高达 30%~50%，ELGA 中超过 50%。在美国，报道的 RDS 发生率通常更高。现在 RDS 患病儿的胎龄已越来越小。之所以出现这种情况，是因为成功预防了早产儿 RDS，并提高了极低胎龄儿的早期存活率。图 53.1 显示了过去 45 年间 RDS 的发生风险和死亡率以及治疗方法的应用。

在晚期早产（34~36 周）和早期足月（37~38 周）的无产程发动的选择性分娩（Gerten et al. 2005；Ramachandrappa and Jain 2008）、妊娠 34 周前缺乏 AGC 使用（Roberts and Dalziel 2006）及白种人（vs 黑种人）人群中，RDS 发生风险增加。早产补充表面活性物质制剂和出生后持续正压通气可能消除了 RDS 的典型症状（Morley et al. 2008；Sandri et al. 2010）。男婴 RDS 的发生风险高于女性，该差异和一周胎龄的平均值相对应（表 53.1）。妊娠时间长短与其他危险因素相互作用。多胎妊娠增加了 ELGA 的 RDS 风险，但在胎龄 ≥30 周人群中却是个保护性因素（Marttila et al. 2004）。双胎之大比双胎之小患 RDS 的风险更低（但感染风险更高）。绒毛膜羊膜炎降低了 ELGA 的 RDS 风险（Watterberg et al. 1996；Kaukola et al. 2009）。母亲糖尿病和胎儿水肿增加 RDS 风险。子痫前期或宫内生长受限是否会影响

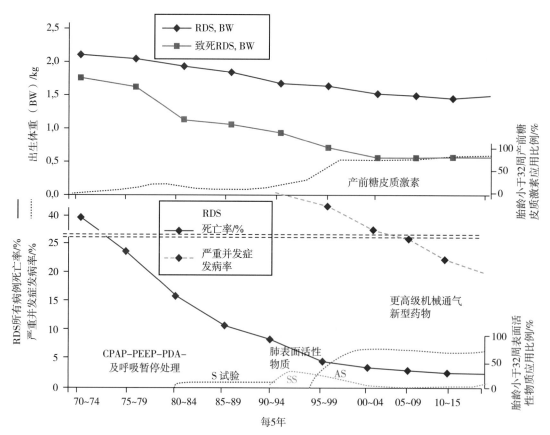

图 53.1 围产 – 新生儿治疗实践发展中 RDS 的人口统计学特征。1970—2004 年间 RDS 病死率及出生体重变化趋势。此期间芬兰早产率为 5.2%~6.0%；过去 25 年 RDS 发病率维持在 0.4%~0.6%。1989 年 WHO 对活产进行定义。严重并发症包括 BPD、动脉导管未闭（patent ductus arteriosus, PDA）、新生儿坏死性小肠结肠炎、脑室内出血 2~4 级。S 试验，肺表面活性物质试验；SS，合成肺表面活性物质治疗妊娠 <32 周婴儿；AS，动物肺表面活性物质。（数据来源于医院记录和芬兰围产登记处即芬兰国家卫生福利研究所，经 Mika Gissler 博士许可）

表 53.1 与妊娠对照相比，与 RDS 风险改变因素有关的孕期相关状态及并发症

加速成熟或对照	对照或延迟成熟
阴道分娩	选择性剖宫产
选择性剖宫产	选择性低风险剖宫产：晚期
	早产儿或早期足月儿（37~38 周）
女婴	男婴
近子宫颈双胎妊娠（先露）	远离子宫颈双胎妊娠（后露）
首次双胎分娩 >28 周，无感染	再次双胎分娩 >28 周
单胎 <28 周	双胎 <28 周
双胎 30~36 周	单胎 30~36 周
子痫前期 29~32 周	对照组 29~32 周
对照组 <28 周	子痫前期 <28 周
绒毛膜羊膜炎 24~29 周 [a]	对照组 24~29 周
妊娠对照组	控制不良的母亲糖尿病、胎儿水肿、严重同种免疫

[a] 多为组织学绒毛膜羊膜炎。临床型绒毛膜羊毛膜炎，若合并胎儿感染，则与类 RDS 呼吸窘迫相关。

RDS 发生风险，目前尚无定论。然而，慢性胎盘后出血（环状胎盘）与胎肺成熟的加速有关。

53.3.1 遗传因素影响 RDS 易感性

在现有双生子研究中，同性别的单卵双生和双卵双生儿中 RDS 一致性比较显示：RDS 易感性中直接遗传构成较小（约 20%）。但单基因的可检测效应是基于基因 - 基因或基因 - 环境的共同作用。双生子研究削弱了遗传效应的估计。例如，双胎之大比双胎之小 RDS 发病风险更低，而这种差异是由于基因 - 环境的共同作用（Marttila et al. 2003；Hallman and Haataja 2007）。与小胎龄儿相比，晚期早产儿和早期足月儿的 RDS 可能有不同的遗传背景。对呼吸功能有显著不良影响的罕见等位基因多见于近足月或足月胎龄的 RDS 患儿。

破坏肺表面活性物质功能（包括 SP-B、ABCA3 及 SP-C）的基因突变，可导致初期类似 RDS 的致死或严重慢性肺疾病（Wert et al. 2009）。涉及转录因子 TTF-1、C/EBPα、FOXA2、糖皮质激素受体 NR3C1 及其他基因的突变常会引起某些特定功能如表面活性物质系统的分化延迟，引起严重的呼吸窘迫及其他常见症状（Whitsett et al. 2010）。其他蛋白质，如 SP-A、SP-D，有着重要的、部分冗余的功能，影响对感染和炎症损伤的易感性。已确定在肺功能中发挥作用的基因突变或常见的等位基因变异直接或间接地影响了肺表面活性物质功能。迄今为止的研究表明，肺泡 2 型细胞的某些基因表达可影响 RDS 的发生风险，这些基因包括 SP-A、SP-B、SP-C、ABCA3 的多态性（Hallman and Haataja 2007）。遗传研究显示，影响自发早产的因素和 RDS 风险因素一定程度上相互交错：SP-A 和 SP-D 影响调节肺表面活性物质合成和早产进程的细胞因子反应过程（Karjalainen et al. 2012）。

目前，对 RDS 易感性的遗传学研究主要集中在可能的候选基因的主要等位基因（如表面活性物质蛋白）上。为获得候选基因和等位基因的更客观数据，亟需大型、无偏倚、基于人群的研究及重复研究和荟萃分析。涉及兄弟姐妹的全基因组关联分析和全基因组研究是有必要的。最终，这些研究可能有助于重新定义这种疾病及其治疗方法。

53.4 症状和临床表现

53.4.1 RDS 的呼吸病程及肺功能

RDS 是以早期快速进展的呼吸窘迫、1~48 小时内无治疗可致呼吸衰竭，甚至以死亡为特征的疾病。出生后 1~6 天呼吸窘迫症状进入稳定期，随后进入恢复期，恢复期比进展期病程要长。RDS 统一的特

征是上皮细胞层肺表面活性物质的暂时缺乏和早期肺损伤。发绀的评估是通过血氧饱和度监测及右向左肺内分流（动脉血气分析与肺泡 - 动脉氧分压差值）。出生后早期，呼吸音常减弱；后期可见明显喘鸣。早期 RDS 以功能残气量低、肺顺应性低和高静脉血混流为主要特征，提示弥散性肺不张。早期的肺损伤常累及外周气道，以致进展为重症期 RDS 的小气道阻塞。RDS 早期的短暂气时相常因气道阻塞而延长（Baldwin et al. 2006）。在无并发症的 RDS 恢复期中轻度肺功能异常可持续数周，而在合并 BPD 时表现更加明显（Hjalmarson et al. 2014）。表面活性物质制剂治疗 RDS 可快速增加功能残气量，减少静脉血混合，逐渐增加肺顺应性，但对气道阻力影响不大。

未发展为 BPD 的 RDS 患儿出院后有更高的感染时伴喘息的发生率和 2 岁内更高的再住院率，提示残余肺损伤或感染时的过度炎症反应（Koivisto et al. 2005；Jones 2009；Kotecha et al. 2013）。极早产儿（<32 周，VLGA）RDS 在经有效治疗且无 BPD 并发症时，在学龄期的第 1 秒用力呼气容积和肺弥散功能与足月儿健康对照相比几乎没有差异（Ronkainen et al. 2015）。

53.4.2　早产儿 RDS 病程

半数 RDS 患儿出生时胎龄介于 29~34 周。出生后不久出现首发症状。气促、鼻翼翕动、肋下和肋间凹陷、发绀、呼气呻吟是典型表现，但不具有特异性，初期的暂时性气促几乎不易察觉。除非给予特效治疗，RDS 症状可持续至 24 小时以上。

持续正压通气和表面活性物质治疗可减弱或预防呼吸窘迫的进展。症状轻微时，常不能明确诊断，除非给予肺表面活性物质制剂前已有诊断或者患儿对外源性表面活性物质制剂有良好反应。肺表面活性物质制剂治疗后病情缓解，但也有复发需再次治疗的可能。外源性肺表面活性物质治疗效应的可预测性差，给药时间晚（> 出生后 6 小时）通常效果较差。部分患儿发展为 PDA。呼吸暂停、感染、气胸为罕见并发症。

53.4.3　超早产儿 RDS

28 周前出生的早产儿有简化的肺泡囊，无真性肺泡和足够宽的肺间隙。尽管有一定的胸膜腔负压，但高胸廓顺应性仍可产生明显的胸廓凹陷。这部分早产儿肺表面活性物质储存不足，易受大量抑制性物质的影响。未经治疗的患儿通常在发展为重症 RDS 之前就已死亡。持续正压通气、必要时温和的机械通气有利于限制肺损伤。产房内或生后几小时内的表面活性物质制剂治疗通常会带来病情的持续缓解，其特点为快速降低的辅助供氧量和气道压力。呼吸衰竭复发提示需再次给药治疗。RDS 伴心肺并发症的发生率高，尤其是 PDA。气漏综合征（气胸、间质性肺气肿）、肺动脉高压和肺出血较少见。超早产儿 RDS 尤其与下述并发症相关：BPD、脑室内出血（intraventricular hemorrhage，IVH）、新生儿坏死性小肠结肠炎（necrotizing enterocolitis，NEC）、早产儿视网膜病。不同新生儿重症监护病房中的并发症发生率不一。

尽管有 AGC、无创通气、早期表面活性物质制剂和其他辅助治疗如延迟脐带夹闭、咖啡因、吸入一氧化氮（nitric oxide，NO）或选择性产后糖皮质激素，超早产儿 RDS 发展为 BPD 和其他不良预后的风险仍然存在（Schmidt et al. 2008；Bassler et al. 2015）。

53.4.4　晚期早产儿和早期足月儿 RDS

晚期早产儿（34~36 周）和早期足月儿患 RDS 常发生于无产程发动的选择性剖宫产情况下。其他风险因素包括急性窒息、控制不佳的母亲糖尿病；遗传易感性可能为根本原因（Ramachandrappa and Jain 2009）。因胸廓固定，RDS 患儿的胸廓凹陷可不明显，因此尽管气促，但似乎并不费力，胸片的检查结果也可能阴性。呼吸窘迫和低氧血症的早期治疗不及时，将加重后期的呼吸病程。持续肺动脉高压（persistence of pulmonary hypertension，PPHN）或气胸为偶见并发症。研究显示，这种患儿的临床表现尽管不典型，但仍有表面活性物质的缺乏。

肺发育阶段解释了疾病表型。新发育的真肺泡体积小，易导致难治性肺不张。固定的胸廓和用力呼吸产生吸气时的高跨肺压，扩大肺泡导管，促进水肿液的清除。肺血管有明显的向远端延伸的平滑肌层，低氧血症诱发的平滑肌收缩易导致肺动脉高压。晚期早产儿和早期足月儿的 RDS 患儿通常在短时间内就可达临床痊愈。超过早期新生儿阶段的持续严重的呼吸症状提示可能存在罕见肺疾病尤其是多种特定原因引起的遗传性肺间质病（见第 59 章）。

53.5 诊断

RDS 的诊断基于典型症状、临床发现和胸部 X 线片的结合。典型胸片表现为弥漫性网状颗粒影基础上叠加支气管充气征（图 53.2），提示肺不张、呼吸单元及远端呼吸细支气管的水肿。典型的支气管充气征表现为不张肺实质背景下异常清晰的充气支气管和增粗的细支气管。根据胸片表现不同，可对 RDS 严重程度进行分级（Avery et al. 1981）。外源性表面活性物质使用数小时后疾病分级改善。白肺（4 级）常常指示严重疾病；但也可见于生后不久（<1 小时）的轻度疾病。RDS 伴 PDA 时胸片的典型表现为肺水肿和显著心影。近足月 RDS 患儿的胸片网状颗粒影不是很明显，更倾向于肺野磨玻璃影外观。部分病例表现为肺野过度扩张；这种表现称为 2 型 RDS。

近年来，肺部超声被视为预测呼吸衰竭的诊断方法之一（Sundell et al. 1971）。在 59 例呼吸窘迫患儿入院后 1 小时内的肺部超声检查结果预测 RDS（n=23）的灵敏度和特异度分别为 95.6%，94.4%（Vergine et al. 2014）。该方法目前仍在探索中。生后抽取胃液或气道分泌物进行肺表面活性物质成分或表面张力分析，诊断 RDS 的特异度和灵敏度分别为 50%~70% 和 78%~97%（Verder et al. 2003；Hallman et al. 1986）。假阳性预测可能是因为血液污染或气道肺液吸收引起的表面活性物质滞留。若能获得简便、快速和精确的床旁检测方法将有助于 RDS 的早期诊断。

53.5.1 鉴别诊断

暂时性呼吸急促（湿肺）与 RDS 在生后数小时

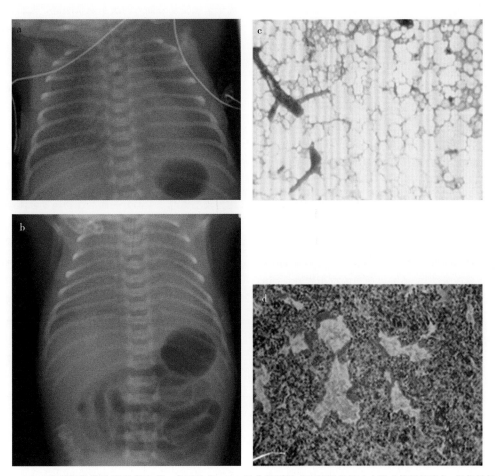

图 53.2　RDS 典型影像学及病理学表现。典型胸片：RDS 患儿使用肺表面活性物质（a）及未使用前（b）。尸检结果：正常肺组织（c）及 HMD 肺组织（d）

内就可区别开。细菌性肺炎,主要为 B 族链球菌感染,常与 RDS 症状相似。肺部感染时常见胸膜渗出,局灶浸润、脓胸症。羊水吸入性肺炎,尤其是胎粪吸入性,主要见于过期产或足月儿,通过气道抽出的黏性、绿色液体较易鉴别。先天性乳糜胸可根据肠道喂养后其特征性的乳白色、富含脂质的胸膜渗出物外观予以鉴别。罕见案例中轻微呼吸窘迫症状的小早产儿可在生后不久发展为囊性间质性肺气肿(Wilson-Mikity 综合征)(Hoepker et al. 2008),该病为一种阻塞性炎症性肺疾病,与出生时呼吸窘迫症状轻微的"新型 BPD"相似。

先天性心脏病可表现为呼吸窘迫、充血性水肿,明显不规则的肺静脉反流伴异常膈下肺静脉反流(Scimitar 综合征),需尽早诊断及手术治疗。对于导管依赖性心脏缺陷,及时诊断与尽早开始使用前列腺素 E_2 输注以维持导管开放及肺循环稳定同样重要。需早期诊断及特殊干预策略的其他原因所致的早期呼吸窘迫包括:膈疝、其他原因致肺发育不良、囊腺瘤食管闭锁、孤立瘘、肺隔离症、肿瘤及畸形。RDS 缓慢恢复可能是遗传相关的体质特征。先天性间质性肺疾病由于生后肺功能至关重要的基因突变,导致 RDS 无法治愈(Wert et al. 2009)。PPHN 主要由原发性肺疾病(常为 RDS)进展所致。持续的气体交换严重障碍提示肺泡毛细血管发育不良及肺血管排列不齐;尸检诊断越来越多地确定了遗传背景(Bishop et al. 2011)。

在新生儿中,急性(也称获得性或成人)RDS 也可由严重感染或窒息发展形成。这部分病人大多对大剂量外源性肺表面活性物质反应良好。但由于其病情严重、异质性高,单纯的表面活性物质制剂疗法不能明显改善结局,还需要适当的抗生素和全面的心肺管理治疗。

53.6　易感因素

在进化史上肺的发育相对落后(约 2.5 亿年前开始),人类肺的进化则更迟(约 500 万年前)。基因表达的调控促成了人类基因组的多样性。参与出生过程及胎儿过渡的基因调节特别具有物种特异性。早产在人类物种中格外常见。自发性早产,特别是在绒毛膜羊膜炎中,可加速肺表面活性物质的成熟,降低 RDS 风险。妊娠 20~22 周时,肺泡腔壁层包含形态学上类似于肺泡 2 型细胞的上皮细胞,并且肺

毛细血管沿后来的潜在气道排布。妊娠后期,2 型细胞的数量与板层小体(lamellar body,LB)的含量均增加。足月时,肺表面活性物质含量达到高峰,并且在适应性免疫中起关键作用。其他肺部宿主防御系统也具有独特的围产发育模式。

53.6.1　肺表面活性物质体系

二棕榈酰卵磷脂(dipalmitoyl phosphatidylcholine,DPPC)为肺表面活性物质的主要成分,在气液界面聚集成紧密排列的脂质薄膜层(图 53.3)。其他的肺表面活性物质成分为 DPPC 提供极快速的表面吸收。这些物质包括不饱和脂肪酸卵磷脂(phosphatidylcholine,PC)、阴离子不饱和磷脂[磷脂酰甘油(phosphatidylglycerol,PG)、磷脂酰肌醇]和疏水性肺表面活性蛋白(SP-B、SP-C),后者含有带有阳离子亲水氨基酸插入的疏水氨基酸链。天然肺表面活性物质还含有胶原凝集素 SP-A 和 SP-D,在固有免疫、表面活性物质代谢和促进管髓体形成中发挥作用。

疏水性成分是在内质网(endoplasmic reticulum,ER)中合成,SP-B 和 SP-C 前体蛋白的亲水链经系列酶切后,转运至细胞内 LB(见图 53.3)。LB 分泌至肺泡内壁上,疏水性表面活性物质结合 Ca^{2+} 和 SP-A,转化为类似管髓体的聚集物,具有瞬时表面吸附作用。在呼吸过程中,表面活性物质聚集体转化为较小囊泡。少部分表面活性物质复合体经纤毛去除,大部分由肺泡巨噬细胞(alveolar macrophages,AM)和 2 型(type 2,T2)肺泡细胞吸收。表面活性物质在这些细胞中分解代谢后,在 T2 细胞中重新利用。

降低表面张力。肺表面活性物质可大大降低肺泡表面张力,防止小肺泡塌陷。呼气相肺泡表面张力接近于零,在正常呼气期间很少升至 20mN/m 以上。肺表面活性物质也起到润滑剂的作用,减少气压伤的发生。

免疫功能和辅助蛋白。单一的表面活性物质成分具免疫调节作用,与 AM 和其他系统一起防御微生物和其他因素的侵害。部分表面活性物质成分抑制 Toll 样受体介导的信号转导。肺炎和 RDS 并存反映了固有免疫系统的不成熟。肺表面活性物质成分的防御功能主要体现在抑制空气传播的微生物,破坏其微生物结构而不引起过度炎症反应:大部分

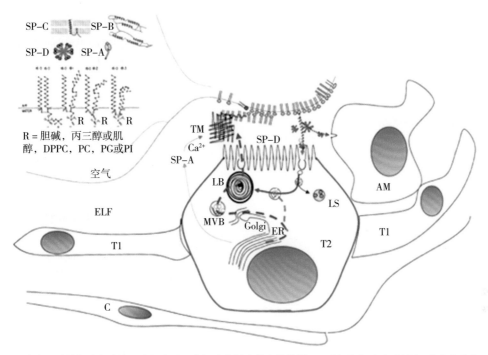

图 53.3 肺表面活性物质在肺泡上皮细胞及上皮细胞表层液体中的代谢。2 型细胞（T2）内质网（ER）合成肺表面活性物质。肺表面活性物质（磷脂酰肌醇、DPPC、PC、PG、SP-B、SP-C）经高尔基体及多泡小体加工转运至板层小体。SP-A 及 SP-D 经内源途径摄取。分泌至肺泡后，肺表面活性物质结合 SP-A，转化为管状髓鞘结构。在上皮细胞表层液体中，肺表面活性物质在转化为更小的囊泡，经肺泡巨噬细胞（AM）和 2 型细胞溶酶体内降解或 LB 内重摄取（回收）。在 RDS 中，上皮细胞表层液体中的肺表面活性物质在出生时缺乏，并在生后几天内增加并接近对照水平。与此同时，气道和肺泡损伤也促使肺表面活性物质功能缺陷

肺表面活性物质组分（PG，磷脂酰肌醇、SP-C、SP-B、DPPC 和 PC）参与其中。表面活性物质复合物 SP-A 和 SP-D，抑制 Toll 样受体介导的信号通路，使病毒聚集并促进细菌的吞噬。外源性肺表面活性物质中缺失的胶原凝集素，可能在固有免疫中起重要作用

肺表面活性物质系统的调节：功能性成熟的产前调节实例。 糖皮质激素是调节肺功自发性能分化的主要激素（Bird et al. 2015）。糖皮质激素对肺表面活性物质体系的影响由多种旁路调节，其中之一为成纤维细胞源性生长因子影响参与肺表面活性物质合成与分化的 2 型肺泡上皮细胞的分化。糖皮质激素显著促进肺和其他器官的功能分化及肺组织的结构成熟。糖皮质激素活性持续过高抑制生长。胎儿期糖皮质激素低活性又会引起肺细胞过多，功能分化障碍，导致出生时呼吸衰竭。其他有助于肺生物化学功能成熟的激素包括肾上腺素能类药、甲状腺激素和催乳素，而睾酮阻碍肺成熟。其他一些生长因子和细胞因子也影响肺泡组织的分化和生长（Torday and Rehan 2015）。除调节正常分化外，绒毛膜羊膜炎中炎症因子及糖皮质激素信号通路均加

速肺成熟，并引起自发性早产（Kallapur et al. 2014）。宫内炎症时，IL-1 作为已明确的主要激动剂，起着上调肺表面活性物质体系的作用（Bry et al. 1997）。羊水内添加革兰氏阳性菌的细胞壁脂多糖（或内毒素）或炎症细胞因子可加速肺表面活性物质的分化，造成肺部炎症反应进展至全身。严重的全身感染和高浓度细胞因子与胎儿不良预后相关。

继发性损伤影响肺和肺表面活性物质系统。 RDS 肺损伤表现为肺间质，单个肺细胞（包括 II 型上皮细胞）和肺表面活性物质系统暴露于多种炎症和生化损伤：ER 对表面活性物质成分的加工中断，引起表面活性物质复合体的抑制、失活、降解、解聚集和移位（Mulugeta et al. 2015；Sáenz et al. 2010）。尽管存在肺损伤，RDS 仍是一种自愈性疾病，因为促分化炎症因子及抗炎内分泌轴的激活可促进自发性肺成熟和愈合。在发展为 RDS 的婴儿中，尽管出生时气道中存在可变数量的表面活性物质，但通常量很低。多数情况下，生后 2~7 天内可产生充足的肺表面活性物质（Hallman et al. 1994；Carnielli et al. 2009）。BPD 高危儿在出生 1 周后气道内表面活性

蛋白和表面活性仍然不足。大量炎症因子和其他毒素会抑制表面活性物质的合成和功能。失活的表面活性物质降解后由新合成的表面活性物质替代。迄今为止,BPD 发展过程中,肺表面活性物质的更新过程仍不明确。

53.6.2　胎肺液的分泌和吸收

孕中期时,快速生长的胎肺肺泡和气道上皮细胞层开始分泌 Cl⁻(150mmol/L)(Olver et al. 2004)。在该阶段,渗透压驱动下的低蛋白质分泌液可达到 0.2~0.5L/24h,占羊水摄入量的 5%~15%。同时有 6%~9% 的心输出量灌注肺泡组织。正常胎儿以小潮气量(0.2~3mL)进行周期性的呼吸运动,从而进行气道内外液体的交换。孕中期时羊水绝大部分来源于胎儿尿液,并由胎儿吞咽后清除,约 48 小时更

新一次。肺液分泌、潮式呼吸运动和气道收缩促使周围气道扩张。部分羊水成分经胸壁的潮式呼吸运动进入气道。实验条件下胎儿气道结扎将导致气道扩张、抑制肺成熟。孕中期羊水过少或肺受压迫(膈疝、胸内肿瘤、小胸壁)将导致肺发育不良和畸形(特别是胎儿无尿症引起的 Potter 综合征)。氯离子经顶端含囊性纤维化跨膜调节蛋白的阴离子选择性通道离开气道和肺液上皮细胞。离子泵的驱动力来自基底外侧膜的 Na⁺,K⁺-ATP 酶,产生的电位差允许基底侧 Cl⁻ 进入胞内(图 53.4)。

胎儿肺液的吸收与表面活性物质的功能有关。足月时,肺液的分泌急剧减少。由于足月产程活跃期肺泡腔内液体的主动吸收及表面活性物质的浓集,肺液减少了 40%~50%。足月出生后 6 小时内,肺细胞外液进一步减少 40%。由于生后第一次呼吸时小气道及肺泡上皮细胞的渗透性急剧增加,大

氯离子分泌至胎儿肺液

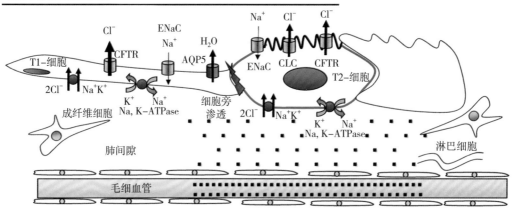

分娩时钠离子吸收

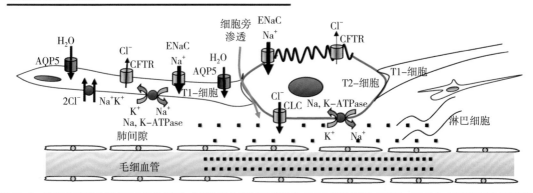

图 53.4　胎肺中肺液分泌(RDS 危险因素,上图)和分娩时液体吸收(RDS 保护因素,下图)。两者均由肺泡细胞基底膜侧的多种转运蛋白的耗能过程驱动。糖皮质激素和肾上腺素上调钠通道(ENaC)、与水通道蛋白(1 型细胞上的 AQP5)、Na⁺,K⁺-ATP 酶共同促进液体吸收。内源性液体分泌由 Na⁺,K⁺-2Cl⁻ 协同转运蛋白驱动。为维持电中性,Cl⁻ 经囊性纤维化跨膜通道调节因子及其他离子通道从顶端膜流出。生后首次呼吸诱导胎肺液细胞旁的跨上皮细胞漏出

部分细胞外液从肺中排出(图 53.4)。Ⅱ 型及 Ⅰ 型上皮细胞顶端质膜上均附着有阿米洛利敏感的上皮钠通道(epithelial Na channel,ENaC)蛋白复合体。除管腔转运蛋白外,基底侧 Na^+、K^+-ATP 酶和电压门控 Cl^- 通道转运 Na^+ 和 Cl^- 至肺间质。水通道蛋白促进水的跨细胞膜移动。另外,在出生时引起大量的跨上皮漏出促进了气道中大量液体的吸收(Van Driessche et al. 2007)。

肾上腺素通过环磷酸腺苷和糖皮质激素诱导胎肺的吸收状态。糖皮质激素增加 ENaC 蛋白的合成;肾上腺素激活 ENaC,特别是限速 ENaC-α。由于足月期垂体 - 肾上腺激活,皮质醇增加。产程中肾上腺素增加,且生后不久进一步增加。

在发展为 RDS 的婴儿中,负责清除肺液的离子通道在出生时未激活。这可能会加重 RDS 症状,并且与肺液吸收相关的离子通道激活与肺修复有关。湿肺综合征的特征是肺液清除不足,肺液主动清除机制明显缺乏(O'Brodovich 2005;Helve et al. 2009)。正常分娩期间胎肺液的主动吸收状态可引起表面活性物质在远端肺泡及气道滞留和聚集,从而提供出生时可利用的关键表面活性物质池,促进气道和肺泡的液体清除。

53.6.3 肺结构发育

胎儿发育过程中,肺的结构随胎龄变化,包括显微解剖学及细胞外基质数量和组成的差异。这些因素影响 RDS 的表型。在胎龄 16~25 周的小管形成期,气道分叉完成,肺转变为潜在有功能器官并能进行气体交换。在这一阶段,软骨、支气管腺形成,前腺泡终末细支气管生长分化为 2~4 级分支的呼吸性细支气管。同时期的血管发芽和腺泡生长,扩大了潜在气体交换面积。后期形成的气道和毛细血管不断靠近,减少了气体弥散路径。2 型细胞分化,上皮细胞从柱状变薄为立方状。

妊娠 23~36 周的囊泡期,薄壁的囊泡聚集,形成腺泡并在长度上延伸和生长,此时期呼吸细支气管进一步分化为 6~7 级的分支。各个囊泡间,毛细血管也形成双重毛细血管网。直至妊娠结束尤其是生后,细长的肺泡 1 型细胞逐渐扩展、覆盖肺泡,而分泌表面活性物质的 2 型细胞则分布于肺泡角。肺泡微血管的成熟在足月前就已开始,持续至生后一年。真性肺泡从终末肺泡囊壁中生长成球状结构。这些

肺泡体积上不断增大,囊泡间的双重毛细血管网转变为与肺泡并行的单层毛细血管网(Burri 2006)。

53.7 RDS 肺损伤机制

尽管肺表面活性物质制剂通常可以显著减少甚至完全缓解呼吸窘迫的症状,部分案例中这种作用却是暂时的,罕见情况下甚至完全无效。外源性表面活性物质的瞬时作用是内源性表面活性物质系统代谢紊乱及受抑制物影响的标志。这强调了影响肺泡稳定性、肺循环和结构完整性之间相互作用的因素对气体交换功能至关重要。这些因素还包括与肺损伤、肺灌注和心肌收缩密切相关的传导气道。随着妊娠期的缩短,动脉导管逐渐维持开放,影响心肺功能,增加肺水肿。除却孕周及妊娠并发症,肺泡上皮细胞功能性不成熟也可引起弥漫性肺不张、肺水肿和 HMD。感染和重度窒息、极不成熟和其他不良事件使心肺窘迫症状复杂化并占主导地位。图 53.5 阐明了 RDS 发病机制。

53.7.1 表面活性物质的原发与继发性缺乏

根据 Laplace 理论,肺泡主半径越小(R_1 和 R_2),表面张力越高,肺泡腔收缩力越强:

$$P(肺泡表面回缩力)=\gamma(表面张力常数) \times (\frac{1}{R_1} + \frac{1}{R_2})。$$

在真性肺泡或未成熟肺的气道顶端,主半径几乎相等($P=2 \times \gamma/R$),而在管状表面,第二半径则是无限大($P=\gamma/R$)。吸气相表面活性物质成分吸附到肺泡表面,呼气相时高表面张力的不饱和脂质从肺泡表面挤出,使得肺泡表面张力接近零。潮式呼吸时,表面张力在吸气过程中略有增加,并在呼气时恢复至接近零(即滞后现象),从而防止肺不张,减少肺泡水肿。表面活性物质缺乏时,呼气相增加的高表面张力导致肺不张。体外肺表面张力可以通过俘获气泡或搏动气泡表面张力仪定量测出。这些测量已经通过对肺泡表面所含的不变且通常低表面张力的特殊氟碳化合物液滴的显微镜下原位测量所证实。

出生后第一次呼吸时,肺液中的表面活性物质快速吸收并聚集至新出现的气 - 液交界面。表面张力从 72mM/N(等渗盐水)降至 0mM/N,降低了狭窄的肺泡管及肺泡囊的液体清除力;小气道需要更大的清除力以对抗黏滞阻力。第一次有力吸气过程中

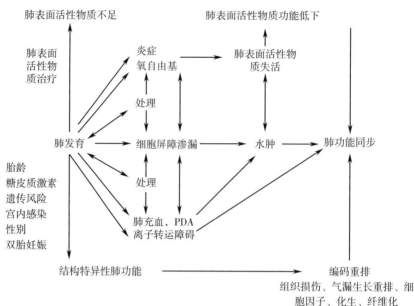

图 53.5 RDS 发病机制。分化过程中的其他缺陷（如离子转运吸收缺陷）及获得性因素（如窒息、容积伤）可加重原发性肺表面活性物质缺乏过程。肺损伤的持续性与肺的愈合、可塑性和分化（如诱导/增加表面活性物质）相对立

会产生一过性肺间质负压（高达 50~70cmH$_2$O）；而在第一次有力呼气伴声带半关闭即"第一次啼哭"时则可能产生异常高的正压（25~50cmH$_2$O），有助于上皮细胞通透性的旁细胞途径迅速增加，并可能损害未成熟气道。降低表面张力，有助于肺液清除，减少肺损伤。

出生后肺表面活性物质出现继发性缺乏。上皮细胞层渗出的蛋白质液体稀释了表面活性物质浓度并使其失活（Hallman et al. 1991）。蛋白质、阳离子氨基酸、碳水化合物和脂质在体外条件下抑制表面活性物质的功能。已有报道显示，纤维蛋白单体是最强效的表面活性物质抑制剂之一。表面活性物质失活的其他机制包括蛋白水解酶和磷脂酶的过度活化。最终，羟基自由基、过氧亚硝酸盐及其他有害物质的氧化损伤，破坏表面活性物质的功能和代谢（Sáenz et al. 2010；Hallman et al. 1994；Carnielli et al. 2009）。这些有害物质多数来源于气压伤、高氧和内毒素引起肺损伤时激活的炎症细胞。ER 应激、细胞内加工的相关缺陷以及表面活性蛋白的功能异常与 BPD 婴儿中观察到的表面活性物质组成及代谢异常有关（Mulugeta et al. 2015）。

53.7.2　生物伤

由于产前、产时和产后事件，特别是出生时发生的事件，固有免疫系统被激活。生物伤引起的炎症反应既诱导愈合又破坏组织（如吞噬作用、氧化剂、蛋白裂解、自由基）。生物伤的严重程度取决于治疗措施、体质及遗传因素。产前干预（如早产胎膜早破后产前激素和抗生素使用）、产房治疗（如呼气末正压的早期介入、限制吸气压力、无创表面活性物质的使用）和新生儿管理（早期拔管、无创通气、抗炎气道、预防感染）的主要目的是减少生物伤。Jobe et al. 进行的一项实验研究提供了生物伤研究的一个范例（Hillman et al. 2007）。

除表面活性物质系统的组成部分外，其他蛋白质包括 Clara 细胞蛋白 -16、超氧化物歧化酶、eNaC、其他抗炎肽（如防御素）、信号受体、转录因子、激素和生长因子的数量也影响着固有免疫的发育。

53.7.3　容量伤和气压伤

不能完全控制潮气量和压力的气管插管以及相关的套囊和机械通气是容量伤和气压伤的最重要来源。增高气道压力，表面张力高，开放肺泡及气道的过度拉伸，引起容积伤。生后短期内机械通气，潮气量大（>6~12ml/kg）引发容量伤（Hillman et al. 2007），表现为中央气道的破裂、裂伤、渗透性和顺应性增加，血管周围水肿，细支气管阻塞和炎症反应（生物伤）。

RDS 患儿中，最小表面张力在 20~50mN/m 范围内波动。维持半径 50μm 的肺泡或半径 100μm 的肺泡管（极早产）开放所需的扩张压分别为 8~20cmH$_2$O 和 4~10cmH$_2$O。气道水肿和微小颗粒引起的高表面张力和高黏滞阻力破坏肺的均质性，

易发容量伤。减少机械通气，可适当降低容量伤与气压伤。表面活性物质的润滑作用不足导致气压伤。

53.7.4 肺液清除延迟

产前事件影响出生时肺液的吸收及肺液总量（Olver et al. 2004；Van Driessche et al. 2007；O'Brodovich 2005）。自然分娩、晚期妊娠、阴道分娩可减少出生时气道内的液体。健康婴儿气道内液体清除至肺间质发生在首次呼吸后数秒至数分钟内。这个过程涉及主动耗能和被动转运机制。在正常的适应过程中，生后第1天肺间质液体经血液循环或淋巴管清除。从气道内清除的液体在大的肺血管和气道周围扩张的间隙内集聚，远离气体交换途径。

在极不成熟肺中，发育受到调节的钠和水通道的低活性，削弱了不成熟胎肺的吸收能力，从而延迟出生前表面活性物质池的积累和出生后肺液的清除（Van Driessche et al. 2007；Helve et al. 2009；Bland 2001）。这是晚期早产和早期足月选择性分娩的一个主要问题：由于表面活性物质分泌至羊水及肺液吸收障碍，导致出生时的肺泡表面活性物质池很小。因胸腔顺应性产生高的间质负压，上皮至肺间质的离子及水的转运活性低，肺不成熟反过来也会影响肺液的清除。膈肌疲劳，特别是由于呼吸中枢应答不足而缺乏呼吸动力，引起肺泡水肿和呼吸窘迫。被动牵拉激活的大量溶质发生双向转移，导致极早产出生后肺液清除障碍或肺泡水肿形成。如果静水压力（间质压和气道扩张压）无法弥补表面活性物质不足时的高表面张力，就会出现肺水肿。

53.7.5 高渗性肺水肿

毛细血管内皮和气道上皮细胞及其基底膜的损伤是肺水肿早期特征。损伤机制包括机械损伤、生物伤和毒素（氧气）。重要的功能性后果是早产出生后不久肺对大分子的渗透性增加。当渗透性增加超过肺淋巴管回收能力时，就会出现间质性水肿。小气道、细支气管和肺泡腔易水肿和阻塞，肺泡水肿进一步减少气体交换。上皮细胞通透性增加导致肺泡腔内积聚富含蛋白质的水肿液及表面活性物质抑制剂。透明膜形成前，纤维蛋白原在肺泡腔内积聚。失活的表面活性物质成分和其他残留物，在富含纤维蛋白的透明膜基质内混合。它们干扰气体交换，

阻塞气道，并可能引发肺泡内凝血反应。透明膜最终被巨噬细胞吞噬和纤维蛋白溶解清除（Idell et al. 1994）。气道持续扩张压；减少机械通气；避免补液过多、心力衰竭和感染；激活抗炎机制（糖皮质激素）均有助于减少高渗性肺水肿。

53.7.6 肺出血

肺出血为 RDS 并发症，常见于超早产儿。可视为 PDA 相关性肺水肿高度渗透性的极端形式，肺血管阻力降低，并快速发展为左心衰，引起肺泡毛细血管灌注过多（如在低体温情况下）。由于降低肺血管阻力，增加经动脉导管的左向右分流，肺表面活性物质制剂的补充治疗可能引起肺出血。持续气道正压不足进一步降低了肺血管阻力，导致静脉充血，最终引起毛细血管和气道上皮破裂（见第 55 章）。

53.7.7 肺灌注异常

在正常的新生儿过渡期，乙酰胆碱、NO 和其他血管活性剂可扩张肺血管。在 RDS 早期阶段，肺泡毛细血管不能进行气体交换可能是因为肺泡的低灌注；而在 RDS 的后期阶段，肺血管充血的症状则更加明显。在呼吸系统疾病的整个病程中一定要考虑肺灌注因素。在极不成熟肺中，终末端的毛细血管床仅作为抵抗低或高血容量及扩张压过高时的血量储备池。

除肺发育不全，由微生物和炎症因子导致的急性生物伤可能发展为 PPHN。早产儿胎膜的长时间破裂有时会并发严重的表面活性物质无反应性的呼吸窘迫，伴有肺动脉高压、气道亚硝酸盐和炎性细胞因子水平低，提示一过性免疫麻痹。几项小型研究表明，吸入 NO 具有明显的急性有利反应。但其实际改善结果尚未得到随机试验的验证（Aikio et al. 2012）。

在严重的急性肺部疾病中，肺血管阻力增加已得到公认（Steinhorn 2010）。该理论也适用于 RDS。足月过程中，肺动脉肌层增加。近足月儿 RDS 的治疗常会延迟，从而导致呼吸窘迫进展为吸入为 PPHN（NO 治疗有效）。

53.7.8 动脉导管未闭（PDA）

前列腺素抑制剂诱导胎儿动脉导管收缩，在孕

晚期初期即可检测并逐渐增强直至足月。出生后，动脉导管永久性收缩及解剖关闭的级联反应几乎发生在所有足月新生儿中，而越早产，血流动力学异常的 PDA 风险越高。

PDA 尤其是 ELGA PDA 仍然是治疗的挑战，是影响 RDS 病程的重要因素。大量血液经 PDA 左向右分流导致肺充血，而其他器官低灌注。这种情况可能发生于 RDS 患儿生后不久在给予肺表面活性物质治疗后 RDS 缓解而肺血管阻力降低时。生后第 1 天通过吲哚美辛、布洛芬或导管结扎等手段尝试关闭动脉导管，与严重不良反应包括肺动脉高压、IVH 相关。PDA 早期的适当急诊治疗主要为通过增加持续低气道扩张压和减少液体过量摄入以缓解肺水肿。与 PDA 相关的不良反应包括肺水肿 /IVH、NEC、早产儿视网膜病和 BPD。产前糖皮质激素、新生儿咖啡因和吸入布地奈德可降低 PDA 风险。目前正在研究对乙酰氨基酚在 PDA 早期治疗中的潜在益处。

53.8 RDS 预防

早产儿的产科及新生儿早期管理影响 RDS 的患病风险及严重程度。现有治疗方法已将 RDS 从致命性疾病逆转为可防可控性疾病。但其治疗费用高，并可能引起危及生命的严重并发症（Gilbert 2006）。在极早产儿中，RDS 为常见疾病，对急慢性疾病都有重要影响。

53.8.1 预防早产

避免早产是 RDS 的最有效预防措施。由于生活方式、工作环境、健康危险行为、种族、社会经济状况和卫生保健系统的改变，早产发病风险变化显著。体外受精技术增加了早产风险。宫缩抑制剂对延长先兆早产的孕期作用有限。尽管有副作用，由于延迟几天的早产分娩有助于 AGC 作用的充分发挥，宫缩抑制剂被证明是有效的。钙通道拮抗剂可延迟早产，且无严重不良反应。有既往自发性早产的孕妇，仅在宫颈功能不全的罕见条件下，在孕中期给予醋酸孕酮可降低早产率。迄今为止，未观察到长期风险，其疗效仍在随访中（WHO 2015）。

53.8.2 药物加速胎肺成熟

AGC 在 20 世纪 90 年代首次成为预防 RDS 的公认治疗方法，当时人们还没有意识到该药的严重远期不良影响（Liggins and Howie 1972；Roberts and Dalziel 2006）。糖皮质激素影响胎儿肺、消化道、心血管系统、肝、肾和中枢神经系统的发育；也可加速肺表面活性物质的分化，促进胎肺液的吸收及生后 PDA 的闭合，纠正早产儿出生后不久的系统性低血压，改善左心室功能的不成熟，对免疫系统也有多种潜在有益效应。

AGC 随机试验的荟萃分析结果显示，AGC 总体上降低了 RDS 风险 [相对风险（RR）0.66，95%CI 0.59~0.73b]。在妊娠 34 整周前，先兆早产的前 1~7 天开始 AGC 治疗，效益最佳。队列研究显示，AGC 对于提高 ELGA 和早产双胎的生后存活率、降低 RDS 风险有效。AGC 进一步降低了暴露于绒毛膜羊膜炎和胎膜早破的早产儿 RDS 的发生风险。尽管 AGC 可降低近足月儿呼吸窘迫的风险，但大多数胎儿在仅暴露于潜在的不良反应（如低血糖）、妊娠到达或超过 34 周时不常规推荐使用 AGC。

AGC 和外源性表面活性物质彼此互补，可降低 RDS 和 IVH 的风险（Hallman et al. 2010）。荟萃分析结果显示，糖皮质激素可降低新生儿死亡、IVH 及 NEC 的发生风险，并倾向于降低新生儿早发感染。由于存在改善神经学结果的趋势，啮齿类动物中观察到 AGC 使用后，动物的认知和神经系统问题尚未经临床研究证实，但却有神经系统改善的趋势。AGC 暴露与青年胰岛素抵抗相关（Dalziel et al. 2005）。

先兆早产中重复剂量的 AGC 可降低 RDS 及重症 RDS 的发生风险（Peltoniemi et al. 2011）。每周重复用药可降低出生体重和头围，且呈量效关系。尽管未发现对生长发育或神经及认知功能有不利影响，但仍需长期的随访研究。目前为止，若胎儿超过 1 周未分娩，建议在极早产（<32 周）婴儿中重复使用 AGC。

53.8.3 肺成熟度诊断

肺表面活性物质以肺液为载体分泌至充满液体的肺泡腔内。羊水中的肺表面活性物质池在胎肺功能即将成熟时出现。伴随妊娠的进程，肺表面活性物质浓度及其质量也在不断增加。羊水测定肺表面活性物质指数，包括卵磷脂/鞘磷脂比值（L/S）、PG、饱和卵磷脂、LB，已被用来评估未出生胎儿RDS风险，尤其是在产前激素与外源性表面活性物质还未使用的年代（Hallman 1992）。在早产或近足月妊娠中，当需要权衡继续妊娠和选择性近足月剖宫产所致医源性RDS风险时，胎肺成熟度的评估仍是有指示意义的。已报道的羊水中肺表面活性物质指标测定的特异性和灵敏度分别波动于92%~100%和30%~70%。由于产程活跃时表面活性物质在肺内滞留，出生时羊水或胃抽吸物中表面活性物质指数的敏感性可能较低。

53.8.4 预防低风险的选择性早产

近足月（34~36周）和早期足月儿（37~38周）若在产程开始前选择性分娩，相当大比例会发展为RDS（Tita et al. 2009）。妊娠达到或超过39周时，无论分娩方式如何，RDS都罕见（<1%），而足月后胎粪吸入综合征和急性窒息的风险仍在增加。

在产程未发动的近足月选择性分娩中，湿肺、自发性气胸、RDS和持续胎儿循环的风险增加。肺液的吸收状态诱导出生前表面活性物质在肺泡腔中积累。分娩相关激素、皮质醇和肾上腺素促进表面活性物质分泌。现有试验显示，在近足月选择性分娩中AGC降低短暂性呼吸窘迫风险。

在产程未发动的晚期早产和早期足月的选择性分娩中，可接受ACG治疗。需重点明确的是大多数健康胎儿产前应用激素后不会造成远期不良影响。在近足月分娩中，当子代呼吸窘迫风险较大时，包括控制不佳的母亲糖尿病、严重Rh免疫反应、膈疝、近足月RDS家族史和胎肺不成熟病史，可推荐使用AGC。

参考文献

Aikio O, Metsola J, Vuolteenaho R et al (2012) Transient defect in nitric oxide generation after rupture of fetal membranes and responsiveness to inhaled nitric oxide in very preterm infants with hypoxic respiratory failure. J Pediatr 161:397–403

Avery ME, Mead J (1959) Surface properties in relation to atelectasis and hyaline membrane disease. AMA Am J Dis Child 97(5 Part 1):517–523

Avery ME, Fletcher BD, Williams RG (1981) The lung and its disorders in the newborn infant, Major problems in clinical pediatrics, vol 1, 4th edn. Saunders, Philadelphia, pp 1–367

Baldwin DN, Pillow JJ, Stocks J, Frey U (2006) Lung-function tests in neonates and infants with chronic lung disease: tidal breathing and respiratory control. Pediatr Pulmonol 41:391–419

Bassler D, Plavka R, Shinwell ES et al (2015) Early inhaled budesonide for the prevention of bronchopulmonary dysplasia. N Engl J Med 373:1497–1506

Bird AD, McDougall AR, Seow B et al (2015) Glucocorticoid regulation of lung development: lessons learned from conditional GR knockout mice. Mol Endocrinol 29:158–171

Bishop NB, Stankiewicz P, Steinhorn RH (2011) Alveolar capillary dysplasia. Am J Respir Crit Care Med 184:172–179

Bland R (2001) Loss of liquid from the lung lumen in labor: more than a simple "squeeze". Am J Physiol Lung Cell Mol Physiol 280:L602–L605

Bry K, Lappalainen U, Hallman M (1997) Intraamniotic interleukin-1 accelerates surfactant protein synthesis in fetal rabbits and improves lung stability after premature birth. J Clin Invest 99:2992–2999

Burri PH (2006) Structural aspects of postnatal lung development – alveolar formation and growth. Biol Neonate 89:313–322

Carnielli VP, Zimmermann LJ, Hamvas A, Cogo PE (2009) Pulmonary surfactant kinetics of the newborn infant: novel insights from studies with stable isotopes. J Perinatol 29(Suppl 2):S29–S37

Chu J, Clements JA, Cotton EK et al (1967) Neonatal pulmonary ischemia. I. Clinical and physiological studies. Pediatrics 40:709–782

Dalziel SR, Walker NK, Parag V et al (2005) Cardiovascular risk factors after antenatal exposure to betamethasone: 30-year follow-up of a randomised controlled trial. Lancet 365:1856–1862

Gerten KA, Coonrod DV, Bay RC, Chambliss LR (2005) Cesarean delivery and respiratory distress syndrome: does labor make a difference? Am J Obstet Gynecol 193:1061–1064

Gilbert WM (2006) The cost of preterm birth: the low cost versus high value of tocolysis. BJOG 113(Suppl 3):4–9

Hallman M (1992) Antenatal diagnosis of lung maturity. In: Robertson B, Van Golde LMG, Batenburg JJ (eds) Pulmonary surfactant. From molecular biology to clinical practice. Elsevier, Amsterdam, pp 425–445

Hallman M, Haataja R (2007) Genetic basis of respiratory distress syndrome. Front Biosci 12:2670–2682

Hallman M, Arjomaa P, Romu M, Tahvanainen J (1986) The lung profile in diagnosis of fetal and neonatal surfactant defects. In: Vignali M, Cosmi EV, Luerti M (eds) Diagnosis and treatment of fetal lung immaturity. Masson, Milan, pp 41–49

Hallman M, Merritt TA, Akino T, Bry K (1991) Surfactant protein A, phosphatidylcholine, and surfactant inhibitors in epithelial lining fluid. Correlation with surface activity, severity of respiratory distress syndrome, and outcome in small premature infants. Am Rev Respir Dis 144:1376–1384

Hallman M, Merritt TA, Bry K (1994) The fate of exogenous surfactant in neonates with respiratory distress syndrome. Clin Pharmacokinet 26:215–232

Hallman M, Peltoniemi O, Kari MA (2010) Enhancing functional maturity before preterm birth. Neonatology 97:373–378

Hamrick SE, Hansmann G (2010) Patent ductus arteriosus of the preterm infant. Pediatrics 125:1020–1030

Helve O, Pitkänen O, Janér C, Andersson S (2009) Pulmonary fluid balance in the human newborn infant. Neonatology 95:347–352

Hillman NH, Moss TJ, Kallapur SG et al (2007) Brief, large tidal volume ventilation initiates lung injury and a systemic response in fetal sheep. Am J Respir Crit Care Med 176:575–581

Hjalmarson O, Brynjarsson H, Nilsson S, Sandberg KL (2014) Persisting hypoxaemia is an insufficient measure of adverse lung function in very immature infants. Arch Dis Child Fetal Neonatal Ed 99:F257–F262

Hoepker A, Seear M, Petrocheilou A et al (2008) Wilson-Mikity syndrome: updated diagnostic criteria based on nine cases and a review of the literature. Pediatr Pulmonol 43:1004–1012

Idell S, Kumar A, Koenig KB, Coalson JJ (1994) Pathways of fibrin turnover in lavage of premature baboons with hyperoxic lung injury. Am J Respir Crit Care Med 149:767–775

Jones M (2009) Effect of preterm birth on airway function and lung growth. Paediatr Respir Rev 10(Suppl 1):9–11

Kallapur SG, Presicce P, Rueda CM, Jobe AH, Chougnet CA (2014) Fetal immune response to chorioamnionitis. Semin Reprod Med 32:56–67

Karjalainen MK, Huusko JM, Tuohimaa A et al (2012) A study of collecting genes in spontaneous preterm birth reveals an association with a common surfactant protein D gene polymorphism. Pediatr Res 71:93–99

Kaukola T, Tuimala J, Herva R et al (2009) Cord immunoproteins as predictors of respiratory outcome in preterm infants. Am J Obstet Gynecol 200(100):e1–e8

Koivisto M, Marttila R, Saarela T et al (2005) Wheezing illness and re-hospitalization in the first two years of life after neonatal respiratory distress syndrome. J Pediatr 147:486–492

Kotecha SJ, Edwards MO, Watkins WJ (2013) Effect of preterm birth on later FEV1: a systematic review and meta-analysis. Thorax 68:760–766

Liggins GC, Howie RN (1972) A controlled trial of antepartum glucocorticoid treatment for prevention of the respiratory distress syndrome in premature infants. Pediatrics 50:515–525

Marttila R, Haataja R, Rämet M et al (2003) Surfactant protein B polymorphism and respiratory distress syndrome in premature twins. Hum Genet 112:18–23

Marttila R, Kaprio J, Hallman M (2004) Respiratory distress syndrome in twin infants compared with singletons. Am J Obstet Gynecol 191:271–276

Morley CJ, Davis PG, Doyle LW et al (2008) Nasal CPAP or intubation at birth for very preterm infants. N Engl J Med 358:700–708

Mulugeta S, Nureki S, Beers MF (2015) Lost after translation: insights from pulmonary surfactant for understanding the role of alveolar epithelial dysfunction and cellular quality control in fibrotic lung disease. Am J Physiol Lung Cell Mol Physiol 309: L507–L525

O'Brodovich H (2005) Pulmonary edema in infants and children. Curr Opin Pediatr 17:381–384

Obladen M (1992) History of surfactant research. In: Robertson B, Van Golde LMG, Batenburg JJ (eds) Pulmonary surfactant. From molecular biology to clinical practice. Elsevier, Amsterdam, pp 1–18

Olver RE, Walters DV, Wilson SM (2004) Developmental regulation of lung liquid transport. Annu Rev Physiol 66:77–101

Peltoniemi OM, Kari MA, Hallman M (2011) Repeated antenatal corticosteroid treatment: a systematic review and meta-analysis. Acta Obstet Gynecol Scand 90:719–727

Ramachandrappa A, Jain L (2008) Elective cesarean section: its impact on neonatal respiratory outcome. Clin Perinatol 35:373–393

Ramachandrappa A, Jain L (2009) Health issues of the late preterm infant. Pediatr Clin North Am 56:565–577

Roberts D, Dalziel S (2006) Antenatal corticosteroids for accelerating fetal lung maturation for women at risk of preterm birth. Cochrane Database Syst Rev 3:CD004454

Robertson B, Taeusch HW (1995) Surfactant therapy for lung disease. In: Lefant C (ed) Lung biology in health and disease, vol 84. Marcel Dekker, New York

Ronkainen E, Dunder T, Peltoniemi O, Kaukola T, Marttila R, Hallman M (2015) New BPD predicts lung function at school age: follow-up study and meta-analysis. Pediatr Pulmonol 50:1090–1098

Sáenz A, López-Sánchez A, Mojica-Lázaro J et al (2010) Fluidizing effects of C-reactive protein on lung surfactant membranes: protective role of surfactant protein A. FASEB J 24:3662–3673

Sandri F, Plavka R, Ancora G et al (2010) Prophylactic or early selective surfactant combined with nCPAP in very preterm infants. Pediatrics 125:e1402–e1409

Schmidt B, Roberts R, Millar D, Kirpalani H (2008) Evidence based neonatal drug therapy for prevention of bronchopulmonary dysplasia in very-low-birth-weight infants. Neonatology 93:284–287

Schürch S, Bachofen H, Possmayer F (2001) Surface activity in situ, in vivo, and in the captive bubble surfactometer. Comp Biochem Physiol A Mol Integr Physiol 129:195–207

Steinhorn RH (2010) Neonatal pulmonary hypertension. Pediatr Crit Care Med 11(2 Suppl):S79–S84

Sundell H, Garrott J, Blankenship W et al (1971) Studies on infants with type II respiratory distress syndrome. J Pediatr 78:754–764

Tita AT, Landon MB, Spong CY et al (2009) Timing of elective repeat cesarean delivery at term and neonatal outcomes. N Engl J Med 360:111–120

Torday JS, Rehan VK (2015) On the evolution of the pulmonary alveolar lipofibroblast. Exp Cell Res 340:215. pii: S0014-4827(15)30174-9

Van Driessche W, Kreindler JL, Malik AB et al (2007) Interrelations/cross talk between transcellular transport function and paracellular tight junctional properties in lung epithelial and endothelial barriers. Am J Physiol Lung Cell Mol Physiol 293:L520–L524

Verder H, Ebbesen F, Linderholm B et al (2003) Prediction of respiratory distress syndrome by the micro-bubble stability test on gastric aspirates in newborns of less than 32 weeks' estation. Acta Paediatr 92:728–733

Vergine M, Copetti R, Brusa G, Cattarossi L (2014) Lung ultrasound accuracy in respiratory distress syndrome and transient tachypnea of the newborn. Neonatology 106:87–93

Watterberg KL, Demers LM, Scott SM, Murphy S (1996) Chorioamnionitis and early lung inflammation in infants in whom bronchopulmonary dysplasia develops. Pediatrics 97:210–215

Wert SE, Whitsett JA, Nogee LM (2009) Genetic disorders of surfactant dysfunction. Pediatr Dev Pathol 12:253–274

Whitsett JA, Wert SE, Weaver TE (2010) Alveolar surfactant homeostasis and the pathogenesis of pulmonary disease. Annu Rev Med 61:105–119

WHO (2015) WHO recommendations on interventions to improve preterm birth outcomes. ISBN 978 924 1508988

Wright JR (2005) Immunoregulatory functions of surfactant proteins. Nat Rev Immunol 5:58–68

54 新生儿呼吸衰竭的治疗：机械通气

Colin Morley and Gianluca Lista
马晓路　翻译

目录

摘要

　　早产儿总是会伴随呼吸过渡的失败和功能残气量的建立延迟。因此，早产儿（尤其极低胎龄儿）常需要呼吸支持。非侵入性通气广泛应用于极低胎龄儿呼吸窘迫的管理，不会导致死亡率或神经发育受损的增加。

　　最近的 meta 分析和综述提示非侵入性通气确实可以代替机械通气来治疗呼吸衰竭并显著降低支气管肺发育不良的发生率。

　　但是，也有早产儿，特别是极低胎龄儿在持续气道正压通气的治疗过程中仍出现呼吸暂停、高水平或逐渐上升的动脉血二氧化碳分压或吸入氧浓度需求较高而需要机械通气。

　　压力限制性通气仍是新生儿最主要的通气模式，因为这一模式较简单，即使在气管插管存在较多漏气的情况下也可以有效地进行通气。压力限制性通气的主要缺点是当患儿的呼吸形式改变引起顺应性改变时（例如肺表面活性物质制剂治疗），潮气量也是变化的。这种潮气量的迅速改善无意中造成过度通气和肺损伤（潮气量过大所致的容量性损伤）。过度通气还会导致低碳酸血症，伴随脑损伤的高风险。有很强的证据表明过大的潮气量时造成呼吸机相关肺损伤的重要原因，其危害超过压力性损伤。潮气量不足也会造成显著的问题（不张性肺损伤）：无效腔和潮气量之比增大导致气体交换不充分。然而，过去几年中，目标潮气量通气逐渐变成了新生儿和儿科呼吸支持的规范化管理模式。有很多种目标潮气量模式可用于新生儿，但容量保证是研究最多的。关于容量保证通气的 Cochrane 综述显示通气时间显著缩短、气胸、脑室出血发生率显著降低、支气管肺发育不良的发生率也是降低的。在重症呼吸窘迫综合征患儿，容量保证通气加足够的呼气末正压，配合肺复张策略，可以替代高频振荡通气。但如果是很僵硬的肺，应用高频振荡通气在减少肺间质气肿、气胸上仍占有优势。为了给呼吸衰竭婴儿提供最合适的呼吸支持并对呼吸机参数进行调整，血气和胸片的监测是很重要的。大部分现代的呼吸机都是数字化的，呼吸机参数有图形显示，这可用于指导呼吸机参数的调整，减少肺损伤。为了减少肺部感染和支气管肺发育不良，应尽早拔除气管插管撤离呼吸机。在很多患儿早期应用咖啡因可以缩短机械通气时间，减少支气管肺发育不良、减少呼吸系统和神经系统不良结局的发生率。因此制定呼吸管理规范是很重要的，可帮助新生儿科医生更好地管理急性期和恢复期的呼吸衰竭。

54.1　要点

- 机械通气常用于治疗呼吸衰竭的新生儿，这些患儿的初始应用通常是非侵入性的无创支持。

- 为了保证肺容量，改善气体交换并减少肺损伤，机械通气也在不断优化。

- 随着新生儿肺部呼吸力学的改变，机械通气的参数也需要调整。

- 当新生儿科医生决定用常频机械通气时，容量保证性通气的预后优于压力限制性通气。

- 如果患儿的肺非常僵硬，高频振荡通气在改善氧合和排出二氧化碳上很有用。

- 为了减少机械通气相关的并发症，减少支气管肺发育不良的风险，应尽可能拔除气管插管撤离呼吸机。

54.2　引言

不同病因所致的呼吸性疾病是新生儿最常见的疾病之一,也是新生儿需要重症监护的最主要原因之一。如果没有呼吸支持,很多危重的患儿可能死亡。

呼吸支持可以通过几种不同的技术来实现,呼吸支持的程度从轻到重可分为:普通氧疗,高流量鼻导管、持续气道正压通气(continuous positive airway pressure,CPAP)、双水平CPAP或鼻塞式通气、无触发的机械通气、带触发的机械通气、容量保证(volume guarantee,VG)性通气、高频振荡通气。本章节只讨论机械通气。

在关于机械通气的讨论中,对自主呼吸和机械通气进行定义是很重要的,因为这两者很容易混淆。

应认识到只有人会自主呼吸,呼吸机只能使肺膨胀。

- 一次呼吸是指婴儿一次自主的吸气。
- 一次吸气表示婴儿的一次呼吸。
- 一次肺的膨胀指呼吸机提供给气道一个足够强度的压力,使肺充气膨胀。
- 自主呼气是一次呼吸完成后气体离开肺。
- 吸气时间是吸气过程持续的时间。
- 膨胀时间是呼吸机使肺膨胀所经历的时间。
- 呼吸机呼气时间是呼吸机上设置的呼气时间。
- 呼气时间是吸气完成后气体离开肺的时间,或呼气直至下一次吸气或肺膨胀开始的时间。

54.3　婴儿机械通气相关问题

机械通气和很多问题有关,因此如果不是必需,尽量不用机械通气。

机械通气的问题包括:

- 气体是机器推送入肺的,而非患儿吸入,这不符合生理。如果每一次吸气都存在胸腔负压,肺的充气和血液循环会更加有效。
- 气管插管跨过喉部,这可能使肺部残气量降低。因为肺部疾病时,喉部对于维持肺容量很重要。呼气时,喉部变窄或关闭,减少呼出气流来维持肺容量(Carlo et al. 1987)。
- 气管插管增加呼吸时气流的阻力。

- 肺膨胀会损伤气道和肺泡(Bjorklund et al. 1997),损伤包括以下机制:①潮气量(tidal volume,VT)过大引起容量性损伤(Attar and Donn 2002);②肺不张区域重复扩张、萎陷造成的不张性肺损伤(Donn and Sinha 2003);③反复的过高压力所致的气压伤;④气道内的气管插管所致的损伤。
- 机械通气增加感染。
- 机械通气会干扰患儿对呼吸的控制及血气结果。
- 对于何时开始机械通气、如何避免肺损伤、如何正确撤离机械通气和拔管、或何时停止机械通气,我们还没有很好的证据。

54.4　机械通气指征

婴儿需要机械通气的一个重要原因是呼吸暂停。不过,对于极不成熟的早产儿、下胸壁存在吸气性凹陷、需要氧疗、或反复呼吸暂停的婴儿何时开始机械通气,仍是难以做出决定的。

以前,生后不久就出现呼吸困难的极不成熟早产儿被强制性地认为需要气管插管、机械通气,不过现在已经意识到即使极不成熟的早产儿也常常只需要CPAP支持,特别是那些早期就接受咖啡因治疗的婴儿(Ammari et al. 2005)。

54.4.1　呼吸暂停

呼吸暂停对刺激、nCPAP、咖啡因和短时间的皮囊通气没有反应就是机械通气的绝对指征。对于何时开始机械通气还有其他一些绝对指征,但通常都是基于临床判断,包括患儿胎龄及其他因素。

54.4.2　呼吸衰竭

首要的问题是患儿是否发生呼吸衰竭?动脉血气二氧化碳分压(arterial partial pressure of carbon dioxide,$PaCO_2$)≥60mmHg是呼吸衰竭的征象。不过不能根据第一次血气结果就做出判断,除非患儿病情确实很重,因为很多患儿经过1~2小时仔细的护理、改变体位、启用经鼻持续气道正压通气(nasal continuous positive airway pressure,nCPAP)后病情就会得到改善。

毛细血管标本的$PaCO_2$对于判断患儿是否需要机械通气是不够准确的,因为在外周灌注不佳的患儿，$PaCO_2$ 的值会显著升高。

严重的失代偿性代谢性酸中毒可能是机械通气的指征。

54.4.3 氧合

尽管已经接受 nCPAP 治疗，但对吸入氧分数（fraction of inspiration O_2，FiO_2）的要求逐渐上升，或需要较高的 FiO_2，则提示需要机械通气。关于怎样的 FiO_2 水平可以确定患儿需要机械通气，目前并未达成共识。另外，如果能维持正常的 PaO_2，那么 FiO_2 并不重要。不过如果不存在心脏的问题，那么较高的 FiO_2 说明患儿肺容量较低。氧对肺有毒性作用，氧浓度越高，越可能造成肺损伤。CPAP 支持下需要 $FiO_2>0.4\sim0.45$，尤其是在还需要使用肺表面活性物质制剂的情况下，以及 $pH<7.2$ 和 $PaCO_2>65\sim70mmHg$ 一般是早产儿机械通气的指征（Morley et al. 2008）。机械通气指征在不同胎龄的新生儿可能不同。<26 周的早产儿由于肺极不成熟，可能需要更早开始机械通气，更成熟的婴儿，若非必需，则不应过早开始机械通气。

54.5 辅助检查

54.5.1 动脉血气检测

在呼吸衰竭患儿的监护中，动脉血气的检测和分析是最重要的内容之一。呼吸衰竭患儿一般都应留置动脉导管，以便反复采血检测动脉血气，除非患儿仅轻度呼吸窘迫综合征（respiratory distress syndrome，RDS），呼吸困难症状很轻微，所需 FiO_2 也较低。机械通气患儿首日需要几次准确的血气，因此不论对于病人还是医护人员，留置动脉导管都是一个较好的选择。毛细血管血气有可能产生误导，而静脉血气也不应该用于评估呼吸功能，除非二氧化碳（carbon dioxide，CO_2）或 pH 都接近正常范围。

54.5.2 胸片

应尽早拍摄胸部正位片以明确呼吸系统疾病的诊断，并排除其他可能需要不同治疗的疾病。如果放置了脐静脉/脐动脉导管，拍片时应包括腹部，以明确导管位置。

54.5.3 排查感染

生后不久出现呼吸衰竭的婴儿都应考虑可疑的感染，即使剖宫产出生的也不例外。这一年龄的感染通常引起败血症，如果没有及时给予抗生素，很快就可能危及生命。血培养、胃液镜检和培养、血液感染指标的检查都应进行，然后开始静脉抗生素的应用。青霉素和庆大霉素是安全有效的。

54.6 机械通气的基本原则

机械通气的目标是维持正常的血气、肺容量、VT 和每分钟通气量，尽量减少肺损伤。

54.6.1 改善氧合

提高 FiO_2 可以改善氧合，不过 FiO_2 越高，肺损伤的机会就越大。因为高浓度氧对肺上皮有毒性作用。因此应通过其他方法来改善氧合，尽量避免过高的 FiO_2。氧合和气体进出肺部的运动无关，只和进入肺内的氧气以及氧气进行弥散的呼吸面积有关。

充分的氧合取决于良好的肺扩张，从而有充分的呼吸面积来进行气体交换（Thome et al. 1998）。氧合和呼气末正压（positive end-expiratory pressure，PEEP）或平均气道压（mean airway pressure，MAP）密切相关，因为这是决定因肺部疾病而机械通气的患儿肺容量的关键因素。PEEP 的水平应在 $5\sim8cmH_2O$。并没有适合任何患儿任何时间的确切的 PEEP 数值。当所需 FiO_2 较高时或胸片提示肺容量较低时，可适当增加 PEEP。

PEEP 的调整取决于临床评估、胸片、FiO_2、$PaCO_2$ 或经皮 PCO_2 水平。如果 FiO_2 较高，胸片提示肺未充分扩张，可适当增加 PEEP 使肺更好地扩张。不同情况下所需的 PEEP 水平并未明确。改变吸气峰压（peak inspiratory pressure，PIP）或吸气、呼气时间会改变 MAP，对氧合也有一定影响。但通过这些参数的调整对氧合的影响不如调整 PEEP 更有效。在正常的肺，高 PEEP 使肺泡毛细血管受压，可能会使氧合恶化。不过并没有证据说明因呼吸衰竭而机械通气的患儿存在这一问题，除非用的是很高的 PEEP 水平。

氧合还取决于肺部充足的灌注。低氧合可由低血压、肺高压或肺动脉闭锁所致,因此为了保证充足的肺部灌注和氧合,必须维持正常血压。当患儿需要较高的 FiO_2 才能维持满意的 PaO_2,而 $PaCO_2$ 却很容易控制时,应考虑到原发性肺高压伴有右向左分流。胸片提示肺容量正常,肺纹理减少,心超可确诊。

需注意的一个问题是当试着逐渐增加 PIP 来改善氧合但事实上氧合却恶化了,这可能是由于压力过高使肺过度扩张,从而影响了肺血流所致。如果短暂脱开呼吸机患儿的氧合反而改善也提示这一问题。

54.6.2 控制血液中二氧化碳的水平

CO_2 的控制和进出肺的气体有关。没有足够的自主呼吸是机械通气的基本原因。改变 VT 和通气频率能控制 $PaCO_2$。$PaCO_2$ 的控制是很重要的,过度通气引起的低碳酸血症($PaCO_2<30mmHg$)和慢性肺部疾病及神经发育不良结局的关系密切(Okumura et al. 2001)。高碳酸血症($PaCO_2>60mmHg$)可引起酸中毒,增加脑灌注,也是有害的。机械通气患儿正常 $PaCO_2$ 水平是 35~60mmHg。

机械通气过程中,VT 取决于通气的压力,如PIP、PEEP 及患儿的呼吸。新生儿科医生从呼吸机提供的压力和压力对 $PaCO_2$ 的影响两方面来考虑新生儿通气。压力可代表 VT。PIP 越高,VT 越大。大部分现代的新生儿呼吸机都能监测并显示 VT,因此可以将 VT 作为通气目标,过大的 VT 很快就可以损伤到肺——容量性损伤。有自主呼吸的机械通气患儿,合适的 VT 大约 3.5~6ml/kg。如果 $PaCO_2$ 过高或过低,可适当调整 VT 或 PIP($0.5ml/kg$ 或 $2cmH_2O$),30 分钟后复测 $PaCO_2$。

为了保证 $PaCO_2$ 在正常范围,应有足够的呼吸频率。大部分患儿机械通气时存在自主呼吸,他们的呼吸频率在 50~90 次 /min。现代呼吸机可以通过触发使通气和患儿的呼吸同步,这就是辅助 / 控制通气(assist/control, A/C)模式。这意味着患儿自己触发吸气,并控制呼吸机通气频率,进而控制每分钟通气量。有触发功能的机械通气中,背景频率应设为 30 次 /min 左右,远低于患儿的自主呼吸频率。呼吸机通气频率乘以 VT 等于每分钟通气量,约 200~300ml/kg/min。

$PaCO_2$ 的水平和每分钟通气量有关。因此增加或减少呼吸机通气频率可以影响 $PaCO_2$。不过,由于机械通气患儿存在自主呼吸,并能触发通气,因此在该模式下改变设置频率对每分钟通气量的影响并不大。于是,唯一能控制通气的因素是调整 VT。

54.6.3 气体的加温加湿

生理状态下,吸入的气体经过鼻腔、咽部和上呼吸道黏膜的加温湿化,使进入肺内的气体温度为 37℃,饱和度为 100%。医用气体是干冷的。气管插管后,气体越过上气道直接进入肺内,因此所有的加温湿化过程都必须由呼吸机管路的加温湿化器来完成。即使仅仅是稍干或稍冷的气体,都可以使气道黏液迅速变黏稠,纤毛的运动能力下降,从而损伤气道黏膜。确保所有进入肺内的气体温度不低于 37℃,并含有 44mg 的水分(相对湿度 100%)是很重要的(Schulze 2007)。如果管路中出现蒸气的冷凝水,会使吸入气的湿度下降,因此必须使用经过加温的呼吸机吸气管路来避免这种情况。

54.6.4 监测血气

机械通气过程中,频繁监测血气,并根据血气结果调整呼吸机参数对于控制 $PaCO_2$ 和 pH 非常重要。监测血气的频率取决于机械通气的稳定性。在急性期,肺功能会发生变化,在更改呼吸机参数后 30 分钟内就应复查血气。CO_2 的经皮监测可以动态观察 CO_2 的变化,减少抽血的次数,但其结果和血气可能存在一定的偏差。

54.6.5 监测呼吸机参数

大部分现代化的呼吸机是数字化的,能够把呼吸机参数用图的形式表示。正确地理解这些参数是很重要的。最有用的图形包括压力、流速和 VT 曲线,横轴表示时间,一般显示 10 秒内的波形。图 54.1~图 54.6 记录了不同呼吸机模式下的图形(Schmolzer et al. 2010)。压力 - 容量环只在患儿不呼吸时才有用。

54.6.6 压力波形

显示吸气相呼吸机压力波形的变化。图中可见 PEEP 水平及其在自主呼吸时的变化、吸气的起始、压力上升的速度,以及所设置的 PIP 是否达到、是否出现压力平台。

54.6.7 流速波形

显示患儿呼吸和呼吸机送气时气体流速的变化。流速在零以上提示气体进入气管插管,流速在零以下提示气体离开气管插管。在自主呼吸触发的通气中可见在触发的呼吸机送气前有一个小的吸气气流。流速波形还可显示和呼吸机送气无关的自主呼吸气流、吸气相流速变化、吸气相是否存在漏气、自主呼吸和机械通气间的关系、吸气时间和呼气时间是否足够、是否存在气体潴留、是否存在吸气性梗阻。

54.6.8 潮气量波形

在 VT 波形上,向上突起部分代表通过气管插管进入肺内的气体容量,向下突起部分代表从肺内呼出气体的容量,每一次通气结束前的垂直线提示气管插管周围存在气漏。

54.7 机械通气技术

这一节将根据我们使用多年 Drager Babylog 8000+ 和 Sensormedics 3100A 高频振荡呼吸机的经验来讨论机械通气的技术(South and Morley 1986a,b,c,1992;South et al. 1987,1988;Greenough et al. 1986;Hoellering et al. 2008;Kamlin et al. 2006;McCallion et al. 2005a,b,2008;Pellicano et al. 2009;Tingay et al. 2007;Wheeler et al. 2009a,b)。其他呼吸机的模式可能有些不同,但总的通气原则是一样的。

54.7.1 常规指令性通气或间歇指令性通气

常规指令性通气和间歇指令性通气事实上是同一种模式,都是压力限制、时间切换型通气。呼吸机根据设置的 PIP 和 PEEP 进行机械通气。没有哪个固定的 PIP 或 PEEP 可以用于所有新生儿的任何情况。初始的 PIP 根据经验选择,比如 20cmH2O,然后观察胸壁的运动情况。如果胸壁运动幅度过大,就降低 PIP,如果胸壁运动幅度过小,就增加 PIP。当

通过观察胸壁运动来调整 PIP 时,应注意在正常新生儿并不是每一次呼吸时胸壁运动都可以观察到。随后,根据 $PaCO_2$ 水平来调整 PIP。也没有很简单的方法来确定合适的 PEEP,通常从 5cmH2O 开始。吸气时间通常设为 0.3 秒,因为这是机械通气早产儿的平均吸气时间。不过每个患儿都是不一样的,最好通过流速波形来调节吸气时间。在压力波形的吸气相结束时流速波形的吸气相应到达零点,且在呼气开始前应该仅有很少量或没有气流。如果设置吸气时间过长,患儿有可能在呼吸机送气过程中呼气。呼气时间由设置的呼吸频率所决定,频率一般不超过 60 次 /min。

如图 54.1 所示常规指令性通气的流速和 VT 曲线可见在自主呼吸和机械通气之间并不同步。这是转运呼吸机上仅有的通气模式。该通气模式存在很多问题:

1. 患儿的自主呼吸并不能触发机械通气,因此人机不同步。机器可能在患儿自主呼气时送气,或叠加在患儿一次大的自主吸气上,导致一个很大的 VT。

2. 所设置的 PIP 可能过高或过低,从而导致通气过度或通气不足。通气过度可能导致 VT 过大、急性肺损伤,低碳酸血症还和脑室周围白质软化有关。

3. 对于患儿实际接受的通气状况的监测很少甚至没有监测。

4. 呼吸机的频率和患儿自主呼吸的频率不匹配,特别是患儿自主呼吸频率改变时。

54.7.2 触发通气

触发通气的目的是让呼吸机的通气和患儿的自主呼吸同步。在 Drager Babylog 8000+ 呼吸机,触发通过放置在气管插管和呼吸机管路 Y 型接头之间的热敏流量传感器来实现的。两根加热至 400℃的细钨丝可以感受到冷的气流,当气流的流速达到 0.2L/min,就可以捕捉到患儿的自主吸气。在吸气气流开始后的 30 毫秒内,呼吸机开始送气。触发的时间取决于所设置的触发灵敏度,触发灵敏度从 1 到 10,1 最敏感。灵敏度一般都应该设置为 1,这样几乎在患儿自主吸气开始后立即就能触发呼吸机送气了。触发灵敏度的数字越大,从患儿自主吸气到呼吸机送气之间的延时就越长,从而使呼吸机不能很

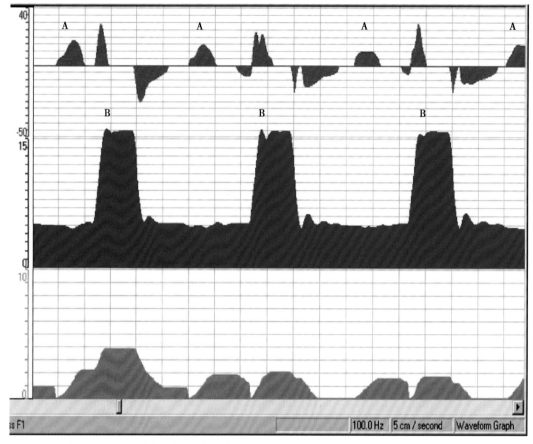

图 54.1　压力限制固定呼吸频率的非触发通气模式下记录的 3.8 秒波形曲线。最上面的是流速曲线，在零刻度线以上，气流进入气管插管，零刻度线以下，气流从气管插管呼出。中间的是压力曲线，PEEP 为 5cmH₂O，PIP 为 16cmH₂O。最下面的是潮气量曲线。在 A 点，患儿开始自主吸气，PEEP 略降低，这里出现一个吸气的潮气量。在 B 点，呼吸机的压力上升至峰压平台，吸气时间约 0.3 秒。产生的潮气量和患儿自主呼吸的潮气量接近。图中可以看出，患儿的自主呼吸和呼吸机的通气是完全不同步的

好地和患儿同步。

　　流量触发的潜在问题是呼吸机管路内的冷凝水流动会使流量传感器误以为是患儿自主吸气的气流变化，从而触发机械通气，这被称为自动触发。有人通过降低触发敏感度来避免自动触发，不过，这会导致机械通气明显滞后于自主吸气，造成人机不同步。去除呼吸机管路内的冷凝水可以避免自动触发。

　　另外还有两种触发机制：

　　1. 通过腹壁上的探头来探测腹壁运动。但这是很不可靠的，其效果和准确性取决于探头固定的位置。而且对于吸气运动的起始阶段常探测不到，很多时候要等到呼气才开始触发。

　　2. 用呼吸机管路内的压力变化进行触发，这要求患儿吸气足够用力，使管路内产生足够的压力变化（约 0.5cmH₂O）。如果患儿体重很小或呼吸很弱，

压力触发就很不可靠。

　　有人担心在呼吸机管路上加上流量传感器会增加无效腔，从而使 PaCO₂ 升高。基于这一原因，对于体重 <1kg 的极不成熟早产儿，呼出 VT 可适当增加至 5~6ml/kg。其实无效腔增加很少会成为问题，因为新生儿用的是不带气囊的气管插管，插管周围总是有漏气。即使没有漏气，对于 PaCO₂ 的作用也很小，而且和应用流量传感器的好处相比，这一影响并没有显著性。

54.7.3　同步间歇性指令通气（SIMV）

　　该模式时，呼吸机是压力限制时间切换型的，但机器设定频率的机械通气是由患儿的吸气气流所触发的。这意味着并不是患儿所有的吸气都能得到呼

吸机机械通气的支持。如果患儿的呼吸频率是 80 次 /min，呼吸机设置频率为 30 次 /min，则只有 30 次呼吸能得到机械通气的支持，而其他的患儿自主呼吸只能得到 PEEP 的支持。如果患儿出现呼吸暂停，则根据设定的频率接受机械通气。

每分钟除以呼吸机设定频率所得的时间被称为呼吸间隔。例如设置频率 60 次 /min，吸气时间 0.3 秒，呼气时间 0.7 秒，则呼吸间隔为 1 秒。如果设置频率 30 次 /min，吸气时间 0.3 秒，呼气时间 1.7 秒，则呼吸间隔为 2 秒。不论触发与否，呼吸机都会在每一个呼吸间隔内给出一次机械通气。

图 54.2 记录了同步间歇性指令通气（synchronised intermittent mandatory ventilation，SIMV）的压力、流速、容量曲线。SIMV 存在的问题：

- 不是所有的呼吸都能得到机械通气的支持。

- 未得到支持的自主呼吸需要通过气管插管来完成，因此呼吸做功增加，患儿容易疲劳。
- 触发的机械通气和自主呼吸的 VT 相差较大，且设定的 PIP 是叠加在患儿自主呼吸的 VT 之上的。

什么时候该用 SIMV？由于自主呼吸并不是都能得到机械通气的支持，因此在患儿呼吸衰竭时或刚开始机械通气时应用 SIMV 是不合适的。在患儿撤机过程中有一定的应用空间，但如果呼吸机频率设置过低，患儿的大部分呼吸得不到支持，那么也会出现问题。SIMV 并不见得比 A/C（同步间歇正压通气（synchronized intermittent positive pressure ventilation，SIPPV））更占优势。为了减少未得到呼吸机支持时的呼吸做功，克服通过气管插管进行自主呼吸时的阻力，可以加压力支持（pressure support，PS）叠加在 SIMV 之上，以便对自主呼吸提

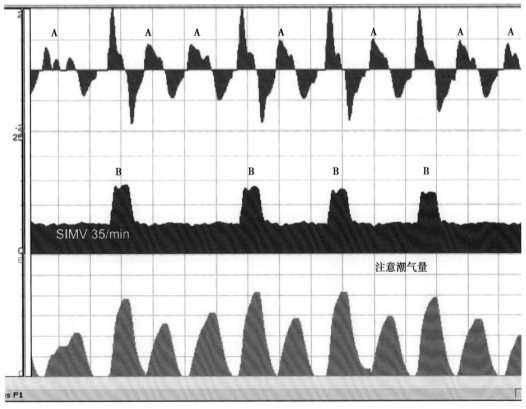

图 54.2 SIMV 模式下记录了 9 秒的波形曲线，频率为 35 次 /min。最上面的是流速曲线，在零刻度线以上，气流进入气管插管，零刻度线以下，气流从气管插管呼出。中间的是压力曲线，PEEP 为 6cmH$_2$O，PIP 为 14cmH$_2$O。最下面的是潮气量曲线。在 A 点，患儿自主吸气，呼吸机没有送气，吸气和呼气的潮气量大约 2~3ml。在 B 点，呼吸机的压力上升至峰压平台，吸气时间约 0.3 秒。图中可以看出，患儿的自主呼吸和呼吸机的通气是完全不同步的。产生的潮气量比患儿自主呼吸的潮气量大 20%。但图中无法看出这些机械通气是否由患儿的自主呼吸所触发。患儿的呼吸频率大约 75 次 /min。该图中，记录了患儿 4 次得到呼吸机支持的机械通气和 7 次患儿的自主呼吸。患儿 34ml 的容量中，来自呼吸机的容量大约为 4ml，说明该患儿可能并不需要机械通气

供部分支持（Osorio et al. 2005）。最初设定的 PS 的压力来源于计算公式（PS=PIP−PEEP/2），然后根据患儿临床情况逐渐降低（比如呼吸频率、维持目标氧饱和度的 FiO₂、呼吸费力的情况）。所需要的压力是根据临床经验来估计的，和患儿的呼吸并不关联。在呼吸机屏幕上，PS 表现为 SIMV 呼吸之间的正弦波（Singh et al. 2007）。和单纯 SIMV 相比，SIMV+PS 可以降低呼吸频率（Osorio et al. 2005）、机械通气时间、早产儿需要的氧浓度（Reyes et al. 2006；Patel et al. 2009）。

54.7.4　辅助/控制通气（A/C）或同步间歇正压通气（SIPPV）

该模式中患儿的所有呼吸都会触发机械通气，因此患儿每一次自主呼吸都不用触发机械通气。当患儿需要完全的通气支持时，这是最合适的模式（Abubakar and Keszler 2005；Mrozek et al. 2000；Herrera et al. 2002）。

该模式也是压力限制时间切换的通气模式，需设置 PIP、PEEP、吸气时间、呼气时间。但是如果设置的频率低于患儿的自主呼吸，则实际机械通气的频率是由患儿的自主呼吸控制的。应认识到 A/C 的目的是支持所有的呼吸。如果呼吸机频率（背景频率）设置得太快，患儿就没有足够的时间在机械通气开始前进行呼吸，自主呼吸就被呼吸机的机械通气所压制，患儿无法触发机械通气。例如，背景通气设为 60 次/min，患儿只有呼吸频率超过 60 次/min 才能触发更多的机械通气。在这样的背景频率下，患儿大约只有一半的呼吸能够触发机械通气（McCallion et al. 2008）。当患儿在试图呼吸的时候，管路中突然出现非同步的吸气气流，这对于患儿来说是很困惑的。这样 A/C 模式的主要目的就达不到了。因此，应将背景频率设置得低一点，大约 30 次/min，这样患儿所有的呼吸都能够触发机械通气。如果患儿停止自主呼吸，呼吸机的频率就是 30 次/min。有自主呼吸的患儿在机械通气时很少出现长时间呼吸暂停，但显然把自主触发频率从 70 次/min 改为 30 次/min 后的几分钟内是需要严密监测和观察的。

图 54.3 是 A/C 模式的压力、流速、VT 曲线。有人曾告诉我担心 A/C 模式的患儿如果总是触发机械通气的话，很容易出现过度通气。根据我的经验，只要 PIP 设置恰当，患儿得到的 VT 和每分钟通气量是正常的，就不是问题。因此医生应仔细监测患儿的 VT 和每分钟通气量。在 A/C 模式中，主要由患儿来控制机械通气的频率。因此，如果 PaCO₂ 过低，试图通过降低呼吸频率来降低每分钟通气量是不恰当的，因为频率是由患儿控制的。只有改变 PIP 才能控制 PaCO₂。

54.7.5　容量保证性通气

机械通气患儿最主要的并发症之一就是急性肺损伤导致的支气管肺发育不良（bronchopulmonary dysplasia，BPD）。容量性损伤是其中最重要的原因之一。VT 超过 8ml/kg 可以引起容量性损伤，因此对 VT 进行监测和控制是很重要的。该模式可以减少容量性损伤。

传统上，在新生儿机械通气中是通过改变 PIP 来调控 PaCO₂ 的水平的。人们经常忘记或没有意识到，PIP 其实是代表了 VT，改变 PIP 可以改变 VT。PIP 一旦设定就不会自行变化以达到所需的目标 VT。根据患儿的呼吸频率和呼吸机的背景频率，目标 VT 范围应为 3.5~6.0ml/kg。

VG 模式是根据医生的设定来保证呼出 VT 的目标值（Patel et al. 2009）。在所有触发模式〔SIMV，A/C，压力支持通气（pressure support ventilation，PSV）〕上都可以应用 VG。呼吸机监测呼出 VT，并和设定的 VT 相比较，判断其是否过高或过低。如果过高，则降低下一次通气时的 PIP，如果过低，则提高下一次通气时的 PIP，以达到所设置的 VT。

VG 模式将呼出 VT 控制在非常接近所设定 VT 的水平（Keszler and Abubakar 2004）。对于 6 693 次通气的分析显示：触发的呼出 VT（均值 ±SD）= 设定 VT 的 102% ± 29%（范围：0~378%），非触发的呼出 VT（均值 ±SD）= 设定 VT 的 97% ± 31%（范围：0~322%）（McCallion et al. 2008）。可见 VT 的变异是很大的。这主要和患儿的呼吸有关。如果患儿自己呼吸的 VT 超过所设定的 VT，呼吸机就会在下一次通气时降低 PIP，如果吸入 VT 达到了设定 VT 的 130%，吸气过程停止。有时患儿如果用力收缩腹肌或出现"屏气"样动作，则吸气过程完全停止。呼吸机就会逐步提高 PIP 以保证 VT。这样就比压力限制型通气模式更快地缓解因患儿"屏气"所造成的低氧。图 54.3~ 图 54.6 是 A/C 合并 VG 的曲线。

有一些压力限制型呼吸机可以设置两个吸气压

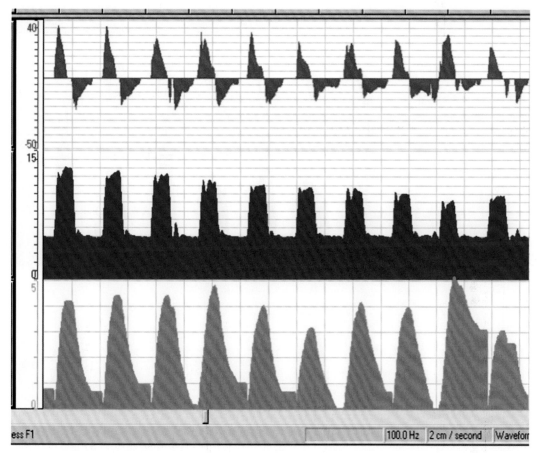

图 54.3 A/C(SIPPV)加容量保证模式下记录了 9 秒的波形曲线,所设频率为 50 次/min。最上面的是流速曲线,在零刻度线以上,气流进入气管插管,零刻度线以下,气流从气管插管呼出。中间的是压力曲线,PEEP 为 6cmH₂O,PIP 在 11~13cmH₂O 之间波动。最下面的是潮气量曲线。患儿的每一次呼吸都触发呼吸机的支持,频率大约 65 次/min。吸入和呼出的潮气量在 4~6ml 之间波动,且存在一定程度的漏气。图中可以看出,患儿的每一次自主呼吸都得到了呼吸机的支持,容量保证下潮气量的变化可以引起压力的变化,以维持潮气量的稳定

力,称为压力支持性通气。在该模式,设定的 PIP 并不会随着 VT 而变化。不过,在 VG 模式,PIP 总是随着患儿的呼吸在变化,以维持所设定的目标 VT。

在 VG 性通气中,有一些措施用以保证 VT 是安全且准确的。

1. 如果吸入 VT 已经达到设置 VT 的 130%,就停止本次吸气。

2. 从这一次通气到下一次通气,PIP 的上下变化不会超过 3cmH₂O(McCallion et al. 2008)。

3. 触发通气和非触发通气的 PIP 是独立控制的,因为患儿自己呼吸时也会产生部分 VT,而非触发通气时所有的 VT 都由 PIP 产生,因此在触发通气时所需的 PIP 会低于非触发通气。

4. 如果设置的背景频率和患儿的自主呼吸频率很接近,有可能从这一次通气到下一次通气时

PIP 会突然发生大的变化。因为呼吸机有可能这一次是触发通气而下一次是非触发通气,从而使 PIP 发生较大变化。不过,VT 并不会有突然的很大的变化。从这一次呼吸到下一次呼吸的 PIP 变化不会超过 3cmH₂O。

5. 用呼出 VT,而不是吸入 VT,作为设定的目标 VT,是因为有部分吸入 VT 从气管插管周围漏出。

6. 随着肺部疾病好转,肺顺应性、阻力得到改善,VG 通气还可以自动地降低 PIP。如果患儿实际的 VT 超过设定的目标 VT,PIP 有可能就降至 PEEP 水平。

54.7.5.1 设置 VG 时的最大吸气峰压

VG 模式下,呼吸机允许给出的最大 PIP 被称为 P_{max}。P_{max} 的设置应超过患儿通过其所需要的 PIP

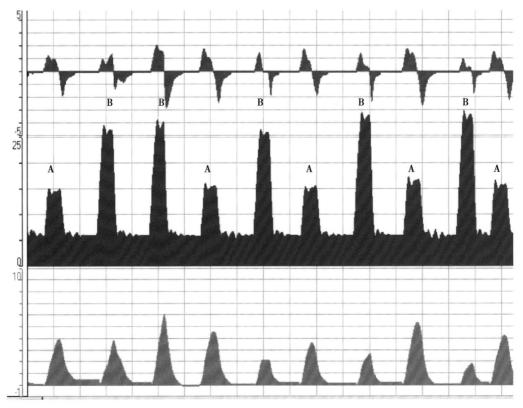

图 54.4 A/C（SIPPV）加容量保证模式下记录了 9 秒的波形曲线，所设频率为 50 次 /min。最上面的是流速曲线，在零刻度线以上，气流进入气管插管，零刻度线以下，气流从气管插管呼出。中间的是压力曲线，PEEP 为 6cmH₂O，PIP 在 15~30cmH₂O 之间波动。最下面的是潮气量曲线。在 A 点，患儿自主呼吸触发呼吸机，给予较低的 PIP 的支持。而 B 点是未经触发就得到了呼吸机支持，且 PIP 较高。这是因为在容量保证模式下，触发通气和非触发通气的 PIP 是独立控制的。为了达到所设定的目标潮气量 4.5ml，每次呼吸的压力都有轻微的变化。尽管触发通气和非触发通气的压力有很大的差别，但潮气量还是很接近的。有时非触发通气的压力较高，潮气量反而较小。吸入潮气量和呼出潮气量在 4~6ml 之间波动，这是由于存在不同程度的漏气。当设置的呼吸机背景频率和患儿自主呼吸频率十分接近时就会存在问题。呼吸机就会频繁地在触发通气和非触发通气之间变化

水平。对于 VG 模式，很重要的一点是呼吸功能够给出一个合适的 PIP 来达到设定的目标 VT。应把 P_{max} 设定在一个既能引起医生注意又不让医生过分担心的水平。关于 P_{max} 设置在怎样的水平还是有争论的。如果设置较高，比如 30cmH₂O，允许呼吸机送气的压力达到这一水平，那么呼吸机偶尔会给出这么高的压力，这可能会让新生儿科医生担心。重要的一点是医生应检查为什么 PIP 提高了，是否有什么需要纠正的问题。可能的原因包括：气管插管周围的漏气增多了，导致需要更高的 PIP 来代偿才能达到设定的呼出气 VT；肺部疾病加剧了；气胸、肺间质气肿（pulmonary interstitial emphysema，PIE）、肺不张；气管插管插入右主支气管或几乎脱管。一旦患儿的情况发生变化，P_{max} 可能需要重新设置。一些专家将 P_{max} 设置在达到设定的 VT 所需的 PIP 以

上 3~5cmH₂O 的水平。这样可以对压力进行更敏感的控制。如果 P_{max} 设置过低，呼吸机可能频繁报警"低 VT"，因为它限制了要达到设定 VT 所需的 PIP。频繁的报警会干扰医护人员的工作，或由于医护人员彻底忽略了报警而不去查看引起报警的原因从而导致问题。P_{max} 太低或太高都需要重新评估和设置。在撤离呼吸机的过程中，应逐渐降低 P_{max} 水平以避免过高的 PIP。当呼吸机设置在 VT 4~6ml/Kg，同时（a）PIP 14~16cmH₂O，（b）FiO₂<30%，（c）没有呼吸急促或吸凹等呼吸困难的表现，（d）pH>7.2 和 PCO₂<65mmHg 时，可以认为患儿已经准备好从 VG 模式下撤机了。在联合 VG 模式时，A/C 模式是最好的，每一次自主呼吸都能触发一次通气。在 A/C 联合 VG 模式下，呼吸机的频率由患儿的自主呼吸控制，PIP 由设定的 VT 控制。为了控制 PaCO₂，最

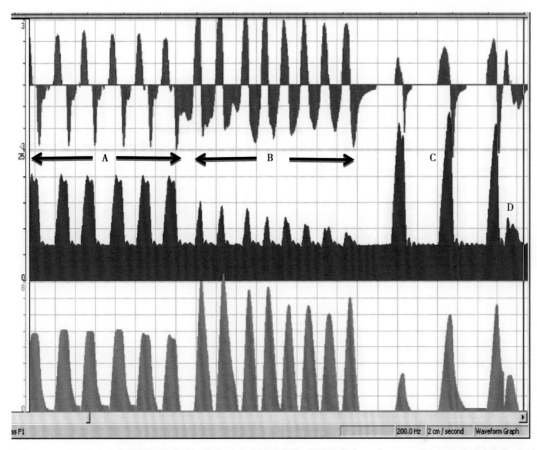

图 54.5 A/C(SIPPV)和容量保证模式下记录了 13 秒的波形曲线,所设频率为 50 次 /min。最上面的是流速曲线,在零刻度线以上,气流进入气管插管,零刻度线以下,气流从气管插管呼出。中间的是压力曲线,PEEP 为 7cmH₂O,PIP 是变化的,目的是维持所设定的潮气量 5ml。最下面的是潮气量曲线。在 A 区的波形都是触发的机械通气,潮气量稳定。B 区的波形也是触发的机械通气,但因为患儿的自主呼吸突然变得有力,潮气量明显增加,超过设定潮气量的 130%。容量保证模式就终止这一次支持,图中可见吸气时间缩短。PIP 逐渐缩小,希望能让潮气量接近所设定的水平。在 C 区有 3 次频率较慢而 PIP 很高的通气,这是非触发的通气。在 D 点,患儿又触发了一次较低 PIP 的机械通气。图中显示了当患儿自己的呼吸形式发生明显的变化时,容量保证模式是如何动态反应的

重要的是 VT 的设置。增加 VT 可以降低 PaCO₂,降低 VT 可以增加 PaCO₂,特别是长期机械通气伴随肺部无效腔增加和气管扩张的患儿。系统综述和荟萃分析的证据显示,和压力限制型通气相比,早产儿应用目标容量性通气(如 VG 模式)可以缩短机械通气的时间,降低 BPD、严重脑室出血和脑室周围白质软化、气胸、低碳酸血症的发生率(Wheeler et al. 2010; Peng et al. 2014)。但是,作者在结论中也提出还需要进一步的多中心随机对照试验来评估通气策略对远期神经发育结局、死亡和其他机械通气并发症的影响。我们可以假设如果设置了合适的 PEEP 水平,目标容量性通气可以得到更好的效果。过去,PEEP 被称为"便宜"而有效的肺保护策略。不论成人 ARDS 还是早产儿呼吸衰竭,都可以通过 SpO₂、血气、经皮 CO₂ 监测和胸片等的评估来决定最合适的 PEEP 水平(Monkman and Kirpalani 2003)。目标容量性通气似乎是一个有意思的肺保护策略(Castoldi et al. 2011)。最近的 Cochrane 综述得出结论:"对于 RDS 或常频机械通气,目前还没有足够的证据来指导最佳 PEEP 水平的设置。需要设计良好的临床试验来评估这一常用的重要的通气参数"(Bamat et al. 2012)。

54.7.6 压力支持通气

在 Drager 8000+ 呼吸机,还有另一个触发模式被称为 PSV。这个术语让人有些困惑,因为其他的模式也是压力支持的。PSV 模式是通过触发呼气来

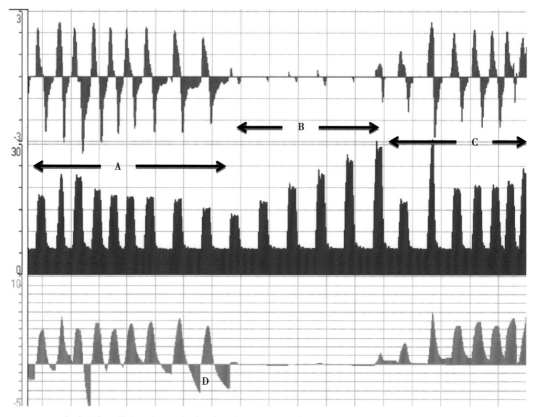

图 54.6　A/C 加容量保证模式。在 A 区的波形都是触发的机械通气，PIP 略有波动以维持稳定的潮气量。在 B 区患儿出现屏气，对抗呼吸机，因此尽管呼吸机在送气，气流和潮气量还是很小。当潮气量低于设定值，容量保证模式就开始非触发的背景通气，每次给出的 PIP 较前次增加 3cmH₂O，直到患儿重新开始呼吸（C 区）。C 区其中有一次是非触发通气。注意 D 的呼出潮气量超过了吸入潮气量。这通常发生于患儿刚开始屏气时

控制吸气时间的。呼吸机追踪吸气时气流流速的变化，当气流流速降至峰流速的 15% 就触发呼吸机停止吸气过程。而且呼吸机会自动考虑漏气的情况。设置一个比正常通气长得多的呼气时间是很重要的，这样在必要时呼吸机就可以延长呼气时间。尽管呼吸机程序针对流速曲线给出的呼气时间一般接近 0.3 秒，设置 0.6 秒的呼气时间应该是比较合适的。

吸入气流速曲线的形状和持续时间取决于管路内的气流。高速气流的吸气时间较短，低速气流的吸气时间较长。当患儿以较低流速通气，例如 4L/min，压力支持模式对于决定合适的呼气时间就很有价值。该模式的优点就是患儿无法在呼吸机送气时进行呼气。

54.7.7　神经调节辅助通气（NAVA）

为了减少人机不同步，设计了一种新的机械通气模式，称为神经调节辅助通气（neurally adjusted

ventilator assist，NAVA）（Hummler and Schuze 2009）。通过特殊设计的鼻胃管上的电极，可以检测和分析膈肌电信号，并据此触发呼吸机通气，使呼吸机的通气和膈肌电活动同步。如果没有膈肌信号，呼吸机还可以提供后备的压力控制通气。小样本的研究显示 NAVA 可以成功用于足月儿和早产儿（Beck et al. 2009；Stein et al. 2013）。但是在一些特殊的情况下，NAVA 是禁忌的（如食管畸形，凝血障碍，安装了起搏器或呼吸暂停）。还需要大样本的多中心研究来明确 NAVA 的效果以及准确性，并和目标容量型 A/C 模式及压力控制型通气模式进行比较，看是否缩短机械通气时间，降低 BPD、气胸及其他早产儿并发症的发生率。

54.7.8　高频振荡通气（HFOV）

常频机械通气在较高的 PIP 水平（≥30cmH₂O）下不能将 PaCO₂ 控制在满意的水平时可以改用高

频振荡通气（high-frequency oscillatory ventilation，HFOV）。

HFOV可通过不同的方法来实现，现在主要介绍其中的原则：

1. 肺容量是通过持续较高的MAP（10~20cmH$_2$O）来产生并维持的，而不是仅凭呼气末压力（~5cmH$_2$O）。

2. VT大约和患儿的无效腔容量相等（~2ml/kg）。

3. 呼吸机的频率比常频通气高得多（5~15Hz，即300~900次/min）。

通气过程中调整的主要是下列3个参数：

1. MAP：MAP控制肺容量。氧合水平和肺容量有关，因此可以逐渐增加MAP，直到在最低的FiO$_2$就能得到理想的PaO$_2$。如果MAP增加过多，氧合反而会恶化。最好从略高于常频通气时的MAP水平开始逐步增加，直至合适的FiO$_2$水平。常拍胸片可以动态观察肺充气的情况，特别是可以发现肺充气不佳或一侧萎陷、严重的过度扩张、气漏等情况。改变MAP在所有的HFOV呼吸机上都产生一样的效果。HFOV过程中推荐通过逐步增加MAP来达到合适的肺容量（Dargaville and Tingay 2012），可以从较低的MAP（如6~8cmH$_2$O）开始，逐渐增加，直到把FiO$_2$降低至25%~30%仍能维持目标SpO$_2$和正常的经皮PCO$_2$（De Jaegere et al. 2006）。一边逐步降低MAP，一边监测经皮PCO$_2$，可以发现一个既能维持正常CO$_2$水平又能降低FiO$_2$的最低MAP。频繁的胸片有助于评估肺扩张的情况，特别是肺膨胀不佳、一侧肺萎陷、肺过度膨胀或气漏等情况。对于所有的HFOV呼吸机，改变MAP后产生的效果是一样的。

2. 振幅（△P）：振幅就是压力的变化，可以影响VT。振幅能够控制PaCO$_2$。△P越高，呼出的CO$_2$越多。判断△P是否合适的最佳办法是从较低的△P开始，逐步增加直至胸壁出现震动。在HFOV模式通气时很容易导致过度通气，使PaCO$_2$在几分钟内就降至危险的水平。因此，为了监测在开始HFOV前就应该连接经皮PaO$_2$探头。随着PaO$_2$下降，逐渐调低△P。在Drager Babylog 8000+，△P的作用并不是很强，将其上调至60%以上也只能产生很小的改变。

3. 频率：HFOV的频率也会对PaCO$_2$产生影响。很重要的一点是要认识到在HFOV频率的作用和常频通气是相反的：频率降低，PaCO$_2$下降，频率上升，

PaCO$_2$升高。这是由于频率越低，△P就有了更多时间，就可以呼出更多CO$_2$，反之，频率降低则CO$_2$升高。频率最好从8~10Hz开始，调整MAP和△P，以获得满意的血气结果。如果PaCO$_2$不能控制，就调整频率。在Drager Babylog 8000+，调整频率比调整△P对PaCO$_2$的影响更大。

HFOV的优点：

1. 可以利用比常频通气更高的MAP来改善氧合。

2. 对于顺应性很差需要很高的PIP才能得到足够VT的肺，HFOV可以更有效地排出CO$_2$。

HFOV的缺点：

1. 并不能和患儿的自主呼吸同步进行。

2. HFOV很容易过度通气产生低碳酸血症。

3. Sensormedics呼吸机并不能向医生提供反馈信息。

4. Sensormedics呼吸机的报警很少。事实上如果当气管插管受压不能向患儿送气时机器也不会报警。

5. 并不能判断患儿自身的呼吸状况以及患儿是否准备好撤离HFOV。

Drager VN500有一个新的HFOV模式即VG型HFOV。需要更多的研究来确定该模式的准确性。

54.8 撤离机械通气

患儿气管插管机械通气的时间越长越容易感染，且发生慢性肺部疾病的可能性也越大。因此尽快将患儿撤离呼吸机并拔除气管插管是很重要的。

在维持恰当的PaO$_2$和SpO$_2$的前提下，降低FiO$_2$。维持正常PaCO$_2$的前提下，降低PIP（VT）。

当FiO$_2$降至40%以下，PIP降至16cmH$_2$O以下，说明肺部情况逐渐好转，如果患儿有充分的自主呼吸，就有可能拔除气管插管。在VG模式下，呼吸机在给出设定VT的前提下会自动降低PIP。

有人主张降低SIMV模式的频率，这样就可以使患儿有更多的自主呼吸，减少机械通气的次数。存在的问题是没有得到支持的自主呼吸必须经过气管插管来完成，这会增加呼吸做功。当呼吸机频率降至30次/min以下，这一问题就会变得突出。其实降低频率是不必要的，因为为了维持正常的PaCO$_2$水平，患儿就会很好地呼吸。

很多患儿如果FiO$_2$和PIP已经降至较低，是能

够从 A/C 模式直接撤机的，无须切换至 SIMV 模式。同样，SIMV 模式时，患儿也可以在 30 次 /min 的频率撤机。

为了判断该患儿在撤机后是否有足够的自主呼吸，可以在撤机前切换至 CPAP 模式 3 分钟，观察患儿的心率、SpO_2 和呼吸形式（Kamlin et al. 2006）。在几分钟的 CPAP 过程中如果患儿能够维持 SpO_2 和心率，则成功撤机的机会很大，反之如果患儿出现低氧血症、心动过速，则说明患儿很可能无法耐受撤机。

早产儿在撤机前应该接受咖啡因（Schmidt et al. 2006，2007）或茶碱治疗，这可以提高撤机的成功率。撤机后改用 nCPAP 的成功率高于撤机后没有任何呼吸支持的情况，需要再次气管插管的发生率更低（Davis et al. 1998）。

54.9　机械通气并发症的处理

54.9.1　气管插管未插入气管内

为了机械通气，必须将气管插管插入气管内。这不是一个简单的操作，通常需要尝试 2 次甚至 2 次以上才能成功（Lane et al. 2004；O'Donnell et al. 2006）。气管插管的操作者通常认为（希望）他们已经成功将插管插入气管内，可能直到几分钟后患儿对机械通气没有反应才会意识到气管插管实际上并不在气管内。当医生误将气管插管插入食管后，有的患儿会出现明显的恶化。因此每一次气管插管后都借助 CO_2 检测器（Kamlin et al. 2005）或气流检测器来确认气管插管的正确位置是非常重要的。如果气管插管在气管内，将 CO_2 检测器或气流检测器链接在气管插管上就可以检测到呼出气中的 CO_2 或吸入 / 呼出的气流。

54.9.2　气管插管插入过深进入右主支气管

不论气管插管插入过深还是插好后气管插管又滑进去了，插管都会进入右主支气管。这样左肺和右上肺叶就得不到通气了。胸片可以明确这种情况。纠正的方法就是将气管插管退出到正确的位置。

54.9.3　意外脱管

机械通气的患儿意外脱管是一件很严重的事

情，患儿的病情有可能很快恶化。将气管插管固定好，不要松动，可以避免意外拔管。意外拔管有时和引起患儿突然恶化的其他情况很难鉴别。有几种方法可以诊断。最快最准确的方法就是观察呼吸机上的流速波形。如果气管插管意外脱管，则流速波形立即改变，因为这时有气流进入气管插管却没有气流出来。在气管插管上连接 CO_2 检测器也可以迅速发现是否有 CO_2 呼出（Aziz et al. 1999），这是快速而敏感的方法。其他的技术，如听诊双肺和观察插管内的雾气都是不可靠的。通过喉镜观察气管插管是否进入气管内是有创的方法，但如果前面的技术都不具备，那这就是唯一可以明确气管插管位置的方法了。

54.9.4　气胸

在机械通气患儿出现突然恶化的情况下，张力性气胸是最常见的原因。表现为 FiO_2 的需求上升和 / 或 $PaCO_2$ 水平升高，在 VG 型模式下可见通气压力上升。偶尔会表现为呼吸暂停。

急查胸片可见气胸即可诊断。偶尔也会出现气胸在胸片上不太明显，因为患儿仰卧位时气体分布在胸廓前面，看起来肺部没有明显的压缩。胸片上典型的表现之一就是心脏、纵隔、膈面上出现明显的气胸边界线。在 RDS 的患儿，气胸边界常模糊不清。在黑暗的环境里用特殊的光源进行胸壁透光试验可以发现气胸侧形成的光晕范围较对侧大。虽然在紧急情况下透光试验有助于诊断，但并不是完全可靠的，仍需要胸片来确诊。

气胸的治疗就是胸腔引流，在严格无菌的条件下放置胸腔引流管，远端连接水封瓶进行引流。引流管置入位置在腋前线第 4~5 肋间，严格避开乳腺。患儿仰卧位，气胸侧抬高，与床垫大约成 45°。胸腔引流管置入后应向前胸方向送入，以便更好地引流聚集在胸廓前方的气体。局麻后，胸壁上切一小口，紧靠肋骨上方，然后用血管钳稍做分离。最好不用套管针，因为这会增加肺部穿孔的可能性。

54.9.5　肺间质气肿（PIE）

这主要发生于机械通气的极不成熟的早产儿，可能很严重，如果不给予及时有效的治疗，有可能导致患儿死亡。在这种情况下，气体潴留在肺间质内,使气道受压。通常发生于整个单侧或双侧肺部,可能是由于肺门部撕裂后气体进入肺间质内。可以引起患儿呼吸和临床总体情况的急剧恶化。经胸片得以诊断。

PIE 的治疗有两方面很重要(Swingle et al. 1984)。第一,降低呼吸机压力,即使随后需要调高 FiO_2 或 PaO_2 较前上升。但是,不要破坏患儿临床的稳定性,不要让患儿病情出现显著的恶化。第二,患儿的体位改为患侧肺在下面,和床垫成一角度,这样 PIE 能够逐渐缓解。这是治疗 PIE 的最佳办法之一。如果双侧肺都受累,将最严重的那侧肺朝下。这样做有可能使在下面的这侧肺完全肺不张。这是一个暂时性的问题,重新更换体位后这部分肺可以再次打开。

54.10 机械通气过程中的药物治疗

54.10.1 肌松剂

过去,机械通气的患儿应用肌松剂是很普遍的,现在已经用得很少了。因为新生儿科医生已经认识到在患儿存在自主呼吸的基础上进行支持比完全机械通气更好。没有证据证明肌松剂可以改善 RDS 患儿的结局(Cools and Offringa 2005)。事实上,肌松剂的应用会减少静脉回流,引起水肿,使所需的通气压力增加,上机时间延长。只有在患儿通气很困难,对抗呼吸的时候才考虑应用。

54.10.2 咖啡因

给机械通气的极不成熟早产儿应用咖啡因可以减少呼吸暂停的发生率,缩短机械通气及氧疗的时间,降低 BPD 的发生率以及神经发育不良的发生率(Schmidt et al. 2006)。很少有严重的副作用(Schmidt et al. 2007)。应将咖啡因早期应用于所有机械通气的极不成熟早产儿,而不仅仅是治疗呼吸暂停。

54.10.3 镇静剂

很多人会对机械通气的患儿进行镇静,以便减少人机对抗,使患儿感到舒服。常用的镇静剂有不同的几种。但哪一种是合适的镇静剂以及合适的剂量并没有定论。而且也没有很好的证据证明镇静可以改善患儿的预后,反而可能削弱患儿的呼吸驱动

力,从而延长上机时间(Bhandari et al. 2005;Bellu et al. 2009)。增加患儿舒适度的最佳办法是给患儿良好的护理以及合适的体位。

参考文献

Abubakar K, Keszler M (2005) Effect of volume guarantee combined with assist/control vs synchronized intermittent mandatory ventilation. J Perinatol 25(10):638–642

Ammari A et al (2005) Variables associated with the early failure of nasal CPAP in very low birth weight infants. J Pediatr 147(3):341–347

Attar MA, Donn SM (2002) Mechanisms of ventilator-induced lung injury in premature infants. Semin Neonatol 7(5):353–360

Aziz HF et al (1999) The pediatric disposable end-tidal carbon dioxide detector role in endotracheal intubation in newborns. J Perinatol 19(2):110–113

Bamat N et al. (2012) Positive end expiratory pressure for preterm infants requiring conventional mechanical ventilation for respiratory distress syndrome or bronchopulmonary dysplasia. Cochrane Database Syst Rev CD004500.pub2

Beck J et al (2009) Patient-ventilator interaction during neurally adjusted ventilatory assist in very low birth weight infants. Pediatr Res 65(6):663–668

Bellu R et al (2009) Opioids for neonates receiving mechanical ventilation. A systematic review and meta-Analysis. Arch Dis Child Fetal Neonatal Ed 95(4):F241–F251

Bhandari V et al (2005) Morphine administration and short-term pulmonary outcomes among ventilated preterm infants. Pediatrics 116(2):352–359

Bjorklund LJ et al (1997) Manual ventilation with a few large breaths at birth compromises the therapeutic effect of subsequent surfactant replacement in immature lambs. Pediatr Res 42(3):348–355

Carlo WA et al (1987) Control of laryngeal muscle activity in preterm infants. Pediatr Res 22(1):87–91

Castoldi F et al (2011) Lung recruitment maneuver during volume guarantee ventilation of preterm infants with acute respiratory distress syndrome. Am J Perinatol 28(7):521–528

Cools F, Offringa M (2005) Neuromuscular paralysis for newborn infants receiving mechanical ventilation. Cochrane Database Syst Rev (2): p CD002773

Dargaville PA, Tingay DG (2012) Lung protective ventilation in extremely preterm infants. J Paediatr Child Health 48:740–746

Davis P et al (1998) Randomised controlled trial of nasal continuous positive airway pressure in the extubation of infants weighing 600 to 1250 g. Arch Dis Child Fetal Neonatal Ed 78:F1–F4

De Jaegere A et al (2006) Lung recruitment using oxygenation during open lung high-frequency ventilation in preterm infants. Am J Respir Crit Care Med 174:639–645

Donn SM, Sinha SK (2003) Can mechanical ventilation strategies reduce chronic lung disease? Semin Neonatol 8(6):441–448

Greenough A et al (1986) Fighting the ventilator–are fast rates an effective alternative to paralysis? Early Hum Dev 13(2):189–194

Herrera CM et al (2002) Effects of volume-guaranteed synchronized intermittent mandatory ventilation in preterm infants recovering from respiratory failure. Pediatrics 110(3):529–533

Hoellering AB et al (2008) Lung volume and cardiorespiratory changes during open and closed endotracheal suction in ventilated newborn infants. Arch Dis Child Fetal Neonatal Ed 93(6):F436–F441

Hummler H, Schuze A (2009) New and alternative modes of mechanical ventilation in neonates. Semin Fetal Neonatal Med 14(1):42–48

Kamlin CO et al (2005) Colorimetric end-tidal carbon dioxide detectors in the delivery room: strengths and limitations. A case report. J Pediatr 147(4):547–548

Kamlin CO et al (2006) Predicting successful extubation of very low birthweight infants. Arch Dis Child Fetal Neonatal Ed 91(3):F180–F183

Keszler M, Abubakar K (2004) Volume guarantee: stability of tidal volume and incidence of hypocarbia. Pediatr Pulmonol 38(3):240–245

Lane B et al (2004) Duration of intubation attempts during neonatal resuscitation. J Pediatr 145(1):67–70

McCallion N et al (2005) Volume-targeted versus pressure-limited ventilation in the neonate. Cochrane Database Syst Rev (3): CD003666

McCallion N et al (2005b) Volume guarantee ventilation, interrupted expiration, and expiratory braking. Arch Dis Child 90(8):865–870

McCallion N et al (2008) Neonatal volume guarantee ventilation: effects of spontaneous breathing, triggered and untriggered inflations. Arch Dis Child Fetal Neonatal Ed 93(1):F36–F39

Monkman S, Kirpalani H (2003) PEEP – a "cheap" and effective lung protection. Pediatr Resp Rev 4(1):15–20

Morley CJ et al (2008) Nasal CPAP or intubation at birth for very preterm infants. N Engl J Med 358(7):700–708

Mrozek JD et al (2000) Randomized controlled trial of volume-targeted synchronized ventilation and conventional intermittent mandatory ventilation following initial exogenous surfactant therapy. Pediatr Pulmonol 29(1):11–18

O'Donnell CP et al (2006) Endotracheal intubation attempts during neonatal resuscitation: success rates, duration, and adverse effects. Pediatrics 117(1):e16–e21

Okumura A et al (2001) Hypocarbia in preterm infants with periventricular leukomalacia: the relation between hypocarbia and mechanical ventilation. Pediatrics 107(3):469–475

Osorio W et al (2005) Effects of pressure support during an acute reduction of synchronized intermittent mandatory ventilation in preterm infants. J Perinatol 25(6):412–416

Patel DS et al (2009) Work of breathing and different levels of volume-targeted ventilation. Pediatrics 123(4):e679–e684

Pellicano A et al (2009) Comparison of four methods of lung volume recruitment during high frequency oscillatory ventilation. Intensive Care Med 35(11):1990–1998

Peng WS et al (2014) Volume-targeted ventilation is more suitable than pressure-limited ventilation for preterm infants: a systematic review and meta-analysis. Arch Dis Child Fetal Neonatal Ed 99:F158–F165

Reyes ZC et al (2006) Randomized, controlled trial comparing synchronized intermittent mandatory ventilation and synchronized intermittent mandatory ventilation plus pressure support in preterm infants. Pediatrics 118(4):1409–1417

Schmidt B et al (2006) Caffeine therapy for apnea of prematurity. N Engl J Med 354(20):2112–2121

Schmidt B et al (2007) Long-term effects of caffeine therapy for apnea of prematurity. N Engl J Med 357(19):1893–1902

Schmolzer GM et al (2010) Respiratory monitoring of neonatal resuscitation. Arch Dis Child Fetal Neonatal Ed 95(4):F295–F303

Schulze A (2007) Respiratory gas conditioning and humidification. Clin Perinatol 34(1):19–33

Singh J et al (2007) Volume-targeted ventilation of newborns. Clin Perinatol 34:9–1053

South M, Morley CJ (1986a) Synchronous mechanical ventilation of the neonate. Arch Dis Child 61(12):1190–1195

South M, Morley CJ (1986b) Monitoring spontaneous respiration in the ventilated neonate. Arch Dis Child 61(3):291–294

South M, Morley CJ (1986c) Ventilator settings and active expiration. Arch Dis Child 61:310–311

South M, Morley CJ (1992) Respiratory timing in intubated neonates with respiratory distress syndrome. Arch Dis Child 67(4):446–448

South M et al (1987) Expiratory muscle activity in preterm babies. Arch Dis Child 62(8):825–829

South M et al (1988) A simple technique for recording the electromyogram of the external abdominal oblique muscle in the newborn. Early Hum Dev 16(1):55–60

Stein H et al (2013) Prospective crossover comparison between NAVA and pressure control ventilation in premature neonates less than 1500 grams. J Perinatol 33(6):452–456

Swingle HM et al (1984) New approach to management of unilateral tension pulmonary interstitial emphysema in premature infants. Pediatrics 74(3):354–357

Thome U et al (1998) The effect of positive end expiratory pressure, peak inspiratory pressure, and inspiratory time on functional residual capacity in mechanically ventilated preterm infants. Eur J Pediatr 157(10):831–837

Tingay DG et al (2007) Effects of open endotracheal suction on lung volume in infants receiving HFOV. Intensive Care Med 33(4):689–693

Wheeler KI et al (2009a) Assist control volume guarantee ventilation during surfactant administration. Arch Dis Child Fetal Neonatal Ed 94(5):F336–F338

Wheeler KI et al (2009b) Volume-guarantee ventilation: pressure may decrease during obstructed flow. Arch Dis Child Fetal Neonatal Ed 94(2):F84–F86

Wheeler KK et al (2010) Volume-targeted or pressure-limited ventilation in the neonate. Cochrane Database Syst Rev 11:CD003666

肺出血、湿肺和新生儿肺炎

55

Mary Elaine Patrinos and Richard J. Martin
马莉　翻译

目录

摘要

本章内容主要阐明高危婴儿发生呼吸窘迫的其他3种常见肺部原因。这些肺实质性疾病的严重程度不一,轻者仅表现为短暂的呼吸急促,严重者可有肺出血。值得注意的是,同一患者可能有一种或多种情况同时存在。这些情况的治疗主要是支持性的或者包括应用针对性抗生素治疗。

55.1　要点

- 肺出血是由于肺血管极度充血而引起的,从气管导管中吸出血性分泌物可能很快进展为吸出鲜血。血容量丢失可导致低血容量性休克从而危及生命。
- 肺出血的处理主要是支持性的,目标在于纠正低氧性和高碳酸血症型呼吸衰竭、维持心输出量、补充血容量丢失和纠正凝血异常。
- 新生儿暂时性呼吸急促是一种暂时性早发型呼吸窘迫,胸片显示肺过度膨胀,肺血管纹理加重和心脏扩大。
- 发展至新生儿暂时性呼吸急促的危险因素包括无产程发动的择期剖宫产、早产、多胎、男性、母亲糖尿病、巨大儿、母亲长期输入低渗液体和母亲哮喘。
- 新生儿肺炎可能是产前或生后获得的,可能由细菌、病毒、真菌或原虫引起。
- 新生儿肺炎在早产儿中的发生率是足月儿的10倍。
- 新生儿肺炎分为先天性、早发型和晚发型3种。先天性或宫内性肺炎通常是在产前或产时病原菌经母亲泌尿生殖道上行感染或经胎盘途径感染。早发型肺炎通常是在围生期获得的。晚发型肺炎是在出生48小时后出现症状,病原菌通常来自婴儿周围环境。
- 确诊肺炎是比较困难的,尤其是与呼吸窘迫综合征同时存在时。如果高度怀疑感染,可接受的治疗是应用抗生素48小时,等待培养结果和其他临床和实验室参数。

55.2　肺出血

新生儿肺出血是由于肺血管极度充血而引起的,从气管导管中吸出血性分泌物可能很快进展为吸出鲜血。血容量的丢失可导致低血容量性休克,危及患儿生命。肺出血通常在发生在生后2~4天,可能与呼吸窘迫综合征(respiratory distress syndrome,RDS)、感染、机械通气和氧气诱发的肺组织损伤有关。肺出血的高危因素包括超早产（胎龄<28周）和多胎。其他的易感因素包括高氧血症、酸中毒、高血容量、低蛋白血症、充血性心力衰竭和凝血机制异常。Klukow证实肺出血与大的动脉导管开放、高肺血流速度有关（Kluckow and Evans 2000）。

肺出血的发生是由于随着含有血浆和全血的渗出逐渐积累，产生出血性的水肿液，肺毛细血管压力逐渐升高随即破裂（Cole et al. 1973）。看起来稳定的插管患儿一旦气道分泌物中出现血性物，提示气管隆嵴或上气道可能由于气管插管或吸引管损伤发生了糜烂和溃疡。

在生后1周内死亡的婴儿中，68%以上发现有肺出血，且与在新生儿重症监护室需要心肺复苏有关（Kostelanetz and Dhanireddy 2004）。血液吸入综合征是截然不同的另外一种情况，与母亲出血和早发的呼吸窘迫有关（Gordon et al. 2003）。

肺出血的临床表现非常严重，常可立即识别。婴儿可表现出低血容量性休克、紫绀、心动过缓和呼吸暂停。口咽或气管插管内可有红色或粉色分泌物吸出，但随时可能进展为大量出血。胸片可呈现片状渗出影（图55.1），或者出现白肺。

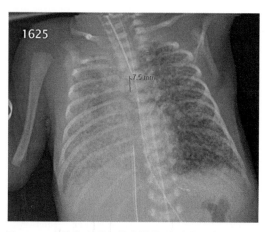

图55.1　由肺出血引起的弥漫性、斑片状浸润，右侧肺不张

肺出血的处理主要是支持性的，目的在于纠正低氧和高碳酸性的呼吸衰竭，维持心输出量，补充血容量丢失，纠正凝血异常。机械通气初始参数设定要达到高平均气道压来堵压住肺小血管。高频振荡通气常是有效的。越来越多的证据显示早期药物关闭动脉导管未闭（patent ductus arteriosus，PDA）可减少肺出血的风险。人们普遍认为早产儿肺出血是继发于PDA的肺顺应性急剧变化和肺血管阻力下降，

导致肺循环过度和水肿造成的。最近数据显示小于胎龄的早产儿，中-大的PDA是肺出血的高危因素（Scholl and Yanowitz 2015）。

尽管人们认为肺表面活性物质的应用可能是导致肺出血的原因之一，但其也可以在肺出血的治疗中发挥作用（Findlay et al. 1995；Long et al. 1992；Pandit et al. 1995；Pappin et al. 1994；Raju and Langenberg 1993；Amizuka et al. 2003），这可能与出血物可导致肺表面活性物质失活有关。

最近一项小型研究表明，机械通气时每4~6小时经气管插管应用血凝酶可升高存活率，缩短肺出血持续时间，减少因肺出血而增加的对机械通气的需求（Berger C et al. 1995）。肺出血的预后取决于婴儿潜在的心肺状态。超低出生体重儿病死率可高达50%。合并症包括脑室周围白质软化、脑室内出血、脑瘫和认知发育迟缓。

55.3　新生儿暂时性呼吸急促

新生儿暂时性呼吸急促（transient tachypnea of the newborn，TTN）最初是由Avery等在1966年提出，描述为胎儿肺液清除延迟的临床表现（Avery et al. 1966）。在她的著作中，Avery提供了8例生后早期发生呼吸窘迫的晚期早产儿的临床特征，肺过度膨胀、肺血管影明显和心脏增大。TTN的症状较轻且常为暂时性，通常在2~5天内改善。直到最近，人们仍然相信一旦TTN缓解，通常不会发生远期并发症（Avery et al. 1966；Martin et al. 2015；Miller et al. 1980）。但是一项大型关于足月儿的回顾性研究表明，TTN可能与儿童期哮喘相关，尤其在男性中这种倾向更为明显。该研究还提示TTN作为一项肺功能下降的指标，可能反映机体对发展至哮喘的一种遗传易感性（Liem et al. 2017）。

活产婴中TTN的发生率约为1%。TTN发生的危险因素包括择期剖宫产、多胎、男性、母亲糖尿病和巨大儿（Gross et al. 1983；Rawlings and Smith 1984）。母亲长期使用低张液体和母亲哮喘也是TTN发生的原因（Martin et al. 2015；Hook et al. 1997；Demissie et al. 1998）（图55.2）。

大多已发表的文献中，关于TTN的病理生理都是基于Avery的观点，认为TTN是胎儿肺液清除延迟的结果（Jain and Dudell 2006；Birnkrant et al. 2006）。肺的功能残气量由一个潜在的气体空腔组

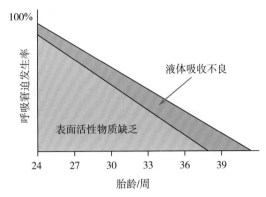

图 55.2 表面活性物质缺乏和液体吸收不良（TTN）对新生儿呼吸窘迫的相对作用。（改编自 Helve et al. 2009）

成，为每公斤体重 20~30ml。这个空腔在胎儿期充满富含钾和氯的肺液，而碳酸氢钠和蛋白质含量低。机体细胞间的物质交换受氯活性泵控制（Liem et al. 2007；Adams et al. 1963；Barker and Olver 2002；Bland 1988；Cummings et al. 1993）。分娩前 2~3 天，胎儿开始清除肺液以适应向宫外生活的转变。这个过程始于胎儿肺液分泌减少。最主要的清除发生在分娩发动时。此时肺上皮细胞变成一种钠吸收膜，使得肺液经上皮细胞的钠离子通道直接从气腔流向肺间质。在这个过程中内源性激素的重要性通过低血清表达和糖皮质激素诱导酶、上皮细胞的钠离子通道和肺液清除不良的关系表现出来（Janer et al. 2015）。这些上皮细胞离子转运通道的表达也直接与胎龄相关，因此 TTN 像 RDS 一样，发生率随着胎龄的增大而降低。另外，肺液中蛋白含量低，胶体渗透压低，也可驱使肺液进入血管系统。

经阴道分娩时机械性挤压也可能对肺液清除起到一定作用。Milner 等（1978）研究显示未经产道分娩、未经受产道压迫的婴儿，其肺间质和肺泡液体含量较高，而且这些婴儿也会有肺气体容量下降。然而这个说法并未在后来的动物实验和人类研究中得到支持，经阴道分娩的婴儿功能残气量并未增加（Jain and Dudell 2006；Hagnevik et al. 1991）。Birnkrant 和 Liem 所做的一项回顾性研究都发现 TTN 与发展至哮喘综合征相关，支持胎儿肺液清除的病理生理机制是在于细胞泵水平而非机械性压迫理论。

TTN 通常表现为出生后很快出现呼吸急促、呻吟、鼻扇、肋间凹陷，并可能出现发绀。动脉血气分析可能显示轻度呼吸性酸中毒及低氧血症。胸片典型表现为肺门周围条状影，这与动脉周围淋巴肿胀

有关。TTN 也可见于早产儿，与 RDS 有关。TTN 本质上是暂时性的疾病，症状通常在 8~12 小时内缓解，但呼吸急促可能持续长达 5 天。婴儿可能需要氧疗，但吸氧浓度很少超过 40%。有呼吸性酸中毒的可能需要持续气道正压通气支持。由于从临床上很难与肺炎鉴别，故可能需要接受一个疗程抗生素治疗。TTN 的胸片表现会在 48 小时自行缓解（Martin et al. 2015）。肺部超声已经被用于早期诊断 TTN，这样可以在早期出现呼吸窘迫时就采用更加无创的方法治疗。

55.4 新生儿肺炎

肺部是新生儿期早发型败血症/肺炎的常见侵入部位。肺炎可在产前或产后获得，病原可以是细菌、病毒、真菌或原虫。发病率高，对有呼吸窘迫表现的患儿应提高警惕。免疫系统不成熟和机体防御能力差使得病原体易于侵入肺部。而且，当婴儿同时存在 RDS、胎粪吸入综合征或慢性肺疾病时，罹患肺炎的概率和风险会大大增加。

早产儿肺炎发生率是足月儿的 10 倍。Barnett 和 Klein（Barnett and Klein 2001）报道死产中宫内和早发型肺炎发生率是 10%~38%，而在生后 28 天内死亡的活产婴中由尸检证实的肺炎占 20%~63%。报道发生率的困难在于对 1 个月以内婴儿肺炎所使用的定义不一致。大多数诊断的晚发型肺炎是早产儿，而且诊断时大都在接受辅助通气支持。Apisarnthanarak 等（2003）开展的一项小型单中心研究表明，28% 的接受机械通气的婴儿发生了呼吸机相关性肺炎（ventilator-associated pneumonia，VAP），而在 1986 年，Halliday 等（1984）报道接受插管的 RDS 患儿中肺炎发生率为 35%。尽管疾病控制中心和国家院内感染监测系统做了很多努力，但尚未有新生儿期诊断 VAP 的金指标。对于小于 1 岁的婴儿，疾病控制中心发布了诊断 VAP 的临床、放射学和实验室指标。发达国家报道的发生率高达 37.2/1 000 呼吸机日（Cernada et al. 2014）。在最近的 10 年中，VAP 集束化预防策略已经大大减少了院内获得性肺炎的发生。

依照病因，新生儿肺炎可分为 3 类：先天性、早发型和晚发型。先天性或宫内感染性肺炎通常是在分娩前或分娩时病原菌经母亲泌尿生殖道逆行感染所致，或经胎盘直接传播。目前已知可引起先天性

肺炎的微生物包括：病毒（巨细胞病毒、风疹病毒、单纯疱疹病毒、腺病毒、水痘-带状疱疹病毒、肠道病毒和流感病毒 A）、细菌（产单核细胞李斯特菌、结核分枝杆菌、梅毒螺旋体）和原虫（弓形虫）。早发型肺炎通常是在分娩过程中尤其是羊膜早破时，由来自母亲产道的细菌感染所致（Levine 1991；Airede 1992）。窒息时发生喘息和/或胎粪吸入可导致微生物进入呼吸道。其他因素如早产和母亲泌尿道感染也可导致新生儿患肺炎的风险增加。B 族链球菌（group B streptococcus，GBS）仍是足月新生儿肺炎的首要原因（Apisarnthanarak et al. 2003）。如果未接受过宫内预防性应用抗生素，有 GBS 定植的婴儿中 1% 可发生明显 GBS 败血症，全部活产婴儿中的发生率为 1/1 000~4/1 000。在美国，产时预防性用药指南的实施已经成功将 GBS 败血症的发生率降低到 0.41/1 000（Stoll et al. 2011）。这个指南中也包括了对 GBS 阳性母亲和暴露于预防性治疗的婴儿的管理方法。不幸的是，自从 GBS 指南实施后，由其他微生物导致的早发型肺炎在日益增加。在产后可立即影响到婴儿的常见病原体包括：大肠杆菌、克雷伯菌属、奇异变形杆菌、流感嗜血杆菌、D 族链球菌、产单核细胞李斯特菌和肺炎球菌。在极低出生体重儿中，大肠杆菌败血症的发生率（5/1 000）超过了 GBS（2/1 000）。另外，非细菌性肺炎也可见于生后早期阶段，如真菌（Gerberding et al. 1989；Aldana-Valenzuela et al. 2005）、病毒（Takahashi et al. 2007；Barker et al. 1990；Faden et al. 2005）和衣原体（Numazaki et al. 2003）所引起的肺炎。

如果症状在生后 48 小时以后出现则为晚发型肺炎。病原体通常来自周围环境和医院内。晚发型肺炎在早产儿和需要较长时间通气支持的婴儿中更为常见（Yuan et al. 2007）。革兰氏阴性细菌（大肠杆菌、黏质沙雷氏菌、变形杆菌属、克雷伯菌属、假单胞菌属）、凝固酶阴性葡萄球菌（Philip 1994；Chartrand and McCracken 1982）、金黄色葡萄球菌以及 GBS 都是最常见的晚发型肺炎的致病菌。病毒如巨细胞病毒（Takahashi et al. 2007；Bradshaw and Moore 2003）、水痘带状疱疹病毒、呼吸道合胞病毒、副流感病毒、流感病毒 A 和 B（Yusuf et al. 2007）、鼻病毒（Calvo et al. 2007）、肠道病毒（Abzug 2004）和冠状病毒也可见于此类肺炎。最近的数据表明，随着检验的增多，新生儿重症监护室中所有需做败血症评估者中，有 6% 可能通过多重聚合酶链反应（Ronchi et al. 2014）

检测到一种呼吸道病毒。另外，真菌感染也包括在内。感染主要通过皮肤定植而后入侵，或经胃肠道微生物移位，也可来自家庭成员和看护者的呼吸道。在重症监护室的婴儿可发生常见或非常见的菌落定植，可能与免疫力差、医疗看护暴露和医疗干预有关（气管插管、机械通气和多剂抗生素使用）（Frakking et al. 2007；Gupta 2002；Webber et al. 1990；Garland et al. 1992）。

明确诊断肺炎并不容易。从气管或口咽部分离出细菌或病毒并不一定提示真正感染，通常只是定植。影像学研究也难以解释，不能区分是肺不张还是继发于肺炎的渗出影。对可疑新生儿肺炎的检查包括血和气道分泌物培养（鼻咽部或经气管插管）。Sherman（Sherman et al. 1984）研究发现，气道分泌物革兰氏染色阳性与新生儿菌血症有关，诊断的灵敏度及阳性预测值可分别达 74% 和 47%，从而推论气道分泌物革兰氏染色在诊断新生儿先天性菌血症中具有较实用价值。单纯气道分泌物培养阳性可能更提示是早发而非晚发型肺炎，但灵敏度都较低（Ruderman et al. 1994；Brook et al. 1980）。胸腔积液在细菌和真菌感染中更为常见，尽管胸片表现常是非特异性的。其他非特异性实验室指标如 C 反应蛋白和白细胞计数，尤其是未成熟/成熟中性粒细胞比值（immature to mature neutrophils ratio，I/T）可作为新生儿肺炎的辅助检查手段。

当肺炎与 RDS 同时存在时，诊断尤其困难，常使临床医生陷入治疗困境。中性粒细胞绝对值减低，I/T 比值升高（>0.2）和 C 反应蛋白（>1）对于细菌性败血症具有阳性预测价值（Makhoul et al. 2006；Berger et al. 1995）。Leslie 等（1981）发现高 I/T 比值，中性粒细胞总数减低和革兰氏染色阳性可能更提示为早发型细菌性肺炎，而非 RDS。然而，诊断困难依旧存在，如果败血症指标高于正常，可接受的治疗方案是应用抗生素 48 小时，等待培养结果，继续监测上述指标。这对于在呼吸方面病情恶化的婴儿也是适合的，尤其是生后最初 6 小时内无症状的婴儿。

对于早发型肺炎，推荐经验性应用氨苄西林联合一种氨基糖苷类药物（庆大霉素）。对于晚发型肺炎，经验性治疗可用纳夫西林或万古霉素和一种氨基糖苷类抗生素。当培养结果确定，则应根据药敏更换敏感抗生素。新生儿肺炎的预后取决于潜在的病因和婴儿的整体状况。

致谢　感谢 Amitai Kohn 对本章节前面附加部分的贡献。

参考文献

Abzug MJ (2004) Presentation, diagnosis, and management of enterovirus infections in neonates. Paediatr Drugs 6:1–10

Adams FH, Fujiwara T, Rowshna G (1963) Surface properties and lipids from lungs of infants with hyaline membrane disease. J Pediatr 63:881–888

Airede AI (1992) Prolonged rupture of membranes and neonatal outcome in a developing country. Ann Trop Paediatr 12:283–288

Aldana-Valenzuela C, Morales-Marquec M, Castellanos-MartMart J, Deanda-Gda-G M (2005) Congenital candidiasis: a rare and unpredictable disease. J Perinatol 25:680–682

Amizuka T, Shimizu H, Niida Y, Ogawa Y (2003) Surfactant therapy in neonates with respiratory failure due to haemorrhagic pulmonary oedema. Eur J Pediatr 162:697–702

Apisarnthanarak A, Holzmann-Pazgal G, Hamvas A et al (2003) Ventilator-associated pneumonia in extremely preterm neonates in a neonatal intensive care unit: characteristics, risk factors, and outcomes. Pediatrics 112(6 Part 1):1283–1289

Avery ME, Gatewood OB, Brumley G (1966) Transient tachypnea of newborn. Possible delayed resorption of fluid at birth. Am J Dis Child 111:380–385

Barker PM, Olver RE (2002) Invited review: clearance of lung liquid during the perinatal period. J Appl Physiol 93:1542–1548

Barker JA, McLean SD, Jordan GD et al (1990) Primary neonatal herpes simplex virus pneumonia. Pediatr Infect Dis J 9:285285J

Barnett ED, Klein JO (2001) Bacterial infections of the respiratory tract. In: Remington JS, Klein JO (eds) Infectious diseases of the fetus and newborn infant. WB Saunders, Pennsylvania, pp 1006–1018

Berger C, Uehlinger J, Ghelfi D et al (1995) Comparison of C-reactive protein and white blood cell count with differential in neonates at risk for septicaemia. Eur J Pediatr 154:138–144

Birnkrant DJ, Picone C, Markowitz W et al (2006) Association of transient tachypnea of the newborn and childhood asthma. Pediatr Pulmonol 41:978–984

Bland RD (1988) Lung liquid clearance before and after birth. Semin Perinatol 12:124

Bradshaw JH, Moore PP (2003) Perinatal cytomegalovirus infection associated with lung cysts. J Paediatr Child Health 39:563–566

Brook I, Martin WJ, Finegold SM (1980) Bacteriology of tracheal aspirates in intubated newborn. Chest 78:875–877

Calvo C, García-García ML, Blanco C et al (2007) Role of rhinovirus in hospitalized infants with respiratory tract infections in Spain. Pediatr Infect Dis J 26:904–908

Cernada M, Brugada M, Golombek S et al (2014) Ventilator-associated pneumonia in neonatal patients: an update. Neonatology 105:98–107

Chartrand SA, McCracken GH Jr (1982) Staphylococcal pneumonia in infants and children. Pediatr Infect Dis 1:19–23

Cole VA, Normand IC, Reynolds EO, Rivers RP (1973) Pathogenesis of hemorrhagic pulmonary edema and massive pulmonary hemorrhage in the newborn. Pediatrics 51:175–187

Copetti R, Cattarossi L (2006) The 'double lung point': an ultrasound sign diagnostic of transient tachypnea of the newborn. Neonatology 91:203–209

Cummings JJ, Carlton DP, Poulain FR et al (1993) Hypoproteinemia slows lung liquid clearance in young lambs. J Appl Physiol 74:153–160

Demissie K, Marcella SW, Breckenridge MB, Rhoads GG (1998) Maternal asthma and transient tachypnea of the newborn. Pediatrics 102(1 Part 1):84–90

Faden H, Wynn RJ, Campagna L, Ryan RM (2005) Outbreak of adenovirus type 30 in a neonatal intensive care unit. J Pediatr 146:523–527

Findlay RD, Taeusch HW, David-Cu R, Walther FJ (1995) Lysis of red blood cells and alveolar epithelial toxicity by therapeutic pulmonary surfactants. Pediatr Res 37:26–30

Frakking FN, Brouwer N, van Eijkelenburg NK et al (2007) Low mannose-binding lectin (MBL) levels in neonates with pneumonia and sepsis. Clin Exp Immunol 150:255–262

Garland JS, Dunne WM Jr, Havens P et al (1992) Peripheral intravenous catheter complications in critically ill children: a prospective study. Pediatrics 89(6 Part 2):1145–1150

Gerberding KM, Eisenhut CC, Engle WA, Cohen MD (1989) Congenital candida pneumonia and sepsis: a case report and review of the literature. J Perinatol 9:159–161

Gordon E, South M, McDougall PN, Dargaville PA (2003) Blood aspiration syndrome as a cause of respiratory distress in the newborn infant. J Pediatr 142:200–202

Gross TL, Sokol RJ, Kwong MS et al (1983) Transient tachypnea of the newborn: the relationship to preterm delivery and significant neonatal morbidity. Am J Obstet Gynecol 146:236–241

Gupta A (2002) Hospital-acquired infections in the neonatal intensive care unit-Klebsiella pneumoniae. Semin Perinatol 26:340–345

Hägnevik K, Lagercrantz H, Sjöqvist BA (1991) Establishment of functional residual capacity in infants delivered vaginally and by elective cesarean section. Early Hum Dev 27:103–110

Halliday HL, McClure G, Reid MM et al (1984) Controlled trial of artificial surfactant to prevent respiratory distress syndrome. Lancet 1:476–478

Helve O, Pitkänen O, Janér C et al (2009) Pulmonary fluid balance in the human newborn infant. Neonatology 95:347–352

Hook B, Kiwi R, Amini SB et al (1997) Neonatal morbidity after elective repeat cesarean section and trial of labor. Pediatrics 100(3 Part 1):348–353

Jain L, Dudell GG (2006) Respiratory transition in infants delivered by cesarean section. Semin Perinatol 30:296–304

Janér C, Pitkänen OM, Süvari L et al (2015) Duration of

gestation and mode of delivery affect the genes of transepithelial sodium transport in pulmonary adaptation. Neonatology 107:27–33

Kluckow M, Evans N (2000) Ductal shunting, high pulmonary blood flow, and pulmonary hemorrhage. J Pediatr 137:68–72

Kostelanetz AS, Dhanireddy R (2004) Survival of the very low birth infants after cardiopulmonary resuscitation in the neonatal intensive care unit. J Perinatol 24:279–283

Leslie GI, Scurr RD, Barr PA (1981) Early-onset bacterial pneumonia: a comparison with severe hyaline membrane disease. Aust Paediatr J 17:202–206

Levine CD (1991) Premature rupture of the membranes and sepsis in preterm neonates. Nurs Res 40:36–41

Liem JJ, Huq SI, Ekuma O et al (2007) Transient tachypnea of the newborn may be an early clinical manifestation of wheezing symptoms. J Pediatr 151:29–33

Long W, Corbet A, Allen A (1992) Retrospective search for bleeding diathesis among premature newborns with pulmonary hemorrhage after synthetic surfactant treatment. J Pediatr 120:S45–S48

Makhoul IR, Yacoub A, Smolkin T et al (2006) Values of C-reactive protein, procalcitonin, and Staphylococcus-specific PCR in neonatal late-onset sepsis. Acta Paediatr 95:1218–1223

Martin RJ, Fanaroff AA, Walsh MC (eds) (2015) Neonatal-perinatal medicine diseases of the fetus and infant, 10th edn. Mosby/Elsevier, New York

Miller LK, Calenoff L, Boehm JJ, Riedy MJ (1980) Respiratory distress in the newborn. JAMA 243: 1176–1179

Milner AD, Saunders RA, Hopkin IE (1978) Is air trapping important in the maintenance of the functional residual capacity in the hours after birth? Early Hum Dev 27: 103–110

Numazaki K, Asanuma H, Niida Y (2003) Chlamydia trachomatis infection in early neonatal period. BMC Infect Dis 3:2

Pandit PB, Dunn MS, Colucci EA (1995) Surfactant therapy in neonates with respiratory deterioration due to pulmonary hemorrhage. Pediatrics 95:32–36

Pappin A, Shenker N, Hack M, Redline RW (1994) Extensive intraalveolar pulmonary hemorrhage in infants dying after surfactant therapy. J Pediatr 124:621–626

Philip AG (1994) The changing face of neonatal infection: experience at a regional medical center. Pediatr Infect Dis J 13:1098–1102

Raimondi F, Migliaro F, Sodano A et al (2014) Use of neonatal chest ultrasound to predict noninvasive ventilation failure. Pediatrics 134:e1089–e1094

Raju TN, Langenberg P (1993) Pulmonary hemorrhage and exogenous surfactant therapy: a meta-analysis. J Pediatr 123:603–610

Rawlings JS, Smith FR (1984) Transient tachypnea of the newborn. An analysis of neonatal and obstetric risk factors. Am J Dis Child 138:869–871

Ronchi A, Michelow IC, Chapin KC et al (2014) Viral respiratory tract infections in the neonatal intensive care unit: the VIRIoN-I study. J Pediatr 165:690–696

Ruderman JW, Srugo I, Morgan MA et al (1994) Pneumonia in the neonatal intensive care unit. Diagnosis by quantitative bacterial tracheal aspirate cultures. J Perinatol 14:182–186

Scholl JE, Yanowitz TD (2015) Pulmonary hemorrhage in very low birth weight infants: a case-control analysis. J Pediatr 166:1083–1084

Sherman MP, Chance KH, Goetzman BW (1984) Gram's stains of tracheal secretions predict neonatal bacteremia. Am J Dis Child 138:848–850

Shi Y, Tang S, Li H et al (2005) New treatment of neonatal pulmonary hemorrhage with hemocoagulase in addition to mechanical ventilation. Biol Neonate 88:118–121

Stoll BJ, Hansen NI, Sánchez PJ et al (2011) Early onset neonatal sepsis: the burden of Group B Streptococcal and E. coli disease continues. Pediatrics 127:817–826

Takahashi R, Tagawa M, Sanjo M et al (2007) Severe postnatal cytomegalovirus infection in a very premature infant. Neonatology 92:236–236

Webber S, Wilkinson AR, Lindsell D et al (1990) Neonatal pneumonia. Arch Dis Child 65:207–211

Yuan TM, Chen LH, Yu HM (2007) Risk factors and outcomes for ventilator-associated pneumonia in neonatal intensive care unit patients. J Perinat Med 35: 334–338

Yusuf K, Soraisham AS, Fonseca K (2007) Fatal influenza B virus pneumonia in a preterm neonate: case report and review of the literature. J Perinatol 27:623–625

新生儿肺气漏

56

Paola Papoff and Corrado Moretti
程锐　翻译

目录

摘要

在新生儿中,最常见的气漏包括肺间质气肿、纵隔气肿、气胸,而心包积气、气腹和肺静脉栓塞并不常见。气漏在有肺部基础疾病的新生儿中更为普遍和严重,因为这些患儿在高通气压力下,肺顺应性差或肺部过度膨胀。有些新生儿症状很轻或无症状,而有些则表现出呼吸窘迫的症状以及需氧量增加。张力性气胸或心包积气可能会突然破裂。临床症状结合胸部 X 线片可诊断这一疾病。治疗方法因气漏类型和临床状况的严重程度而异。

56.1 要点

- 新生儿最常见的气漏包括肺间质气肿,纵隔气肿和气胸。

- 气漏可自发发生,或者与其他形式的需要机械通气支持的肺部疾病相关。

- 症状轻重不等,从轻度呼吸窘迫到严重的缺氧和血流动力学不稳定。

- 诊断依靠临床症状结合影像学表现。

- 治疗方法因类型和严重程度而异,包括密切观察、机械通气或胸腔引流。

56.2 肺气漏

肺气漏以肺泡过度膨胀、破裂导致肺泡内气体外逸至周围组织为临床特征。肺气漏常继发于新生儿肺部疾病,且症状更为严重。此类新生儿肺部疾病多表现为肺顺应性差［如呼吸窘迫综合征(respiratory distress syndrome,RDS)］或气道梗阻(如胎粪吸入综合征)。

新生儿最常见的肺气漏包括肺间质气肿、纵隔气肿、气胸,而心包积气、气腹及肺静脉栓塞少见。患者可以无临床表现,或者有不同程度的呼吸窘迫。诊断是临床疑诊者,因为呼吸窘迫和对氧需求增加,通过 X 射线而证实。治疗方案因肺气漏的类型及严重程度而不同。

56.3 肺部结构

宏观上肺被分为右肺三叶,左肺两叶,每叶肺都有自己的空气交换及血液供应系统。每叶肺均由肺段组成。这些肺段呈锥体状,尖端指向肺门,基底部指向肺表面。肺段由支气管及肺段动脉供给,并由肺段周围静脉网排出。每个肺段由肺小叶构成,肺小叶由小叶支气管及肺动脉分支供给。

小叶支气管继续分岔直到终末细支气管肺泡水平,这可以使肺泡簇中的肺泡囊充分通气。每个肺泡囊中有 10~15 个肺泡,这些都是肺的功能单位,气体交换在这里发生。

支气管树和相关的血管被包裹在一种由胶原和弹性组织构成的鞘内。在胸膜表面的压力通过肺泡壁传递到肺泡。每个肺泡单位与相邻的肺泡单位互相依赖,因此一个肺泡扩张决定邻近肺泡壁张力的增加,这样可以确保肺均匀膨胀。

大部分的肺弹性结构的发育发生于胎囊状期,始于妊娠的第 25 周。

终末细支气管是两个或两个以上呼吸性细支气管或肺泡支气管的起源,这些发育为半球的外翻部分称之为肺泡。呼吸性细支气管末端有大量的肺泡,是支气管分支的结束。最终,肺泡囊形成呼吸道的末端部分。

每侧肺均由浆膜包围,这就是肺膜。

56.4 间质性肺气肿

肺间质性肺气肿可以定义为气道外及间质内的气体的集合。它是由肺泡和细支气管破裂造成的。肺气肿存在多样化。肺气肿可以发生于全肺、单侧或肺叶,全肺时其很难与早期肺支气管发育不良相区别。

肺表面活性物质的应用及保护性通气的理念使间质性肺气肿的发病率下降。同样,当患儿使用常频通气难以维系,高频振荡通气的运用使间质性肺气肿减少(Helbich et al. 1998)。

间质性肺气肿的危险因素:

- 高压力的机械通气(最重要的因素)

- 低胎龄(PIE 通常发生于小于 32 周的妊娠,体重小于 1 200g 婴儿)(Hart et al. 1983)

- 肺发育不全

- 肺部疾病,如严重的 RDS、胎粪吸入综合征,感染或吸入性肺炎

- 绒毛膜羊膜炎和脐炎(Jeffrey 2003)

- 气管插管位置不正(Greenough et al. 1984)

56.4.1　病因与发病机制

病因是自发的,Macklin 和同事描述了间质气肿、纵隔气肿和皮下气肿的发病机制(Macklin 1939)。他们的实验工作通过各种动物模型得出假说:过度充盈肺泡破裂入肺血管鞘并产生间质性肺气肿。间质性肺气肿的易感因素包括高平均气道压的正压通气及肺顺应性降低。

肺泡破裂的基本条件是肺泡与周围组织之间存在压力梯度。然而,在极早产儿,间质性肺气肿可以发生在低平均气道压力,可能反映了未成熟肺拉伸敏感性的增加。相邻肺泡内的压力一般被认为是类似的,这可使肺泡壁保持完整。如图 56.1 所示(Maunder 1984),如果肺泡之间形成压差,肺泡破裂的风险增加,可导致间质性肺气肿。由于纵隔内平均压力总是比外周肺组织低,肺下部解剖位置最低的空气沿支气管血管延伸至肺门和纵隔软组织血管鞘。到达纵隔后,累积的气体可以沿筋膜解剖平面减压到颈部皮下组织或腹膜后。如果纵隔压力突然上升或通过这些途径减压不足以缓解张力,那么纵隔胸膜破裂,可导致气胸。这种机制被认为是大多数情况下自发性气胸产生的原因,而不是胸膜下肺大疱破裂导致自发性气胸(Caldwell et al. 1979)。

间隙组织中气体的存在导致肺顺应性降低,残气量及无效腔增加及通气/灌注(V/Q)失调,同时也阻碍了肺血流动和堵塞淋巴回流,导致氧合下降。

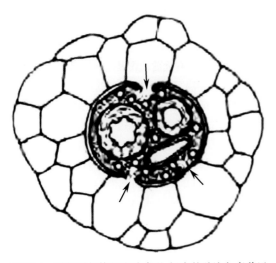

图 56.1　呼气时气体的流动障碍,闭塞的肺泡包裹着远端支气管血管鞘,气体和血管周围间隙产生的压力差使肺泡破裂,气体直接进入支气管血管鞘。(改编自 Maunder 1984)

56.4.2　临床表现、鉴别诊断和预后

在 RDS 的早期阶段,间质及血管周围的液体量增多,接下来的几天内这些液体急剧减少,这种液体可阻止气体从破裂的肺泡沿着支气管血管鞘活动至纵隔,导致间质性肺气肿减少。间质中气体滞留的另一个可能的机制是未成熟肺结缔组织的增加。间质中滞留气体可引起恶性循环,导致相邻肺泡压缩,更多的空气从过度充盈的肺泡进入间质组织,进一步增加换气压力。

间质性肺气肿可能会发生在生后的第一个 72 小时或作为晚期早产儿长时间正压通气的并发症。不同间质性肺气肿的临床表现与累积气体的量和位置相关。间质性肺气肿能引起小气道压缩,伴有肺顺应性降低,引起喘息及呼吸音降低,改变换气需求,增加呼吸频率,使心率及血压发生变化。受限的气体通过压迫血管减少血液灌注,引起低氧血症、高碳酸血症和呼吸性酸中毒。支气管血管鞘内聚集的气体可在影像学表现为肺内圆形不融合的透亮区(图 56.2)。间质性肺气肿可以是单侧的(图 56.3)。如果存在机械通气或因为小叶间隔破裂,间质性肺气肿往往形成相当大的透明的气泡,类似囊肿。小面积的肺间质气肿与肺囊肿交替间隔使肺实质呈蜂窝状。

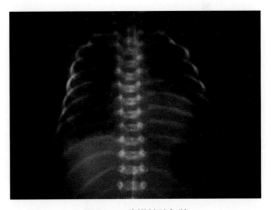

图 56.2　弥漫性肺气肿

间质性肺气肿可能的并发症包括其他的肺气漏,如纵隔气肿、气胸、心包积气,气腹、皮下气肿、肺静脉栓塞、脑出血及肺间质上皮化。

间质性肺气肿可能会与以下疾病相混淆,包括重症 RDS、早期支气管肺发育不良、囊性腺瘤样畸形、淋巴管扩张、支气管囊肿、先天性大叶性肺气肿和肺部感染。间质性肺气肿可能需要几个星期才能

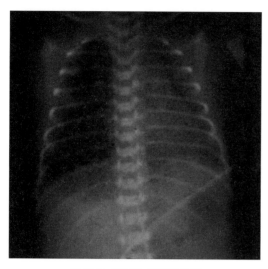

图 56.3　肺气肿，特别是右侧

吸收，延长机械通气时间，增加支气管肺发育不良发生率（Hart et al. 1983）。有些婴儿可发展为慢性肺气肿，需要手术肺叶切除术。

56.4.3　治疗与处理

在机械通气的婴儿，间质性肺气肿的初步治疗是最大化实现人机同步，在适当的位置固定气管插管，尽可能降低吸气峰压及呼气末正压，维持血气正常值。设置短的吸气时间和三角形的压力波形态为避免肺实质的囊肿膨胀，否则时间常数会延长（Meadow and Cheromcha 1985）。高频振荡通气已被认为是有效的治疗肺间质气肿的方法（Helbich et al. 1998）。

个体化治疗包括受累侧向下的侧卧，或者选择性的健侧气管插管（Brooks et al. 1977；Chan and Greenough 1992）。严重不成熟的早产儿可能难以承受仅用一侧的肺维持通气，解除窘迫。黏液的存在可形成一个栓塞，导致肺囊肿的形成，物理治疗是有效的（Swingle et al. 1984）。短期地塞米松疗程已被证明是一种治疗婴儿间质性肺气肿的有效方法，可能的机制是减少气道水肿炎症与气道阻塞（Fitzgerald et al. 1998）。

56.5　纵隔气肿

纵隔气肿为纵隔内气体的积聚，游离气体不局限于纵隔，可穿透组织层，造成心包积气、气胸、皮下气肿，或气腹。纵隔气肿发生率高，大约每 1 000 个活产婴儿 2.5 个发生纵隔气肿。

纵隔气肿的危险因素：

- 与气体潴留相关的严重肺部疾病，包括 RDS、肺炎、胎粪吸入综合征或机械通气。
- 出生窒息需要复苏。
- 胸部创伤。
- 机械性梗阻如异物或肿瘤。

56.5.1　病因与发病机制

纵隔气肿在大多数情况下是原有肺部疾病的并发症，或是出现在间质性肺气肿之前。肺泡中漏出来的气体沿着血管支气管鞘直到肺门和纵隔。纵隔气肿的可自发地出现在出生或生后不久，继发于阀门机制的形成和肺泡破裂。气体从纵隔移向颈部引起颈部筋膜与锁骨上组织平面剖离，形成皮下肺气肿。纵隔空气也可蔓延至胸膜空间，形成基部气胸。空气也可能通过到腹膜腔通过阻力较低的区域，如胸肋三角区，引起膈下积气（气腹）。

56.5.2　临床表现和鉴别诊断

纵隔气肿很少引起明显的临床并发症。但存在广泛的皮下和纵隔气体可压迫纵隔结构。合并纵隔气肿的婴儿通常无症状或仅有轻度呼吸窘迫。在没有其他肺部疾病时，它往往会自发吸收回复。

大量空气累积可能会导致严重的呼吸窘迫和心输出量减少。首先出现的迹象可能是颈部、面部或胸部皮下气肿。有大面积纵隔气肿的婴儿可能存在胸正中区域膨隆、颈静脉怒张和低血压。纵隔气肿的影像学特征是心脏边缘存在明显的薄薄的黑色条纹界限。右心房和左心室的边缘一般与肺实质区很好区别。纵隔气肿少量积气时唯一的标志是侧位片上胸骨区域透亮带（图 56.4）（Macklin 1939；Hoffer and Ablow 1984）。纵隔气肿诊断的要点是胸腺小叶凸起，其是否明显或多或少取决于纵隔内的空气量（图像看上去像一只海鸥或翼状帆，图 56.5）（Moseley 1960；Lawal et al. 2009）。当有纵隔气肿，侧位片中胸腺小叶被空气包围，是前内侧气胸的特殊影像学特征。纵隔内气体可促使胸腺移向肺尖，类似上肺叶塌陷或肺炎，但纵隔气肿的其他影像学特征使其有别于肺实质病变。

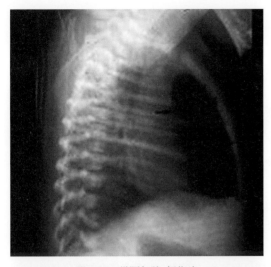

图 56.4 纵隔气肿，侧位片

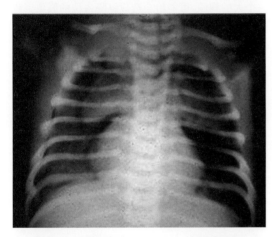

图 56.5 纵隔气肿伴胸腺上抬（三角帆或帆状）

气体可在某些纵隔隐窝聚集，如三角韧带。在这种情况下，胸部 X 线显示椎旁区域存在一过度透亮带从横膈延伸到肺门（图 56.6）（Volberg et al. 1979）。纵隔气肿应与支气管囊肿（Shah et al. 1999）、食管穿孔和气胸鉴别。

56.5.3 治疗与处理

通常保守治疗。100% 氧疗可以加速气体吸收。高浓度氧气促进血流中氮冲洗（在 100% 氧浓度下气体空间内 PN_2 从 573mmHg 降至 0mmHg）并建立胸腔积液与胸腔静脉循环的浓度梯度。这个梯度有利于胸腔内氮的吸收。这种技术不应该被应用到小胎龄婴儿，因为存在氧中毒风险。

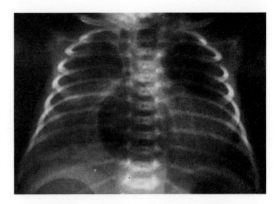

图 56.6 纵隔气肿伴气体聚集在三角韧带

56.6 气胸

气胸被定义为气体在胸腔内的累积。体积小于 15% 为少量气胸，15%~60% 为中等量气胸，大于 60% 为大量气胸。1% 的正常足月新生儿在出生时出现自发性气胸（其中 10% 可出现症状）（Steele et al. 1971）可能的原因是第一次呼吸时存在高跨肺压力。在患有肺部疾病，尤其是如果需要机械通气，气胸的发病率急剧增加至约 10%。15%~20% 的气胸是双侧的。单侧气胸三分之二发生在右侧。气胸的发生与胎龄没有相关性（Greenough et al. 1984）。家族性自发性新生儿气胸的报道罕见（Bagchi and Nycyk 2002）。

气胸的危险因素：

- 肺部疾病，如湿肺（剖宫产术后）（Benterud et al. 2009）、先天性肺大疱、胎粪吸入综合征、肺发育不良，导致不均匀的肺顺应性和肺泡过度膨胀。
- 间质性肺气肿。
- 通气支持。机械通气过程中的易感因素：
  - 呼吸机机械通气频率与患儿自主呼吸节律不同步；不同步通常是继发于触发延迟、长吸气时间和吸气/呼气率（I/E）≥1∶1（Primhak 1983）
  - 高通气峰压
  - 高呼气末正压（Klinger et al. 2008）
  - 高潮气量（比压力增加更重要）（McCallion et al. 2005）
  - 气管插管在右主支气管
- 经鼻持续气道正压通气（风险低于在应用机械通气时）。
- 吸入气体温度低（<36.5℃）。出生体重≤1 500g 婴儿吸入气体的温度低于 36.5℃时气胸发生率增

加。它很可能是较低的温度导致通风气体中的水含量减少,改变了黏膜纤毛清除功能,诱发气道阻塞(Tarnow-Mordi et al. 1989)。

- 直接损伤(吸痰管和中心静脉导管定位)。

56.6.1 病因与发病机制

过度充气的肺内,气体从破裂的肺泡沿支气管血管鞘经纵隔进入胸膜腔形成气胸。气胸的这个发病机制与纵隔气肿相似。少部分气胸是由于胸膜下肺大疱破裂引起。

56.6.1.1 分类

气胸通常分为3种类型:单纯性、开放性和张力性气胸。简单性或非开放性气胸的发生不与外界气体相通,积累的气体没有引起纵隔移位。单纯性气胸一般发生于自发性气胸或正压机械通气过程中气压伤、容积伤。

开放性气胸在胸壁上有一个跟外界相通的开放的缺口,最常见于手术并发症,如动脉导管未闭的手术,自主呼吸时胸腔内压力小于大气压,空气迅速积聚在胸腔内。胸内负压的减少导致不同程度的肺泡塌陷,进一步引起呼吸损伤。

张力性气胸是由胸膜腔中的空气的逐渐堆积引起的。气体聚集使纵隔移向健侧胸部,压迫对侧肺及大血管,损害心血管和呼吸功能。空气通过胸壁的缺陷、破裂的支气管或肺泡进入胸膜腔,形成单向阀门,即吸气时气体进入胸腔,呼气时气体不能逸出。胸腔内气体不断聚集直到胸腔内压力大于大气压而失衡。同时,胸腔内的压力导致同侧肺塌陷压缩和纵隔(包括相关的大血管)移向对侧。上腔静脉能够在一定程度上发生移动,下腔静脉相对固定在隔膜并产生扭曲。由于儿童三分之二的静脉回流来自隔膜以下,所以下腔静脉的压迫导致静脉回流到心脏和心血管的血容量急剧减少。

56.6.2 临床表现

气胸的诊断基于临床症状、体征检查、动脉血气和X线影像。气胸会出现呼吸窘迫的迹象,如胸廓不对称,呼吸和心动过缓,心动过速发作,甚至低血压。机械通气时,气胸张力高,伴有纵隔结构压迫,

导致静脉回流障碍和心血管系统衰竭(Ogata et al. 1976)。患侧胸部听诊呼吸音降低或消失,心音听诊困难。临床症状突然恶化时需高度怀疑气胸。然而,靠听诊确定部位困难,尤其是对于极低体重儿。动脉血气存在呼吸或混合性酸中毒和低氧血症。

胸透是有效方法,可见患侧透光率增加(Kuhns et al. 1975)。胸部X线检查仍然是诊断气胸的金标准。影像一般容易识别大的气胸。患侧胸廓大于健侧,患儿肋间隙增宽,膈下移,肺压迫塌陷(图56.7)。

张力性气胸患侧纵隔的移位明显。在严重的病例中,膈肌是扁平甚至凹陷的(Moseley 1960)。前侧或内侧纵隔气胸容易被遗漏。表现为肺纹理减少和轻度纵隔移位(图56.8)。怀疑前内侧气胸的患者,建议侧卧片。气胸侧的胸膜可能会与纵隔紧密粘连。一个大的胸膜,可能给会造成纵隔占位的假象。超声检查已被证明为临床早期准确、高效地发现气胸的重要检查(Brook et al. 2009)。

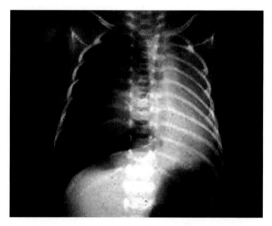

图 56.7 右侧张力性气胸

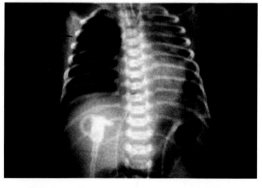

图 56.8 右前内侧气胸伴轻微的对侧纵隔移位

56.6.3 鉴别诊断

大叶性肺气肿。

肺囊性腺瘤样畸形。

先天性膈疝。

支气管源性囊肿。

食管胸膜瘘。

新生儿气胸最常见的并发症:呼吸或心搏骤停,脑室出血、支气管胸膜瘘、血气胸和感染。

56.6.4 治疗

56.6.4.1 无症状性气胸

无症状性气胸不需要任何特殊治疗,而是密切观察,并可保守治疗。100% 的氧气治疗轻中度气胸,可能促进空气重吸收。吸入高浓度氧有助于清除血流中的氮(从室内空气至 100% 氧气,PN_2 从 573mmHg 下降至 0mmHg),在胸膜气体和胸膜静脉循环之间形成浓度梯度,以利于氮在胸膜腔内的再吸收。该方法在动物模型或成年自发性气胸患者中被证明是有效的(Northfield 1971),而在新生儿中,100% 氧气似乎无显著益处(Clark et al. 2014);因此,由于存在氧毒性的风险,该方法在新生儿中的应用存在争议。使用机械通气时,即使是程度很轻的气胸,其内气体也通常被排尽。

56.6.4.2 胸穿

胸穿用于治疗有症状的气胸。其通常用于治疗非机械通气患儿,或是机械通气患儿的姑息治疗。

56.6.4.3 胸腔闭式引流术

胸腔闭式引流(胸廓切开术)适用于持续进展性气胸患儿,特别是接受正压通气者,肺气漏会持续存在。5~10cmH₂O 负压连续吸引是有效的。

胸腔引流术:

- 选择大小适当的胸腔管。小婴儿采用 8F 胸管。较大的婴儿采用 10F 胸腔管
- 定位于患侧腋前线第五肋间(Brook et al. 2009)
- 抗菌溶液消毒操作部位
- 镇痛。准备好复苏器材
- 注射少量的 1% 利多卡因(1~2mg/kg)
- 沿第六肋上缘做一个小切口(约管径的大小)
- 钝性分离插入胸腔管

- 插入胸管几厘米并检查 X 线确定位置
- 缝合固定。引流装置必须放置至少 24~48 小时,当引流气体停止时,拔除引流管。为防止气体潴留,把引流管连接到一个持续低负压系统(−10~−20mmH₂O)

胸腔引流的并发症包括:

- 感染
- 出血(肋间血管撕裂伤)
- 肺穿刺伤
- 支气管胸膜瘘
- 乳糜胸(继发于胸导管病变)
- 膈肌麻痹(由于膈神经病变)(Rainer et al. 2003)

56.6.4.4 气管插管

有支气管胸膜瘘时,应预备行选择性对侧主支气管插管术。此外,使用 Swan-Ganz 导管阻塞患侧主支气管的单肺通气技术已成功应用于对常规治疗无反应的新生儿(Rastogi et al. 2007)。

56.6.5 预防

机械通气时设置自主呼吸与机械通气同步,降低跨肺压力波动,可预防气胸。高频振荡通气可降低重症肺部疾病伴新生儿气胸发生率。

56.7 心包积气

心包积气是气体聚集在心包内。其发生时往往伴有纵隔气肿,气体通过心包缺损进入心包,可能在肺静脉开口附近的心包折返处。足月和早产儿发病率约为 1.3%(Burt 1982)。心包积气很少有自发性的(Itani and Mikati 1998)。

心包积气风险因素为:

- 早产儿
- 出生窒息需要复苏
- 机械通气(吸气峰压 >32cmH₂O,平均气道压 >17cmH₂O)
- 肺疾病
- 解剖异常(左胸心包膜发育不良)

56.7.1 致病原因及机制

由于致病机制是相同的,心包积气常与纵隔气

肿或气胸相关,气体从肺间质通过支气管血管鞘扩散至大血管水平的胸膜折返处,气体在张力下直接进入心包囊。先天性心包膜缺陷时纵隔气体聚集在心脏周围。

56.7.2　临床表现

当心包积气迅速出现时,可引起心脏压塞。心包内压力超过心室充盈压,引起心输出量减少时可出现临床症状(Itani and Mikati 1998;Long 1990)。有时心包积气症状不易与张力性气胸区别。心音低沉,有时能听到心包摩擦音。心电图提示低电压。心包积气的影像学显示心脏周围高透明线,心脏轮廓清晰,而大血管的显示无特殊(图56.9)。

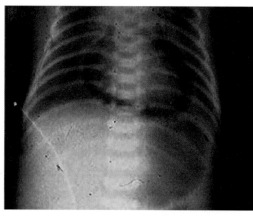

图56.9　心包积气:心脏周围高透明线,心脏轮廓清晰,而大血管的显示无特殊

56.7.3　治疗和预后

如果无症状选择保守治疗。轻度窘迫情况下吸氧有助于气体吸收(Hummler et al. 1996)。如果发生心脏压塞,套管针引流可经剑突下进行。心包积气易复发,需要留置管引流(Pfenninger et al. 1982)。死亡率高,在70%~90%。

56.8　气腹

气腹是指腹膜腔中气体聚集。

56.8.1　病因及机制

气腹通常是由肠穿孔引起,在某些情况下,由于

气体在压力下从胸部(纵隔气肿,支气管胸膜瘘)通过膈孔进入腹膜间隙引起(Aranda et al. 1972;Knight and Abdenour 1981)。根据腹部 X 线作出诊断,通常无临床意义。然而,必须与因肠穿孔引起的腹腔内气体进行鉴别。

56.8.2　临床表现和治疗

气腹可以是偶然发现或是腹胀时出现,或最严重的并发症是心血管回流障碍。如果腹腔内游离气体积聚肠祥之间,正位片可能很难看到气腹。如果气体存在于肠两侧,它可以勾勒出肠壁,呈细直线条纹(双壁征或 Rigler 征)。如果真的怀疑气腹,可考虑腹部 X 线侧位片,(婴儿仰卧位,X 线片立于床垫上),或腹部卧位 X 线,都显示肝脏与腹壁明显分离。腹部游离气体需要外科处理,可行腹腔引流或剖腹探查术。

56.9　皮下气肿

皮下气肿多见于面部,颈部或锁骨上区域。它通常经触诊发现。临床上,患者会发展为听觉障碍和呼吸困难。可以通过保守方法(氧气,止痛,抗生素预防,严密监测)治疗不影响呼吸的简单皮下气肿。导致呼吸道阻塞的严重的皮下气肿是一种紧急情况,处理方法包括锁骨下切开,放置 14G 有孔的皮下导管,有或没有吸力下置入皮下引流管,气管切开术或皮下胸管置入(Johnson et al. 2014)。

56.10　肺血管空气栓塞

血管内气体的存在是一种罕见的正压通气并发症(Lee and Tanswell 1989)。这种情况通常是致命的,由于气道,肺间质与小血管通道直接相通引起,并在尸检钡剂注射实验中被证实(Bowen et al. 1973)。它可以是肺气漏综合征或肺损伤的后果。

56.10.1　临床表现和治疗

出现肺气体栓塞的婴儿通常是早产儿和有严重呼吸衰竭需要高压力通气者。肺动脉气体栓塞导致患儿病情急剧恶化,该情况下往往有心血管循环障碍。

胸腹部 X 线平片显示肺间质性肺气肿与肺静脉空气栓塞（即心脏和许多血管内存在空气）。

治疗目标是维持心肺功能。

参考文献

Aranda JV, Stern L, Dunbar JS (1972) Pneumothorax with pneumoperitoneum in a newborn infant. Am J Dis Child 123:163–166

Bagchi I, Nycyk J (2002) Familial spontaneous pneumothorax. Arch Dis Child Fetal Neonatal Ed 87:F70

Benterud T, Sandvik L, Lindemann R (2009) Cesarean section is associated with more frequent pneumothorax and respiratory problems in the neonate. Acta Obstet Gynecol Scand 88:359–361

Bowen FW Jr, Chandra R, Avery GB (1973) Pulmonary interstitial emphysema with gas embolism in hyaline membrane disease. Am J Dis Child 126:117–118

Brook OR, Beck-Razi N, Abadi S et al (2009) Sonographic detection of pneumothorax by radiology residents as part of extended focused assessment with sonography for trauma. J Ultrasound Med 28:749–755

Brooks JG, Bustamante SA, Koops BL et al (1977) Selective bronchial intubation for the treatment of severe localized pulmonary interstitial emphysema in newborn infants. J Pediatr 91:648–652

Burt TB (1982) Neonatal pneumopericardium. Radiology 142:81–84

Caldwell EJ, Powell RD Jr, Mullooly JP (1979) Interstitial emphysema: a study of physiologic factors involved in experimental induction of the lesion. Am Rev Resp Dis 102:516–525

Campbell RE (1970) Intrapulmonary interstitial emphysema: a complication of hyaline membrane disease. Am J Roentgenol Radium Ther Nucl Med 110:449–456

Chan V, Greenough A (1992) Severe localised pulmonary interstitial emphysema–decompression by selective bronchial intubation. J Perinat Med 20:313–316

Clark SD, Saker F, Schneeberger MT et al (2014) Administration of 100% oxygen does not hasten resolution of symptomatic spontaneous pneumothorax in neonates. J Perinatol 34:528–531

Fitzgerald D, Willis D, Usher R, Outerbridge E et al (1998) Dexamethasone for pulmonary interstitial emphysema in preterm infants. Biol Neonate 73:34–39

Greenough A, Dixon AK, Roberton NR (1984) Pulmonary interstitial emphysema. Arch Dis Child 59:1046–1051

Hart SM, McNair M, Gamsu HR, Price JF (1983) Pulmonary interstitial emphysema in very low birthweight infants. Arch Dis Child 58:612–615

Helbich TH, Popow C, Dobner MP et al (1998) Newborn infants with severe hyaline membrane disease: radiological evaluation during high frequency oscillatory versus conventional ventilation. Eur J Radiol 28:243–249

Hoffer FA, Ablow RC (1984) The cross-table lateral view in neonatal pneumothorax. AJR Am J Roentgenol 142:1283–1286

Hummler HD, Bandstra ES, Abdenour GE (1996) Neonatal fellowship.Neonatal pneumopericardium: successful treatment with nitrogen washout technique. J Perinatol 16:490–493

Itani MH, Mikati MA (1998) Early onset neonatal spontaneous pneumopericardium. J Med Liban 46:165–167

Jeffrey IJ (2003) The critical role of perinatal pathology. BJOG 110(Suppl 20):128–130

Johnson CH, Lang SA, Bilal H et al (2014) In patients with extensive subcutaneous emphysema, which technique achieves maximal clinical resolution: infraclavicular incisions, subcutaneous drain insertion or suction on in situ chest drain? Interact Cardiovasc Thorac Surg 18:825–829

Klinger G, Ish-Hurwitz S, Osovsky M et al (2008) Risk factors for pneumothorax in very low birth weight infants. Pediatr Crit Care Med 9:398–402

Knight PJ, Abdenour G (1981) Pneumoperitoneum in the ventilated neonate: respiratory or gastrointestinal origin? J Pediatr 98:972–974

Kuhns LR, Bednarek FJ, Wyman ML et al (1975) Diagnosis of pneumothorax or pneumomediastinum in the neonate by transillumination. Pediatrics 56:355–360

Lawal TA, Glüer S, Reismann M et al (2009) Spontaneous neonatal pneumomediastinum: the "spinnaker sail" sign. Eur J Pediatr Surg 19:50–52

Lee SK, Tanswell AK (1989) Pulmonary vascular air embolism in the newborn. Arch Dis Child 64:507–510

Long WA (1990) Pneumopericardium. In: Long WA (ed) Fetal and neonatal cardiology. WB Saunders, Philadelphia, pp 377–388

Macklin CC (1939) Transport of air along sheaths of pulmonic blood vessels from alveoli to mediastinum. Arch Intern Med 64:913–926

Maunder RJ (1984) Subcutaneous and mediastinal emphysema pathophysiology, diagnosis, and management. Arch Intern Med 144:147

McCallion N, Davis PG, Morley CJ (2005) Volume-targeted versus pressure-limited ventilation in the neonate. Cochrane Database Syst Rev 3, CD003666

Meadow WL, Cheromcha D (1985) Successful therapy of unilateral pulmonary emphysema: mechanical ventilation with extremely short inspiratory time. Am J Perinatol 2:194–197

Moseley JE (1960) Loculated pneumomediastinum in the newborn. A thymic "spinnaker sail" sign. Radiology 75:788–790

Northfield TC (1971) Oxygen therapy for spontaneous pneumothorax. Br Med J 4:86–88

Ogata ES, Gregory GA, Kitterman JA et al (1976) Pneumothorax in the respiratory distress syndrome: incidence and effect on vital signs, blood gases, and pH. Pediatrics 58:177–183

Pfenninger J, Bossi E, Biesold J, Blumberg A (1982) Treatment of pneumothorax, pneumopericardium and pneumomediastinum. Helv Paediatr Acta 37:353–360

Primhak RA (1983) Factors associated with pulmonary air leak in premature infants receiving mechanical ventilation. J Pediatr 102:764–768

Rainer C, Gardetto A, Frühwirth M et al (2003) Breast deformity in adolescence as a result of pneumothorax drainage during neonatal intensive care. Pediatrics 111:80–86

Rastogi S, Gupta A, Wung JT et al (2007) Treatment of giant pulmonary interstitial emphysema by ipsilateral bronchial occlusion with a Swan- Ganz catheter.

Pediatr Radiol 37:1130e4

Shah DS, Lala R, Rajegowda B, Bhatia J (1999) Broncho-genic cyst and its progress in a premature infant. J Perinatol 19:150–152

Steele RW, Metz JR, Bass JW, DuBois JJ (1971) Pneumo-thorax and pneumomediastinum in the newborn. Radi-ology 98:629–632

Swingle HM, Eggert LD, Bucciarelli RL (1984) New approach to management of unilateral tension pulmo-nary interstitial emphysema in premature infants. Pedi-atrics 74:354–357

Tarnow-Mordi WO, Reid E, Griffiths P, Wilkinson AR (1989) Low inspired gas temperature and respiratory complications in very low birthweight infants. J Pediatr 114:438–442

Volberg FM Jr, Everett CJ, Brill PW (1979) Radiologic features of inferior pulmonary ligament air collections in neonates with respiratory distress. Radiology 130:357–360

57

支气管肺发育不良 /
新生儿慢性肺部疾病

Vineet Bhandari

许亚玲　翻译，孙波　审校

目录

缩略词

BPD	Bronchopulmonary dysplasia	支气管肺发育不良
CCSP	Clara cell secretory protein	Clara 细胞分泌蛋白
CT	Computed tomography	计算机断层成像
ET-1	Endothelin-1	内皮素 -1
FEF	Forced expiratory flow	用力呼气流量
FGF-2	Fibroblast growth factor-2	成纤维细胞生长因子 -2
HFOV	High-frequency oscillatory ventilation	高频振荡通气
HGF	Hepatocyte growth factor	肝细胞生长因子
sICAM-1	Soluble intercellular adhesion molecule-1	可溶性细胞间黏附分子 -1
ILs	Interleukins	白细胞介素
IFN-γ	Interferon-γ	干扰素 -γ
iNO	Inhaled nitric oxide	吸入一氧化氮
KGF	Keratinocyte growth factor	角化细胞生长因子
MCP	Monocyte chemoattractant proteins	单核细胞趋化蛋白
MIF	Macrophage migration inhibitory factor	巨噬细胞移动抑制因子
MMPs	Matrix metalloproteinases	基质金属蛋白酶
NCPAP	Nasal continuous positive airway pressure	经鼻持续气道正压通气
NIPPV	Nasal intermittent positive pressure ventilation	经鼻间歇正压通气
NF-κB	Nuclear transcription factor-κB	核转录因子 -κB

NGAL	Neutrophil gelatinase-associated lipocalin	中性粒细胞明胶酶相关脂质运载蛋白
PAI-1	Plasminogen activator inhibitor-1	纤溶酶原激活物抑制剂
PDA	Patent ductus arteriosus	动脉导管未闭
PH	Pulmonary hypertension	肺动脉高压
PMA	Postmenstrual age	纠正胎龄
PTHrP	Parathyroid hormone-related protein	甲状旁腺激素相关蛋白
RCT	Randomized controlled trial	随机对照试验
RDS	Respiratory distress syndrome	呼吸窘迫综合征
SNIPPV	Synchronized nasal intermittent positive pressure ventilation	同步鼻塞间歇正压通气
SOD	Superoxide dismutase	超氧化物歧化酶
TGF-β1	Transforming growth factor-β1	转化生长因子-β1
TIMP	Tissue inhibitor of metalloproteinases	金属蛋白酶组织抑制因子
TNF-α	Tumor necrosis factor-α	肿瘤坏死因子-α
TRJV	Tricuspid regurgitant jet velocity	三尖瓣反流射流速度
VEGF	Vascular endothelial growth factor	血管内皮生长因子

摘要

支气管肺发育不良（BPD）是一种与早产相关，以早期肺损伤为特征的慢性肺部疾病。在过去的40年里，BPD的定义、病理和放射学发现都发生了巨大的变化。患儿BPD的临床特征也发生了改变，它在出生体重大于1 200g和出生胎龄大于30周的患儿中已不常见。对肺发育基础生物学的理解，产前类固醇、产后肺表面活性物质及新通气策略的应用、积极的静脉营养大大改善了BPD的临床病程和结局。对BPD早期、形成期、已形成期的管理也在不断改进。尽管在BPD的治疗上有许多进展，BPD患儿仍存在明显的神经发育和肺部后遗症。

57.1 要点

- BPD是婴幼儿最常见的肺部慢性疾病。
- BPD的共识定义和严重程度分级已经被神经发育结局所证实。

- 尽管大量与BPD相关的动物研究和生物标志物不断拓展我们的科学认识，加深我们对BPD发病机制的理解，BPD在人类早产儿发病中的因果作用和转化延伸方面的资料却非常有限。而这方面的进展对BPD的影响十分重要。
- 现已完成BPD易感基因的鉴定和量化。
- 在BPD的预防和管理中，越来越多地使用无创辅助呼吸技术［同步鼻塞间歇正压通气（SNIPPV）/经鼻持续气道正压通气（NCPAP）］，伴或不伴使用侵入性更小的表面活性物质给药方法。
- 咖啡因预防BPD的有效性和安全性已被证实。
- 新生儿在"新型"BPD中幸存下来的肺和神经发育结局有待研究，以评估BPD对长期健康的潜在影响。

57.2 引言

BPD是婴儿期慢性肺病的主要原因（Balany and Bhandari 2015）。最近的国际数据报告极低出生体重儿（<1 500g）的BPD发病率为12%~34%（Jensen and Schmidt 2014）。尽管在新生儿通气技术上取得了许多进步，表面活性物质和产前类固醇也得到了广泛应用，BPD的发病率仍保持不变（Smith et al. 2005），甚至有轻微增长的趋势（Bhandari and Bhandari 2011；Trembath and Laughon 2012）。在最近对各种BPD的适用性的定义分析中，未分类患儿的占比在符合共识定义中最低（2.1%）（Walsh et al. 2006）（BPD定义的共识已经总结在表57.1中），但在生理性诊断的定义（Walsh et al. 2004）中最高（16.1%）（Poindexter et al. 2015）。使用高流量鼻导管（高达8L/min）提供正压呼吸支持的新管理策略正在影响BPD的定义。目前，无论是否进行"生理性"诊断测试以确定补充氧需求，在纠正胎龄（PMA）36周的呼吸支持状态成为BPD最常用的定义。

57.3 病理学

"旧"BPD（肺表面活性物质应用前时代）病理表现最显著的是重度气道损伤、炎症、异质性明显的肺实质纤维化。肺表面活性物质应用之后，"新型"BPD体现出更均匀的腺泡发育障碍伴简单化，其特征是肺泡增大，肺泡间隔变小，导致肺泡体积增大，壁变薄，数量变少。重要的是，不存在小气道和

表 57.1　BPD 诊断标准

	轻度 氧疗（28 天） 和	中度 氧疗（28 天） 和	重度 氧疗（28 天） 和
GA<32w	纠正胎龄 36w 或出院时 RA	纠正胎龄 36w 或出院时 FiO_2< 0.3	纠正胎龄 36w 或出院时 FiO_2≥0.3 或正压通气
GA≥32w	生后 56 天或出院时 RA	生后 56 天或出院时 FiO_2<0.3	生后 56 天或出院时 FiO_2≥0.3 或正压通气

BPD，支气管肺发育不良；FiO_2 吸氧浓度；GA，胎龄；RA，室内空气。经允许引自 Bhandari and Bhandari，2009

大气道上皮化生、平滑肌肥大和纤维化。此外，"新型" BPD 中微血管发育毫无疑问是失调的（Coalson 2006；Baraldi and Filippone 2007）。现已观察到的血管变化包括，与气体交换的肺实质生长进行成比例的明显血管再生，肺泡毛细血管异常分布，相邻肺泡间有明显的毛细血管密度可变的网角血管，或者离肺泡表面距离更远的血管。

57.4　病因学和发病机制

遗传易感性，表面活性物质缺乏的早产儿机械通气引起的气压伤和容量伤，肺水肿，产前产后感染，长期氧疗和高浓度氧产生的活性氧产物，均与 BPD 的发生有关（图 57.1）。

1. **遗传因素**：BPD 患儿中有 53%~82% 的遗传易感性（Bhandari et al. 2006a；Lavoie et al. 2008），标志着 BPD 是继发于基因 - 环境因素的疾病。在第一个研究中，出生胎龄 <32 周的早产双胞胎（63 个

单卵双生，189 个双卵双生）中 BPD 发病率 29%。在控制了其他混杂因素后，53% 的 BPD 可以仅仅用基因来解释（P=0.004）（Bhandari et al. 2006a）。这些结果已被证实（Lavoie et al. 2008）。多种遗传变异的携带状态促进 BPD 的发生（Bokodi et al. 2007；Bhandari and Gruen 2006；Bhandari 2012；Prosnitz et al. 2013）。

2. **产前感染**：绒毛膜羊膜炎可能是 BPD 的危险因素。临床观察研究表明，临床型绒毛膜羊膜炎和胎儿炎症反应综合征增加了 BPD 的发生风险（Thomas and Speer 2014）。与此相反，伴有胎儿炎症反应的组织学绒毛膜羊膜炎与 BPD 的降低相关（Plakkal et al. 2013）。鉴于各种混杂因素的影响，产前感染 / 炎症问题与 BPD 的发生关系仍有争议（Balany and Bhandari 2015；Ericson and Laughon 2015）。

3. **未成熟肺**：BPD 发生的本质是早产。正常肺发育不同阶段对应不同的结构。第一阶段，胚胎期

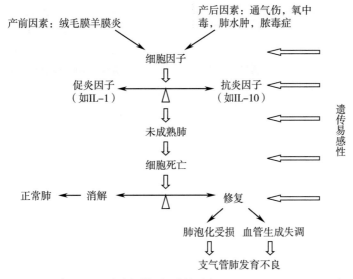

图 57.1　"新型" BPD 发病机制。（经允许引自 Bhandari and Bhandari，2009）

（PMA 3~7周），紧接着是假腺泡期（5~17周）。许多早产儿出生在肺发育的小管期晚期（16~26周）。囊泡期发生在24~38周，这期间出生的早产儿大部分后来发展成为BPD。最后一个阶段，肺泡期，开始于受精后32周，直至生后2~8年，大部分肺泡形成于生后5~6个月。肺泡化是"弹性生成和血管生成"过程与成纤维细胞、上皮细胞（Ⅰ型和Ⅱ型肺细胞）、间质细胞和内皮细胞之间多种细胞间相互作用的结果。早产及随后的各种疾病及其治疗，通过分子信号转导途径改变生后肺的发育。扰乱正常的血管再生、炎症调控（比如促炎因子和抗炎因子之间的不平衡）、正常的纤维沉积或清除，均参与了BPD的发病过程。

4. 高氧：大量氧诱导氧化应激产生活性氧成分，促进上皮细胞、内皮细胞、炎症细胞产生炎症因子。高氧导致初始的细胞内损害诱导肺泡或间质巨噬细胞表达早期的细胞因子如IL-1和肿瘤坏死因子。接着肺内多种细胞诱导产生趋化因子，反过来募集其他炎症细胞如中性粒细胞（neutrophilic granulocyte）。未成熟肺暴露于产前和产后的环境因素，释放大量促炎因子和抗炎因子。这些因子的失衡激活肺内细胞死亡旁路。因此，直接地（活性氧自由基介导）或间接地（细胞因子介导）损伤呼吸道上皮和内皮细胞，诱导了细胞坏死或凋亡（Bhandari and Elias 2006）。随后发生肺的愈合（损伤消解）或修复（Bhandari and Bhandari 2003，2007）。后来的过程以损伤的肺泡化和血管再生失调为特征，导致出现数目更少、结构更简单、更大的肺泡和肺血管形态异常（图57.1）——BPD的病理标志性特征（Baraldi and Filippone 2007）。

5. 呼吸机相关性肺损伤（气压伤和容量伤）：一直以来机械通气与BPD发生有密切相关。组织过度牵拉导致的初始生物物理性损伤会引起炎症性肺损伤的级联反应（Keszler and Sant'Anna 2015）。发展为BPD的插管新生儿伴有明显升高的促炎细胞因子，可能来源于微生物定植，以及肺泡组织持续扩张引起气压伤和容量伤造成的过度炎症反应（Speer 2006）。

动脉导管未闭（PDA）参与BPD的发生可能是因为肺循环血量增加引起肺水肿。PDA通常增加患儿对通气支持和氧疗的需求，而两者均是促成BPD发病的重要影响因素。然而，近期一篇综述总结认

为，根据已报道的对照临床试验数据，不能推断出PDA在BPD发展中的因果关系（Clyman 2013）。早期动脉导管结扎被认为是BPD发生的独立危险因素（Clyman 2013）。但另一项近期研究发现，手术结扎动脉导管本身并非BPD的独立危险因素（Schena et al. 2015）。

6. 产后感染：全身感染是BPD的易感因素（Van Marteretal. 2002）。感染继发的炎症反应增加已受损肺组织的炎症因子和血管活性因子的释放，增加机械通气的需求。气道定植伴中性粒细胞聚集和促炎细胞因子增加也更易发生BPD（Speer 2006）。

7. 细胞因子的作用：细胞因子所起的作用是上述炎症的共同主题。实际上细胞因子是所有类型细胞包括成纤维细胞、白细胞、内皮细胞和上皮细胞的化学产物。它们介导各种刺激下的免疫、炎症和造血功能。早产儿在刺激事件下发生全身或肺组织局部炎症反应。目前我们仅仅了解到早产儿中炎症导致BPD的部分原理。生后不久使用氧疗和/或机械通气，中性粒细胞和巨噬细胞将很快聚集到肺间质。中性粒细胞黏附到内皮细胞，两种细胞间通过黏附分子（如选择素和整合素）发生相互作用。这使中性粒细胞和巨噬细胞释放至损伤部位。这些炎症细胞产生细胞因子和其他信号分子放大炎症反应以减轻应激损伤。随后发生肺泡毛细血管单元和肺组织完整性的破坏。组织修复、分化和生长中的不协调适应，与炎症反应相互作用，构成临床上BPD高危患者中观察到的生物化学、体征和症状特征（Speer 2006；Ryan et al. 2008）。

需强调的是，当暴露于上述的产前和产后因素时，小管晚期/囊泡期的未成熟肺最易发展为BPD（Balany and Bhandari 2015）。虽然在接触有害刺激的数天至数周内可能无法检测到部分炎症标志物，但实际上它们已经启动并传导了炎症/免疫过程的信号通路。被激活且持续存在的炎症将促进BPD肺产生永久性的结构和功能缺陷（Balany and Bhandari 2015）。

多项研究已开展高危早产儿或已发展为BPD早产儿的羊水、脐血、血浆和气道分泌物中细胞因子水平的评估，以明确BPD的生物化学特征。大量的肺部生物标志物与上述肺损伤的可能机制有关。气道吸引液、血液和尿中发现的许多生物标志物或可用于早期识别BPD的高危患儿。

57.5　BPD 的生物标志物

　　尽管有许多临床相关事件与 BPD 发生风险增加相关,目前尚无单一因素或标志物准确一致地预期 BPD 的发生。易发展为 BPD 的应激事件很有可能在生后不久即发生,我们的局限之处在于缺乏早期识别那些极有可能发展为这种慢性肺病早产儿的能力。下面讨论的大部分生物标志物可能由于损伤已经发生,因而均为异常。一些生物标记根据其生理浓度被归类为"促炎因子"或"抗炎因子"。考虑到与肺组织的亲和力,大部分研究者主要聚焦于评估肺分泌物来推测 BPD 相关的生物标记。最初的 TA 研究集中于分泌物的细胞学。研究者发现发育异常的、化生的支气管脱落物预测后来发展为对 BPD 有 95% 的特异性和 71% 的敏感性。BPD 中肺生物标志物紊乱,包括 IL 和其他化学趋化因子、异常血管再生标志物、提示异常纤维素沉积或降解标志物、氧化损伤标志物和肽生长因子。尽管有研究提出 TA 标本可能是早产儿支气管肺泡灌洗液的理想替代物,但未"标化"的 TA 生物标志物的检测是否有效仍存在争议。然而一些学者还是支持总蛋白、IgA 的分泌片段和血尿素的检测,还有一些学者则并不支持"标化"。

　　表 57.2 总结了不同的 TA 分析结果,近期报道主要集中于有效地反映"新型"BPD,通常在生后一周内从有发展成 BPD 风险的患儿中获得数据。更多细节见于近期的一篇综述(Thomson and Bhandari 2008;Bhandari and Bhandari 2013;Lal and Ambalavanan 2015)。

表 57.2　气道吸引液中 BPD 的生物标志物

与 BPD 发生的关系	分析物
增加	细胞因子和趋化因子:IL-1β,IL-6,IL-8,IL-16,TNF-α,IFN-γ,MCP-1,MCP-2,MCP-3
	蛋白酶和抗蛋白酶:MMP-8,MMP-9,胰蛋白酶 -2
	黏附分子:sICAM-1,L- 选择素
	氧化损伤标志物:丙二醛,3- 氯酪氨酸,LOOH 肽
	类生长因子:TGFβ1,血管生成素 -2,内皮素,FGF2

续表

与 BPD 发生的关系	分析物
	其他:NF-κB,纤连蛋白,PAI-1,NGAL,胃蛋白酶
降低	细胞因子和趋化因子:IL-10,MIF
	蛋白酶和抗蛋白酶:TIMP2,组织蛋白酶 K
	氧化损伤标志物:YKL-40
	肽类生长因子:KGF,HGF
	其他:CCSP,PTHrP,溶菌酶,PUFA,DMA
双相变化	肽类生长因子:VEGF,sVEGFR1

　　更多细节参见 Thomson and Bhandari(2008)和 Bhandari and Bhandari(2013)。

　　IL,白介素;TNF,肿瘤坏死因子;INF,干扰素;MCP,单核细胞趋化蛋白;MMP,基质金属蛋白酶;sICAM-1,可溶性细胞间黏附分子 -1;LOOH,脂质过氧化物;TGF,转化生长因子;FGF,成纤维细胞生长因子;NF-κB,核转录因子 κB;PAI,纤溶酶原激活物抑制物;NGAL 中性粒细胞明胶酶相关脂质运载蛋白;MIF,巨噬细胞移动抑制因子;TIMP,基质金属蛋白酶组织抑制;YKL-40,也称清壳质酶相似蛋白,人乳腺退化蛋白同源物 39(BRP39);KGF,角化细胞生长因子;HGF,肝细胞生长因子;Clara,细胞分泌蛋白(CCSP);PTHrP,甲状旁腺激素相关蛋白;PUFA,多不饱和脂肪酸;DMA,二甲缩醛;VEGF,血管内皮生长因子;sVEGFR,可溶性 VEGF 受体 1。

　　干扰素 -γ(IFN-γ):目前已经证实,TA 中 IFN-γ 和下游信号分子 IFN-γ 诱导蛋白 9 和 10(IP-9,IP-10)增加已被证明与 BPD 和 / 或死亡的风险增加有关(Bhandari and Bhandari 2013)。

　　白介素(ILs):ILs 是一种类型细胞分泌的作用于其他炎症细胞的化学物质。它们可诱导白细胞生长、分化和增殖,也可作为趋化因子募集其他类型细胞(免疫细胞和非免疫细胞)到达损伤区域,可能会发挥"促炎或抗炎"效应。

　　IL-1β、**6**、**8 和 16**:IL-1β 和 IL-6 在损伤急性期特别活跃,而 IL-8 是募集中性粒细胞的强效趋化因子。这些因子被认为是典型的促炎因子,在最终发展为 BPD 的早产人群极早期 TA 中浓度升高。IL-16 是 CD4+T 细胞、单核细胞和嗜酸细胞的趋化因子。IL-16 水平升高与 TA 中性粒细胞计数增加和随后发展为 BPD 有明显的相关性。

　　IL-10、**4 和 13**:这些因子通常发挥抗炎效应,负责 B 细胞和巨噬细胞的分化和增殖。有研究提示,鉴于炎症因子在这种疾病中的可能作用,抗炎因子水平降低可能促进 BPD 的发生。但是,研究者们对有 BPD 风险早产儿中 TA 抗炎因子的水平仍有分歧。

IL-10:研究发现有 BPD 风险的早产儿生后 7 天内的 TA 样本中 IL-10 浓度降低。其他研究发现机械通气早产儿 TA 中可检测到 IL-10,但其浓度与 BPD 发生没有相关性。当强效炎症诱导剂脂多糖被用于诱导肺炎症细胞(从早产儿中获得)产生 IL-10 时,在那些继续发展为 BPD 的婴儿中,IL-10 的诱导能力下降。大部分不能正常表达 IL-10 基因的早产儿(97%)发展成为 BPD。

IL-4 和 13:IL-4 由 T 细胞和肺泡巨噬细胞产生。这些强抗炎因子(IL-4 和 13)水平与 BPD 的发展并无显著的相关性。

血管生成素 -2:血管生成素 -2 是在高氧环境下使血管失去平衡,增加血管渗出和诱导上皮细胞坏死的一种血管形成生长因子。研究发现与那些患呼吸窘迫综合征(RDS)但后来缓解的早产儿相比,BPD 患儿和 / 或死亡患儿生后 1 周内血管生成素 -2 的浓度增加(Bhandari et al. 2006b;Aghai et al. 2008),但在使用地塞米松后浓度降低(Aghai et al. 2008)。

组织蛋白酶 K:组织蛋白酶 K 是一种半胱氨酸蛋白酶,能降解细胞外基质,调节成纤维细胞释放基质蛋白。有研究发现,发展为 BPD 的早产儿与没有发展为 BPD 的早产儿比较,日龄 13 天组织蛋白酶原浓度降低。

趋化因子:趋化因子(趋化性细胞因子,CC)有 4 个家族,它们通过募集炎症细胞到达损伤部位调节炎症反应。CC 家族包括单核细胞趋化蛋白(MCP)1、1α、1β、2 和 3。有研究检测在生后 21 天持续机械通气的急性肺损伤早产儿中这些趋化因子的水平来评估 CC 的作用。发展成为 BPD 的早产儿 MCP-1、1α、1β、2 和 3 水平升高。然而,仅仅 MCP-1、2 和 3 有统计学意义,MCP-3 差异性最显著(Baier et al. 2004)。

CCSP:CCSP 由排列在呼吸道和终末细支气管的无纤毛上皮细胞 -Clara 细胞产生。这种蛋白可能作用是调节肺急性炎症过程。生后 2 周取得 TA 样本的早产儿,CCSP 随胎龄增大而升高,在有感染依据的早产儿中也是升高。也有研究报道低水平的 CCSP 意味着更易于发展为 BPD。

3- 氯酪氨酸:3- 氯酪氨酸是中性粒细胞氧化剂,是炎症反应中次氯酸的生物标志物。其唯一来源是中性粒细胞和单核细胞,它们释放髓过氧化物酶,通过过氧化氢催化氯化物的氧化来生成次氯酸。数据显示中性粒细胞浸润和随后的氧化损伤与 BPD 发展密不可分,研究者们检测了 3- 氯酪氨酸水平,发现它们的水平升高与 BPD 的发展有相关性。

纤维连接蛋白:纤维连接蛋白是维持肺组织和微血管完整性的一种重要的细胞基质外成分。研究发现发展成 BPD 的早产儿有更高的纤连蛋白水平。

乳铁蛋白和溶菌酶:乳铁蛋白据说是调节粒细胞和巨噬细胞增殖的炎症标志物,可能具有一些抗氧化性能。溶菌酶是一种杀菌性蛋白,可溶解某些敏感菌的细胞壁。人们推测两者均来源于呼吸道黏膜下腺体的浆液性细胞。BPD 早产儿生后 3 天内检测到的乳铁蛋白和溶菌酶水平均低于无 BPD 早产儿,其中溶菌酶的降低具显著性意义。

L- 选择素:BPD 患儿的 TA 样本中可溶性 L-选择素的浓度在生后 7 天达到最高(Bhandari and Bhandari 2013)。

脂质过氧化物:近期研究发现,BPD 患儿的脂质过氧化物水平升高(Fabiano et al. 2015)。

巨噬细胞移动抑制因子(MIF):MIF 是自身免疫反应上游的一种调节因子。许多炎症性疾病包括脓毒症、急性 RDS(成人)、哮喘和炎症性或自身免疫性疾病的发病机制都发现与其有关。一项 RDS 早产儿的队列研究对生后两天内收集到的 TA 样本中的 MIF 进行定量检测,结果发现发展为 BPD 患儿肺内 MIF 的水平降低(Kevill et al. 2008)。

丙二醛:丙二醛是氧化损伤的生物标记,可能来源于过氧化环境或者肺组织炎症细胞呼吸爆发下产生的氧自由基。机械通气早产儿的研究发现肺内丙二醛浓度升高,但与 BPD 发展关联较弱。

基质金属蛋白酶(MMPs):MMPs 是主要作用于重构和减少细胞外基质和基底膜的胞内蛋白酶超家族。MMPs 以无活性形式分泌,在细胞表面和细胞外区域被氧化剂和丝氨酸蛋白酶活化。它们互相之间也能活化。肺组织炎症之后的修复不良也是 BPD 发生的部分特征。BPD 患儿气管内 MMP-8 水平升高,而它的抑制剂 - 金属蛋白酶组织抑制因子(TIMP)水平降低(Cederqvist et al. 2001)。

中性粒细胞明胶酶相关脂质运载蛋白(NGAL):NGAL 是包括 MMP9 在内的大分子复合物的一部分,BPD 患儿 TA 中 NGAL 升高(Bhandari and Bhandari

2013)。

核转录因子 κB(NF-κB):NF-κB 是由细胞内应激活化产生的一种转录因子,它促进多种促炎细胞因子的基因表达。发展为 BPD 或死亡患儿的 TA 中 NF-κB 水平明显升高。但是,在考虑到胎龄混杂因素时这种差异并不持续。

甲状旁腺激素相关蛋白(PTHrP):PTHrP 由 II 型肺泡上皮细胞分泌,在肺泡正常生长和发育中均发挥作用。肺泡过度膨胀和缺氧条件下 PTHrP 的信号表达被下调。BPD 与无 BPD 婴儿相比,生后一周内 PTHrP 水平明显降低(Rehan and Torday 2006)。

胃蛋白酶:据报道,BPD 患儿和 / 在生后 1 周内和 1 个月内死亡的患儿中,TA 胃蛋白酶水平(来源于胃微量吸入)显著升高(Bhandari and Bhandari 2013)。

纤溶酶原激活物抑制剂(PAI-1):PAI-1 是纤维蛋白溶解的一种调节因子。有研究推测抑制纤溶可能参与 BPD 发生过程。BPD 患儿较非 BPD 患儿 PAI-1 水平明显升高。

肺胰蛋白酶 -2:胰蛋白酶 -2 是多指人上皮细胞包括肺上皮细胞在内均可表达的一种丝氨酸蛋白酶。它能直接攻击细胞外蛋白基质、基底膜蛋白,活化 MMPs 和启动蛋白酶爆发,导致组织破坏。研究推测当胰蛋白酶不能有效地被其自然抑制剂—肿瘤相关胰蛋白酶抑制剂所抑制时,胰蛋白酶将参与 BPD 的发生。BPD 患儿生后 2 周 TA 标本中胰蛋白酶 -2 与肿瘤相关胰蛋白酶抑制剂比值明显升高。

多不饱和脂肪酸和二甲缩醛:据报道,BPD 患儿中多不饱和脂肪酸与二甲缩醛在生后第一天显著降低(Bhandari and Bhandari 2013)。

可溶性细胞间黏附分子 -1(sICAM-1):细胞间黏附分子 -1 是淋巴细胞功能相关抗原 -1 的配体,在炎症早期发挥作用。细胞间黏附分子 -1 由淋巴细胞、嗜酸性细胞、肥大细胞、内皮细胞和支气管上皮细胞表达。BPD 患儿生后 6~14 天的 TA 中 sICAM-1 水平明显升高。

转化生长因子 β1(TGF-β1):TGF-β1 主要由肺泡巨噬细胞产生,作用于成纤维细胞,增加纤维连接蛋白和前胶原的转录。TGF-β1 抑制蛋白酶合成但增加抗蛋白酶的合成,引起纤维化的净增加。BPD 患儿 TA 中 TGF-β1 水平明显增加。

肿瘤坏死因子 -α(TNF-α):TNF-α 是一种促炎症细胞因子,诱导细胞死亡,增强其他细胞因子表达。一项研究显示,发展成 BPD 的早产儿生后早期即有 TNF-α 升高。

肽生长因子:肽生长因子在正常肺的发育、成熟、修复中具有重要作用。这类因子包括内皮素 -1(ET-1)、成纤维细胞生长因子 2(FGF-2)、角化细胞生长因子(KGF)、肝细胞生长因子(HGF)和血管内皮生长因子(VEGF)。

内皮素(ET-1):ET-1 是一种内皮细胞来源的强效血管和支气管收缩因子,几乎所有组织均可产生,但在肺部浓度最高。在细胞因子(IL-1β、IL-6、IL-8)的影响下,ET 可由巨噬细胞和单核细胞诱导产生。ET-1 也可增加肺泡巨噬细胞产生的氧自由基。一项 RDS 的早产儿研究显示,最终发展成 BPD 的早产儿生后一周 TA 中 ET-1 水平明显升高(Niu et al. 1998)。但无其他研究的进一步证实(Ambalavanan and Novak 2003)。

FGF-2:FGF 通过刺激内皮细胞增殖,减少细胞外基质,与 VEGF 相互作用在血管新生中发挥作用。BPD 或死亡早产儿人群中生后第一天 TA 中 FGF-2 水平明显升高(Ambalavanan and Novak 2003)。

KGF:KGF 是 FGF 家族成员之一,调节肺泡上皮细胞增殖、增加肺表面活性物质合成、加速气道上皮损伤愈合。有研究显示发展为 BPD 的早产儿 KGF 低于无 BPD 的早产儿。

肺 HGF:胎鼠肺中 HGF 激发肺泡和支气管上皮发芽,促进生长、分化成熟,维持组织的自身平衡。研究提出 HGF 也可协调急性肺损伤后 II 型肺泡上皮细胞的修复。与无 BPD 对照组相比,BPD 组患儿生后 2 周内 HGF 水平明显降低。

VEGF:VEGF 促进内皮细胞生长和重构,是肺泡组织正常生长发育所必需因子。研究显示,VEGF 拮抗物可引起大鼠的急性肺泡损伤(Thebaud and Abman 2007)。在血管丰富的组织,比如肺,VEGF 浓度高。高氧引起微血管损伤时,VEGF 参与其重构过程,其表达水平明显升高,甚至有时不成比例地升高。RDS 早产儿中,发展成 BPD 患儿生后第 1 周 TA 中 VEGF 水平明显降低(Thomson and Bhandari 2008)。但另一项研究发现 BPD 组与无 BPD 组相比,TA 中 VEGF 浓度没有差异(Ambalavanan and Novak 2003)。近期一项研究注意到发展成 BPD 早产儿 VEGF 浓度的时相模式。这些早产儿最初在生后 12 小时内 VEGF 达到初始高峰,接下来几天浓度降低,随后又明显上升(Bhandari et al. 2008a)。

sVEGFR1：BPD 患儿中 sVEGFR1 水平在第 1 天较高，但在随后的第 3 天和第 7 天下降（Bhandari and Bhandari 2013）。

YKL-40：这种蛋白也称几丁质酶相似蛋白，有研究报道它在 BPD 患儿中呈低水平。

其他生物标志物：鉴于 BPD 发病机制的复杂性，研究者们也尝试用 TA 生物标志物相对浓度去预测 BPD 的发生。发展成为 BPD 的早产儿有较高的 IL-1β 和 IL-1β/IL-6 比值。这些早产儿生后第 1 天气道内有更高水平的 IL-6 受体拮抗剂。不管是与无 BPD 早产儿相比，还是 BPD 组间比较，BPD 早产儿早期 IL-1β 水平也是明显升高的。在生后早期（第 1 天），IL-1 拮抗剂或激活剂分子平衡提供保护作用，到第 5 天和第 7 天，IL-1β 表达增加，使白介素 -1 受体拮抗剂达到阈值，在 BPD 组中发挥促炎作用。其他研究发现发展成 BPD 早产儿 TA 中有持续升高的 TGFβ1 浓度，同时有稀少或异常的 IL-4，IL-10，IL-12 分泌。BPD 或死亡早产婴儿 TA 中 IL-6/VEGF 比值低于那些没有上述不良预后的早产儿（Thomson and Bhandari 2008）。其他研究中，BPD 早产儿与无 BPD 患儿相比较，生后 2 周内 TIMP-1 水平明显降低，MMP-9/TIMP-1 比值明显增高，生后 3 天内 TIMP-2 和 MMP-2 的水平降低（Ekekezie et al. 2004）。

研究显示 BPD 患儿脐血（和 TA）中可溶性 E- 选择素升高。血清可溶性 E- 选择素水平增加与 BPD 发展有关。另有研究报道，低水平的可溶性 L 选择素和升高的可溶性 E 选择素是 BPD 的潜在危险因素。有研究注意到 BPD 婴儿脐血中胎盘生长因子浓度升高。后来诊断为 BPD 的婴儿生后一周内血清 C- Ⅳ（Ⅳ型胶原蛋白的一种抗原标志物，基底膜的成分之一）水平升高。另有研究对 Ⅰ 型胶原蛋白的 C 端片段进行了系列检测，结果发现后来发展为 BPD 婴儿第 4 周 Ⅰ 型胶原水平明显降低。既是经典型 BPD 也符合"新型"BPD 诊断的婴儿血 TGF-β1 水平均升高，尽管并没有生物统计学意义（Vento et al. 2006）。其他的血生物标志物包括嗜酸性细胞活化的检测（嗜酸粒细胞阳离子蛋白和细胞表面抗原 CD9）在 BPD 患儿中也是升高的。研究发现中重度 BPD 患儿血浆 KL-6（循环中高分子量黏糖蛋白，是 MUC-1 黏液素的细胞外可溶性片段，拥有未定义的、由 KL-6 抗体识别的唾液酸碳氢链）升高。BPD 或死亡患儿血浆 8- 异前列腺素 F2α（F2-

异前列腺素的稳定的代谢产物，氧化损伤的标志物）升高。但其他研究发现尿中同样的代谢产物与 BPD 的发生没有相关。

与同龄的健康婴儿相比，发展为 BPD 的较大婴儿尿中白细胞三烯 E$_4$ 水平更高，但并不是 BPD 早期的生物标记。生后 1~4 天尿中蛙皮素样肽水平升高的早产儿发展成为 BPD 风险增加 10 倍（Cullen et al. 2002）。考虑到血管发育在 BPD 病理发生过程中的重要作用，研究者尝试评估牙龈根部和口前庭黏膜的血管化程度作为 BPD 的标志物。BPD 早产儿相比对照组有明显低的血管面、更高的血管网络复杂性。据报道，在出生后第 1 个月，BPD 患儿的一氧化碳和一氧化氮水平升高（Bhandari and Bhandari 2013）。

大部分 BPD 研究样本量小。因此，大部分研究都是通过收集 TA 以评估肺腔生物标志物。但是，TA 收集的时点多样，通常检测单个标志物，有或无正常值，且 BPD 定义不一致（氧疗 28 天或 PMA36 周有或无放射学特征改变）。这些研究很少被其他队列研究复制。研究结果一致的标志物有：弹性蛋白酶、IL-1β、IL-6、MCP-1、ET-1 和血管生成素 2（表 57.2）。VEGF 被其他研究验证但结果不一（见表 57.2）。大部分血和尿标志物也存在同样问题。因此这些 BPD 标志物未在临床普遍使用也不足为奇。

上述标志物大部分都显示与 BPD 发生有关。为证实其因果关系，研究需要与发育相适应的动物模型和 BPD 肺组织。这个方向已经有下述进展：弹性蛋白（Bland et al. 2007）、组织蛋白酶 S（Hirakawa et al. 2007）、HGF（Padela et al. 2005）、KGF（Frank 2003）、IL-1β（Harijith et al. 2011；Choo-Wing et al. 2013）、IL-1β（Bry et al. 2007）、IL-6（Choo-Wing et al. 2007）、MCP-1（Vozzelli et al. 2004）、TGF-β1（Vicencio et al. 2004）、VEGF（Thebaud et al. 2005）、生物素样肽（Subramaniam et al. 2007）、YLK-40（Sohn et al. 2010）和血管生成素 2（Bhandari et al. 2006b），但仍需进一步研究。

运用"基因组"技术（基因组学、表观基因组学、微生物学、转录组学、蛋白质组学和代谢组学）来检测 BPD 的标志物越来越受到关注（Lal and Ambalavanan 2015；Piersigilli and Bhandari 2016）。近期报道的人类研究中运用该种技术的生物标志物包括：SPOCK2、VEGF-624C>G、VEGF-460T>C、肥大细胞特异性标志物、miR-219 通路、miR-152、miR-

30a-3p、miR-133b、miR-206、miR-7、乳酸、牛磺酸、三甲胺、葡萄糖酸盐、肌醇和表面活性物质脂质变化（Piersigilli and Bhandari 2016）。

57.6 临床相关问题

临床诊断：BPD 经典表现是 RDS 早产儿生后气管插管并机械通气、接受氧疗至生后 1 周或更久。通常这些早产儿生后反复发作脓毒症，无法达到充足的营养摄入。随着时间推移，这些孩子符合早期定义的 BPD 的诊断标准。

在 BPD 发展的早期阶段（生后第 1 周），临床表现可能难以与 RDS 区别。这样的早产儿可能需要气管插管应用表面活性物质。偶尔地，这些早产儿需要低水平 NCPAP 或经鼻间歇正压通气（NIPPV），吸氧浓度 <40%。在 BPD 的形成阶段（生后 1 周到 PMA 36 周），这些早产儿还不能成功拔管或需要再插管，且通常需要高参数的呼吸支持和高氧浓度。已形成 BPD 的体征和症状（PMA 36 周以后）包括气促，呼吸困难，慢性或间歇性的爆裂音和喘息。继发于长期插管的声门下狭窄患儿体检可能会出现喘鸣音。这些气管软化和支气管软化的孩子在进行需要高气体流量的活动如喂奶和兴奋时会出现呼吸困难。BPD 表现为一系列与气管阻塞相关的紫绀、氧饱和度下降、心动过缓等，通常发生在活动后，也被认为与气管软化和支气管软化相关。重度 BPD 的心脏合并症包括肺动脉高压（PH）和肺源性心脏病。生长发育迟缓可能与组织缺氧、心脏病、胃食管反流和吞咽不协调或反复吸入性肺炎有关。

放射学表现：在 BPD 早期阶段，胸片表现为 RDS 或某些病例很轻微的肺部表现。在形成阶段，肺野变得更模糊和密实提示肺水肿，肺不张或肺渗出。近期已形成 BPD 的放射学改变有新的变化。这种变化可能源于存活下来的早产儿胎龄更小，表面活性物质的广泛使用，和更少侵入性呼吸管理策略。表面活性物质前时代，传统 BPD 胸片表现为肺气肿与肺膨胀不全同时共存。这与炎症扩大、纤维化和小气道疾病的肺标本病理发现一致。BPD 胸片表现一般没有特异性，肺野因有肺水肿、肺气肿变得模糊和密实（图 57.2）。一旦"新型"BPD 形成，肺野呈现高度膨胀区域和囊性结构（"多泡征"和囊状 BPD）（Hyodynmaa et al. 2012），但没有经典型 BPD 的特征性大囊泡（Speer 2006；Agrons et al. 2005）。

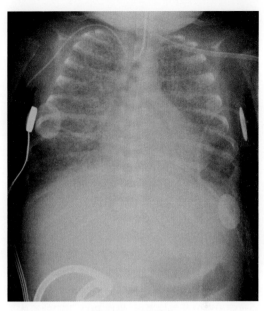

图 57.2 BPD 胸片

57.7 鉴别诊断

吸入性肺炎：BPD 的早期阶段，呼吸窘迫可能继发于分娩时吸入羊水或母血（表 57.3）。放射学表现为局部大片渗出累及间质。经过呼吸支持包括氧疗、有或无机械通气，静脉补液和应用抗生素的支持治疗后，这些婴儿可能在生后第一周临床表现有明显的好转。

表 57.3 BPD 的鉴别诊断

吸入性肺炎
先天性心脏病
感染性肺炎
间质性肺病
先天性肺淋巴管扩张症
Wilson-Mikity 综合征

先天性心脏病：发绀型先天性心脏病常有氧疗不能缓解的缺氧表现。此外，可能会有征象提示心血管问题（低血压，心脏杂音，心律失常）。胸片可能有助于确定心影的大小和形状。心脏超声心动图可明确诊断。

感染性肺炎：在新生儿期肺炎大部分是病毒或细菌感染引起。也可能母亲病史（例如绒毛膜羊膜炎）使新生儿容易发生感染性肺炎。胸片提示大片或肺门周围渗出。给予支持治疗（前面已提到）后新生儿通常在一周内好转。

间质性肺病：在新生儿期，基因和发育障碍引起的间质性肺病大部分可能被诊断为 BPD。这些包括影响肺表面活性物质功能的一些特殊疾病，如表面活性物质蛋白 B、C 和 ABCA3 的突变。确诊需肺活检和基因检测。

先天性肺淋巴管扩张症：先天性肺淋巴管扩张症是罕见的发育异常，引起淋巴肿大、回流受阻。需肺活检确诊。这种疾病与 Noonan 综合征和 Turner 综合征有一定关系。

Wilson-Mikity 综合征：Wilson-Mikity 综合征和那些出生时没有明显呼吸系统疾病（见上文）早产儿的 BPD 有一个明显的重叠。Wilson-Mikity 综合征患儿不会出现 RDS。目前病因仍不清楚。可能的致病因素包括气体滞留、慢性 PDA 引起的液体量过多、反复吸入、感染、佝偻病和表面活性物质缺乏。临床的特征表现是呼吸窘迫。这种综合征常见于生后 1~2 个月，大部分病例慢慢消散。胸片表现在第 1 周正常，但后期可出现类似 BPD 的影响表现，即过度膨胀、片状浸润和囊性变。临床症状消退后放射学征象会持续数月至数年。该病也许是一种基因变异的新型 BPD。

57.8 预后

预后主要依赖于肺部和神经发育的结局。

肺部预后（肺动脉高压 PH）：主要的肺部疾病为 PH，约 20% 出生体重 <1 000g 的患儿（主要为中度 / 重度 BPD 患儿）存在 PH，并且许多患儿的 PH 持续至出院（Ambalavanan and Mourani 2014）。PH 的诊断金标准是心导管插入术。但考虑到 BPD 患儿无法耐受这种侵入性的操作，通常情况下，对于低龄患儿，我们尽量避免进行该操作，通常用超声心动图帮助诊断。超声心动图可测出由三尖瓣反流射流速度（TRJV）估算的右心室收缩压（Mourani and Abman 2015）。右心室收缩压大于 35mmHg（TRJV>3m/s）定义为 PH（Mourani and Abman 2015）。即使缺乏 TRJV 的数据，也不妨碍对 PH 的诊断；右心室心肌性能指数（也称 Tei 指数）已成为 BPD 患儿肺血管阻力增加的替代指标（Mourani and Abman 2015）。生化监测（B 型钠尿肽）也被建议用于诊断和 / 或监测与 BPD 相关的 PH（Cuna et al. 2014；Montgomery

et al. 2016）。BPD 治疗的重点主要是将氧饱和度维持在 90%~95% 的目标范围内，并将吸入一氧化氮（iNO）维持在 5~20ppm（Ambalavanan and Mourani 2014）。如果对 iNO 反应有限或无反应和 / 或需停用 iNO，通常可开始口服西地那非治疗（0.5~1mg/kg，每 8 小时一次）（Ambalavanan and Mourani 2014）。若患儿对上述治疗均无反应，通常可开始口服前列环素类似物（环氧丙烯酮、依洛前列素或环磷酰胺）或内皮素受体拮抗剂（博生坦或氨布里森坦）治疗（Ambalavanan and Mourani 2014）。关于 BPD 和 PH 患儿使用这些药物的数据有限，因此用药时需要仔细监测这些药物的有效性和毒性（Ambalavanan and Mourani 2014）。治疗 BPD 相关 PH 患儿时应密切监测，包括评估氧合情况和系列超声心动图（最初 2~4 周一次，随后 4~6 个月一次），并选择性对患儿进行心导管检查（Mourani and Abman 2015）。断奶过程中，除评估肺功能和生长情况外，还应进行连续几周的超声心动图检查（Mourani and Abman 2015）。

呼吸系统疾病：与无 BPD 患儿相比，BPD 患儿在生后第 1 年再入院率明显增高，达 50%，生后第 2 年达到 36%。再入院原因包括活动性气道疾病、肺炎、呼吸道合胞病毒感染和 BPD 恶化（Bhandari and Panitch 2006）。尽管反复发生需要住院治疗的呼吸道症状随时间减少，这些症状可能会持续至 2 年后直至学龄前，儿童期和成人早期（Bhandari and Panitch 2006）。目前并不清楚是 BPD 的严重程度或是早产本身影响这些症状的持续性和严重程度。

放射学发现：有 BPD 病史的儿童，胸片表现出轻微的放射学异常可能一直持续到青少年期和成人期（Bhandari and Panitch 2006）。胸片对 BPD 肺的结构上的表现相对来说并不敏感。相反，高分辨率计算机断层成像（CT）对 BPD 患者可见的放射学异常就敏感得多。研究者报道经典 BPD 与新型 BPD 影像学表现除了没有累及到支气管是唯一一明显的不同，其他几乎没有异常。常见的表现包括肺实质低密度影区、从胸膜表面开始并向肺门辐射的线状模糊影区和胸膜下三角形模糊影（Walkup and Woods 2015）。临床表现的严重程度与精细的 CT 扫描异常具有相关性，异常的放射学表现与肺功能有正向关联性（Bhandari and Panitch 2006）。新型的胸部 CT 扫描系统已被提议用于临床评估，能很好预测 PMA36 周的临床评分和氧依赖的时间（Walkup and Woods 2015）。磁共振成像也被用于临床评估，能显示 BPD 患儿肺部局灶性高密度区和低密度囊肿样异常。

肺功能：尽管新生儿医学进展迅速，BPD 患儿持续存在明显的肺功能受损，并且他们的肺功能可能会恶化至青少年期晚期（Doyle et al. 2006）。幸运的是，典型的肺功能受损并不影响患儿包括运动在内的日常活动能力。持续的气道功能受损可能也反映了新生儿期疾病的严重程度。尽管有很多的文献描述了 BPD 患儿从婴儿期直到成人早期的异常的肺功能，但是仅有少量的文献针对肺功能受损程度和不同治疗措施之间的关系进行了研究。有研究报道学龄期第 1 秒用力呼气容积和氧疗时间有负相关。V'_{max25}，检测小气道气流量的指标，在学龄期与反映新生儿期氧暴露的量化的氧评估分数成反比地降低。相反，其他研究报道 BPD 患儿机械通气和氧疗时间与用力呼气流量（FEF）呈弱相关（Bhandari and Panitch 2006）。早期用过高频振荡通气（HFOV）或常规机械通气 BPD 患儿在生后 6 个月、12 个月的 FEF 检测值低于已出版文献报道的参考值（Hofhuis et al. 2002）。最初应用 HFOV 的早产儿在生后 12 个月的肺功能明显好于接受常规机械通气治疗的早产儿（Hofhuis et al. 2002），提示早期应用 HFOV 联合表面活性物质替代治疗能减少导致 BPD 的肺损伤（Hofhuis et al. 2002）。目前并不知道这种差异是否会持续到成人期。其他研究发现在 8~9 岁时将（新生儿期）通气模式作为对因素回归分析的一种自变量，轻度阻塞性肺部疾病的程度并没有明显差异。这意味着还有其他因素影响长期的肺部结局（Bhandari and Panitch 2006）。其他研究也提出在 2 岁时的用力呼气残余量，第 1 秒用力呼气容积和 $FEF_{25\%-75\%}$ 测量值与学龄期时的检测值有关系（Bhandari and Panitch 2006）。

BPD 中大气道也会受到影响。长期的气管插管和机械通气会导致气管和支气管软化，这又与肺顺应性增加有关。通常其他遇到的情况是声门下狭窄，需要外科手术干预的气道肉芽肿和假息肉形成（Bhandari and Panitch 2006）。

大多数研究 BPD 儿童运动能力与同年龄健康足月儿或没有肺部疾病的早产儿相比并没有降低（Bhandari and Panitch 2006）。研究报道有 BPD 病史的学龄期儿童（6~9 岁）与足月儿和无 BPD 的早产儿相比，运动时的气体交换和血红蛋白氧饱和度降低。其他研究也发现与健康对照组相比较，存活下

来的 BPD 患儿在年龄 6~12 岁时最大运动耐量是下降的。运动耐量相对会持续不变直到成人早期。研究报道过，曾经是早产儿的年轻人（平均年龄 19 岁）与对照组相比，气道阻力和一氧化碳弥散能力更高，运动耐量下降，但平均肺功能是正常的。这意味着这些年轻人受损的运动耐量与肺功能没有必然的相关，但可能与身体素质有关（Bhandari and Panitch 2006）。

与生长和发育密切相关的肺功能发生许多变化。随着时间推移，肺机械力学和某些容量会趋向正常，但小气道功能受损持续存在。虽然一些研究人员认为，肺功能异常会在生后 1 年内出现（Mello et al. 2015），但其他研究人员发现，生后两年内并不会出现这种情况（Sanchez-Solis et al. 2016）。近期研究数据表明，有 BPD 病史的成年人更容易发生气道阻塞、支气管高反应性和肺气体储留（Landry et al. 2016；Saarenpaa et al. 2015）。

神经发育结局：比无 BPD 儿童相比，BPD 儿童存在更多的精细和粗运动技能受损及认知和语言发育延迟。与轻中度 BPD 患儿相比，重度 BPD 患儿结局更差，8 岁时需要更多的干预措施（Short et al. 2007）。

多数 BPD 的研究本质上为横断面研究，由于患儿出现其他疾病的高度可能性，因此很难对 BPD 的独立效应进行评估。早产有增高的神经发育不良结局风险，BPD 为其独立风险因素（Anderson and Doyle 2006）。BPD 并不与特殊的神经心理异常有相关，但会导致全脑功能受损（Anderson and Doyle 2006）。重要的是，神经发育受损的范围表现与 BPD 的严重程度有较强相关性（Ehrenkranz et al. 2005；Jeng et al. 2008）。近期一项单中心回顾性研究显示，在纠正年龄 36 个月时 BPD（无论是否存在慢性氧依赖）可预测神经发育异常结局（Lodha et al. 2014），同时，慢性氧依赖并非加剧神经发育不良结局的因素（Lodha et al. 2014）。

57.9　治疗

BPD 的 3 个阶段（早期，形成期，已形成期）各种治疗措施的现状见表 57.4、表 57.5 及表 57.6。证据强度用美国预防服务工作组提出的系统基于临床研究的级别进行分类：

- Ⅰ：证据来自至少一个设计良好的随机对照试验。

- Ⅱ-1:证据来自设计良好的非随机的对照试验。
- Ⅱ-2:证据来自设计良好的队列研究或病例对照分析性研究,最好是多个中心或研究组参与的。
- Ⅱ-3:证据来自有或无对照组的多个时间系列研究,无对照研究的意料之外的结果也可以归入这类证据。
- Ⅲ:权威机构的意见,基于临床经验的,描述性研究,或各种专业委员会的报道。

推荐用于临床的证据也是基于美国预防服务工作组提出的指南:

- A:好的科学性证据意味着患者得到的益处大大超过潜在的风险。
- B:至少合理的科学性证据意味着患者得到的益处超过潜在的风险。
- C:至少合理的科学性证据意味着患者将会受益,但是利弊之间的平衡太近,不易进行普遍的推荐。
- D:至少合理的科学性证据提示风险超过潜在的风险。
- I:缺乏科学性证据,质量差或有冲突的,导致这种风险和利益之间的平衡不能评估。

表 57.4　BPD 管理:早期(出生至生后 1 周)

治疗措施	目前现状	证据级别	推荐级别
氧疗	可接受的氧饱和度范围各中心差异大但大部分 <95%(Samiee-Zafarghandy et al. 2015;Manja et al. 2015),通常 85%~93% 之间(Lakshminrusimha et al. 2015)	I	A
通气策略	避免插管。如果需要,早期给予表面活性物质(Yost and Soll 2000)	I	A
	短吸气时间(0.24~0.4s)(Kamlin and Davis 2004)	I	A
	快的呼吸频率(40~60/min)	Ⅲ	B
	低 PIP(14~20cmH$_2$O)	Ⅲ	B
	中等水平 PEEP(4~6cmH$_2$O)	Ⅲ	B
	小潮气量(3~6ml/kg)(Ambalavanan and Carlo 2006)	Ⅲ	B
	尽早拔管改 SNIPPV/NCPAP(Bhandari 2006)	I	A
	血气目标:pH 7.25~7.35	Ⅲ	B
	PaO$_2$ 40~60mmHg	Ⅲ	B
	PaCO$_2$ 45~55mmHg(Miller and Carlo 2007)	I	C
	如常频通气失败,拯救性高频通气(Greenough 2007)	I	A
甲基黄嘌呤	促进成功拔管(Henderson-Smart and Davis 2003)	I	A
	降低 BPD 发生(Schmidt et al. 2006)	I	A
维生素 A	如考虑使用,剂量 5 000IU/ 次肌注,每周 3 次持续 4 周。每 14~15 个使用维生素 A 的早产儿中多获得一个无 BPD 存活儿(Tyson et al. 1999;Darlow and Graham 2007)	I	A
液体	限制液体摄入可降低 BPD(Bhandari et al. 2005;Oh et al. 2005)	II-2	B
营养	提供足量的能量摄入(Lai et al. 2006)	I	B

PIP,气道峰压;PEEP,呼吸末正压;SNIPPV,同步鼻塞间歇正压通气;NCPAP,经鼻持续气道正压通气。

经允许引自 Bhandari and Bhandari(2009)。

表 57.5　BPD 管理:形成期(生后 1 周 ~PMA 36 周)

治疗措施	目前现状	证据级别	推荐级别
氧疗	同表 57.4	I	A
通气策略	避免插管通气。尽可能使用无创通气(SNIPPV/NCPAP)(Bhandari 2006)	I	A

续表

治疗措施	目前现状	证据级别	推荐级别
通气策略	血气目标:pH 7.25~7.35	III	B
	PaO$_2$ 50~70mmHg	III	B
	PaCO$_2$ 50~60mmHg(Ambalavanan and Carlo 2006)	III	B
甲基黄嘌呤	同表 57.4	I	A
维生素 A	同表 57.4,如使用,持续 4 周	I	A
激素	当适当早期或晚期使用时,地塞米松能有效促进撤离呼吸机(Halliday et al. 2003a,b)	I	A
	早期使用(<96h)增加神经系统发育不良结局(Halliday et al. 2003c)	I	D
利尿剂	呋塞米:每天或隔天使用可短期改善肺功能(Baveja and Christou 2006)	I	B
	螺内酯和噻嗪类:长期应用改善肺功能,降低氧需要(Baveja and Christou 2006)	I	B
营养	同表 57.4	I	B

PMA,纠正胎龄;SNIPPV,同步鼻塞间歇正压通气;NCPAP,经鼻持续气道正压通气。

经允许引自 Bhandari and Bhandari(2009)。

表 57.6　BPD 管理:已形成期(>PMA 36 周)

治疗措施	目前现状	证据级别	推荐级别
氧疗	预防肺动脉高压和肺源性心脏病可接受氧饱和度各中心变化大,通常 <95%(Greenough 2007;Khemani et al. 2007)	III	C
通气策略	血气目标:pH 7.25~7.35	III	B
	PaO$_2$ 50~70mmHg		
	PaCO$_2$ 50~65mmHg(Ambalavanan and Carlo 2006)		
激素	口服强的松有助于停氧(Bhandari et al. 2008b)	II-2	C
利尿剂	同表 57.5	I	B
β 受体拮抗剂	缓解症状,增加肺顺应性,降低肺阻力(Baveja and Christou 2006)	I	C
	没有明显降低 BPD 发病率或严重程度(Ng et al. 2001)	I	C
抗胆碱能药物	与 β 受体拮抗剂联合用于支气管痉挛	II-3	C
	增加肺顺应性,降低呼吸系统阻力(Brundage et al. 1990)		
营养	同表 57.4	I	B
免疫接种	预防呼吸道合胞病毒和流感病毒感染,降低再入院率和发病率	I	A

PMA,纠正胎龄。

经允许引自 Bhandari and Bhandari(2009)。

57.10　新型治疗方法

别嘌呤醇:在一项 400 名早产儿参与的随机对照试验(RCT)中,应用别嘌呤醇 1 周不影响 BPD(生后 28 天)发生率。

α$_1$ 蛋白酶抑制剂:与应用安慰剂的对照组相比,治疗组 α$_1$ 蛋白酶抑制剂全身应用并没有在 BPD 发生率上显示出明显的统计学差异。

布地奈德:近期 2 项 RCT 显示,吸入和气管内给予布地奈德(后者与表面活性物质联用)可降低 BPD 发生率(Bassler et al. 2015;Yeh et al. 2016)。

持续性气管内吹气(通气模式):在一项 34 名早

产儿参与的前瞻性 RCT 中，与对照组相比，持续气管内吹气并没有降低死亡或 BPD 发生率。

色甘酸： 2 项试验应用色甘酸（肥大细胞稳定剂）并没有降低 BPD 发生率，且得到 meta 分析证实。

氢化可的松： 低剂量的氢化可的松并没有改善无 BPD 患儿存活率（Watterberg et al. 2004）。这项 RCT 因为氢化可的松治疗的早产儿接受吲哚美辛后出现更多的胃肠道穿孔而在早期终止实验（Watterberg et al. 2004）。

肌醇： 在早产儿补充肌醇 RCT 的 meta 分析中，两项试验报道肌醇使用明显降低了死亡或 BPD 发生率（Howlett and Ohlsson 2003）。

液体通气： 在 13 名应用液体通气的早产儿非对照试验中，8 名早产儿存活至 PMA 36 周，4 名早产儿诊断为 BPD。

大环内酯类抗生素： 预防性或在明确解脲支原体定植后给予红霉素治疗的早产儿并没有降低 BPD 发生率。一项队列研究显示阿奇霉素不能降低 BPD 发生率。

N-乙酰半胱氨酸： 一项大型 RCT 显示，出生体重 <1 000g 早产儿使用 6 天 N-乙酰半胱氨酸不能预防 BPD 或死亡的发生。

经鼻气道持续正压通气（NCPAP）： 早期表面活性物质治疗后拔管改为 NCPAP 通气，与晚期选择性应用表面活性物质和持续机械通气、在低水平通气支持时拔管相比，对机械通气需求降低、BPD 与肺气漏发生率降低（Stevens et al. 2007）。使用 $FiO_2=0.45$ 作为临界值来决定是否进行短暂插管和表面活性物质替代治疗可以减少气漏和 BPD 的发生（Stevens et al. 2007）。但系统性综述并没有包括 COIN 试验，即 25~28 周早产儿与插管的早产儿相比，早期 CPAP 通气并没有明显降低死亡或 BPD 发生率，并且 CPAP 组有更高的气胸发生率（Morley et al. 2008）。在 SUPPORT 研究中，校正混杂因素后，CPAP 组和肺表面活性物质制剂组之间的 BPD 发生率或死亡率没有显著差异（分别为 47.8% 和 51.0%）（Network SSGotEKSNNR et al. 2010）。随访研究发现，NCPAP 组的肺部疾病发病率有所改善（Stevens et al. 2014），但神经发育结局无差异（Vaucher et al. 2012）。

经鼻间歇正压通气（NIPPV）： RCT 研究发现，同步（Bhandari et al. 2007）和非同步（Kugelman et al. 2007）模式的 NIPPV 均降低 BPD 发生率。无创通气试验并没有显示出任何结果上的差异（Kirpalani et al. 2013），但有人对其研究设计上的问题提出质疑（Bhandari 2013）。一项 RCT 预实验显示，将 NIPPV 与低侵入性的表面活性物质给药方式相结合，有望降低 BPD 患儿对有创通气的需求，但控制混杂因素后效应不再显著（Oncel et al. 2015）。

一氧化氮： iNO 在预防 BPD 中的效益不明（Barrington and Finer 2007）。在使用 iNO（TOLSURF 研究）的机械通气早产儿中，使用上限 5 次剂量的表面活性物质进行延迟治疗，在 36 或 40 周无 BPD 患儿的存活率并未提高（Ballard et al. 2016）。尽管一氧化氮并不影响表面活性物质成分或肺功能，其应用并不总是安全。不推荐对早产儿人群降低 BPD 的发生而常规使用 iNO，需要远期预后数据的支持。

患者触发通气： 目前现有数据尚未显示降低 BPD 发病率。

重组克拉细胞 10kDa 蛋白： 重组人克拉细胞 10kDa 蛋白为一种抗炎症蛋白，治疗 BPD 具有一定前景。

重组超氧化物歧化酶（SOD）： 尽管抗氧化剂重组铜锌 SOD 的使用并没有改善胎龄 <27 周早产儿结局，但是与未接受该治疗的早产儿相比，SOD 治疗的早产儿住院率、急诊就诊率大大降低，1 岁时也更少使用支气管扩张剂（Davis et al. 2003）。

干细胞： 为预防 BPD，学者正在研究早产儿气管内干细胞移植（Chang et al. 2014）。

合成肺表面活性物质制剂： 在两项多中心 RCT 中，一种新型合成肺表面活性物质制剂（Lucinactant），由新肽-西那普肽及表面活性物质蛋白 B 模拟物组成，与动物提取的表面活性物质制剂效果相似。该研究的 meta 分析显示死亡或 BPD 的发生没有统计学差异（Pfister et al. 2007）。

表面活性物质制剂治疗： 使用最小或更少侵入性的表面活性物质制剂的给药模式已显示出初步效益（Dargaville et al. 2013；Kribs et al. 2015）。替代插管、气管内滴入表面活性物质的一种有吸引力的方法可能是喷雾给药。目前的临床环境下，尚无有效的喷剂型表面活性物质可应用。

甲状腺素： 一项 RCT 显示，早产儿生后补充甲状腺素不能降低 BPD 发病率。

维生素 E： 一项 RCT 显示，出生体重 <1 500g 早产儿口服维生素 E 不能降低 BPD 发病率。

容量控制通气： 一项 meta 分析比较容量控制通气和压力控制通气，发现两组间 BPD 发生率没有差异。

这些方法在绝对推荐前仍需要更多研究来证实。

预防： 在产前因素中，预防早产是预防 BPD 发生的最有效措施。理解早产的生物学原理，针对性抑制早产的治疗，安全性早产分娩将是重要目标。应用黄体酮预防早产有一定希望，这种方法延迟分娩改善了早产儿结局。

产前激素仍是促进肺发育成熟最有效的唯一方法，临床推荐应用。产前激素对 BPD 的影响一直存在争议，因为有研究报道没有益处，也有报道显示益处；其他因素也可能掩盖了产前激素带来的效果。不推荐产前每周一次的激素应用，倍他米松优于地塞米松。

大量研究开始阐明产前和产后炎症感染在 BPD 发病中的作用（Speer 2006；Ryan et al. 2008；Bhandari 2014a）。产前应用激素治疗绒毛膜羊膜炎不能减少 BPD 的发生；生后治疗可能太迟而无法起到有效作用。大部分情况下，为预防 BPD 发生，早产儿控制氧饱和度在 85%~95% 之间是避免氧中毒的明智举措，尽管达到这个目标可能很有难度。保证基本生理需要而不至于导致明显脱水的限制液体摄入，有降低 BPD 发生风险的趋势（Bell and Acarregui 2008）。早期拔管（Berger et al. 2014；Jensen et al. 2015）和无创通气应用在预防 BPD 方面显示早期效益。

鉴于 BPD 的复杂本质（见图 57.1），不可能有单个有效的神奇治疗（唯一有可能的是预防早产发生）会显著影响 BPD。综合治疗措施包括早期诊断和治疗产前和生后的脓毒症，维持理想的氧合，水电解质平衡，积极的早期肠外 / 肠内营养及恰当的通气策略，也许可以逐渐减少 BPD 发生。

57.11　结论

关注 BPD 的基础生物学（肺发育、生物标志物的明确、基因、动物模型）和药物疗法（Walsh et al. 2006）对 BPD 有最大的潜在影响。将来显著的进步可能有赖于我们能否明确 BPD 的基因组成从而进行精准的靶向治疗（Bhandari 2014b）。

参考文献

Aghai ZH, Faqiri S, Saslow JG, Nakhla T, Farhath S, Kumar A et al (2008) Angiopoietin 2 concentrations in infants developing bronchopulmonary dysplasia: attenuation by dexamethasone. J Perinatol 28:149–155

Agrons A, Courtney S, Stocker J, Markowitz R (2005) From the archives of the AFIP: lung disease in premature neonates: radiologic-pathologic correlation. Radiographics 25(4):1047–1073

Ambalavanan N, Carlo WA (2006) Ventilatory strategies in the prevention and management of bronchopulmonary dysplasia. Semin Perinatol 30(4):192–199

Ambalavanan N, Mourani P (2014) Pulmonary hypertension in bronchopulmonary dysplasia. Birth Defects Res Part A Clin Mol Teratol 100(3):240–246. https://doi.org/10.1002/bdra.23241

Ambalavanan N, Novak ZE (2003) Peptide growth factors in tracheal aspirates of mechanically ventilated preterm neonates. Pediatr Res 53(2):240–244

Anderson PJ, Doyle LW (2006) Neurodevelopmental outcome of bronchopulmonary dysplasia. Semin Perinatol 30(4):227–232

Baier RJ, Majid A, Parupia H, Loggins J, Kruger TE (2004) CC chemokine concentrations increase in respiratory distress syndrome and correlate with development of bronchopulmonary dysplasia. Pediatr Pulmonol 37(2):137–148

Balany J, Bhandari V (2015) Understanding the impact of infection, inflammation, and their persistence in the pathogenesis of bronchopulmonary dysplasia. Front Med (Lausanne) 2:90. https://doi.org/10.3389/fmed.2015.00090

Ballard RA, Keller RL, Black DM, Ballard PL, Merrill JD, Eichenwald EC et al (2016) Randomized trial of late surfactant treatment in ventilated preterm infants receiving inhaled nitric oxide. J Pediatr 168:23–29. https://doi.org/10.1016/j.jpeds.2015.09.031, e4

Baraldi E, Filippone M (2007) Chronic lung disease after premature birth. N Engl J Med 357(19):1946–1955

Barrington KJ, Finer NN (2007) Inhaled nitric oxide for preterm infants: a systematic review. Pediatrics 120(5):1088–1099

Bassler D, Plavka R, Shinwell ES, Hallman M, Jarreau PH, Carnielli V et al (2015) Early inhaled budesonide for the prevention of bronchopulmonary dysplasia. N Engl J Med 373(16):1497–1506. https://doi.org/10.1056/NEJMoa1501917

Baveja R, Christou H (2006) Pharmacological strategies in the prevention and management of bronchopulmonary dysplasia. Semin Perinatol 30(4):209–218

Bell EF, Acarregui MJ (2008) Restricted versus liberal water intake for preventing morbidity and mortality in preterm infants. Cochrane Database Syst Rev 1, CD000503

Berger J, Mehta P, Bucholz E, Dziura J, Bhandari V (2014) Impact of early extubation and reintubation on the incidence of bronchopulmonary dysplasia in neonates.

Am J Perinatol 31(12):1063–1072. https://doi.org/10.1055/s-0034-1371702

Bhandari V (2006) Non-invasive ventilation of the sick neonate: evidence-based recommendations. J Neonatol 20(3):214–221

Bhandari V (2012) Genetic influences in lung development and injury. In: Bancalari E (ed) The newborn lung: questions and controversies, 2nd edn. Neonatology: questions and controversies. Saunders, Philadelphia, pp 29–55

Bhandari V (2013) The potential of non-invasive ventilation to decrease BPD. Semin Perinatol 37(2):108–114. https://doi.org/10.1053/j.semperi.2013.01.007

Bhandari V (2014a) Postnatal inflammation in the pathogenesis of bronchopulmonary dysplasia. Birth Defects Res Part A Clin Mol Teratol 100(3):189–201. https://doi.org/10.1002/bdra.23220

Bhandari V (2014b) Drug therapy trials for the prevention of bronchopulmonary dysplasia: current and future targets. Front Pediatr 2:76. https://doi.org/10.3389/fped.2014.00076

Bhandari A, Bhandari V (2003) Pathogenesis, pathology and pathophysiology of pulmonary sequelae of bronchopulmonary dysplasia in premature infants. Front Biosci 8:e370–e380

Bhandari A, Bhandari V (2007) Bronchopulmonary dysplasia: an update. Indian J Pediatr 74(1):73–77

Bhandari A, Bhandari V (2009) Pitfalls, problems and progress in bronchopulmonary dysplasia. Pediatrics 123:1562–1573

Bhandari A, Bhandari V (2011) "New" bronchopulmonary dysplasia: a clinical review. Clin Pulm Med 18(3):137–143

Bhandari A, Bhandari V (2013) Biomarkers in bronchopulmonary dysplasia. Paediatr Respir Rev 14(3):173–179. https://doi.org/10.1016/j.prrv.2013.02.008

Bhandari V, Elias JA (2006) Cytokines in tolerance to hyperoxia-induced injury in the developing and adult lung. Free Radic Biol Med 41(1):4–18

Bhandari V, Gruen JR (2006) The genetics of bronchopulmonary dysplasia. Semin Perinatol 30(4):185–191

Bhandari A, Panitch HB (2006) Pulmonary outcomes in bronchopulmonary dysplasia. Semin Perinatol 30(4):219–226. https://doi.org/10.1053/j.semperi.2006.05.009

Bhandari V, Brodsky N, Porat R (2005) Improved outcome of extremely low birth weight infants with Tegaderm application to skin. J Perinatol 25(4):276–281

Bhandari V, Bizzarro MJ, Shetty A, Zhong X, Page GP, Zhang H et al (2006a) Familial and genetic susceptibility to major neonatal morbidities in preterm twins. Pediatrics 117(6):1901–1906

Bhandari V, Choo-Wing R, Lee CG, Zhu Z, Nedrelow JH, Chupp GL et al (2006b) Hyperoxia causes angiopoietin 2-mediated acute lung injury and necrotic cell death. Nat Med 12(11):1286–1293

Bhandari V, Gavino RG, Nedrelow JH, Pallela P, Salvador A, Ehrenkranz RA et al (2007) A randomized controlled trial of synchronized nasal intermittent positive pressure ventilation in RDS. J Perinatol 27(11):697–703

Bhandari V, Choo-Wing R, Lee CG, Yusuf K, Nedrelow JH, Ambalavanan N et al (2008a) Developmental regulation of NO-mediated VEGF-induced effects in the lung. Am J Respir Cell Mol Biol 39(4):420–430

Bhandari A, Schramm CM, Kimble C, Pappagallo M, Hussain N (2008b) Effect of a short course of prednisolone in infants with oxygen-dependent bronchopulmonary dysplasia. Pediatrics 121(2):e344–e349

Bland RD, Xu L, Ertsey R, Rabinovitch M, Albertine KH, Wynn KA et al (2007) Dysregulation of pulmonary elastin synthesis and assembly in preterm lambs with chronic lung disease. Am J Physiol Lung Cell Mol Physiol 292(6):L1370–L1384. https://doi.org/10.1152/ajplung.00367.2006

Bokodi G, Treszl A, Kovacs L, Tulassay T, Vasarhelyi B (2007) Dysplasia: a review. Pediatr Pulmonol 42:952–961

Brundage KL, Mohsini KG, Froese AB, Fisher JT (1990) Bronchodilator response to ipratropium bromide in infants with bronchopulmonary dysplasia. Am Rev Respir Dis 142(5):1137–1142

Bry K, Whitsett JA, Lappalainen U (2007) IL-1beta disrupts postnatal lung morphogenesis in the mouse. Am J Respir Cell Mol Biol 36(1):32–42

Cederqvist K, Sorsa T, Tervahartiala T, Maisi P, Reunanen K, Lassus P et al (2001) Matrix metalloproteinases-2, -8, and -9 and TIMP-2 in tracheal aspirates from preterm infants with respiratory distress. Pediatrics 108(3):686–692

Chang YS, Ahn SY, Yoo HS, Sung SI, Choi SJ, Oh WI et al (2014) Mesenchymal stem cells for bronchopulmonary dysplasia: phase 1 dose-escalation clinical trial. J Pediatr 164(5):966–972. https://doi.org/10.1016/j.jpeds.2013.12.011, e6

Choo-Wing R, Nedrelow JH, Homer RJ, Elias JA, Bhandari V (2007) Developmental differences in the responses of IL-6 and IL-13 transgenic mice exposed to hyperoxia. Am J Physiol Lung Cell Mol Physiol 293(1):L142–L150

Choo-Wing R, Syed MA, Harijith A, Bowen B, Pryhuber G, Janer C et al (2013) Hyperoxia and interferon-gamma-induced injury in developing lungs occur via cyclooxygenase-2 and the endoplasmic reticulum stress-dependent pathway. Am J Respir Cell Mol Biol 48(6):749–757

Clyman RI (2013) The role of patent ductus arteriosus and its treatments in the development of bronchopulmonary dysplasia. Semin Perinatol 37(2):102–107. https://doi.org/10.1053/j.semperi.2013.01.006

Coalson JJ (2006) Pathology of bronchopulmonary dysplasia. Semin Perinatol 30(4):179–184

Cullen A, Van Marter LJ, Allred EN, Moore M, Parad RB, Sunday ME (2002) Urine bombesin-like peptide elevation precedes clinical evidence of bronchopulmonary dysplasia. Am J Respir Crit Care Med 165(8):1093–1097

Cuna A, Kandasamy J, Sims B (2014) B-type natriuretic peptide and mortality in extremely low birth weight infants with pulmonary hypertension: a retrospective cohort analysis. BMC Pediatr 14:68. https://doi.org/10.1186/1471-2431-14-68

Dargaville PA, Aiyappan A, De Paoli AG, Kuschel CA, Kamlin CO, Carlin JB et al (2013) Minimally-invasive surfactant therapy in preterm infants on continuous positive airway pressure. Arch Dis Child Fetal Neonatal Ed 98(2):F122–F126. https://doi.org/10.1136/archdischild-2011-301314

Darlow BA, Graham PJ (2007) Vitamin A supplementation to prevent mortality and short and long-term morbidity in very low birthweight infants. Cochrane Database Syst Rev 4, CD000501

Davis JM, Parad RB, Michele T, Allred E, Price A, Rosenfeld W (2003) Pulmonary outcome at 1 year corrected age in premature infants treated at birth with recombinant human CuZn superoxide dismutase. Pediatrics 111(3):469–476

Doyle LW, Faber B, Callanan C, Freezer N, Ford GW, Davis NM (2006) Bronchopulmonary dysplasia in very low birth weight subjects and lung function in late adolescence. Pediatrics 118(1):108–113

Ehrenkranz RA, Walsh MC, Vohr BR, Jobe AH, Wright LL, Fanaroff AA et al (2005) Validation of the National Institutes of Health consensus definition of bronchopulmonary dysplasia. Pediatrics 116(6):1353–1360

Ekekezie II, Thibeault DW, Simon SD, Norberg M, Merrill JD, Ballard RA et al (2004) Low levels of tissue inhibitors of metalloproteinases with a high matrix metalloproteinase-9/tissue inhibitor of metalloproteinase-1 ratio are present in tracheal aspirate fluids of infants who develop chronic lung disease. Pediatrics 113(6):1709–1714

Ericson JE, Laughon MM (2015) Chorioamnionitis: implications for the neonate. Clin Perinatol 42(1):155–165. https://doi.org/10.1016/j.clp.2014.10.011, ix

Fabiano A, Gavilanes AW, Zimmermann LJ, Kramer BW, Paolillo P, Livolti G et al (2015) The development of lung biochemical monitoring can play a key role in the early prediction of bronchopulmonary dysplasia. Acta Paediatr. https://doi.org/10.1111/apa.13233

Frank L (2003) Protective effect of keratinocyte growth factor against lung abnormalities associated with hyperoxia in prematurely born rats. Biol Neonate 83(4):263–272

Greenough A (2007) How has research in the past 5 years changed my clinical practice. Arch Dis Child Fetal Neonatal Ed 92(5):F404–F407

Halliday HL, Ehrenkranz RA, Doyle LW (2003a) Delayed (>3 weeks) postnatal corticosteroids for chronic lung disease in preterm infants. Cochrane Database Syst Rev 1, CD001145

Halliday HL, Ehrenkranz RA, Doyle LW (2003b) Moderately early (7–14 days) postnatal corticosteroids for preventing chronic lung disease in preterm infants. Cochrane Database Syst Rev 1, CD001144

Halliday HL, Ehrenkranz RA, Doyle LW (2003c) Early postnatal (<96 hours) corticosteroids for preventing chronic lung disease in preterm infants. Cochrane Database Syst Rev 1, CD001146

Harijith A, Choo-Wing R, Cataltepe S, Yasumatsu R, Aghai ZH, Janer J et al (2011) A role for matrix metalloproteinase 9 in IFNgamma-mediated injury in developing lungs: relevance to bronchopulmonary dysplasia. Am J Respir Cell Mol Biol 44(5):621–630

Henderson-Smart DJ, Davis PG (2003) Prophylactic methylxanthines for extubation in preterm infants. Cochrane Database Syst Rev 1, CD000139

Hirakawa H, Pierce RA, Bingol-Karakoc G, Karaaslan C, Weng M, Shi GP et al (2007) Cathepsin S deficiency confers protection from neonatal hyperoxia-induced lung injury. Am J Respir Crit Care Med 176(8):778–785

Hofhuis W, Huysman MW, van der Wiel EC, Holland WP, Hop WC, Brinkhorst G et al (2002) Worsening of V'maxFRC in infants with chronic lung disease in the first year of life: a more favorable outcome after high-frequency oscillation ventilation. Am J Respir Crit Care Med 166(12 Pt 1):1539–1543

Howlett A, Ohlsson A (2003) Inositol for respiratory distress syndrome in preterm infants. Cochrane Database Syst Rev 4, CD000366

Hyodynmaa E, Korhonen P, Ahonen S, Luukkaala T, Tammela O (2012) Frequency and clinical correlates of radiographic patterns of bronchopulmonary dysplasia in very low birth weight infants by term age. Eur J Pediatr 171(1):95–102. https://doi.org/10.1007/s00431-011-1486-6

Jeng SF, Hsu CH, Tsao PN, Chou HC, Lee WT, Kao HA et al (2008) Bronchopulmonary dysplasia predicts adverse developmental and clinical outcomes in very-low-birthweight infants. Dev Med Child Neurol 50(1):51–57

Jensen EA, Schmidt B (2014) Epidemiology of bronchopulmonary dysplasia. Birth Defects Res Part A Clin Mol Teratol 100(3):145–157. https://doi.org/10.1002/bdra.23235

Jensen EA, DeMauro SB, Kornhauser M, Aghai ZH, Greenspan JS, Dysart KC (2015) Effects of multiple ventilation courses and duration of mechanical ventilation on respiratory outcomes in extremely low-birthweight infants. JAMA Pediatr 169(11):1011–1017. https://doi.org/10.1001/jamapediatrics.2015.2401

Kamlin CO, Davis PG (2004) Long versus short inspiratory times in neonates receiving mechanical ventilation. Cochrane Database Syst Rev 4, CD004503

Keszler M, Sant'Anna G (2015) Mechanical ventilation and bronchopulmonary dysplasia. Clin Perinatol 42(4):781–796. https://doi.org/10.1016/j.clp.2015.08.006

Kevill K, Bhandari V, Kettuman M, Leng L, Fan J, Mizue Y et al (2008) A role for macrophage migration inhibitory factor in the neonatal respiratory distress syndrome. J Immunol 180(1):601–608

Khemani E, McElhinney DB, Rhein L, Andrade O, Lacro RV, Thomas KC et al (2007) Pulmonary artery hypertension in formerly premature infants with bronchopulmonary dysplasia: clinical features and outcomes in the surfactant era. Pediatrics 120(6):1260–1269

Kirpalani H, Millar D, Lemyre B, Yoder BA, Chiu A, Roberts RS et al (2013) A trial comparing noninvasive ventilation strategies in preterm infants. N Engl J Med 369(7):611–620. https://doi.org/10.1056/NEJMoa1214533

Kribs A, Roll C, Gopel W, Wieg C, Groneck P, Laux R et al (2015) Nonintubated surfactant application vs conventional therapy in extremely preterm infants: a randomized clinical trial. JAMA Pediatr 169(8):723–730. https://doi.org/10.1001/jamapediatrics.2015.0504

Kugelman A, Feferkorn I, Riskin A, Chistyakov I, Kaufman B, Bader D (2007) Nasal intermittent mandatory ventilation versus nasal continuous positive airway pressure for respiratory distress syndrome: a randomized, controlled, prospective study. J Pediatr 150(5):521–526

Lai NM, Rajadurai SV, Tan KH (2006) Increased energy intake for preterm infants with (or developing) bronchopulmonary dysplasia/chronic lung disease. Cochrane Database Syst Rev 3, CD005093

Lakshminrusimha S, Manja V, Mathew B, Suresh GK (2015) Oxygen targeting in preterm infants: a physiological interpretation. J Perinatol 35(1):8–15. https://doi.org/10.1038/jp.2014.199

Lal CV, Ambalavanan N (2015) Biomarkers, early diagnosis, and clinical predictors of bronchopulmonary dysplasia. Clin Perinatol 42(4):739–754. https://doi.org/10.1016/j.clp.2015.08.004

Landry JS, Tremblay GM, Li PZ, Wong C, Benedetti A, Taivassalo T (2016) Lung function and bronchial hyperresponsiveness in adults born prematurely. A cohort study. Ann Am Thorac Soc 13(1):17–24. https://doi.org/10.1513/AnnalsATS.201508-553OC

Lavoie PM, Pham C, Jang KL (2008) Heritability of bronchopulmonary dysplasia, defined according to the consensus statement of the national institutes of health. Pediatrics 122(3):479–485

Lodha A, Sauve R, Bhandari V, Tang S, Christianson H, Bhandari A et al (2014) Need for supplemental oxygen at discharge in infants with bronchopulmonary dysplasia is not associated with worse neurodevelopmental outcomes at 3 years corrected age. PLoS One 9(3), e90843. https://doi.org/10.1371/journal.pone.0090843

Manja V, Lakshminrusimha S, Cook DJ (2015) Oxygen saturation target range for extremely preterm infants: a systematic review and meta-analysis. JAMA Pediatr 169(4):332–340. https://doi.org/10.1001/jamapediatrics.2014.3307

Mello RR, Silva KS, Costa AM, Ramos JR (2015) Longitudinal assessment of the lung mechanics of very low birth weight preterm infants with and without bronchopulmonary dysplasia. Sao Paulo Med J 133(5):401–407. https://doi.org/10.1590/1516-3180.2014.00101812

Miller JD, Carlo WA (2007) Safety and effectiveness of permissive hypercapnia in the preterm infant. Curr Opin Pediatr 19(2):142–144

Montgomery AM, Bazzy-Asaad A, Asnes JD, Bizzarro MJ, Ehrenkranz RA, Weismann CG (2016) Biochemical screening for pulmonary hypertension in preterm infants with bronchopulmonary dysplasia. Neonatology 109(3):190–194. https://doi.org/10.1159/000442043

Morley CJ, Davis PG, Doyle LW, Brion LP, Hascoet JM, Carlin JB (2008) Nasal CPAP or intubation at birth for very preterm infants. N Engl J Med 358(7):700–708

Mourani PM, Abman SH (2015) Pulmonary hypertension and vascular abnormalities in bronchopulmonary dysplasia. Clin Perinatol 42(4):839–855. https://doi.org/10.1016/j.clp.2015.08.010

Network SSGotEKSNNR, Finer NN, Carlo WA, Walsh MC, Rich W, Gantz MG et al (2010) Early CPAP versus surfactant in extremely preterm infants. N Engl

J Med 362(21):1970–1979. https://doi.org/10.1056/NEJMoa0911783

Ng GY, da S, Ohlsson A (2001) Bronchodilators for the prevention and treatment of chronic lung disease in preterm infants. Cochrane Database Syst Rev 3, CD003214

Niu JO, Munshi U, Siddiq M, Parton LA (1998) Early increase in endothelin-1 in tracheal aspirates of preterm infants: correlation with bronchopulmonary dysplasia. J Pediatr 132:965–970

Oh W, Poindexter BB, Perritt R, Lemons JA, Bauer CR, Ehrenkranz RA et al (2005) Association between fluid intake and weight loss during the first ten days of life and risk of bronchopulmonary dysplasia in extremely low birth weight infants. J Pediatr 147(6):786–790

Oncel MY, Arayici S, Uras N, Alyamac-Dizdar E, Sari FN, Karahan S et al (2015) Nasal continuous positive airway pressure versus nasal intermittent positive-pressure ventilation within the minimally invasive surfactant therapy approach in preterm infants: a randomised controlled trial. Arch Dis Child Fetal Neonatal Ed. https://doi.org/10.1136/archdischild-2015-308204

Padela S, Cabacungan J, Shek S, Belcastro R, Yi M, Jankov RP et al (2005) Hepatocyte growth factor is required for alveologenesis in the neonatal rat. Am J Respir Crit Care Med 172(7):907–914

Pfister RH, Soll RF, Wiswell T (2007) Protein containing synthetic surfactant versus animal derived surfactant extract for the prevention and treatment of respiratory distress syndrome. Cochrane Database Syst Rev 4, CD006069

Piersigilli F, Bhandari V (2016) Biomarkers in neonatology: the new "omics" of bronchopulmonary dysplasia. J Matern Fetal Neonatal Med 29:1758–1764. https://doi.org/10.3109/14767058.2015.1061495

Plakkal N, Soraisham AS, Trevenen C, Freiheit EA, Sauve R (2013) Histological chorioamnionitis and bronchopulmonary dysplasia: a retrospective cohort study. J Perinatol 33(6):441–445. https://doi.org/10.1038/jp.2012.154

Poindexter BB, Feng R, Schmidt B, Aschner JL, Ballard RA, Hamvas A et al (2015) Comparisons and limitations of current definitions of bronchopulmonary dysplasia for the prematurity and respiratory outcomes program. Ann Am Thorac Soc 12(12):1822–1830. https://doi.org/10.1513/AnnalsATS.201504-218OC

Prosnitz A, Gruen JR, Bhandari V (2013) The genetics of disorders affecting the premature newborn. In: Rimoin DL, Connor JM, Pyeritz RE, Korf BR (eds) Emery and Rimoin's principles and practice of medical genetics, 6th edn. Elsevier, Philadelphia, pp 1–22

Rehan V, Torday J (2006) Lower parathyroid hormone related protein content of tracheal aspirates in very low birth weight infants who develop bronchopulmonary dysplasia. Pediatr Res 60(2):216–220

Ryan RM, Ahmed Q, Lakshminrusimha S (2008) Inflammatory mediators in the immunobiology of bronchopulmonary dysplasia. Clin Rev Allergy Immunol 34(2):174–190

Saarenpaa HK, Tikanmaki M, Sipola-Leppanen M, Hovi P, Wehkalampi K, Siltanen M et al (2015) Lung function in very low birth weight adults. Pediatrics 136(4):642–650. https://doi.org/10.1542/peds.2014-2651

Samiee-Zafarghandy S, Saugstad OD, Fusch C (2015) Do we have an answer when it comes to providing extremely preterm infants with optimal target oxygen saturation? Acta Paediatr 104(3):e130–e133. https://doi.org/10.1111/apa.12840

Sanchez-Solis M, Perez-Fernandez V, Bosch-Gimenez V, Quesada JJ, Garcia-Marcos L (2016) Lung function gain in preterm infants with and without bronchopulmonary dysplasia. Pediatr Pulmonol. https://doi.org/10.1002/ppul.23393

Schena F, Francescato G, Cappelleri A, Picciolli I, Mayer A, Mosca F et al (2015) Association between hemodynamically significant patent ductus arteriosus and bronchopulmonary dysplasia. J Pediatr 166(6):1488–1492. https://doi.org/10.1016/j.jpeds.2015.03.012

Schmidt B, Roberts RS, Davis P, Doyle LW, Barrington KJ, Ohlsson A et al (2006) Caffeine therapy for apnea of prematurity. N Engl J Med 354(20):2112–2121

Short EJ, Kirchner HL, Asaad GR, Fulton SE, Lewis BA, Klein N et al (2007) Developmental sequelae in preterm infants having a diagnosis of bronchopulmonary dysplasia: analysis using a severity-based classification system. Arch Pediatr Adolesc Med 161(11):1082–1087

Smith VC, Zupancic JA, McCormick MC, Croen LA, Greene J, Escobar GJ et al (2005) Trends in severe bronchopulmonary dysplasia rates between 1994 and 2002. J Pediatr 146(4):469–473. https://doi.org/10.1016/j.jpeds.2004.12.023

Sohn MH, Kang MJ, Matsuura H, Bhandari V, Chen NY, Lee CG et al (2010) The chitinase-like proteins breast regression protein-39 and YKL-40 regulate hyperoxia-induced acute lung injury. Am J Respir Crit Care Med 182(7):918–928

Speer CP (2006) Inflammation and bronchopulmonary dysplasia: a continuing story. Semin Fetal Neonatal Med 11(5):354–362

Stevens TP, Harrington EW, Blennow M, Soll RF (2007) Early surfactant administration with brief ventilation vs. selective surfactant and continued mechanical ventilation for preterm infants with or at risk for respiratory distress syndrome. Cochrane Database Syst Rev 4, CD003063

Stevens TP, Finer NN, Carlo WA, Szilagyi PG, Phelps DL, Walsh MC et al (2014) Respiratory outcomes of the surfactant positive pressure and oximetry randomized trial (SUPPORT). J Pediatr 165(2):240–249. https://doi.org/10.1016/j.jpeds.2014.02.054, e4

Subramaniam M, Bausch C, Twomey A, Andreeva S, Yoder BA, Chang L et al (2007) Bombesin-like peptides modulate alveolarization and angiogenesis in bronchopulmonary dysplasia. Am J Respir Crit Care Med 176(9):902–912. https://doi.org/10.1164/rccm.200611-1734OC

Thebaud B, Abman S (2007) Bronchopulmonary dysplasia- where have all the vessels gone? Role of angiogenic growth factors in chronic lung disease. Am J Respir Crit Care Med 175:978–985

Thebaud B, Ladha F, Michelakis ED, Sawicka M, Thurston G, Eaton F et al (2005) Vascular endothelial growth factor gene therapy increases survival, promotes lung angiogenesis, and prevents alveolar damage in hyperoxia-induced lung injury: evidence that angiogenesis participates in alveolarization. Circulation 112(16):2477–2486

Thomas W, Speer CP (2014) Chorioamnionitis is essential in the evolution of bronchopulmonary dysplasia – the case in favour. Paediatr Respir Rev 15(1):49–52. https://doi.org/10.1016/j.prrv.2013.09.004

Thomson A, Bhandari V (2008) Pulmonary biomarkers of bronchopulmonary dysplasia. Biomark Insights 3:361–373

Trembath A, Laughon MM (2012) Predictors of bronchopulmonary dysplasia. Clin Perinatol 39(3):585–601. https://doi.org/10.1016/j.clp.2012.06.014

Tyson JE, Wright LL, Oh W, Kennedy KA, Mele L, Ehrenkranz RA et al (1999) Vitamin A supplementation for extremely-low-birth-weight infants. National Institute of Child Health and Human Development Neonatal Research Network. N Engl J Med 340(25):1962–1968

Van Marter LJ, Dammann O, Allred EN, Leviton A, Pagano M, Moore M et al (2002) Chorioamnionitis, mechanical ventilation, and postnatal sepsis as modulators of chronic lung disease in preterm infants. J Pediatr 140(2):171–176

Vaucher YE, Peralta-Carcelen M, Finer NN, Carlo WA, Gantz MG, Walsh MC et al (2012) Neurodevelopmental outcomes in the early CPAP and pulse oximetry trial. N Engl J Med 367(26):2495–2504. https://doi.org/10.1056/NEJMoa1208506

Vento G, Capoluongo E, Matassa PG, Concolino P, Vendettuoli V, Vaccarella C et al (2006) Serum levels of seven cytokines in premature, ventilated newborns, correlation with old and new forms of bronchopulmonary dysplasia. Intensive Care Med 32:723–730

Vicencio AG, Lee CG, Cho SJ, Eickelberg O, Chuu Y, Haddad GG et al (2004) Conditional overexpression of bioactive transforming growth factor-beta1 in neonatal mouse lung: a new model for bronchopulmonary dysplasia? Am J Respir Cell Mol Biol 31(6):650–656

Vozzelli MA, Mason SN, Whorton MH, Auten RL Jr (2004) Antimacrophage chemokine treatment prevents neutrophil and macrophage influx in hyperoxia-exposed newborn rat lung. Am J Physiol Lung Cell Mol Physiol 286(3):L488–L493

Walkup LL, Woods JC (2015) Newer imaging techniques for bronchopulmonary dysplasia. Clin Perinatol 42(4):871–887. https://doi.org/10.1016/j.clp.2015.08.012

Walsh MC, Yao Q, Gettner P, Hale E, Collins M, Hensman A et al (2004) Impact of a physiologic definition on bronchopulmonary dysplasia rates. Pediatrics 114(5):1305–1311

Walsh MC, Szefler S, Davis J, Allen M, Van Marter L, Abman S et al (2006) Summary proceedings from the bronchopulmonary dysplasia group. Pediatrics 117(3 Pt 2):S52–S56

Watterberg KL, Gerdes JS, Cole CH, Aucott SW, Thilo EH, Mammel MC et al (2004) Prophylaxis of early adrenal insufficiency to prevent bronchopulmonary dysplasia: a multicenter trial. Pediatrics 114

(6):1649–1657

Yeh TF, Chen CM, Wu SY, Husan Z, Li TC, Hsieh WS et al (2016) Intratracheal administration of budesonide/ surfactant to prevent bronchopulmonary dysplasia. Am J Respir Crit Care Med 193(1):86–95. https://doi.org/ 10.1164/rccm.201505-0861OC

Yost CC, Soll RF (2000) Early versus delayed selective surfactant treatment for neonatal respiratory distress syndrome. Cochrane Database Syst Rev 2, CD001456

新生儿肺部疾病的超声诊断

58

Francesco Raimondi，Fiorella Migliaro，and Letizia Capasso
张蓉　翻译

目录

摘要

目前新生儿呼吸系统疾病诊断多基于临床和胸片。据估计超低出生体重儿住院期间平均摄片 31 次［Wilson-Costello et al. Pediatrics 97(3)；369-374，1996］。如此的辐射暴露是否与疾病及预后存在相关性仍然存在争议。然而，胸片的解读存在显著的主观差异性。肺组织富含气体，超声存在高声阻抗，难以获得清晰的影像。因此既往超声在肺部疾病诊断中的应用被忽视。超声中胸膜是唯一能被清晰所见的肺结构，表现为与呼吸同步运动的规则的线性高回声。

成人急诊科医生发现综合解读床旁超声所获得的影像以及一些可重复的伪像（详见下文）对危重抢救有很大的帮助，更优于传统的放射影像［Lichtenstein，Ann Intensive Care 4(1)：1，2014；Lichtenstein，Chest 147(6)：1659-1670，2015］。

需要强调的是，超声伪像（与实际解剖结构不一致的图像）的应用在学术界引起很多争议。因此当进行肺脏超声检查时应严格遵循操作方法规范，密切结合临床。

基于上述，推出了一个涵盖不同年龄的国际循证共识（Volpicelli et al. Intensive Care Med 38(4)：577-591，2012）。新生儿医生也正逐渐将床旁适时超声检查应用于临床实践中［Rodriguez-Fanjul et al. Ann Pdeiatr(Barc)，2015；Yousef，Arch Pediatr. https：//doi.org/10.1016/j.crcped.2015.12.001，2016；Raimondi et al. Neoreviews 15(1)：e2-e6，2014］。本章节将简述相关内容。

58.1　要点

- 肺脏超声检查描述了真实的解剖结构（例如胸膜）和肺组织的伪像。
- 将伪像和真实影像合理结合可为准确诊断成人肺脏疾病提供参考。
- 新生儿医生目前主要应用肺脏超声诊断肺实变和呼吸窘迫。
- 肺脏超声为新生儿呼吸系统疾病诊断提供了有价值的帮助。

58.2　从伪像到临床

成人肺部超声检查常用微凸阵探头。新生儿中多采用高频线阵探头来获取肺脏前、侧和后部的纵向以及横向图像。B 型和 M 型超声均可获得有诊断价值的信息。

在健康婴儿中(图58.1),B型超声下可见肋骨之间的浅表面存在一周期性移动线。这种水平方向运动线与胸膜层滑动(肺滑)一致。胸膜线后方,有一系列较短的平行重复线性高回声,被称为A线。

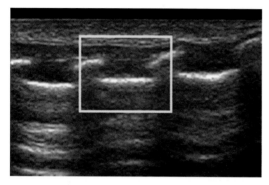

图58.1　正常婴儿肺脏:黄色方窗包绕的是两根肋骨之间的胸膜高回声影像。胸膜下方可见水平混响(白色箭头),这些伪像是A线。这个影像是使用线阵探头采集的

另外一种伪像是B线,与胸膜垂直的高回声影像,也被称为彗星尾征(图58.2)。B线可以单个出现,多个B线存在并有融合趋势的往往提示重症病患中的白肺(图58.3)。在成人中,B线与肺间质综合征相关,有助于评估心功能不全的患者(Blanco and Cianciulli 2016)。新生儿中,少量散在的B线常见于生后早期,尤其是剖宫产分娩(Martelius et al. 2013)。但"白肺"样改变是异常的(见下文)。

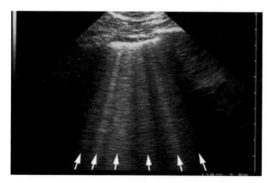

图58.2　B线:自胸膜发出至肺组织的垂直高回声条纹(白色箭头)。这个影像是使用微凸阵探头采集的

肺实变的超声影像为胸膜下边缘模糊或楔形边缘的低回声或组织样区域。超声下的支气管充气征是呈现在低回声实变肺脏中的线型高回声。机械通气的成人患者中,已证实支气管充气征的动态变化可用于准确地鉴别肺炎和吸收的肺不张

(Lichtenstein et al. 2009)。

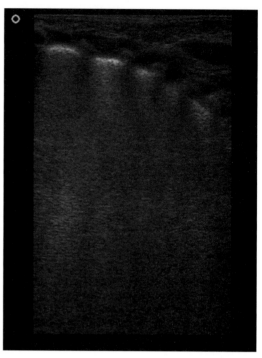

图58.3　白肺:增厚的B线融合形成无留空的全白肺影像

B线缺失以及肺滑和肺点存在可诊断气胸,但无法估算气胸量(Migliaro et al. 2014)。胸腔积液表现为胸膜层间无回声间隙。传统的X线片上的透亮度下降可通过B超来区分是实变还是积液。因此超声技术在诊断或除外气胸和积液上优于X线片。

58.3　新生儿肺部超声的"验证"

呼吸窘迫综合征的超声诊断首先由Copetti等提出,至少同时存在以下3个超声影像学发现:胸膜线异常,白肺,全肺野肺岛消失。Copetti在纳入55例早产儿的研究中发现采用该诊断标准的敏感度和特异度均为100%(Copetti et al. 2008)。但是气管内肺表面活性物质的应用对B超影像影响较大(Cattarossi et al. 2010),超声对新生儿呼吸窘迫综合征即刻随访的应用受到限制。同一个研究团队发现双肺点(上肺野高回声减少,下肺野伴有增粗增亮的B线)在新生儿暂时性呼吸增快症诊断中具有较高的敏感度和特异度(图58.4)(Vergine et al. 2014)。

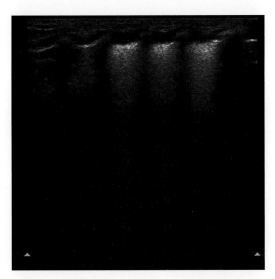

图 58.4 双肺点：白色箭头所指 - 从顶端到肺野基底回声密度剧增的 B 线

最近一个由 Liu 等进行的单中心回顾性研究对以上结论提出了挑战。该研究纳入了 1 358 例新生儿，其中呼吸窘迫综合征组 358 例，新生儿暂时性呼吸急促组 228 例（Liu et al. 2016）。两组患儿在超声上都有异常胸膜线和 A 线消失表现，双肺点对于新生儿瞬间呼吸急促诊断的敏感度仅为 45.6%。

这些相悖的结论似乎削弱了超声在诊断新生儿最常见的呼吸系统疾病中的应用价值。需要一个有说服力的多中心前瞻性研究来明确这些问题。

除却对疾病分类的描述，肺脏超声在新生儿还可用于一些重要的功能性评估，例如是否需要呼吸支持或肺表面活性物质替代治疗。Raimondi 等在健康婴儿室随机纳入 154 例新生足月儿和早产儿进行连续肺部超声检查（Raimondi et al. 2012）。结果显示正常的肺液清除过程表现为从 B 线到 A 线图像的转变。同时生后 2 小时超声白肺影像与临床上显著的呼吸窘迫以及呼吸支持需求明确相关。同样的，持续正压通气支持 2 小时后的白肺表现是后续气管插管和肺表面活性物质应用的可靠预测指标（Raimondi et al. 2014b）。Brat 等近期创建一个肺脏超声高回声评分系统来研究其与氧合状态和肺表面活性物质替代治疗需求之间的关系，结果确认了上述发现（Brat et al. 2015）。

58.4 结论

肺脏超声在新生儿呼吸疾病的诊疗中的重要作

用日益凸显。今后关于超声在个体化肺表面活性物质治疗和其他常见临床实践的应用研究将使得超声成为新生儿诊疗中所必需的医疗工具。

参考文献

Blanco PA, Cianciulli TF (2016) Pulmonary edema assessed by ultrasound: impact in cardiology and intensive care practice. Echocardiography. https://doi.org/10.1111/echo.13182

Brat R, Yousef N, Klifa R et al (2015) Lung ultrasonography score to evaluate oxygenation and surfactant need in neonates treated with continuous positive airway pressure. JAMA Pediatr 169(8), e151797

Cattarossi L, Copetti R, Poskurica B et al (2010) Surfactant administration for neonatal respiratory distress does not improve lung interstitial fluid clearance: echographic and experimental evidence. J Perinat Med 38(5):557–563

Copetti R, Cattarossi L, Macagno F et al (2008) Lung ultrasound in respiratory distress syndrome: a useful tool for early diagnosis. Neonatology 94(1):52–59

Lichtenstein DA (2014) Lung ultrasound in the critically ill. Ann Intensive Care 4(1):1

Lichtenstein DA (2015) BLUE-protocol and FALLS-protocol: two applications of lung ultrasound in the critically ill. Chest 147(6):1659–1670

Lichtenstein D, Mezière G, Seitz J (2009) The dynamic air bronchogram. A lung ultrasound sign of alveolar consolidation ruling out atelectasis. Chest 135(6):1421–1425

Liu J, Chen XX, Li XW et al (2016) Lung ultrasonography to diagnose transient tachypnea of the newborn. Chest. https://doi.org/10.1016/j.chest.2015.12.024

Martelius L, Janér C, Süvari L et al (2013) Delayed lung liquid absorption after cesarean section at term. Neonatology 104(2):133–136

Migliaro F, Sodano A, Capasso L et al (2014) Lung ultrasound-guided emergency pneumothorax needle aspiration in a very preterm infant. BMJ Case Rep. https://doi.org/10.1136/bcr-2014-206803

Raimondi F, Migliaro F, Sodano A et al (2012) Can neonatal lung ultrasound monitor fluid clearance and predict the need of respiratory support? Crit Care 16(6):R22

Raimondi F, Cattarossi L, Copetti R (2014a) International perspectives: point-of-care chest ultrasound in the neonatal intensive care unit: an Italian perspective. NeoReviews 15(1):e2–e6

Raimondi F, Migliaro F, Sodano A et al (2014b) Use of neonatal chest ultrasound to predict noninvasive ventilation failure. Pediatrics 134(4):e1089–e1094

Rodríguez-Fanjul J, Balcells Esponera C, Moreno Hernando J et al (2015) Lung ultrasound as a tool to guide the administration of surfactant in premature neonate. Ann Pediatr (Barc). pii: S1695-4033(15)00364-1

Vergine M, Copetti R, Brusa G et al (2014) Lung ultrasound accuracy in respiratory distress syndrome and transient tachypnea of the newborn. Neonatology 106(2):87–93

Volpicelli G, Elbarbary M, Blaivas M et al (2012) International evidence-based recommendations for point-of-care lung ultrasound. Intensive Care Med

38(4):577–591

Wilson-Costello D, Rao PS, Morrison S et al (1996) Radiation exposure from diagnostic radiographs in extremely low birth weight infants. Pediatrics

97(3):369–374

Yousef N (2016) Lung ultrasound in the newborn. Arch Pediatr. https://doi.org/10.1016/j.arcped.2015.12.001

新生儿罕见肺部疾病

59

Paolo Tagliabue and Elena Ciarmoli
程锐　翻译

目录

缩略词

ACD	Alveolar capillary dysplasia	先天性肺泡毛细血管发育不良
BPS	Bronchopulmonary sequestration	支气管肺隔离症
CCAM	Congenital cystic adenomatoid malformation	先天性囊性腺瘤样畸形
CDH	Congenital diaphragmatic hernia	先天性膈疝
CLE	Congenital lobar emphysema	先天性大叶性肺气肿
CPL	Congenital pulmonary lymphangiectasia	先天性肺淋巴管扩张症
PCD	Primary ciliary dyskinesia	原发性纤毛运动障碍
PPHN	Persistent pulmonary hypertension of the Newborn	新生儿持续性肺动脉高压
CF	Cystic fibrosis	囊性纤维化
NO	Nitric oxide	一氧化氮
RDS	Respiratory distress syndrome	呼吸窘迫综合征
ILD	Interstitial lung disease	间质性肺病
PAP	Pulmonary alveolar proteinosis	肺泡蛋白质沉积症
DIP	Desquamative interstitial pneumonia	脱屑性间质性肺炎
UIP	Usual interstitial pneumonia	普通间质性肺炎
SP	Surfactant protein	肺表面活性物质蛋白
SMDP	Surfactant metabolism dysfunctions, pulmonary	肺表面活性物质代谢功能障碍
APPT	Abnormally placed pulmonary tissue	异位肺组织
AIPT	Abnormal intrapleural tissue	胸膜内异常组织

摘要

对于足月新生儿呼吸窘迫需要考虑一些肺常规的肺特异性的罕见原因。罕见肺疾病的分类已经有报道，包括胚胎学的、病理学的、外科的、围产的和儿科的。下面将讲述新生儿期表现为呼吸窘迫的罕见但不容忽视的肺疾病。

将简述实质性和囊肿性肺部异常，以便于介绍危及生命的罕见病的临床处理和诊断流程。

59.1　要点

- 在 20 周常规扫描检查时，发现许多大的肺部畸形，大多数在孕足月时消失。
- 更困惑的是，如何用术语描述这些肺部畸形；这些畸形通常是多因素的，临床表现和病理改变比一致。
- 近日，关于基因参与罕见肺疾病的病因的信息越来越多。
- 影像学诊断技术（包括超声、多排 CT、磁共振、血管造影术）提高产前和产后的诊断，影像学的特征性改变影响着临床咨询和分级管理。
- 对某些罕见肺疾病，胎儿手术已经成为可能。

59.2　罕见肺部疾病

罕见肺部疾病范围广泛，是新生儿和婴儿发病和死亡的重要原因。尽管这些疾病的发生率低，但新生儿科医生仍可能通过常见的呼吸道症状和体征遇到这些疾病。在三级医疗中心，重症监护人员，放射科医生，病理学家和外科医生需要花费大量的时间和资源来管理和治疗这类患儿。此外，随着胎儿超声和磁共振成像技术的进步，越来越多的人在患儿出生前就发现胸部畸形，从而能够：（a）预测分娩时或新生儿后期面临的管理问题；（b）帮助父母理解预后。

结合罕见先天性肺部畸形的共同起源和关联，目前有多种分类方法和专用术语。实际上，最常见的畸形可以分为三大类：支气管肺发育异常、血管发育异常及肺部和血管混合发育异常。此外，还必须考虑胸廓畸形和实体瘤，如肿瘤和复杂综合征的胸部表现（Biyyam 2010；Liechty and Flake 2008；Shanti and Klein 2008）。

尽管这些发育性疾病通常是孤立的，但有太多

实例表明单个个体同时存在两个或多个发育异常。这些共存的疾病提示，一些看似不同的疾病可能存在共同的发病机制。广泛接受的理论认为，这些病变中是由于前肠胚芽分化不良引起（人肺起源于原始前肠的腹侧内皮囊）（参见第 47 章）。近期的理论认为，这些疾病的病因是气道阻塞，导致的继发性肺发育异常（Langston 2003；Panicek and Heitzman 1987）。气道阻塞的程度、阻塞是否完全性和阻塞发生的时间，可能共同作用导致不同的畸形。尽管有这种机制的证据，但对阻塞性事件的模式、发生的时间及其后果目前知之甚少。

由于以上原因，这些疾病的定义和分类总是存在问题，在回顾文献时，通常会找到名称完全不同的相似疾病，并且对完全不同的疾病使用相同的名字也并不罕见。

用于描述这些疾病的术语繁杂，并令人困惑，为了解决这一问题，我们决定将这些异质性疾病归类为：实质性疾病（包括支气管超微结构异常，肺实质的分子缺陷和血管畸形），发育异常和结构畸形（表59.1）。

如 Bush（2001）先前所报道，为更接近实际，建议使用简单的语言并避免胚胎学的推测，来描述实际存在的畸形，并使用系统的方法来寻找潜在的多个或相关异常。通过将这些疾病简化为最简单的组成，便于更好地了解其病因，自然病程，相关异常以及治疗建议。

最后，新生儿罕见肺部疾病的治疗方法涉及产前病史，临床特征和影像学发现。阳性家族史、超声检查的胸部发现、羊水过多及相关的先天性异常是提示存在罕见肺部疾病的因素。主要的临床特征可能是：足月新生儿，突发呼吸窘迫，无法治愈的非发绀型先天性心脏病的缺氧，反复肺部感染或不明原因的慢性肺病。最相关的放射学检查可能表现为不对称的胸部影像学检查、右旋心、纵隔移位、非透明阴影、超透明阴影、囊性肺肿块或充满液体的病变（表59.2）。

表 59.1　新生儿呼吸窘迫的罕见肺部疾病

实质的分子缺陷
先天性肺表面活性物质蛋白异常
肺表面活性物质蛋白 B 基因突变
肺表面活性物质蛋白 C 基因突变

续表

ABCA3 转运蛋白基因突变
血管畸形
动脉树异常（肺循环和体循环）
静脉树的异常
夸刀综合征（先天性肺静脉瓣综合征）
肺、动脉和静脉树之间的连接异常
先天性肺泡毛细血管发育不良
淋巴树异常
先天性肺淋巴管扩张
先天性乳糜胸
发育异常
肺发育不全（肺未发生/肺未发育//肺发育不良）
支气管树畸形（气管或喉管发育不全或狭窄）
支气管壁疾病
先天性气管支气管肥大
先天性气管支气管软化
气管食管瘘
肺泡疾病
先天性大叶性肺气肿
实体和囊性肺部疾病（或先天性胸骨畸形,CTM）
囊性腺瘤样畸形
支气管肺隔离症
支气管囊肿
其他囊性病变（淋巴囊肿,肠囊肿,间皮囊肿,单纯性实质囊肿,低级胸膜肺母细胞瘤）
异位的肺组织（APPT 或"肺异物"）
异常胸膜内组织（AIPT）
结构畸形
肋骨异常
骨骼肌
中枢神经
膈肌畸形（先天性膈疝）
胸膜和纵隔肿块
异构

表 59.2　新生儿罕见肺部疾病的诊断

产前史
阳性家族史
产前超声检查胸部发现
羊水过多
合并相关先天性畸形
新生儿临床特征
足月新生儿
突发呼吸窘迫
无法治愈的非发绀型心脏缺陷的缺氧
反复肺部感染
不明原因的慢性肺病
影像学表现
不对称胸部影像学
右位心
纵隔移位
非透明的阴影
超透明影
囊性肺包块
充满液体的病变

59.3　肺实质病变

59.3.1　支气管超微结构异常

59.3.1.1　原发性纤毛运动障碍（PCD）

　　PCD 是罕见的常染色体隐性遗传病,纤毛的结构、功能和生物合成异常导致的呼吸道慢性感染,生育问题和器官偏侧性疾病。这种基因、功能和超微结构的非均质性疾病的发生率为 1/30 000~1/20 000（Noone et al. 2004）。PCD 首先由 Kartagener 等在 1936 年描述。如今,Kartagener 综合征是一种以支气管扩张,右心心动过速和鼻窦炎三联征为特征的疾病,纤毛运动障碍是其根本原因,50% 的 PCD 病例中存在内脏转位（McManus et al. 2003）。PCD 的症状可能发生在出生时或生命的头几个月内（Ferkol and Leigh 2006）。正常的纤毛运动功能对于胎儿从胎肺清除羊水至关重要。超过 80% 的 PCD 足月新生儿患有呼吸窘迫综合征（RDS）,伴有呼吸功增加,呼吸急促和胸部 X 线片提示上叶和中叶肺不张（Hossain et al. 2003）。大多数 PCD 患者在出生后正常，很快在生命的 12~24 小时内出现进行性呼吸窘迫（而足月新生儿 RDS，出生后几个小时内出现呼吸窘迫（如新生儿瞬间呼吸急促，又称暂时性呼吸急促）。据报道，PCD 患儿上叶和中叶塌陷。一种可能是 PCD 是一种气道疾病，下肺叶先充满气体甚至过度充气，从而导致上肺叶的肺不张 / 压迫。上部 / 中部裂片塌陷的另一种解释可能与体位有关。由于新生儿大部分时间都仰卧，因此黏液纤毛清除能力受损可能导致黏液堆积，并且在中肺叶先出现塌陷（Mullowney et al. 2014）。一小部分 PCD 患者在生命的第一天就已出院，但随后在生命的最初几周内因呼吸窘迫而住院。PCD 患儿经常被误诊为新生儿瞬间呼吸急促或肺炎，经常数天至数周需要氧供。

PCD 会发生一系列器官侧向缺损，包括内脏转位和内脏异位。PCD 中的呼吸微生物学通常与囊性纤维化（CF）相似。然而，在 PCD 中铜绿假单胞菌的定植通常发生在较晚的时间，肺炎链球菌的发生率要高得多。最近报道在新生儿气道内定居的有流感嗜血杆菌，金黄色葡萄球菌和肺炎链球菌（Kuehni et al. 2010）。

诊断检查

由于 PCD 可能是纤毛的生物合成、结构、功能或组织学方面的各种缺陷引起的，因此没有单一项的检查能够检测出所有 PCD 缺陷。

不推荐使用陈旧的诊断检查方法来进行 PCD 评估，包括鼻糖精测试、纤毛肌搏动频率，以及在无高速记录设备的情况下对纤毛运动的视觉评估。每一个测试都有明显的局限性，在不合作的新生儿和儿童中，可能导致频繁的假阳性或假阴性结果；因此，这些测试不适用于 PCD 诊断。

鼻一氧化氮（NO）测量可以准确地识别 98.6% 的 PCD 患者。鼻旁窦上皮细胞通过一氧化氮合酶产生 NO，在 PCD、CF、急性 / 慢性鼻窦炎和鼻息肉中 NO 水平降低。与其他疾病相比，PCD 患者的呼出 NO 含量更低（正常值的 10%）。

高度疑诊 PCD 时，可以使用透射电子显微镜研究呼吸道纤毛的轴突结构。因此，到目前为止，在透射电子显微镜上鉴定超微结构缺陷仍是诊断 PCD 的"金标准"。然而，随着对 PCD 的分子水平理解的进步，经过遗传学证实的 PCD 患者中大约 30% 具有正常的纤毛超微结构。

目前，最有效的检测方法是通过鼻腔刷的光学显微复制分析纤毛搏动模式。

经鼻刷或经鼻刮擦采取纤毛上皮样本，使用高速数字视频成像分析，定量测定纤毛搏动频率，以帮助区分异常跳动的纤毛和正常搏动模式。纤毛功能正常则排除 PCD 诊断。纤毛超微结构的异常可能是原发缺陷，也可能继发于感染。

免疫荧光分析可以鉴定纤毛的结构异常，针对主要轴突成分采用特殊抗体测定。像许多其他复杂的技术一样，它仅限于少数拥有这项技术的中心。

最后，与 PCD 相关的致病突变的基因检测，推荐作为诊断 PCD 检查的一部分。目前有 33 种与 PCD 相关的已知基因，新基因的发现速度很快。大约 80% 的突变是功能丧失的变异（无意义，移码或有缺陷的剪接突变），而其他突变则是保守的错义突变或符合读框的缺失。大多数突变仅发生在一个患者 / 家庭中（"私人"突变）；在两个或更多无关的患者中仅发现了少数突变。基于此，使用新一代测序，可以识别大约 66% 的 PCD 患者，以利于早期诊断和治疗。这在纤毛超微结构分析结果模棱两可或难以诊断的情况下尤其适用。特定类型的突变与特定表型相关。导致纤毛功能丧失的基因突变也导致较低的鼻 NO 水平（<77nl/min）。动力蛋白超微结构的基因突变会导致内脏位置异常，而影响中枢部位的基因突变则不会出现内脏位置改变（Shapiro et al. 2016）。

治疗

目前没有可逆转纤毛异常的疗法，因此治疗的目标是防止病情加重和减慢疾病的进展。强烈推荐每日胸部物理治疗清理气道用于治疗 PCD 患儿。呼吸道症状急性恶化的 PCD 患儿，应给予抗生素。通常不建议 PCD 患儿吸入皮质类固醇，应保留给患有哮喘或气道高反应性的 PCD 患儿使用（Lobo et al. 2015）。最后，PCD 患者应按照当地时间表接受推荐的疫苗接种。

预后

大多数 PCD 患儿的预后是良好的，其结局与 CF 大不相同，但疾病严重程度跨度很大。PCD 严重程度和生存率的差异可能与 PCD 的基因遗传和临床表型异质性、治疗方法、患者的社会经济背景和伴随的合并症相关。总体而言，大多数 PCD 患者在遵循推荐的治疗方法后，可以拥有接近正常的预期寿命。少数患儿除非进行肺移植，否则会发展为严重的支气管扩张、末期肺部疾病和早期死亡（Jain et al. 2007）。

59.3.2 肺实质的分子缺陷

59.3.2.1 先天性肺表面活性物质蛋白异常

随着生理学、生物化学和分子生物学的进步,已经确定了肺表面活性物质的化学组成,以及与脂质和蛋白质动态平衡有关的基因和细胞进程。这些研究提供了分子和遗传学工具,可用于识别 RDS 发病机制,认识基因缺陷作为新生儿,婴儿和儿童呼吸系统疾病的病因机制。

肺表面活性物质主要由富含磷脂酰胆碱和磷脂酰甘油的磷脂组成。这些磷脂在妊娠后期由 Ⅱ 型上皮细胞大量产生。肺表面活性物质蛋白(SP)的 4 个关键成分是 SP-A、SP-B、SP-C 和 SP-D,它们分别通过其独特的蛋白质结构和活性而参与肺动态平衡。SP-D 和 SP-A 是宿主防御蛋白 collectin 家族的成员,这些蛋白与肺部微生物病原体和产物(包括病毒、真菌和细菌)结合,并具有重要的先天宿主防御蛋白抗炎特性。SP-B 和 SP-C 在吸气过程中随着表面膜的膨胀促进脂质的结合和扩散,促进新分泌的肺表面膜的重塑(更多信息,请参阅第 51 章)。

关于肺表面活性物质的成熟度、功能以及肺泡发育的基因和细胞进程的鉴定,提供了遗传学工具,可用于诊断新生儿,婴儿和儿童中出现的罕见肺部疾病。

足月儿出生后的难治性呼吸衰竭的病理学和遗传学分析,已确定了突变中编码 SP-B(SFTPB)、SP-C(SFTPC)和 ABCA3(ABCA3)基因在呼吸衰竭以及新生儿和儿童的弥漫性慢性间质性肺病(ILD)的发病机制中的作用(Whitsett et al. 2010)。

与这些疾病相关的组织病理学分类包括新生儿或先天性肺泡蛋白质(PAP)、婴儿脱屑性间质性肺炎(DIP)、婴儿期慢性肺炎、非特异性间质性肺炎和普通间质性肺炎(UIP)(年龄较大的儿童和青少年)(Flidel-Rimon and Shinwell 2005)。这些疾病的组织病理学经常重叠,分类取决于突变的性质、儿童发病年龄及临床治疗方法(表 59.3)。

表 59.3 基因异常导致的肺表面活性物质代谢疾病的比较(Whitsett et al. 2015)

基因	*SFTPB*	*SFTPC*	*ABCA3*	*CSF2RA* 和 *CSF2RB*
染色体	2p11	8p21	16p13	Xp22 和 22q12
蛋白	SP-B	SP-C	ABCA3	CSF2RA 和 CSF2RB
表型	表面活性物质失活 1	表面活性物质失活 2	表面活性物质失活 3	表面活性物质失活 4 和 5
遗传	常染色体隐性	常染色体显性或散发的,外显率不定	常染色体隐性	常染色体隐性
机制	无功能	功能显性抑制,或毒性功能增加	无功能	无功能
病理	缺乏 SP-B	缺乏成熟的 SP-C;	有缺陷的磷脂转运到 LB	GM-CSF 有缺陷
发病年龄	新生儿期	婴儿期 - 成人期	新生儿 > 儿童期	儿童或新生儿期 > 儿童期 > 成人期
临床综合征	RDS	ILD>RDS	RDS>ILD	呼吸窘迫和 / 或呼吸困难、气促
预后	新生儿死亡	高度不一	新生儿期发病,致死性;儿童期起病,预后不一	严重程度不一
组织病理学	RAP>DIP	发病年龄和突变不同而不同 婴儿:CPI>PAP 或 DIP 儿童 / 成人:UIP	发病年龄和突变不同而不同 婴儿:PAP,DIP 儿童 / 青少年:NSIP,UIP	RAP
L-B 表型	异常:大的 MVB 无正常的 LB	不一:正常的 LB 和 / 或大的,融合的 LB	不一:小的,稠密的 LB> 正常的 LB	ND#

ND#:不确定的 Ⅱ 型上皮细胞;在电子显微镜下,大的泡沫样肺泡巨噬细胞,充满了表面活性物质,或大的液泡含有中性脂肪,或两者兼具。

ABCA3,ATP 结合盒转运体 A3;CPI,婴儿慢性肺炎;CSF2R,巨噬细胞集落刺激因子受体;DIP,剥脱性间质性肺炎;ER,内质网;ILD,间质性肺病;LB,板层小体;MVB,多泡小体;NISP,非特异性间质性肺炎;PAP,肺泡蛋白质沉积症;RDS,呼吸窘迫综合征;SP/SFTP,表面活性蛋白;UIP,普通间质性肺炎。

SP-B 和 ATP 结合盒家族成员 A3（ABCA3）基因的隐性突变导致新生儿中致死性表面活性物质缺乏症。通常，这些突变发现于足月新生儿，表现为发绀、呻吟、三凹征和肺不张。尽管使用了重症监护和表面活性物质替代，与这些突变相关的肺部疾病不能缓解。与此相反，RDS 与早产儿有关，并且对表面活性物质的替换治疗反应良好。

ABCA3 的其他隐性突变和 SP-C 基因的显性突变与年龄较大的婴儿，儿童和成人的慢性 ILD 相关。患有慢性 ILD 的婴儿和儿童经常表现出弥漫性肺部疾病的症状，包括呼吸急促、三凹征、低氧血症和杵状指。

编码 GM-CSF 受体的基因（CSF2RA，CSF2RB）中的突变为常染色体隐性基因遗传，并与进行性呼吸困难和先天性肺泡蛋白沉积症 PAP 相关。

这些疾病根据肺表面活性物质代谢功能障碍（SMDP），分为 1、2、3 和 4 型（Whitsett et al. 2015）。

SP-B 的缺乏最常见（图 59.1）。缺乏 SP-B 的婴儿可能有兄弟姐妹围产期呼吸衰竭的家族病史，因为这些突变为常染色体隐性等位基因遗传。即使有些婴儿已经肺移植，SFTPB 相关的肺部疾病（SMDP-1）在生命的最初几个月中通常是致死性的。表面活性物质替代和机械通气支持不是这种疾病有效

的疗法。SP-B 缺乏症中描述的组织病理学诊断主要与新生儿 PAP 或婴儿 DIP 相关（Wert et al. 2009；Nogee et al. 2000）。基因敲除新生小鼠的致死性表明 SP-B 对于表面活性物质代谢必不可少，而 SP-C 缺乏并不是致命的。缺乏 SP-C 会导致进行性肺部炎症、肺气肿和肺重塑，以及对感染、炎症和纤维化的明显易感性，表明其在先天免疫反应中的作用。急性和慢性肺部疾病与 SFTPC 突变有关。尽管有零星突变，SFTPC 相关疾病（SMDP-2）通常为外显率可变的常染色体显性遗传疾病。具有 SFTPC 突变的婴儿通常表现出婴儿慢性肺炎的特征（Nogee 2004；Glasser et al. 2013）。

16 号染色体上 ABCA3 的突变是新生儿遗传性呼吸衰竭的最常见原因。已经在整个 ABCA3 基因中鉴定出突变，这些突变会导致异常翻译、转录或脂质转运受损，以及对 SP-B 和 SP-C 的加工产生影响。肺组织学与先天性 PAP 或婴儿 DIP 一样。尽管 ABCA3 在各种组织中表达，但仅在肺部发现异常。尽管许多婴儿已经接受了肺移植治疗，但与 ABCA3 缺乏症相关的肺部疾病通常是致死的。

产前和产后诊断最好鉴定突变型 ABCA3 等位基因。虽然一些 ABCA3 突变与年龄较大的婴儿，儿童和青少年的慢性 ILD 相关，但与 ABCA3 和 SFTPB

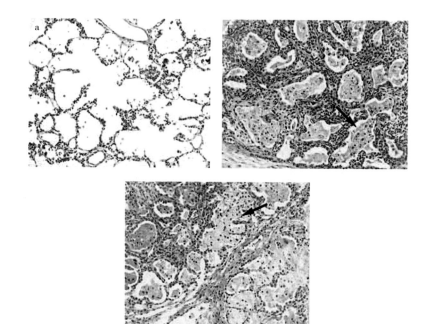

图 59.1　新生儿肺的病理组织学。（a）正常新生儿肺组织学：肺泡间隔较薄，含气区无碎片。（b）致命 SP-B 缺乏症患儿的肺组织病理学显示：肺泡间隔增厚，嗜酸性脂蛋白和大泡状肺泡巨噬细胞混合物（箭头）填充肺泡腔。（c）来自致命 ABCA3 缺乏症患儿的肺部组织病理学与致命 SP-B 缺乏症相似，如 b 组所示。原始放大倍数为 10。（引自 Gower et al. 2008）

相关疾病的发病和临床进程相似,并且通常与严重的呼吸衰竭相关。组织病理学取决于患者的年龄和突变部位,并且常常与 SP-B 和 SP-C 缺乏症的比例改变重叠(Bullard et al. 2006;Shulenin et al. 2004;Doan et al. 2008)。

59.3.3　血管畸形

59.3.3.1　动脉树异常(肺循环和体循环)

当发现肺畸形时,重要的是还应识别或排除血管系统的异常。

关于肺动脉树,左肺动脉先天性起源右肺动脉(肺动脉悬带)是与肺部发育异常有关的最常见异常,有时具有交叉的动脉节段,右上叶由左肺动脉分支供血。

单侧没有肺动脉会导致该侧的肺仅通过异常的系统性动脉或支气管动脉接收全身的血液。

一或两个肺动脉可能起源于主动脉。双侧起源于主动脉是动脉干的常见异常。起源于主动脉的单侧肺动脉可能是孤立的病变。

最后,通常见到先天性单侧细小肺动脉与同侧先天性小肺并存,说明正常的肺发育需要正常的肺血流。

关于全身性动脉树,两组异常与肺有关。一组产生血管环。另一组由侧支血管组成,这些侧支血管可能来自主动脉,负责一侧或两侧肺的全部或部分的血供。最后一组可能与肺动静脉直接连接(肺动静脉畸形)有关。有报道肺上支旁动脉的动脉瘤(Chowdhury et al. 2015)。

59.3.3.2　静脉树异常(肺循环和体循环)

肺静脉异常导致肺部血液回流到心脏右侧。

异常可能是全部或部分、单侧或双侧、孤立的或与其他心肺发育缺陷有关。异常的肺静脉连接通常会离断,这可能会导致相对轻度的肺动脉高压。

单侧静脉引流异常可能是复杂的肺畸形的一部分。也可能与简单的肺囊肿有关。

没有先天性体循环(支气管)静脉树的疾病报道(Chowdhury et al. 2015)。

特殊的临床问题是弯刀综合征(先天性肺静脉瓣综合征)。弯刀综合征是一种罕见的临床综合征,大约发生在十万分之二的婴儿中,女男比例为2:1。它包括右肺静脉回流到下腔静脉。在三分之

二病例中,弯刀静脉接受整个右肺的回血,但在三分之一病例中,弯刀静脉接受右肺的下部的回血。目前尚不清楚弯刀综合征中的解剖结构发育异常的形成。在妊娠的第 11 周,当正常的肺静脉引流左心房血液时,可能会发生一些异常,导致从腹主动脉向右肺的体循环动脉供血持续存在。

就临床表现而言,弯刀综合征有两种明确的形式:一种是与高死亡率相关的婴儿型综合征,一种是较轻的儿童 / 成人型综合征,实际上是无症状,偶然发现影像学异常而诊断。通常,婴儿型综合征患者会在生命的最初几个月中被诊断,中位年龄为 2 个月。在这些重症患者中,主要表现为反应欠佳、呼吸急促和心力衰竭。如果合并肺动脉高压和右向左分流的异常解剖结构,则可能会出现发绀。婴儿型综合征的 Qp/Qs 升高经常被报道。在手术修复前,需要药物治疗以减轻心力衰竭并保证生长发育。然而,肺动脉高压的存在或对药物治疗无效时,需要迅速的外科手术干预。婴儿型死亡率为 45%(Gudjonsson and Brown 2006)。肺、动脉和静脉树之间的连接异常。

59.3.3.3　瘘

肺动静脉瘘,重要的一种肺循环和体循环之间的动静脉发育异常。瘘管异常范围从弥漫微小到单一或多个的大型异常不一。

59.3.3.4　先天性肺泡毛细血管发育不良

先天性肺泡毛细血管发育不良(ACD)是一种与新生儿持续性肺动脉高压(PPHN)和持续性低氧血症相关的肺血管发育异常疾病,对肺血管扩张剂和各种机械通气治疗无效。ACD 的发病率或患病率尚不清楚;最初归类为特发性新生儿 PPHN 的某些病例实际上可能是 ACD。在报告的病例中,男性为主(60%)。没有明显的地理差异;病例在世界范围内散布(Bishop et al. 2011)。

怀疑是常染色体隐性遗传。DNA 测序和比较基因组杂交已将 FOXF1 鉴定为 ACD 的责任基因之一,并允许在某些婴儿中进行有限的无创诊断检测(Stankiewicz et al. 2009)。由于多种原因,这些病例报告几乎可以肯定低估了 ACD 的真实患病率。越来越多的证据表明,尽管尚无针对该病的明确诊断标准,但可能存在生存时间长的较不严重的婴儿表型。

90%的病例在尸检中和10%在肺活检中确诊为ACD。肺泡毛细血管发育异常会导致肺缺乏正常的气血屏障。ACD的特征是邻近肺泡上皮的毛细血管稀少,静脉异常扩张,肺泡发育不成熟和小动脉肌肉发达。病理特征在85%的受试者中表现为弥漫性病变,在15%的受试者中为斑片状病变(Melly et al. 2008)。

临床症状和发病时间与毛细血管发育不良的分布和肺泡发育不全的程度有关。超过95%是过渡期正常的足月儿。呼吸窘迫发展为不可治愈的呼吸衰竭是最常见的临床表现。在一半的病例中,症状的发作在出生的最初几小时内,而在14%的病例中,发病时间为2~6周(Boggs et al. 1994)。胸部X线片可能显示出弥漫的模糊或细小的磨砂玻璃混浊,但通常被解释为正常。在暴发性疾病患者中经常报告气胸,但尚不清楚此特征是否与肺部结构或表面活性物质功能异常有关,或是为逆转低氧血症而采用的激进呼吸机治疗的结果,或两者兼而有之。迄今为止,已报道的ACD的病例中尚无进行计算机断层扫描或磁共振肺成像的报道(Cassidy et al. 2002)。

80%病例与其他先天性畸形有关,最常见的是胃肠道(30%)、心脏(30%)和肾异常(23%)。

ACD与其他PPHN的新生儿的临床治疗方法没有什么不同。然而,对治疗的反应通常是最小的和/或不能持续的,这可以作为最初的诊断线索。由于右心室衰竭和/或难治性低氧血症,大多数患有ACD患儿会发展为进行性低血压。由于不能有效逆转低氧血症和肺动脉高压,因此强心剂对ACD婴儿的影响微乎其微。尽管在患有ACD的婴儿中可以观察到对肺血管舒张剂治疗的短暂反应,但尚无报道患儿对任何肺血管舒张剂有持续反应。在大多数情况下,ACD在临床过程中的某些时候都使用体外膜肺,但几小时后就会恶化和死亡。由于上述任何支持疗法均未改变ACD导致的预期死亡率,因此肺移植目前是延长生存时间的唯一选择。

如果怀疑程度较高,可以考虑进行诊断性肺活检。ACD通常是致命的(Kinugasa et al. 2002; Fliman et al. 2006)。

59.3.3.5 淋巴系统异常

淋巴系统疾病通常需要组织学确诊。分布广泛的淋巴发育不全是黄指甲综合征的基础,淋巴水肿伴随指甲变色和胸腔积液。

Klippel-Trenaunay综合征通常以全身静脉曲张、皮肤血管瘤和软组织肥大为特征,是另一种先天性疾病。肺胸膜发育异常包括肺淋巴管增生、胸腔积液、肺血栓栓塞和肺静脉曲张(Chowdhury et al. 2015)。

59.3.3.6 先天性肺淋巴管扩张症

该先天性畸形出现在胎儿至成年早期。先天性肺淋巴管扩张症(CPL)是由于肺间质结缔组织衰竭退化,导致淋巴毛细血管扩张。影像学检查包括支气管周围血管间质和小叶间隔出现弥漫性增厚伴有胸腔积液。支持疗法包括输注白蛋白、使用利尿剂和行胸腔穿刺术。营养在减少淋巴生成中起重要作用。中链甘油三酸酯的肠内营养和全胃肠外营养已被证实有效。CPL通常与先天性和遗传性疾病相关,包括Noonan综合征、Ullrich-Turner综合征、Ehlers-Danlos综合征和Down综合征。罕见的局灶性疾病,手术切除可以治愈。起病于新生儿期时,临床结局可能是致命性的。如果没有合并其他明显异常,对于大多数新生儿出现症状者来说,逐步改善和存活是可能的(Bouchard et al. 2000; Pinar 2004)。

59.3.3.7 先天性乳糜胸

先天性乳糜胸可能是孤立的,或与主淋巴管或肺淋巴管的先天性发育异常相关。已经报道了乳糜胸与Noonan综合征、Ullrich Turner综合征、Down综合征、胎儿甲状腺毒症、H型气管食管瘘和纵隔神经母细胞瘤的相关性。也有家族性病例的报道(Chowdhury et al. 2015)。另请参阅第47章。

59.4 发育异常

肺发育不全分为3类:肺未发生、肺未发育和肺发育不良。

肺未发生是完全没有肺实质、支气管和肺血管。

据推测,可能的原因是妊娠第4周(胚胎期)的背主动脉弓血流异常。产前超声难以诊断单侧肺发育不全。但可根据纵隔移位疑诊。超过50%的受影响胎儿还合并其他系统发育异常。

肺未发育与肺不发育相似,只是前者存在短的原始盲端支气管。影像学检查结果相似:生后放射学检查显示受累侧胸腔同侧纵隔移位,表现为弥漫性不透明影（Biyyam 2010）。

59.4.1 肺发育不良

这种发育异常,肺泡的数量或大小会减少或变小。严重的发育不全可能与宫外生活不相容。出生前的肺生长取决于血液供应,空间的可用性,呼吸运动以及子宫内呼吸道中充满的液体。先天性膈疝（CDH）的肋骨畸形、胸腔积液、胸腔肿块或异位肠会与发育中的肺争夺空间。足够的羊水对于正常的肺部发育至关重要,任何产生羊水过少的情况都会导致肺生长发育减少。羊水过早大量流失是由于早产膜破裂后长期羊水流失,或由于肾脏和尿道畸形导致尿量不足或排泄过多所致。在这些情况下,气道和动脉分支受到抑制,限制了气体交换面积。在羊水过少的序列中,常见的表型是扁平的鼻子、挛缩和四肢的生长障碍,这被称为波特综合征。长时间胎膜早破通常并非致命性的,取决于肺发育不全的程度。以下情况会增加死亡风险:①妊娠少于 25 周时胎膜早破;②严重羊水过少（羊水指数 <4）超过 2 周;③早产胎龄小于 28 周。羊水过少时,连续性羊膜腔灌注是有帮助的。典型的影像学表现为胸腔狭小,胸廓呈钟形。肺发育不良通常合并肺动脉高压,需要高频通气和早期使用吸入 NO 治疗（Biyyam 2010）。另请参见第 47 章。

59.4.1.1 支气管树异常（气管或喉部发育不全 / 狭窄）

喉部缺失者从上方看,外观正常,但无法进行插管。肺部发育正常或增生。通常出生时正常,在出生后不久开始出现喘鸣的最常见原因是喉头软化症,这样典型的临床表现需要与先天性喉囊肿和喉蹼鉴别诊断。如果完全或部分无气管（气管发育不全）,则主支气管要么仅彼此连通,要么与食管连通。先天性气管内狭窄可表现为气管逐渐变细或孤立的节段性狭窄或膜状网的形式,也可由异位食管组织的结节所致。先天性外在压迫可能由血管环或肺动脉悬带引起（Biyyam 2010）。

59.4.1.2 支气管壁疾病

支气管壁口径异常可能导致整个或部分支气管树过大或过小。先天性巨气管支气管与气管软化和支气管扩张有关。表现为软骨之间有囊状凸起。

Ehler-Danlos 综合征、皮肤松弛症或 Kenny-Caffey 综合征也支持这一发现。

先天性气管支气管软化是罕见病,由气管壁中存在食管残余组织引起,通常与食管闭锁和气管食管瘘有关。

先天性支气管软化症可以是孤立的,预后一般良好。已报道,其与其他先天性异常,尤其是结缔组织异常相关（Biyyam 2010）。

原始前肠演变成食管和气管,如果分离不完全,则存在气管食管瘘。通常与食管闭锁有关。正常的食管与气管（H 型瘘管）之间存在直接的瘘管连接,组织学检查显示瘘管上的气管壁发育异常,广泛缺失软骨和鳞状上皮化生（更多详细信息,请参阅第 81 章）。

59.4.1.3 肺泡疾病
先天性大叶性超透明叶

先天性大叶性超透明叶[也称为先天性肺过度膨胀或先天性肺气肿（CLE）]是肺泡疾病的一种。先天性大叶性超透明叶是一种罕见的肺部解剖发育异常。定义为出生后肺部一个或多个节段或肺叶的气隙过度膨胀,通常在新生儿期出现呼吸窘迫。肺部过度扩张会压缩邻近的肺叶并影响通气。大约 50% 的 CLE 病例,尚不清楚确切原因,余下 50%CLE 的原因,已经报道了几种机制。某些病例,是由于大叶支气管的部分阻塞而导致的。阻塞可能是由于外部压迫或支气管内异常引起的,如黏膜阀或黏液栓塞。在大约一半的先天性大叶性超透明叶病例中,左上叶受累,在其余大多数情况下,右上中叶和右上叶受累,而下叶的影响不到 10%。奇怪的是,肺叶几乎从未被感染。在 12%~14% 的病例中,先天性肺过度膨胀可能与心血管发育异常有关。男性比女性更容易受累。

一半的患者在新生儿期出现症状,其他患者可能在几个月后出现。表现为呼吸窘迫,严重程度可能有所不同。体格检查发现,听诊时空气吸入减少,患处出现高共振。

胸部 X 线是最好的诊断工具。由于受累肺叶清除肺液延迟,最初的影像可能在胸部 X 线片上显示不透明的包块。后来的影像显示肺部过度透明,过度扩张,相邻肺叶受压或肺不张,膈肌凹陷,纵隔向另一侧移位。

大多数患者有症状,且需要治疗。手术治疗的适应证是邻近的正常肺受压出现危及生命的进行性的肺功能不全。进行快速切除是有症状患儿的理想治疗方法（Ankermann et al. 2004；Olutoye et al. 2000；Pariente et al. 2009）。

59.4.1.4 实体和囊性肺疾病（或先天性胸膜畸形）

囊性肺部病变是常规产检超声扫描发现的最常见的肺部病变。先天性囊性腺瘤样畸形（CCAM）、支气管肺隔离症（BPS）、支气管囊肿和 CLE 等这些不同的占位可能难以区分，产前磁共振可以提供更多细节。生后胸部 CT 扫描有助于确认病变的部位和程度。小病变在子宫内和出生后通常无症状。较大的病变可能包块压迫，导致食管受压和羊水过多，肺发育不全或胎儿积液阻塞腔静脉。在这些情况下，胎儿干预可能包括胸腔穿刺术或胸膜羊膜分流术。生后临床表现多样，且取决于病变的大小、位置和类型。一些患儿可能会发展为 PPHN 和呼吸衰竭。如果存在相关的肺发育不全或需要体外膜肺者，死亡率会增加。

先天性囊性腺瘤样畸形（CCAM）

病灶为先天性肺错构瘤，约占先天性肺病变的 25%。据报道，CCAM 的发病率为 11 000~35 000 例活产中有 1 例。CCAM 由细支气管样的多囊性扩张构成，伴肺泡增殖。充满空气和液体的扩张的囊肿导致相邻的正常肺和纵隔受压。

CCAM 分为 4 种类型。1 型的特征为几个大囊肿，是最常见类型（75%）。2 型为均匀分布的小囊肿。3 型罕见，大体检查为实质性病变。4 型的特征为腺泡型上皮病变而非细支气管上皮。通常只涉及一叶肺。

患儿出生后不久，囊肿扩大引起进行性的体征改变。另外，如果合并感染，则异常体征可能会进行性发展。因此，新生儿的临床表现范围变化大，大约 50% 病例表现为呼吸衰竭，有些为健康的无症状者。

较大的病变可能会损害胎儿肺的正常发育，导致肺发育不全或新生儿死亡。CCAM 是胎儿水肿和羊水过多的公认原因。有严重症状的 CCAM 的婴儿需要手术。大多数发生在严重呼吸衰竭以致需要呼吸支持的新生儿中。在考虑无症状婴儿手术时机时，部分新生儿科医生赞成在新生儿期进行，但部分建议等到孩子在 6 个月至 2 岁之间。预后取决于病变的大小、相邻肺的发育程度，以及是否合并其他先天性异常（Shanti and Klein 2008；Narendra Kumar

2008；Fitzgerald 2007；Nicolai 2009；Mendeloff 2004；Sfakianaki and Copel 2012）。有关更多详细信息，请参见第 47 章。

实体和囊性肺疾病的另一种类型是间充质囊性错构瘤。病变可能由支气管、肋间或动脉供血。病理检查显示它们由多细胞、薄壁囊肿组成，内衬有支持纤毛立方上皮的原始间充质细胞。在某些地方，上皮与相邻细支气管的衬里是连续的。间充质细胞具有深色的椭圆形核和不明显的细胞质，仅显示罕见的有丝分裂。肌错构瘤是平滑肌的小灶性增生，偶尔在肺中观察到，有时与肠和肝脏的类似病变有关（Mark 1986）。

支气管肺隔离症（BPS）

由异常肺组织组成，与正常气管支气管树无关。根据 BPS 与胸膜的关系，有两种类型的 BPS：叶外和叶内。两者均从全身循环（通常是主动脉的分支）接收异常的动脉供血。

叶外 BPS，肺实质的病变包块在胸膜外。在 66% 的病例中，病变位于左下叶和膈肌之间。男性更为常见（3∶1），由于其余肺实质受压，50% 的新生儿患有呼吸窘迫。在超过 65% 的患者中，合并相关的发育异常，包括 CDH（30%）、心包缺损和异常的肺静脉回流。

叶内 BPS 的特征是肺叶内有病变，没有单独的胸膜。叶内 BPS 占所有 BPS 的 75%。BPS 通常在下叶（95%），产前超声显示为实质性固体。胎儿水肿或羊水过多是预后不良的因素。大多数 BPS（68%）在出生前会自发消退，生存率为 95%。早期并发症通常与相关的肺发育不全的程度有关，但也与其他相关的异常有关。大型 BPS 或全身血流量高的 BPS 需要切除。肺叶切除术是叶内 BPS 的首选治疗方法（Liechty and Flake 2008；Shanti and Klein 2008；Mendeloff 2004）。另请参阅第 47 章。

支气管囊肿

支气管囊肿起源于原始食管和气管支气管树的异常胚芽，这些胚芽不延伸至肺泡分化的部位。

如果这种分离较早发生，囊肿移行到纵隔中。如果发生较晚，则会形成肺内支气管囊肿。支气管囊肿占先天性支气管前肠囊性畸形的 20%~30%。

衬有假杯状纤毛的柱状上皮和杯状细胞，并有黏液肿大，被认为是感染的周围病变。在这些病变中有恶性变的报道。大多数支气管囊肿是偶然发现的。

临床表现从无症状到非特异性呼吸道症状或反

复感染，再到危及生命的呼吸窘迫。在婴儿中，症状通常由气管或支气管和食管受压而引起，从而导致喘息、喘鸣、呼吸困难和吞咽困难。肺实质内囊肿可表现为反复感染。有症状的囊肿通常通过手术切除。

胸部平片是标准化的初步检查。超声波可能显示出液体含量。CT和磁共振是最好的确诊检查。因此，很少进行产前干预（Shanti and Klein 2008；Mendeloff 2004）。

异位肺组织（APPT）和胸膜内异常组织（AIPT）

AIPT构成胸部非肺组织的异位，APPT是胸腔外肺组织的异位。

肾上腺皮质组织、甲状腺和肝脏的AIPT已经在肺中被报道过，胰腺组织也在所谓的有胃肠道连接的叶内隔离中被报道。颈部、腹部或胸壁可能有APPT，常伴有骨骼或膈肌异常。一些腹部APPT病例被认为是叶外隔离。

所有这些都是特殊的发育异常（Shanti and Klein 2008）。

59.5 结构畸形

有关包括膈肌（如CDH）在内的胸壁相关异常的更多详细信息，请参见第47章。

59.5.1 异构

有通常排列（内脏正位）或镜像排列（内脏转位），右侧异构，左侧异构，不确定，以及交叉段。此外，可能缺失一侧肺，而对侧形态正常。异常连接可能是与食管、纵隔囊肿或异常的肺实质相连。

异构这个词根深蒂固，但并不精确。尽管心房和支气管的位置通常是相同的，但它们并非一成不变，双侧右肺是一个比右异构更准确的术语。有近80%的右异构儿童伴有无脾，肺炎球菌败血症的风险高。与双侧左肺相似的病例（左异构）伴有内脏多脾、中线肝、肠扭转、部分肺静脉异位引流及室间隔缺损（Ivemark综合征）（Chowdhury et al. 2015）。

参考文献

Ankermann T, Oppermann HC, Engler S et al (2004) Congenital masses of the lung, cystic adenomatoid malformation versus congenital lobar emphysema: prenatal diagnosis and implications for postnatal treatment. J Ultrasound Med 23:1379–84

Bishop N, Stankiewicz P, Steinhorn R (2011) Alveolar capillary dysplasia. Am J Respir Crit Care Med 184:172–179

Biyyam R (2010) Congenital lung abnormalities: embryologic features, prenatal diagnosis, and postnatal radiologic-pathologic correlation. Radiographics 30:1721–1738

Boggs S, Harris MC, Hoffman DJ, Goel R, McDonald-McGinn D, Langston C, Zackai E, Ruchelli E (1994) Misalignment of pulmonary veins with alveolar capillary dysplasia: affected siblings and variable phenotypic expression. J Pediatr 124:125–128

Bouchard S, DiLorenzo M et al (2000) Pulmonary lymphangiectasia revisited. J Pediatr Surg 35:796–800

Bullard JE, Wert SE, Nogee LM (2006) ABCA3 deficiency: neonatal respiratory failure and interstitial lung disease. Semin Perinatol 30:327–334

Bush A (2001) Congenital lung disease. A plea for clear thinking and clear nomenclature. Pediatr Pulmonol 32:328–337

Cassidy J, Smith J, Goldman A, Haynes S, Smith E, Wright C, Haworth S, Davis P, Firmin R, Kasem K et al (2002) The incidence and characteristics of neonatal irreversible lung dysplasia. J Pediatr 141:426–428

Chowdhury M et al (2015) Imaging of congenital lung malformations. Semin Pediatr Surg 24(4):168–175

Doan ML, Guillerman RP, Dishop MK, Nogee LM, Langston C et al (2008) Clinical, radiological and pathological features of ABCA3 mutations in children. Thorax 63:366–373

Ferkol T, Leigh M (2006) Primary ciliary dyskinesia and newborn respiratory distress. Semin Perinatol 30 (6):335–340

Fitzgerald DA (2007) Congenital cyst adenomatoid malformations: resect some and observe all? Paediatr Respir Rev 8:67–76

Flidel-Rimon O, Shinwell ES (2005) Respiratory distress in the term and near-term infant. NeoReview 6:289–297

Fliman P, deRegnier R, Kinsella J, Reynolds M, Rankin L, Steinhorn RH (2006) Neonatal extracorporeal life support: impact of new therapies on survival. J Pediatr 148:595–599

Glasser SW, Senft AP, Maxfield MD, Ruetschilling TL, Baatz JE et al (2013) Genetic replacement of surfactant protein-C reduces respiratory syncytial virus induced lung injury. Respir Res 14:19

Gower WA, Wert SE, Nogee LM (2008) Inherited surfactant disorders. NeoReviews 9:e458–e467

Gudjonsson U, Brown JW (2006) Scimitar syndrome. Semin Thorac Cardiovasc Surg 9:56–62

Hossain T, Kappelman MD, Perez-Atayde AR, Young GJ, Huttner KM, Christou H (2003) Primary ciliary dyskinesia as a cause of neonatal respiratory distress: implications for the neonatologist. J Perinatol 23 (8):684–687

Jain K, Padleya SPG et al (2007) Primary ciliary dyskinesia. Clin Radiol 62:986–993

Kartagener M, Horlacher A (1936) Situs viscerum inversus and polyposisnasi in eineum Falle familiaerer Brouchiectasien. Beitr Klin Tub 87:331–333

Kinugasa H, Horigome H, Sugiura M, Saito T, Iijima T,

Matsui A (2002) Intravenous prostacyclin combined with inhaled nitric oxide therapy for an infant with alveolar capillary dysplasia. Pediatr Int 44:525–527

Kuehni CE, Frischer T, Strippoli MP et al (2010) ERS Task Force on Primary Ciliary Dyskinesia in Children. Factors influencing age at diagnosis of primary ciliary dyskinesia in European children. Eur Respir J 36 (6):1248–1258

Langston C (2003) New concepts in the pathology of congenital lung malformations. Semin Pediatr Surg 12:17–37

Liechty KW, Flake AW (2008) Pulmonary vascular malformations. Semin Pediatr Surg 17:9–16

Lobo J, Zariwala M, Noone P (2015) Primary ciliary dyskinesia. Semin Respir Crit Care Med 36:169–179

Mark EJ (1986) Mesenchimal cystic hamartoma of the lung. N Engl J Med 315:1255–1259

McManus IC, Mitchison HM, Chung EM, Stubbings GF, Martin N (2003) Primary ciliary dyskinesia (Siewert's/ Kartagener's syndrome): respiratory symptoms and psycho-social impact. BMC Pulm Med 3:4

Melly L, Sebire NJ et al (2008) Capillary apposition and density in the diagnosis of alveolar capillary dysplasia. Histopathology 53:450–457

Mendeloff E (2004) Sequestrations, congenital cystic adenomatoid malformations, and congenital lobar emphysema. Semin Thorac Cardiovasc Surg 16:209–214

Mullowney T et al (2014) Primary ciliary dyskinesia and neonatal respiratory distress. Pediatrics 134:1160–1166

Narendra Kumar A (2008) Perinatal management of common neonatal thoracic lesions. Indian J Pediatr 75 (9):931–937

Nicolai T (2009) Management of the upper airway and congenital cystic lung diseases in neonates. Semin Fetal Neonatal Med 14:56–60

Nogee LM (2004) Alterations in SP-B and SP-C expression in neonatal lung disease. Annu Rev Physiol 66:601–623

Nogee LM, Wert SE, Proffit SA, Hull WM, Whitsett JA (2000) Allelic heterogeneity in hereditary surfactant protein B (SP-B) deficiency. Am J Respir Crit Care Med 161:973–981

Noone PG, Leigh MW, Sannuti A et al (2004) Primary ciliary dyskinesia: diagnostic and phenotypic features. Am J Respir Crit Care Med 169(4):459–467

Olutoye OO, Coleman BG, Hubbard AM et al (2000) Prenatal diagnosis and management of congenital lobar emphysema. J Pediatr Surg 35:792–5

Panicek DM, Heitzman ER (1987) The continuum of pulmonary developmental anomalies. Radiographics 7:747–772

Pariente G, Aviram M, Landau D et al (2009) Prenatal diagnosis of congenital lobar emphysema: case report and review of the literature. J Ultrasound Med 28:1081–4

Pinar H (2004) Postmortem findings in term neonates. Semin Neonatol 9:289–302

Sfakianaki A, Copel JA (2012) Congenital cystic lesione of the lung: congenital cystic adenomatoid malformation and bronchopulmonary sequestration. Rev Obstet Gynecol 5(2):85–93

Shanti CM, Klein MD (2008) Cystic lung disease. Semin Pediatr Surg 17:2–8

Shapiro A et al (2016) Diagnosis, monitoring, and treatment of primary ciliary dyskinesia: pcd foundation consensus recommendations based on state of the art review. Pediatr Pulmonol 51:115–132

Shulenin S, Nogee LM, Annilo T, Wert SE, Whitsett JA, Dean M (2004) ABCA3 gene mutations in newborns with fatal surfactant deficiency. N Engl J Med 350:1296–1303

Stankiewicz P, Sen P, Bhatt SS, Storer M, Xia Z, Bejjani BA, Ou Z, Wiszniewska J, Driscoll DJ, Maisenbacher MK et al (2009) Genomic and genic deletions of the FOX gene cluster on 16q24.1 and inactivating mutations of FOXF1 cause alveolar capillary dysplasia and other malformations. Am J Hum Genet 84:780–791

Wert SE, Whitsett JA, Nogee LM (2009) Genetic disorders of surfactant dysfunction. Pediatr Dev Pathol 12:253–274

Whitsett JA, Wert SE, Weaver TE (2010) Alveolar surfactant homeostasis and the pathogenesis of pulmonary disease. Annu Rev Med 61:105–119

Whitsett JA et al (2015) Diseases of pulmonary surfactant homeostasis. Annu Rev Pathol 10:371–393

新生儿持续肺动脉高压

60

Jason Gien, John P. Kinsella and Steven H. Abman
马晓路　翻译，林振浪　审校

目录

摘要

　　新生儿持续肺动脉高压是一临床综合征，其特点为出生后肺血管阻力未能下降，仍维持胎儿循环状态，但由于出生后失去了胎盘气体交换的功能，从而导致低氧血症和终末脏器损伤。血管内皮细胞合成的一氧化氮是出生后血管舒张的重要因子。外源性吸入一氧化氮是新生儿持续肺动脉高压的主要治疗方法。临床研究显示，吸入一氧化氮可以提高生存率，减少体外膜氧合的应用。但约 25%~30% 的患儿对吸入一氧化氮无反应，其中大部分存在肺发育不良或宫内肺血管发育异常。对于这些患儿，常需要其他治疗手段。在这一章节，我们将讨论新生儿持续肺动脉高压的病理生理，治疗历史，吸入一氧化氮治疗失败的机制，以及肺发育不良所致的新生儿持续肺动脉高压。

60.1　要点

- 新生儿持续肺动脉高压的特点为出生后肺血管阻力未能下降，导致低氧血症和终末脏器损伤。
- 吸入一氧化氮是新生儿持续肺动脉高压的主要治疗方法，可以提高生存率，减少体外膜氧合的应用。
- 约 25%~30% 的患儿对吸入一氧化氮无反应，对于这些患儿，常需要其他治疗手段（如西地那非、米力农、波生坦等）。
- 肺动脉高压也是先天性膈疝患儿的重要问题。
- 早期给予肺血管扩张剂对于先天性膈疝患儿后期肺动脉高压的管理具有重要作用，可以提高生存率。

60.2　背景

　　20 世纪 60 年代早期，Rudolph 等（1961）和 Stahlman（1964）首先报道了呼吸窘迫综合征伴有肺动脉高压和动脉导管水平的右向左分流。尽管现在我们已经认识到肺动脉高压伴有右向左分流通常是新生儿多种疾病的并发症，但不伴显著肺部疾病的足月儿低氧血症病例似乎是 Roberton 等（1967）首先报道的。这些作者描述了 13 例近足月或足月新生儿，伴有显著低氧血症但没有"特发性呼吸窘迫综合征"或顺应性降低的征象。这些患儿的低氧血症被怀疑是由右向左分流所致，但并没有特别指出低氧血症的原因是肺血管阻力过高所致。Gersony等（1969）报道了 2 例新生儿，伴有严重低氧血症、肺动脉高压、卵圆孔和动脉导管水平的右向左分流，但肺部没有显著的病变，首次清晰地描述了新生儿持续肺动脉高压（persistent pulmonary hypertension of the newborn，PPHN）的病理生理是通过胎儿血管通路的右向左分流，并提出"持续胎儿循环"（persistent fetal circulation，PFC）的概念。其中 1 例患儿用妥拉苏林治疗后仅获得氧合的短暂改善。1970 年，Lees 用"原发性肺动脉高压"一词来描述这样的新生儿（Lees 1970）。1971 年，Siassi 等报道了 5 例"持续肺血管梗阻"的新生儿，在动脉导管水平存在右向左分流。其中 1 例在尸检中发现肺动脉中层平滑肌显著肥厚（Siassi et al. 1971）。随后，Haworth and Reid 在 3 例因"PFC"死亡的新生儿中发现有平滑肌一直延伸进入腺泡内动脉，从而进一步阐述了肺循环的这一结构异常（Haworth and Reid 1976）。"持续肺动脉高压"这一名词由 Levin 等首次提出，用于描述一组严重肺动脉高压的新生儿，同时从颞动脉、脐动脉采样或心导管检查提示存在动脉导管水平的右向左分流（导管后氧饱和度较低），但胸片上并没有病变（Levin et al. 1976）。

这些对于"PFC"的最初描述主要针对这样一群新生儿：没有心脏结构畸形，也没有明显的肺实质性病变，但存在较高的肺血管阻力，甚至超过体循环血压，导致卵圆孔和动脉导管水平的右向左分流，从而出现严重低氧血症。由于持续的高肺血管阻力和"胎儿型分流"，"PFC"一词最初就被用来描述这样一群患儿。尽管一开始用了 PFC 这一名词（Behrman 1976），但这一描述并不精确，因为这些患儿出生后已经开始了肺部通气，并移除了胎盘。随后很快清楚"PFC"是新生儿很多疾病的并发症，包括胎粪吸入（由 Stahlman 1964 和 Fox et al 1977 先后报道）、肺发育不良 / 先天性膈疝（congenital diaphragmatic hernia，CDH）（Harrison and de Lorimier 1981）。因此，"PPHN"被认为是一种综合征，随着时间的推移，很多作者认为对于这一综合征来说，PPHN 是更为合适的名词，而典型的"PFC"（特发性 PPHN）只是其中的一个亚型，仅代表小部分患儿。

Rudolph（1980）首先阐述了 PPHN 的病理生理机制和病因分类，Geggel 和 Reid（1984）和 Gersony（1984）进一步描述了其特征，在过去 20 多年里对这一复杂综合征的本质的理解以及管理策略搭建了重要框架。

PPHN 临床综合征和很多新生儿疾病相关，包括胎粪吸入综合征、GBS 败血症、CDH 以及不明原因者（特发性 idiopathic）。这些疾病之间存在显著的区别，导致肺血管阻力（pulmonary vascular resistance，PVR）上升的机制也各不相同。但这些疾病都可以归纳为 PPHN 综合征，因为它们具有共同的病理生理特征，包括 PVR 持续上升，经由动脉导管（ductus arteriosus，PDA）和卵圆孔（foramen ovale，PFO）水平的右向左分流所致的低氧血症。在临床上，很多足月儿低氧性呼吸衰竭都和 PPHN 的病理生理相关，但足月儿低氧血症在心超（echocardiogram，ECHO）下也可以没有 PDA 或 PFO 水平肺外分流的表现。因此，只有那些肺外分流导致低氧血症并伴有心功能受损的新生儿才可以用 PPHN 来描述。近年来，据估计 PPHN 的发生率为 1.9/1 000 活产儿，或 7 400 例 / 年（Walsh-Sukys et al. 2000）。

PPHN 相关的疾病通常被分为三大类：①适应不良：血管具有正常结构但反应性异常；②过渡肌化：血管的中层平滑肌增厚，或异常生长至无肌层的血管；③发育不良：肺发育不良导致肺动脉数量减少。这样的分类并不精确，大多数 PVR 升高的患儿上述三种类型是交叉存在的。例如，CDH 主要被归类为肺发育不良所致的血管"发育不良"，但在致死性病例，肺部组织病理可见肺动脉显著肌化，临床上这些患儿对扩血管治疗有反应。同样，胎粪吸入的患儿存在血管反应性异常，但尸检时也经常发现过度肌化。如上所述，致死性 PPHN 的尸检显示严重肺高压的患儿即使生后不久就死亡也可见到肺血管的结构重建，提示很多重症病例可能存在慢性宫内应激。不过，对于改变肺血管结构和反应性的确切的宫内因素目前仍不太清楚。表观遗传学研究显示 PPHN 和母亲吸烟、孕期应用阿司匹林及其他非甾体类抗炎药物之间有着强烈的相关性（Van Marter et al. 1996；Alano et al. 2001）。由于这些药物可以导致动脉导管部分收缩，因此胎儿的动脉导管收缩变窄可能是发展为 PPHN 的原因。其他围产期应激，包括前置胎盘和胎盘早剥、非对称性生长迟缓，也可能和 PPHN 相关，但大部分暴露于这些产前应激的新生儿并未发生 PPHN。在一些 PPHN 患儿,血液中一氧化氮(nitric oxide,NO)合成底物 L-精氨酸在血液中的浓度是降低的,提示 NO 合成减少可能和 PPHN 的发病有关。遗传因素可能也和肺动脉高压的易感性有关。有研究报道了氨甲酰磷酸合成酶的基因多态性和 PPHN 明显相关(Pearson et al. 2001)。不过,这一发现的重要性尚不明确,还需进一步研究。成人原发性肺动脉高压的研究还发现患者存在骨形态发生蛋白受体基因的异常。至于骨形态发生蛋白基因或 TGF-β 基因、其他重要的生长因子、血管活性物质或其他产物的基因多态性是否增加新生儿 PPHN 的风险,目前仍是未知。

鉴于肺动脉高压在新生儿低氧性呼吸衰竭中的作用(如上所述,最初是严重呼吸窘迫综合征,随后发展为"PFC"),其早期处理包括肺血管扩张剂的应用,但当时可供选择的药物很少,主要是妥拉苏林。Cotton 1965 年首次报道用妥拉苏林治疗肺透明膜病(Cotton 1965),随后 Goetzman(1976),Korones 和 Eyal(1975)以及 Levin 等(1976)报道用于治疗 PPHN。不过,患儿对妥拉苏林的反应差异很大,疗效有限,且出现体循环低血压和消化道出血等显著的并发症(Stevenson et al. 1979)。

认识到该疾病主要是由于严重肺动脉高压所致,逐渐开始 PPHN 的综合性治疗。"选择性肺血管扩张剂"的发现显著改变了我们对于该综合征的认识和临床治疗方案。事实上,在过去十几年里,PPHN 治疗的最大变革来自于对内源性 NO 的作用和外源性 NO 的肺血管调节机制的认识。PVR 迅速下降和肺血流增加是依赖胎盘的胎儿成功过渡至新生儿的关键。为了探究 NO 对于 PPHN 的病理生理的影响以及其治疗效果,针对 NO 在过渡期循环中的作用已经进行了大量的研究。

1979 年发现 NO 具有强大的扩血管作用(Furchgott and Zawadzki 1980)。1980 年,Furchgott 和 Zawadzki 报道乙酰胆碱诱导的血管舒张效应有赖于完整的血管内皮细胞产生的内皮衍生性舒张因子(endothelial-derived relaxing factor,EDRF),并弥散进入相邻的血管平滑肌细胞。两个不同实验室的研究者分别于 1987 年报道了具有 EDRF 生物活性的物质其实是 NO 或含有 NO。1987 年 Palmer 等成功诱导了 EDRF 从猪主动脉内皮细胞的释放,并比较了 EDRF 和含 NO 溶液分别灌注主动脉后的效果。结果发现 EDRF 和 NO 产生的效果完全一样。1987

年 Ignarro 等利用生物检测级联超融合技术在肺内动脉和静脉中证实 EDRF 的药理效应和化学性质符合 NO,且两者的扩血管作用相似,其效应可以被共同的拮抗剂所抑制。Ignarro 等还发现 NO 可以被血红蛋白灭活,由此推测血红蛋白可以捕获弥散入血管腔的内源性 NO,从而防止 NO 引起"下游"的血管扩张。

这种内源性 EDRF/NO 介质可以被修饰后的 L-精氨酸类似物竞争性阻断。这一发现促使研究者们进行了更多 NO 对于胎儿过渡期肺循环效应的早期试验。1990 年 Abman 等最早研究 EDRF 在绵羊胎儿循环中的作用,结果显示外源性 EDRF/NO 可以调节孕晚期胎儿肺血管的基础张力,NO 阻断剂可以抑制这一内皮依赖性的肺血管扩张作用。这些研究者还发现 NO 阻断剂可以阻止出生后肺血流的增加,提示内源性 NO 对于出生后的循环过渡具有重要意义,而且可能和 PPHN 的发生有关。另外,绵羊模型的试验还显示提高胎羊氧分压可以促进 NO 的释放(McQueston et al. 1993;Tiktinsky and Morin 1993),肺节律性扩张和较高的吸入氧浓度可以使肺血流增加,这一效应由内源性 NO 部分介导(Tiktinsky and Morin1993;Cornfield et al. 1992)。

Higgenbottam 等首先报道了用稀释后的 NO 气体吸入来进行治疗,发现给予严重肺动脉高压的成人 NO 吸入 10 分钟就可以产生很强的选择性肺血管扩张作用(Higenbottam et al. 1988;Pepke-Zaba et al. 1991)。Frostell 等通过低氧性肺血管收缩建立成年动物模型,发现 NO 吸入具有良好的选择性(Frostell et al. 1991)。1992 年 Kinsella 等首次描述了新生羊吸入 NO 以后出现的强大且持久的选择性肺血管扩张效应。

60.3 PPHN 的生理学和临床评估

临床上,PPHN 最常见于近足月或足月新生儿,但也可以发生于早产儿。典型的 PPHN 于出生后 6~12 小时表现为呼吸窘迫和发绀。PPHN 常和围产期应激,如窒息、低 APGAR 评分、羊水胎粪污染以及其他因素有关,但特发性 PPHN 可以没有任何急性围产期应激的征象。影像学上的表现差异很大,取决于和 PPHN 相关的原发病。特发性 PPHN 的典型胸片改变是肺血减少、肺部正常充气或轻微过度充气,没有肺实质渗出。通常低氧血症的程度和肺部疾病胸片改变的严重程度不成比例。

并不是所有低氧性呼吸衰竭的足月新生儿都伴有PPHN(Abman and Kinsella 1995)。新生儿低氧血症可由肺外分流所致,即如上所述的肺动脉压力升高,接近或超过体循环压力,导致PDA和PFO水平的右向左分流。不过,也有很多患儿其主要原因是肺内分流或通气/血流比失调,这些患儿的低氧血症是由于肺实质病变所致的流经局部肺泡的血液未能得到气体交换所致,而非PDA或PFO水平的分流。这种情况下,低氧血症和流经局部未充气区域的动脉血量有关。尽管没有PPHN的低氧血症患儿也经常存在PVR升高的情况,但通常不是主要原因。

PPHN患儿肺动脉压力升高的原因有几种。血管收缩或血管结构异常可直接引起PVR上升。伴有肺实质病变的新生儿肺容量发生改变也可能是引起PVR升高的重要原因。肺实变和肺不张引起的肺容量下降或肺过度膨胀或气体潴留引起的肺容量上升都可以导致PVR升高。心脏疾病也可以引起PPHN。左室功能不全(如窒息或败血症)引起肺静脉压力上升也可导致PVR升高,引起右向左分流,但并没有肺动脉的收缩。在这种情况下,加强心脏功能、改善体循环血流动力比单纯扩张肺动脉能更好地降低肺动脉压力。因此,理解心肺功能的相互关联是改善PPHN预后的关键。

PPHN临床特征是低氧血症对氧疗反应不佳。当存在PDA水平的右向左分流时,常出现"差异性发绀",一般的体格检查较难发现,其定义为右侧桡动脉和降主动脉之间的PaO_2差值>10mmHg或氧饱和度相差5%以上。不过,在导管依赖性先天性心脏病,也可以出现导管后氧饱和度较低的情况,如左心发育不良综合征、主动脉弓缩窄、主动脉弓离断。对氧疗的反应也有助于鉴别继发于肺部疾病的PPHN或心脏疾病。尽管传统上,肺部疾病接受氧疗后PaO_2的上升较心脏疾病更为明显,但当肺实质性疾病更为严重时,这一现象就没这么明显了。给氧后氧饱和度显著改善(增加至100%)提示肺部疾病所致的V/Q失调或高度反应性的PPHN。大部分PPHN患儿给予高浓度氧疗和/或机械通气等干预后至少出现短时间的氧合改善。过度通气至$PaCO_2$<30mmHg和pH>7.50的急性呼吸性碱中毒可以使PPHN的PaO_2升至50mmHg以上,但发绀性先天性心脏病一般不会出现这样的变化。

ECHO是诊断和管理PPHN的重要工具。最初的ECHO检查可以排除结构性心脏病所致的低氧血症和导管水平的分流,如主动脉弓缩窄,全肺静脉异位引流。如上所述,并不是所有低氧血症的足月儿都是PPHN。尽管较高的肺动脉压力经常和新生儿肺部疾病相关,但如果没有PFO或PDA水平的双向分流或右向左分流就无法确定PPHN的诊断。ECHO其他肺动脉高压的表现价值不太大,如右室收缩时间间隔延长和室间隔变平坦。除了PPHN的表现以外,ECHO还可以用于左室功能的评估和结构性心脏病的诊断,包括表现和PPHN很相似的主动脉弓缩窄、全肺静脉异位引流、左心发育不良综合征等。检查过程中应重点观察PFO和PDA水平的分流的主要方向。PFO和PDA水平的右向左分流是PPHN的典型表现,如果PDA右向左分流为主,PFO左向右分流为主,提示存在左室功能不全,有助于鉴别基础疾病。如果肺高压伴有严重左室功能不全,单用肺血管扩张剂并不能有效地改善氧合。在这种情况下,除了降低PVR以外还应该增加心肌收缩功能,减低左室后负荷。当左室功能受损时,增加体循环血管阻力的强心治疗会进一步损伤左室功能,导致肺动脉压力上升。因此,仔细的ECHO检查可以为基础疾病的诊断提供更多信息,并指导治疗。

60.3.1　PPHN的相关实验

多种不同的动物模型被用于研究PPHN的病因和病理生理。这些模型包括出生时急性或慢性缺氧暴露、宫内慢性缺氧、往新生动物的气道内注入胎粪、败血症等。每一种模型都代表了某种特殊临床情况的病理生理改变,但大部分研究只局限于肺循环短时间内的变化,关于PPHN时肺血管结构和功能改变的机制则研究很少。生后数天内死亡的重症PPHN患儿已经出现了慢性肺血管病变的病理特点,提示宫内因素可能对这一综合征起着重要的作用(Geggel and Reid 1984)。孕晚期宫内的负性刺激,如血流动力学异常、激素水平的改变、缺氧、炎症等,可能改变肺血管的结构和功能,引起出生后过渡期的异常。一些学者研究了慢性宫内应激的作用,如缺氧或高血压,尝试用动物模型来模拟临床的PPHN。单纯慢性缺氧是否引起PPHN仍是有争议的。过去有报道,孕期大鼠缺氧后新生鼠肺血管平滑肌的厚度增加,但在其他大鼠或豚鼠的研究中未能再重复这样的结果(Murphy et al. 1986)。急性缺氧本身并不足以引起 PPHN,最近一些 PPHN 的临床观察性研究也反映了这一点,即因严重窒息纳入亚低温治疗的患儿很少发生 PPHN。

胎羊的动脉导管过早关闭可引起肺动脉高压,改变肺血管的结构和反应性,导致出生后无法完成过渡期适应,这就是 PPHN 的动物模型(Levin et al. 1978;Morin and Eagan 1989;Abman and Accurso 1989)。几天以后,肺动脉压力和 PVR 逐渐升高,但血流仍是缓慢的,PaO₂ 也没有变化(Abman and Accurso 1989)。肺高压 8 天以后,就可见显著的右室肥厚和肺小动脉的结构重塑。出生后,这些胎羊虽然接受高氧浓度的机械通气,但仍出现 PVR 的持续上升。用这一模型进行研究,显示血流量并不高的高血压可以改变胎儿肺血管的结构和功能。

这一模型以内皮细胞功能不全和平滑肌细胞的生长及血管反应性异常为特点,包括 NO 合成障碍及活性低下、肺内皮细胞 NO 合成酶 RNA 和蛋白表达下调(Storme et al. 1999;Villamoretal. 1997;Shauletal. 1997;McQueston et al. 1995;Farrow et al. 2008a)。胎儿肺高压也和 cGMP 水平下降、可溶性尿苷环化酶水平下降、cGMP 特异性磷酸二酯酶(PDE5)活性上调有关,提示下游的信号通路进一步受损(Hanson et al. 1996;Steinhorn et al. 1995;Tzao et al. 2001)。因此,NO-cGMP 通路的多种改变似乎对实验性 PPHN 的发生及病理生理改变起着重要的作用,包括发育中的肺循环的结构和功能,导致出生后心肺功能的适应失败。近来的证据提示活性氧自由基(reactive oxygen species,ROS),如肺血管内的超氧化物产生过多,可进一步引起该模型 NO-cGMP信号通路的异常,导致 NO 吸入治疗的反应性较差(Farrow et al. 2008a;Brennan et al. 2003;Chester et al. 2009)。

ET-1(内皮缩血管肽,endothelin-1,译者注)的上调也可能和 PPHN 的病理生理有关。ET-1 是很强的缩血管因子,能促进平滑肌细胞的增生。重症 PPHN 新生儿循环中的 ET-1 水平是升高的(Rosenberg et al. 1993)。通过夹闭胎羊动脉导管建立 PPHN 实验模型,肺 ET-1mRNA 和蛋白的水平显著升高,ET 受体的平衡被改变,更倾向于血管收缩(Ivy et al. 1996,1998)。ET 受体被慢性抑制后肺动脉高压的严重程度得到缓解,肺动脉壁的增厚程度被

减轻,出生后 PVR 更容易下降(Ivy et al. 1997)。因此,实验研究已经显示了 NO-cGMP 通路和 ET-1 在调节胎儿和过渡期肺循环的血管张力和反应性上的重要作用。

氧化应激是 PPHN 发病的重要原因。通过动脉导管结扎建立的胎牛 PPHN 模型显示肺动脉内的 ROS,如超氧化物(O₂⁻)和过氧化氢(H₂O₂)增加(Brennan et al. 2003;Fike et al. 2008)。线粒体功能障碍、NADPH 氧化酶的表达和活性增加和内皮型一氧化氮合酶(eNOS)的活性不一致时都可以产生 ROS(Brennan et al. 2003;Konduri et al. 2003,2007;Wedgwood et al. 2005)。ROS 产生增加可直接引起血管收缩,其机制有多种,包括内皮素水平上升(Wedgwood and Black 2003)、游离脂肪酸氧化后产生具有缩血管作用的代谢产物,如异前列腺素(Lakshminrusimha et al. 2006a)。O₂ 和 NO 混合后很快产生过氧亚硝酸,使 NO 失活。过氧亚硝酸是很强的氧化剂,可引起血管收缩和细胞毒性。动脉导管结扎后建立的模型其肺血管内的 ROS 增加,进一步通过多个机制加剧 NO-cGMP 信号通路的功能障碍,包括 eNOS 表达迟钝、eNOS 活性低下(进一步促使 ROS 的产生)、cGMP 特异性磷酸二酯酶的表达和活性增加、可溶性鸟苷环化酶活性受抑制(Farrow et al. 2008a,b;Chester et al. 2009)。超氧化物歧化酶(Superoxide dismutases,SOD)可以把超氧化离子分解为 H₂O₂ 和 O₂。鉴于 NO 和超氧化物之间能快速反应,SOD 的局部浓度是决定内源性 NO 生物半衰期的重要因素(Faraci and Didion 2004)。ROS 在PPHN 中起重要病理生理作用的证据包括:新生羊PPHN 模型气管内给予单剂重组 SOD 可以在 24 小时内持续提升氧合,减少异前列烷和过氧亚硝基的产生,恢复 eNOS 的正常表达和功能。

除了血管活性介质以外,其他生长因子,如血管内皮生长因子(vascular endothelial growth factor,VEGF)和血小板衍生性生长因子可能在 PPHN 里起着关键作用。实验性 PPHN 模型的 VEGF 水平显著减低,用重组人 VEGF 治疗可使内皮细胞功能恢复并降低 PVR(Villamor et al. 1997;Grover et al. 2003,2005)。另外,抑制血小板衍生性生长因子 -B 可减轻胎羊肺动脉高压模型的血管平滑肌增生,提示其在 PPHN 发病中的潜在作用(Balasubramaniam et al. 2003)。其他新的资料显示母亲孕晚期暴露于选择性 5- 羟色胺再摄取抑制剂(selective serotonin reuptake inhibitors，SSRI）可使肺高压的发生率增加6倍（Chambers et al. 2006），尽管我们不清楚有多少婴儿发展成重症。和对照组相比，新生大鼠宫内暴露于氟西汀导致了肺血管重建、氧合异常以及较高的死亡率（Fornaro et al. 2007）。不过，在 SSRI 暴露的母鼠所生的新生仔鼠上仅观察到轻微的右心室肥厚和肺血管重建，血管活性的改变也很小。目前不清楚这一变化是基于对胎儿肺循环的直接影响还是继发于母亲或脐带-胎盘生理的改变。由于成人肺动脉高压模型显示 SSRI 可减轻肺血管的重建，提示这一效应只对发育中的胎儿肺血管产生影响。

60.3.2 PPHN 的治疗

引起新生儿低氧血症的病理生理改变包括心功能不全、气道和肺实质的病变、肺血管疾病。在一些低氧性呼吸衰竭的新生儿，主要以其中某一病理生理改变为主，例如原发性 PPHN 主要是肺外的右向左分流，并不伴有肺实质病变。这些患儿虽然肺泡内和肺静脉的氧分压较高，但体循环内是低氧的。但更多严重 PPHN 和低氧血症患儿的病理生理改变并非单一。PPHN 常同时伴有严重肺实质病变，如胎粪吸入综合征、细菌性肺炎、表面活性物质缺乏或功能异常所致的肺外和肺内分流。此外，心脏收缩功能减低、或左心室输出量减少也能导致体循环血压下降，进一步加剧动脉导管水平的右向左分流。尽管严重 PPHN 常发生于近足月或足月新生儿，在严重呼吸窘迫综合征的早产儿，ECHO 检查也能发现肺动脉高压。

PPHN 的治疗通常专注于降低肺血管阻力的药物治疗。对于只占小部分的不伴有肺部疾病的特发性 PPHN 患儿，选择性肺血管扩张剂能够显著改善氧合。不过，PPHN 更常见的情况是继发于一些中重度肺部疾病引起的呼吸窘迫。另外，新生儿败血症和围产期窒息严重影响体循环的血管张力和心脏功能，肺动脉高压的同时还出现低血压。严重 PPHN 的患儿很多都伴有肺血管结构的显著改变，包括内皮细胞肿胀、平滑肌细胞增生、血管外膜增厚，从而导致血管功能异常，对引起血管收缩、舒张的刺激反应性改变。因此，PPHN 的治疗必须认真考虑引起心肺功能异常的各个方面，如肺高压、体循环血管舒张、心功能减低、肺实质病变等。

PPHN 的特点是肺血管活性、心功能、肺实质病变等都会随着时间发生动态变化。另外，必须密切关注引起低氧血症的各病理机制随时间发展的动态变化，了解不同病理机制对 PPHN 发病起的不同作用很重要，因为这关系到在治疗上应该着重从哪个方向着手。因此，治疗策略应以一系列的血流动力学、ECHO 和胸片评估结果为基础。由于引起 PPHN 的基础疾病有多种，并没有对所有患儿都有效的单一治疗方法。总之，PPHN 的治疗目标是维持肺合适的膨胀，治疗基础的肺实质病变，维持心功能和体循环血流动力学的稳定，降低肺血管阻力。本章节将讨论严重低氧性呼吸衰竭和 PPHN 患儿的治疗策略，但需要注意的是很多 PPHN 的治疗并没有经过临床对照试验的验证。

一般来说，治疗包括用容量和血管活性药物（多巴胺、肾上腺素、米力农）来维持体循环的血流动力学稳定，目的是提高心输出量，维持全身氧输送。除了这些药物以外，精氨酸加压素也是维持血流动力学稳定的药物。在体循环内，加压素通过平滑肌的 V1a 受体引起动脉和静脉的血管舒张（Share 1988）。动物模型上的工作已经显示尽管加压素可以引起体循环的血管收缩，但可以使肺循环的血管舒张，这可能是通过内皮素释放一氧化氮来介导的（Evora et al. 1993；Russ and Walker 1992）。在过了新生儿期的婴儿，加压素被用于心搏骤停、败血症、血管舒张性休克和心脏手术以改善体循环血压，降低儿茶酚胺的需求，增加尿量（Scheurer et al. 2005；Luccini et al. 2013；Agrawal et al. 2012）。对于肺高压患者的研究发现，加压素可以改善体循环的血流动力学，而没有对肺血管的副作用，提示这是治疗婴儿肺高压和低血压的理想药物（Radicioni et al. 2012；Filippi et al. 2011）。最近，Mohammed 等报道，严重 PPHN 患儿应用加压素以后氧合指数下降，所需吸入一氧化氮（inhaled nitric oxide，iNO）剂量减低，血压和尿量改善（Adel Mohamed et al. 2014）。尿量增加常伴随显著的尿钠排泄，因此应用加压素的患儿需要密切监测尿钠和血钠水平（Luccini et al. 2013）。

如果血流动力学功能良好而氧合不能持续改善，说明药物治疗失败，常需要体外膜氧合（extracorporeal membrane oxygenation，ECMO）的治疗。尽管 ECMO 是挽救生命的治疗，但费用昂贵，人力成本高，也可能引起严重的并发症，如颅内出血（intracranial hemorrhage，ICH）。由于动脉-静脉 ECMO 常需要结扎颈动脉，存在潜在的急性或远期

CNS 损伤的风险,这是最主要的不良结局。对 250 例新生儿 ECMO 幸存者进行远期随访,发现 12 岁时存在显著的运动功能异常(van der Cammen-van Zijp et al. 2014)以及和不良运动结局相关的慢性肺部疾病。在该项研究中,5~8 岁时的运动发育异常表现较为轻微,说明对 ECMO 后存活儿的神经发育持续进行随访是十分重要的(van der Cammen-van Zijp et al. 2014)。

60.3.3 PPHN 的一氧化氮治疗

60.3.3.1 NO 吸入治疗的原理

早期的动物研究显示,NO 吸入治疗可以引起新生动物模型的 PVR 显著持续地下降(Kinsella et al. 1992a;Roberts et al. 1993)。同样,初步临床研究显示 PPHN 足月儿的氧合也得到显著改善(Roberts et al. 1992;Kinsella et al. 1992b)。随后的试验证实了足月儿 NO 吸入治疗的安全性和有效性,目前已成为 PPHN 综合治疗的一部分(Kinsella et al. 1997;Roberts et al. 1997;Wessel et al. 1997;Davidson et al. 1998a;Neonatal Inhaled Nitric Oxide Study Group 1997;Clark et al. 2000)。

如上所述,NO 可导致显著持续的肺血管舒张而不影响体循环血管张力是 NO 吸入治疗 PPHN 的生理基础(Kinsella and Abman 1995)。PPHN 作为一个综合征,和很多新生儿的心肺疾病有关,以 PVR 升高、心房和 / 或动脉导管水平的右向左肺外分流为特点。新生儿 PPHN 用 NO 吸入治疗后能选择性降低 PVR,减少肺外动静脉分流,使氧合在短时间内得到改善(Kinsella et al. 1993)。不过,在没有肺外右向左分流的重症患儿,NO 吸入也可以改善氧合(Abman et al. 1994;Gerlach et al. 1993)。这些患儿低氧血症主要由于局部肺有持续的灌注却没有通气(如肺不张)而引起的肺内分流,存在不同程度的通气 / 血流比失调。除了可以降低 PVR、减少右向左肺外分流以外,低剂量 NO 吸入治疗也能通过使更多血流从通气差或病情重的区域进入通气较好的区域,从而改善氧合,称为"微选择效应"(Rossaint et al. 1993)。

最后,NO 吸入治疗还具有诊断价值。对于 NO 吸入无反应的患儿,需要考虑引起低氧血症的一些特殊机制。NO 吸入治疗效果不佳的患儿应对一些未考虑到的功能性 / 结构性心血管疾病进行进一步的诊断性评估。

60.3.3.2 NO 吸入治疗 PPHN

由于其选择性舒张肺血管的效应,NO 吸入治疗是足月新生儿低氧性呼吸衰竭的重要治疗手段。小剂量(5~20ppm)的 iNO 治疗可以使不同原因所致的 PPHN 患儿改善氧合,减少 ECMO 使用的机会(Clark et al. 2000;Davidson et al. 1998;Kinsella et al. 1992b,1997;Neonatal Inhaled Nitric Oxide Study Group 1997;Roberts et al. 1997b)。多中心临床研究结果支持 iNO 应用于近足月(>34 周)和足月新生儿,但用于 34 周以下早产儿的还需要更多研究。研究结果支持 iNO 用于 PPHN 导致低氧性呼吸衰竭,需要机械通气和高浓度氧的新生儿。最常用的治疗标准为氧合指数(oxygenation index,OI)(OI= 平均气道压 × 吸入氧浓度 ×100/PaO_2)。不过,引起足月新生儿低氧性呼吸衰竭的疾病很多,不同疾病对治疗的反应都已经得到明确的阐述。比如,肺外右向左分流(PPHN)的患者在 NO 吸入治疗时 PVR 下降至低于体循环血压,氧合很快改善。而肺内分流为主的患者(如呼吸窘迫综合征(respiratory distress syndrome,RDS)就没有这样戏剧性的变化。

足月儿 NO 吸入的临床试验把需要 ECMO 治疗作为研究的终点。大部分患儿在生后最初几天纳入研究。尽管在一项关于新药物的权威研究中,把生后 14 天内的 NO 吸入治疗作为纳入标准,但实际纳入研究的平均天数是 1.7 天(Neonatal Inhaled Nitric Oxide Study Group 1997)。目前,临床研究支持在 ECMO 治疗前或在生后 1 周内先吸入 NO。不过,临床经验提示对于持续肺动脉高压(如 CDH)的患者,NO 吸入联合 ECMO 治疗是有益的。因此,对于需要长时间治疗才能获益的患儿,单纯用生后的天数并不能决定治疗的疗程。

研究支持 iNO 用于 PPHN 导致低氧性呼吸衰竭,需要机械通气和高浓度氧的新生儿。氧合指数是最常用的评价治疗标准的指标。尽管临床研究常用的纳入标准是 OI>25,实际纳入这些研究的患儿的平均 OI 值在 40 左右。不确定的是在较低的 OI 水平开始治疗是否可以减少 ECMO 使用(Konduri et al. 2004)。因此,并不清楚低氧血症程度较轻的患儿是否可以从 NO 吸入治疗获益。不过,Davidson 等报道了一项临床对照试验,患儿纳入研究时的平均 OI 值是 24 ± 9(Davidson et al. 1998)。很重要的一点是在该研究中NO吸入治疗并没有减少ECMO使用。尽管该试验的纳入标准包括了肺动脉高压的ECHO表现，仅9%的患儿具有动脉导管水平右向左分流的临床证据。因为NO吸入的作用机制是选择性肺血管舒张剂，通过降低肺血管阻力、减少右向左的肺外分流来迅速改善氧合。目前的多中心研究提示NO吸入治疗应包括OI>25且伴有右向左肺外分流的ECHO表现的患儿。

足月新生儿NO吸入治疗的最早的研究报道的NO初始剂量范围从80ppm（Roberts et al. 1992）到6~20ppm（Kinsella et al. 1992b）。这些临床研究所用的剂量是根据之前动物实验的有效性所得出的（Geggel and Reid 1984；Levin et al. 1978）。Roberts等报道了短时间（30分钟）吸入80ppm的NO可以改善PPHN患儿的氧合，但仅一例患儿在停用NO后该治疗效应仍持续（Roberts et al. 1992b）。在第二项研究中，给予较低剂量（20ppm）的NO吸入4小时，严重PPHN患儿的氧合也迅速改善（Kinsella et al. 1992b）。这一研究还报道了将治疗期间NO吸入剂量降至6ppm可以持续改善氧合。Finer等（1994）的研究也证实了重症PPHN患儿吸入低剂量NO能够改善氧合。剂量在5~80ppm的NO吸入都可以使氧合迅速改善，且不同剂量的效果没有显著区别。

这些实验室和临床研究为后续新生儿NO吸入的随机临床试验提供了剂量的参考范围（Morin and Eagan 1989；Abman and Accurso 1989；Storme et al. 1999；Villamor et al. 1997；Shaul et al. 1997；McQueston et al. 1995）。对20ppm没有反应的患儿将剂量增加至40ppm以后也不能进一步改善氧合。NINOS研究的初始剂量是20ppm，如果NO吸入后PaO$_2$的水平上升幅度<20mmHg，将剂量增加至80ppm（Neonatal Inhaled Nitric Oxide Study Group 1997）。本研究的53例患儿中仅3例对20ppm反应不佳的患儿，在吸入80ppm后PaO$_2$上升>20mmHg。该研究的设计并不能确定如果患儿持续暴露于20ppm的NO是否可以使PaO$_2$逐渐上升。Roberts等用80ppm的NO开始治疗，如果氧合改善就逐渐降低NO剂量，该方法不能评估较低剂量NO吸入的效果，也没有评估对ECMO支持率的影响（Roberts et al. 1992b）。

这些研究没有系统性评价单一剂量的效果。Davidson等报道了一项低氧性呼吸衰竭足月儿的随机对照试验（randomized, controlled trial, RCT）的结果（Davidson et al. 1998）。在该研究中，患儿随机纳入安慰剂组以及5、20、80ppm的NO吸入组。和对照组相比，每一个剂量的NO吸入组氧合都有所改善，而且组间没有差别。不过在80ppm组的37例患儿中13例（35%）出现高铁血红蛋白血症（>7%），7例（19%）出现NO$_2$浓度上升（>3ppm）。因此，80ppm的NO吸入在改善氧合上并不比5或20ppm更好，而副作用更多。遗憾的是该研究由于研究对象纳入速度过慢以及排除了可以改善NO吸入效果的肺复张技术而提前终止。

从目前所有的证据来看，足月儿PPHN吸入NO的合适初始剂量为20ppm。尽管短时间暴露于较高剂量（40~80ppm）看起来也是安全的，但持续吸入80ppm的NO会增加高铁血红蛋白血症的风险。目前还不确定足月儿PPHN的NO吸入的最低有效初始剂量。Cornfield等报道了用2ppm开始治疗不能很快改善氧合，而且可能使患儿对后续20ppm的治疗也变得不敏感（Cornfield et al. 1999）。不过，这一结论被Finer等否定。他们发现初始暴露于小剂量（1~2ppm）NO不会降低患儿后续对较高剂量（10~20ppm）的反应性。低剂量组约80%的患儿需要增加剂量（Finer et al. 2001）。吸入20ppm的NO 4小时以后改为<10ppm的NO吸入，患儿的氧合能持续改善（Goldman et al. 1996）。

尽管继发于很多疾病的PPHN患儿在NO吸入治疗过程中临床情况都得到持续改善，但也不是所有急性低氧性呼吸衰竭和PPHN的新生儿都对iNO有反应。有几种机制可以解释患儿对iNO治疗的不同反应性（Goldman et al. 1996）。对iNO反应性较差的一个主要原因是肺部没有很好地通气，导致NO不能进入肺循环。另外原因还包括心肌功能不全或体循环低血压、严重肺血管结构性疾病、未被发现的心血管解剖异常，如全肺静脉异位引流、主动脉缩窄、肺泡毛细血管发育不良、肺间质糖原贮积症、表面活性蛋白缺乏等。由于iNO的同时常吸入高浓度的氧，因此存在ROS、活性氮代谢物大量产生的可能。这两者都会引起血管收缩，使患儿对iNO的反应性变差。虽然高氧浓度吸入是PPHN的标准化治疗，但高氧浓度形成的ROS对还在发育的肺具有毒性作用（Lakshminrusimha et al. 2006b）。如上所述，即使只是短时间（30分钟）的纯氧通气，患儿对iNO的反应性也会降低，其原因有部分是由于氧化应激时cGMP特异性磷酸二酯酶的表达和活性增加

（Farrow et al. 2008b；Lakshminrusimha et al. 2007）。

NO 吸入治疗后如果氧合改善，iNO 撤离的策略变得很重要。曾经试用几种不同的方法，但直到最终撤离 iNO 都没有发现有明显的差别。在一项研究中，iNO 治疗 4 小时后从 20ppm 降至 6ppm，氧合短时间没有明显的变化（Kinsella et al. 1992b）。在另一项试验中，吸入的 NO 逐步降低剂量直至 1ppm，氧合也没有变化（Davidson et al. 1998）。应注意逐步撤离 NO 和停止 NO 吸入时两个不同的过程。

在 iNO 治疗的多中心临床研究，NO 吸入治疗的经典疗程都 <5 天，和 PPHN 的临床过程平行。不过也有个别例外，特别是肺发育不良的患儿（Goldman et al. 1996；Peliowski et al. 1995）。如果 NO 吸入需要 5 天以上，特别是停用 NO 以后肺动脉压力就上升至超过体循环血压，应考虑是否存在其他原因所致的肺动脉高压（如肺泡毛细血管发育不良）。根据我们的实践经验，我们在吸入氧分数（fraction of inspiration O_2，FiO_2）<0.60 且 PaO_2>60mmHg 时停用 NO，如果停用后没有肺动脉压力的反跳或 FiO_2 上升 >15%，即成功撤离。

早期的临床研究有报道长时间 NO 吸入后突然停用可能会引起氧合的快速显著恶化和 PVR 的急剧升高。这一反应通常较轻微和暂时，很多患儿停用 NO 后氧合降低，但给予密切观察，适当提高 FiO_2 即可。如果患儿停用 NO 后持续需要高吸入氧浓度，或肺动脉压力升高，重新给予 NO 吸入可使其情况迅速改善。一般而言，这种"反跳"现象会随着治疗时间的延长而减轻。不过，NO 停药也可能引起危及生命的肺血管阻力上升、严重的氧饱和度下降，以及心输出量减少所致的体循环低血压。引起该"反跳"现象的机制目前尚不明确，可能和 NO 吸入治疗期间内源性 NO 的合成下调有关。另外，停用 NO 后肺血管阻力上升和氧合下降也可能提示患儿存在更为严重的肺血管疾病从而抵消了 NO 吸入的治疗效应。快速撤离血管扩张剂治疗后肺血管阻力突然上升并不是 NO 吸入所特有的现象，在其他药物治疗时也可观察到，如成人原发性肺高压和心脏病患者术后应用前列环素治疗时。

60.3.3.3 早产儿 NO 吸入治疗

早产儿肺动脉高压 iNO 治疗的早期报道显示，对严重肺动脉高压疗效显著，肺外右向左分流改善，氧合明显上升（Peliowski et al. 1995），其他严重呼吸衰竭的早产儿也取得显著疗效（Meurs et al. 1997）。随后，一些 RCTs 证实 iNO 治疗后氧合能够迅速改善。不过，最近发表的研究主要集中于探究长时间 NO 吸入对肺实质和肺血管发育的潜在益处（Abman 2001）。

在一项吸入 20ppmNO 和地塞米松治疗的小样本随机试验中，和对照组相比，NO 治疗组的存活率、慢性肺部疾病或 ICH 的发生率都没有差异（Subhedar et al. 1997）。在另一项低剂量（5ppm）iNO 治疗的多中心随机单盲试验中，纳入研究的重症 RDS 早产儿接受了表面活性物质以后仍存在显著的低氧血症（a/A 比值 <0.10），iNO 能够迅速改善 PaO_2，但没有降低死亡率或支气管肺发育不良（bronchopulmonary dysplasia，BPD）发生率（Kinsella et al. 1999）。另外值得注意的是，该研究中 ICH 的发生率或严重程度都没有增加，iNO 组中严重（4 度）ICH 的发生率是 19%，对照组是 29%。法国 - 比利时的研究小组报道了 iNO 急性治疗反应（以 2 小时的氧合为试验终点）研究的结果，但治疗持续时间过短以及 2 小时的试验终点前有较多跨组患者影响了研究结果的解读（The Franco-Belgium Collaborative NO Trial Group 1999）。Hascoet 等报道了一项纳入 145 例低氧性呼吸衰竭早产儿的随机试验（Hascoet et al. 2005），发现 iNO 组和对照组的主要研究终点（28 天生存率）并无差异，不良事件的发生率也没有区别。正如 Finer 在述评中提到的，因为对照组相对较高比例的 iNO 开放应用，且一些重要的结局如出院前死亡或纠正胎龄 36 周诊断 BPD 等均未提及，该研究结果的解读具有一定局限性（Finer 2005）。然而，这些研究者也研究了低剂量 iNO 对血清中应激性过氧化标志物的影响，发现 iNO 治疗显著减轻这些患儿的过氧化应激反应（Hamon et al. 2005）。Field 等报道了英国 INNOVO 试验的结果。在这些非盲法的试验中，108 例严重低氧性呼吸衰竭的早产儿随机分组，一组接受 iNO 治疗，一组为对照（Field et al. 2005）。主要的结局指标（纠正年龄 1 岁时的死亡或严重残疾）和副作用两组都没有差别。该研究的局限性包括对照组有 8% 的患儿还是接受了 iNO，有 30% 应用其他肺血管扩张剂治疗。此外，Field 等还观察到不同研究者之间存在的不均衡性，在该研究过程中，有 75 例符合纳入标准的患儿被排除在研究之外并接受了 iNO 治疗，纳入研究的都是肺部疾病很严重的患儿（Field 2005）。

目前规模最大的早产儿 iNO 治疗的研究包括 Schreiber 等（2003）的单中心试验、Van Meurs 等（2005）、Ballard 等（2006）和 Kinsella 等（2006）的多中心试验。所有这些研究都是随机对照单盲试验，但在患儿人群、疾病严重度、NO 的剂量和疗程及其他因素上都存在很大差别。

Schreiber 等将 207 例患儿随机分为 iNO 组或安慰剂组，发现 iNO 组的死亡和 BPD 减少了 24%。而且呼吸衰竭病情相对较轻（OI<6.94）的患儿获益最多。另外，这些研究还发现，小剂量 iNO 除了肺部的益处以外，还可以使严重 ICH 和脑室周围白质软化（periventricular leukomalacia，PVL）的发生率降低 47%。另外，在随后的报道中，同一研究小组还发现，早期 ICH/PVL 的发生率降低和后期随访发现的 iNO 治疗组神经发育预后较好有关（Mestan et al. 2005）。在该随访研究中，138 例患儿（占 RCT 研究存活者的 82%）于纠正年龄 2 岁时评估神经发育结局。新生儿期 iNO 治疗组的 24% 神经发育异常（脑瘫、失明、听力丧失或 Bayley II 量表任一评分 <70），对照组这一比例为 46%。

Van Meurs 等在一项多中心 RCT 中纳入 420 例新生儿（出生体重 401~1 500g），尽管该研究主要关注早产儿，其主要结局是 BPD 的发生率，该研究的设计和之前提到的 NINOS 试验相似。NINOS 试验纳入足月儿，评价研究气体持续吸入后氧合水平的急性变化。该研究为短时间内的剂量反应性研究，只有 PaO_2 显著改善的患儿继续吸入研究气体。和其他研究明显不同是该研究中 iNO 的平均治疗时间仅 76h。总体上，他们发现 iNO 组和对照组之间死亡/BPD 的发生率没有区别。不过，分层比较分析发现 iNO 组中出生体重 >1 000g 的早产儿，死亡/BPD 的发生率降低（50% vs 69%），而 iNO 组中出生体重 <1 000g 的早产儿 ICH/PVL 的发生率是有所升高的（43% vs 33%）。然而，正如 Martin and Walsh（2005）在述评中所说的，由于没有进行基础的超声检查，无法确定这些病情特别危重的早产儿是否在开始 iNO 以前就已经存在 ICH。实际上，Van Meurs 等的这项研究中，患儿的疾病严重程度和 Schreiber 等的研究有很大区别。Van Meurs 的研究中，纳入 iNO 组时的平均 OI 是 23，而 Schreiber 的研究中 OI 中位数是 7.3，提示这一人群的呼吸衰竭严重程度可能和 iNO 的安全性及有效性有关。不过，在之前 Kinsella 等的一项关于严重低氧性呼吸衰竭（OI=30）早产

iNO 吸入的研究中并未发现 ICH/PVL 风险增加。这两项研究之间其他的一些差别可能也和结局的差异有关，如 iNO 治疗的疗程（3 天 vs 7 天）、出生体重（839g vs 992g）和胎龄（26 周 vs 27.4 周）。由于 Van Meurs 等纳入的是体重更小、更不成熟的严重呼吸衰竭的早产儿，iNO 治疗时间相对较短，因此，把这两个研究直接放在一起比较是有问题的。

最近有两个最大的关于早产儿 iNO 治疗的随机对照单盲试验报道。Ballard 等将 582 例出生体重 500~1 250g 的生后 7~21 天需要机械通气的早产儿进行随机分组（Roberts et al. 1993）。治疗组的 OI 约为 7，用 iNO 治疗至少 24 天。他们发现，iNO 组不伴有 BPD 的生存率（43.9%）高于对照组（36.8%）（P=0.042）。该研究的重要发现是 BPD 发生率降低最显著的这一亚群几乎都是生后 7~14 天纳入研究的，提示早期治疗对于预防 BPD 是很重要的。两组之间的不良事件，包括内科或手术治疗的 PDA，其发生率并没有差异。两组间 ICH 的发生率也没有差异。不过，该研究的所有患儿都是出生 1 周以后才纳入研究的。因此，该试验无法评估 iNO 对早产儿脑损伤的影响。

在第 2 个研究中，793 例出生体重 500~1 250g 的生后 48 小时内需要机械通气的早产儿被随机分为安慰剂组或 5ppm iNO 组，持续治疗 21 天或直至拔除气管插管（Kinsella et al. 1992b）。总体上，两组在死亡或 BPD 的发生率上没有差异，不过 iNO 组中出生体重 >1 000g 的早产儿 BPD 发生率减少了 50%（P=0.001）。低剂量 iNO 治疗减少整个研究人群 PVL 的发生率（P=0.048）以及 ICH、PVL 和脑室增大的混合发生率（P=0.032）。在每一亚组中，NO 吸入治疗都不增加死亡、ICH、PVL、肺出血、需要治疗的 PDA 等副作用的发生率。此外，该研究未提示 OI 和脑损伤风险之间的相关性，这和 Van Meurs 等的研究结果不同。尽管 iNO 治疗组中有放射影像学证据的脑损伤发生率降低，但远期随访并未发现两组间存在神经发育结局的差异（Mestan et al. 2005；Martin and Walsh 2005；Walsh et al. 2010）。

有趣的是，虽然两组间的神经结局无差异，但 iNO 治疗组的远期呼吸结局有所改善，生后 1 年内呼吸道药物的应用较少（Hintz et al. 2007）。不过随后的研究并没有显示机械通气的早产儿可以通过 iNO 治疗得到近期或远期呼吸方面的获益（Hibbs et al. 2008）。

早产儿 iNO 治疗的效果可能取决于治疗时间、剂量、疗程以及原发病的性质。目前从临床研究得到的证据不推荐常规应用 iNO 来预防和 / 或治疗 BPD，但可以用于早产儿 PPHN 的治疗，例如长时间破膜的早产儿（Mercier et al. 2010）。虽然大样本 RCTs 显示 iNO 具有神经保护效应，但远期随访并未发现不同结局。此外，疾病严重度和 ICH/PVL 的风险之间的关系尚未明确。

60.3.4 PPHN：通气管理策略

对于严重低氧性呼吸衰竭和 PPHN 的最大的误解可能在于这些复杂疾病的通气管理。原发性 PPHN 患儿（如没有显著肺部疾病）通常只需要最低要求的通气支持。如果把过高的气道压力加到顺应性正常的肺内，可导致气漏（如气胸）和其他的心肺功能受损（静脉回流减少、心脏充盈不佳导致心输出量减少）。

不过，临床更常见的是继发于严重肺部疾病的 PPHN，肺充气不佳导致 PVR 上升。考虑到 PPHN 综合征很多继发于肺实质性疾病，在很多患者单用肺血管扩张剂就应该能获得持续的氧合改善（Hibbs et al. 2008）。此外，对 iNO 没有反应的患儿可能在肺充分膨胀后氧合就可以显著改善。在早期的研究中，即使没有 iNO 治疗，在积极尝试了机械通气，维持合适的通气和肺膨胀后也可以得到较高的救治成功率。这些早期研究显示，如果肺实质疾病导致肺容量下降，有可能 iNO 的效果就不理想（Mercier et al. 2010）。首先，肺不张和肺泡的疾病（肺炎、肺水肿）可能使吸入的 NO 无法有效地进入它发挥作用的终末肺单元。其次，伴有严重肺部疾病和肺膨胀不全时，肺血管阻力上升，肺动脉高压进一步恶化。再次，必须注意尽量避免肺过度膨胀，以免气体潴留和过高的呼气末正压，进一步压迫肺血管，使肺血管阻力上升。这种情况通常出现于胎粪吸入综合征的非对称性肺部病变或气道梗阻时。

基础肺部疾病的治疗对于肺动脉高压的缓解十分重要。在膨胀不全或顺应性很低的肺内，气道压力很难传递至胸膜腔，但随着肺容量和顺应性的改善，呼吸机的条件必须下降以避免肺过度膨胀对肺实质和心功能所造成的损伤。由于引起 PPHN 的原发病有多种，因此没有针对这一综合征的单一的机械通气方法。必须根据胸片的改变、肺部疾病和血流动力学状态（包括血管内容量、全身灌注、心功能）等来调整呼吸机参数（Gersony 1984）。PPHN 的机械通气应从常频的间歇指令性通气开始。在一些 PPHN 患儿，过度通气造成的碱中毒可以降低肺动脉压力，改善氧合。

机械通气的目标是改善氧合，达到"最适"的肺容量，减少肺容量过高或过低对 PVR 的影响或肺损伤的风险（"容量性损伤"）。如果机械通气的参数设置不合适，可能造成急性肺损伤[呼吸机诱发肺损伤（ventilator-induced lung injury，VILI）]，引起肺水肿，肺顺应性减低，细胞因子产生增加和肺中性粒细胞聚集导致肺部炎症反应。VILI 是决定新生儿低氧性呼吸衰竭的临床病程和结局的重要因素。新生儿后期的肺损伤进一步加剧肺动脉高压的程度（Cole et al. 2011）。另一方面，无法获得足够的肺容量（功能残气量）和 PPHN 新生儿的低氧血症和高 PVR 有关。一些伴有肺实质病变的 PPHN 新生儿在高频振荡通气（high-frequency oscillatory ventilation，HFOV）下进行积极的肺复张后可以使右向左分流减少，氧合改善（Davidson et al. 1998）。将较大的儿童急性 RDS 患者应用的较高呼气末正压和较小潮气量的"肺开放策略"用于新生儿 PPHN 有时也能起到这样的效果（Kinsella and Abman 2000）。

在严重肺部疾病的新生儿，HFOV 常用于维持合适的肺膨胀，减少肺损伤。联合 HFOV 和 iNO 常常可以使合并有肺实质病变和肺膨胀不全的严重 PPHN 患儿进一步改善氧合（如 RDS，肺炎）。一项严重 PPHN 的多中心随机研究显示，很多对 HFOV 或 iNO 治疗无反应的严重 PPHN 患儿改用 HFOV 和 iNO 联合治疗后获得成功（Kinsella et al. 1997；Patterson et al. 1988）。合并严重肺部疾病的 PPHN 患儿，HFOV+iNO 的治疗有效率高于单用 HFOV 或常频机械通气下吸入 NO。对于没有显著肺实质病变的患儿，iNO 和 HFOV+iNO 比单用 HFOV 更有效。对于 HFOV+iNO 反应良好的严重肺部疾病和 PPHN 患儿，提示在应用了肺复张策略并保证肺容量以后，肺内分流减少，NO 可以更好地进入靶向作用区域。尽管 iNO 可能是 PPHN 的有效治疗，但也只能视为 PPHN 综合治疗的一部分，iNO 的同时还应治疗肺实质病变、改善心功能和体循环血流动力学。

过去的研究已经显示急性过度通气可以改善 PPHN 患儿的 PaO_2，这可以作为诊断性试验，也是潜在的治疗策略。不过,如果把呼吸性碱中毒作为长时间的治疗还是有很多问题的。在不同肺部基础疾病和呼吸机策略下,过度通气可能增加 VILI,长时间过度通气是否能够持续降低 PVR 也未经证实。实验性研究提示肺血管对碱中毒的反应是暂时性的,持续碱中毒可能使肺血管张力、反应性恶化,加剧渗透性水肿(Acute Respiratory Distress Syndrome Network 2000;Gordon et al. 1993)。此外,长时间过度通气会减少脑血流,可能影响神经发育结局。总之,目前并不推荐用长时间的过度通气来治疗 PPHN。

60.3.5 PPHN:其他治疗

其他治疗包括输注碳酸氢钠、补充表面活性物质、静脉内血管活性药物应用等,在不同中心的使用情况差异很大。尽管在某些肺部疾病如 RDS 和胎粪吸入,表面活性物质能够改善氧合,减少 ECMO 的机会,但一项多中心试验显示,病情相对较轻的患儿有所获益,在原发性 PPHN 的患儿,ECMO 的应用并未减少(Lakshminrusimha et al. 2006b)。静脉应用扩血管药物治疗,如妥拉苏林、硫酸镁、硝普钠等也是有争议的,因为这些药物的选择性较差,会影响体循环血压,所以已经不再推荐这些药物。体循环低血压会进一步加剧右向左分流,导致肺实质病变的患儿氧气输送障碍,气体交换恶化。

iNO 的肺血管舒张作用主要通过激活可溶性鸟苷环化酶增加 cGMP 的产生来实现。PDE5 能使 cGMP 迅速代谢,因此 PDE5 活性过高就会影响 iNO 或其他药物的扩血管作用(Walsh-Sukys et al. 2000;Laffey et al. 2000)。最近 FDA 已经证实,在成人慢性肺高压的治疗上,西地那非是作用较强且特异性较高的 PDE5 抑制剂,已经被应用于一些动物模型的临床前研究。在羊的实验性肺动脉高压模型,口服或雾化吸入西地那非都可以使肺血管扩张,进一步促进肺血管对 iNO 的反应(Ziegler et al. 1998;Atz and Wessel 1999)。在猪的胎粪吸入模型,静脉内应用西地那非是一选择性肺血管扩张剂,效果和 iNO 相当,但是当西地那非和 iNO 联用时会出现低血压和氧合的恶化(Ichinose et al. 2001;Weimann et al. 2000)。最近的一项开放式剂量升级试验中,给 OI>15 的 PPHN 新生儿持续静脉输注西地那非,评估用药后 OI 的变化。虽然大部分患儿在接受西地那非以前已经开始 iNO 治疗,加用西地那非后还是

可以看到 OI 显著降低,特别是药物剂量较大的那一组。在另一样本较小的亚组患儿,用了西地那非后可以避免使用(Shekerdemian et al. 2002)。在这一研究中,低血压是最常见的副作用。静脉应用西地那非给 iNO 治疗无效的肺动脉高压患儿提供了另一种治疗的选择。不过,对于血流动力学不稳定的患儿,应用还是要谨慎。

前列环素是强力的血管扩张剂,通过刺激腺苷环化酶增加细胞内 cAMP 水平而达到肺血管舒张的作用。尽管在伴有肺部疾病和体循环血管舒张的 PPHN 患儿静脉应用前列环素有可能使气体交换恶化,但吸入 PGI2 可以使 iNO 治疗效果较差的患儿氧合改善(Shekerdemian et al. 2004)。其他加强 cAMP 信号通路的治疗方法包括 PDE3(促进 cAMP 的代谢)抑制剂。米力农是 PDE3 抑制剂,在动物研究中,可以在 iNO 的基础上进一步降低肺动脉压力和血管阻力。最近的研究报道,严重 PPHN、iNO 疗效不佳的患儿静脉应用米力农后氧合改善,且没有对血流动力学状态产生影响(Steinhorn et al. 2007)。对于左心室功能较差的 PPHN 患儿,米力农还具有降低心脏后负荷的益处。

波生坦是内皮素 -1 拮抗剂,直到最近,有一些波生坦治疗 PPHN 的有限的病例经验。近来进行的一项波生坦治疗新生儿 PPHN 的双盲、安慰剂对照的前瞻性研究,研究终点为 OI<15,肺动脉压正常(<20mmHg),研究没有因为药物不良反应或缺乏疗效而提前终止(Kelly et al. 2002)。参加研究的患儿 87.8% 对治疗有较好的反应,安慰剂组只有 20% 对治疗有反应。未观察到和药物相关的临床或实验室不良事件。波生坦因为只有口服制剂,使其应用受到限制,且相关经验较少。不过,在顽固的重症 PPHN 患儿,可以考虑应用。开始波生坦治疗后建议对患儿的肝功能进行密切的监测(McNamara et al. 2006)。

参考文献

Abman SH (2001) Bronchopulmonary dysplasia: a "vascular hypothesis". Am J Respir Crit Care Med 164:1755–1756

Abman SH, Accurso FJ (1989) Acute effects of partial compression of ductus arteriosus on fetal pulmonary circulation. Am J Physiol Heart Circ Physiol 26: H626–H634

Abman SH, Kinsella JP (1995) Inhaled nitric oxide for

persistent pulmonary hypertension of the newborn: the physiology matters. Pediatrics 96:1153–1155

Abman SH, Chatfield BA, Hall SL, McMurtry IF (1990) Role of endothelium-derived relaxing factor activity during transition of pulmonary circulation at birth. Am J Physiol (Heart Circ Physiol 28) 259: H1921–H1927

Abman SH, Griebel JL, Parker DK et al (1994) Acute effects of inhaled nitric oxide in severe hypoxemic respiratory failure in pediatrics. J Pediatr 124:881–888

Acute Respiratory Distress Syndrome Network (2000) Ventilation with lower tidal volumes as compared with traditional tidal volumes for acute lung injury and the ARDS. N Engl J Med 342:1301–1308

Adel Mohamed MD, Nehad Nasef MD, Vibhuti Shah MD, Patrick J, McNamara MD (2014) Vasopressin as a rescue therapy for refractory pulmonary hypertension in neonates: case series. Pediatr Crit Care Med 15:148–154

Agrawal A, Singh VK, Varma A, Sharma R (2012) Therapeutic applications of vasopressin in pediatric patients. Indian Pediatr 49:297–305

Alano MA, Ngougmna E, Ostrea EM Jr, Konduri GG (2001) Analysis of nonsteroidal antiinflammatory drugs in meconium and its relation to persistent pulmonary hypertension of the newborn. Pediatrics 107(3):519–523

Antunes MJ, Greenspan JS, Holt WJ, Vallieu DS, Spitzer AR (1994) Assessment of lung function pre-nitric oxide therapy: a predictor of response? Pediatr Res 35:212A

Aslam M, Baveja R, Liang OD, Fernandez-Gonzalez A, Lee C, Mitsialis SA et al (2009) Bone marrow stromal cells attenuate lung injury in a murine model of neonatal chronic lung disease. Am J Respir Crit Care Med 180:1122–1130

Atz AM, Wessel DL (1999) Sildenafil ameliorates effects of inhaled nitric oxide withdrawal. Anesthesiology 91:307–310

Balasubramaniam V, Le Cras TD, Ivy DD, Kinsella J, Grover TR, Abman SH (2003) Role of platelet-derived growth factor in the pathogenesis of perinatal pulmonary hypertension. Am J Phys Lung Cell Mol Phys 284:L826–L833

Ballard RA, Truog WE, Cnaan A et al (2006) Inhaled nitric oxide in preterm infants undergoing mechanical ventilation. N Engl J Med 205:343–353

Baumgart S, Paul JJ, Huhta JC, Katz AL, Paul KE, Spettell C et al (1998) Cardiac malposition, redistribution of fetal cardiac output, and left heart hypoplasia reduce survival in neonates with congenital diaphragmatic hernia requiring extracorporeal membrane oxygenation. J Pediatr 133:5762

Behrman RE (1976) Persistence of the fetal circulation. J Pediatr 89:636–637

Brennan LA, Steinhorn RH, Wedgwood S, Mata-Greenwood E, Roark EA, Russell JA, Black SM (2003) Increased superoxide generation is associated with pulmonary hypertension in fetal lambs. A role for NADPH oxidase. Circ Res 92:683–691

Byrne FA, Keller RL, Meadows J, Miniati D, Brook MM, Silverman NH et al (2015) Severe left diaphragmatic hernia limits size of fetal left heart more than right diaphragmatic hernia. Ultrasound Obstet Gynecol 46(6):688–94

Chambers CD, Hernandez-Diaz S, Van Marter LJ, Werler MM, Louik C, Jones KL, Mitchell AA (2006) Selective serotonin-reuptake inhibitors and risk of persistent pulmonary hypertension of the newborn. N Engl J Med 354(6):579–587

Chester M, Tourneux P, Seedorf G, Grover TR, Abman SH (2009) Cinaciguat, a soluble guanylate cyclase activator, causes potent and sustained pulmonary vasodilation in the ovine fetus. Am J Physiol 297:L318

Clark RH, Kueser TJ, Walker MW et al (2000) Low-dose nitric oxide therapy for persistent pulmonary hypertension of the newborn. Clinical inhaled nitric oxide research group. N Engl J Med 342:469–474

Cole FS, Alleyne C, Barks JD, Boyle RJ, Carroll JL, Dokken D, Edwards WH, Georgieff M, Gregory K, Johnston MV, Kramer M, Mitchell C, Neu J, Pursley DM, Robinson WM, Rowitch DH (2011) NIH consensus development conference statement: inhaled nitric-oxide therapy for premature infants. Pediatrics 127 (2):363–369

Cornfield DN, Chatfield BA, McQueston JA, McMurtry IF, Abman SH (1992) Effects of birth related stimuli on L-arginine-dependent vasodilation in the ovine fetus. Am J Physiol (Heart Circ Physiol 31) 262: H1474–H1481

Cornfield DN, Maynard RC, deRegnier RO, Guaing SF, Barbato JE, Milla CE (1999) Randomized, controlled trial of low-dose inhaled nitric oxide in the treatment of term and near-term infants with respiratory failure and pulmonary hypertension. Pediatrics 104:1089–1094

Cotton EK (1965) The use of priscoline in the treatment of the hypoperfusion syndrome. Pediatrics 36:149

Davidson D, Barefield ES, Kattwinkel J et al (1998) Inhaled nitric oxide for the early treatment of persistent pulmonary hypertension of the term newborn: a randomized, double-masked, placebo-controlled, dose – response, multicenter study. Pediatrics 101:325–334

Deprest J, De CP (2012) Antenatal management of isolated congenital diaphragmatic hernia today and tomorrow: ongoing collaborative research and development. Journal of pediatric surgery lecture. J Pediatr Surg 47:282–290

Evora PR, Pearson PJ, Schaff HV (1993) Arginine vasopressin induces endothelium-dependent vasodilation of the pulmonary artery. V1-receptor-mediated production of nitric oxide. Chest 103:1241–1245

Faraci F, Didion S (2004) Vascular protection: Superoxide dismutase isoforms in the vessel wall. Arterioscler Thromb Vasc Biol 24:1367–1373

Farrow KN, Lakshminrusimha S, Reda WJ, Wedgwood S, Czech L, Gugino SF, Davis JM, Russell JA, Steinhorn RH (2008a) Superoxide dismutase restores eNOS expression and function in resistance pulmonary arteries from neonatal lambs with persistent pulmonary hypertension. Am J Phys Lung Cell Mol Phys 295(6): L979–L987

Farrow KN, Groh BS, Schumacker PT, Lakshminrusimha S, Czech L, Gugino SF, Russell JA, Steinhorn RH (2008b) Hyperoxia increases phosphodiesterase 5 expression and activity in ovine fetal pulmonary artery smooth muscle cells. Circ Res 102 (2):226–233

Field DJ (2005) Nitric oxide-still no consensus. Early Hum Dev 81:1–4

Field D, Elbourne D, Truesdale A et al (2005) Neonatal ventilation with inhaled nitric oxide versus ventilatory support without inhaled nitric oxide for preterm infants with severe respiratory failure: the INNOVO multicentre randomized controlled trial. Pediatrics 115:926–936

Fike CD, Slaughter JC, Kaplowitz MR, Zhang Y, Aschner JL (2008) Reactive oxygen species from NADPH oxidase contribute to altered pulmonary vascular responses in piglets with chronic hypoxia-induced pulmonary hypertension. Am J Phys Lung Cell Mol Phys 295(5):L881–L888

Filippi L, Gozzini E, Daniotti M, Pagliai F, Catarzi S, Fiorini P (2011) Rescue treatment with terlipressin in different scenarios of refractory hypotension in newborns and infants. Pediatr Crit Care Med 12:e237–e241

Finer NN (2005) Inhaled nitric oxide for preterm infants: A therapy in search of an indication? The search continues. J Pediatr 146:301–302

Finer NN, Etches PC, Kamstra B et al (1994) Inhaled nitric oxide in infants referred for extracorporeal membrane oxygenation: dose response. J Pediatr 124:302–308

Finer NN, Sun JW, Rich W, Knodel E, Barrington KJ (2001) Randomized, prospective study of low-dose versus high-dose inhaled nitric oxide in the neonate with hypoxic respiratory failure. Pediatrics 108:949–955

Fornaro E, Li D, Pan J, Belik J (2007) Prenatal exposure to fluoxetine induces fetal pulmonary hypertension in the rat. Am J Respir Crit Care Med 176(10):1035–1040

Fox WW, Gewitz MH, Dinwiddie R, Drummond WH, Peckham GJ (1977) Pulmonary hypertension in the perinatal aspiration syndromes. Pediatrics 59:205–211

Frostell C, Fratacci MD, Wain JC, Jones R, Zapol WM (1991) A selective pulmonary vasodilator reversing hypoxic pulmonary vasoconstriction. Circulation 83:2038–2047

Furchgott RF, Zawadzki JV (1980) The obligatory role of endothelial cells in the relaxation of arterial smooth muscle by acetylcholine. Nature 288:373–376

Geggel RL, Reid LM (1984) The structural basis of PPHN. Clin Perinatol 11:525–549

Gerlach H, Rossaint R, Pappert D, Falke KJ (1993) Timecourse and dose-response of nitric oxide inhalation for systemic oxygenation and pulmonary hypertension in patients with adult respiratory distress syndrome. Eur J Clin Invest 23:499–502

Gersony WM (1984) Neonatal pulmonary hypertension: pathophysiology, classification and etiology. Clin Perinatol 11:517–524

Gersony WM, Duc GV, Sinclair JC (1969) "PFC" syndrome (persistence of the fetal circulation). Circulation 40:111

Gien J, Kinsella JP (2015) Differences in preductal and postductal arterial blood gas measurements in infants with severe congenital diaphragmatic hernia. Arch Dis Child Fetal Neonatal Ed 101:F314

Goetzman BW, Sunshine P, Johnson JD, Wennberg RP, Hackel A, Merten DF et al (1976) Neonatal hypoxia and pulmonary vasospasm: response to tolazoline. J Pediatr 89:617–621

Goldman AP, Tasker RC, Haworth SG, Sigston PE, Macrae DJ (1996) Four patterns of response to inhaled nitric oxide for persistent pulmonary hypertension of the newborn. Pediatrics 98:706–713

Gordon JB, Martinez FR, Keller PA, Tod ML, Madden JA (1993) Differing effects of actue and prolonged alkalosis on hypoxic pulmonary vasoconstriction. Am Rev Respir Dis 148:1651–1656

Grover TR, Parker TA, Zenge JP, Markham NE, Abman SH (2003) Intrauterine pulmonary hypertension decreases lung VEGF expression and VEGF inhibition causes pulmonary hypertension in the ovine fetus. Am J Phys 284:L508–L517

Grover TR, Parker TA, Hunt-Peacock C, Markham NE, Abman SH (2005) rhVEGF treatment improves pulmonary vasoreactivity and structure in an experimental model of pulmonary hypertension in fetal sheep. Am J Physiol LCMP 289:L529–L535

Hamon I, Fresson J, Nicolas MB et al (2005) Early inhaled nitric oxide improves oxidative balance in very preterm infants. Pediatr Res 57:637–643

Hanson KA, Abman SH, Clarke WR (1996) Elevation of pulmonary PDE5-specific activity in an experimental fetal ovine perinatal pulmonary hypertension model. Pediatr Res 39:334A

Harrison MR, de Lorimier AA (1981) Congenital diaphragmatic hernia. Surg Clin North Am 61:1023–1035

Hascoet JM, Fresson J, Claris O et al (2005) The safety and efficacy of nitric oxide therapy in premature infants. J Pediatr 146:318–323

Haworth SG, Reid L (1976) Persistent fetal circulation: newly recognized structural features. J Pediatr 88:614–620

Hibbs AM, Walsh MC, Martin RJ, Truog WE, Lorch SA, Alessandrini E, Cnaan A, Palermo L, Wadlinger SR, Coburn CE, Ballard PL, Ballard RA (2008) One-year respiratory outcomes of preterm infants enrolled in the nitric oxide (to prevent) chronic lung disease trial. J Pediatr 153(4):525–529

Higenbottam T, Pepke-Zaba J, Scott J, Woolman P, Coutts C, Wallwork J (1988) Inhaled "endothelium-derived relaxing factor" (EDRF) in primary hypertension (PPH). Am Rev Respir Dis 137:107S

Hintz SR, Van Meurs KP, Perritt R, Poole WK, Das A, Stevenson DK, Ehrenkranz RA, Lemons JA, Vohr BR, Heyne R, Childers DO, Peralta-Carcelen M, Dusick A, Johnson YR, Morris B, Dillard R, Vaucher Y, Steichen J, Adams-Chapman I, Konduri G, Myers GJ, de Ungria M, Tyson JE, Higgins RD, NICHD Neonatal Research Network (2007) Neurodevelopmental outcomes of premature infants with severe respiratory failure enrolled in a randomized controlled trial of inhaled nitric oxide. J Pediatr 151(1):16–22

Hoffman AM, Paxson JA, Mazan MR, Davis AM, Tyagi S, Murthy S et al (2011) Lung-derived mesenchymal stromal cell post-transplantation survival, persistence, paracrine expression, and repair of elastase-injured lung. Stem Cells Dev 20:1779–1792

Ichinose F, Erana-Garcia J, Hromi J, Raveh Y, Jones R, Krim L, Clark MWH, Winkler JD, Bloch KD, Zapol WM (2001) Nebulized sildenafil is a selective pulmonary vasodilator in lambs with acute pulmonary hypertension. Crit Care Med 29:1000–1005

Ignarro LJ, Buga GM, Wood KS, Byrns RE, Chaudhuri G (1987) Endothelium-derived relaxing factor produced and released from artery and vein is nitric oxide. Proc Natl Acad Sci U S A 84:9265–9269

Ivy DD, Ziegler JW, Dubus MF, Fox JJ, Kinsella JP, Abman SH (1996) Chronic intrauterine pulmonary hypertension alters endothelin receptor activity in the ovine fetal lung. Pediatr Res 39:435–442

Ivy DD, Parker TA, Ziegler JW, Galan HL, Kinsella JP, Tuder RM, Abman SH (1997) Prolonged endothelin A receptor blockade attenuates pulmonary hypertension in the ovine fetus. J Clin Invest 99:1179–1186

Ivy DD, Le Cras TD, Horan MP, Abman SH (1998) Increased lung preproET-1 and decreased ETB-receptor gene expression in fetal pulmonary hypertension. Am J Phys 274(4 Pt 1):L535–L541

Jani J, Valencia C, Cannie M, Vuckovic A, Sellars M, Nicolaides KH (2011) Tracheal diameter at birth in severe congenital diaphragmatic hernia treated by fetal endoscopic tracheal occlusion. Prenat Diagn 31:699–704

Kamath BD, Fashaw L, Kinsella JP (2010) Adrenal insufficiency in newborns with congenital diaphragmatic hernia. J Pediatr 156:495–497

Kelly LK, Porta NF, Goodman DM, Carroll CL, Steinhorn RH (2002) Inhaled prostacyclin for term infants with persistent pulmonary hypertension refractory to inhaled nitric oxide. J Pediatr 141:830–832

Kinsella JP, Abman SH (1995) Recent developments in the pathophysiology and treatment of persistent pulmonary hypertension of the newborn. J Pediatr 126:853–864

Kinsella JP, Abman SH (2000) Clinical approach to inhaled nitric oxide therapy in the newborn with hypoxemia. J Pediatr 136:717–726

Kinsella JP, McQueston JA, Rosenberg AA, Abman SH (1992a) Hemodynamic effects of exogenous nitric oxide in ovine transitional pulmonary circulation. Am J Phys 262:H875–H880

Kinsella JP, Neish SR, Shaffer E, Abman SH (1992b) Low-dose inhalational nitric oxide in persistent pulmonary hypertension of the newborn. Lancet 340:819–820

Kinsella JP, Neish SR, Ivy DD, Shaffer E, Abman SH (1993) Clinical responses to prolonged treatment of persistent pulmonary hypertension of the newborn with low doses of inhaled nitric oxide. J Pediatr 123:103–108

Kinsella JP, Truog WE, Walsh WF et al (1997) Randomized, multicenter trial of inhaled nitric oxide and high frequency oscillatory ventilation in severe persistent pulmonary hypertension of the newborn. J Pediatr 131:55–62

Kinsella JP, Walsh WF, Bose CL et al (1999) Inhaled nitric oxide in premature neonates with severe hypoxaemic respiratory failure: a randomised controlled trial. Lancet 354:1061–1065

Kinsella JP, Parker TA, Ivy DD, Abman SH (2003) Non-invasive delivery of inhaled nitric oxide therapy for late pulmonary hypertension in newborn infants with congenital diaphragmatic hernia. J Pediatr 142:397–401

Kinsella JP, Ivy DD, Abman SH (2005) Pulmonary vasodilator therapy in congenital diaphragmatic hernia:

acute, late, and chronic pulmonary hypertension. Semin Perinatol 29:123–128

Kinsella JP, Cutter GR, Walsh WF et al (2006) Early inhaled nitric oxide therapy in premature newborns with respiratory failure. N Engl J Med 205:354–364

Konduri GG, Ou J, Shi Y, Pritchard KA Jr (2003) Decreased association of HSP90 impairs endothelial nitric oxide synthase in fetal lambs with persistent pulmonary hypertension. Am J Physiol Heart Circ Physiol 285(1):H204–H211

Konduri GG, Solimani A, Sokol GM, Singer J, Ehrenkranz RA, Singhal N, Wright LL, Van Meurs K, Stork E, Kirpalani H, Peliowski A, Group NINOS (2004) A randomized trial of early versus standard inhaled nitric oxide therapy in term and near-term newborn infants with hypoxic respiratory failure. Pediatrics 113:559–564

Konduri GG, Bakhutashvili I, Eis A, Pritchard KA (2007) Oxidant stress from uncoupled nitric oxide synthase impairs vasodilation in fetal lambs with persistent pulmonary hypertension. Am J Physiol Heart Circ Physiol 292:H1812–H1820

Korones SB, Eyal FB (1975) Succesful treatment of "persistent fetal circulation" with tolazoline. Pediatr Res 9:367

Laffey JG, Engelberts D, Kavanaugh BP (2000) Inurious effects of hypocapnic alkalosis in the isolated lung. Am J Respir Crit Care Med 162:399–405

Lakshminrusimha S, Russell JA, Wedgwood S, Gugino SF, Kazzaz JA, Davis JM, Steinhorn RH (2006a) Superoxide dismutase improves oxygenation and reduces oxidation in neonatal pulmonary hypertension. Am J Respir Crit Care Med 174(12):1370–1377. Epub 2006 Sep 1328

Lakshminrusimha S, Russell JA, Steinhorn RH, Ryan RM, Gugino SF, Morin FC 3rd, Swartz DD, Kumar VH (2006b) Pulmonary arterial contractility in neonatal lambs increases with 100% oxygen resuscitation. Pediatr Res 59(1):137–141. Epub 2005 Dec 2002

Lakshminrusimha S, Russell JA, Steinhorn RH, Swartz DD, Ryan RM, Gugino SF, Wynn KA, Kumar VH, Mathew B, Kirmani K, Morin FC 3rd (2007) Pulmonary hemodynamics in neonatal lambs resuscitated with 21%, 50%, and 100% oxygen. Pediatr Res 62:313–318

Le LD, Keswani SG, Biesiada J, Lim FY, Kingma PS, Haberman BE et al (2012) The congenital diaphragmatic hernia composite prognostic index correlates with survival in left-sided congenital diaphragmatic hernia. J Pediatr Surg 47:57–62

Lees MH (1970) Cyanosis of the newborn. J Pediatr 77:484–498

Levin DL, Heymann MA, Kitterman JA, Gregory GA, Phibbs RH, Rudolph AM (1976) Persistent pulmonary hypertension of the newborn infant. J Pediatr 89:626–630

Levin DL, Hyman AI, Heymann MA, Rudolph AM (1978) Fetal hypertension and the development of increased pulmonary vascular smooth muscle: a possible mechanism for persistent pulmonary hypertension of the newborn infant. J Pediatr 92:265–269

Lipshutz GS, Albanese CT, Feldstein VA, Jennings RW, Housley HT, Beech R et al (1997) Prospective analysis of lung-to-head ratio predicts survival for patients with prenatally diagnosed congenital diaphragmatic hernia. J Pediatr Surg 32:1634–1636

Luccini B, Bimonetti GD, Ceschi A, Lava SA, Fare PB, Bianchetti MG (2013) Severe signs of hyponatremia secondary to desmopressin treatment for enuresis: a systematic review. J Pediatr Urol 9:1049–1053

Lusk LA, Wai KC, Moon-Grady AJ, Steurer MA, Keller RL (2015) Persistence of pulmonary hypertension by echocardiography predicts short-term outcomes in congenital diaphragmatic hernia. J Pediatr 166: 251–256

Martin RJ, Walsh MC (2005) Inhaled nitric oxide for preterm infants – who benefits? N Engl J Med 353:82–84

McNamara PJ, Laique F, Muang-In S, Whyte HE (2006) Milrinone improves oxygenation in neonates with severe persistent pulmonary hypertension of the newborn. J Crit Care 21(2):217–222

McQueston JA, Cornfield DN, McMurtry IF, Abman SH (1993) Effects of oxygen and exogenous L-arginine on EDRF activity in fetal pulmonary circulation. Am J Physiol Heart Circ Physiol 264:865–871

McQueston JA, Kinsella JP, Ivy DD, McMurtry IF, Abman SH (1995) Chronic pulmonary hypertension in utero impairs endothelium-dependent vasodilation. Am J Physiol Heart Circ Physiol 268:H288–H294

Mercier JC, Hummler H, Durrmeyer X, Sanchez-Luna M, Carnielli V, Field D, Greenough A, Van Overmeire B, Jonsson B, Hallman M, Baldassarre J, EUNO Study Group (2010) Inhaled nitric oxide for prevention of bronchopulmonary dysplasia in premature babies (EUNO): a randomised controlled trial. Lancet 376 (9738):346–354

Mestan KK, Marks JD, Hecox K et al (2005) Neurodevelopmental outcomes of premature infants treated with inhaled nitric oxide. N Engl J Med 353:23–32

Meurs KP, Rhine WD, Asselin JM, Duran DJ (1997) Response of premature infants with severe respiratory failure to inhaled nitric oxide. Preemie NO collaborative group. Pediatr Pulmonol 24:319–323

Mohamed WA, Ismail M (2012) A randomized, double-blind, placebo-controlled, prospective study of bosentan for the treatment of persistent pulmonary hypertension of the newborn. J Perinatol 32(8):608–613

Morin FC III, Eagan EA (1989) The effect of closing the ductus arteriosus on the pulmonary circulation of the fetal sheep. J Dev Physiol 11:245–250

Murphy J, Aronovitz M, Reid L (1986) Effects of chronic in utero hypoxia on the pulmonary vasculature of the newborn guinea pig. Pediatr Res 20:292–295

Neonatal Inhaled Nitric Oxide Study Group (1997) Inhaled nitric oxide in full-term and nearly full-term infants with hypoxic respiratory failure. N Engl J Med 336:597–604

Olson E, Lusk LA, Fineman JR, Robertson L, Keller RL (2015) Short-term treprostinil use in infants with congenital diaphragmatic hernia following repair. J Pediatr 167:762–764

Palmer RMJ, Ferrige AG, Moncada S (1987) Nitric oxide release accounts for the biological activity of endothelium-derived relaxing factor. Nature 327: 524–526

Parker TA, Ivy DD, Kinsella JP, Torielli F, Ruyle SZ, Thilo EH, Abman SH (1997) Combined therapy with inhaled nitric oxide and intravenous prostacyclin in an infant with alveolar-capillary dysplasia. Am J Respir Crit Care Med 155:743–746

Patterson K, Kapur SP, Chandra RS (1988) PPHN: pulmonary pathologic effects. In: Rosenberg HS, Berstein J (eds) Cardiovascular diseases, perspectives in pediatric pathology, vol 12. Karger, Basel, pp 139–154

Pearson DL, Dawling S, Walsh WF, Haines JL, Christman BW, Bazyk A, Scott N, Summar ML (2001) Neonatal pulmonary hypertension-urea-cycle intermediates, nitric oxide production, and carbamoyl-phosphate synthetase function. N Engl J Med 344(24):1832–1838

Peliowski A, Finer NN, Etches PC, Tierney AJ, Ryan CA (1995) Inhaled nitric oxide for premature infants after prolonged rupture of the membranes. J Pediatr 126:450–453

Pepke-Zaba J, Higenbottam TW, Dinh-Xuan AT, Stone D, Wallwork J (1991) Inhaled nitric oxide as a cause of selective pulmonary vasodilation in pulmonary hypertension. Lancet 338:1173–1174

Pierro M, Thebaud B (2014) Understanding and treating pulmonary hypertension in congenital diaphragmatic hernia. Semin Fetal Neonatal Med 19:357–363

Radicioni M, Troiani S, Camerini PG (2012) Effects of terlipressin on pulmonary artery pressure in a septic cooled infant: an echocardiographic assessment. J Perinatol 32:893–895

Roberton NRC, Hallidie-Smith DA, Davis JA (1967) Severe respiratory distress syndrome mimicking cyanotic heart disease in term babies. Lancet 2: 1108–1110

Roberts JD, Polaner DM, Lang P et al (1992) Inhaled nitric oxide in persistent pulmonary hypertension of the newborn. Lancet 340:818–819

Roberts JD, Chen TY, Kawai N et al (1993) Inhaled nitric oxide reverses pulmonary vasoconstriction in the hypoxic and acidotic newborn lamb. Circ Res 72:246–254

Roberts JD, Fineman JR, Morin FC et al (1997) Inhaled nitric oxide and persistent pulmonary hypertension of the newborn. N Engl J Med 336:605–610

Rosenberg AA, Kennaugh J, Koppenhafer SL, Loomis M, Chatfield BA, Abman SH (1993) Elevated immunoreactive endothelin-1 levels in newborn infants with persistent pulmonary hypertension. J Pediatr 123:109–114

Rossaint R, Falke KJ, Lopez F et al (1993) Inhaled nitric oxide for the adult respiratory distress syndrome. NEJM 328:399–405

Ruano R, Yoshisaki CT, da Silva MM, Ceccon ME, Grasi MS, Tannuri U et al (2012) A randomized controlled trial of fetal endoscopic tracheal occlusion versus postnatal management of severe isolated congenital diaphragmatic hernia. Ultrasound Obstet Gynecol 39:20–27

Rudolph AM (1980) High pulmonary vascular resistance after birth: pathophysiologic considerations and etiologic classification. Clin Pediatr 19:585–590

Rudolph AM, Drorbraugh JE, Auld PAM, Rudolph AJ, Nadas AS, Smith CA, Hubbell JP (1961) Studies in the circulation in the neonatal period. The circulation in the respiratory distress syndrome. Pediatrics 27:551–556

Russ RD, Walker BR (1992) Role of nitric oxide in vasopressinergic pulmonary vasodilatation. Am J

Phys 262:H743–H747

Scheurer MA, Scott MB, Atz AM (2005) Vasopressin to attenuate pulmonary hypertension and improve systemic blood pressure after correction of obstructed total anomalous pulmonary venous return. J Thorac Cardiovasc Surg 129:464–466

Schreiber MD, Gin-Mestan K, Marks JD et al (2003) Inhaled nitric oxide in premature infants with the respiratory distress syndrome. N Engl J Med 349:2099–2107

Share L (1988) Role of vasopressin in cardiovascular regulation. Physiol Rev 68:1248–1284

Shaul PW, Yuhanna IS, German Z, Chen Z, Steinhorn RH, Morin FC III (1997) Pulmonary endothelial NO synthase gene expression is decreased in fetal lambs with pulmonary hypertension. Am J Phys Lung Cell Mol Phys 272:L1005–L1012

Shekerdemian L, Ravn H, Penny D (2002) Intravenous sildenafil lowers pulmonary vascular resistance in a model of neonatal pulmonary hypertension. Am J Respir Crit Care Med 165:1098–2002

Shekerdemian LS, Ravn HB, Penny DJ (2004) Interaction between inhaled nitric oxide and intravenous sildenafil in a porcine model of meconium aspiration syndrome. Pediatr Res 55(3):413–418. Epub 2004 Jan 2007

SIassi B, Goldberg SJ, Emmanouilides GC, Higashimo SM, Lewis E (1971) Persistent pulmonary vascular obstruction in newborn infants. J Pediatr 78:610–615

Stahlman M (1964) Treatment of cardiovascular diseases of the newborn. Pediatr Clin N Am 11:363–400

Steinhorn RH, Russell JA, Morin FC III (1995) Disruption of cyclic GMP production in pulmonary arteries isolated from fetal lambs with pulmonary hypertension. Am J Physiol Heart Circ Physiol 268:H1483–H1489

Steinhorn RH, Kinsella JP, Butrous G, Dilleen M, Oakes M, Wessel DL (2007) Open-label, multicentre, pharmacokinetic study of IV sildenafil in the treatment of neonates with persistent pulmonary hypertension of the newborn (PPHN). Circulation 116:II–614

Stevenson DK, Kasting DS, Darnall RA et al (1979) Refractory hypoxemia associated with neonatal pulmonary disease: the use and limitations of tolazoline. J Pediatr 95:595–599

Storme L, Rairigh RL, Parker TA, Kinsella JP, Abman SH (1999) Acute intrauterine pulmonary hypertension impairs endothelium dependent vasodilation in the ovine fetus. Pediatr Res 45:575–581

Subhedar NV, Ryan SW, Shaw NJ (1997) Open randomised controlled trial of inhaled nitric oxide and early dexamethasone in high risk preterm infants. Arch Dis Child 77:F185–F190

Taira Y, Yamataka T, Miyazaki E, Puri P (1998) Comparison of the pulmonary vasculature in newborns and stillborns with congenital diaphragmatic hernia. Pediatr Surg Int 14:30–35

The Franco – Belgium Collaborative NO Trial Group (1999) Early compared with delayed inhaled nitric oxide in moderately hypoxaemic neonates with respiratory failure: a randomised controlled trial. Lancet 354:1066–1071

The Neonatal Inhaled Nitric Oxide Study Group (NINOS) (1997) Inhaled nitric oxide and hypoxic respiratory failure in infants with congenital diaphragmatic hernia. Pediatrics 99:838–845

Tiktinsky MH, Morin FC (1993) Increasing oxygen tension dilates fetal pulmonary circulation via endothelium-derived relaxing factor. Am J Phys 265:H376–H380

Tzao C, Nickerson PA, Russell JA, Gugino SF, Steinhorn RH (2001) Pulmonary hypertension alters soluble guanylate cyclase activity and expression in pulmonary arteries isolated from fetal lambs. Pediatr Pulmonol 31:97–105

van der Cammen-van Zijp MH, Janssen AJ, Raets MM, van Rosmalen J, Govaert P, Steiner K, Gischler SJ, Tibboel D, van Heijst AF (2014) IJsselstijn H; Dutch ECMO follow-up team. Motor performance after neonatal extracorporeal membrane oxygenation: a longitudinal evaluation. Pediatrics 134(2):e427–e435

Van Marter LJ, Leviton A, Allred EN (1996) PPHN and smoking and aspirin and nonsteroidal antiinflammatory drug consumption during pregnancy. Pediatrics 97:658–663

Van Meurs KP, Wright LL, Ehrenkranz RA et al (2005) Inhaled nitric oxide for premature infants with severe respiratory failure. N Engl J Med 353:13–22

Villamor E, LeCras TD, Horan MP, Halbower AC, Tuder RM, Abman SH (1997) Chronic intrauterine pulmonary hypertension impairs endothelial nitric oxide synthase in the ovine fetus. Am J Phys Lung Cell Mol Phys 272:L1013–L1020

Walsh MC, Hibbs AM, Martin CR, Cnaan A, Keller RL, Vittinghoff E, Martin RJ, Truog WE, Ballard PL, Zadell A, Wadlinger SR, Coburn CE, Ballard RA, NO CLD Study Group (2010) Two-year neurodevelopmental outcomes of ventilated preterm infants treated with inhaled nitric oxide. J Pediatr 156(4):556–61.e1. https://doi.org/10.1016/j.jpeds.2009.10.011. Epub 2010 Feb 6

Walsh-Sukys MC, Tyson JE, Wright LL, Bauer CR, Korones SB, Stevenson DK, Verter J, Stoll BJ, Lemons JA, Papile LA, Shankaran S, Donovan EF, Oh W, Ehrenkranz RA, Fanaroff AA (2000) Persistent pulmonary hypertension of the newborn in the era before nitric oxide: practice variation and outcomes. Pediatrics 105:14–20

Wedgwood S, Black SM (2003) Role of reactive oxygen species in vascular remodeling associated with pulmonary hypertension. Antioxid Redox Signal 5(6):759–769

Wedgwood S, Steinhorn RH, Bunderson M, Wilham J, Lakshminrusimha S, Brennan LA, Black SM (2005) Increased hydrogen peroxide downregulates soluble guanylate cyclase in the lungs of lambs with persistent pulmonary hypertension of the newborn. Am J Phys Lung Cell Mol Phys 289(4):L660–L666. Epub 2005 Jun 2003

Weimann J, Ullrich R, Hromi J, Fujino Y, Clark MWH, Bloch KD, Zapol WM (2000) Sildenafil is a pulmonary vasodilator in awake lambs with acute pulmonary hypertension. Anesthesiology 92:1702–1712

Wessel DL, Adatia I, Van Marter LJ et al (1997) Improved oxygenation in a randomized trial of inhaled nitric oxice for persistent pulmonary hypertension of the newborn. Pediatrics 100:e7

Wynn J, Krishnan U, Aspelund G, Zhang Y, Duong J, Stolar CJ et al (2013) Outcomes of congenital diaphragmatic hernia in the modern era of management. J Pediatr 163:114–119

Yuniartha R, Alatas FS, Nagata K, Kuda M, Yanagi Y, Esumi G et al (2014) Therapeutic potential of mesenchymal stem cell transplantation in a nitrofen-induced congenital diaphragmatic hernia rat model. Pediatr Surg Int 30:907–914

Ziegler JW, Ivy DD, Wiggins JW, Kinsella JP, Clarke WR, Abman SH (1998) Effects of dipyridamole and inhaled nitric oxide in pediatric patients with pulmonary hypertension. Am J Respir Crit Care Med 158: 1388–1395

新生儿先天性膈疝相关的肺动脉高压

61

Jason Gien, John P. Kinsella, and Steven H. Abman
马晓路　翻译

目录

摘要

先天性膈疝是严重的先天畸形，由于膈肌缺损导致腹腔脏器疝入胸腔，压迫胸腔内结构。宫内胎儿的肺受压后导致出生后肺发育不良和肺动脉高压。除了肺发育不良和肺动脉高压的程度以外，左心室发育不良也是决定先天性膈疝严重程度的因素，和不良的预后相关。出生后，先天性膈疝患儿表现为严重低氧性呼吸衰竭和休克，这主要由于心脏、肺血管、气道、肺实质的结构和功能异常所致。出生后几天至几周内，处理呼吸衰竭、肺动脉高压和休克的正确方法应随着基础病理生理的变化而变化。在本章，我们将讨论先天性膈疝的管理，包括早期就能缓解的休克、全身血流动力学的稳定以及肺血管异常从急性期进展至亚急性（后期），最后发展为慢性期。

61.1　要点

- 先天性膈疝是严重的出生缺陷，其特点为膈肌缺

损导致腹腔内容物疝入胸腔，使双肺发育受阻

- 伴有左心室发育不良会加剧先天性膈疝的严重程度，导致不良预后

- 肺动脉高压能持续数月甚至数年，肺血管的结构和功能异常使该疾病的病程更为复杂

- 肺血管扩张剂能用于急性期治疗，对于后期的肺动脉高压也有重要作用，可能改善生存率

61.2　引言

先天性膈疝（congenital diaphragmatic hernia，CDH）是严重的出生缺陷，其特点为膈肌缺损导致腹腔内容物疝入胸腔（Lipshutz et al. 1997）。最近对于发生 CDH 的病理生理的理解提示在膈肌发育完成以前的早期环境因素和 / 或基因因素都起着一定的作用，且和双肺的发育停滞有关。此外，膈肌未完全闭合导致膈肌缺损，腹腔内容物疝入胸腔，压迫胸腔内结构。实性脏器疝入胸腔会进一步加剧肺发育不良，最严重的病例会导致同侧肺和对侧肺都发育

不良［较小的肺-头比值（lung-to-head ratio，LHR）］（Taira et al. 1998）。和肺发育不良程度相平行的是肺动脉高压（pulmonary hypertension，PH）和左心室（left ventricular，LV）发育不良的程度，这些都和膈疝的严重度以及不良预后相关（Wynn et al. 2013；Le et al. 2012）。在有经验的中心，CDH患儿的总体生存率相对较好，但死亡率和发病率仍是比较高的。

有几项产前的检查指标可以预测CDH患儿出生后的临床情况以及远期预后，这些指标包括：肝脏的位置、肺发育不良的严重程度（通过磁共振评估胎肺容量来判断肺容量的预测百分比和总肺容量；通过超声评估LHR及其观察值和期待值之比），LV发育不良［胎儿超声心动图（echocardiogram，ECHO）显示右心室（right ventricle，RV）与LV不成比例］，以及肺血管的发育程度和反应性（如McGoon指数、宫内高氧试验）。此外，合并先天性心脏病或某一综合征也显著影响预后（Le et al. 2012）。上述每单一指标用于预测生存率或远期结局的可靠性都比较弱，联合多项指标及逆行预后则提高其可靠性。CDH先天性预后指数是综合了基因、心脏、疝和肺等10项产前指标后得出的有用的评估工具，反映疾病严重程度和相关畸形对预后的影响（Le et al. 2012）。CDH先天性预后指数评分和存活率、体外膜肺（extracorporeal membrane oxygenation，ECMO）支持率相关，评分低于8分的患儿存活率显著降低（Le et al. 2012）。

61.3　CDH相关肺动脉高压

CDH典型的组织学改变为肺血管发育不良、肺血管床"秃枝样"改变的基础上叠加肺血管重塑（Lipshutz et al. 1997）。肺血管的这些变化使血管张力升高，出生后的血管反应性改变（Lipshutz et al. 1997）。新生儿CDH合并PH时存在心脏、肺循环、气道和肺实质的结构和功能的改变，因此其管理非常复杂。随着出生后数天至数周的基础病理生理的改变，PH血管扩张剂治疗的作用和选择也随之改变。因此其管理策略也应该根据急性、亚急性（后期）、慢性期的肺血管动态变化进行调整。

61.4　CDH相关急性肺动脉高压

出生后，CDH患儿表现为严重低氧性呼吸衰竭和休克。低氧的原因是多因素的，包括肺内因素和肺外因素引起的动脉导管和卵圆孔的右向左分流。严重CDH患儿常表现为房间隔水平的左向右分流和动脉导管水平的右向左分流（Baumgart et al. 1998）。这些通过胎儿循环通路的分流决定了导管后的低氧饱和度以及导管前后动脉血标本的氧分压差（Baumgart et al. 1998）。心房水平的分流方向是由LV、RV相对的舒张末压所决定的。如果LV舒张末压超过RV且LV充盈不足伴左房压上升，则房间隔出现左向右分流。

LV的结构和功能异常导致LV充盈不足，进一步引起肺静脉高压。Baumgart等发现经ECMO治疗后存活的CDH患儿LV质量，显著低于因其他疾病接受ECMO的患儿或健康足月儿（$P<0.002$）（Byrne et al. 2015）。另外，ECMO治疗后死亡的CDH患儿LV大小显著低于其他组的患儿（包括ECMO治疗后存活的CDH患儿、健康足月儿、ECMO治疗的非CDH患儿）（$P<0.000\ 5$）（Byrne et al. 2015）。Byrne等报道了和轻症左侧CDH相比，严重左侧CDH的胎儿更容易出现较小的二尖瓣（$P<0.001$）和主动脉瓣（$P<0.001$），以及较低的LV舒张末容量（$P=0.006$）（图61.1）（Kinsella and Abman 2000）。除了LV的结构改变，LV输出量的百分比也较低。重症左侧CDH的新生儿死亡率也高于轻症左侧CDH。尽管右侧CDH的胎儿二尖瓣和主动脉瓣较左侧CDH大，LV输出量的减低程度是相似的。

CDH患儿LV发育不良的病因是多因素的，主要包括胎儿发育过程中腹腔内脏器的机械性压迫、下腔静脉和回流至胎盘的静脉血流的适应性改变所致的LV充盈期血流动力学异常。左心充盈不足及随后的发育不良可能和回到左心的肺血流减少以及静脉导管向左侧扭曲后引起的异常血流动力学有关（Kinsella and Abman 2000）。此外，出生后RV压力较高，对LV产生了压迫，也影响了LV的充盈。这些因素共同作用下LV充盈减少。疝入胸腔的腹腔脏器产生的压迫和血流动力学改变导致LV结构和功能的显著异常，心腔缩小，舒张功能异常，但收缩功能正常或接近正常。总之，不论左侧还是右侧CDH，胎儿血流动力学的改变都可以导致LV输出量的改变，但左侧CDH可以对左心产生额外的压迫（Kinsella and Abman 2000）。

ECHO检查对于CDH早期PH的治疗和扩血管药物的选择是很有价值的。例如，ECHO发现严

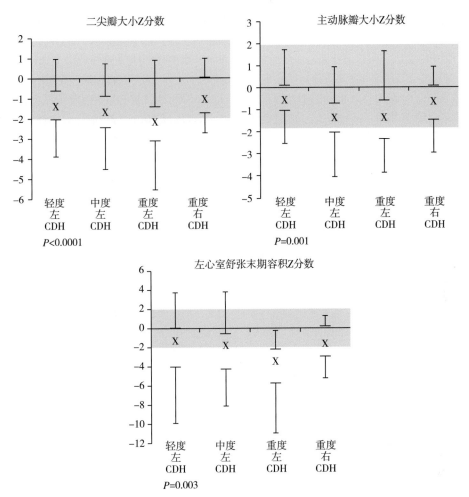

图 61.1 根据不同侧先天性膈疝（CDH）以及 CDH 的严重程度进行分层的左心发育不良情况。左侧 CHD：轻度（$n=42$），肝脏以下；中度（$n=41$），肺 - 头比值（LHR）：1~1.4；重度（$n=88$），LHR≤1；右侧 CDH：轻度（$n=2$），LHR 41；重度（$n=15$），LHR≤1。左心测量（二尖瓣和主动脉大小、LV 容积）发育不全的严重程度随膈疝的严重程度加重，而对右侧 CDH 胎儿的影响不明显。L，左侧；R，右侧。经允许改编自 Byrne et al.

重 PH，心房和动脉导管水平存在右向左分流（肺血管阻力超过体循环压）。ECHO 的这一发现提示对肺血管扩张剂反应良好。不过，存在 LV 功能不全时，可见动脉导管水平右向左分流和二尖瓣关闭不全、卵圆孔水平的左向右分流（Kinsella and Abman 2000）。这一现象也是由于 RV 收缩压超过体循环压，但心房水平的左向右分流提示存在肺静脉高压，对肺血管扩张剂治疗的反应较差。舒张功能不全是比较难评估的，可表现较高的 LV 舒张末压和心房水平的左向右分流。心房水平的左向右分流在接受肺血管扩张剂治疗后可能进一步使肺动脉和肺动脉高压恶化，甚至引起肺出血。此外，这种情况下导管前的氧饱和度能够维持，肺血管扩张剂并不能改善导管前氧饱和度，可能使导管后氧饱和度稍有提

高。对于存在右向左分流和导管前氧饱和度降低的患儿，推荐尽早给予吸入一氧化氮（inhaled nitric oxide，iNO）治疗，可能有助于预防 CDH 患儿发生肺出血。此外，动脉导管水平的右向左分流导致动静脉血混合，因此导管前后的动脉血气经常会有显著的差异（Baumgart et al. 1998）。是否需要 ECMO 取决于根据导管前血气所设置的呼吸支持程度和吸入氧浓度（Baumgart et al. 1998）。

总之，CDH 的 PH 急性期治疗用肺血管扩张剂的效果受限于 LV 发育不良的严重度、LV 充盈不足的程度及 LV 收缩功能不全。因为严重 CDH 和急性 PH 患儿对 iNO 治疗的反应性较差，因此并不常规应用。不过在 ECHO 的仔细评估下，可以确定能够从 PH 治疗，包括 iNO 中获益的那些情况，并指

导具体的治疗过程（Kinsella et al. 2005；Pediatrics 1997）。在 CDH 的急性处理中，iNO 可能使患儿在 ECMO 之前得到稳定，并可以治疗因心房水平右向左分流所导致的导管前饱和度显著降低。另外，当 LV 功能改善时，应考虑用 iNO 来治疗 PH。LV 发育不良和相应的 LV 输出量下降也跟 LV 功能不全时肺血管扩张剂的治疗效果较差有关，因为此时的体循环是依赖于 RV 的（Pediatrics 1997）。在这种情况下开始肺血管扩张剂治疗可能对体循环的血流动力学产生不良影响。

新生儿 NO 吸入研究小组开展了样本量最大的 CDH 患儿的 iNO 试验，53 例患儿被随机纳入 20ppm iNO 治疗组或 100% 氧气吸入组（对照组）（Lusk et al. 2015）。两组患儿的 OI 值都是 45 左右，提示患儿病情严重。新生儿 NO 吸入研究小组发现在 iNO 治疗组和对照组在死亡 /ECMO 支持的比例上没有差异。不过，iNO 组中 ECMO 支持的比例较高（80% vs 54%，$P=0.043$），提示 CDH 病程早期用 iNO 可能有不良作用。这些结果说明 LV 收缩和舒张功能不全和严重 CDH 的并发症相关，同时也是 CDH 和严重 PH 早期肺血管扩张剂治疗效果不理想的原因。

实际上，从 CDH 的结构和功能异常特征来看，对肺血管扩张剂的反应不佳也是意料之中的。另外，左房和肺静脉高压可能是导致药物反应不佳的主要原因，其作用可能超过了肺动脉的功能异常。

61.5　CDH 相关亚急性（后期）肺动脉高压

严重 PH 除了并发于新生儿 CDH 的早期，也可出现于后期呼吸衰竭和心功能好转后，持续数周甚至数月，导致机械通气时间延长（Pediatrics 1997）。在 CDH 新生儿（$N=220$）的多中心前瞻性 ECMO 研究中，合并严重 PH（右心室收缩压 / 体循环收缩压 $>2/3$）的患儿出院前的死亡率是 56.1%，而轻度 PH（右心室收缩压 / 体循环收缩压 1/2~2/3）患儿为 1.4%，中度 PH 患儿为 7.4%（Le et al. 2012）。最近，Lusk 等总结了 140 例 CHD 患儿的 ECHO 资料，发现大部分患儿的 PH 在生后 1~3 周缓解，生后 2 周时 ECHO 评估的 PH 严重程度可以预测病死率和长时间机械通气的可能性（Kinsella et al. 2003）。

关于亚急性 PH 的治疗策略研究并不多。iNO 通常是一线治疗。在一些 CDH 患儿，当肺部实质性病变改善以后，可能可以通过持续气道正压通气或鼻导管等非侵入性的方式 iNO（Olson et al. 2015）。其他肺血管扩张剂（如前列环素、内皮素拮抗剂、磷酸二酯酶抑制剂）用于治疗 CDH 亚急性 PH 的经验非常有限。Olson 等最近报道了 2 例 CDH 患儿在生后 6 周出现严重 PH，用前列环素治疗反应较好（Kamath et al. 2010）。显然，还需要对于 CDH 患儿亚急性 PH 的治疗方案进行进一步研究。

61.6　CDH 相关慢性肺动脉高压

慢性 PH 可能持续几个月甚至几年，同侧和对侧肺循环的结构和功能异常使该疾病过程更为复杂。7 例在新生儿期以后出现亚急性 PH 或反复 PH 的 CDH 患儿经心导管检查发现存在一系列的肺血管异常（Pediatrics 1997）。这些患儿（年龄 3 个月 ~ 12 岁）在新生儿期都有过严重低氧性呼吸衰竭和 PH 的病史。进行心导管检查时患儿正在接受的治疗包括吸氧（$n=7$）、iNO（$n=2$）、前列环素（$n=2$）和波生坦（$n=1$）。7 例中的 3 例膈肌缺损的对侧肺存在显著的肺血管异常。心导管下的主要发现包括 3 例左肺动脉发育不良或狭窄，6 例肺静脉狭窄或静脉回流延迟。2 例右侧 CDH 伴有显著的左肺静脉异常，1 例右侧 CDH 出院回家，但 5 月龄时死亡，尸检发现显著的肺血管病变和严重 PH。患儿在完成心导管检查后随访 12 个月，5 例存活并出院。两例 PH 最严重的患儿在 8 月龄和 19 月龄时分别因相关并发症而死亡。

在一些 CDH 患儿的 PH 可能是亚临床型的，且过了新生儿期仍持续存在，提高并发症率和死亡率。如果想要理解引起这些远期效应的病理生理基础，不能单纯局限于胎儿在宫内心肺受到压迫，而应该考虑得更复杂。CDH 患儿低氧性呼吸衰竭的治疗所致的相关损伤可能会对一些易感的患儿造成之前未认识到的远期效应，另外，严重 CDH 患儿的肺循环可能在宫内就发生了根本的改变，导致新生儿期以后很长一段时间一直对损伤发生异常的反应（Pediatrics 1997）。

61.7　改善 CDH 的结局

CDH 的治疗策略随着临床经验的增长和对其病理机制的理解增加而变化。这些治疗策略包括同时采集导管前和导管后的标本检查血气（调整呼吸机参数的依据)(Gien and Kinsella 2015)。早期的ECHO 检查是必须的,可以评估肺动脉压力和 LV 大小及功能。在 ECHO 证实 LV 功能良好以前可暂缓肺血管扩张剂的治疗。用药物减轻 LV 的后负荷(如米力农)可能具有重要作用,如果 ECHO 提示体循环的血流依赖于 RV,用前列腺素 E_1 维持动脉导管开放也很重要。严重 CDH 患儿也可能并发肾上腺皮质功能不全,使患儿对儿茶酚胺类药物反应性下降(Jani et al. 2011)。

尽管出生后的干预不断优化,但依然有很多局限性,CDH 和 PH 的治疗都不是最佳的。新的治疗方案如产前干预或细胞治疗是目前的研究热点。LV 功能不全 / 发育不良对重症 CDH 病情的作用是研究胎儿干预的重要原因。CDH 胎儿宫内在经皮胎儿镜下行气管栓堵术的产前干预技术已经有相关的病例报道和对照性研究(Ruano et al. 2012;Deprest and De 2012)。欧洲和北美的协作小组(气管栓堵促进肺发育研究协作组)经皮胎儿镜下行气管栓堵术对于 CDH 的潜在治疗作用进行了研究(Hoffman et al. 2011)。

间充质干细胞(mesenchymal stem cell,MSC)也是治疗 CDH 的新兴技术。几项动物模型的实验性研究 MSC 治疗可以减少肺损伤和 PH(Aslam et al. 2009;Yuniartha et al. 2014)。最近一项实验性 CDH 大鼠模型的研究发现 MSC 移植可以促进肺泡和肺动脉发育,减轻肺发育不良的严重程度。

61.8 结论

总之,CDH 早期以严重 PH、心脏、肺实质和气道异常为特征。CDH 合并 PH 的急性期的肺血管扩张剂治疗受限于 LV 的功能和结构的改变。在严重 CDH 患儿,迟发的或持续的 PH 可发生于呼吸衰竭或心功能好转以后,可持续数周甚至数月。和早期 CDH 相反,肺血管扩张剂治疗对于 CDH 的迟发性 PH 具有重要作用,可能改善预后。

尽管 CDH 的治疗取得了进步,但这些进步还是有限的,缺乏随机对照试验来验证这些新的治疗方法。临床实践中在确定和治疗 PH 方面存在的主要差异使得很难确定 CDH 晚发性 PH 的最佳治疗策略。此外,研究中心那些能够改善结局的实践会逐渐缓慢地被接纳,而区域性的变化常常仅凭经验来引导。为了克服这些障碍,应该从当前的数据库中去发现那些单纯 CDH 患儿结局最好的中心,把他们的实践经验推广到更多的地区。改善 CDH 患儿的预后需要持续的努力、多学科的协作以及最佳实践方案的推广普及。

参考文献

Aslam M, Baveja R, Liang OD, Fernandez-Gonzalez A, Lee C, Mitsialis SA et al (2009) Bone marrow stromal cells attenuate lung injury in a murine model of neonatal chronic lung disease. Am J Respir Crit Care Med 180:1122–1130

Baumgart S, Paul JJ, Huhta JC, Katz AL, Paul KE, Spettell C et al (1998) Cardiac malposition, redistribution of fetal cardiac output, and left heart hypoplasia reduce survival in neonates with congenital diaphragmatic hernia requiring extracorporeal membrane oxygenation. J Pediatr 133:5762

Byrne FA, Keller RL, Meadows J, Miniati D, Brook MM, Silverman NH et al (2015) Severe left diaphragmatic hernia limits size of fetal left heart more than right diaphragmatic hernia. Ultrasound Obstet Gynecol 46(6):688–94

Deprest J, De CP (2012) Antenatal management of isolated congenital diaphragmatic hernia today and tomorrow: ongoing collaborative research and development. J Pediatr Surg 47:282–290

Gien J, Kinsella JP (2015) Differences in preductal and postductal arterial blood gas measurements in infants with severe congenital diaphragmatic hernia. Arch Dis Child Fetal Neonatal Ed 101(4):F314

Hoffman AM, Paxson JA, Mazan MR, Davis AM, Tyagi S, Murthy S et al (2011) Lung – derived mesenchymal stromal cell post – transplantation survival, persistence, paracrine expression, and repair of elastase – injured lung. Stem Cells Dev 20:1779–1792

Jani J, Valencia C, Cannie M, Vuckovic A, Sellars M, Nicolaides KH (2011) Tracheal diameter at birth in severe congenital diaphragmatic hernia treated by fetal endoscopic tracheal occlusion. Prenat Diagn 31:699–704

Kamath BD, Fashaw L, Kinsella JP (2010) Adrenal insufficiency in newborns with congenital diaphragmatic hernia. J Pediatr 156:495–497

Kinsella JP, Abman SH (2000) Clinical approach to inhaled nitric oxide therapy in the newborn with hypoxemia. J Pediatr 136:717–726

Kinsella JP, Parker TA, Ivy DD, Abman SH (2003) Noninvasive delivery of inhaled nitric oxide therapy for late pulmonary hypertension in newborn infants with congenital diaphragmatic hernia. J Pediatr 142:397–401

Kinsella JP, Ivy DD, Abman SH (2005) Pulmonary vasodilator therapy in congenital diaphragmatic hernia: acute, late, and chronic pulmonary hypertension. Semin Perinatol 29:123–128

Le LD, Keswani SG, Biesiada J, Lim FY, Kingma PS, Haberman BE et al (2012) The congenital diaphragmatic hernia composite prognostic index correlates with survival in left – sided congenital diaphragmatic hernia. J Pediatr Surg 47:57–62

Lipshutz GS, Albanese CT, Feldstein VA, Jennings RW, Housley HT, Beech R et al (1997) Prospective analysis of lung – to – head ratio predicts survival for patients with prenatally diagnosed congenital diaphragmatic hernia. J Pediatr Surg 32:1634–1636

Lusk LA, Wai KC, MoonGrady AJ, Steurer MA, Keller RL (2015) Persistence of pulmonary hypertension by echo-cardiography predicts short – term outcomes in congenital diaphragmatic hernia. J Pediatr 166:251–256

Olson E, Lusk LA, Fineman JR, Robertson L, Keller RL (2015) Short – term Treprostinil use in infants with congenital diaphragmatic hernia following repair. J Pediatr 167:762–764

Ruano R, Yoshisaki CT, da Silva MM, Ceccon ME, Grasi MS, Tannuri U et al (2012) A randomized controlled trial of fetal endoscopic tracheal occlusion versus post-natal management of severe isolated congenital dia-phragmatic hernia. Ultrasound Obstet Gynecol 39: 20–27

Taira Y, Yamataka T, Miyazaki E, Puri P (1998) Compar-ison of the pulmonary vasculature in newborns and stillborns with congenital diaphragmatic hernia. Pediatr Surg Int 14:30–35

The Neonatal Inhaled Nitric Oxide Study Group (NINOS) (1997) Inhaled nitric oxide and hypoxic respiratory failure in infants with congenital diaphragmatic hernia. Pediatrics 99:838–845

Wynn J, Krishnan U, Aspelund G, Zhang Y, Duong J, Stolar CJ et al (2013) Outcomes of congenital diaphrag-matic hernia in the modern era of management. J Pediatr 163:114–119

Yuniartha R, Alatas FS, Nagata K, Kuda M, Yanagi Y, Esumi G et al (2014) Therapeutic potential of mesen-chymal stem cell transplantation in a nitrofen – induced congenital diaphragmatic hernia rat model. Pediatr Surg Int 30:907–914

持续气道正压通气及其他无创通气技术

62

Fabrizio Sandri，Gina Ancora，Gianluca Lista，
and Luc J. I. Zimmermann
马晓路　翻译

目录

摘要

持续气道正压通气是可以为自主呼吸的患儿在整个呼吸过程中提供持续正压支持的辅助呼吸方法。持续气道正压通气最早应用于 20 世纪 30 年代（Poulton EP，Oxon DM，Lancet 228：981-983，1936；Bullowa JGH，The management of the Pneumonias. Oxford University Press，New York，1937；Barach AL，Martin J，Eckman M，Proc Am Soc Clin Invest 16：664-680，1937），但直到 1971 年才引起关注，当时通过气管插管下给予持续气道正压通气来治疗呼吸窘迫综合征（Gregory GA，Kittermann JA，PhibbsRH et al.N Engl J Med284：1333-1340，1971）。当今，鼻塞持续气道正压通气已被认为是早产儿从出生开始的治疗呼吸衰竭的可靠方法，可以减少支气管肺发育不良和死亡，且不增加神经损伤的风险。

62.1　要点

- 持续气道正压通气是治疗新生儿呼吸衰竭的可靠方法
- 鼻塞持续气道正压通气通过鼻塞产生持续气道正压通气，是新生儿应用最多的有效提供持续气道正压通气的方法
- 鼻塞持续气道正压通气稳定气道，防止肺泡萎陷，帮助自主呼吸的患儿建立功能残气量
- 鼻塞持续气道正压通气可以通过持续气流或可变气流系统来提供
- 鼻塞持续气道正压通气被认为可以在呼吸窘迫综合征急性期代替气管插管和机械通气，减少支气管肺发育不良发生率和死亡率

- 早产儿呼吸窘迫综合征用肺表面活性物质制剂替代治疗和咖啡因预防性应用可以降低鼻塞持续气道正压通气失败率
- 机械通气撤离后改用鼻塞持续气道正压通气可以减少撤机失败率
- 鼻塞持续气道正压通气失败的患儿可以在气管插管前使用鼻塞式间歇通气，特别是具有同步功能的
- 良好的护理对于减少鼻塞持续气道正压通气的失败率起决定作用

62.2　背景

早产儿肺由于缺乏内源性表面活性物质以及无法产生足够的正压来维持肺泡开放而容易萎陷。因此很多早产儿出生时（特别是出生胎龄 <32 周）表现有呼吸衰竭，需要呼吸支持和肺表面活性物质制剂治疗。

持续气道正压通气（continuous positive airway pressure，CPAP）是辅助呼吸的一种方法，在整个呼吸循环过程中给自主呼吸的病人提供持续的气道正压。最早的 CPAP 是 20 世纪 30 年代开始用于病人的（Poulton and Oxon 1936；Bullowa 1937；Barach et al. 1937），但在新生儿领域，1971 年 CPAP 才首次于气管插管下用于自主呼吸的呼吸窘迫综合征（respiratory distress syndrome，RDS）患儿（Gregory et al. 1971）。

CPAP 和 呼 气 末 正 压（positive end-expiratory pressure，PEEP）是有区别的。CPAP 维持一恒定的超过大气压的压力，在呼吸循环的不同时相都提供

一个稳定的跨肺压力梯度。CPAP 的另一个术语是持续扩张压(Morley 1999)。鼻塞式 CPAP[20 世纪 70 年代早期意大利学者最早报道(Agostino et al. 1973;Caliumi Pellegrini et al. 1974)]从 90 年代开始成为呼吸支持技术的里程碑。当使用 PEEP 时,在两次机械通气的间隔,患儿气道内仍存在正压支持。

62.3　病理生理

62.3.1　CPAP 对呼吸系统的影响

新生儿应用 CPAP 的主要目的是减少呼吸做功(work of breathing,WOB)。WOB 可用压力 × 容量(P×V)来表示。在每一次吸气时,都必须在肺泡和大气之间产生一个压力梯度,使气体能够进入肺泡,到达肺泡 - 毛细血管膜。产生的压力必须克服胸廓的弹性和呼吸系统的阻力,因此

$$P_{tot}=P_{el}+P_{res}=V/C+FR$$,P_{tot} 是总的压力,P_{el} 是克服弹力所需的压力,P_{res} 是克服阻力所需的压力,C 是顺应性,R 是阻力,V 是容量,F 是流速。

在新生儿,WOB 增加的临床表现包括气促、肋间 / 肋下凹陷和矛盾呼吸。

用于使胸廓扩张所需 WOB 的大小取决于以下因素:
- 肺的弹性(WOB 和肺的顺应性成反比)
- 气道对气流的阻力
- 胸廓的回弹力和阻力

我们将讨论新生儿呼吸系统的病理生理学特点,特别是早产儿,并在此基础上评价 CPAP 的应用效果。

新生儿,特别是早产儿,在 WOB 上具有双重的不利因素:
- 肺的弹性阻力增加
- 气道阻力较高
- 胸廓的顺应性增加

62.3.1.1　肺的弹性阻力增加

肺是具有弹性的,弹性指某一结构在外力的作用下发生扩张变形后具有恢复原状的特性。顺应性(在压力作用下体积的变化:$\triangle V/\triangle P$)和弹性相反,是描述某一结构的扩张性。

由于以下原因,早产儿的顺应性下降:
- 表面活性物质产量不足,肺表面张力较高,呼

气末肺的容量(功能残气量(functional residual capacity,FRC))缩小。
- 肺液过多:早产儿肺液清除延迟,特别是择期剖宫产出生的早产儿。事实上,在液体通过肺间质静脉和淋巴管吸收以前,早产儿常不能产生足够的 $\triangle P$ 来排出气道内的液体。此外,吸收液体和钠离子的机制也不成熟。如果存在动脉导管未闭,特别是 RDS 恢复期,会出现左向右分流,导致肺部液体增加。

62.3.1.2　气道阻力增加

由于以下原因,早产儿近端气道的阻力比其他人群高:
- 颈部缺乏脂肪组织,不能稳定气道使之保持开放(Wilson et al. 1980;Cohen and Henderson-Smart 1986)。
- 颏舌肌的活动度较低,不能使咽部稳定(Gauda et al. 1987)。
- 气道的直径较细。
- 气道顺应性增加,使气道在吸气时呈塌陷的趋势,同时也增加通气无效腔。

早产儿外周气道的阻力也是增高的,其原因有以下几个:
- 肺部结构还不足以维持小气道开放。
- FRC 降低使小气道的直径变得更细。

62.3.1.3　胸廓顺应性增加

胸廓顺应性和胎龄成反比。早产儿的胸廓顺应性大约是正常肺顺应性的 5 倍,足月儿则大约是 3 倍,在成人,胸廓顺应性和肺顺应性之比接近 1∶1(Gerhardt and Bancalari 1980)。由此可见,新生儿的胸廓较成人的更弱,更有弹性,因此在呼气末难以维持足够的跨肺压。这就导致 FRC 下降、肺泡萎陷、通气 / 灌注比例失调、低氧血症、高碳酸血症和酸中毒(见第 48 章)。

肺顺应性降低和胸廓顺应性增加共同导致 FRC 下降(图 62.1),使肺泡呈肺不张趋势,气体交换减少。

早产儿往往不能维持足够的喉部张力,从而使肺容量降低,因此试图通过呼气时部分关闭会厌(呻吟)的方式来维持 FRC。已经发现当气管插管后,早产儿的呻吟消失使 PaO_2 下降(Harrison et al. 1968)。

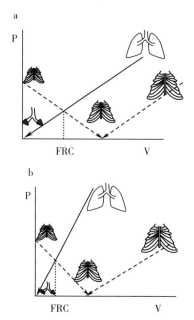

图 62.1　静态条件下肺弹性回缩力（实线）和胸壁力量（虚线）的变化的示意图：肺弹性回缩力趋向于使容量接近于零，当肺的回缩力和胸壁扩张的力相等时，达到功能残气量（FRC）。和足月儿（b）相比，早产儿的 FRC（a）较小，因为早产儿肺顺应性较低，肺弹性回缩力较大，而胸壁扩张力较低

除了哭，新生儿还可以通过两种方法来提高FRC：①在呼气相初期吸气肌仍维持收缩；②在呼气完成以前就开始吸气了。通过这样的策略可以增加 FRC（动态增加 FRC），促进气体交换，但能量消耗增加（Schulze et al. 1990）。上述方法容易使 RDS 患儿出现疲劳或呼吸暂停，从而呼吸衰竭和肺不张（Morley 1999）。

FRC 降低提示患儿在顺应性曲线下部进行呼吸运动（图 62.2，A），因此需要较高的压力也只能得到较小的肺容量。吸气末较小的肺容量也会导致小气道关闭，随后肺泡也会萎陷。要重新打开萎陷的肺泡就需要更高的压力。肺的萎陷也可以引起上皮细胞损伤，随后蛋白质渗出、表面活性物质消耗（见第 63 章）。肺容量缩小还会改变通气/灌注比例，引起肺泡-动脉氧分压梯度增大及二氧化碳（carbon dioxide，CO_2）水平上升。

62.3.1.4　CPAP 对呼吸系统的效应

给气道提供持续正压可以使自主呼吸的新生儿在呼气末维持足够的肺容量，降低 WOB 所带来的能量消耗。这样就可以预防气道萎陷，使 WOB 增加的患儿病情得到改善。总之，CPAP 通过下列机制作用于呼吸系统：

1. 增加 FRC（图 62.2，B），FRC 动态提升的同时降低气道阻力。气道阻力是通过以下机制降低的：
　– 使咽部的横截面增大（口咽部的阻力占会厌上气道阻力的 66%）（Milleretal. 1990）。
　– 扩张气道并增加气道的刚性，使气道保持稳定而不容易塌陷。应用 CPAP 后，声带最大程度外展时，喉部的宽/长比值由 12.5% 增加至 47%（Gaon et al. 1999）。
　– 增加 FRC 可以使会厌上的气道得到向下的牵拉，降低气道阻力（Van de Graaff 1988）。
2. 减少右向左分流，使氧合改善，肺循环血管扩张。
3. 稳定胸壁，减少胸壁变形所致的矛盾运动。
4. 使呼吸频率变得规律、平缓（Kurz 1999）。
5. 改善患儿的呼吸驱动力，使萎陷的肺泡重新打开。这可能和 CPAP 应用后由胸廓下缘扩张收缩导致的肺牵张反射削弱有关（Martin et al. 1977）。同时，梗阻性呼吸暂停的发生率也减低。
6. 平均气道压上升，使通气/血流比增加。
7. 促进表面活性物质分布于肺泡表面。
8. 减轻肺泡水肿。

CPAP 有助于肺容量和分钟通气量恢复正常，改善通气/血流比，改善氧合，促进 CO_2 排出，降低 WOB（Poulton and Oxon 1936）。

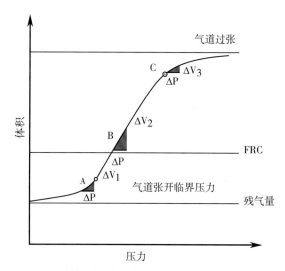

图 62.2　肺的压力/容量曲线（顺应性曲线）。ΔV，容量的变化；ΔP；压力的变化。B，顺应性正常；A 和 C，顺应性减低

62.3.2 CPAP 对心血管系统的影响

CPAP 有助于降低右心室的前负荷及收缩期输出量。这一作用的强弱取决于肺传递给血管的压力的大小：肺顺应性越差，传递的压力越大（Perlman and Thach 1988）。在早产儿，由于胸廓顺应性较好，而肺顺应性较差，从气道传递给胸膜腔的压力大约为 5%~10%，对心输出量的影响不大。在肺部正常的足月儿，气道压力的 25% 传递给胸膜腔，因此这些患儿如果应用较高的压力就会对心输出量产生显著的影响。早产儿良好的胸廓顺应性可以保护胸腔内血管，在胸膜腔压力显著增加时中心静脉回流量不受影响（Gerhardt and Bancalari 1980）。另一方面，应用 CPAP 后，RDS 患儿的氧合改善，肺血管扩张，肺部阻力降低。这是 CPAP 对肺部疾病患儿产生的最重要的影响。

62.3.3 CPAP 对肾功能的影响

肾功能很大程度上受制于患儿的血流动力学状态（Ahumada and Goldsmith 1996）。在肺顺应性减低的患儿，应用 CPAP 可以改善氧合，对肾功能也产生正性效应。为了治疗或预防动脉导管未闭开放而限制液体入量时（需要 CPAP 治疗的患儿很常见的一种情况），给予肾脏剂量（3μg/kg/min）的多巴胺可能是有所帮助的。

62.3.4 CPAP 对颅内压的影响

应用 PEEP 可以使颅内灌注减少，减少的程度和 PEEP 水平有关。

在应用 CPAP 过程中，由于颈部静脉受压，颅内压上升。但在气管插管或鼻咽管下应用 CPAP 则不会使颅内压升高（Ahumada and Goldsmith 1996）。

62.4 技术方面的问题

CPAP 可以通过不同的装置产生。有两种主要的 CPAP 装置，主要根据偏置气流的特点进行分类：持续气流和可变气流。

CPAP 支持成功的前提条件是要有一个能够在整个呼吸循环中都将压力稳定维持在所需水平的管路系统。吸气相或呼气相压力波动过大会直接增加

WOB，从而抵消 CPAP 的作用（Gherini et al. 1979）。

通过模型肺的试验发现，不同的管路系统可以产生显著的平均气道压的波动（Rasanen and Leijala 1991）。

62.4.1 持续气流系统

这些系统通过在呼吸管路末端对气流施加阻力来产生 CPAP 压力，包括气泡式 CPAP 系统。气泡式 CPAP 系统利用固定气流在呼气端通过水柱产生的 CPAP 大小等同于浸入水下的排气管的长度。不断释出的气泡引起胸壁的震颤。所有这些装置都必须配备气体的加温湿化系统。持续气流的呼吸机也可利用 PEEP 阀产生 CPAP，在整个呼吸循环中都维持恒定的正压。

62.4.2 可变气流系统

62.4.2.1 Benveniste 系统

气流直接喷射入一个小的腔室内产生正压，然后输出至患儿。流速 4~20L/min 的气流可产生 0~13cmH$_2$O 的压力。这一压力和单侧或双侧鼻塞式 CPAP 时在口咽部测得的压力相近（如果给患儿安慰奶嘴使其闭上嘴巴，那么单侧或双侧鼻塞式 CPAP 是没有区别的）（Pedersen and Nielsen 1994）。

62.4.2.2 Infant flow 系统

发生器通过三通道的管子连接入管路（图 62.3 和图 62.4）：一个通道（吸气端）提供气流，通过鼻塞或面罩和患儿的鼻腔相连，一个通道（呼气端）开放至大气，另一个通道用来测量发生器所产生的压力水平。Infant flow 装置产生的气流在经过经鼻持续气道正压通气（nasal continuous positive airway pressure，NCPAP）发生器的喷嘴时进一步加速。当患儿出现自主吸气时，发生器把气流的动能转化为压力，对自主呼吸进行辅助。当患儿自主呼气时，NCPAP 发生器和鼻腔连接处产生一个向外的压力，该压力使气流改变方向，从呼气端离开发生器。在整个和发生器连接的鼻腔部位，都能维持 CPAP。当呼气运动停止，气流方向立即又改回吸气方向。工作的原则是针对患儿的自主呼吸和鼻腔水平的压力，产生不同方向的高压喷射气流。吸气过程中，鼻腔压力降低，产生压力梯度，使气流直接进入鼻

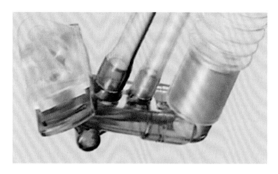

图 62.3　Infant flow 发生器

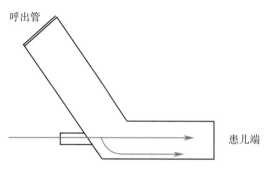

吸入：气流流向患儿

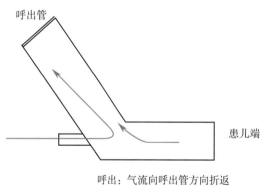

呼出：气流向呼出管方向折返

图 62.4　Infant flow 发生器的功能

腔，对自主吸气起到辅助作用。呼气过程中，逆向的喷射气流有助于气体呼出（Coanda 效应）。在鼻腔，高速气流的动能转变为压力，产生 CPAP。流速 5~11L/min 可产生压力 2~10cmH₂O。因此，该系统不需要呼气阀。模型肺上的试验显示，和传统管路相比，CPAP 管路可以使平均气道压更稳定，WOB 降低 1/4 左右（Moa et al. 1988；Moa and Nilsson 1993；Klausner et al. 1996）。但是临床研究显示了不同的结果。两项研究未发现 CPAP 系统和传统的管路相比在改善肺顺应性、降低需氧量和改善呼吸频率上有任何区别（Ahluwalia et al. 1998；Kavvadia et al.

2000）。

最近一项研究比较了 3 种不同的管路系统（Infant flow 系统和呼吸机管路相连的单侧鼻塞、双侧鼻塞），用于给体重 <1 800g 的轻症 RDS 或呼吸暂停患儿提供 CPAP，结果发现 Infant flow 系统在肺泡复张上效果较好（Courtney et al. 2001）。

62.5　CPAP 实施方法

62.5.1　气管插管

该方法显著增加气道阻力（气道阻力和插管长度成正比，和插管直径成反比），因此会增加 WOB。目前已不推荐将该方法用于提供 CPAP。另外，由于跨过了鼻和咽部的黏膜，会影响吸入气的加温和湿化。为避免呼吸道黏膜的损伤，也不建议将该方法用于无需机械通气的患儿。

62.5.2　头罩（Helmet CPAP）

该系统对于 1 500g 以下的早产儿效果很差，噪声很大，很笨重，且将患儿的头部限制于头罩内。另外，由于颈部受压，患儿颅内出血的发生率增加（Vert et al. 1973）。还有报道喂养过程中发生吸入性肺炎。

62.5.3　面罩

这也是很少应用的，特别是应用于早产儿。面罩应盖住口鼻，且必须放置胃管以避免过度的腹胀。在早产儿，除了怎么把面罩固定在正确的位置以外，如何用合适的气流产生所需的 CPAP 水平也是比较困难的。另外，无效腔也比较大，可能比足月儿的无效腔大 2~3 倍。在用该装置治疗极低出生体重（very low birth weight，VLBW）儿时，曾有导致颅内出血的报道，因为在应用面罩时，直接将压力传递至头部后方（Pape et al. 1976）。

62.5.4　面部密闭舱

通过充满苯乙烯颗粒的乳胶圈把整张脸密闭其中。同样该方法目前已经不再用，因为整张脸密闭后无法喂养，也不利于护理。

62.5.5　鼻咽管（单侧鼻式 CPAP）

气管插管经鼻孔插入至咽部。这个技术比较简单,被广泛用于从产房转运至新生儿重症监护室(neonatal intensive care unit,NICU)的过程或已经在 NICU 的轻症 RDS 或呼吸暂停早产儿。其缺点也是显而易见的,会增加阻力,特别是当插管直径较小时。而且该技术也使得吸入气体完全越过了鼻咽部黏膜的加温湿化作用直接进入下气道,也比鼻塞更容易造成鼻部的损伤。

62.5.6　鼻塞（双侧鼻式 CPAP）

目前这是新生儿最常用也最有效的 CPAP 方式。患儿经鼻呼吸,吸入气体可以经过鼻咽部黏膜的加温湿化,在这种情况下,嘴巴可以起到压力释放阀的作用。鼻塞易于使用,和气管插管相比,创伤更小。鼻塞式 CPAP 最早于 20 世纪 70 开始应用于临床(Agostino et al. 1973;Caliumi-Pellegrini et al. 1974;Kattwinkel et al. 1973)。由于鼻塞的直径较小,患儿需要做功来克服由此产生的阻力(额外叠加的呼吸功)。曾有研究报道,和面罩式 CPAP 相比,鼻塞式 CPAP 使 WOB 增加 100%(Goldman et al. 1979)。不过,再仔细分析这一研究,发现 WOB 增加的部分是由于在鼻塞内放置的用于释放压力的小管进一步增加了阻力。现在这些鼻塞经过重新设计,有了精确的角度和结构,可以使气流的阻力尽量减少(Klausner et al. 1996)。鼻塞其他的问题还包括鼻塞固定不好时导致的漏气,从而损失压力。现在的鼻塞是由柔软的硅胶材料制成的,在温暖湿润的鼻孔里会轻度膨胀,更好地和鼻孔内壁贴合。

62.5.7　鼻罩

由硅胶制成的鼻罩完全盖住鼻子,有时可用于替代鼻塞,特别是在超低出生体重(extremely low birth weight,ELBW)儿。

62.6　临床应用

62.6.1　呼吸窘迫综合征

呼吸窘迫综合征(RDS)的主要病理生理变化是缺乏表面活性物质(Avery and Mead 1959),肺顺应性下降、FRC 减低,通气/灌注比失调。吸气过程中,由于肺顺应性显著减低,使胸廓矛盾性扭曲,从而降低潮气量(Morley 1999;Greenough and Roberton 1996)。这一病理生理改变严重影响气体交换,增加 WOB,并出现低氧血症、高碳酸血症和酸中毒。

62.6.2　临床证据

最早的新生儿 CPAP 治疗报道于 1971 年,是关于 20 例 RDS 患儿的病例报道(Morley 1999)。随后又有了其他的一些报道(Bancalari and Sinclair 1991;Cordero et al. 1997;Tarnow-Mordi et al. 1986)。

VLBW 儿早期应用 CPAP 的目的就是建立并维持足够的 FRC,改善气体交换的同时,维持肺泡正常的气液平面。这有助于肺表面活性物质的释放和分布,进一步稳定肺泡,防止透明膜的形成,并避免肺不张。这样就使患儿对机械通气的需求减少,进而减少机械通气的并发症,尤其支气管肺发育不良(bronchopulmonary dysplasia,BPD)。

两项多中心回顾性研究的结果成了人们接受将 NCPAP 应用于 VLBW 儿的主要原因。研究发现,如果用生后 28 天需要用氧作为慢性肺部疾病的定义,则在那些较早接受 CPAP 的中心,不仅 VLBW 儿的存活率较高,且存活儿中慢性肺部疾病的发生率显著低于其他中心。这些中心早期接受 NCPAP 是低侵入性监护策略的一部分。该策略还包括允许性高碳酸血症(允许 PCO_2 高达 60mmHg 才考虑气管插管机械通气),不使用肌松剂(Avery et al. 1987;Horbar et al. 1988)。

早期 NCPAP 被广泛应用于 VLBW 儿,机械通气只在必需的情况下,严格按照指征应用(Jonsson et al. 1997;Kamper and Ringsted 1990;Kamper et al. 1993;Lundstrom 1996)。临床上遵循以下总原则:

- 产房里只有在需要心肺复苏时才考虑气管插管。
- 早期开始 NCPAP。例如所有新生儿在生后 30 分钟内一旦出现呼吸窘迫症状就开始 NCPAP 应用。
- NCPAP 治疗失败或符合下列一项或多项指征,才考虑气管插管,机械通气:严重的呼吸暂停,呼吸性酸中毒(pH<7.20,PCO_2>65~70mmHg),需要外源性肺表面活性物质。

总之,NCPAP 治疗 VLBW 儿,避免机械通气的成功率和患儿的胎龄成正比(≤26 周的早产儿 76%

需要机械通气,>26 周的早产儿 43% 需要机械通气),且与是否接受产前皮质激素无关(Jonsson et al. 1997)。

现在比过去更倾向于采用允许性高碳酸血症(Avery et al. 1987;Kamper and Ringsted 1990;Kamper et al. 1993),这也是减少机械通气的原因。即使机械通气,也无需为了追求正常的血气结果而采取积极的通气策略,进而造成气压或容量性损伤(Jonsson et al. 1997)。

一项纳入了 67 例 ELBW 儿的研究中,如果 ELBW 儿在产房无需因为复苏而气管插管,则给予早期 NCPAP 支持,结果发现胎龄 >28 周和 ≤28 周的 ELBW 儿中无需气管插管机械通气的比例分别为 73% 和 32%(Lindner et al. 1999)。另一项研究中,Finer 等(Finer et al. 2004)发现,所有胎龄 23 周的早产儿都需要在产房内气管插管,而 21 例胎龄 27 周的早产儿仅 3 例(14%)需要插管。

减少机械通气的比例并不会引起死亡率或颅内出血等并发症率的上升(Jonsson et al. 1997;Kamper et al. 1993;Lindner et al. 1999;Gittermann et al. 1997;Jacobsen et al. 1993;Sandri et al. 1999)。

不过,尽管一些非对照性的、队列研究显示 NCPAP 可以减少机械通气及相关肺损伤,但很少有随机临床试验能够证实 NCPAP 作为早产儿初始呼吸支持的益处。2008 年,Morley 等发表了 COIN 试验(Morley et al. 2008)。在该试验中,假设生后早期开始 NCPAP 支持可以减少死亡率和 BPD 的发生率,比较了早期 NCPAP 和机械通气两组患儿的结局。主要的纳入标准是出生胎龄介于 25~28 周,生后 5 分钟有自主呼吸,但需要呼吸支持。如果患儿在随机分组前就已经气管插管或不需要呼吸支持或氧气,则不符合纳入标准。出生 5 分钟后,治疗开始。被纳入 NCPAP 组的早产儿开始 8cmH$_2$O 的鼻塞 CPAP,只有出现下列情况之一才改为气管插管机械通气:刺激或甲基黄嘌呤治疗无效的呼吸暂停、动脉血气 pH<7.25,PCO$_2$>60mmHg、对治疗无反应的代谢性酸中毒、需要 60% 以上的氧浓度。NCPAP 组的早产儿只能在气管插管后接受肺表面活性物质。另一组早产儿的肺表面活性物质治疗、呼吸机设置、拔管和再插管的指征都遵循所在中心的常规。一半 NCPAP 组的早产儿在后续治疗中改为气管插管。生后 28 天,NCPAP 组的早产儿临床结局优于气管插管组的早产儿。纠正胎龄 36 周,两组早产儿

的结局相似,但 NCPAP 组气胸发生率较高。

2010 年,Finer 等发表了 SUPPORT 试验(Finer et al. 2010)。在这项多中心随机试验,院内出生的胎龄 24~27.6 周早产儿被随机分为气管插管和肺表面活性物质(生后 1 小时内)组与产房内开始 NCPAP 组。主要临床结局是死亡或 36 周 BPD 发生率总共 1 318 例早产儿纳入研究,两组的主要临床结局没有显著差异(分别为 47.8% 和 51.0%),其他新生儿不良结局也没有差别。作者得出结论早产儿可以用 CPAP 来代替气管插管和肺表面活性物质治疗。

有一些研究主要集中在比较早期 CPAP 联合肺表面活性物质这一方法治疗 RDS 的效果上。该方法即 INSURE 技术(气管插管 - 肺表面活性物质 - 拔除插管)是基于以下操作:接受 NCPAP 的新生儿,如有指征应用肺表面活性物质,给患儿气管插管,给予肺表面活性物质的常规剂量,然后拔除插管,重新回到 NCPAP(假设该患儿能够自主呼吸)。只有在患儿符合呼吸衰竭的严格的定义时才进行机械通气(Blennow et al. 1999)。

瑞典一项多中心研究比较了两组接受早期 CPAP 支持的中重度 RDS 患儿的结局,其中治疗组在所需吸入氧浓度超过 60% 后通过 INSURE 技术给予肺表面活性物质,对照组则只接受 CPAP 支持,只有在 NCPAP 失败改为机械通气后才给予肺表面活性物质。两组从 CPAP 改为机械通气的指征是一样的,都是呼吸暂停或吸入氧浓度超过 80%。最终治疗组和对照组需要机械通气的比例分别为 43% 和 85%(Verder et al. 1994)。

此后,同一位作者还进行了一项多中心研究,研究对象为接受早期 CPAP 支持的胎龄 <30 周的 RDS 患儿。结果发现,RDS 患儿如果早期(吸入氧浓度在 40%~60%)应用 INSURE 技术,和晚期(吸入氧浓度 >60%)应用相比,可以将机械通气率或 7 天内的死亡率从 63% 降至 21%(Verder et al. 1999)。

这项研究不仅显示了 INSURE 技术的效果,也提示吸入氧浓度达到 40% 是 NCPAP 支持下的 RDS 患儿给予肺表面活性物质的指征。

意大利完成了包括 155 例胎龄 ≥28 周且 <32 周的早产儿的研究,研究对象分两组,一组生后 30 分钟内开始 NCPAP 支持,另一组生后出现呼吸窘迫症状且所需氧浓度 >40% 才开始 CPAP 支持。两组都是在吸入氧浓度 >40% 才应用 INSURE 技术。结果两组需要肺表面活性物质和机械通气的比例并没

有差别（Sandri et al. 2004）。

最近关于 INSURE 技术的系统性综述发现在 RDS 患儿早期应用 INSURE 技术可以减少生后 1 周内机械通气的比例（Stevens et al. 2007）。

无论预防性应用肺表面活性物质还是产房内开始 NCPAP 支持来维持 FRC，都被证实具有潜在的益处，可以减少极不成熟早产儿的肺损伤（Burch et al. 2003）。

近来，CURPAP 试验将胎龄 25~28 周的早产儿作为研究对象，对两种不同策略进行了比较，其中一组预防性给予肺表面活性物质后 NCPAP 支持（预防性 INSURE），另一组早期开始 CPAP，出现症状后给予肺表面活性物质及短时间的机械通气（早期营救性 INSURE）（Sandri et al. 2010）。两组患儿如果给予肺表面活性物质后缺乏很好的呼吸驱动，就开始机械通气。预防性 INSURE 组的患儿如果符合下列条件之一就认为 NCPAP 失败，转为机械通气：吸入氧浓度（fraction of inspiration O_2, FiO_2）>40% 才能维持氧饱和度 85%~92%，持续 30 分钟以上；顽固的呼吸暂停；呼吸性酸中毒（pH<7.20, PCO_2>65mmHg）。该研究结果提示，在 NCPAP 支持下的自主呼吸的早产儿，肺表面活性物质在生后 30 分钟内预防性给予与早期选择性给予相比并不能减少生后 5 天内机械通气的应用。

CURPAP 研究提示胎龄 25~28 周的具有自主呼吸的早产儿生后应尽早开始 NCPAP 支持，一旦出现呼吸窘迫症状就应给予肺表面活性物质，即早期选择性肺表面活性物质治疗。给予肺表面活性物质后应尽早尝试拔管。在这样的策略下，超过 50% 的早产儿只需要 NCPAP，49% 气管插管下给予肺表面活性物质，近 1/3 在生后最初 5 天内需要机械通气。总体上，该研究的呼吸支持策略取得了很好的临床结局：纠正胎龄 36 周，两组中 78%~79% 的早产儿不需要用氧或呼吸支持。预防性 INSURE 和早期营救性 INSURE 组中中重度 BPD 的发生率分别为 14.3% 和 11.7%，比其他研究报道的降低 30%（Walsh et al. 2003；Payne et al. 2006）。

最终，Dunn MS 等发表了 VON 试验 VON trial（Dunn et al. 2011）。在这一多中心随机对照试验（randomized controlled trial，RCT），比较了早产儿（26~28 周）初始呼吸管理的 3 种方法：预防性肺表面活性物质加机械通气（PS组）；预防性肺表面活性物质加 INSURE 技术（ISX组），随后 NCPAP（气泡式 CPAP）；或 NCPAP（气泡式 CPAP）加选择性肺表面活性物质治疗。主要结局是死亡和 36 周的 BPD 发生率。纳入研究的共有 27 家中心的 648 例患儿。最初用 INSURE 技术或 NCPAP 加选择性肺表面活性物质治疗的早产儿其结局和预防性肺表面活性物质加机械通气的早产儿没有差别。因此，作者认为可以推荐早期 NCPAP 作为这类患儿的侵入性较小也相对经济的管理办法。

过去，对于 VLBW 儿广泛采用低侵入性的治疗策略还是有质疑的（Roberton 1993）。现在，同样的质疑又发生于 ELBW 儿。在将研究（Finer et al. 2004；Morley et al. 2008；Sandri et al. 2010）结果应用于该人群时，还应考虑产前是否应用皮质激素以及不同的围产期保健项目所带来的影响。

关于最近几项 RCT 研究（如 CURPAP、COIN、SUPPORT 等）结果的两个 meta 分析显示在产房和出产房以后应用非侵入性的呼吸支持能够使极不成熟早产儿的 BPD 发生率小幅下降，但是有统计学意义（Schmölzer et al. 2013；Fischer and Bührer 2013）。目前的新生儿复苏指南也支持这一结论（Wylie et al. 2015）。

总之，根据现有的已经发表的研究结果建议：

产时没有因心肺复苏而气管插管的 VLBW 儿，可以先选择 NCPAP，只有在临床或实验室检查达到一定要求时才考虑给予肺表面活性物质或机械通气。

产前皮质激素、较大胎龄、女性是导致患儿无创呼吸支持成功率较高的因素。

单纯 NCPAP 支持不能成功的胎龄或体重低限目前并没有确定。

NCPAP 联合选择性肺表面活性物质的呼吸支持策略并没有增加患儿的死亡率或其他不良反应发生率。

62.6.2.1 新生儿呼吸暂停

呼吸暂停传统上根据上气道是否梗阻而分为中枢性、梗阻性和混合型（见第 66 章）（Kattwinkel 1977；Miller et al. 1985）。

因为大多数呼吸暂停都伴有梗阻的成分，CPAP 就成了最有效的策略之一。它通过正压使上气道扩张，降低咽喉部梗阻的风险。CPAP 也可能通过增加 FRC 来改善呼吸暂停和氧合状况（Kattwinkel 1977；Miller et al. 1985）。CPAP 还具有稳定胸廓（Miller et al. 1990；Van de Graaff 1988；Kattwinkel 1977），减少Hering-Breuer 反射的作用（Martin et al. 1977）。

NCPAP 对中枢性呼吸暂停没有直接作用，在胎龄 <32 周的早产儿，通常需要联用呼吸中枢兴奋剂如甲基黄嘌呤（American Association for Respiratory Care）1994；Aranda and Turmen 1979；Schmidt et al. 2006）。

当早产儿出现持续的严重的呼吸暂停时，在决定对患儿进行气管插管前可以试着把 NCPAP 改为其他非侵入性呼吸支持模式[如双水平 CPAP 或经鼻间歇正压通气（nasal intermittent positive pressure ventilation，NIPPV）]，如果能够和病人的 WOB 同步，效果可能更好，这是根据最近的一项随机交叉试验得出的建议（Gizzi et al. 2015）。

62.6.3　机械通气的撤离（拔管后阶段）

经过一段时间的气管插管和机械通气后，拔管有可能失败，导致再次插管（Fox et al. 1981）。拔管失败的原因如下：

- 呼吸暂停
- 对氧的需求增加（插管导致会厌功能失调或肺不张）
- 呼吸性酸中毒

NCPAP 支持用于拔管后早产儿可以取得较好的效果。和直接撤离机械通气相比，在体重 <1 500g 的早产儿，NCPAP 可以减少再次插管的机会，拔管失败率分别为 16% 和 52%（So et al. 1995），在体重 <1 000g 的早产儿，拔管失败率分别为 24% 和 79%（Higgins et al. 1991）。再次插管的因素包括呼吸暂停、肺容量损失后对氧的需求增加、呼吸性酸中毒，NCPAP 可以改善这些情况。最近的荟萃分析证实了 NCPAP 在机械通气撤离后的效果，并推荐其作为拔管后的呼吸支持方式，如有必要的话和甲基黄嘌呤联用（Davis and Henderson-Smart 2000）。为了成功撤离机械通气至 NCPAP，选择机械通气参数最合适的时间点也很重要。通常需等到呼吸系统疾病已经好转，呼吸机参数 $FiO_2<35\%$，$MAP<7cmH_2O$，频率 ≤20 次 /min（So et al. 1995；Higgins et al. 1991；Davis and Henderson-Smart 2000）。最近有研究比较了持续气流 CPAP（气泡式 CPAP）和可变气流 CPAP（Infant flow 系统），发现两个装置对于撤机后的 RDS 患儿同样有效。不过，对于机械通气时间 ≤14 天的患儿，应用气泡式 CPAP 的拔管成功率更高，且 CPAP 支持的时间显著缩短（Gupta et al. 2009）。即使之前的 RCT 研究已经显示拔管后 NCPAP 可以提供有效的呼吸支持，但有时还是会失败，医生会尝试改用 NIPPV。最近的一项 meta 分析（Lemyre et al. 2017）比较了早产儿拔管后分别用 NCPAP 和 NIPPV 支持的效果。Cochrane 综述的结论认为和 NCPAP 相比，NIPPV 可以更有效地降低拔管失败以及在拔管后 48 小时至 1 周内再次插管的发生率。不过，鼻塞通气对于 BPD 发生率和死亡率并没有影响。作者们认为同步功能对于提升 NIPPV 的效果时是很重要的。最近的 meta 分析（Wilkinson et al. 2016）显示高流量鼻导管（HFNC）在预防早产儿拔管失败的有效率和其他非侵入性呼吸支持相似。因此，HFNC 可以代替 NCPAP 给拔管后的 RDS 早产儿进行呼吸支持。

62.6.4　其他临床应用

新生儿暂时性呼吸急促（transient tachypnea of the newborn，TTN）。由于 NCPAP 理论上具有气体潴留和气胸的风险，因此在 NCPAP 治疗 TTN 上曾经存在一些质疑（见 55 章"肺出血，暂时性呼吸困难和新生儿肺炎"）。不过并没有相关的证据发表（Greenough 1996）。一些权威性的指南还是推荐用 NCPAP 治疗 TTN（AARC（American Association for Respiratory Care）1994；Jonzon 1991）。根据我们个人的经验，TTN 患儿早期开始 NCPAP 支持可以减少呼吸窘迫的临床症状，而且气胸的发生率也不会显著增加。

胎粪吸入综合征。给患儿提供持续的膨胀压是有益的，有助于肺不张重新打开，同时稳定气道（Ahumada and Goldsmith 1996；Fox et al. 1975）。不过这种模式只适用于程度较轻的胎粪吸入综合征（见 50 章"胎粪吸入综合征"），对于重症患儿仍需要气管插管、肺表面活性物质的灌洗和机械通气（Lam 1999；Mosca et al. 1996）。

肺血过多的先天性心脏病（Ahumada and Goldsmith 1996）。肺血增加会导致肺顺应性下降，通气 / 灌注比例失调，继而出现低氧血症。CPAP 可能有助于纠正低氧血症（Ahumada and Goldsmith 1996）。

气管支气管软化。CPAP 有助于缓解气道的塌陷，从而减轻呼吸窘迫的症状（AARC（American

Association for Respiratory Care)1994；Miller et al. 1986)。

肺不张。肺不张可由不同的原因引起,其根治应从基础疾病着手。不过在很多情况下,例如拔管后的肺不张,也可以选择性地应用 CPAP(AARC(American Association for Respiratory Care)1994)。

毛细支气管炎。尽早用 CPAP(主要是鼻塞式 CPAP)可以迅速帮助呼吸肌,改善呼吸窘迫的症状(吸气性凹陷、气促、烦躁)以及血气结果(PO_2,pH,PCO_2)。这是由于 CPAP 提供的正压使小气道开放,呼出肺内气体,FRC 恢复正常,可以减少机械通气的使用(Beasley and Jones 1981；Soong et al. 1993)。NCPAP 对于治疗 RSV 感染所致的呼吸暂停也很有效(McNamara and Sullivan 1997)。

膈神经麻痹。曾有个例报道,NCPAP 成功治疗了膈神经麻痹的患儿,使膈神经麻痹后丧失的跨肺压重新建立(Bucci et al. 1974)。

药物雾化吸入。近来 NCPAP 还被用于呼吸道药物的雾化吸入(β受体阻滞剂、皮质激素、乙酰半胱氨酸、肾上腺素),但目前并没有成为研究的热点(Smedsaas-Lofvemberg et al. 1999)。

62.7　副作用

62.7.1　系统功能障碍

NCPAP 时鼻塞或管路被黏液堵塞是很常见的,由于供给患儿的气流中断可能引起氧合突然恶化而造成严重后果[AARC(American Association for Respiratory Care)1994]。

62.7.2　肺部过度扩张

这是 NCPAP 应用过程中最严重的并发症。一般发生于压力过高时。肺部过度扩张使气胸的风险增加,通气/灌注比例失调,CO_2 潴留,WOB 增加。肺的顺应性越好,越容易将起到正压传递至胸骨后方,使中心静脉压上升,静脉回流和心输出量下降。图 62.5 显示 CPAP 压力增加对中心静脉压、PaO_2 和 $PaCO_2$ 的影响,这些影响直接和血流动力学及肺部情况相关(见图 62.2,C)(Gregory 1986)。

这些血流动力学改变对胃肠道、肾脏和大脑的灌注具有很大影响,可因静脉回流减少而导致颅内压增加(Ahumada and Goldsmith 1996；AARC(American Association for Respiratory Care)1994)。

62.7.3　胃扩张

可以压迫膈肌影响通气,甚至可能导致胃穿孔(CPAP 腹部综合征)(Ahumada and Goldsmith 1996；AARC 1994；Leone and Krasna 2000)。其预防的方法包括正确固定鼻塞、放置胃管、间断地观察腹胀情况。

62.7.4　鼻部损伤

NCPAP 使用过程中可导致鼻部皮肤损伤甚至造成永久的畸形(Loftus et al. 1994；Robertson et al. 1996)。选择合适的硅胶鼻塞、恰当的鼻塞大小,确保鼻塞固定在正确位置可以预防鼻部损伤。

62.8　在临床实践中关于 NCPAP 应用的建议

62.8.1　压力水平

关于 CPAP 合适的压力水平的资料发表得很

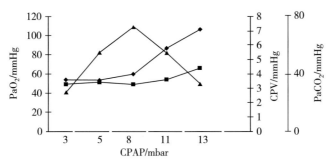

图 62.5　不同 CPAP 水平对中心静脉压的影响

少,将这些资料应用于临床实践的文献也很有限(Tanswell et al. 1980;Elgellab et al. 2001)。

目前的建议:

- CPAP 的压力水平从 5~7cmH₂O 开始。
- 根据患儿的肺部情况、呼吸频率、是否有呻吟、吸气性凹陷,进行个性化调整。CPAP 的压力水平可增加至 8~10cmH₂O。
- 如果肺容量不足,可选择较高的压力。
- 一旦肺部情况好转,调整 FiO_2 使 PaO_2 维持在 60~80mmHg 或早产儿的脉搏氧饱和度维持在目标范围(如最近的欧洲 RDS 指南中将早产儿目标氧饱和度定为 90%~95%)(Sweet et al. 2017)。
- 一旦肺顺应性、肺容量、氧合改善就应降低 CPAP 水平以免肺过度扩张同时把正压传递至纵隔。

62.8.2　监测

NCPAP 应用过程中需要精确的监测以评估病情的动态变化并及时发现副作用:

动脉或动脉化毛细血管标本的血气分析是血气分析的金标准。在治疗开始后 15~30 分钟内就应监测,以后在任何需要的时候进行复测(Ahumada and Goldsmith 1996)。

脉搏氧饱和度可以持续监测氧合水平,特别是在患儿情况较稳定时。但该监测方法也具有一些局限性。建议根据最近的指南来设定目标氧饱和度(如 90%~95%)(Sweet et al. 2017)。

经皮 PaO_2、$PaCO_2$ 虽然是很有用的监测方法,但也具有很多局限性,在分析所得的数据时需要格外小心,需要经常通过血气分析的结果来验证。

心电图及动脉血压的监测。CPAP 对循环系统具有潜在的副作用,需要持续监测心率并定期监测动脉血压。

胸片有助于评估 CPAP 的治疗效果、患儿病情的变化,以及肺过度扩张或气胸等并发症。

62.8.3　怎样避免 NCPAP 治疗失败?

在比较 CPAP 和常规气管插管的大样本 RCT 研究中,NCPAP 的失败率接近 50%(Wright et al. 2016),而且 CPAP 失败发生较早(生后 8 小时),主要是由于对氧的需求逐渐增加。因此,尽早干预用以建立有效的 FRC 可能有助于提高 NCPAP 的成功

率。出生后,肺部充满液体,过去认为肺部液体的重吸收主要归因于上皮细胞钠通道,这一过程的启动和最初几次呼吸产生的压力变化有关,该压力变化促使肺泡和气道内的液体移动,泵入间质,再通过淋巴管和静脉重吸收。这一过程在出生后几小时内完成(Hooper et al. 2015)。足月儿能够通过最初 3~5 次较长的呼吸来产生这一压力变化,使肺液吸收(Karlberg 1960)。相反,早产儿却常常做不到。动物实验显示通过肺的持续扩张(sustained inflation,SI)(深长的吸气),特别是同时给予足够的 PEEP,就可以帮助试验动物建立 FRC(Te Pas et al. 2009)。在人类,通过 SI(如维持气道峰压 20~25cmH₂O 10~15 秒)也可促进出生时的呼吸转变过程。事实上,最近的 meta 分析比较了具有 RDS 风险或已经有呼吸衰竭症状的早产儿出生时用 SI 和正压通气的效果,结果显示 SI 可以改善短期的呼吸结局(减少生后 72 小时内的机械通气),但死亡和 BPD 发生率没有改善(Schmolzer et al. 2014)。出于这一原因,最近的新生儿复苏指南不建议对已经出现呼吸衰竭症状的新生儿复苏时常规应用 SI 了,仅用于某些特殊情况或研究性机构(Wylie et al. 2015)。一些作者建议在产房内通过两种辅助治疗来减少 NCPAP 的失败率:早期应用肺表面活性物质和咖啡因(Kribs and Hummler 2016)。事实上,肺表面活性物质可以早期建立 FRC,改善肺顺应性(Davis et al. 1998),咖啡因可以使容易呼吸暂停的早产儿的自主呼吸得到改善(Henderson-Smart and Steer 2001)。肺表面活性物质的微创给药技术(less invasive surfactant administration,LISA)是在没有气管插管的情况下把一根细的导管插入气管(Kribs and Hummler 2016)。作者认为这两种治疗就像在产房和 NICU 之间搭起了一座桥,使 NCPAP 的成功率得以改善。未来还需要更多研究来识别哪些早产儿可以从这些产房的干预措施中获益。同时还需要更多研究来明确,在 NCPAP 支持下的 RDS 早产儿,LISA 技术或其他的操作方法是否可以取代 INSURE,或是否有新的技术可以取代 LISA 和 INSURE 技术。事实上,任何技术都有其自身的优点和缺点。

62.8.4　NCPAP 的撤离

一旦患儿病情改善,可以逐步下调 FiO_2(每次降低 2%~5%,直至 21%)及 CPAP 的水平(每次降

低 1cmH$_2$O，直至 2~3cmH$_2$O）。当这两个参数都达到最低，可考虑停用 NCPAP。当然还要结合患儿的胎龄和出生体重，以及 WOB 是否有增加（临床表现有气促、肋间或肋下凹陷）、患儿是否有其他治疗指征，如早产儿呼吸暂停等。

62.9　NCPAP 治疗过程中新生儿的护理

应用 CPAP 时，新生儿的护理特别重要。下列几点应特别注意（Sahni et al. 2016）：
- 正确的连接（头带、帽子和鼻塞）
- 正确的体位（管路和患儿之间）
- 湿化器正确的温度设置
- 正确的喂养，防止吸入

62.9.1　连接（头带、帽子和鼻塞）

一般用帽子来固定鼻塞。帽子必须足够大，帽檐能够拉下来达到眼睛的位置并覆盖耳朵。如果太小，帽子会往上滑，将管路向新生儿的鼻子方向拉扯。鼻塞通常有大、中、小 3 个尺寸，应根据患儿鼻孔的大小选择最合适的鼻塞。认为最小尺寸的鼻塞一定适合体重最小的患儿的想法是错误的。如果鼻塞太小，就不能维持恒定的 CPAP 水平，并会增加气道阻力。这就有可能使 WOB 不仅不能降低，反而可能增加。

硅胶鼻塞放入鼻孔后逐渐变暖，就变得更加柔软，可以轻微地膨胀，和鼻孔更好地贴合。并不推荐在鼻子周围使用一些药膏或敷贴。一旦管路都固定好后，必须注意鼻塞的边缘没有抵住鼻中隔，鼻塞底部必须露在外面可以被看到（图 62.6）。鼻塞可能使鼻部分泌物增加，因此对气体进行加温湿化是很要紧的。如果患儿张口哭闹，就达不到所需的压力，因此在 CPAP 应用过程中正确的护理就非常重要。对于很小的早产儿或较大的婴儿，有时可用硅胶鼻罩代替鼻塞（图 62.7）。

62.9.2　管路的放置

正确放置管路位置，既不能拉扯压力发生器，也不能压迫鼻子。

发生器通过带子和鼻罩相连，带子不能太紧。带子固定的方向应向后，朝向耳朵方向，避开眼睛，

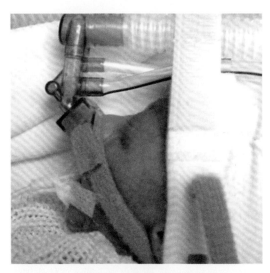

图 62.6　鼻塞的正确位置

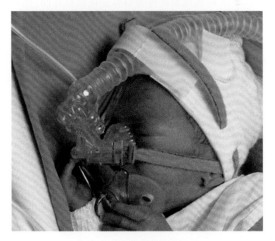

图 62.7　用鼻罩进行 NCPAP

以免在该部位产生压迫。在带子和鼻罩之间不能打结或用敷贴，以便于随时改成鼻塞。只有送气的管道需要固定在帽子上。

应用 Infant flow 的发生器时，应注意将呼出气的管路放至暖箱外面，以减少暖箱内噪音，如有必要可使用延长管。

62.9.3　患儿的体位

患儿可以俯卧位、仰卧位或侧卧位，颈部适当伸展，对于呼吸窘迫的早产儿，俯卧位似乎更好（Sahni et al. 2016）。

NCPAP 过程中也可以进行袋鼠式护理。但很重要的一点是要让患儿把嘴巴闭上。这样做至少有3 点好处：

- 可以避免因压力释放导致的 CPAP 的波动,从而使 WOB 降低。
- 可以避免使气道黏膜变干,分泌物黏稠。
- 使下巴保持在向前的位置,避免舌后坠,有助于保持气道通畅。

可以想办法帮助患儿把嘴巴闭上。一开始可以在患儿下巴下点一个支撑物(如纱布卷)。安慰奶嘴促进患儿吞咽,减少口腔内的唾液,也有助于保持下巴处在一个向前的位置。

62.9.4　加温湿化

充足的湿化很重要,可以避免黏液变干后稠厚的分泌物堆积在口腔,阻塞气道。吸入气体应加热至 37℃。应确保温度传感器放置在暖箱外面,如果患儿是放置在辐射台上,应将传感器和加热源隔开。

62.9.5　气道吸引

患儿在 NCPAP 治疗过程中不必常规进行定时的气道吸引,只在必要时使用该项操作。为了减少口鼻内分泌物的形成,可以将湿化器设置合适的温度,如果温度过低,容易使分泌物变干,或者可以使患儿的嘴巴闭上。

62.9.6　喂养

患儿在 NCPAP 治疗过程中可以喂奶,应鼓励喂养,不论是管饲还是瓶饲。此外,喂奶的患儿可以避免吞下过多空气,有助于缓解腹胀。胃肠减压管并不一定是必需的。

参考文献

AARC (American Association for Respiratory Care) (1994) Application of continuous positive airway pressure to neonates via nasal prongs or nasopharyngeal tube. Respir Care 39:817–823

Agostino R, Orzalesi M, Nodari S et al (1973) Continuous positive airway pressure (CPAP) by nasal cannula in the respiratory distress syndrome (RDS) of the newborn. Pediatr Res 7:50

Ahluwalia JS, White DK, Morley CJ (1998) Infant flow driver or single prong nasal continuous positive airway pressure: short term physiological effects. Acta Pediatr 87:325–327

Ahumada CA, Goldsmith JP (1996) Continuous distending pressure. In: Goldsmith JP, Karotkin EH (eds) Assisted ventilation of the neonate. WB Saunders, Philadelphia, pp 151–165

Aranda JV, Turmen T (1979) Methylxanthines in apnoea of prematurity. Clin Perinatol 6:87–108

Avery ME, Mead J (1959) Surface properties in relation to atelectasis and hyaline membrane disease. Am J Dis Child 97:517–523

Avery ME, Tooley WH, Keller JB et al (1987) Is chronic lung disease in low birth weight infants preventable? A survey of eight centers. Pediatrics 79:26–30

Bancalari E, Sinclair JC (1991) Mechanical ventilation. In: Sinclair JC, Brachen MB (eds) Effective care of the newborn infant. Oxford University Press, Oxford, pp 200–220

Barach AL, Martin J, Eckman M (1937) Positive pressure respiration and its application to the treatment of acute pulmonary edema and respiratory obstruction. Proc Am Soc Clin Invest 16:664–680

Beasley JM, Jones SEF (1981) Continuous positive airway pressure in bronchiolitis. Br Med J 283:1506–1508

Blennow M, Jonsson B, Dahlstrom A et al (1999) Lung function in premature infants can be improved. Surfactant therapy and CPAP reduce the need of respiratory support. Lakartidningen 96:1571–1576

Bucci G, Marzetti G, Picece-Bucci S et al (1974) Phrenic nerve palsy treated by continuous positive pressure breathing by nasal cannula. Arch Dis Child 49:230–232

Bullowa JGH (1937) The management of the pneumonias. Oxford University Press, New York

Burch K, Rhine W, Baker R et al (2003) Implementing potentially better practices to reduce lung injury in neonates. Pediatrics 111:e432–e436

Caliumi-Pellegrini G, Agostino R, Orzalesi M et al (1974) Twin nasal cannula for administration of continuous positive airway pressure to newborn infants. Arch Dis Child 49:228–230

Cohen G, Henderson-Smart D (1986) Upper airway stability and apnoea during nasal occlusion in newborn infants. J Appl Physiol 60:1511–1517

Cordero L, Ayers LW, Davis K (1997) Neonatal airway colonization with gram-negative bacilli: association with severity of bronchopulmonary dysplasia. Pediatr Infect Dis J 16:18–23

Courtney SE, Pyon KH, Saslow JG et al (2001) Lung recruitment and breathing pattern during variable versus continuous positive airway pressure in premature infants. An evaluation of three devices. Pediatrics 197:304–308

Davis PG, Henderson-Smart DJ (2000) Nasal CPAP immediately after extubation for preventing morbidity in preterm infants. Cochrane Database Syst Rev 3: CD000143

Davis AJ, Jobe AH, Häfner D et al (1998) Lung function in premature lambs and rabbits treated with a recombinant SP-C surfactant. Am J Respir Crit Care Med 157(2): 553–559

Dunn MS, Kaempf J, de Klerk A et al (2011) Randomized trial comparing 3 approaches to the initial respiratory management of preterm neonates. Pediatrics 128(5): e1069–e1076

Elgellab A, Riou Y, Abbazine A et al (2001) Effects of nasal continuous airway positive pressure (NCPAP)

on breathing pattern in spontaneously breathing premature newborn infants. Intensive Care Med 27: 1782–1787

Finer NN, Waldemar AC, Duara S et al (2004) Delivery room continuous positive airway pressure/positive end-expiratory pressure in extremely low birth weight infants: a feasibility trial. Pediatrics 114:651–657

Finer NN, Carlo WA, Walsh MC et al (2010) Early CPAP versus surfactant in extremely preterm infants. N Engl J Med 362(21):1970–1979

Fischer HS, Bührer C (2013) Avoiding endotracheal ventilation to prevent bronchopulmonary dysplasia: a meta-analysis. Pediatrics 132(5):e1351–e1360

Fox WW, Berman LS, Downes JJ Jr, Peckham GJ (1975) The therapeutic application of end-expiratory pressure in the meconium aspiration syndrome. Pediatrics 56: 214–217

Fox WW, Schwartz JG, Shaffer TH (1981) Successful extubation of neonates: clinical and physiological factors. Crit Care Med 9:823–826

Gaon P, Lee S, Hannan S et al (1999) Assessment of effect of nasal continuous positive pressure on laryngeal opening using fibre optic laryngoscopy. Arch Dis Child Fetal Neonatal Ed 80:F230–F232

Gauda EB, Miller MJ, Carlo W et al (1987) Genioglossus response to airway occlusion in apneic versus non-apneic infants. Pediatr Res 22:683–687

Gerhardt T, Bancalari E (1980) Chestwall compliance in full-term and premature infants. Acta Pediatr Scand 69:359–364

Gherini S, Peters RM, Virgilio RW (1979) Mechanical work on the lungs and work of breathing with positive end expiratory pressure and continuous positive airway pressure. Chest 76:251–256

Gittermann MK, Fusch C, Gittermann AR et al (1997) Early nasal continuous positive airway pressure treatment reduces the need for intubation in very low birth weight infants. Eur J Pediatr 156:384–388

Gizzi C, Montecchia F, Panetta V et al (2015) Is synchronised NIPPV more effective than NIPPV and NCPAP in treating apnoea of prematurity (AOP)? A randomised cross-over trial. Arch Dis Child Fetal Neonatal 100(1):F17–F23

Goldman SL, Brady JP, Bchir MB et al (1979) Increased work of breathing associated with nasal prongs. Pediatrics 64:160–164

Greenough A (1996) Transient tachypnoea of the newborn. In: Greenough A, Roberton NRC, Milner AD (eds) Neonatal respiratory disorders. Arnold, London, pp 280–285

Greenough A, Roberton NRC (1996) Respiratory distress syndrome. In: Greenough A, Roberton NRC, Milner AD (eds) Neonatal respiratory disorders. Arnold, London, pp 238–279

Gregory GA (1986) Continuous positive airways pressure. In: Thibeault DW, Gregory GA (eds) Neonatal pulmonary care, 2nd edn. Appleton & Lange, Norwalk, p 355

Gregory GA, Kittermann JA, Phibbs RH et al (1971) Treatment of the idiopathic respiratory distress syndrome with continuous positive airway pressure. N Engl J Med 284:1333–1340

Gupta S, Sinha SK, Tin W, Donn SM (2009) A randomized controlled trial of post-extubation bubble continuous positive airway pressure versus infant flow driver continuous positive airway pressure in preterm infants with respiratory distress syndrome. J Pediatr 154:645–650

Harrison VC, de Heese Hde V, Klein M (1968) The significance of grunting in hyaline membrane disease. Pediatrics 41:549–559

Henderson-Smart DJ, Steer P (2001) Methyl-xanthine treatment for apnea in preterm infants. Cochrane Database Syst Rev 3:CD000140

Higgins RD, Richter SE, Davis JM (1991) Nasal continuous positive airway pressure facilitates extubation of very low birth weight neonates. Pediatrics 88:999–1003

Hooper SB, Siew ML, Kitchen MJ (2015) Respiratory transition in the newborn: a three phase process. Arch Dis Child Fetal Neonatal Ed 101(3):F266–F271

Horbar JD, McAuliffe TL, Adler SM et al (1988) Variability in 28- day outcomes for very low birth weight infants: an analysis of 11 neonatal intensive care units. Pediatrics 82:554–559

Jacobsen T, Gronvall J, Petersen S et al (1993) "Minitouch" treatment of very low birth weight infants. Acta Pediatr 82:934–938

Jonsson B, Katz-Salamon M, Faxelius G et al (1997) Neonatal care of very low birth weight infants in special care units and neonatal intensive care units in Stockholm. Early nasal continuous positive airway pressure versus mechanical ventilation: gains and losses. Acta Pediatr Suppl 419:4–10

Jonzon A (1991) Indications for continuous positive airway pressure and respiratory therapy. Int J Technol Assess Health Care 7(Suppl 1):26–30

Kamper J, Ringsted C (1990) Early treatment of idiopathic respiratory distress syndrome using binasal continuous positive airway pressure. Acta Pediatr Scand 79: 581–586

Kamper J, Wulff K, Larsen C et al (1993) Early treatment with nasal continuous positive airway pressure in very low birth weight infants. Acta Pediatr 82:193–197

Karlberg P (1960) The adaptive changes in the immediate postnatal period, with particular reference to respiration. J Pediatr 56:585–604

Kattwinkel J (1977) Neonatal apnoea: pathogenesis and therapy. J Pediatr 90:342–347

Kattwinkel J, Fanaroff A, Cha C et al (1973) Controlled trial of continuous positive airway pressure (CPAP) in RDS and a simplified application by the nasal route. Pediatr Res 7:396

Kavvadia V, Greenough A, Dimitriou G (2000) Effect on lung function of continuous positive airway pressure administered either by infant flow driver or a single nasal prong. Eur J Pediatr 159:289–292

Klausner JF, Lee AY, Hutchinson AA (1996) Decreased imposed work with a new nasal continuous positive airway pressure device. Pediatr Pulmonol 22:188–194

Kribs A, Hummler H (2016) Ancillary therapies to enhance success of non-invasive modes of respiratory support – approaches to delivery room use of surfactant and caffeine? Semin Fetal Neonatal Med 21(3): 212–218

Kurz H (1999) Influence of nasopharyngeal CPAP on breathing pattern and incidence of apnoeas in preterm infants. Biol Neonate 76:129–133

Lam BC (1999) Surfactant lavage for the management of severe meconium aspiration syndrome. Biol Neonate 76(Suppl 1):10–14

Lemyre B, Davis PG, De Paoli AG et al (2017) Nasal intermittent positive pressure ventilation (NIPPV) versus nasal continuous positive airway pressure (NCPAP) for preterm neonates after extubation. Cochrane Database Syst Rev 2:CD003212. https://doi.org/10.1002/14651858.CD003212.pb3)

Leone RJ, Krasna IH (2000) "Spontaneous" neonatal gastric perforation: is it really spontaneous? J Pediatr Surg 35:1066–1069

Levy J, Habib RH, Liptsen E et al (2006) Prone versus supine positioning in the well preterm infant: effects on work of breathing and breathing patterns. Pediatr Pulmonol 41:754–758

Lindner W, Vossbeck S, Hummler H et al (1999) Delivery room management of extremely low birth weight infants: spontaneous breathing or intubation? Pediatrics 103:961–967

Loftus BC, Ahn J, Haddad J (1994) Neonatal nasal deformities secondary to nasal continuous positive airway pressure. Laryngoscope 104:1019–1022

Lundstrom KE (1996) Initial treatment of preterm infants–continuous positive airway pressure or ventilation? Eur J Pediatr 155(Suppl 2):S25–S29

Martin RJ, Nearman HS, Katona PG et al (1977) The effect of a low continuous positive airway pressure on the reflex control of respiration in the preterm infant. J Pediatr 90:976–981

McNamara F, Sullivan CE (1997) Nasal CPAP treatment in an infant with respiratory syncitial virus-associated apnoea. Pediatr Pulmonol 24:218–221

Miller MJ, Carlo WA, Martin RJ (1985) Continuous positive airway pressure selectively reduces obstructive apnoea in preterm infants. J Pediatr 106:91–94

Miller RW, Pollack MM, Murphy TM et al (1986) Effectiveness of continuous positive airway pressure in the treatment of bronchomalacia in infants: a bronchoscopic documentation. Crit Care Med 14:125–127

Miller MJ, DiFiore JM, Strohl KP et al (1990) Effects of nasal CPAP on supraglottic and total pulmonary resistance in preterm infants. J Appl Physiol 68:141–146

Moa G, Nilsson K (1993) Nasal continuous positive airway pressure: experiences with a new technical approach. Acta Pediatr 82:210–211

Moa G, Nilsson K, Zetterstrom H et al (1988) A new device for administration of nasal continuous positive airway pressure in the newborn: an experimental study. Crit Care Med 16:1238–1242

Morley C (1999) Continuous distending pressure. Arch Dis Child Fetal Neonatal Ed 81:F152–F156

Morley CJ, Davis PG, Doyle LW et al (2008) Nasal CPAP or intubation at birth for very preterm infants. N Engl J Med 358:700–708

Mosca F, Colnaghi M, Castoldi F (1996) Lung lavage with a saline volume similar to functional residual capacity followed by surfactant administration in newborns with severe meconium aspiration syndrome. Intensive Care Med 22:1412–1413

Pape KE, Armstrong DL, Fitzhardinge PM (1976) Central nervous system pathology associated with mask ventilation in the very low birth weight infant: a new etiology for intracerebellar hemorrhages. Pediatrics 58:473–483

Payne NR, LaCorte M, Karna P et al (2006) Reduction of bronchopulmonary dysplasia after participation in the Breathsavers Group of the Vermont Oxford Network Neonatal Intensive Care Quality Improvement Collaborative. Pediatrics 118:S73–S77

Pedersen JE, Nielsen K (1994) Oropharyngeal and esophaegeal pressure during mono-and binasal CPAP in neonates. Acta Pediatr 83:143–149

Perlman J, Thach B (1988) Respiratory origin of fluctuations in arterial blood pressure in premature infants with respiratory distress syndrome. Pediatrics 81:399–403

Poulton EP, Oxon DM (1936) Left-sided heart failure with pulmonary edema: its treatment with the "pulmonary plus pressure machine". Lancet 228:981–983

Rasanen J, Leijala M (1991) Breathing circuit respiratory work in infants recovering from respiratory failure. Crit Care Med 19:31–35

Roberton NRC (1993) Does CPAP work when it really matters? Acta Pediatr 82:206–207

Robertson NJ, McCarthy LS, Hamilton PA, Moss ALH (1996) Nasal deformities resulting from flow driver continuous positive airway pressure. Arch Dis Child Fetal Neonatal Ed 75:F209–F212

Sahni R, Schiaratura M, Polin RA (2016) Strategies for the prevention of continuous positive airway pressure failure. Semin Fetal Neonatal Med 21(3):196–203

Sandri F, Ancora G, Rinaldi M et al (1999) Incidence of intact survival in a group of ELBWI and permissive hypercapnia. Pediatr Res 45:223A

Sandri F, Ancora G, Lanzoni A et al (2004) Prophylactic nasal continuous positive airways pressure in newborns of 28–31 weeks gestation: multicentre randomised controlled clinical trial. Arch Dis Child Fetal Neonatal Ed 89:F394–F398

Sandri F, Plavka R, Ancora G et al (2010) Prophylactic or early selective surfactant combined with nCPAP in very preterm infants. Pediatrics 125:e1402–e1409

Schmidt B, Roberts RS, Davis P et al (2006) Caffeine therapy for apnea of prematurity. N Engl J Med 355:958–959

Schmölzer GM, Kumar M, Pichler G et al (2013) Non-invasive versus invasive respiratory support in preterm infants at birth: systematic review and meta-analysis. BMJ 347:f5980

Schmolzer GM, Kumar M, Aziz K et al (2014) Sustained inflation versus positive pressure ventilation at birth: a systematic review and meta-analysis. Arch Dis Child Fetal Neonatal Ed 100(4):F361–F368

Schulze A, Madler HJ, Gehrhardt B et al (1990) Titration of continuous positive airway pressure by the pattern of breathing: analysis of flow-volume-time relationships by a non-invasive computerized system. Pediatr Pulmonol 8:96–103

Smedsaas-Lofvemberg A, Nilsson K, Moa G et al (1999) Nebulization of drugs in a nasal CPAP system. Acta Paediatr 88:89–92

So BH, Tamura M, Mishina J et al (1995) Application of nasal continuous positive airway pressure to early extubation in very low birth weight infants. Arch Dis

Child Fetal Neonatal Ed 72:F191–F193

Soong WJ, Hwang B, Tang RB (1993) Continuous positive airway pressure by nasal prongs in bronchiolitis. Pediatr Pulmonol 16:163–166

Stevens TP, Blennow M, Myers EH, Soll R (2007) Early surfactant administration with brief ventilation vs. selective surfactant and continued mechanical ventilation for preterm infants with or at risk for respiratory distress syndrome. Cochrane Database Syst Rev 3: CD003063

Sweet DG, Carnielli V, Greisen G et al (2017) European consensus guidelines on the management of respiratory distress syndrome – 2016 update. Neonatology 111:107–125

Tanswell AK, Clubb RA, Smith BT et al (1980) Individualized continuous distending pressure applied within 6 hours of delivery in infants with respiratory distress syndrome. Arch Dis Child 55:33–39

Tarnow-Mordi WO, Sutton P, Wilkinson AR (1986) Inadequate humidification of respiratory gases during mechanical ventilation of the newborn. Arch Dis Child 61:698–700

Te Pas AB, Siew M, Wallace MJ et al (2009) Establishing functional residual capacity at birth: the effect of sustained inflation and positive end-expiratory pressure in a rabbit model. Pediatr Res 65(5):537–541

Van de Graaff WB (1988) Thoracic influence on upper airway patency. J Appl Physiol 65:2124–2131

Verder H, Robertson B, Greisen G et al (1994) Surfactant therapy and nasal continuous positive airway pressure for newborns with respiratory distress syndrome. N Engl J Med 331:1051–1055

Verder H, Albertsen P, Ebbesen F et al (1999) Nasal continuous positive airway pressure and early surfactant therapy for respiratory distress syndrome in newborns of less than 30 weeks' gestation. Pediatrics 103:e24

Vert P, Andre M, Silbout M (1973) Continuous positive airway pressure and hydrocephalus. Lancet 302:319

Walsh MC, Wilson-Costello D, Zadell A et al (2003) Safety, reliability, and validity of a physiologic definition of bronchopulmonary dysplasia. J Perinatol 23:451–456

Wilkinson D, Andersen C, O'Donnell CP et al (2016) High flow nasal cannula for respiratory support in preterm infants. Cochrane Database Syst Rev 2:CD006405. https://doi.org/10.1002/14651858.CD006405.pub3. Review

Wilson SL, Thach BT, Brouillette RT et al (1980) Upper airway patency in the human infant: influence of airway pressure and posture. J Appl Physiol Respir Environ Exerc Physiol 48:500–504

Wright CJ, Polin RA, Kirpalani H (2016) Continuous positive airway pressure to prevent neonatal lung injury: how did we get here, and how do we improve? J Pediatr 173:17–24.e2

Wylie J, Perlman JM, Kattwinkel J et al (2015) Part 7: neonatal resuscitation:2015 international consensus on cardiopulmonary resuscitation and emergency. Cardiovascular care science with treatment recommendations. Resuscitation 95:e171–e203

63 肺部疾病：肺表面活性物质替代治疗

Henry L. Halliday

罗四维　翻译，孙波　审校

目录

摘要

在过去的三十几年中，产前糖皮质激素、生后肺表面活性物质替代治疗和辅助通气的应用给呼吸窘迫综合征（respiratory distress syndrome，RDS）的患儿带来了更好的结局。对 RDS 有效预防和治疗与新生儿存活率的提高直接相关。RDS 是由于内源性肺表面活性物质不足，导致肺泡塌陷和呼吸功增加的疾病，可进一步导致缺氧、呼吸衰竭以及呼吸和代谢性酸中毒。在 20 世纪 60 年代采用合成肺表面活性物质制剂（不含肺表面活性物质蛋白，仅由磷脂组成）雾化吸入进行临床试验失败后，20 世纪 80 年代的许多随机对照试验证明了直接将肺表面活性物质制剂滴入早产儿肺部的益处。目前，由于产前糖皮质激素和早期持续气道正压通气（continuous positive airway pressure，CPAP）的广泛应用，在 RDS 疾病早期使用肺表面活性物质治疗优于常规的预防性治疗。但是，在某些情况下仍应在产房中预防性使用表面活性物质制剂，包括对需要插管的早产儿。

63.1　重点

- RDS 是由于肺表面活性物质不足引起的。由于肺泡塌陷和呼吸做功增加，导致进行性缺氧，呼吸衰竭以及混合性酸中毒。

- 产前糖皮质激素和早期 CPAP 的广泛应用，使得在 RDS 疾病早期使用肺表面活性物治疗效果优于常规的预防性治疗。在某些情况下，应在分娩室中使用肺表面活性物质制剂,包括气管插管的早产儿。

- 最佳效果所需的肺表面活性物质剂量并不确定。100mg/kg 可能足以进行预防性治疗,但对未及时治疗的 RDS,200mg/kg 可能为更好的选择。
- INSURE（Intubate SURFactant Extubate to CPAP,插管 - 应用肺表面活性物质 - 拔管后 CPAP）技术可最大限度地减少通气时间,对初始即用 CPAP 治疗的患儿可能可完全避免机械通气。
- LISA（less invasive surfactant administration,微创给药技术）和雾化吸入技术未来发展空间大,可能有助于避免气管插管。
- 肺表面活性物质的其他适应证包括胎粪吸入综合征[减少对体外膜肺（extracorporeal membrane oxygenation,ECMO）的需要]和肺炎,但在其他情况下,治疗均为实验性。
- 肺表面活性物质制剂可以用作向肺部输送药物的媒介,使用布地奈德进行的临床试验显示出其有望成为减轻支气管肺发育不良的一种手段。

63.2 引言

在过去三十几年中,产前糖皮质激素、生后肺表面活性物质替代治疗和辅助通气的应用已经大大改善了新生儿预后（Speer et al. 2013）。新生儿生存率的提高与对 RDS 这一 20 世纪 90 年代前病死率极高的疾病有了更有效的预防和治疗手段直接相关。在 20 世纪 60 年代,人们对吸入只含磷脂不含蛋白的人工合成肺表面活性物质制剂进行研究（Soll 2000a）,很多试验都未能成功。20 世纪 80 年代,很多随机对照试验证实了将肺表面活性物质制剂直接滴入早产儿肺内的好处（Soll 2000a,b;Seger and Soll 2009;Soll and Ozek 2010）。这些肺表面活性物质制剂主要分为两种:含有表面活性蛋白 B 和 C（SP-B 和 SP-C）的天然制剂（Soll 2000a;Seger and Soll 2009）（从动物肺或人类羊水中提取）和人工合成制剂（Soll and Ozek 2010;Soll 2000b）（包含磷脂和其他有助于分布和吸收的物质）。这两种类型的肺表面活性物质制剂,不管是预防性在产房给予（生后 15 分钟内）（Soll 2000a;Soll and Ozek 2010）,抑或对 RDS 进行治疗（Seger and Soll 2009;Soll 2000b）,都提高了新生儿生存率,降低了肺气漏如气胸和肺间质气肿的发生。

最近,为进一步明确取得最好结局所需的最佳制剂（Pfister et al. 2007,2009;Ardell et al. 2015）、最佳首剂治疗时间（Singh et al. 2015;Rojas-Reyes et al. 2012;Bahadue and Soll 2012;Stevens et al. 2007）、重复用药指征（Soll and Ozek 2009）和磷脂的剂量（Speer et al. 2013）,进行了一些临床随机试验。根据这些试验结果,制定了最佳临床指南,且已经在欧洲（Sweet et al. 2013）、美国（Polin et al. 2014）和加拿大（Davis et al. 2005）使用。本章节主要目的在于总结这些基于临床试验和系统综述的肺表面活性物质的治疗推荐,并指出仍存有争议的领域。

63.3 呼吸窘迫综合征和肺表面活性物质治疗原理

RDS 是由肺表面活性物质分泌不足所致（Avery and Mead 1959）,肺泡塌陷可导致进行性缺氧、呼吸衰竭、混合型呼吸性和代谢性酸中毒以及进行性呼吸困难（Halliday 2003）。肺表面活性物质缺乏与早产密切相关,而进行性酸中毒可进一步减少肺表面活性物质产生。正常情况下,出生时肺表面活性物质磷脂池大约为 100mg/kg,但在早产婴儿常减少至 25mg/kg 以下,严重 RDS 婴儿,甚至少于 5mg/kg（Halliday 2003）。肺表面活性物质还可能被从血浆漏出到肺泡的蛋白抑制而失活。在引入肺表面活性物质治疗前,存活下来的 RDS 患儿通常在 2~3 天开始产生自己的内源性肺表面活性物质,而这预示着他们的病情恢复（Halliday 2003）。而那些没能存活者,或者发生进行性呼吸衰竭伴有不可逆性心血管和中枢神经系统低氧性损伤,或者因发生肺气漏或颅内出血导致病情急剧恶化。

肺表面活性物质治疗可预防或复张肺泡塌陷,尤其是在呼气末,可增加肺容量和改善肺顺应性,逆转呼吸衰竭（Halliday 2003）,最终使得生存率提高,并显著减少肺气漏的发生（Soll 2000a,b;Seger and Soll 2009;Soll and Ozek 2010）。已有动物实验和临床研究证据表明,含有 SP-B 和 SP-C 的天然肺表面活性物质制剂与仅含磷脂的人工合成制剂相比,前者起效更迅速,可改善预后,包括提高生存率,减少肺气漏发生（Pfister et al. 2007;Ardell et al. 2015）。肺表面活性物质的治疗时间也很重要,有证据表明,早期或预防性应用比晚期治疗效果更好(Rojas-Reyes et al. 2012;Bahadue and Soll 2012)。但由于产前糖皮质激素和早期 CPAP 的普遍使用,肺表面活性物质的预防性使用可能没有优于治疗性使用(Rojas-Reyes et al. 2012)。不同胎龄的婴儿 RDS 的发生率存在差异,28 周及以下婴儿约为 80%,30 周大约为 50%,32 周 30%,34 周早产儿仅 10%(Halliday 2003)。

63.4 随机试验和系统综述结果

本章节主要讨论以下方面:有效性、首次给药时间、首次给药剂量、给药方法、再次用药、肺表面活性物质制剂的种类、联合治疗和应用肺表面活性物质制剂治疗的其他指征。

63.4.1 有效性

关于人工合成的肺表面活性物质制剂(不含蛋白)和天然制剂(含有 SP-B 和 SP-C)的临床随机试验结果均显示,产房内预防性(生后 10~15 分钟内)应用肺表面活性物质制剂或在新生儿病房内用其治疗 RDS,均可降低新生儿病死率和肺气漏(如气胸)的发生率(Speer et al. 2013;Soll 2000a,b;Seger and Soll 2009;Soll and Ozek 2010)。尽管这些试验均主要是在 20 世纪 80 和 90 年代进行的,那时产前糖皮质激素的使用率远远低于今天,但毫无疑问肺表面活性物质仍在继续对改善早产儿的预后发挥着积极的作用(Speer et al. 2013)。事实上,产前糖皮质激素和生后肺表面活性物质有协同作用(Jobe et al. 1993),当可能发生早产时,两者都应该考虑使用。预防性应用肺表面活性物质对新生儿病死率,气胸和其他部分结局所起的作用大小见表 63.1。

表 63.1 早产儿预防性应用肺表面活性物质的 meta 分析

结局	天然制剂				合成制剂			
	RR	95%CI	NNT	95%CI	RR	95%CI	NNT/H	95%CI
新生儿死亡率	0.60	0.44~0.83	14	9~35	0.70	0.58~0.85	15	10~31
气胸	0.35	0.26~0.49	7	5~9	0.67	0.50~0.90	20	12~67
PIE	0.46	0.35~0.60	6	4~8	0.68	0.50~0.93	16	9~77
肺出血	—	—	—	—	3.28	1.50~7.16	33	20~100
IVH	0.89	0.84~1.15	—	—	0.96	0.81~1.14	—	—
重度 IVH	1.22	0.90~1.66	—	—	1.01	0.75~1.38	—	—
PDA	1.08	0.94~1.24	—	—	1.11	1.00~1.22	21	11~500
ROP	1.37	0.63~2.98	—	—	0.96	0.86~1.07	—	—
重度 ROP	0.58	0.27~1.24	—	—	0.89	0.58~1.36	—	—
BPD	0.93	0.80~1.07	—	—	1.06	0.83~1.36	—	—

数据引自 Cochrane 图书馆(Soll 2000a;Soll and Ozek 2010)。

RR,相对危险度;CI,可信区间;NNT/H,带来治疗收益或伤害的病例指数;PIE,肺间质气肿;IVH,脑室内出血;PDA,动脉导管未闭;ROP,早产儿视网膜病变;BPD,支气管肺发育不良。

63.4.2 首剂时间

目前已经明确,RDS 患儿越早接受肺表面活性物质治疗,其预后越好,包括气漏、新生儿死亡和慢性肺疾病(chronic lung disease,CLD)的发生率减少(Bahadue and Soll 2012)。在早年进行的临床试验中,对于胎龄在 31 周以下的早产儿,预防性应用肺表面活性物质治疗与晚期治疗 RDS 相比,可降低新生儿病死率和气胸的发生率(Rojas-Reyes et al. 2012)。但近期进行的可反映目前临床常规(更高的产前糖皮质激素的使用和早期以 CPAP 稳定患儿)的大型临床试验结果不再支持这些好处,同时显示早期 CPAP 稳定患儿联合在需要插管通气的患儿中,治疗性肺表面活性物质疗法可降低 CLD 或死亡的联合结局发生风险（Rojas-Reyes et al. 2012）。肺表面活性物质给药通常需要气管插管，常规对胎龄小于31周的早产儿预防性给药，可能导致多至50%病例接受不必要的治疗（Speer et al. 2013）。这会增加治疗成本，且可引起不必要的肺损伤导致支气管肺发育不良（bronchopulmonary dysplasia，BPD）发生。目前，由于产前糖皮质激素和早期CPAP使用增加，已经明确治疗性使用肺表面活性物质优于预防性使用（Rojas-Reyes et al. 2012）。但是，在某些情况下仍应在产房中预防性使用肺表面活性物质制剂，包括对需要插管的早产儿。

63.4.3 首次剂量

临床试验中所用的肺表面活性物质剂量范围在每公斤体重25~200mg磷脂（Morley 1991）。这些剂量比在肺泡表面形成单层磷脂所需数量至少大10倍（Robertson and Halliday 1998）。对于已获生产许可的肺表面活性物质制剂，其推荐剂量范围从50mg/kg至200mg/kg不等，体积在1.2~5ml/kg（表63.2）（Sweet et al. 2013；Polin et al. 2014；Walsh et al. 2013）。较大剂量优于小剂量（Konishi et al. 1988；Gortner et al. 1994）。肺表面活性物质TA用量120mg/kg（100mg磷脂/kg）与60mg/kg相比，可更好地改善氧合，减少BPD的发生（Konishi et al. 1988）。牛肺表面活性物质制剂（bovactant）用量100mg/kg，较50mg/kg能更好地使氧合状况改善（Gortner et al. 1994）。猪肺表面活性物质制剂（poractant alfa）用量200mg/kg与100mg/kg相比，有较好的即时治疗反应（Halliday et al. 1993；Ramanathan et al. 2004），并可能会提高生存率（Ramanathan et al. 2004）。为达到最

好的治疗效果所需的肺表面活性物质剂量目前尚不清楚，但可能至少需要100mg/kg磷脂，与一个足月新生儿的完整肺表面活性物质代谢池所需磷脂的100~250mg/kg估计值较接近（Robertson and Halliday 1998；Hallman 1989）。100mg/kg对于预防性治疗可能足够（Speer et al. 2013），但200mg/kg对挽救性治疗可能产生更好的结果（Ramanathan et al. 2004）。

63.4.4 给药方法

肺表面活性物质制剂通常需要通过至少暂时的气管插管直接注入肺内（Speer et al. 2013）。有发生RDS高风险的早产儿应在人力和设备都具备的中心分娩，以保证生后早期就能得到合适的处理（Speer et al. 2013）。有RDS发生高风险的早产儿应该在人员和器械配备情况能满足产后立刻处理的医院（Sweet et al. 2013）。在一些早期的临床试验中，肺表面活性物质制剂或分别被快速注入两侧主支气管，或单次快速注入下气道；而在另外的试验中，婴儿采取不同体位，将总量分成几份分别直接注入每个肺叶（Morley 1991）。在给药后，通常给予短暂手动通气，或者重新连接呼吸机，以促进肺表面活性物质在肺内的分布。给药时通常需要一根无菌胃管插入气管插管内。动物实验表明，快速给药比缓慢注入（大于30分钟）更能使药物分布均匀（Ueda et al. 1994）。然而，一项关于牛肺表面活性物质制剂（beractant）的小规模临床试验发现3种给药方式之间比较，结果无差别（Zola et al. 1993），而另一项关于poractant alfa的研究比较了单剂快速注入和通过一个双腔管1分钟内注入，也支持这个结果（Valls-i-Soler et al. 1998）。重要的是尽可能缩短给予肺表面活性物质

表63.2 临床应用的肺表面活性物质制剂种类

通用名称	商品名称	来源	磷脂/（mg/ml）	剂量/（mg/kg）	体积/（ml/kg）	生产商（国家）
Beractant	Survanta	牛/匀浆	25（50%DPPC）	100	4	Abbott Labs（美国）
BLES	bLES	牛/灌洗液	27	135	5	BLES Biochemicals（加拿大）
Bovactant	Alveofact	牛/灌洗液	42	50	1.2	Lyomark Pharma（德国）
Calfactant	Infasurf	牛/灌洗液	35（74%DPPC）	105	3	ONY and Forest Labs（美国）
Poractant alfa	Curosurf	猪/匀浆	80（70%DPPC）	100~200	1.25~2.5	Chiesi Farmaceutici（意大利）
Surfactant TA	Surfacten	牛/研碎	30（48% DPPC）	120	4	Tokyo Tanabe and Mitsubishi Pharma（日本）

所有制剂均含有不同含量的SP-B和SP-C。BLES，牛肺磷脂提取表面活性物质。

制剂后的机械通气时间,因为这是发生 BPD 的一个独立危险因素(Vento et al. 2009)。INSURE 技术可最大程度缩短机械通气时间,对于开始就使用 CPAP 治疗的婴儿可能避免机械通气(Bohlin et al. 2008)。尽管 INSURE 疗法中需要用较多肺表面活性物质(RR 1.62,95%CI 1.41~1.86),但因其减少气漏(RR 0.52,95%CI 0.28~0.96)和 BPD(RR 0.51,95%CI 0.26~0.99)的发生以及机械通气的需求(RR 0.67,95%CI 0.57~0.79)(Stevens et al. 2007),表明这一技术值得推荐(Sweet et al. 2013)。其优势对需氧浓度在较低水平(低于 45%)的婴儿更为明显(Stevens et al. 2007)。

其他可能避免气管插管的方法还包括雾化吸入(Berggren et al. 2000)、在喉镜下经胃管直接气管内滴入(Kribs et al. 2008)、产时咽部滴入(Kattwinkel et al. 2004)和应用喉罩(Trevisanuto et al. 2005),在这些方法当中,微创给药的 LISA 技术被广泛接受(Kribs et al. 2008,2015),但该技术需要有一定的经验积累,在普及上有一定难度(Speer et al. 2013)。关于雾化肺表面活性物质技术的研究项目正在进行,前景可观(Pillow and Minocchieri 2012)。

63.4.5　再次(多次)给药

至少有两项研究表明多次给药(可多至 3 次)效果优于单次给药(Dunn et al. 1990;Speer et al. 1992),这在一项系统综述中也被证实(Soll and Ozek 2009)。该综述总结发现多次给药较单次给药可降低气胸发生率(RR 0.51,95%CI 0.30~0.88)和降低新生儿死亡的趋势(RR 0.63,95%CI 0.39~1.02)。多次 poractant alfa 治疗可降低患严重 RDS 的早产儿病死率和气胸发生率(Speer et al. 1992)。这项研究中所用的再次给药标准是基于首剂治疗后 12 小时和 24 小时以后仍需要持续机械通气和用氧,约有 2/3 的婴儿需要再次治疗。现在的 RDS 患儿接受肺表面活性物质治疗较早,或已接受预防给药,故需要再次治疗者较前明显减少。首剂应用 200mg/kg poractant alfa 与 100mg/kg 相比,可显著减少 2 次和 3 次用药概率(Halliday et al. 1993;Ramanathan et al. 2004)。过去所用的再次给药标准较为刻板,最好采用一种更为灵活的方法(Speer et al. 2013;Sweet et al. 2013)。人们曾用牛肺表面活性物质制剂(calfactant)做过随机试验,对将再次给药标准定在需氧浓度在

30% 和 40% 以上进行比较(Kattwinkel et al. 2000),结果发现对于无合并症的 RDS,采用较高需氧浓度的再治疗标准对结果无明显影响,但对于其中 1/4 有合并症的 RDS 患儿(出生窒息或败血症),较早再次给药组的病死率较低(Kattwinkel et al. 2000)。

不同的肺表面活性物质制剂厂家的治疗推荐也略有差异:牛肺表面活性物质制剂(beractant)推荐再次给药可在间隔至少 6 小时后给予,最多可用 4 次;猪肺表面活性物质制剂(paractant alfa)可在治疗 12 小时后再用 2 次(如果仍然在插管状态),预防给药后可在 6~12 小时和再次间隔 12 小时后给药(Speer et al. 2013);然而,加拿大儿科学会推荐对于需氧浓度在 30% 以上的婴儿最早可在首剂治疗后 2 小时再次给药(Davis et al. 2005),欧洲围产学会推荐,若 RDS 仍在进展、或仍需要机械通气和用氧,可以再次给药(Sweet et al. 2013)。后者还推荐,对于拔管后应用 CPAP 的婴儿,如果需氧浓度在 50% 以上或仍可能需要机械通气均应再次给药(Sweet et al. 2013)。

63.4.6　肺表面活性物质的种类

20 世纪 90 年代研究的肺表面活性物质制剂仅 2 种,合成制剂(只含磷脂不含蛋白)和天然制剂(从动物肺组织中提取,既含磷脂,又含 SP-B 和 SP-C)(Speer et al. 2013)。其中最普遍的合成制剂是 colfosceril 棕榈酸酯(colfosceril palmitate)和 pumactant,目前临床都已经不再应用。最常用的天然制剂有:beractant、calfactant、肺表面活性物质 TA 和 bovactant(均为牛肺制剂)及 poractant alfa(猪肺制剂)(见表 63.2)。最近其他种类的肺表面活性物质已在其他国家生产——古巴(Surfacen)、韩国(Newfacten)、巴西和印度,但相关信息很少(Speer et al. 2013;Halliday 2006)。另外,近来人们在研究所谓的“新一代合成肺表面活性物质制剂”(Pfister et al. 2007,2009),含有磷脂和肺表面活性肽类似物,如 lucinactant(Moya et al. 2005;Sinha et al. 2005)和重组的 SP-C 肺表面活性物质(Curstedt and Johansson 2006)。

前面所提到的,早期人们对合成和天然的肺表面活性物质制剂进行研究,证据表明天然制剂可使肺功能更快地改善,长远看还可提高生存率且减少肺气漏(Ardell et al. 2015)。因此老一代合成制剂,

colfosceril 棕榈酸酯和 pumactant，已经不再生产。至少已有 10 项试验比较各种不同的天然制剂疗效（Singh et al. 2015），其中最大的是比较 baractant 和 calfactant 预防和治疗 RDS 的研究（Bloom and Clark 2005），可惜未能达到预计样本量。尽管已经有超过 2 000 例的婴儿被纳入研究的两组中，但因病例纳入速度慢，纳入病例中两组间并未显示出差异的趋势，包括未合并 BPD 的生存率（Bloom and Clark 2005）。比较 beractant 和 poractant alfa 疗效的研究规模较小，但结果表明后者对早产儿 RDS 显效较快（Ramanathan et al. 2004）。美国的一项试验对使用两种剂量的猪肺表面活性物质制剂（poractant alfa）（200mg/kg 和 100mg/kg）与 100mg/kg 的牛肺表面活性物质制剂（beractant）治疗中重度早产儿 RDS 进行了比较，研究纳入了 293 例患儿，发现应用较高剂量的 poractant alfa 可减少对再次用药的需求（Ramanathan et al. 2004）。而且，对于胎龄小于 32 周的婴儿，与应用 beractant 相比，应用 poractant alfa 200mg/kg 可提高生存率。一项纳入 9 项随机试验的荟萃分析对 poractant alfa 和 beractant 进行了比较，也证实后者有更高的病死率（RR 1.44，95%CI 1.04~2.00；NNH 20，95%CI 10~100），尽管看起来优势仅限于使用高剂量 poractant 的婴儿（Singh et al. 2015）。尽管这些比较性研究样本量较小，但美国儿科学会声称"不同种类的天然肺表面活性物质制剂是否对患儿的临床预后造成显著差别"尚不明确（Polin et al. 2014），poractant alfa 是目前世界上应用最广泛的肺表面活性物质制剂（Curstedt et al. 2015）。

63.4.7 联合治疗

本节将讨论产前糖皮质激素、呼吸支持手段，包括 CPAP 和咖啡因治疗。关于产前激素人们已经开展了至少 21 项随机试验，纳入了 4 000 余例有患 RDS 风险的婴儿（Roberts and Dalziel 2006）。产前糖皮质激素治疗与以下方面整体下降有关，包括新生儿病死率［相对风险（relative risk，RR）0.69，95% 可信区间（95% CI）0.58~0.81］、RDS（RR 0.66，95% CI 0.59~0.73）、脑室内出血（RR 0.54，95% CI 0.43~0.69）、坏死性小肠结肠炎（RR 0.46，95% CI 0.29~0.74）、呼吸支持和重症监护住院病例数（RR 0.80，95%CI 0.65~0.99）和出生后最初 48 小时全身性感染（RR 0.96，95% CI 0.38~0.85）（Roberts and Dalziel 2006）。因为产前糖皮质激素对于羊膜早破和妊娠高血压的妇女也有疗效，故对在妊娠 35 周前有早产风险的大多数病例都应该使用产前糖皮质激素。而且，有证据表明产前激素和出生后肺表面活性物质有协同作用（Jobe et al. 1993），因此对 RDS 高风险病例这两项治疗均需要给予。

很多研究对早期肺表面活性物质联合 CPAP 治疗进行了评估（Dani et al. 2004；Sandri et al. 2010；Verder et al. 1999；Morley et al. 2008；Finer et al. 2010），2 项研究比较了极早产儿生后使用经鼻 CPAP 和气管插管（Morley et al. 2008；Finer et al. 2010）。已明晰，CPAP 联合早期肺表面活性物质治疗可减少机械通气的使用，尤其是对胎龄大于 27 周 的 早 产 儿（Bohlin et al. 2008；Sandri et al. 2010；Verder et al. 1999），尽管对 BPD 的减少不显著（Bohlin et al. 2008）。对于胎龄 25~28 周早产儿，产房内应用 CPAP 而未接受预防性肺表面活性物质治疗，与气管插管相比，未显著减低病死率或 BPD 的发生，而使气胸风险增加 3 倍（Morley et al. 2008）。但在胎龄 25~28 周早产儿，预防性使用肺表面活性物质不优于早期使用 CPAP 和早期选择性给予治疗性肺表面活性物质（Sandri et al. 2010）。使用 INSURE 技术时，为促进在早期应用肺表面活性物质后拔管，推荐使用呼吸兴奋剂如咖啡因（Bohlin et al. 2008）。

推荐使用咖啡因治疗早产儿呼吸暂停还有其他原因，因为已有证据表明，咖啡因可降低 BPD、动脉导管未闭（patent ductus arteriosus，PDA）和需要结扎的 PDA 的发生风险（Schmidt et al. 2006）。体重小于 1 250g 的婴儿发生 BPD 减少，可能与它可使机械通气时间缩短大约 1 周、在生后 18~20 周存活的咖啡因治疗过的婴儿有较好的神经发育预后、脑瘫发生概率小有关（Schmidt et al. 2007）。在 5 岁时的随访表明这些改善的神经发育结局可能仅限于神经协调障碍的减少（Doyle et al. 2014）。极早产儿在使用咖啡因治疗呼吸暂停的同时获益显著，还有助于在应用肺表面活性物质后拔管。没有明确证据支持极不成熟的婴儿早期吸入一氧化氮可预防 BPD 的发生。

肺表面活性物质治疗过的 PDA 的处理将在肺出血治疗章节讨论。监测肺表面活性物质治疗过的婴儿是否存在 PDA 非常重要，可应用前列腺素合成酶抑制剂（吲哚美辛或布洛芬）早期预防呼吸状况反复和 / 或肺出血的发生。

63.4.8 应用肺表面活性物质治疗的其他指征

RDS患儿存在原发性肺表面活性物质缺乏,继发性肺表面活性物质功能障碍可发生于除RDS以外的其他新生儿呼吸障碍性疾病。肺表面活性物质失活和继发性功能障碍可见于胎粪吸入综合征、先天性肺炎、肺出血、急性肺损伤或急性呼吸窘迫综合征(acute respiratory distress syndrome,ARDS)和BPD的早期阶段(Polin et al. 2014;Robertson and Halliday 1998)。肺表面活性物质替代治疗在这些情况下的有效性目前文献报道不一,现有循证医学证据明显弱于对RDS治疗的有效性(Speer et al. 2013;Polin et al. 2014)。一项系统综述纳入了4项应用肺表面活性物质治疗胎粪吸入综合征的随机试验,结果表明可改善氧合和减少ECMO的应用(RR 0.64,95% CI 0.46~0.91;NNT 6,95%CI 3~25)。然而,在气胸、BPD或病死风险方面无差异(RR 0.98,95%CI 0.41~2.39)。这些研究中采用的是6小时给药方案,最高用量为牛肺表面活性物质制剂150mg/kg,最多可用至4次,总的看来直到应用第三剂后才显出氧合的改善(El Shahed et al. 2014)。最近人们更多地采用稀释肺表面活性物质做肺灌洗以试图除去肺部的胎粪颗粒(Dargaville et al. 2008),有研究证明死亡或需要ECMO的联合结局发生风险降低(RR 0.33,95%CI 0.11~0.96;NNT 5,95%CI 3~33),未来的研究需要验证该结果、改进灌洗方法以及将该技术与标准的单剂快速给药进行比较(Hahn et al. 2013;Choi et al. 2012)。

肺表面活性物质失活也可见于新生儿肺炎,在一项关于beractant的小型随机试验中,患肺炎的足月儿在应用后氧合改善,ECMO的使用减少(Lotze et al. 1998)。一项较大的观察性研究中,给GBS肺炎患儿应用poractant alfa治疗,可使氧合短期改善,但是并不像治疗早产儿RDS疗效显著(Herting et al. 2000)。尽管应用肺表面活性物质治疗肺炎和呼吸衰竭的病例数较少,但氧合的改善也为进一步研究和继续应用肺表面活性物质治疗提供了依据。

肺出血现在不太常见,但可能发生于极早产儿应用肺表面活性物质治疗后。据推测,这是因为肺血管阻力快速下降和通过PDA的大量左向右分流(Halliday and Speer 1995)。监测早产儿在肺表面活

性物质治疗后有无PDA的临床表现、行超声心动图检查和血压监测是明智做法,可早期应用吲哚美辛或布洛芬预防肺出血发生。肺表面活性物质治疗已被用于治疗大量肺出血,原理在于出血影响了肺表面活性物质的功能,证据表明肺表面活性物质治疗后氧合状况有所改善,但这项研究是观察性研究而非随机试验,后者显然很难实施(Aziz and Ohlsson 2012)。一个小型随机对照研究比较poractant alfa和beractant对于肺出血的疗效,结果显示两者均能改善氧合指数,但在BPD和病死率上没有差别(Bozdag et al. 2015)。

在急性肺损伤或ARDS患儿,肺表面活性物质会因漏出到肺泡间隙的蛋白和其他物质而失活。肺炎和败血症常常是潜在病因,肺表面活性物质至少可使部分足月儿呼吸衰竭症状缓解(Robertson and Halliday 1998;Lotze et al. 1998;Herting et al. 2000)。重度子痫前期的母亲分娩的早产儿可能会发生呼吸窘迫,这可能因肺表面活性物质失活发生ARDS,对这些婴儿,肺表面活性物质治疗可能仅对部分有效,且需要多次给药。急性肺损伤可发展至BPD,在一项小的观察性研究中,肺表面活性物质已被用于治疗患早期CLD的婴儿,结果显示可短暂改善氧合(Pandit et al. 1995)。对于在生后7~10天仍需机械通气的早产儿再给予几剂牛表面活性物质制剂可短暂改善呼吸严重程度评分,但不改善长期预后(Merrill et al. 2011)。在一项大型(n=511)随机对照研究中,相似的新生儿在吸入一氧化氮治疗后接受以每1~3天的频率、至多5剂的牛肺表面活性物质制剂气道滴入或者模拟滴入(Ballard et al. 2016)。主要结局为无BPD生存,在两组间几乎一致。最近,berectant被用作载体将布地奈德送入重度RDS患儿气道来预防BPD(Yeh et al. 2008)。在这项规模相对较小的随机试验中,应用beractant和布地奈德组比单用beractant组病死及BPD发生率均出乎意外地大幅降低(32% vs 61%;P=0.003)(Yeh et al. 2008)。最近一项更大的研究(n=265)BPD报道了此方法可降低BPD或死亡的联合发生率,从66%降低至42%(P<0.001;RR 0.58,95%CI 0.44~0.77;NNT 4,95%CI 3~8)(Yeh et al. 2016)。

先天性膈疝也与肺表面活性物质不足有关(Cogo et al. 2013),但荟萃表明肺表面活性物质治疗并未改善预后(Polin et al. 2014)。相反肺表面活性

物质治疗组 BPD 发生率、病死率和需要 ECMO 治疗者增加（Keiser and Bhandari 2016）。在获得更多的证据之前，肺表面活性物质替代治疗不应推荐应用于先天性膈疝患儿，虽然近期一项调查发现 45% 的小儿外科医生给予先天性膈疝患儿肺表面活性物质治疗（Zani et al. 2016）。

63.5　展望

　　未来的研究方向应放在更准确地定义哪些婴儿可从预防性肺表面活性物质治疗中受益最大（与 CPAP 失败后的早期治疗相比）。在尽量提高生存率的同时，还应考虑如何继续降低 BPD 的发生，措施包括限制机械通气使用，明智应用 CPAP 和咖啡因。未来将会有更多的研究扩展除了预防和治疗 RDS 以外的肺表面活性物质治疗的使用指征（Speer et al. 2013；Keiser and Bhandari 2016）。更好的、不需要气管插管的给药方法还需要在大的随机试验中进一步摸索和验证。LISA 的未来发展前景可观，但需要技术成熟的专业人员；雾化吸入，一旦被完善和被证明具有有效性，将成为更加简单的给药方式（Speer et al. 2013）。新一代人工合成肺表面活性物质制剂可能最终会代替天然制剂，尤其是如果能以更低价格大量生产（Speer et al. 2013；Polin et al. 2014）。尤其肺表面活性物质制剂可能被用于输送其他药物，如布地奈德（Yeh et al. 2008，2016）或其他抗炎物质，直接进入气道，以减轻急性肺损伤和预防 BPD。

参考文献

Ardell S, Pfister RH, Soll R (2015) Animal derived surfactant extract versus protein free synthetic surfactant for the prevention and treatment of respiratory distress syndrome. Cochrane Database Syst Rev 8:000144

Avery ME, Mead J (1959) Surface properties in relation to atelectasis and hyaline membrane disease. Am J Dis Child 97:517–523

Aziz A, Ohlsson A (2012) Surfactant for pulmonary hemorrhage in neonates. Cochrane Database Syst Rev 7, CD005254

Bahadue FL, Soll R (2012) Early versus delayed selective surfactant treatment for neonatal respiratory distress syndrome. Cochrane Database Syst Rev 11, CD001456

Ballard RA, Keller RL, Black DM et al (2016) Randomized trial of late surfactant treatment in ventilated preterm infants receiving inhaled nitric oxide. J Pediatr 168:23–29.e4

Berggren P, Liljedahl M, Winbladh B et al (2000) Pilot study of nebulized surfactant therapy for neonatal respiratory distress syndrome. Acta Paediatr 89:460–464

Bloom BT, Clark RH (2005) Comparison of Infasurf (calfactant) and Survanta (beractant) in the prevention and treatment of respiratory distress syndrome. Pediatrics 116:392–399

Bohlin K, Jonsson B, Gustafsson AS et al (2008) Continuous positive airway pressure and surfactant. Neonatology 93:309–315

Bozdag S, Dilli D, Gokmen T et al (2015) Comparison of two natural surfactants for pulmonary hemorrhage in very-low-birth-weight infants: a randomized controlled trial. Am J Perinatol 32:211–218

Choi HJ, Hahn S, Lee J et al (2012) Surfactant lavage therapy for meconium aspiration syndrome: a systematic review and meta-analysis. Neonatology 101:183–191

Cogo PE, Simonato M, Danhaive O et al (2013) Impaired surfactant protein B synthesis in infants with congenital diaphragmatic hernia. Eur Respir J 41:677–682

Curstedt T, Johansson J (2006) New synthetic surfactants–how and when? Biol Neonate 89:336–339

Curstedt T, Halliday HL, Speer CP (2015) A unique story in neonatal research: the development of a porcine surfactant. Neonatology 107:321–329

Dani C, Bertini G, Pezzati M et al (2004) Early extubation and nasal continuous positive airway pressure after surfactant treatment for respiratory distress syndrome among preterm infants 30 weeks' gestation. Pediatrics 113:e560–e563

Dargaville PA, Copnell B, Tingay DG et al (2008) Refining the method of therapeutic lung lavage in meconium aspiration syndrome. Neonatology 94:160–163

Davis DJ, Barrington KJ, Fetus and Newborn Committee, Canadian Paediatric Society (2005) Recommendations for neonatal surfactant therapy. Paediatr Child Health 10:109–116 [updated Jan 2015]

Doyle LW, Schmidt B, Anderson PJ et al (2014) Reduction in developmental coordination disorder with neonatal caffeine therapy. J Pediatr 165:356–359

Dunn MS, Shennan AT, Possmayer F (1990) Single versus multiple- dose surfactant replacement therapy in neonates of 30 to 36 weeks' gestation with respiratory distress syndrome. Pediatrics 86:567–571

El Shahed AI, Dargaville P, Ohlsson A et al (2014) Surfactant for meconium aspiration syndrome in full term and late preterm infants. Cochrane Database Syst Rev 12, CD002054

Finer NN, Carlo WA, Walsh MC et al (2010) Early CPAP versus surfactant in extremely preterm infants. N Engl J Med 362:1970–1979

Gortner L, Pohlandt F, Bartmann P et al (1994) High-dose versus low-dose bovine surfactant treatment in very premature infants. Acta Paediatr 83:135–141

Hahn S, Choi HJ, Soll R et al (2013) Lung lavage for meconium aspiration in newborn infants. Cochrane Database Syst Rev 4, CD003486

Halliday HL (2003) Respiratory distress syndrome. In: Greenough A, Milner AD (eds) Neonatal respiratory disorders, 2nd edn. Arnold, London, pp 247–271

Halliday HL (2006) Recent clinical trials of surfactant treatment for neonates. Biol Neonate 89:323–329

Halliday HL, Speer CP (1995) Strategies for surfactant therapy in established neonatal respiratory distress syndrome. In: Robertson B, Taeusch HW (eds) Surfactant therapy for lung disease. Marcell Dekker, New York, pp 443–459

Halliday HL, Tarnow-Mordi WO, Corcoran JD et al (1993) Multicentre randomised trial comparing high and low dose surfactant regimens for the treatment of respiratory distress syndrome (the Curosurf 4 trial). Arch Dis Child 69:276–280

Hallman M (1989) Recycling of surfactant: a review of human amniotic fluid as a source of surfactant for treatment of respiratory distress syndrome. Rev Perinat Med 6:197–226

Herting E, Gefeller O, Land M et al (2000) Surfactant treatment of neonates with respiratory failure and group B streptococcal infection. Pediatrics 106:957–964

Jobe AH, Michell BR, Gunkel JH (1993) Beneficial effects of the combined use of prenatal corticosteroids and postnatal surfactant on preterm infants. Am J Obstet Gynecol 168:508–513

Kattwinkel J, Bloom BT, Delmore P et al (2000) High- versus low threshold surfactant retreatment for neonatal respiratory distress syndrome. Pediatrics 106:282–288

Kattwinkel J, Robinson M, Bloom BT et al (2004) Technique for intrapartum administration of surfactant without requirement for an endotracheal tube. J Perinatol 24:360–365

Keiser A, Bhandari V (2016) Surfactant therapy in nonrespiratory distress syndrome conditions in neonates. Am J Perinatol 33:1–8

Konishi M, Fujiwara T, Naito T et al (1988) Surfactant replacement therapy in neonatal respiratory distress syndrome. A multicenter randomised clinical trial: comparison of high versus low-dose of Surfactant TA. Eur J Pediatr 147:20–25

Kribs A, Vierzig A, Hunseler C et al (2008) Early surfactant in spontaneously breathing with nCPAP in ELBW infants – a single center four year experience. Acta Paediatr 97:293–298

Kribs A, Roll C, Gopel W et al (2015) Nonintubated surfactant application vs conventional therapy in extremely preterm infants: a randomized clinical trial. JAMA Pediatr 169:723–730

Lotze A, Mitchell BR, Bulas DJ et al (1998) Multicenter study of surfactant (beractant) use in the treatment of term infants with severe respiratory failure. J Pediatr 132:40–47

Merrill JD, Ballard PL, Courtney SE et al (2011) Pilot trial of late booster doses of surfactant for ventilated premature infants. J Perinatol 31:599–606

Morley CJ (1991) Surfactant treatment of premature babies: a review of clinical trials. Arch Dis Child 66:445–450

Morley CJ, Davis PG, Doyle LW et al (2008) Nasal CPAP or intubation at birth for very preterm infants. N Engl J Med 358:700–708

Moya F, Gadzinowski J, Bancalari E et al (2005) A multicenter, randomized, masked, comparison trial of lucinactant, colfosceril palmitate, and beractant for the prevention of respiratory distress syndrome in very preterm infants. Pediatrics 115:1018–1029

Pandit PB, Dunn MS, Kelly EN et al (1995) Surfactant replacement in neonates with early chronic lung disease. Pediatrics 95:851–854

Pfister RH, Soll RF, Wiswell T (2007) Protein containing synthetic surfactant versus animal derived surfactant extract for the prevention and treatment of respiratory distress syndrome. Cochrane Database Syst Rev 4, CD006069

Pfister RH, Soll R, Wiswell TE (2009) Protein-containing synthetic surfactant versus protein-free synthetic surfactant for the prevention and treatment of respiratory distress syndrome. Cochrane Database Syst Rev 4, CD006180

Pillow JJ, Minocchieri S (2012) Innovation in surfactant therapy II: surfactant administration by aerosolization. Neonatology 101:337–344

Polin RA, Carlo WA, Committee on Fetus and Newborn (2014) Surfactant-replacement therapy for preterm and term neonates with respiratory distress. Pediatrics 133:156–163

Ramanathan R, Rasmussen MR, Gerstmann DR et al (2004) A randomized, multicenter masked comparison trial of poractant alfa (Curosurf) versus beractant (Survanta) in the treatment of respiratory distress syndrome in preterm infants. Am J Perinatol 21:109–119

Roberts D, Dalziel S (2006) Antenatal corticosteroids for accelerating fetal lung maturation for women at risk of preterm birth. Cochrane Database Syst Rev 3, CD004454

Robertson B, Halliday H (1998) Principles of surfactant replacement. Biochim Biophys Acta 1408:346–361

Rojas-Reyes MX, Morley CJ, Soll R (2012) Prophylactic versus selective use of surfactant in preventing morbidity and mortality in preterm infants. Cochrane Database Syst Rev 3, CD000510

Sandri F, Plavka R, Ancora G et al (2010) Prophylactic or early selective surfactant combined with nCPAP in very preterm infants. Pediatrics 125:e1402–e1409

Schmidt B, Roberts R, Davis P et al (2006) Caffeine therapy for apnea of prematurity. N Engl J Med 354:2112–2121

Schmidt B, Roberts RS, Davis P et al (2007) Long-term effects of caffeine therapy for apnea of prematurity. N Engl J Med 357:1893–1902

Seger N, Soll R (2009) Animal derived surfactant extract for treatment of respiratory distress syndrome. Cochrane Database Syst Rev 2, CD007836

Singh N, Halliday HL, Stevens TP et al (2015) Comparison of animal-derived surfactants for the prevention and treatment of respiratory distress syndrome in preterm infants. Cochrane Database Syst Rev 12, CD010249

Sinha S, Lacaze-Masmoneil T, Valls-i-Soler A et al (2005) A randomized, controlled trial of lucinactant versus poractant alfa in very premature infants at high risk for respiratory distress syndrome. Pediatrics 115:1030–1038

Soll RF (2000a) Prophylactic natural surfactant extract for preventing morbidity and mortality in preterm infants. Cochrane Database Syst Rev 2, CD000511

Soll RF (2000b) Synthetic surfactant for respiratory distress syndrome in preterm infants. Cochrane Database

Syst Rev 2, CD001149

Soll R, Ozek E (2009) Multiple versus single doses of exogenous surfactant for the prevention or treatment of neonatal respiratory distress syndrome. Cochrane Database Syst Rev 1, CD000141

Soll R, Ozek E (2010) Prophylactic protein free synthetic surfactant for preventing morbidity and mortality in preterm infants. Cochrane Database Syst Rev 1, CD001079

Speer CP, Robertson B, Curstedt T et al (1992) Randomized European multicenter trial of surfactant replacement therapy for severe neonatal respiratory distress syndrome: single versus multiple doses of Curosurf. Pediatrics 89:13–20

Speer CP, Sweet DG, Halliday HL (2013) Surfactant therapy: past, present and future. Early Hum Devel 89 (Suppl 1):S22–S24

Stevens TP, Harrington EW, Blennow M, Soll R (2007) Early surfactant administration with brief ventilation vs. selective surfactant and continued mechanical ventilation for preterm infants with or at risk for respiratory distress syndrome. Cochrane Database Syst Rev 4, CD003063

Sweet DG, Carnielli V, Greisen G et al (2013) European consensus guidelines on the management of neonatal respiratory distress syndrome in preterm infants – 2013 update. Neonatology 103:353–368

Trevisanuto D, Grazzina N, Ferrasse P et al (2005) Laryngeal mask airway used as a delivery conduit for the administration of surfactant to preterm infants with respiratory distress syndrome. Biol Neonate 87:217–220

Ueda T, Ikegami M, Rider ED et al (1994) Distribution of surfactant and ventilation in surfactant-treated preterm lambs. J Appl Physiol 76:45–55

Valls-i-Soler A, Fernandez-Ruanova B, Lopez-Heredia J et al (1998) A randomized comparison of surfactant dosing via a dual-lumen endotracheal tube in respiratory distress syndrome. Pediatrics 101, E4

Vento M, Cheung P-Y, Aguar M (2009) The first golden minutes of the extremely-low-gestational-age neonate: a gentle approach. Neonatology 95:286–298

Verder H, Albertsen P, Ebbesen F et al (1999) Nasal continuous positive airway pressure and early surfactant therapy for respiratory distress syndrome in newborns of less than 30 weeks' gestation. Pediatrics 103, e24

Walsh BK, Daigle B, DiBlasi RM et al (2013) AARC clinical practice guideline. Surfactant replacement therapy: 2013. Respir Care 58:367–375

Yeh TF, Lin HC, Chang CH et al (2008) Early intratracheal instillation of budesonide using surfactant as a vehicle to prevent chronic lung disease in preterm infants: a pilot study. Pediatrics 121:e1310–e1318

Yeh TF, Chen CM, Wu SY et al (2016) Intratracheal administration of budesonide/surfactant to prevent bronchopulmonary dysplasia. Am J Respir Crit Care Med 193:86–95

Zani A, Eaton S, Puri P et al (2016) International survey on the management of congenital diaphragmatic hernia. Eur J Pediatr Surg 26:38–46

Zola EM, Gunkel JH, Chan RK et al (1993) Comparison of three dosing procedures for administration of bovine surfactant to neonates with respiratory distress syndrome. J Pediatr 122:453–459

64 新生儿体外膜氧合

Anne Greenough, Niovi Papalexopoulou,
Munir Ahmed, and Adam P. R. Smith
罗四维　翻译，孙波　审校

目录

摘要

　　体外膜氧合（extracorporeal membrane oxygenation，ECMO）是改良的体外心肺替代技术，可为患者提供长时间的心肺支持，时间可长至几周，直至患者的呼吸和 / 或心泵功能恢复或者接受最佳的治疗。一项系统综述总结多个随机对照研究，共计纳入 244 个婴儿，证明了 ECMO 可降低死亡率［相对风险（RR）0.44，95% 可信区间（95% CI）0.31~0.61］，需治数为 3。在胎粪吸入综合征（meconium aspiration syndrome，MAS）的患儿中，其改善生存的效果最好；在先天性膈疝（congenital diaphragmatic hernia，CDH）患儿中，其改善生存的效果最差。ECMO 后的慢性呼吸、神经和生长问题有被报道。总体而言，在最大的 ECMO 随机对照试验（UK ECMO 试验）的随访中显示，7 岁时 ECMO 主要结局（死亡或严重残疾）有持续效益（RR 0.64，95% CI 0.47~0.86，P=0.004）。虽然该治疗在其适应证疾病谱中均为价格昂贵的治疗手段，其在 CDH 中的成本 - 收益比为所有适应证疾病谱中最差。呼吸支持中支持足月和近足月新生儿的其他技术的发展，包括高频振荡通气和吸入一氧化氮，已经降低了需要 ECMO 的患儿数，也改变了接受 ECMO 的患者特征。

64.1　要点

- ECMO 是改良的体外心肺替代技术，可支持新生儿直到他们的肺和 / 或心功能恢复。

- 有两种进行 ECMO 的方法：静 - 动脉 ECMO（VA ECMO），可提供心、肺二功能的支持；静 - 静脉 ECMO（VV ECMO），人工肺与患者肺串联，肺循环和体循环依靠自身心泵能。

- VA ECMO 的短板包括体循环栓塞的可能性和心肌供氧较低，以及由于需颈动脉置管，血管重建，特别是在小婴儿中较难实施。

- 总体生存至出院率在第一诊断为 MAS 的患儿中最高,在 CDH 患儿中最低。
- 足月和近足月新生儿其他呼吸支持技术的发展,包括高频振荡通气和吸入一氧化氮,已经降低了需要 ECMO 的患儿数,也改变了接受 ECMO 的患者特征。
- 使用新型呼吸支持手段的潜在问题之一为导致使用 ECMO 不及时。在非随机对照的研究中发现延长 ECMO 和常规治疗的时长,同时增高死亡率。

64.2 引言

ECMO 是改良的体外心肺替代技术,可为患者提供长时间的心肺支持,时间可长至几周,直至患者的呼吸和 / 或心泵功能恢复或者接受最佳的治疗,适应证如先天性心脏畸形。1953 年,在首个成功的开心手术中 Gibbon 设计和使用了心肺替代装置(Gibbon 1954)。在接下来的几十年里,膜肺逐渐被用于呼吸衰竭和先心病的婴儿。1975 年,Bartlett 和他的同事论证了 ECMO 用于新生儿的潜力(Bartlett et al. 1976)。自 1989 年,体外生命支持组织(Extracorporeal Life Support Organization,ELSO)已有 200 多家中心登记使用 ECMO(Rais-Bahrami and Van Meurs 2014)。记录中大约有 35 500 个"新生儿 ECMO 患儿",占总 ECMO 病例的半数(51.4%)。由于最初的研究中(Zapol et al. 1979;Morris et al. 1994)不能证明 ECMO 比常规的呼吸支持手段更能提升生存率,成人的 ECMO 几近被放弃。但在 2009 年的甲型流感(H1N1)暴发流行中,成人 ECMO 带来了正向疗效,此后成人 ECMO 又有所复兴(Peek et al. 2009;Noah et al. 2011)。相反地,接受 ECMO 的新生儿中生存率在 20 世纪 90 年代达到巅峰,之后进入下降趋势(Frenckner and Radell 2008)。本章将描述 ECMO 的使用技术、患者管理要点和适应证。同时将讨论新兴的呼吸支持技术已经实现的结果和影响以及使用 ECMO 时的治疗。

64.3 技术

ECMO 的实施方式有两种:VA 通路和 VV 通路。在 VA ECMO 中,血液从右颈静脉引出并经右颈动脉返回。由于 80% 心肺血液被分流,VA ECMO

的主要优势是可以同时提供肺和心脏的支持。VA ECMO 仍存在一些局限,如体循环栓塞的隐患、心肌供氧减少、由于脉冲式血流减少而导致器官组织灌流减少(Rais-Bahrami and Van Meurs 2014)。另外,由于需颈动脉置管,血管重塑在小婴儿中尤其困难。在 VV ECMO 中,人工肺与患者肺串联,肺循环和体循环灌流依靠自身心室泵血。双腔导管可经右颈静脉放置入右心房:静脉血由一个腔被引流出去进入 ECMO 循环,氧合后的血液经另一腔返回右心房(Rais-Bahrami and Van Meurs 2014)。备选方式为从血液颈内静脉引出再经股静脉(少数时候脐静脉)返回下腔静脉。VV ECMO 避免了颈动脉置管,但股静脉拔管后结扎可导致下肢水肿。VV ECMO 的优势包括心肌供氧相对充足、栓塞风险在肺循环而非体循环及保持了脉冲式血流。但总体而言循环中的血液含氧量较低。两种方式均有相似的出血和机械性损伤风险。

64.3.1 ECMO 回路

静脉血被泵入氧合装置,此处有由半透膜分隔的血和气隔间,在此处氧气和二氧化碳进行扩散,在此通路中有一"皮囊"——一个在静脉引流量太少时终止电泵工作防止气泡和栓塞的储流库。血氧交换依靠半透膜表面积、泵输的流量以及静脉血中的氧饱和。二氧化碳排除受流速影响。在此过程中热量有所丧失,尤其是由于较大的氧合装置内较大的交换面积,因此在血液返回婴儿体内前需要有热量交换装置回升血液温度。

64.3.2 ECMO 患者管理

在置管前,给予婴儿肝素化处理,进行 ECMO 后保持肝素的持续泵入(20~50U/kg/h)以维持主动凝血时间在 180~200 秒。在回路中进行全身性抗凝治疗,以防止因血液接触管子而引起的凝血级联反应激活而引起的栓塞事件。由于抗凝作用,存在发生出血并发症的可能性,最常见的是在置管过程中和手术伤口处发生。由于血小板在氧合器中被分离,进一步加重出血倾向。通过维持足够的血小板计数(>100 000 个细胞 /mm³),凝血酶原时间(INR)的正常国际标准化比率以及足够的纤维蛋白原水平,可以使出血并发症最小化。ECMO 期间需要额外的呼吸支持,但是最重要的是选择能使进一步的肺损伤最小化,同时避免肺不张的设置。典型的"肺部休息"设置是峰值压力小于 $30cmH_2O$,PEEP 水平为 8~10cmH_2O,每分钟呼吸 10~25 次,吸入氧浓度为 0.21~0.40。可以在回路中添加药物和进行补液。然而,在 ECMO 期间某些药物的药代动力学尚不完全清楚,其剂量指征尚不清楚(Rehder et al. 2013)。通过逐渐降低泵的流量来实现脱机。在 ECMO 期间应进行系列头颅超声检查。

64.3.3 ECMO 的适用范围(ELSO 2015)

ECMO 用于对最大常规疗法无反应的可逆性呼吸或心力衰竭的足月或近期婴儿。此外,其潜在的病理机制短期可逆。氧合指数(OI)通常被用于评估是否需要 ECMO。

$$OI=\frac{平均气道压 \times FiO_2 \times 100}{导管后 PaO_2},FiO_2= 吸入氧浓度$$

现使用 OI>40,因为它已预测 >80% 死亡率,但在 UK ECMO 试验中,常规通气的 OI>40 仅与 41% 死亡相关(UK Collaborative ECMO Trial Group 1996)。

ELSO 提示在以下情况的呼吸衰竭的新生儿中可使用 ECMO(ELSO 2015):

1. OI>40 持续 >4 小时

2. OI>20 伴长程(>24 小时)最高强度治疗下无好转或反复阵发失代偿

3. 严重缺氧性呼衰伴发急性失代偿(PaO_2<40mmHg)

4. 进展性呼衰和 / 或有右心室功能失常或高正性肌力药物需求的肺高压

禁忌证:

• 致命染色体变异(包括 13- 三体和 18- 三体,但不包括 21- 三体)或先天性疾病

• 不可逆的脑损伤

• 出血失控

• ≥Ⅲ级脑室内出血

相对禁忌证:

1. 不可逆的器官损伤,除非为移植候选人

2. 体重小于 2kg 和 / 或胎龄小于 34 周(此类新生儿有发生颅内出血的高风险)

3. 机械通气长于 10~14 天

4. 在 CDH 的婴儿中,若患儿未有导管前氧饱和度 >85%,$PaCO_2$<65mmHg,该患儿由于肺发育不全造成的预后不良概率大,在某些中心构成 ECMO 的排除标准

ECMO 最常用于 MAS,持续性肺动脉高压和 CDH。较新的用途包括难治性原发性心律失常(Dyamenahalli et al. 2012)和由孕妇糖尿病引起的先天性肥厚型心肌病(Arzuaga and Groner. 2013)。

64.3.4 死亡率

有 4 项随机对照试验比较了新生儿 ECMO 与常规治疗呼吸衰竭的效果(UK Collaborative ECMO Trial Group 1996;O'Rourke et al. 1989;Bartlett et al. 1985;Gross et al. 1994)。最大的随机新生儿 ECMO 试验在英国的 55 个 NICU 纳入了 185 例严重呼吸衰竭的新生儿(UK ECLAB Trial Group 1996)。如果 OI 高于 40 或 CO_2 的动脉分压持续 3 小时高于 12kPa,则需要父母同意进入试验。之后将患儿随机分组,一组留在新生儿病房进行常规治疗,另一组转入英国的 5 个中心之一进行 ECMO 治疗。总体而言,ECMO 组的死亡率显著降低(RR 0.55,95%CI 0.39~0.77;P=0.000 5)。尽管对 CDH 患儿的影响呈边缘性,但 ECMO 在所有诊断中均有保护效应。常规治疗组有 17 名 CDH 婴儿在出院前死亡,18 名接受 ECMO 的 CDH 患儿中有 14 人在 1 岁之前死亡(ELSO 2015)。对纳入随机试验的 244 例婴儿的系统评价表明,ECMO 与死亡率降低相关(RR 0.44,95%CI 0.31~0.61),需治数为 3(Mugford et al. 2008)。

直至 2015 年 7 月,超过 35 500 例新生儿 ECMO 在 ELSO 中登记。大多数(28 271 例)因呼吸原因接受 ECMO。目前,出院或转院前的累计生存率为 74%。2015 年,新生儿呼吸相关疾病的存活率为 63%,而 1990 年为 81%,而平均"运行"时间从 1990 年的 144 小时增加到了 203 小时(Vasavada et al. 2011)。这些数据(Vasavada et al. 2011)反映了正在接受 ECMO 的人群特征的变化(见下文)。MAS 患儿的存活率最高(94%),CDH 患儿的存活率最低(51%)。

VA ECMO 用于约 72% 的病例,其累积生存率为 71%,VV ECMO 用于 28% 的病例,其生存率为 82%(Rais and Van Meurs 2014)。据报道,5.5% 的患者发生晚期死亡(ECMO 后 >90 天),其中 CDH 患者的风险最高(Ijsselstijn and van Heijst 2014)。

在 ELSO 登记的病例中,约有 17% 患有原发性心脏问题,总生存率为 41%。ECMO 还用于心肺复苏(n=1 188),存活率为 41%(Organization ELS 2015)。接受体外心肺复苏的 641 例患儿的总出院生存率为 39%(McMullan et al. 2014)。低出生体重、ECMO 前心肺复苏氧合程度以及包括中枢神经系统出血在内的并发症增加了死亡风险(McMullan et al. 2014)。对来自 ELSO 注册中心的数据分析表明,需要长期 ECMO 支持(>20 天)的新生儿,出院生存率仅为 24%,其中许多人患有 CDH(Prodhan et al. 2014)。ECMO 使用的延长常会导致并发症,但其中仅仅只有使用正性肌力药与死亡有独立相关性(Prodhan et al. 2014)。

64.3.5　并发症

目前已有报道表明接受 ECMO 后会出现慢性呼吸、神经和生长问题。对 2005 年至 2010 年由 ECMO 支持的 7 910 例新生儿进行的回顾研究表明,在 ECMO 支持期间,有 1 412 例(20%)患有神经系统并发症(脑死亡、脑梗死、颅内出血或抽搐)。有神经系统并发症患者的死亡率更高(62% vs 36%,$P<0.001$)(Polito et al. 2013)。然而,在随机对照研究中比较 ECMO 和常规治疗的长期预后的随访数据仅来源于 UK ECMO 试验。在 1 年的随访中,发现 ECMO 与死亡率降低相关,且严重残疾无增加(定义为 Griffiths 商小于 50 或由于残疾的严重性而无法参与定量发育评估)。在 4 岁时,无残疾生存在 ECMO 组中更多(50% vs 37%)(Bennett et al. 2001)。在 7 岁时,随访到 90 例患儿(ECMO 组 56 名;常规治疗组 34 名),两组的总体认知能力无显著差异。76% 的受访者的总体表现在正常范围内(McNally et al. 2006)。总体而言,该研究表明 ECMO 对于死亡或严重残疾的主要结局具有持续益处(RR 0.64,95%CI 0.47~0.86;$P=0.004$)。在一项荷兰队列中对在新生儿期进行 ECMO 的 254 名幸存者在 5、8 和 / 或 12 年时进行运动评估,该长期随访表明,运动问题在整个儿童期均持续存在,并随着时间的推移而变得更加明显(Van der Cammen-van Zijp et al. 2014)。

Beardsmore 等的结果表明,UK RCT 中由 ECMO 支持的婴儿在 1 岁时的肺功能优于常规通气的婴儿(Beardsmore et al. 2000)。在 7 岁时,有证据表明"常规"组的更多儿童有呼吸道疾病,在受访前 12 个月内有 32% 的人患间歇性喘息,41% 的受访者常规使用吸入性药物,而 ECMO 组出现上述情况分别为 11% 和 25%(McNally et al. 2006)。Spoel 等进行了一项前瞻性纵向研究,评估了由 ECMO 支持的 121 例婴儿在 5、8 和 / 或 12 岁时的结局。他们证明了 CDH 患者长期存在肺部相关后遗症,并且随着时间的推移,肺功能有恶化的趋势(Spoel et al. 2012)。

64.3.6　ECMO 的成本 - 收益分析

第 1 年 ECMO 的费用主要由初始医院医疗费用决定,一定程度上反映了 ECMO 自身费用,但死亡率的降低导致患儿在常规治疗 NICU 的平均住院时间延长。成本 - 效益随着时间的推移而增高,UK ECMO 试验的 7 年随访分析见年寿命每增加 1 年,成本增量为 13 385 英镑(2002—2003 年的价格)(Petrou et al. 2006)。尽管对于患大多数疾病的婴儿,ECMO 较为划算,但 CDH 患儿的成本比却非常差。

64.3.7　ECMO 需求随时间的变化

足月和近足月儿其他呼吸支持技术的发展,包括高频振荡通气(high-frequency oscillatory ventilation,HFOV)和吸入一氧化氮(inhaled nitric oxide,iNO)降低了 ECMO 的需求,并改变了接受 ECMO 患者的特征。ELSO 注册中心的数据强调,接受 ECMO 的患儿中,患新生儿呼吸相关疾病病例数从 1992 年的高峰 1 516 例下降到 2015 年的 627 例,MAS 的比例从 35% 下降到 25%,而 CDH 的比例从 18% 上升到 28%(Qureshi et al. 2013)。相反,随着生存率的提高,新生儿心脏病病例的数量一直在增加。目前,需要 ECMO 的患儿中最常见者为 CDH 人群(Rais and Van Meurs 2014)。对 1990 年至 2010 年间接受非心脏 ECMO 的所有 18 130 例新生儿进行的回顾性研究表明,少数族裔在需要 ECMO 支持的患儿中的占比持续高于其在人群中的出生占比(Qureshi et al. 2013)。比较在两个时间段内在单个中心接受治疗的重度呼吸衰竭婴儿,其 ECMO 使用率从 42.8% 下降到 27.7%(Hintz et al. 2000)。HFOV(36.7%~87.2%),肺表面活性物质(26.5%~89.3%)和 iNO(0~44.7%)的使用率增加。非随机对照研究表明,采用新型呼吸支持方法的一个潜在问题是导致使用 ECMO 不及时,与 ECMO 和常规治疗的延长以及死亡率增加有关(Prodhan et al. 2014;Coppola et al. 2008)。

参考文献

Arzuaga BH, Groner A (2013) Utilization of extracorporeal membrane oxygenation in congenital hypertrophic cardiomyopathy caused by maternal diabetes. J Neonatal Perinatal Med 6:345–348

Bartlett RH, Gazzaniga AB, Jefferies MR et al (1976) Extracorporeal membrane oxygenation (ECMO) cardiopulmonary support in infancy. Trans Am Soc Artif Int Organs 22:80–93

Bartlett RH, Roloff DW, Cornell RG et al (1985) Extracorporeal circulation in neonatal respiratory failure: a prospective randomized study. Pediatrics 76:479–487

Beardsmore C, Dundas I, Poole K et al (2000) Respiratory function in survivors of the United Kingdom Extracorporeal Membrane Oxygenation Trial. Am J Respir Crit Care Med 161:1129–1135

Bennett CC, Johnson A, Field DJ et al (2001) UK collaborative randomised trial of neonatal extracorporeal membrane oxygenation: follow-up to age 4 years. Lancet 357:1094–1096

Coppola CP, Tyree M, Larry K et al (2008) A 22-year experience in global transport extracorporeal membrane oxygenation. J Pediatr Surg 43:46–52

Dyamenahalli U, Tuzcu V, Fontenot E et al (2012) Extracorporeal membrane oxygenation support for intractable primary arrhythmias and complete congenital heart block in newborns and infants: short- term and medium-term outcomes. Pediatr Crit Care Med 13:47–52

ELSO (2015) Guidelines for neonatal respiratory failure 2013. [Cited 18 Dec 2015]. Available from: https://www.elso.org/Portals/0/IGD/Archive/FileManager/8588d1a580cusersshyerdocumentselsoguidelinesforneonatalrespiratoryfailure13.pdf

Frenckner B, Radell P (2008) Respiratory failure and extracorporeal membrane oxygenation. Semin Pediatr Surg 17:34–41

Gibbon JH Jr (1954) Application of a mechanical heart and lung apparatus to cardiac surgery. Minn Med 37: 171–185

Gross SJ, Bifano EM, D'Euqenio DB et al (1994) 86 prospective randomized controlled trial of conventional treatment or transport for ecmo in infants with severe persistent pulmonary hypertension (PPHN): two year follow up. Pediatr Res 36:17A-A

Hintz SR, Suttner DM, Sheehan AM et al (2000) Decreased use of neonatal extracorporeal membrane oxygenation (ECMO): how new treatment modalities have affected ECMO utilization. Pediatrics 106: 1339–1343

Ijsselstijn H, van Heijst AF (2014) Long-term outcome of children treated with neonatal extracorporeal membrane oxygenation: increasing problems with increasing age. Semin Perinatol 38:114–121

McMullan DM, Thiagarajan RR, Smith KM et al (2014) Extracorporeal cardiopulmonary resuscitation outcomes in term and premature neonates. Pediatr Crit Care Med 15:e9–e16

McNally H, Bennett CC, Elbourne D et al (2006) United Kingdom collaborative randomized trial of neonatal extracorporeal membrane oxygenation: follow-up to age 7 years. Pediatrics 117:e845–e854

Morris AH, Wallace CJ, Menlove RL et al (1994) Randomized clinical trial of pressure-controlled inverse ratio ventilation and extracorporeal CO₂ removal for adult respiratory distress syndrome. Am J Respir Crit Care Med 149:295–305

Mugford M, Elbourne D, Field D (2008) Extracorporeal membrane oxygenation for severe respiratory failure in newborn infants. Cochrane Database Syst Rev 3, CD001340

Noah MA, Peek GJ, Finney SJ et al (2011) Referral to an extracorporeal membrane oxygenation center and mortality among patients with severe 2009 influenza A (H1N1). JAMA 306:1659–1668

O'Rourke PP, Crone RK, Vacanti JP et al (1989) Extracorporeal membrane oxygenation and conventional medical therapy in neonates with persistent pulmonary hypertension of the newborn: a prospective randomized study. Pediatrics 84:957–963

Organization ELS (2015) ECLS registry report – international summary 2015 July. Available from: https://www.elso.org/Registry/Statistics/InternationalSummary.aspx

Peek GJ, Mugford M, Tiruvoipati R et al (2009) Efficacy and economic assessment of conventional ventilatory support versus extracorporeal membrane oxygenation for severe adult respiratory failure (CESAR): a multicentre randomised controlled trial. Lancet 374: 1351–1363

Petrou S, Bischof M, Bennett C et al (2006) Cost-effectiveness of neonatal extracorporeal membrane oxygenation based on 7-year results from the United Kingdom Collaborative ECMO Trial. Pediatrics 117:1640–1649

Polito A, Barrett CS, Wypij D et al (2013) Neurologic complications in neonates supported with extracorporeal membrane oxygenation. An analysis of ELSO registry data. Intensive Care Med 39:1594–1601

Prodhan P, Stroud M, El-Hassan N et al (2014) Prolonged extracorporeal membrane oxygenator support among neonates with acute respiratory failure: a review of the extracorporeal life support organization registry. ASAIO J 60:63–69

Qureshi FG, Jackson HI, Brown J et al (2013) The changing population of the United States and use of extracorporeal membrane oxygenation. J Surg Res 184: 572–576

Rais BK, Van Meurs KP (2014) Venoarterial versus venovenous ECMO for neonatal respiratory failure. Semin Perinatol 38:71–77

Rais-Bahrami K, Van Meurs KP (2014) Venoarterial versus venovenous ECMO for neonatal respiratory failure. Semin Perinatol 38:71–77

Rehder KJ, Turner DA, Cheifetz IM (2013) Extracorporeal

membrane oxygenation for neonatal and pediatric respiratory failure: an evidence-based review of the past decade (2002–2012). Pediatr Crit Care Med 14: 851–861

Spoel M, Laas R, Gischler SJ et al (2012) Diagnosis-related deterioration of lung function after extracorporeal membrane oxygenation. Eur Respir J 40: 1531–1537

UK Collaborative ECMO Trial Group (1996) UK collaborative randomised trial of neonatal extracorporeal membrane oxygenation. Lancet 348:75–82

Van der Cammen-van Zijp M, Janssen A, Raets M et al (2014) Motor performance after neonatal extracorporeal membrane oxygenation: a longitudinal evaluation. Pediatrics 134:e427–e435

Vasavada R, Feng Q, Undar A (2011) Current status of pediatric/neonatal extracorporeal life support: clinical outcomes, circuit evolution, and translational research. Perfusion 26:294–301

Zapol WM, Snider MT, Hill JD et al (1979) Extracorporeal membrane oxygenation in severe acute respiratory failure. A randomized prospective study. JAMA 242: 2193–2196

65 肺部疾病：应用激素治疗胎儿和新生儿的问题

Henry L. Halliday

马莉　翻译

目录

摘要

围生期给予糖皮质激素对于发育中的肺有多种生物学作用。显然，对于不成熟的胎儿或新生儿有些是有利的，而另一些则是有害的。对于有早产风险的胎儿，单一疗程的倍他米松或地塞米松可促进肺成熟，降低发生呼吸窘迫综合征和其他早产重要并发症的风险。尽管尚存在争议，但目前的共识似乎支持给妊娠 29 周之前有发生早产高风险的孕妇应用重复疗程的产前激素。生后早期（1 周内）应用地塞米松对肺部有一定益处，但似乎对神经发育的不利影响更大。而生后晚期（1 周后）应用激素治疗，对肺部同样有益，而未显著增加神经发育方面的不良预后。对于因慢性肺疾病不能撤离呼吸机的早产儿，仍建议在生后晚期给予地塞米松治疗。因此，围生期糖皮质激素的应用必须是在临床权衡利弊的基础上。在被推荐为常规应用之前，还需要进一步评估它们对远期预后的影响以确保安全。

65.1 要点

- 围生期使用糖皮质激素对于发育中的肺和其他器官有多种生物学作用。

- 产前激素治疗可促进胎肺成熟，降低新生儿死亡率，减少呼吸窘迫综合征、颅内出血和坏死性小肠结肠炎的发生，而不影响母亲健康。

- 倍他米松和地塞米松已经被用于促进胎肺成熟。

- 重复应用激素可改善新生儿预后，但会降低出生体重。

- 出生后早期（第 1 周内）激素治疗可促使早拔管，减少支气管肺发育不良、动脉导管未闭和早产儿视网膜病变的发生，但会增加消化道出血和穿孔、高血糖、高血压、肥厚型心肌病、生长迟缓和脑性瘫痪，而死亡和脑性瘫痪的综合结局并未增加。

- 在这些临床试验中小剂量氢化可的松和地塞米松都在被应用，有利和有害的效果仅限于应用后者的治疗。

- 最近 PREMILOC 试验表明，早期应用低剂量氢化可的松可提高未患支气管肺发育不良的存活率，但可能导致胎龄 24~25 周婴儿中败血症的发生率增加。

- 在一项大型试验中，生后 12 小时内吸入布地奈德降低了支气管肺发育不良的发生率，但有增加病死率的趋势。

- 生后晚期（1 周后）应用激素可促进早拔管，降低新生儿病死率，减少支气管肺发育不良、死亡／支气管肺发育不良，但有增加胃肠道出血、高血糖、高血压、肥厚型心肌病和严重早产儿视网膜病变的风险，而脑瘫无显著增加。

- 对不能撤机的婴儿保留生后晚期激素治疗的做法是明智的。
- 生后早期给予小剂量氢化可的松可提高未患支气管肺发育不良的存活率（OR 1.48；95% CI 1.02~2.16；P=0.04），但胎龄 24~25 周的婴儿败血症的发生率增加。

65.2　引言

围生期应用糖皮质激素对于发育中的肺有很多生物学效应（Grier and Halliday 2004）。这些作用包括减少肺泡化，增加表面活性物质脂质和蛋白的产生，促进肺液的吸收和增加抗氧化活性。显然，对于不成熟的胎儿或新生儿其中有些是有益的，而另外一些则是有害的。因此围生期糖皮质激素的使用必须基于临床对利和弊的判断上。

最早的围生期使用糖皮质激素的随机试验发表于 1972 年一个儿科杂志的同一期上（Liggins and Howie 1972；Baden et al. 1972）。它们的目标是预防或治疗呼吸窘迫综合征（respiratory distress syndrome，RDS）这种疾病，其主要发生于早产儿，在当时的病死率很高。RDS 是由于原发性肺表面活性物质缺乏（Avery and Mead 1959），新西兰的一名产科医生 Mont Liggins 发现给羊的胎儿体内注入皮质醇似乎可以预防 RDS（Liggins 1968）。他和一位儿科同事 Ross Howie，开展了一项关于产前应用倍他米松的大型随机试验，结果表明不仅降低新生儿患 RDS 的风险，而且也降低病死率（Liggins and Howie 1972）。自 1972 年以来，许多随机试验已经证实产前糖皮质激素的好处（Roberts and Dalziel 2006），且对最初的研究人群进行远期随访到 31 岁的数据也已经发表（Dalziel et al. 2005）。产前使用糖皮质激素的不良影响和关于重复疗程的其他益处的争议都将在本章中讨论。

Baden 等的试验仅纳入了 44 名 RDS 患儿来评估氢化可的松对血气、辅助通气的需求和存活率的影响（Baden et al. 1972）。不幸的是，没有发现氢化可的松有益的效果，但也没有立刻出现的不良作用。然而，随后的两篇随访性文章提出氢化可的松

治疗组出现过多的严重脑室内出血（intraventricular hemorrhage，IVH）和神经感觉及脑电图异常（Fitzhandinge et al. 1974；Taeusch et al. 1973）。尽管有早些年的这些问题，不到 10 年后地塞米松还是被用于治疗支气管肺发育不良（bronchopulmonary dysplasia，BPD）和呼吸机依赖的患儿（Mammel et al. 1983；Avery et al. 1985）。应用地塞米松治疗的原理是减轻肺部炎症这一 BPD 发生的重要启动因素。然而，这些试验中使用的地塞米松剂量非常大（起始剂量约为 0.5mg/kg/d），达到了药理作用而非生理作用。因此并不奇怪，如果在生后第 1 周应用地塞米松，虽然早期对肺功能有益（Mammel et al. 1983；Avery et al. 1985），但到晚期会呈现出对发育中的中枢神经系统的不良影响（Yeh et al. 1998）。

65.3　产前应用糖皮质激素的随机试验结果

最近关于应用单一疗程产前激素促进肺成熟的 Cochrane 综述包括了 21 项研究，纳入了 4 269 例婴儿（Roberts and Dalziel 2006）。作者发现产前激素治疗并未增加母亲死亡、患绒毛膜羊膜炎或产褥期败血症的风险。然而，与该治疗相关的是新生儿病死率（RR 0.69，95%CI 0.58~0.81）、RDS（RR 0.66，95%CI 0.59~0.73）、IVH（RR 0.54，95%CI 0.43~0.69）、坏死性小肠结肠炎（necrotizing enterocolitis，NEC）（RR 0.46，95%CI 0.29~0.74）的发生率、需要住院接受呼吸支持和重症监护（RR 0.80；95%CI 0.65~0.99）及生后 48 小时内全身感染发生率（RR 0.56，95%CI 0.38~0.85）呈整体下降。产前激素的应用对有胎膜早破及妊娠相关的高血压综合征的孕妇也是有效的（Roberts and Dalziel 2006）。因此作者认为对于几乎所有早产都应常规给予单一疗程的产前激素。关于不同分娩间隔的最佳剂量，最佳激素种类，对多胎的效果和到成人期的远期影响这些方面还需要更多的信息（Roberts and Dalziel 2006；Wapner and Jobe 2011）。最近的一项综述评估了不同的激素方案对于促肺成熟的效果，结果未发现有显著优势者，尽管地塞米松与倍他米松相比在减少 IVH 发生，缩短新生儿重症监护室住院时间方面有一些优势（Brownfoot et al. 2013）。澳大利亚正在进行一项试验来解答这个问题（Crowther et al. 2013）。2015 年的一项系统综述得出结论，对有早产高风险的孕妇

给予单一疗程的产前激素似乎可以改善出生胎龄在34周以下子代的大多数神经发育预后（Sotiriadis et al. 2015）。

然而，最近人们开始关注产前激素在低和中等收入国家的无效性（Azad and Costello 2014；Dalziel et al. 2014）。这种关注是基于世界卫生组织的多国母婴健康调查结果，这项调查包括了29个国家359家医院的300 000名新生儿（Vogel et al. 2014）。由于治疗的覆盖率低和所报道的早产出生率偏低，这份结果受到质疑，但人们也一致认为，在低和中等收入国家，应用产前激素不是降低早产儿死亡率的决定因素，在全套简单有效措施中药物只是其中一个方面（Dalziel et al. 2014）。

最近，关于给早产高风险的孕妇应用重复剂量的产前激素预防RDS的最新系统综述包括了10项试验，共纳入4 733例母亲和5 700例婴儿（Crowther et al. 2015）。发现重复剂量激素治疗与减少RDS（RR 0.83，95%CI 0.75~0.91）和严重的婴儿不良结局（RR 0.84，95%CI 0.75~0.94）相关。重复用药组平均出生体重降低75.9g（95%CI 34.0~117.6g），但根据胎龄校正后两组间出生体重的差异消失。作者由此得出结论，重复应用产前激素可以减少RDS和出生后最初几周发生严重健康问题的概率。对婴儿近期的益处支持对有早产风险的孕妇给予重复剂量的产前激素。但是，这些益处同时也伴随着出生体重的一些测量值下降，长期的利与弊还需要进行更多的研究（Crowther et al. 2015）。

65.4　生后激素的随机试验结果

2014年，关于应用生后激素预防（Doyle et al. 2014a）和治疗早产儿慢性肺部疾病（Doyle et al. 2014b）的最新系统综述发表在Cochrane数据库上。这项关于生后第1周应用激素预防早产儿慢性肺疾病（chronic lung disease，CLD）的综述纳入了29项试验共3 750名婴儿（Doyle et al. 2014a）。生后早期应用激素可促进早拔管和减少28天（RR 0.87，95%CI 0.81~0.93）和矫正胎龄36周时（RR 0.79，95%CI 0.71~0.88）CLD的发生。也降低持续性动脉导管未闭（patent ductus arteriosus，PDA）（RR 0.79，95%CI 0.72~0.85），早产儿视网膜病变（retinopathy of prematurity，ROP）（RR 0.88，95%CI 0.80~0.97），重度ROP（RR 0.79，95%CI 0.64~0.94）的发生率。而病死

率、感染率、严重IVH、脑室周围白质软化、NEC或肺出血发生率两组无显著差异。主要的不良反应包括胃肠道出血（RR 1.86，95%CI 1.35~2.55）、肠穿孔（RR 1.81，95%CI 1.33~2.48）、高血糖（RR 1.33，95%CI 1.20~1.47）、高血压（RR 1.85，95%CI 1.54~2.22）、肥厚型心肌病（RR 4.33，95%CI 1.40~13.4）和生长迟缓（RR 6.67，95%CI 2.27~19.6）。29项试验中12项报道了晚期预后，发现的几种不良结果包括脑性瘫痪（RR 1.45，95%CI 1.06~1.98）和神经系统检查异常（RR 1.81，95%CI 1.33~2.47）。然而，死亡/脑瘫和死亡/严重神经感觉障碍的综合结局并没有显著增加（Doyle et al. 2014a）。

所纳入的研究中20项应用的激素是地塞米松，9项应用了氢化可的松。一项亚组分析发现，除了应用氢化可的松后有肠穿孔增加（RR 2.02，95%CI 1.13~3.59）和PDA轻微减少外（RR 0.85，95%CI 0.73~0.99），大多数有益和有害的作用均与地塞米松相关（Doyle et al. 2010，2014a）。最近法国的一项临床随机试验报道，胎龄小于28周的早产儿自生后24小时内开始应用氢化可的松治疗10天，未患BPD存活率升高（OR 1.48；95%CI 1.02~2.16；P=0.04）（Baud et al. 2016）。在对胎龄24~25周婴儿进行的亚组分析中，败血症的发生率升高（危险比1.87；95%CI 1.09~3.21；P=0.02）。芬兰最近一项随访性研究报道，接受早期氢化可的松预防BPD的患儿到5~7岁时神经发育损害发生率为61%，而安慰剂治疗组仅39%（Peltoniemi et al. 2016）。Cochrane综述的作者们推断生后早期应用激素治疗（<8天），尤其是应用地塞米松，所产生的已知或潜在的副作用可能超出其有利的方面。尽管早期应用激素治疗有助于拔管和降低CLD和PDA的风险，但可能引起近期副作用包括胃肠道出血、肠穿孔、高血糖、高血压、心肌肥厚和生长迟缓。远期的随访研究报道显示发生神经系统检查异常和脑瘫的风险增加。迫切需要对于那些参加生后早期激素随机试验的所有存活婴儿有更多的远期随访和晚期结局的报道，尤其是他们的神经和发育结局。在这些试验中，氢化可的松的使用剂量和方案几乎没有有益或有害的效果，因此不能推荐用于CLD预防（Doyle et al. 2010，2014a）。

吸入激素已经被尝试用于预防CLD，人们希望它的副作用会更小。最近一项大型随机试验报道，给早产儿在生后12小时内吸入大剂量布地奈德可

减少 BPD 发生（RR 0.74，95%CI 0.60~0.91）（Bassler et al. 2015）。尽管发现死亡 /BPD 的综合结局下降（RR 0.86，95% CI 0.75~1.00），但作者仍顾虑 BPD 的降低可能是以新生儿病死率增加为代价的（Bassler et al. 2015）。在被作为常规推荐前，仍需要开展更多的研究评价吸入激素对远期预后的影响。

一项关于生后晚期（>7 天）应用激素治疗 CLD 的系统综述，共纳入 21 项试验共 1 424 例早产儿。结果发现，晚期激素治疗可降低新生儿病死率（RR 0.49，95%CI 0.28~0.85），但出院时的病死率并无显著差异（RR 0.86，95%CI 0.66~1.13）。其他有利方面还包括，利于早期拔管和降低 28 天（RR 0.87，95%CI 0.81~0.94）和校正胎龄 36 周时的 CLD 发生率（RR 0.82，95%CI 0.70~0.96），降低晚期需要地塞米松的治疗率（RR 0.47，95%CI 0.38~0.59），减少出院时家庭氧疗（RR 0.71，95%CI 0.54~0.94），和减少生后 28 天（RR 0.84，95% CI 0.78~0.89）和校正胎龄 36 周（RR 0.76，95% CI 0.68~0.85）时死亡 /CLD 的发生。似乎有胃肠道出血的风险但不会增加 NEC 风险。短期副作用包括高血糖（RR 1.50，95%CI 1.25~1.80），糖尿（RR 8.03，95%CI 2.43~26.5）和高血压（RR 2.12，95%CI 1.45~3.10）。心肌肥厚（RR 2.76，95%CI 1.33~5.74）和严重 ROP（RR 1.38，95%CI 1.07~1.79）有所上升，但致盲率并无明显增加。重度 IVH 发生率呈下降趋势（RR 0.44，95%CI 0.19~1.02），脑瘫（RR 1.12，95%CI 0.79~1.60）和神经系统检查异常升高的趋势，受晚期随访前死亡率相反方向变化的影响，被部分抵消。死亡和脑瘫的综合结局在激素和对照组间无显著差别。两组间主要的神经感觉功能障碍和死亡 / 主要神经感觉功能障碍的综合结局无显著差异。两组患儿至儿童期的其他结局无显著差异，包括呼吸系统的健康状况或功能、血压或生长状况（Doyle et al. 2014b）。作者得出结论，出生后晚期（>7 天）应用激素治疗，尤其是地塞米松，其有利作用可能并未超过实际或潜在的不利作用。尽管不断有人担心生后早期应用激素治疗导致神经系统预后不良的增加，这篇综述表明晚期激素可能降低新生儿死亡率而并未显著增加远期神经发育不良的预后。然而，这些研究在评估远期预后时所用方法学的质量，有些是有限的，没有任何研究有足够的效能来查明重要远期预后的增长率。鉴于治疗利弊的证据和目前证据的局限性，谨慎的做法是仅对不能撤机的婴儿应用晚期激素，且尽量减

少治疗剂量和疗程（Doyle et al. 2014b）。

65.5 结论

目前对胎儿和新生儿应用激素的治疗仍存在一些问题，但总的来说，如果按照已被接受的指南使用，利大于弊。对于有早产风险的胎儿，使用单疗程的倍他米松或地塞米松可以促进肺成熟，降低 RDS 风险、新生儿死亡和其他早产相关的主要并发症的风险（Roberts and Dalziel 2006）。目前的推荐是，给予妊娠 35 周以下且可能在 7 天内分娩的孕妇两剂倍他米松，每剂 12mg，间隔 24 小时（Sweet et al. 2013）。关于给予重复疗程的产前激素目前仍有争议，因为与减缓胎儿生长有关，但是如果在妊娠 29 周前有高早产风险时，共识似乎支持应用（Wapner and Jobe 2011）。

生后早期（第 1 周内）应用地塞米松尽管对肺部有一定益处，但对神经发育的不良作用更大（Doyle et al. 2014a）。但生后晚期（1 周后）使用激素治疗，看起来对肺部同样有好处，但并未引起显著神经发育方面的不良后果（Doyle et al. 2014b）。有 BPD 较高风险的婴儿在应用生后激素治疗后，未患脑瘫的存活率已经有所上升（Doyel et al. 2014c）。晚期激素治疗，应用低剂量、短疗程的地塞米松，可能仍被建议用于呼吸机依赖和有严重呼吸系统疾病的 CLD 早产儿。

吸入激素可能是一种有前景的方法，在减少 BPD 的发生且副作用较小方面，但在被推荐为常规应用前，仍需要进一步开展随机临床试验评估其远期随访结果以证实其安全性（Bassler et al. 2015；Halliday 2011）。

参考文献

Avery ME, Mead J (1959) Surface properties in relation to atelectasis and hyaline membrane disease. Am J Dis Child 97:517–523

Avery GB, Fletcher AB, Kaplan M et al (1985) Controlled trial of dexamethasone in respirator-dependent infants with bronchopulmonary dysplasia. Pediatrics 75:106–111

Azad C, Costello A (2014) Extreme caution is needed before scale-up of antenatal corticosteroids to reduce preterm deaths in low-income settings. Lancet Glob Health 2:e191–e192

Baden M, Bauer CR, Colle E et al (1972) A controlled trial of hydrocortisone therapy in infants with respiratory distress syndrome. Pediatrics 50:526–534

Bassler D, Plavka R, Shinwell ES et al (2015) Early inhaled budesonide for the prevention of bronchopulmonary dysplasia. N Engl J Med 373:1497–1506

Baud O, Maury L, Lebail F et al (2016) Effect of early low-dose hydrocortisone on survival without bronchopulmonary dysplasia in extremely preterm infants (PREMILOC): a double-blind, placebo-controlled, multicentre, randomised trial. Lancet 387: 1827–1836

Brownfoot FC, Gagliardi DI, Bain E et al (2013) Different corticosteroids and regimens for accelerating fetal lung maturation for women at risk of preterm birth. Cochrane Database Syst Rev 8, CD006764

Crowther CA, Harding JE, Middleton PF et al (2013) Australasian randomized trial to evaluate the role of maternal intramuscular dexamethasone versus betamethasone prior to preterm birth to increase survival free of childhood neurosensory disability. BMC Pregnancy Childbirth 13:104

Crowther CA, McKinlay CJ, Middleton et al (2015) Repeat doses of prenatal corticosteroids for women at risk of preterm birth for improving health outcomes. Cochrane Database Syst Rev 7, CD003935

Dalziel SR, Lim VK, Lambert A et al (2005) Antenatal exposure to betamethasone: psychological functioning and health related quality of life 31 years after inclusion in randomised controlled trial. BMJ 331:665–668

Dalziel SR, Crowther CA, Harding JE (2014) Antenatal steroids 40 years on: we can do better. Lancet 384:1829–1831

Doyle LW, Ehrenkranz RA, Halliday HL (2010) Postnatal hydrocortisone for preventing or treating bronchopulmonary dysplasia in preterm infants: a systematic review. Neonatology 98:111–117

Doyle LW, Ehrenkranz RA, Halliday HL (2014a) Early (<8 days) postnatal corticosteroids for preventing chronic lung disease in preterm infants. Cochrane Database Syst Rev 5, CD001146

Doyle LW, Ehrenkranz RA, Halliday HL (2014b) Late (>7 days) postnatal corticosteroids for chronic lung disease in preterm infants. Cochrane Database Syst Rev 5, CD001145

Doyle LW, Halliday HL, Ehrenkranz RA et al (2014c) An update on the impact of postnatal systemic corticosteroids on mortality and cerebral palsy in preterm infants: effect modification by risk of bronchopulmonary dysplasia. J Pediatr 165:1258–1260

Fitzhardinge PM, Eisen A, Lejtenyi C (1974) Sequelae of early steroid administration to the newborn infant. Pediatrics 53:877–883

Grier DG, Halliday HL (2004) Effects of glucocorticoids on fetal and neonatal lung development. Treat Respir Med 3:295–306

Halliday HL (2011) Postnatal steroids: the way forward. Arch Dis Child Fetal Neonatal Ed 96:F158–F159

Liggins GC (1968) Premature parturition after infusion of corticotrophin or cortisol into foetal lambs. J Endocrinol 42:323–329

Liggins GC, Howie RN (1972) A controlled trial of antepartum glucocorticoid treatment for prevention of the respiratory distress syndrome in preterm infants. Pediatrics 50:515–525

Mammel MC, Green TP, Johnson DE et al (1983) Controlled trial of dexamethasone therapy in infants with bronchopulmonary dysplasia. Lancet 1:1356–1358

Peltoniemi OM, Lano A, Yliherva A, Kari MA, Hallman M, Neonatal Hydrocortisone Working Group (2016) Randomised trial of early neonatal hydrocortisone demonstrates potential undesired effects on neurodevelopment at preschool age. Acta Paediatr 105:159–164

Roberts D, Dalziel S (2006) Antenatal corticosteroids for accelerating fetal lung maturation for women at risk of preterm birth. Cochrane Database Syst Rev 3, CD004454

Sotiriadis A, Tsiami A, Papatheodoros S et al (2015) Neurodevelopmental outcome after a single course of antenatal steroids in children born preterm: a systematic review and meta-analysis. Obstet Gynecol 125: 1385–1396

Sweet DG, Carnielli V, Greisen G et al (2013) European consensus guidelines on the management of neonatal respiratory distress syndrome in preterm infants – 2013 update. Neonatology 103:353–368

Taeusch HW Jr, Wang NS, Baden M et al (1973) A controlled trial of hydrocortisone therapy in infants with respiratory distress syndrome: II. Pathol Pediatr 52:850–854

Vogel JP, Souza JP, Gulmezoglu AM et al (2014) Use of antenatal corticosteroids and tocolytic drugs in preterm births in 29 countries: an analysis of the WHO Multicountry Survey on Maternal and Newborn Health. Lancet 384:1869–1877

Wapner R, Jobe AH (2011) Controversy: antenatal steroids. Clin Perinatol 38:529–545

Yeh TF, Lin YJ, Huang CC et al (1998) Early dexamethasone therapy in preterm infants: a follow-up study. Pediatrics 101, e7

早产儿呼吸暂停和婴儿猝死综合征 66

Christian F. Poets

赵艳平　翻译,孙慧清　审校

目录

摘要

　　早产儿呼吸暂停可以自行缓解,是早产儿非常常见的现象。近期的观察资料显示其常伴发间歇性低氧血症,可能增加不良结局的风险,包括脑瘫、早产儿视网膜病变和死亡。治疗应该采用递进的方法,先予抬高头部,若无效可用咖啡因甚至经鼻呼吸道支持。

　　许多国家开展初级预防措施后,婴儿猝死综合征的发生率显著下降,但仍然是新生儿期死亡的主要原因。呼吸暂停的原因尚未完全清楚。在神经发育的关键期,外在诱因可能是导致早产儿死亡的主要因素(例如,不合适的睡眠姿势,母亲有吸烟的病史,2~4 个月的年龄)。婴儿猝死综合征期间多道睡眠监测记录显示,心动过缓可能是由严重低氧血症引起的,是最终导致死亡一系列事件的主要原因。预防措施主要是安全的睡眠环境,即仰卧睡姿,无烟环境,避免过热,使用睡袋,床床隔离。

66.1　要点

- 早产儿呼吸暂停可以自行缓解,是早产儿非常常见的现象。
- 间歇性低氧血症,可能增加不良结局的风险,包括脑瘫、早产儿视网膜病变和死亡。
- 治疗应该采用递进的方法,先抬高头部,然后是咖啡因和经鼻呼吸道支持治疗。
- 婴儿猝死综合征的发生率显著下降,但仍然是新生儿期死亡的主要原因。
- 在神经发育的关键期,外在诱因可能是导致柔弱的早产儿死亡的主要因素。
- 预防措施主要是安全的睡眠环境,即仰卧睡姿,无烟环境,避免过热,使用睡袋,床床隔离。

66.2 早产儿呼吸暂停

66.2.1 引言

早产儿呼吸暂停（apnea of prematurity，AOP）是早产儿发育过程中的自愈性疾病，伴发的低氧血症可能导致严重的长期后遗症。几乎每一个妊娠不到29周的婴儿都会发生AOP，但是很少有人知道它潜在的危害。最近，加拿大氧疗试验（Canadian Oxygen Trial，COT）记录了1 035名出生胎龄为23~27周，并存活至纠正胎龄（postmenstrual age，PMA）36周的新生儿为期平均68天的脉搏血氧饱和度（arterial oxygen saturation measured by pulse oximetry，SpO$_2$）和脉率情况，其数据的二次分析结果如下（Poets et al. 2015）：

- 受累程度最轻和最重的10%患儿所记录到的存在低氧血症（SpO$_2$<80%，持续至少10秒）的时间分别占总记录时间的0.4%和13.5%，而存在心动过缓（脉率<80次/min）的时间更少，分别为0.1%和0.3%。
- 间歇性低氧血症（intermittent hypoxemia，IH）持续时间百分比最高时，发生36周以上死亡和18个月残疾的主要结局增加了3~5倍，这些相关性仅在持续至少1分钟的事件中才显著。
- 在长时间低氧血症后，次要结局[运动障碍、认知障碍、语言障碍和严重早产儿视网膜病（retinopathy of prematurity，ROP）]的比率同样增加。
- 在无低氧血症的情况下，心动过缓并不会显著增加不良结局的风险。
- IH的严重程度（用曲线下面积表示）和低氧血症的发生率对预后的判断几乎没有价值。
- 低血氧暴露与不良结局的相关性在出生后晚期更强（生后8~10周时），SpO$_2$目标范围为85%~89%时不良结局风险较其为91%~95%时增加。

因此，在导致AOP的3种因素（呼吸暂停、心动过缓、低氧血症）中，若想避免AOP对超早产儿的不利影响，我们似乎应该注意避免IH，特别是持续1分钟或更长时间的IH。然而，到目前为止，大多数关于AOP干预的研究都集中在呼吸暂停上。

虽然不完全符合上述数据，作者所在机构过去10年基于护士对事件采取紧急干预的严重程度评分（如刺激、复苏囊，图66.1），对AOP治疗的强度进行分级。使用该评分和任何治疗方法均未被证实有效。然而，ROP的低发病率（在2010—2015年出生体重小于1 500g的婴儿中，3期或3期以上<2%）和高Bayley评分（Moll et al. 2011）与该呼吸暂停评分范例的实施相关，表明其可能作为一种值得进一步研究的方案。在任何情况下，这样的严重程度评分只能作为一个例子，说明如何通过连续记录更客观地评估呼吸暂停的严重程度，这是可取的，但在大

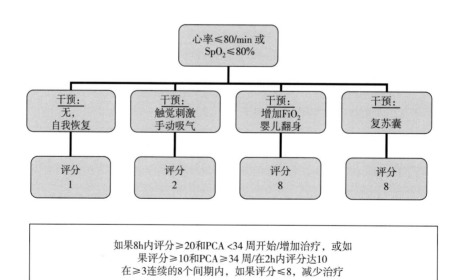

图66.1 以标准化评估不同的评估者/婴儿的呼吸暂停严重程度评分。方框下部的值表示相应的分数。在较成熟的婴儿中，治疗严重性增加的阈值较低，因为它们被认为更容易受到间歇性低氧血症的不利影响。[经允许改编自 Poets CF（2010）. Interventions for apnoea of prematurity：a personal view. Acta Paediatr 99；2172-2177.]

多数单位是不切实际的。

66.2.2 治疗

以下改善 AOP 的干预措施,将被分为已经被证明是有益的、效果值得怀疑的和/或需要进一步研究的(表 66.1)。

表 66.1 AOP 治疗计划递增建议

第一步:抬高头部倾斜 15°
第二步:咖啡因
第三步:流量可变的 CPAP 或同步 NIPPV
第四步:气管插管和机械通气

ᵃ 对于 <29 周的早产儿,咖啡因作为一线用药。

ᵇ 对于机械通气下,反复低氧发作的患儿,大剂量咖啡因或多沙普仑可能作为选择用药。

66.2.2.1 证明有效的干预措施

抬高头部体位

然而最近 Cochrane 分析证明优势卧位没有减少 AOP 的频率(间歇性的低氧血症数据并没有记录),在 12 个早产儿中,头部抬高 45°,血氧饱和度 <85% 的比例下降了 49%,对婴儿来说,倾斜胸部和头部较倾斜全身更舒适,与水平位相比,抬高头部时低氧血症发生率略有降低,但无统计学意义(Reher et al. 2008),抬高头和胸部也没有意义(–22%),抬高头部倾斜的体位效果不明显可能是由于:早期的研究中,一些患儿除了体位干预外,并未接受过其他 AOP 的治疗,而在最近的研究中,所有的患儿都接受了甲基黄嘌呤化或持续气道正压通气治疗(Reher et al. 2008),因此,抬高头部倾斜的体位可能被认为是 AOP 渐进治疗计划的第一步,而这种干预可能对已经接受 AOP 治疗[如咖啡因或持续气道正压通气(continuous positive airway pressure,CPAP)]的婴儿效果较差(见下文)。

CPAP 和同步鼻通气

CPAP 可以经鼻咽管或双腔鼻塞装置应用,应用 CPAP 显示早产儿拔管失败减少,再插管率降低 40%[相对风险(RR)0.59,95% 置信区间(CI)0.41~0.85,需治疗的人数(NNT)5](De Paoli et al. 2008),提示在应用 CPAP 时,鼻塞是首选的最佳装置,CPAP 的拓展应用是经鼻间歇正压通气(nasal intermittent positive pressure ventilation,NIPPV),如果

与婴儿自身的呼吸同步使用,其在预防拔管失败方面比 CPAP 更有效。通常情况下,15~20cmH₂O 的吸入压力,以 10~20/min 的速率施加,与 5~6cmH₂O 的 CPAP 水平相结合。最近的一项 meta 分析研究了同步和非同步鼻塞式通气与 CPAP 对呼吸衰竭发生率的影响,发现仅对前者有显著影响,如果 CPAP 试验失败,这是首选的经鼻通气支持模式(Lemyre et al. 2014)。有趣的是,胃胀,一个与鼻腔通气有关的理论问题,在参与这项 meta 分析的研究中并没有说明(Lemyre et al. 2014)。

一项近期的研究调查了 19 名婴儿在平均 PMA 为 30 周的情况下不同的同步鼻塞式通气系统,并报告了从 CPAP 的 6.1/h 到同步鼻塞式通气的 2.9/h,减少了心动过缓(<80 次/min)和血氧饱和度下降(<80%)的频率,非同步 NIPPV 的发生率与 CPAP 相似(5.9 次/h)(Gizzi et al. 2014)。早期研究比较非同步 NIPPV 和鼻 CPAP,通过一个变量流 CPAP 呼吸装置,减少了呼吸做功,显示心动过缓和低氧血症可降低大约 50%(Pantalitschka et al. 2009)。因此,减少呼吸功和/或与婴儿自身呼吸有效同步可能是应用于改善 AOP 的鼻塞式通气支持成功的关键。

咖啡因

甲基黄嘌呤增加化学感受器的敏感性和呼吸动力,也可以改善膈肌功能。在这些有效物质中,咖啡因比茶碱具有更广的治疗范围和更少的副作用。它在改善患者预后方面的有效性已在一项纳入 2 000 多名婴儿的大型安慰剂控制的 RCT(CAP 研究)中得到证实(Schmidt et al. 2007),出生体重在 500~1 250g 的婴儿生后 10 天开始给予咖啡因(或安慰剂),剂量为 5~10mg/kg,被认为是咖啡因治疗的合适剂量,治疗时间直到认为 AOP 不再需要治疗。在使用咖啡因的婴儿中,机械通气、CPAP 和氧气可能早停 1 周。出乎意料的是,咖啡因组,支气管肺发育不良(bronchopulmonary dysplasia,BPD)的风险降低了 40%(36% vs 47%;OR 0.6;95%CI 0.5~0.8),动脉导管未闭症状发生率降低 30%(OR 0.7;95%CI 0.5~0.8),ROP 4 级或 5 级的风险降低 40%,或者降低了需要治疗的 ROP(OR 0.61;95%CI 0.42~0.89)(Schmidt et al. 2007)。然而,最重要的是关于主要结果的数据,显示在 18 个月校正年龄时,咖啡因组婴儿的死亡或残疾减少了 23%,脑瘫也减少了(Schmidt et al. 2007)。

这项研究的 5 年随访结果仍然显示了咖啡因

对死亡或残疾的影响,但这已不再显著。新生儿的咖啡因疗法,可以减少运动损伤(OR 0.66;95%CI 0.48~0.91)(Schmidt et al. 2012)。与脑瘫或认知障碍无关的运动功能障碍被称为发育协调障碍。在 5 岁的时候,咖啡因组 11% 的婴儿会出现这种情况,相比之下,15% 的安慰剂组婴儿会出现这种情况。关于其他长期(副作用)影响,201 名 CAP 参与者在 5~12 岁时进行的睡眠研究显示,新生儿咖啡因治疗组与安慰剂组在睡眠障碍方面没有差异(Marcus et al. 2014)。

在亚组分析中,咖啡因仅影响需要通气支持患儿的主要结局,在不需要 CPAP 和 IPPV 的患儿中,咖啡因对死亡和残疾没有影响。有趣的是,生后 3 天内服用咖啡因才能显著减少患儿的通气需求时间,且只有在摄入量至少为 3.5mg/kg(7mg/kg/d)时,才可降低死亡率和致残率。同样,在二次数据分析中,咖啡因组和安慰剂组婴儿的脑瘫发生率的显著差异只存在于那些摄入咖啡因至少 45 天的婴儿中。因此,对于需要呼吸支持并可能发生 AOP 的小于 1 250g 的婴儿,应在出生后 3 天内开始服用咖啡因。

何时停止使用咖啡因治疗也很重要。在 CAP 研究中,在平均 PMA 为 34.4 周之前,一直给予咖啡因(Schmidt et al. 2007)。然而,咖啡因在 PMA 35 周前仍能有效降低间歇性缺氧率(Rhein et al. 2014)。由于目前还没有停止咖啡因治疗的标准,使用如图 66.1 所示的呼吸暂停严重程度评分可能会在临床环境中提供治疗指南。

咖啡因的剂量应该是多少? 首先,必须记住,咖啡因通常是有效的柠檬酸咖啡因,其中活性成分(咖啡因)只占总剂量的 50%。在本章中,所有数据都基于这个活性成分,在 CAP 研究中,负荷剂量为 10mg/kg(静脉注射或口服),维持剂量为 2.5~5mg/kg,每日一次。最近的另一项随机对照试验比较了 234 例胎龄平均为 27 周的婴儿的负荷剂量为 40mg/kg 咖啡因(维持剂量为 10mg/kg/d)和"常规" 10/2.5mg/kg 方案。高剂量组的婴儿在摄入咖啡因后 48 小时内拔管失败或在摄入咖啡因后 7 天内需要再次插管和机械通气或需要多沙普仑的风险较"常规"剂量组下降了一半(15.0% vs 29.8%,RR 0.51;95%CI 0.31~0.85)(Steer et al. 2004),高剂量组接受机械通气 14.4 天(SD 11.1 天),相比之下,低剂量组的婴儿接受机械通气 22.1 天(SD 17.1 天)。这种更好的疗效并没有以增加副作用的风险为代价,

包括 12 个月龄时采用 Griffith 精神发育量表的测评没有差异。考虑到关于多沙普仑的数据非常稀少(见下文),临床医生可能考虑以 10mg/kg 的标准剂量开始摄入咖啡因,5mg/kg/d 的维持剂量,但如果 AOP 持续存在,则应给予更高的剂量。然而,必须牢记的是,后续研究高剂量咖啡因对神经发育上的差异——在低和高剂量组之间检查血清水平,应该识别那些接近有毒水平(>50mg/l)的患儿,最近的一项 RCT 研究与 Steer 等(2004)使用的咖啡因剂量相同,该研究提前终止,因为接受大剂量咖啡因的婴儿的小脑出血率(36% vs 10%)高得出乎意料(McPherson et al. 2015)。没有迹象表明咖啡因会导致呼吸急促,但是对于近足月儿来说,更高的剂量和 12 小时的给药间隔可能是必要的,因为这个年龄段的咖啡因代谢更快。

66.2.2.2　可能有效但需要进一步研究的干预措施

低剂量的多沙普仑刺激外周化学感受器,高剂量刺激中枢化学感受器。剂量 - 反应曲线显示,在 0.5、1.5、2.0 和 2.5mg/kg/h 剂量下,47%、65%、82% 和 89% 的婴儿呼吸暂停率分别降低了 50%。在一项纵向研究中,SpO_2 降至 80% 的次数,从中位数 8/h 降至 2/h,这一效果持续 6 天(Poets et al. 1999a)。大多数研究使用持续静脉输注,但也有一些研究表明,静脉输液也可以口服两倍的剂量代替,效果良好(肠内吸收约为 50%)(Poets et al. 1999a)。当剂量超过 1.5mg/kg/h 时,短期副作用变得很常见,包括易怒、肌阵挛,血压升高和胃潴留。令人担忧的是,多沙普仑的长期影响尚不清楚,因为在极低出生体重婴儿发育差的因素中,发现婴儿发育迟缓(定义为精神发育指数 <70)的多沙普仑剂量为 2 233mg,而对照组为 615mg 无发育迟缓($P<0.01$)(Sreenan et al. 2001),虽然这样的回顾性分析不能区分这是否反映了严重 AOP 的后遗症(多沙普仑已经被给予)或直接的药物作用,但它显然引起了关注。在 CAP 研究中(Schmidt et al. 2007),安慰剂组婴儿不仅更有可能发展为脑瘫,而且接受多沙普仑治疗的可能性也要高出 3 倍。考虑到这些数据(或者缺少这些数据),多沙普仑不能被推荐作为 AOP 的标准治疗,尽管它似乎在一些国家中被广泛使用。

氧管理

1923 年首次发现氧能稳定新生儿呼吸,并在接下来的几年里对 ROP 产生了影响。在有 BPD 和没

有 BPD 的婴儿中进行的几项交叉试验表明，低流量氧气的应用可降低呼吸暂停和 IH 的发生率。然而，这种疗法的应用必须与氧中毒可能产生的副作用进行权衡。最近的 RCT 数据显示，SpO_2 的靶区范围为 85%~89% 到 91%~95% 之间，随机分配到较高范围婴儿的 ROP 率更高，但出乎意料的是，其中两项研究的死亡率都比较低，这在 meta 分析中也得到了证实（Saugstad and Aune 2014）。然而，有趣的是，在研究组之间 SpO_2 波动范围最广研究中，ROP 和死亡率也没有发现差异（Schmidt et al. 2013）。被随机分配到较低目标范围的婴儿也确实有更多的 IH 发作（$SpO_2 < 80\%$）（Poets et al. 2015）。这些数据是否足以建议将动脉血氧饱和度（SpO_2）保持在 91%~95% 的目标范围内，以防止某些 IH 发作仍有待讨论。

二氧化碳浓度

呼吸驱动的一个决定因素是二氧化碳。如果二氧化碳浓度低于平静呼吸的基线值，就会发生呼吸暂停。加拿大的一组对 87 名 27~32 周的婴儿进行 RCT，以测试是否增加 0.5L/min 吸入空气中的二氧化碳（对应于 1% 的二氧化碳浓度）与茶碱一样有效地减少呼吸暂停的持续时间和速率（Alvaro et al. 2012）。吸入二氧化碳从 $183 \pm 44s/h$ 到 $101 \pm 26s/h$，$105 \pm 29s/h$ 及 $94 \pm 26s/h$，干预 3 天后，发现呼吸暂停时间确实减少，但仍然是随机对照组呼吸暂停的 2 倍，没有提供相关的氧合数据。

输血

红细胞输注可改善组织氧合增加，进而增加呼吸动力，这可能是其改善 AOP 的机制之一。而贫血确实与 AOP 的病理生理学有关。因此，假设输血是贫血的 AOP 患儿的一种有效的治疗方式似乎是合乎逻辑的。关于输血对这些患儿发作频率的影响，以及如何影响的数据是相互矛盾的。在作者小组的两项交叉研究中，没有发现输血对心动过缓和 IH 有影响。相比之下，其他研究人员发现，输血后 IH 的频率和严重程度在出生后第一周（IH 事件开始增加时）出现随年龄变化的改善。一项对 4 个随机对照试验的 meta 分析比较了宽松政策和更严格的输血政策的效果，发现在首次出院的死亡或严重发病率的综合结果方面没有统计学上的显著差异（Whyte and Kirpalani 2011）。虽然这一结果并不排除对呼吸暂停率的一些轻微影响，但它清楚地表明，这些影响，如果它们存在，并不改善临床结果，因此很难证明输血作为治疗 AOP 的手段是正确的。

震荡水床和机械感觉刺激

这一干预措施背后的理论是，可以在婴儿自己的呼吸节律和外部节律产生器（如连接到呼吸器的充气床垫）之间进行干预。这项干预措施的 3 个 RCT 的 meta 分析涉及 165 名婴儿，显示对呼吸暂停或心动过缓没有影响。这可能是由于观察到有外部节奏发生器的同步在出生胎龄 35 周以上婴儿效果更好，但是在那时的胎龄 AOP 不再是一个主要问题。结果，这种干预在很大程度上被禁止了。最近，然而，它以一种新的形势出现，随机加速的动力感觉传导，促动器被嵌入在特殊装置中（Bloch-Salisbury et al. 2009），试图模拟许多物种在出生后由妈妈抚摸产生的皮肤刺激。在一项交叉设计研究中，10 例平均 PMA 33 周的早产儿使用这种装置，研究时长是 $2 \times 1.5h$，$SpO_2 < 85\%$ 的时间减少了 65%，但需要在更大的样本和更长的研究时间中确认这种方法的有效性。

综上所述，AOP 的治疗可能遵循渐进的方法，从婴儿护理程序开始，如俯卧倾斜体位，然后是甲基黄嘌呤和 CPAP/NIPPV。

66.3 婴儿猝死综合征

婴儿猝死早在《圣经》时代就为人所知，但 Bergman 等直到 1970 年才创造了婴儿猝死一词。最近，一个专家小组将"猝死"重新定义为婴儿 <1 岁发生的突然死亡，突然爆发致命的事件发生在睡眠中，经过彻底的调查依然无法解释，包括全面的解剖及死亡情况、临床病史回顾。为了便于研究，该定义被分为以下几类：有"典型"婴儿猝死综合征（sudden infant death syndrome，SIDS）特征并有完整文件证明为 I A 类 SIDS；具有这些特征但没有完整文件证明为 I B 类；除下列一项或多项外，符合 I 类标准：年龄 <3 周或 >270 天，兄弟姐妹、近亲或同一看护者监护下的婴儿的类似死亡，围产期条件，如早产史、可疑的机械窒息或明显的炎症变化，但这些变化不足以确定死亡原因（例如，死亡原因可能与婴儿死亡有关）（Krous et al. 2004）。根据这一定义，所有不符合第一类或第二类标准的病例，包括未进行尸检的病例，现在称为"非分类婴儿猝死"（Krous et al. 2004）。突然意外死亡鲜明的特征还包括体位窒息（以前通常分为 SIDS），在 2010 年，疾病控制中心介绍了术语"意想不到的婴儿猝死"，包括 SIDS、不明确的和未知的死亡原因,意外睡眠窒息(Shapiro-Mendoza et al. 2014)。在对这一分类系统的初步评估中,436种"意想不到的婴儿猝死"中,88%被归类为原因不明,73%发生在不安全的睡眠环境中,12%被归类为窒息,22%可能与不安全的睡眠因素有关。随着越来越多的人认识到体位性窒息是一种潜在的死亡原因,从流行病学和预防的角度来看,似乎不应忽视以前的病例(Malloy and MacDorman 2005)。

66.3.1　流行病学

66.3.1.1　发病率

尽管最近发病率下降,但SIDS是除围产期事件相关死亡外,引起发达国家新生儿死亡的主要原因(表66.2)。因为上面提到的分类问题,SIDS和新生儿生后死亡率的变化是很重要的,应统一使用一个分类系统,包括SIDS和死亡归因于偶然窒息,如所介绍的美国疾病预防控制中心分类标准(见上文)。

表66.2　不同国家的SIDS和出生后死亡率(PNM),1990年和2003年的比较

国家	PNM1990	PNM2003	变化/%	SIDS1990	SIDS2003	变化/%
荷兰	2.3	1.2	−48	0.56	0.10	−82
瑞典	2.4	0.96	−60	1.0	0.23	−77
德国	3.3	1.4	−58	1.42	0.43	−70
美国	3.38	2.67	−31	1.30	0.54	−58
新西兰	4.21	1.90	−55	2.90	0.80	−72

数据来源于Hauck FR,Tanabe KW:International Trends in Sudden Infant Death Syndrome:Stabilization of rates requires further action. Pediatrics 2007;122:660-666.

66.3.1.2　年龄和死亡时间

SIDS最显著的流行病学特征之一是其特有的年龄分布。75%的死亡发生在2~4个月之间,95%发生在9个月之前(Poets 2008)。早期关于SIDS在新生儿期极为罕见的观点无法维持:6%~7%的SIDS小于1个月,11%的新生儿死亡是由SIDS造成的(Poets 2008)。最近人们也认识到,健康的新生儿在分娩后几小时内可能会突然死亡或发生濒死事件。在这方面,许多风险因素近年来基本上被忽视(见下文),如俯卧位、过热或产妇疲劳,仍然非常普遍。护理人员需要警惕这些事件发生的可能性,婴儿需要在产房密切监测(Poets et al. 2012)。

在过去的1年中,寒冷季节最常发生,但是随着"恢复睡眠"活动的开展,这种现象几乎消失了。

66.3.1.3　危险因素

已经确定了SIDS风险增加有关的大量因素(表66.3)(Poets 2008)。许多因素强调了社会因素在SIDS发病机制中的重要性;其他因素,如孕妇吸烟或妊娠期间贫血,表明在宫内生活期间肯定已经出现了干扰,使婴儿处于危险之中。可控因素包括孕妇吸烟、不哺乳、不使用奶嘴、体温过高和不仰卧

睡姿,这些都是大多数干预活动的目标。随后确认了更多可控的危险因素,包括头部覆盖,其校正OR为16.9(95% CI 13.6~22.7)和27%的人群归因风险(Blair et al. 2008),以及早产儿和低出生体重婴儿的俯卧睡姿。婴儿的父母可能会对在医院中俯卧睡姿感到困惑,因此,在出院前让这些婴儿仰卧,并向他们的父母解释仰卧睡眠的重要性,是特别重要的。同床共枕也是一个相对"新"的风险因素。如果睡在沙发,或小于3个月大的婴儿与饮酒或吸烟的父母一起,似乎特别危险(Blair et al. 2014)。

表66.3　SIDS的高危因素

母亲因素	婴儿因素
过于年轻	男性
多胎	低出生体重
孕期吸烟	低出生身长
母亲滥用药物	早产
先前有胎儿死亡史	血型B
孕期贫血	低Apgar评分
前置胎盘	生后48h内,血细胞比容低

续表

母亲因素	婴儿因素
胎膜早破	未用安抚奶嘴
社会底层	俯卧位或侧卧位睡眠
低收入家庭	同床睡眠
妊娠间隔时间短	过热
单亲妈妈	无母乳喂养
配偶失业	家中有兄弟姐妹
孕检过晚	独自房间睡眠
产后抑郁	有 SIDS 家族史
精神科就诊史	先前有发绀发作史
孕期尿路感染	

66.3.2 病理学

66.3.2.1 胸内淤血

正如其定义所暗示的那样,在 SIDS 中没有任何形态学方面的发现足以解释死亡。然而,在这些婴儿中有一些特征上的发现,如黏膜瘀斑,这些发现是如此一致,以至于它们似乎支持这样的概念,即 SIDS 可能确实形成一种特定的疾病实体。在 SIDS 的其他特征发现包括鼻子和嘴周围经常出现(通常是血样的)泡沫。两者都可能是由高的跨肺压力波动引起的,例如在对抗上呼吸道梗阻时的呼吸中发生泡沫(Poets 2008)。

66.3.2.2 脑干 5- 羟色胺系统异常

5- 羟色胺是一种神经递质,参与调节各种可能与 SIDS 有关的过程,如睡眠和觉醒、呼吸控制、气道反射和自主功能(Paterson et al. 2007)。内源性释放的血清素也是喘气所必需的。对神经递质受体结合特性的比较研究发现,与控制组婴儿相比,SIDS 有多个脑干异常,这表明这种异常可能与一些 SIDS 死亡有关(Paterson et al. 2007)。

66.3.3 基因学研究

一些婴儿突然意外死亡是因为他们有遗传性疾病,比如中链酰基辅酶 a 脱氢酶基因 A984G 突变或编码心脏离子通道的基因导致长 QT 综合征。但是,这些定义明确的疾病只占 SIDS 所有病例的百分之几(而且,根据定义,禁止将 SIDS 定义为死亡原因)。与 SIDS 比较相关的可能是最近关于基因多态性的数据,这些基因多态性可能使婴儿在某些情况下易患 SIDS 疾病,例如在血清素转运体基因中发现的基因多态性,尽管也有强有力的论据怀疑这种可能的联系(Paterson et al. 2007;Weese-Mayer et al. 2007;Paterson 2013)。

66.3.4 病理生理学

现在有一些在 SIDS 期间从心脏 - 呼吸监视器获得的记录。尽管有一些限制,这些记录第一次向我们提供了关于 SIDS 的病理生理机制的客观数据。9 例尸检诊断为 SIDS 或轻度 BPD 患儿的胸壁阻抗和心率记录分析显示,喘息是最常见的,3 例在监测报警时就已经出现,还有四例发生在监测报警后 3 分钟(图 66.2)(Poets et al. 1999b)。除了两例患儿外,所有患儿的监测报警的主要触发因素都是心动过缓,但没有心脏传导阻滞或室性心动过速的迹象。这些观察结果得到了一项类似的、更近期的研究的证实(Sridhar et al. 2003),表明延长的呼吸暂停不太可能是导致大多数 SIDS 病例的事件序列中的主要机制,而"原发性"心动过缓最有可能是由低氧血症引起的。引起低氧血症以及患儿不能从低氧血症中复苏的根本原因仍有待确定。

66.3.5 干预

66.3.5.1 主要干预

传播关于安全睡眠的建议一直是最有效的健康干预措施之一。建议定期审查,以纳入新数据。目前由美国儿科学会给出的建议包括以下(American Academy of Pediatrics 2011):

- 婴儿每次睡觉时应取仰卧位。
- 选择较硬的睡眠平面。婴儿睡觉时身下不应放置枕头或羊皮。
- 建议同房间,但不建议同床。
- 柔软的物体和松散的床上用品应远离婴儿床。
- 孕妇应定期接受产前护理。
- 避免在妊娠期间及出生后吸烟。
- 妊娠期间和出生后避免饮酒和非法药物使用。
- 建议母乳喂养。
- 考虑在午睡时间提供安抚奶嘴。

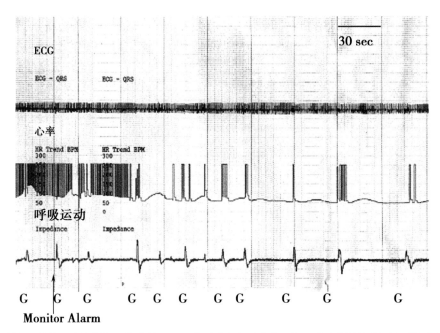

图 66.2 胎龄 34 周的 1 月龄婴儿,尸检诊断 SIDS,记忆监护仪记录片段。有 11 个喘息振幅进行性下降,在记录的最初 20 秒期间,心率从 72 次/min 增加到 140 次/min,之后喘息发作时有几个小幅度的心率增加,喘息振幅随着时间下降 G,喘息。(经允许引自 Poets et al. 1999b)

- 避免过热。卧室温度对于一个穿薄衣服的成年人感觉舒适。
- 不要使用家用心肺监测仪。
  减少 SIDS 风险的战略。
- 婴儿应按照美国儿科学会和疾病预防控制中心的建议规定接种疫苗。
- 避免使用市场的商业性设备以减少 SIDS 的风险。

66.3.5.2 次要干预

多年来,在特定的风险人群中使用家庭监视器,即"二级预防",是预防 SIDS 的唯一方法,但是它在减少发病率方面的效力从未得到证明,而美国儿科学会现在显然不鼓励使用它来预防 SIDS。尽管如此,家庭监测器可以作为诊断工具或潜在危险的病理生理学的早期预警。第一个指征包括出现明显的威胁生命事件(apparent lifethreatening event,ALTE)后的婴儿和两个以上突然死亡的家庭婴儿。在此,有记录的监视可能有助于诊断。对 ALTE 婴儿诊断工作的详细描述将超出本章的范围,读者可以参考最近的临床实践指南(Tieder et al. 2016)。第二指征为涉及依赖技术(如有气管切开术)的婴儿、有呼吸控制障碍的婴儿和有持续性 AOP 的早产儿。AOP

与增加 SIDS 的风险无关,但可能需要进行监测,以防止潜在的 IH 后遗症(见上文)。目前首选的监测装置是具有抗运动技术的脉搏血氧仪,以减少误报的频率。虽然在这个问题上没有试验,但有证据表明,在导致死亡的事件中,监测到呼吸暂停和低氧血症太晚以至于难以复苏成功。监测应在最后一次(真实)监测报警后继续 4 周,除非来自多例死亡家庭的兄弟姐妹,他们应监测到最大死亡婴儿的年龄。

参考文献

Alvaro RE, Khalil M, Qurashi M et al (2012) CO₂ inhalation as a treatment for apnea of prematurity: a randomized double-blind controlled trial. J Pediatr 60:252–257

American Academy of Pediatrics (2011) Policy Statement: SIDS and other sleep-related infant deaths: expansion of recommendations for a safe infant sleeping environment. Pediatrics 128:1030–1039

Blair PS, Mitchell EA, Heckstall-Smith EMA, Fleming PJ (2008) Head covering – a major modifiable risk factor for sudden infant death syndrome: a systematic review. Arch Dis Child 93:778–783

Blair PS, Sidebotham P, Pease A, Fleming PJ (2014). Bed-sharing in the absence of hazardous circumstances: is there a risk of sudden infant death syndrome? An analysis from two case-control studies conducted in the UK. PLoS One 9:e1077999

Bloch-Salisbury E, Indic PP, Bednarek F, Paydarfar D (2009) Stabilizing immature breathing patterns of preterm infants using stochastic mechanosensory stimulation. J Appl Physiol 107:1017–1027

De Paoli AG, Davis PG, Faber B et al (2008) Devices and pressure sources for administration of nasal continuous positive airway pressure (NCPAP) in preterm neonates. Cochrane Database Syst Rev: CD002977

Gizzi C, Montecchia F, Panetta V et al (2014) Is synchronised NIPPV more effective than NIPPV and NCPAP in treating apnoea of prematurity (AOP)? A randomised cross-over trial. Arch Dis Child Fetal Neonatal Ed 100:F17–F23

Krous HF, Beckwith JB, Byard RW et al (2004) Sudden infant death syndrome and unclassified sudden infant deaths: a definitional and diagnostic approach. Pediatrics 114:234–238

Lemyre B, Davis PG, De Paoli A, Kirpalani H (2014) Nasal intermittent positive pressure ventilation (NIPPV) versus nasal continuous pressure (NCPAP) for preterm neonates after extubation. Cochrane Database Syst Rev 9:CD003212

Malloy MH, MacDorman M (2005) Changes in the classification of sudden unexpected infant deaths: United States, 1992–2001. Pediatrics 115:1247–1253

Marcus CL, Meltzer LJ, Roberts RS, Caffeine for Apnea of Prematurity-Trial group et al (2014) Long-term effects of caffeine therapy for apnea of prematurity on sleep at school age. Am J Respir Crit Care Med 190:791–799

McPherson C, Neil JJ, Tjoeng TH, Pineda R, Inder TE (2015) A pilot randomized trial of high-dose caffeine therapy in preterm infant. Pediatr Res 78:198–204

Moll M, Schöning M, Goelz R et al (2011) 2-year follow-up examinations (Bayley II) in infants born at <32 weeks in a German perinatal center. Klin Paediatr 223:251–254

Pantalitschka T, Sievers J, Urschitz MS et al (2009) Randomised crossover trial of four nasal respiratory support systems for apnoea of prematurity in very low birthweight infants. Arch Dis Child Fetal Neonatal Ed 94:F245–F248

Paterson DS (2013) Serotonin gene variants are unlikely to play a significant role in the pathogenesis of the sudden infant death syndrome. Respir Physiol Neurobiol 189:301–314

Paterson DS, Trachgenberg FL, Thompson EG et al (2007) Multiple serotonergic brainstem abnormalities in sudden infant death syndrome. J Am Med Ass 296:2124–2132

Poets CF (2008) Apnea of prematurity, sudden infant death syndrome, and apparent life-threatening events. In: Taussig LM, Landau LI (eds) Pediatric respiratory medicine, 2nd edn. Mosby, Philadelphia, pp 413–434

Poets CF, Darraj S, Bohnhorst B (1999a) Effect of doxapram on episodes of apnoea, bradycardia and hypoxaemia in preterm infants. Biol Neonate 76:207–213

Poets CF, Meny RG, Chobanian MR et al (1999b) Gasping and other cardiorespiratory patterns during sudden infant deaths. Pediatr Res 45:350–354

Poets A, Urschitz MS, Steinfeldt R, Poets CF (2012) Risk factors for early sudden deaths and severe apparent life-threatening events. Arch Dis Child Fetal Neonatal Ed 97:F395–F397

Poets CF, Roberts RS, Schmidt B, Canadian Oxygen Trial Investigators et al (2015) Association between intermittent hypoxemia or bradycardia and late death or disability in extremely preterm infants. JAMA 314:595–603

Reher C, Kuny KD, Pantalitschka T et al (2008) Randomised crossover trial of different postural interventions on bradycardia and intermittent hypoxia in preterm infants. Arch Dis Child Fetal Neonatal Ed 2016;93(4):F289–91

Rhein LM, Dobson NR, Darnall RA, Caffeine Pilot Study Group et al (2014) Effects of caffeine on intermittent hypoxia in infants born prematurely: a randomized clinical trial. JAMA Pediatr 168:250–257

Saugstad OD, Aune D (2014) Optimal oxygenation of extremely low birth weight infants: a meta-analysis and systematic review of the oxygen saturation target studies. Neonatology 105:55–63

Schmidt B, Roberts RS, Davis P, Caffeine for Apnea of Prematurity Trial Group et al (2007) Long-term effects of caffeine therapy for apnea of prematurity. N Engl J Med 357:1893–1902

Schmidt B, Anderson PJ, Doyle LW et al (2012) Survival without disability to age 5 years after neonatal caffeine therapy for apnea of prematurity. JAMA 307:275–282

Schmidt B, Whyte RK, Asztalos EV et al (2013) Effects of targeting higher vs lower arterial oxygen saturations on death or disability in extremely preterm infants: a randomized clinical trial. JAMA 309:2111–2120

Shapiro-Mendoza CK, Camperlengo L, Ludvigsen R (2014) Classification system for the Sudden Unexpected Infant Death Case Registry and its application. Pediatrics 134:e210–e219

Sreenan CEP, Demianczuk N, Robertson CMT (2001) Isolated mental developmental delay in very low birth weight infants: association with prolonged doxapram therapy for apnea. J Pediatr 139:832–837

Sridhar RTB, Kelly DH, Henslee JA (2003) Characterization of successful and railed autoresuscitation in human infants, including those dying of SIDS. Pediatr Pulmonol 36:113–122

Steer P, Flenady V, Shearman A et al (2004) High dose caffeine citrate for extubation of preterm infants: a randomised controlled trial. Arch Dis Child Fetal Neonatal Ed 89:F499–F503

Tieder JS, Bonkowsky JL, Etzel RA et al (2016) Brief resolved unexplained events (formerly apparent life-threatening events) and evaluation of lower-risk infants. Pediatrics 137:e20160590

Weese-Mayer DE, Ackerman MJ, Marazita ML, Berry-Kravis EM (2007) Sudden infant death syndrome: review of implicated genetic factors. Am J Med Gen 143A:771–788

Whyte R, Kirpalani H (2011) Low versus high haemoglobin concentration threshold for blood transfusion for preventing morbidity and mortality in very low birth weight infants. Cochrane Database Syst Rev: CD000512. https://doi.org/10.1002/14651858.CD000512.pub2

第六篇

心血管系统

新生儿心血管系统的生理、病理和临床

67

Luciane Piazza,Angelo Micheletti,Javier Fernandez Sarabia,
Diana Negura,Carmelo Arcidiacono,Antonio Saracino,
Mario Carminati,and Francesca R. Pluchinotta
王亮君　翻译,岳少杰　审校

目录

摘要

　　充分理解心脏的血流动力学对于正确诊疗先天性心脏病至关重要。基于新生儿心脏生理学的独特性和复杂性,疑似先天性心脏病新生儿的临床评估和治疗极具挑战。从胎儿循环到新生儿循环的转变是新生儿生后第一次呼吸时出现特征性生理变化。尽管新生儿生后经过了仔细的临床检查,但可能因为没有任何异常发现而漏诊先心病。新生儿期严重先心病的临床症状包括发绀、易激惹、大汗淋漓、喂养时哭闹和呼吸困难;这些症状也可见于代谢性疾病和败血症。应采用二维及彩色多普勒超声心动图判断解剖、生理和心肌功能,以明确诊断。心导管检查仅用于超声心动图未能明确诊断的特殊病例。

67.1　要点

- 从胎儿循环到新生儿循环的转变是新生儿生后第一次呼吸时出现的特征性生理变化;

- 在胎儿循环中,右心室和左心室以平行循环的方式做功;
- 出生时,由于低阻力的胎盘循环中断及静脉导管关闭、体循环阻力快速增加,使肺循环建立;
- 肺部通气使肺血管阻力降低,肺动脉压下降,肺血流量增加;
- 危重型先心病最常见的临床表现是心脏杂音、发绀、呼吸窘迫、心力衰竭和休克;
- 鉴别先心病或肺部疾病所致氧饱和度降低时可考虑采用高氧试验;
- 诊断依赖于二维和彩色多普勒超声心动图;
- 心导管检查仅用于超声心动图未能诊断的特殊病例。

67.2　引言

因此,在全世界范围内都对新生儿进行了筛查。脉搏血氧饱和度筛查和产前超声检测已成为早期识别冠心病的重要因素。

先天性心脏病(congenital heart disease,CHD)是胎儿和新生儿期最常见的一类结构畸形。需要心脏病专家处理的中重度先心病的发生率为(2.5~3)/1 000活产婴儿,是最常见的出生缺陷。对于大多数轻症先心病,如小型室间隔缺损(ventricular septal defect,VSD)或房间隔缺损(atrial septal defect,ASD),无需心脏病专科护理(Hoffman and Kaplan 2002)。多数CHD在新生儿期即可明确诊断。危重型先天性心脏病是指出生时即发病且需要在生后第一年干预的心脏结构畸形(Olney Richard et al. 2015)。危重型先天性心脏病占新生儿死亡率的20%(Lee et al. 2001)。CHD具有重要的公共卫生意义,早期诊断有助于预防并发症及降低病死率。因此,目前世界范围内广泛实施新生儿先心病筛查。脉搏血氧饱和度筛查和产前超声检查已成为先心病早期诊断的重要手段。

67.3　胎儿和新生儿循环

图67.1为胎儿循环示意图。在胎儿循环中,右心室(the right ventricle,RV)和左心室(the left

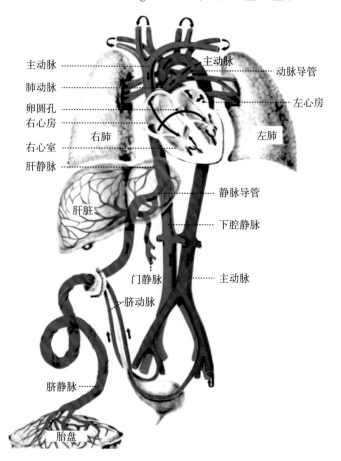

图67.1　图示胎儿循环的4个分流部位:胎盘、静脉导管、卵圆孔和动脉导管。(改编自 Fesslova V. Ecocardiografifia fetale. Raffaello Cortina Editore,Milano 2008,p. 39)

ventricle，LV）以平行循环的方式做功，胎儿所特有的3种心血管结构，即静脉导管、卵圆孔（the foramen ovale，FO）和动脉导管（patent ductus arteriosus，PDA），对维持胎儿循环十分重要。脐静脉通过静脉导管将来自胎盘的含氧血（PO_2 为 30~35mmHg）与下腔静脉来自胎儿躯体下部含氧量较低的血相互混合。当血液到达右心房（the right atrium，RA），含氧血优先通过 FO 进入左心房（the left atrium，LA），并和从肺静脉回流的血液混合进入 LV。升主动脉由左心室发出，向冠状动脉、头部和上肢提供氧含量丰富的血（PO_2 约为 28mmHg）。仅一小部分的 LV 射出的血通过主动脉弓到达胸主动脉。含氧量低的上腔静脉血（PO_2 约为 12~14mmHg）回流至 RA 后直接进入 RV。由于胎儿肺尚未膨胀和通气，因此，肺血管阻力（the pulmonary vascular resistance，PVR）很高，RV 只有约 10% 的血流射入肺动脉（the pulmonary arteries，PA）。RV 射出血流大部分未经过肺脏，通过 PDA 进入降主动脉和胎儿下半身，再通过两根脐动脉回流到胎盘。

胎儿循环的一个显著特征包括胎盘，系可进行氧合和代谢产物交换的低阻力的血管床。胎盘不仅是一个进行气体交换的器官，胎儿自身产生的胎儿 Hb，具有较高的氧亲和力，成人 Hb 的氧亲和力为胎儿 Hb 的 70%~80%。

胎儿左右心腔室大小的差别反映了左右心循环血流量差异。尽管 PDA 的开放使肺循环和体循环的压力相等，但是，RV 和 PA 比 LV 和升主动脉更大。

67.4　肺循环和血流动力学转变

从胎儿循环到新生儿的循环转变是新生儿出生后第一次呼吸时出现的特征性生理学变化。循环系统和呼吸主要转变包括：胎盘循环终止（脐带结扎）；肺循环建立，首先由于：(a) 当阻力极低的胎盘循环中断时，体循环血管阻力（systemic vascular resistance，SVR）快速增加；(b) 静脉导管关闭。其次，肺的通气导致：(a) PVR 降低，PA 压下降，肺血流量增加；(b) 因左 RA 压力的差别导致 FO 被动的功能性关闭；由于肺静脉回流至左房的血流量增加，静脉导管关闭后静脉回流至 RA 的血流减少，导致 LA 压力高于 RA；(c) 动脉血氧增加引起 PDA 继发性关闭。静脉导管在生后几天仍会维持开放，但大部分不影响心血管系统。

67.5　肺血管阻力和肺血流的调节

胎儿期 PVR 很高，肺小动脉壁平滑肌细胞水平的氧含量很低。胎儿的呼吸运动在多半情况下并不是连续的，并受到缺氧和高碳酸血症的控制。尽管化学感受器（如动脉 PCO_2 的增加）的激活和外界物理刺激物（如光线、温度和操作）被认为能激发大幅度吸气运动，但出生后控制转换为持续性呼吸的机制目前尚不清楚（van Vonderen et al. 2014）。

出生时，当肺开始气体交换，PVR 快速下降使肺血流量增加。这一系列的改变与肺小动脉壁中层变薄，肺泡单位和其自身的血管增加有关。PVR 和压力在生后最初的骤降后，在随后的 2~6 周内逐渐缓慢下降。肺血流或 PVR 的改变可受到多种因素的干扰，从而引起持续性肺动脉高压，或延迟 PVR 下降的正常过程，包括：

1. 缺氧和 / 或高海拔地区
2. 酸中毒
3. 重度肺透明膜病或其他肺部疾病
4. CHD 如大型 VSD 或 PDA，由于体循环血流经大的缺损直接进入 PA，引起 PA 高压
5. LA 或肺静脉的压力增加

67.6　动脉导管的关闭

在胎儿期，PDA 完全开放，PA 和主动脉的压力相等。新生儿出生后通过 FO 和 PDA 的血液方向立即从右向左变为左向右。一旦 PDA 关闭，PA 压力下降，同时肺血管床阻力降低。生后 10~15 小时内由于导管壁平滑肌细胞收缩，PDA 发生功能性关闭。以下因素和导管关闭有关：

1. 氧气　生后体循环氧饱和度增高，是平滑肌细胞收缩最强的刺激因素。
2. 胎龄　由于早产儿平滑肌细胞发育不成熟，使 PDA 持续开放。
3. 前列腺素 E（prostaglandin E，PGE）　胎盘是 PGE 的重要来源，胎盘剥离使 PGE 含量急剧降低导致 PDA 收缩。前列腺素合成酶抑制剂如吲哚美辛类药物可用于 PDA 的关闭。
4. 缺氧和酸中毒　可以引起导管开放和肺小血管收缩，交感神经刺激和 α- 肾上腺素能刺激也可引起肺小动脉收缩。
5. 氧气　可以引起 PDA 的关闭和肺小动脉

舒张。

67.7　血流动力学转换的评估

通过获取患儿监护数据，及掌握胎儿循环和其转换机制，以判断患儿的血流动力学和一般状态。如今，可通过非侵入方法评估生后血流动力。

- 心率（heart rate, HR），Apgar 评分判断循环转换适当的 HR 阈值是 100 次/min，被认为是循环转换适当的标志。同时在一些新生儿中，可以观察到短暂的心动过缓，随后 HR 迅速升高。
- 外周血氧饱和度（oxygen saturation, SO_2），与客观的饱和度测量值相比，临床医师描述的粉红肤色具有很大的主观性和可变性。最好采用脉搏血氧饱和度仪测量 SO_2。
- 心输出量（cardiac output, CO）和每搏输出量（stroke volume, SV），（CO=HR×SV）。使用心超监测新生儿循环转换时的 CO。
- 血压（blood pressure, BP）被认为是危重婴儿血流动力学监测的重要指标。须测量 BP（右手臂）用以评价血流动力学变化和 CO。BP 受哭吵、胎龄以及输液量的影响。
- 气体交换测定，如潮气量、呼吸频率、吸气时间和呼气时间等参数。
- 组织灌注：有两种方法：灌注指数和可用于监测脑组织灌注的红外线光谱。准确识别心血管不稳定和围产期并发症，可防止失代偿的发生，并可能改善近期和远期的结局。

67.8　先天性心脏病的临床表现

尽管 CHD 的类型很多，但其临床表现差异不大。疑诊先心病新生儿的最初处理，对于改善此类畸形相关的死亡率和发病率至关重要。超声心动图的产前诊断也与发病率和死亡率的改善有关。然而，很多病例在宫内并未发现，并且通过胎儿心脏超声对部分畸形的甄别也具有挑战性。这些患儿出生后经过细致的临床检查，因未发现任何异常而漏诊断出院回家。表 67.7 总结了这类 CHD 最常见的类型。

- 主动脉缩窄
- 主动脉弓中断
- 主动脉瓣狭窄
- 完全性肺静脉异常回流
- 左心发育不全综合征

新生儿期严重心脏病的症状和体征包括发绀、易激惹、多汗、喂养时哭吵和呼吸困难。因此，新生儿先心病很难与代谢异常、败血症相鉴别。危重型先心病最常见的临床表现是心脏杂音、发绀、呼吸窘迫、心力衰竭和休克。当出现休克的情况下，对于休克的治疗和临床的稳定比明确解剖诊断更为重要。

67.8.1　发绀

发绀是由于毛细血管中的未氧合血引起皮肤颜色发青。对于发绀的识别取决于医师的水平、经验和环境中的光线（自然光下比灯光下更明显）。发绀并不总是提示低氧血症：新生儿可能严重缺氧，但临床并不表现出发绀。发绀可在身体许多部位发现：口唇、指（趾）甲、鼻尖、口腔黏膜、结膜和舌尖。

发绀的定义是还原型血红蛋白（hemoglobin, Hb）的浓度在动脉血中超过 3g/dl 或毛细血管内大于 5g/dl。

胎儿和成人 Hb 的氧亲和力不同，氧亲和力用 P50 值表示。P50 是 50% 的 Hb 与 O_2 结合时的血氧分压（pressure of oxygen, PaO_2），成人大约为 27mmHg。

胎儿 Hb 的 P50 值约为 20mmHg；所以新生儿静脉 SO_2（约 80%）高于成人（<70%）。因此，与成人或儿童相比，新生儿出现发绀时动脉氧分压更低，分别为 52~54mmHg 和 38~39mmHg。

Hb 的含量影响发绀的表现。在红细胞增多症的患儿中，SO_2 较高时即出现发绀，相反地，在贫血的患儿 SO_2 很低时才出现发绀。红细胞增多症的新生儿（Hb 22g/dl），当 SO_2 接近 85%~92% 时即出现明显的发绀。在正常新生儿中，Hb 通常为 17g/dl，当 SO_2 接近 82%、PaO_2 38~39mmHg 时出现明显的发绀。早产儿的 Hb 含量通常较低，约≤12g/dl，当 SO_2 约为 75% 时才出现发绀。

发绀可分为周围性或中央性。周围性发绀指发绀局限于肢端，而动脉氧饱和度正常，黏膜呈粉红色；多见肢端发绀或暴露在寒冷环境中。皮肤颜色发绀反映了皮肤血管间歇性舒缩的变化。肢端发绀的病理机制是心脏输出量低所致外周血流缓慢引起皮肤动脉收缩。中央性发绀与动脉 SO_2 降低有关。

与继发于肺部疾病的发绀不同，CHD 所致发绀一般不伴有呼吸窘迫。以下情况例外：

- PaO_2 在不到20秒钟内降低所致的中央性发绀伴有气促。
- 低CO所致发绀，常见于左心梗阻性病变PDA关闭时。脉搏微弱，四肢厥冷。
- 肺静脉回流梗阻导致肺水肿所致发绀，如梗阻性完全性肺静脉异位回流所见。
- 差异性发绀，表现为下肢发绀较上肢明显，反之亦然。
- 上肢 SO_2 高于下肢：由于PVR增高或PDA近端的主动脉梗阻，来自RV的低氧含量血流从PA经PDA分流至远端的主动脉，如严重主动脉缩窄（coarctation of the aorta，CoA）或主动脉弓离断。
- 下肢 SO_2 高于上肢：是由于PA血通过较大的PDA逆向流入升主动脉和主动脉弓的典型表现，例如见于大动脉转位（transposition of the great arteries，TGA）、大型PDA及PA高压。

差异性发绀相当罕见，临床诊断率也较低。

67.8.1.1　鉴别诊断

发绀是多种疾病过程中最常见的临床症状之一，包括心脏疾病、肺部疾病和中枢神经系统异常。表67.1总结了发绀相关的鉴别诊断。

分析新生儿发绀的临床步骤，包括：

1. 发绀的临床评估：中央性或周围性，发绀程度和部位。HR、脉搏，BP，呼吸频率和呼吸窘迫的表现。

2. 胸部X线：可提示肺源性或心源性，以及问题的严重程度。

3. 吸入空气时动脉血气分析：确定或排除中央性发绀。

4. 高氧实验：有助于心源性因素与肺脏或中枢系统异常的鉴别。

5. 脐动脉置管：导管前动脉 PaO_2（例如，桡动脉）高于导管后动脉（如来自脐动脉置管的血），PaO_2 差值 $10{\sim}15mmHg$，提示PDA存在右向左分流。

6. 前列腺素 E_1（prostaglandin E1，PGE_1）：如果发绀怀疑由导管因素所致，立即开始使用 PGE_1。

表67.2总结了新生儿充血性心力衰竭的鉴别诊断。

表 67.1　发绀的鉴别诊断

先心病 CHD 新生儿

CHD 合并肺血增多	CHD 合并肺血减少
完全性大动脉转位	法洛四联症
完全性肺静脉异常回流	右心室双出口合并 PS
Taussig-Bing 畸形	Ebstein 畸形
PPHN	肺动脉瓣闭锁
永存动脉干	三尖瓣闭锁
单心室未合并 PS	单心室合并 PS
TGA 合并 VSD	TGA 合并 PS

肺部疾病

气胸或胸腔积液
膈疝
持续性胎儿循环综合征
围生期窒息

中枢神经系统

PO_2 正常的发绀

PS，肺动脉狭窄；PPHN，新生儿持续性肺动脉高压；TGA，大动脉转位；VSD，室间隔缺损

表 67.2　新生儿心力衰竭病因

1. 结构异常性心脏病

冠状动脉循环异常	⎫
三尖瓣下移 Ebstein 畸形	⎬ 出生时
左心发育不良综合征	⎭
大动脉转位	⎫
大型 PDA 的早产儿	⎬ 出生后 1 周
完全性肺静脉异位回流	⎭
严重主动脉瓣或肺动脉瓣狭窄	⎫
主动脉缩窄	⎪
在心室水平左向右分流结构异常的心脏病	⎬ 出生后 1~4 周
法洛四联症或肺动脉瓣闭锁合并主肺侧支	⎭

2. 心肌疾病

A）原发性
心肌炎

续表

暂时性心肌缺血（伴或不伴出生窒息）
心肌病（见于糖尿病母亲新生儿）
B）继发性
持续快速型心律失常（房扑或房颤）
先天性心脏传导阻滞
出生窒息导致暂时性心肌缺血
严重贫血（见胎儿水肿）
输液过度或体液潴留
代谢紊乱：低血糖症、低钙血症
新生儿败血症

67.8.2 新生儿心力衰竭

罹患 CHD 的婴幼儿和儿童中，有 30% 临床表现为充血性心力衰竭（congestive heart failure，CHF）（Olney Richard et al. 2015）。CHF 是一种临床综合征，即 CO 不能满足组织代谢所需，包括氧气和营养物质的输送及代谢产物的清除。心衰早期，婴幼儿可能通过呼吸急促、心动过速以增加呼吸做功，也可能出现肝脏肿大、毛细血管充盈时间延长。当 CHF 更严重时，可能出现呼吸困难伴呻吟，吸气性三凹征。晚期可能出现喂养困难、生长发育迟缓和多汗。早期识别患儿潜在的快速失代偿是临床医师面临的挑战。"左心"功能不全可能导致急性肺水肿和循环衰竭。存在左心梗死性病变的患儿出院后死亡率最高，这类 CHD 患儿绝大部分（68%）于出生后 3 周内出现心力衰竭的表现（Ashley and Lu Le 2015）。

67.8.3 早期评估

67.8.3.1 病史

疑似有 CHD 时病史可提供有用的信息：（a）妊娠期早期（前 3 个月）孕妇病毒感染、X 线暴露、药物使用、酗酒和糖尿病；（b）围产期的问题（Apgar 低评分和 / 或需要心肺复苏）。

67.8.3.2 体格检查

新生儿体格检查可为解剖诊断提供重要线索。

视诊：观察是否发绀以及合并呼吸窘迫和呼吸模式的变化，包括呼吸费力和呼吸辅助肌参与呼吸，

综合征的典型外观，染色体异常或可能与 CHD 相关的畸形。

触诊：外周动脉搏动减弱或消失高度提示主动脉弓梗阻。动脉搏动减弱是严重的主动脉瓣狭窄（aortic stenosis，AS）、左心发育不良综合征、心源性休克的特征。触诊心前区扪及震颤，通常提示至少存在中度流出道梗阻或者限制性 VSD 伴 RV 压力低。心前区触诊心脏搏动强提示高容量性心脏病，例如左向右分流畸形和 / 或严重瓣膜反流。新生儿四肢湿冷伴毛细血管充盈时间延长应该考虑严重 CHD 的可能。

听诊：对于 CHD 的诊断意义不大。超过 50% 的足月新生儿在生后第 1 周某个时间出现生理性杂音。大多数病理性杂音在生后 1 个月内可闻及。出生后立即闻及杂音是由于狭窄性病变（如 AS、PS 和 CoA）或左向右分流（例如小型 VSD）所致。大型 VSD 产生的杂音可能至出生 1~2 周方可闻及。PDA 所致连续性杂音在生后 2~3 周可能不出现。心脏舒张期杂音往往提示心血管疾病。医师在听诊时必须注意 HR、心律齐或不齐。

67.8.3.3 四肢血压

应测量上肢和下肢的 BP。如上肢的 BP 高于下肢，差值大于 10mmHg 提示存在 CoA、主动脉弓发育不良或主动脉弓中断。BP 监测具有高度特异性，但诊断的敏感性不高。此外，当 PDA 开放时，虽无明显的上下肢 BP 差，CoA 仍然不排除。

67.8.3.4 胸部 X 线

胸部 X 线片检查可以给 CHD 和 / 或相关的肺部疾病提供重要线索。正常新生儿的心胸比例 >0.5；正常年长儿和成人的心胸比 <0.5。此外，评估心脏大小时需要考虑吸气深度，可以通过膈肌水平来判断。特别是在新生儿，由于被胸腺覆盖，很难确定心脏的大小。除了评估心脏大小，还需考虑其在胸腔内的位置以评估内脏和心脏位置（例如，右位心、右或左异构，常与 CHD 有关）。

心脏轮廓在某些 CHD 可能具特征，如 TGA 呈"蛋形"（图 67.2）。新生儿肺血管纹理的评估可能较困难。通常很难区分肺充血和肺静脉淤血。肺血流灌注不足表示肺血流量减少，提示严重的发绀型 CHD 或明显的左房压高。

在新生儿心下型全肺静脉异位引流（几乎均为

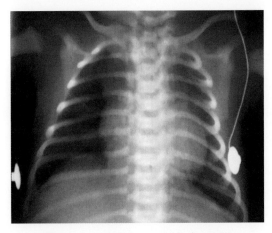

图 67.2 大血管转位:心影扩大,似"蛋形"

"梗阻型"),胸片显示小心脏,肺上叶分流,叶间裂积液(肺水肿征象)。有时候很难区分原发性肺部疾病和呼吸窘迫综合征。

67.8.3.5 心电图

新生儿的正常心电图(Electrocardiogram,ECG)不同于年长儿,因为它反映了与宫内血流动力学的关系。通常表现如下:(a)心动过速,HR 高达 160 次 /min;(b)QRS 波电轴右偏,平均值 +125°,最大值 +180°;(c)QRS 复合波和 T 波的电压较低;(d)在 V4R、V_1 和 V_2 导联中显示 RV 占优势的高 R 波;(e)V_1 导联偶然出现 Q 波。ECG 在新生儿期的诊断价值是非特异性的,通常采用其他的诊断工具,特别是超声心动图来确诊 CHD。

67.8.3.6 高氧试验

对疑为 CHD 的新生儿,应通过高氧试验来鉴别诊断,低 SO_2 是由心脏疾病所致或由肺部疾病所导致。虽然这项检查不能给出完整的诊断,但仍然有用,特别是在超声心动图不容易或不能快速应用的时候。高氧试验为,先测定患儿吸入空气时(如果能耐受)的氧张力,然后再测定患儿吸入 100% 氧气 5 分钟时的氧张力。如果可能,应该尽可能通过动脉穿刺直接测量动脉 PO_2,尽管正确使用经皮氧监测仪获得的 PO_2 值也可以接受。应同时测量导管前和导管后的 PO_2。

- 当婴儿吸入 100% 的氧气时,上下肢 PO_2 达到 250mmHg,可以排除严重的结构性发绀型先心病(试验阳性)。
- 肺部疾病的患儿 PO_2 会出现显著的升高。

- 持续性心内右向左分流(试验失败或阴性)。当动脉 PO_2<100mmHg,而无肺部疾病时,最可能的是存在心内的右向左分流。SO_2 只是略有增加,但通常仍低于基础水平。
- 如患儿存在显著的左向右分流和全身性低氧血症,此时,会出现高水平的氧合,因为吸入氧气使肺静脉血流的饱和度正常;也可能由于肺水肿和氧弥散梯度而导致肺静脉氧饱和度降低(典型的例子:梗阻性完全肺静脉异常回流)。
- 患儿 PO_2 维持在 100~250mmHg,可能是由于心脏结构缺损所致心内血流混合及肺血流量显著增加,如单心室心脏畸形所见。
- 身体上部的血氧含量明显高于下部,这是诊断各种严重的主动脉弓梗阻或 LV 流出道梗阻的重要线索。
- 反向的差异性发绀,主要发生在新生儿 TGA 和 PA 向主动脉分流的疾病,如 CoA、主动脉弓中断或持续性肺动脉高压(持续胎儿循环)。

高氧试验呈阳性的患者很可能存在 PDA 依赖性 CHD,应给予 PGE_1 治疗,直到解剖异常确诊。

67.8.3.7 实验室检查

初步实验室检查包括:全血细胞计数评估贫血、电解质、高铁血红蛋白水平、血乳酸、pH、血氨、血培养、尿培养、尿有机酸、促甲状腺激素及游离甲状腺素。也可测定脑钠肽(BNP)/N - 末端脑钠肽原(NT-pro-BNP)。

67.8.3.8 稳定和转运

经过初步评估后,应将注意力集中在新生儿基础生命支持上。稳定气道,保持血管通路开放,维持容量负荷和正性肌力药物,以维持体循环和肺循环平衡。新生儿可能需要转运到有完整的小儿心脏病设置的医疗中心。

每种 CHD 病理有多种解剖变异,而这些解剖细节可能导致生理学改变。基于这一假设,就更容易考虑生理学及分析评估 SVR 和肺循环血管阻力(pulmonary vascular resistance,PVR)之间的关系。

例如,如果 PVR 下降或 SVR 增高,血液流向肺部并氧合;如果 SVR 下降或 PVR 升高,血液在肺脏未进行充分的氧合即流向体循环。

基于 Fick 原理可以指导上述平衡公式:

$$Qp:Qs=(SaO_2-SvO_2):(SpvO_2-SpaO_2)$$

– SaO$_2$ 血氧饱和度

– SvO$_2$ 混合静脉血氧饱和度

– SpvO$_2$ 肺静脉血氧饱和度

– SpaO$_2$ 肺动脉血氧饱和度

通过调节 PVR 和 SRV 可以获得 Qp：Qs=1：1

这对定义或识别哪些 CHD 患儿可以从 PGE$_1$ 的治疗中获益至关重要。

67.8.3.9　前列腺素 E$_1$

当全身血流灌注需要依赖 PDA 开放时,持续输注 PGE$_1$ 可以挽救生命。PGE 明确用于治疗导管相关疾病的治疗。适应证和治疗建议见表 67.3 和表 67.4。

PGE$_1$ 的作用机制包括使 PDA 平滑肌纤维松弛。在其他组织中,PGE$_1$ 可使一氧化氮和一氧化氮合酶含量增高(Bichell et al. 2006)。当导管扩张时,全身灌注增加(周围血管舒张),而肺充血可能减少。由于组织灌注的改善,可伴随血 pH 值的升高和血乳酸积累的减少。

不良反应包括呼吸抑制;PGE 可导致 10%~12% 的新生儿出现呼吸暂停,因此必须保持气道稳定开放。通常,所有接受 PGE$_1$ 治疗的新生儿转运时需要气管插管。有时可见体循环低 BP 和心动过缓。有时可观察到其他副作用,如心动过缓(7%)、心动过速(3%)、水肿和心脏停搏(1%)(Mitchell et al. 1971)。PGE$_1$ 抑制血小板聚集可能损害凝血功能。长期使用 PGE$_1$ 可能与消化道梗阻和长骨骨皮质增生症有关。接受 PGE$_1$ 治疗的患者需要监测生命体征,包括脉搏 SO$_2$、动脉血气分析。

在初步诊断和治疗稳定后,新生儿应转运到设备齐全的三级儿童心脏中心,以进行任何需要的进一步治疗。

表 67.3　前列腺素 E$_1$ 的适应证

严重受限或者无肺血流的发绀型先天性心脏病
三尖瓣闭锁
肺动脉瓣闭锁和严重的肺动脉瓣狭窄
依赖导管开放的体循环梗阻患儿,例如:
主动脉瓣闭锁
危重型主动脉瓣狭窄
严重的主动脉缩窄

续表

主动脉弓离断
左心发育不全综合征

因为 TGA 患儿肺循环和体循环是平行的,所以 PDA 开放可使其获益。

表 67.4　前列腺素 E$_1$ 治疗推荐

起始剂量为 0.05μg/kg/min
达到预计效果时,可以减量至 0.025μg/kg/min
确保静脉通路

67.8.4　确诊

采用二维超声和彩色多普勒超声心动图显示心脏解剖结构、生理学和心肌功能可明确 CHD 诊断,超声心动图是最常用的无创诊断工具。它是非损伤性的,但如果患儿病情严重,必须采取一些预防措施,例如,保持体温稳定,疑主动脉弓异常,尤其是有呼吸窘迫的新生儿应仰伸颈部显露胸骨上窝,建议专业的护理协助。

67.8.4.1　心脏导管检查

心导管检查仅用于超声心动图不能确诊的特殊病例,如明确肺血管的分支,主肺动脉分支,一些复杂的肺静脉异位回流,或因诊断不全或不正确导致难以决策其他的情况。超声心动图几乎可诊断所有存在心内解剖结构异常的病例。

心导管介入术:如今介入治疗已经广泛应用于很小的婴儿中(表 67.5)。介入治疗包括术前姑息治疗,例如房间隔球囊造口术,或者可替代外科治疗,如,PS 或 AS 球囊扩张术。新生儿左心发育不良综合征 PDA 支架植入术。导管介入也可以广泛应用于手术后遗症治疗,比残留的肺动脉分支狭窄。有关导管介入治疗的详细信息,请参阅后面的章节。

新生儿心导管术,无论是介入治疗还是诊断,其风险要比年长患者高。基本医疗稳定,气道管理,镇静和体温控制是至关重要的。应尽可能稳定患儿的血流动力学,确保静脉通路建立和准备足够的静脉输液泵。例如,前列腺素输注应经专用静脉通路输注。

表 67.5 新生心导管介入治疗的适应证

房间隔造口术（Rashkind）	
球囊瓣膜成形术	肺动脉瓣狭窄
	主动脉瓣狭窄
主动脉缩窄的球囊成形术	
经皮导管射频穿孔瓣膜成形术（肺动脉瓣）	
其他	异常血管通路的线圈栓塞
	PDA 支架植入
	右心室流出道支架植入

67.8.4.2 计算机断层扫描和磁共振

制动 / 屏气和注射造影剂是新生儿完成心血管造影（cardiovascular tomographic angiography，CTA）和磁共振成像（magnetic resonance imaging，MRI）的必要条件。与 CTA 相比，新生儿 MRI 的技术难度，因其成像所需时间长，而且患儿不能进行监测和 / 或干预。因此要基于对风险和益处的评估选择检查方式：辐射剂量、效率和图像质量。在新生儿阶段，超声心动图是评估 CHD 的更佳成像工具。CTA 和 MRI 可用于提供超声心动图无法获得的其他解剖学信息，如冠状动脉异常和肺静脉异常连接。

67.9 新生儿先天性心脏病

新生儿期出现的 CHD 类型与婴儿后期有所不同。在新生儿期，CHD 根据解剖学、病理生理学或出现的时间进行分类。在接下来的章节中，将聚焦这些类型的病理生理学和临床表现进行讨论。

67.9.1 依赖动脉导管供应肺循环的先天性心脏病

这类 CHD 的特点是由于严重的 PS 或肺动脉闭锁导致肺血流梗阻。肺循环的血供主要依赖 PDA 的开放（表 67.6 和表 67.7）。

表 67.6 依赖动脉导管供应肺循环的先天性心脏病

严重肺动脉瓣狭窄
无室间隔缺损的肺动脉瓣闭锁

续表

重症法洛四联症
伴严重肺动脉瓣狭窄或肺动脉瓣闭锁的复杂型先天性心脏病

表 67.7 依赖动脉导管供应体循环的先天性心脏病

主动脉瓣狭窄
主动脉缩窄
主动脉弓中断
左心发育不良综合征

67.9.1.1 危重型肺动脉瓣狭窄

先天性右心室流出道梗阻可分为瓣膜型、瓣膜下型、肺动脉干型和肺动脉分支型梗阻。肺动脉瓣狭窄（pulmonary stenosis，PS）较常见，发生率约占先心病的 8%~10%。肺动脉瓣在解剖学上可出现：穹顶形瓣膜；肺动脉瓣叶发育不良；单叶联合瓣、二叶瓣和三叶瓣；瓣叶发育不良伴瓣环发育不良（Gikonyo et al. 1987；Bichell et al. 2006）。PS 的主要病理生理是右心室射血受阻，RV 压力升高，继而出现与梗阻程度成正比的右心室肥大。这种肥大在漏斗部尤为明显，导致右心室流出道逐渐狭窄。由于室间隔是完整的，右心室收缩压可能会超过 LV。此外，右心室肥厚引起右心室舒张压升高、导致 RV 顺应性下降、右心房舒张压增加。当右心房压力超过 LA 时，FO 出现右向左分流，导致中央性发绀或低氧血症。PS 可存在右心室功能障碍和 / 或三尖瓣反流。

如前所述，在危重型 PS 或肺动脉瓣闭锁时，肺循环血流依赖于 PDA。患有危重型 PS 的新生儿在生后第一周内出现发绀、低氧血症，及伴有外周血管收缩的 CHF 体征。心脏听诊可闻及单一的第二心音。PS 所致收缩期杂音可能较轻柔甚至没有，反映右心室流出道血流的减少。常见是在胸骨中段左缘闻及三尖瓣关闭不全引起的收缩期反流性杂音。

ECG 表现为右心室肥厚和电轴右偏。胸部 X 线表现为肺血流减少。如同重度三尖瓣反流病例，PS 可能表现正常或者严重的心脏扩大。新生儿期需要与 PS 进行鉴别诊断的有：TGA、室间隔正常的肺动脉瓣闭锁、Ebstein 畸形（Ebstein's anomaly，EA）。超声心动图可明确诊断（图 67.3 和图 67.4）。

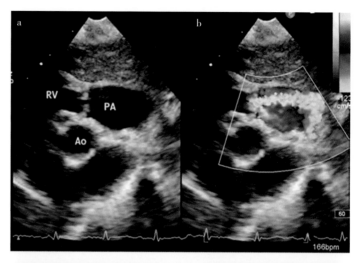

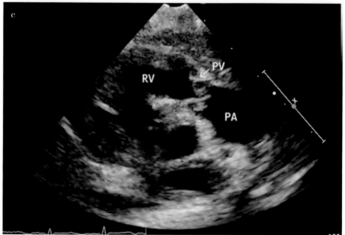

图 67.3　新生儿重症肺动脉瓣狭窄的二维超声心动图。(a) 胸骨旁右心室流出道切面,显示肺动脉瓣收缩期呈穹隆样。(b) 二维彩色多普勒(胸骨旁长轴),显示跨肺动脉瓣的中央血流(星号);肺动脉总干扩张。(c) 增厚的肺动脉瓣叶(箭头)。Ao,主动脉瓣;PA,肺动脉;PV,肺静脉;RV,右心室

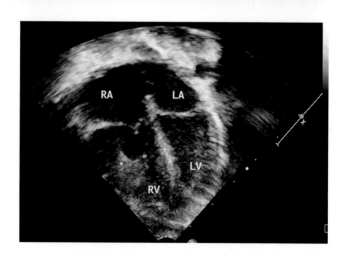

图 67.4　二维超声心动图(心尖四腔切面,解剖定位)显示明显的右心室肥厚。RV,右心室;RA,右心房;LA,左心房;LV,左心室

67.9.1.2　室间隔正常的肺动脉瓣闭锁

室间隔正常的肺动脉闭锁(pulmonary atresia with intact ventricular septum,PA-IVS)是一种罕见的先心病,发生率约为8‰活产婴(Bichell et al. 2006)。

PA-IVS 以 RV-PA 交界处近端异常为特征。这组疾病包括右心室发育良好的肺动脉瓣闭锁、伴 RV 冠状动脉瘘和漏斗部缺如的严重右心室发育不良。从病理生理学角度来说,RV 发育不良导致来自腔静

脉和冠状窦的全身静脉血进入右心房之后，未经肺脏直接通过 FO 进入左侧心脏。从解剖学角度讲，肺动脉瓣闭锁通常为瓣膜发育正常的膜样闭锁，但也有瓣膜发育异常，如单叶瓣或四叶瓣畸形，甚至瓣膜结构完全缺失，仅存纤维性右心室 - 动脉连接肺动脉瓣闭锁（Kutsche and Van Mierop 1983）。通常三尖瓣小于正常，并出现不同程度的发育不良和反流。三尖瓣的大小与 RV 大小的关系，对于 PA-IVS 的预后有重要意义。PA-IVS 患儿 90% 右心室肥厚、腔室小，超过 50%RV 严重发育不良。RV 可以是一部分型（仅存流入道），两部分型（流入道和流出道），或三部分型（流入道、漏斗部和小梁部）。冠状动脉异常很常见，包括冠状动脉狭窄或完全闭锁。心肌灌注可能需要从高压力的右心室通过右心室 - 冠状动脉异常连接（心肌窦状间隙）逆向进入冠脉循环（图 67.5）。存在三尖瓣显著反流的病例，右心室高压未形成，不会出现右心室 - 冠状动脉瘘。新生儿出生后，如 PDA 开放，患儿舒张压相对较低，此时右心室压力会超过体循环压力，进而出现竞争性冠脉灌注。PA 由左侧 PDA 供应而有血液充盈。由于 FO 或 ASD 的存在，患儿会出现心房水平的右向左分流。

患有 PA-IVS 的新生儿在 PDA 功能性关闭后立即出现发绀和低氧血症。如果为限制性的 ASD，心排量可能会受到影响。发绀通常在出生后数小时内出现，并逐渐加重。患儿酸中毒和 CO 减少不明显，但可出现明显的气促。心脏听诊可闻及单一的第一、第二心音。在胸骨左缘下部经常可以听到柔和的全收缩期杂音。有时 TR 的杂音很明显。

胸部 X 线显示不同程度的心影增大和肺血管影减少。

ECG 显示左心室优势或明显的左心室肥厚。右心房增大及一定程度心内膜下缺血所致的 ST-T 改变。

超声心动图是诊断的有效方法。如果 RV 严重发育不良（"右心室依赖的冠状动脉循环"）需要行心导管检查，目的是精确评估是否存在冠状动脉窦、右心室冠状动脉瘘，以及冠状动脉狭窄。当 RV 为三部分型时，可采用球囊扩张术代替瓣膜切开术处理肺动脉瓣闭锁。

67.9.1.3 法洛四联症

法洛四联症（tetralogy of Fallot，TOF）的发生率大约为 3/1 000~6/10 000 活产婴儿（Mitchell et al. 1971）。其病因有很多，已报道的相关因素包括未经治疗的母体妊娠糖尿病，苯丙酮尿症和维甲酸摄入量增加。常见于一些染色体的异常，如 21- 三体综合征、18- 三体综合征和 13- 三体综合征；而最常见的染色体异常是 22q11 染色体微缺失（Bailliard and Anderson 2008）。这种缺失导致典型的 DiGeorge 综合征，表现为不同程度的上腭异常、特殊面容、学习困难、免疫缺陷和低钙血症。

从解剖学上讲，TOF 是由室间隔漏斗部的前部和头侧发育偏斜引起的。此偏差会导致：(i) 主动脉骑跨在室间隔嵴之上；(ii) 主动脉下 VSD；(iii) 右心室流出道梗阻（obstruction of right ventricular outflow tract，RVOTO），梗阻部位可以在 PA 或其分支的瓣膜下、瓣膜和瓣膜上，可以是孤立的或合并存在；(iv) RV 肥厚继发性右心室高压（图 67.6）。

在伴 PA 闭锁的 TOF 病例中，约 50% 患儿的左右 PA 血流来自 PDA 分流。另外 50% 的肺循

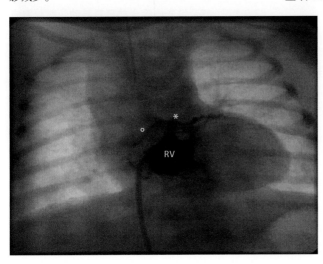

图 67.5 一例新生儿肺动脉闭锁伴室间隔完整的心血管造影。右心室流出道（星号）在闭锁的肺动脉瓣水平（圆圈）终止。冠状动脉窦。RV，右心室

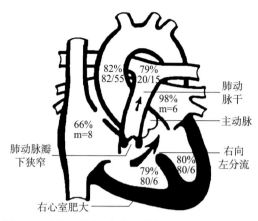

图67.6 法洛四联症血氧饱和度(%)和压力的解剖示意图。显示:RV 和 LV 压力相等,心室水平从右向左(R-L)分流,漏斗部前移导致肺动脉瓣下狭窄。RV,右心室;LV,左心室

环血流呈多样性,这些患者的肺循环血流可能部分来自"真实"的 PA,部分来自主-肺侧支动脉(aortopulmonary collateral arteries,MAPCAS)。如果 PA 不连续或缺失,肺循环的血流则仅由 MAPCAS 或者 MAPCAS 和 PDA 联合供给。TOF 其他相关伴发畸形包括 ASD、多发性 VSD 和冠状动脉起源异常。四分之一的 TOF 患者合并右位主动脉弓。TOF 初始的临床表现取决于 RVOTO 的严重程度。严重的 TOF 新生儿会出现明显的发绀。吸入空气时四肢脉搏氧饱和度相等,约为 70%~80%。动脉血气分析显示低氧血症。不太严重的患者在新生儿期出现轻度至中度发绀,通常没有呼吸窘迫。新生儿期 ECG 表现为右心室肥厚和电轴右偏。胸部 X 线显示主 PA 影小或缺失和肺血管影减少,随着时间的推移,心影逐渐呈现为"靴形心"。超声心动图可确诊 TOF,通常不需要心导管检查。

67.9.1.4 TOF 伴肺动脉瓣缺如

大约 2%~6% 的 TOF 患者合并肺动脉瓣缺如(Rao et al. 1971)。发育不全的瓣叶导致胎儿期肺血反流。长期的反流会导致 RV 负荷增加,影响 PA 导致肺血管扩张。

当右心室压力升高、顺应性降低时,右心室流向肺循环血流减少,引起通过 VSD 的右向左分流,新生儿出现发绀。随着 RV 压力降低,左向右的分流增加,发绀程度也随之减轻。当 PVR 下降时肺血流量增加,可能会出现 CHF 的表现。由于动脉瘤样的 PA 对气管支气管树的压迫,一些患儿出现吸气和呼

气双相喘鸣。大部分病例无 PDA。

67.9.1.5 重度 Ebstein 畸形

EA 是一种罕见的新生儿期严重的先天性心脏解剖畸形。有一些家族性病例报道。总体而言临床罕见,在 CHD 中所占比例不到 1%(MacLellan-Torbert and Porter 1998)。

EA 的特征是三尖瓣后瓣和隔瓣下移,在远离正常瓣环位置的右心室腔内附着。瓣叶下移程度不一。前瓣宽大冗长,常伴有腱索异常,可能导致 RVOTO。右心室的入口部分通常在功能上整合到 RA("房化的 RV"),功能性右心室腔很小。几乎所有的患者都同时存在 ASD 或 PFO。EA 可与旁路房室传导(Wolff-Parkinson-White 综合征)有关。

EA 的临床表现取决于其类型和严重程度。出生时 PVR 很高,发绀的程度可以随心房水平右向左分流的程度而变化。三尖瓣下移程度相对较轻且无 RVOTO 的新生儿,出生后数周内由于 PVR 降低,右向左分流通常减少,发绀程度缓解。如果右心室房化明显,或者三尖瓣前瓣阻塞了右心室流出道,发绀可持续存在且出现严重的 CHF。EA 是为数不多的可能会造成新生儿严重后果的疾病之一。

ECG 有几种特征性的表现:QRS 波电轴右偏,右束支传导阻滞,右胸导联低 QRS 波群低电压,右心房扩大,以及一度 AV 传导阻滞。超过 50% 的 EA 患儿合并心律失常,最常见的是快速性心律失常,包括阵发性室上性心动过速、房颤和房扑。心脏大小可以接近正常,也可极度扩大,是为 EA 的典型表现。

67.9.1.6 复杂性先心病合并严重肺动脉瓣狭窄或肺动脉瓣闭锁

部分三尖瓣闭锁、单心室及 TGA 的患者可合并严重的 PS 或肺动脉瓣闭锁。出生后,PS 或肺动脉瓣闭锁对肺血流的限制程度将决定患儿的临床表现和体征。大多数患儿出现发绀或心脏杂音。部分新生儿病例,特别是单心室和房室瓣狭窄的患儿,限制性 ASD 可能危及生命。

67.9.2 依赖动脉导管供应体循环的先天性心脏病

此类 CHD 出现与左心室流出道梗阻相关的特

殊的生理学变化,其特征是完全或部分依赖 PDA 供应体循环(表 67.7)。在胎儿发育期,由 RV 经 PDA 至主动脉供给体循环血流,故体循环灌注不受影响。新生儿出生后,因 PDA 收缩导致体循环血供急剧减少。当 PDA 关闭时,患儿出现循环衰竭和 CHF。

67.9.2.1 主动脉瓣狭窄

正常主动脉瓣由三片大小相仿、边缘游离缘呈半月形的瓣叶组成。主动脉瓣异常占左心室流出道梗阻的 70%~80%。新生儿严重 AS 患者,主动脉瓣通常是单叶瓣或双叶瓣畸形(图 67.8)。尽管存在 AS,胎儿在子宫内仍可维持正常的生长发育。左心室流出道梗阻使左心室后负荷增加,导致左心室肥厚和心肌功能障碍。继发于左心室肥厚及左心室高压的宫内慢性心内膜下缺血,可导致冠脉缺血和心内膜弹力纤维增生症,从而进一步损害左心功能。此外,通过主动脉瓣的进入主动脉的血流减少易导致左心发育不良,以及二尖瓣、左心室和主动脉弓发育不良。由于左心室心排量减少,右心室通过 PDA 供给体循环血量的比例增加。

患有危重型 AS 的新生儿出生后不久就会出现明显的症状。当 PDA 开始关闭时,会发生严重的全身低灌注,导致冠状动脉灌注减少,血流动力学急剧恶化,并伴有循环衰竭、酸中毒、器官损害和休克。一旦患儿情况较稳定,必须及时完善超声心动图,以评估梗阻的严重程度,是否合并其他心脏畸形,以及主动脉弓发育不良和左心发育不良。梗阻较轻的新

生儿及婴儿可出现生长发育迟缓,及因左房高压导致肺淤血,呼吸功增加出现气促。

AS 的新生儿和婴儿 ECG 表现差异很大,在新生儿期主要表现为右心室肥厚。胸部 X 线在大多数病例显示全心扩大。肺血管影通常无明显改变,但 30%~50% 的病例可能会有明显的肺淤血。

根据超声心动图确定解剖学结构后(图 67.7、图 67.8 和图 67.9),治疗策略取决于:(i)主动脉瓣的狭窄程度和是否存在主动脉反流;(ii)相 关的心脏损害情况;(iii)严重 AS 可能导致其他器官严重的并发症,如坏死性小肠结肠炎。

67.9.2.2 主动脉缩窄

CoA 占所有先心病的 8%~10%。如果狭窄部位位于 PDA 的开口处,则往往有显著血流动力学异常。CoA 可以单独存在或合并其他心脏结构畸形,如管状主动脉弓发育不良、左心室流出道梗阻、二叶式主动脉瓣、VSD 和 ASD。CoA 分为导管前型,导管型和导管后型。CoA 常见于某些染色体异常,如特纳(Turner)综合征。CoA 在新生儿或幼儿中常出现严重的临床表现如休克或严重 CHF,如果合并较大的 PDA 可能使诊断变得困难。CoA 最常见的症状和体征是呼吸急促、喂养困难、体循环灌注不良、肝脏肿大和代谢性酸中毒。如果 PDA 部分开放,则导管前氧饱和度高于导管后;上肢高 BP 及股动脉搏动减弱。如果 PDA 完全闭合,则上下肢氧饱和度无差异,股动脉搏动消失,出现发绀、下肢花纹和上

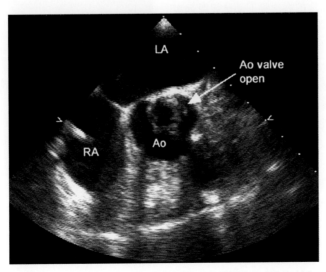

图 67.7 二维超声心动图(胸骨旁短轴)显示增厚的主动脉单叶瓣

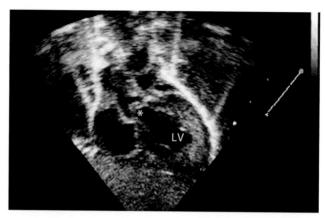

图 67.8 肋骨下冠状切面:新生儿主动脉瓣狭窄,左心室(LV)向心性肥厚。主动脉瓣(星号)

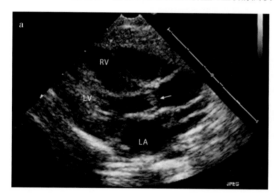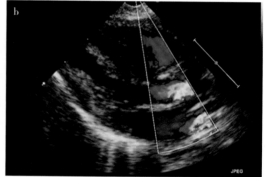

图 67.9 胸骨旁长轴收缩期切面。(a)瓣膜增厚呈穹顶状(箭头)。LA,左心房;RV,右心室;LV,左心室。(b)彩色多普勒显示跨主动脉瓣的湍流

肢高 BP。在下列解剖和生理条件下,CoA 四肢的压差消失:(i)PDA 持续开放,右心室向躯干下部供血;这些新生儿下肢的氧饱和度较低,出现差异性发绀;(ii)LV 功能障碍和严重的全身低 BP 导致无法检测到四肢 BP 差;(iii)异常的右锁骨下动脉起源远离狭窄部位,因此,右臂 BP 反映了缩窄后的 BP。综上所述,不能仅仅根据上下肢脉搏或收缩压差异梯度的缺乏而排除 CoA 诊断。

ECG 最常见的变化是早期显示右心室肥大,随后出现双室肥大。胸部 X 线显示心脏扩大和肺淤血(图 67.10)。心脏彩色多普勒超声是最具敏感性和特异性的诊断手段(图 67.11 和图 67.12)。

67.9.2.3 主动脉弓离断

主动脉弓离断(interrupted aortic arch,IAA)是一种少见的先天性心血管畸形。其发病率占所有 CHD 的 1%,而新生儿期病死亡率高达 90%(Schumacher et al. 1986)。

IAA 定义为主动脉横弓或峡部与降主动脉完全

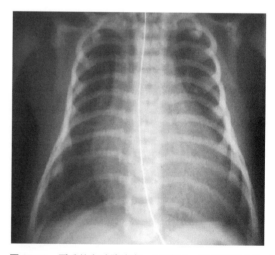

图 67.10 严重的主动脉缩窄。心影扩大。肺动脉影正常,而肺静脉扩张

分离或仅存无血流的纤维束。根据中断的部位可将 IAA 分为 3 型:A 型,中断位于左锁骨下动脉起始部位的远端;B 型,中断部位在左锁骨下动脉起始部位和左颈总动脉之间;C 型,最罕见,中断位于无名动

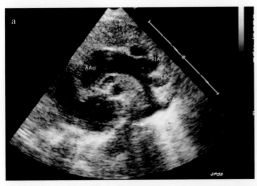
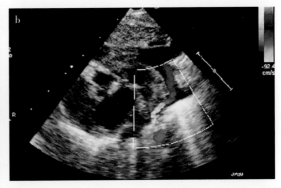

图 67.11 二维超声心动图(左上矢状面)显示典型的主动脉缩窄。(a)在左锁骨下动脉(LSA)起始处的远侧显示主动脉缩窄。升主动脉(AAo);右无名动脉(RIA);左颈总动脉(LCC)。(b)彩色血流图显示主动脉峡部缩窄

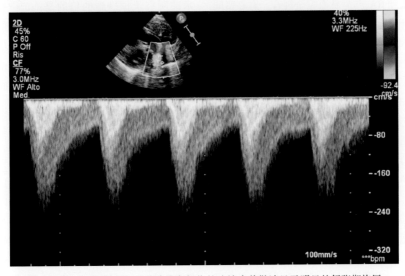

图 67.12 多普勒超声:主动脉缩窄部位的连续多普勒波显示明显的舒张期拖尾

脉起点和左颈总动脉之间。

IAA 的血流动力学完全依赖于供应躯干下部血流的 PDA 开放。此外,多数 IAA 患者只合并孤立的 VSD,但 IAA 也可能与各种复杂的心脏结构畸形有关(表 67.8)(Mishra,2009)。

表 67.8 主动脉弓中断相关的心脏结构畸形

室间隔缺损伴后方对位不良
左心室流出道梗阻
永存动脉干
大动脉转位
右心室双出口
DiGeorge 综合征

大多数情况下,IAA 的病理生理与新生儿危重

CoA 相似。体循环血流依赖 PDA 的开放。当 PDA 关闭时,婴儿出现体循环灌注不良、酸中毒、休克和肾功能衰竭。体格检查发现心动过速、闻及收缩期杂音、肝脏肿大和股动脉搏动减弱。IAA 合并 VSD 时,上下肢差异性发绀不明显。如果心室大动脉连接一致,导管前的上肢氧饱和度可能高于导管后的下肢。如果存在 TGA,下肢氧饱和度可能会更高(反转的差异性发绀)。

IAA 的 B 型常与 DiGeorge 综合征有关(鼻梁宽、颧骨发育不良、睑裂狭窄、眼距增宽、耳低位后旋、下颌后缩、小口、黏膜下腭裂、胸腺变异和甲状旁腺功能不全)。这些临床特征在新生儿中很难识别,因此,所有 IAA 新生儿都应该进行基因检查,以确诊是否存在 DiGeorge 综合征。这类患者的主要风险是输注未经照射的血液后可能产生移植物抗宿主病。ECG 和胸部 X 线检查无特异性。超声心动图是诊

断 IAA 与其他心内伴发畸形的主要方法。

67.9.2.4　左心发育不良综合征

左心发育不良综合征(hypoplastic left heart syndrome,HLHS)是一组以不同程度的左心结构发育不全为特征的先心病。大多数患者合并主动脉瓣和二尖瓣闭锁或狭窄(Garson et al. 1998)。HLHS 的严重程度取决于左心室流出道梗阻的严重程度,及主动脉发育不良的程度。该综合征占所有先心病的 1%~3.8%(Abbot 1936)。

LV 原始状态,无泵血功能;肺静脉血通过 FO 或房间隔回流到 RA,与静脉血完全混合。右心室同时供应肺循环和体循环血流。右心室泵血至 PA,再逆向经 PDA 流至主动脉横弓及升主动脉,提供脑部和心脏的灌注。

胎儿期 PVR 高于全身血管阻力,RV 通过 PDA 维持主动脉和胎盘的正常循环。出生后 SVR 增加、PVR 降低,体循环压力高于肺循环导致 PDA 关闭。另一个重要的解剖学因素是限制性心房交通。PA 和体循环并行时,肺循环/体循环血流比(QP:QS)取决于肺循环阻力和体循环阻力之间的平衡。出生时 PVR 升高,但即使在 HLHS 的患儿,PVR 最终也会降低,导致肺血流增加、RV 做功增加以保持足够的体循环血流量。随着 QP:QS 增加,更多的氧合血液通过非限制性 ASD 从 LA 流向 RA。因此,尽管 CHF 的临床症状逐渐加重,但体循环血氧饱和度仍接近正常。这一机制显示生后最初几周内 CHF 最常见的原因(O'Donnel and McIlroy 1962)。当心房间缺损小或限制性分流导致肺血流量减少时,这些患儿通常会出现:严重的发绀、明显气促、代谢性酸中毒、$PaO_2 \leq 20mmHg$ 的低氧血症及循环衰竭。

所有 HLHS 患儿都应立即给予前列腺素静脉输注,以维持 PDA 开放和体循环灌注。稳定病情的方法包括气管插管、建立血管通路、纠正代谢性酸中毒和氧疗。经超声心动图诊断确立后,应立即行左房减压术包括通过 Rashkind 导管球囊房间隔造口术、FO 内支架置入术或外科手术。

患有 HLHS 的新生儿一般是足月儿,初生时看似很健康;只有少数患儿受到心外畸形的影响,如典型的染色体异常引起脑结构畸形(Natowicz et al. 1988;Gaynor et al. 2002)。重要脏器功能障碍的程度和分布通常与诊断时循环受损的程度有关。手术前所有干预措施的目的是:(i) 维持 PDA 开放;(ii) 使得或维持 QP/QS 比为 1:1。鉴别诊断应包括依赖 PDA 供应体循环的所有其他左心梗阻性疾病(表 67.7),以及其他临床表现为休克样状态的非结构畸形心脏病变,如新生儿败血症或新生儿心肌炎;通过超声心动图容易作出鉴别。

67.9.3　平行循环/大动脉转位

大动脉转位(TGA)是一种常见的心脏畸形,约占所有 CHD 的 75%~80%(Bichell et al. 2006)。TGA 解剖学定义指房室(AV)连接一致,而心室大动脉连接不一致。解剖 RA 与解剖 RV 连接,发出全部或大部分主动脉;解剖 LA 与解剖 LV 连接,发出肺动脉干(图 67.13)(Ho et al. 1995)。这种被认为是简单换位。相比较,复杂的 TGA 可合并 VSD、左心室流出道梗阻、主动脉弓异常和静脉异常回流。

TGA 有 20% 合并 VSD(Kirklin et al. 1986;Musumeci et al. 1988),通常 VSD 发生在流出口。室间隔流出口向右偏移,导致不同程度的 PA 覆盖,表现

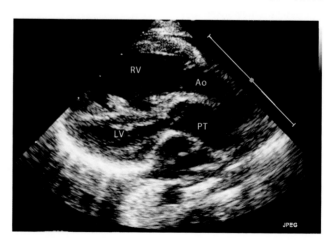

图 67.13　超声心动图;长轴切面显示主动脉在前方发自右心室(RV),肺动脉主干(PT)发自左心室(LV)

为右心室双出口合并肺动脉下 VSD（Taussig-Bing 畸形）。

超过 30% 的 TGA 可合并左心室流出道梗阻（Park et al. 1983）。不伴 VSD 的 TGA 罕见有主动脉弓梗阻。冠状动脉可有不同的解剖畸形（Ho et al. 1995）。10% 的 TGA 除了心脏缺损还有其他非心脏畸形（Kirklin et al. 1986）。

67.9.3.1 TGA 的生理学

体循环血从 RA 流向 RV，然后，未经过肺部氧合的血液进入主动脉。相反地，充分氧合的肺静脉血回流至 LA 和 LV，又通过 PA 返回肺循环：在这种结构中，体循环和肺循环呈平行循环。患者必须依赖两个循环之间有一处或多个的交通，如 ASD、VSD 或 PDA，以获得存活所需的动脉 SO_2。

随着胎盘循环断离，TGA 伴室间隔完整或仅存在小型 PFO 或 ASD 的新生儿，由于有效的肺循环血流严重不足，患儿出生后第一天即出现严重的发绀（PaO_2 极低：15~20mmHg），伴有高 $PaCO_2$ 和代谢性酸中毒。

67.9.3.2 诊断

高氧试验可提示发绀型 CHD（Martins and Castela 2008）。胸部 X 线和 ECG 可能会有帮助，但并无特异性。明确诊断依靠超声心动图。

初期的治疗目标是增加 FiO_2，使用前列腺素维持 PDA 开放，最大限度地提高混合静脉 SO_2。应使用机械通气，可通过球囊房间隔造口术紧急扩大 FO。球囊房间隔造口术需要在心导管透视下进行。球囊房隔造口术，也称为 Rashkind 术，是通过 FO 在 LV 内放置一根顶端带球囊的导管；然后将球囊充气，回拉至 RA，撕裂房间隔。这个手术必须在超声心动图的指导下完成。手术的目的是建立一个足够大的心房间交通，通过增加血液混合以提高 SO_2。此外，需要支持治疗以改善临床状况：使用过度通气及碳酸氢钠来纠正代谢性酸中毒，促进碱中毒，降低 PVR 及增加肺血流量。

如房间隔造口良好但仍持续低氧，可以通过以下方法改善 SO_2：(i) 减少全身耗氧量（使用肌松剂、镇静、机械通气）；(ii) 使用正性肌力药物，增加 CO；(iii) 通过纠正贫血来提高携氧能力。

手术方式可选择大动脉转换术，可以在生理学和解剖上根治 TGA。

67.9.4 完全心内混合病变

67.9.4.1 完全性肺静脉异位回流

完全性肺静脉异位回流（total anomalous pulmonary venous return, TAPVR）是指肺静脉异常回流到体循环静脉系统，导致血液完全混合的一类先心病。根据异常连接的解剖部位，TAPVR 分为 4 型：心上型、心内型、心下型和混合型。

1. 心上型：肺静脉引流至 LA 后方的共同汇合处，通过异常静脉引流至全身静脉循环，通常经过垂直静脉与右侧的上腔静脉或无名静脉相连。

2. 心内型：共同肺静脉汇合到 RV 冠状静脉窦或后部。

3. 心下型：共同肺静脉经食管裂孔穿过膈肌，回流到门静脉、静脉导管、肝静脉或下腔静脉。

4. 混合型：系不同类型 TAPVR 的结合，通常与其他主要心脏畸形相关。

此外，TAPVR 可按是否出现梗阻分型。其中心上型 TAPVR 的梗阻继发于：(a) 在支气管与 PA 或主动脉之间上行受压；(b) 垂直静脉口狭窄；(c) 小的或限制性心房分流。

内脏异位综合征尤其是右侧异构征往往与 TAPVR 相关（Fyler, 1992）。TAPVR 与其他心脏畸形有关如单心室、永存动脉干、TGA、肺动脉瓣闭锁和主动脉缩窄（Lucas 1983）。

肺静脉回流到右心是强制性的左向右分流，从 RA 至左心为强制性的右向左分流以维持体循环。决定这两个循环中血流分布的因素包括：(a) 心房分流口的相对大小；(b) 心外肺静脉梗阻的严重程度。

TAPVR 最常见的病理生理类型是同时存在肺静脉梗阻和肺血流量增加，导致 RV 容量负荷增加。肺静脉严重梗阻的新生儿出现重度发绀、气促和血流动力学不稳定。这些患儿经常被误诊为持续胎儿循环、败血症或严重呼吸窘迫综合征（Cobanoglu and Menashe, 1993）。

TAPVR 的临床表现随着肺静脉梗阻程度和肺血流量不同而不同。新生儿常因右心室容量超负荷而出现呼吸急促，肺静脉严重梗阻的患者则表现为明显的呼吸窘迫、肺水肿、外周循环灌注不良、低 BP 和代谢性酸中毒。在危重新生儿中识别出这种病理状态至关重要，可通过超声心动图明确诊断。

67.9.4.2 永存动脉干

这种 CHD 是指心脏仅发出单一大动脉，该动脉供应体循环、肺循环和冠状动脉的血流。根据 PA 的解剖起源不同，将动脉单干分为 4 种类型（Collett and Edwads 1949）：

Ⅰ型，肺动脉干起源于动脉共干。

Ⅱ型，左、右肺动脉分别但相距较近发自动脉干的左后外侧。

Ⅲ型，左右肺动脉起源于共同动脉干的同侧侧壁。

Ⅳ型，主肺动脉缺如，肺循环由主肺动脉侧支供血。

共同动脉干通常合并较大的、非限制性的瓣下 VSD。VSD 的上缘为动脉单干半月瓣，瓣叶数量不一，最常见 3 叶，常有解剖异常表现为不同程度的反流和 / 或狭窄。尽管 PA 起始部可能出现狭窄和弥漫性发育不良，但 PA 管径一般正常。永存动脉干常合并冠状动脉起源异常及心外走形异常，可两者兼有；也可合并右位主动脉弓。心外畸形很常见且可能导致死亡；有报道约 30% 的病例合并

（Goldmuntz et al. 1998）DiGeorge 综合征，即 22q11 染色体缺失（Bove et al. 1993）。

大部分 TA 病例的主要生理学变化是存在大动脉水平的左向右分流。肺循环血流量和体循环血流量分别由 PVR 和体循环阻力所决定。患有 TA 的新生儿通常由于 PVR 增高而无症状。随着 PVR 逐渐降低、肺循环血流量增加，患儿出现 CHF。肺部容量和压力超负荷，导致肺血管病变。此外，当共同动脉干的半月瓣出现反流或狭窄，CHF 症状加剧。超声心动图可提供准确的诊断（图 67.14 和图 67.15）。永存动脉干根治手术方案包括 PA 分支分离、RV-PA 导管植入和 VSD 封堵术。

67.9.4.3 复杂性单心室

复杂性单心室的生理学特点是体静脉与肺循环完全混合。解剖学上将单心室描述为两个房室瓣均进入只有一个可识别的心室窦的心室内（Schultz and Kreutzer, 2006）。复杂性单心室常合并各种解剖异常，通常是房室瓣或半月瓣闭锁。大血管通常以

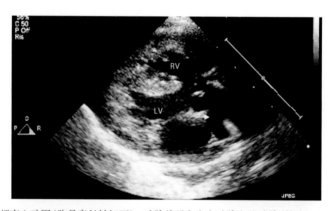

图 67.14 动脉单干超声心动图（胸骨旁长轴切面）。动脉单干发出主动脉和肺动脉（箭头）。RV，右心室；LV，左心室

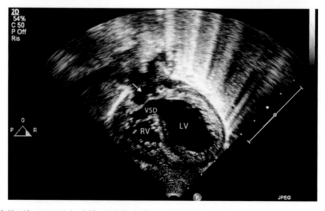

图 67.15 肋骨下切面显示主动脉干瓣膜骑跨于室间隔缺损（VSD）之上。RV，右心室；LV，左心室

异常的方式从心脏发出；常合并不同程度的 PA 或主动脉梗阻。大多数复杂单心室与异位综合征相关，如多脾或脾缺如、全身静脉回流异常、肺静脉异常连接、内脏位置异常和房室间隔缺损（atrioventricular septal defect，AVSD）。

其血流动力学特征和临床表现取决于体肺循环解剖和 / 或阻力的平衡。不伴 PS 的患者表现为肺血流量增加，很快出现 CHF。伴有 PS 的病例，发绀的严重程度取决于梗阻的程度。

肺动脉瓣闭锁或主动脉瓣闭锁或主动脉弓严重发育不良的患者，体循环血流依赖 PDA，在准备进行姑息性手术前，需要持续使用 PGE₁ 维持 PDA 开放。

67.9.5　左向右分流病变

在左向右分流的先心病中，新生儿最常见的是 PDA、VSD、AVSD 和 ASD。PDA 将在第 69 章中详细介绍。

67.9.5.1　室间隔缺损
VSD 是最常见的孤立性先天性心脏畸形之一。VSD 是室间隔上存在缺口，导致左心室与右心室之间有分流。由室间隔右心室面上的标志将 VSD 分为 4 型：

1. 膜周部，室间隔膜部部分或全部缺损。缺损可以延伸到室间隔的流入部、小梁部或流出部。大部分 VSD 是此类型。

2. 动脉下，缺损位于肺动脉瓣的下方。也被称为"双动脉瓣下室缺"，多见于亚洲人。

3. 流入部，位于三尖瓣隔瓣之下。

4. 肌部，位于室间隔肌肉部分，缺损的边缘均为肌肉（图 67.16）。

VSD 既可以孤立存在，也可以是复杂型先心病如 TOF、永存动脉干和右心室双出口的一部分。

AVSD 是一种畸形，涉及通常源自心内膜垫组织的结构：初生 ASD、入口 VSD 和常见的房室瓣膜。

67.9.5.2　房室间隔缺损
AVSD 是涉及心内膜垫组织结构异常的一种畸形，包括原发孔房缺、室间隔入口缺损和共同房室瓣（图 67.17）。AVSD 可有不同分类，最常见的有两种：部分性 AVSD 与完全性 AVSD。部分性 AVSD 指房室间隔缺损仅有心房间交通（原发孔房缺）和共同

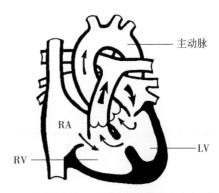

图 67.16 室间隔缺损。室间隔缺损可发生在室间隔的任何部位。图示位于肌小梁部的室间隔缺损。RV，右心室；LV，左心室

房室瓣，但无流入部 VSD；完全性 AVSD 是指既有原发孔型 ASD 同时有流入部 VSD。完全性 AVSD 与唐氏综合征有很强的相关性，部分性 AVSD 更多见于 DiGeorge 综合征和 Ellis-van Creveld 综合征。

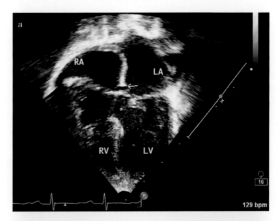

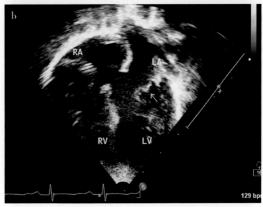

图 67.17　（a）二维超声心动图（心尖四腔切面，解剖定位）显示原发孔房间隔缺损。流入道室间隔缺损（星号）。（b）二维超声心动图（心尖四腔切面，解剖定位）显示完全性房室间隔缺损。（箭头）标志共同房室瓣。RA，右心房；LA，左心房；RV，右心室；LV，左心室

存在左向右分流畸形的新生儿大部分在出生 2 周后出现心衰。胎儿期由于 PVR 较高，即使有较大的缺损也不会有明显生理影响。生后 2 周内 PVR 开始正常下降。如果存在大量左向右分流，PVR 下降可能延迟至 1~3 个月。至此，PA 血流增加，左心容量超负荷。

左向右分流量较小的婴儿通常没有临床症状，往往由于体检发现心脏杂音而被儿科医生注意。有中等量左向右分流的儿童表现出不同程度的生长迟缓。大型缺损的患儿出现心力衰竭的症状和体征，如呼吸急促、鼻翼扇动、三凹征、喂养困难、易激惹和多汗。除非有明显的房室瓣反流，部分性 AVSD 在新生儿期一般缺乏显著征象。所有出现心力衰竭的新生儿均须完善超声心动图。

参考文献

Abbot ME (1936) Atlas of congenital cardiac disease. American Heart Association, New York

Ashley SM, Lu Le N (2015) The critically Ill infant with congenital heart disease. Emerg Med Clin N Am 33:501–518

Bailliard F, Anderson RH (2008) Tetralogy of Fallot. Orphanet J Rare Dis 13:4–2

Bichell DP et al (2006) Pulmonary atresia with intact ventricular sep- tum. In: Nichols D, Ungerleider R, Spevak P (eds) Critical heart disease in infants and children. Mosby Elsevier, Philadelphia, pp 767–776

Bove EL, Lupinetti FM, Pridjian AK et al (1993) Results of a policy of primary repair of truncus arteriosus in the neonate. J Thorac Cardiovasc Surg 105:1057–1065

Cobanoglu A, Menashe VD (1993) Total anomalous pulmonary ve- nous connection in neonates and young infants: repair in the cur- rent era. Ann Thorac Surg 55:43–48

Collett RW, Edwads JE (1949) Persistent truncus arteriosus: a classification according to anatomic types. Surg Clin North Am 29:1245

Fyler DC (1992) Total anomalous pulmonary venous return. In: Fyler DC (ed) Nadas' pediatric cardiology. Hanley & Belfus, Philadelphia, pp 683–691

Garson A Jr, Bricker JT, Fisher DJ, Neish SR (1998) The science and practice of pediatric cardiology. Williams & Wilkins, Baltimore

Gaynor JW, Mahle WT, Cohen MI et al (2002) Risk factors for mortality after the Norwood procedure. Eur J Cardiothorac Surg 22:82–89

Gikonyo BM, Lucas RV, Edwards JE (1987) Anatomic features of congenital pulmonary valve stenosis. Pediatr Cardiol 8:109

Goldmuntz E, Clark B, Mitchell L et al (1998) Frequency of 22q11 deletions in patients with conotruncal defects. J Am Coll Cardiol 32:492–498

Ho SY, Baker EJ, Riggby ML, Anderson RH (1995) Color atlas of congenital heart disease – morphologic and clinical correlations. Mosby-Wolfe, London

Hoffman JIE, Kaplan S (2002) The incidence of congenital heart disease. J Am Coll Cardiol 39:1890–1900

Kirklin JW, Pacifico AD, Blackstone EH et al (1986) Current risks and protocols for operations for double-outlet right ventricle. J Thorac Cardiovasc Surg 92:913–930

Kutsche LM, Van Mierop LHS (1983) Pulmonary atresia with and without ventricular septal defect: a different etiology and pathogenesis for the atresia in the 2 types? Am J Cardiol 51:932–935

Lee K, Khoshnood B, Chen L et al (2001) Infant mortality from congenital malformation I the United States, 1970–1997. Obstet Gynecol 98:620–627

Lucas RV (1983) Anomalous venous connection, pulmo- nary and systemic in heart disease in infants, children and adolescents. In: Adams FH, Emmanoulides GC (eds) Heart disease in infants, chil- dren, and adoles- cents, 3rd edn. Williams & Wilkins, Baltimore

MacLellan-Torbert SG, Porter CJ (1998) Ebstein's anom- aly of the tricuspid valve. In: Garson A, Bricker JT, Fisher DJ, Neish SR (eds) The science and practice of pediatric cardiology, 2nd edn. Williams & Wilkins, Baltimore, pp 1303–1315

Martins P, Castela E (2008) Transposition of the great arteries. Orphanet J Rare Dis 3:27

Mishra PK (2009) Management strategies for interrupted aortic arch with associated anomalies. Eur J Cardiothorac Surg 35:569–576

Mitchell SC, Korones SB, Berendes HW (1971) Congen- ital heart disease in 56,109 births: incidence and natural history. Circulation 43:323–332

Musumeci F, Shumway S, Lincoln C, Anderson RH (1988) Surgical treatment for double-outlet right ventricle at the Brompton Hospital, 1973 to 1986. J Thorac Cardiovasc Surg 96:278–287

Natowicz M, Chatten J, Clancy R et al (1988) Genetic disorders and major extracardiac anomalies associated with the hypoplasia left heart syndrome. Pediatrics 82:698–706

O'Donnel TV, McIlroy MB (1962) The circulatory effects of squat-ting. Am Heart J 64:347

Olney Richard S, Ailes EC, Sontag MK (2015) Detection of critical congenital heart defects: review of contribu- tions from prenatal and newborn screening. Semin Perinatol 39:230–237

Park SC, Neches WH, Mathews RA et al (1983) Hemody- namic function after the Mustard operation for the transposition of the great arteries. Am J Cardiol 51:1514–1519

Rao BNS, Anderson RC, Edwards JE (1971) Anatomic variations in the tetralogy of Fallot. Am Heart J 81:361

Schultz AH, Kreutzer J (2006) Cyanotic heart disease. In: Vetter VL (ed) Pediatric cardiology: the requisites in pediatrics, 1st edn. Mosby, London, pp 66–67

Schumacher G, Schreiber R, Meisner H et al (1986) Interrupted aortic arch: natural history and operative results. Pediatr Cardiol 7:89–93

van Vonderen J, Arno R, Siew ML, Walther FJ, Hooper SB, Pas AB (2014) Measuring physiological changes dur- ing the transition to life after birth. Neonatology 105:230–242

先天性心脏病的早期诊断、治疗时机及治疗方式

Francesca R. Pluchinotta，Luciane Piazza，Angelo Micheletti，
Javier Fernandez Sarabia，Diana Negura，Carmelo Arcidiacono，
Antonio Saracino，and Mario Carminati

孙建华　翻译，岳少杰　审校

68

目录

摘要

　　心血管畸形是最常见一类的先天性畸形，发病率系活产婴儿的 5.3‰，是导致新生婴儿发病率和病死率的重要原因。目前先天性心脏病的内科及手术治疗使得以前因先心病造成的高死亡率明显改观。未经识别的新生儿心血管畸形导致严重的发病率、病死率和致残率等可避免的风险增高。常规的新生儿检查不能检出许多潜在的患者，由于一般体格检查不排查严重的心脏畸形，包括左心发育不良综合征、主动脉弓离断或缩窄。生后头几天发现新生婴儿有心脏杂音，需要早期进行小儿心脏病评估和超声心动图诊断，所有患有综合征的患儿，如唐氏综合征，须尽早进行超声心动图检查。超声心动图是常用于新生儿的评估工具，显著提高了先天性心脏病诊断的准确性。使用胎儿超声心动图进行产前先心病的诊断具有重要意义：减少低氧血症，手术前酸中毒，降低神经系统损伤，争取出生后早期手术，尚可提供产前咨询，以及选择最佳围生期保健和适宜的分娩医院。

68.1　要点

- 大约半数出生后数日内发现心脏杂音的新生婴儿存在结构性心脏病。

- 危重先天性心脏病的术前管理对总体预后有显著的影响。
- 一些姑息性手术被用于特定的适应证：体 - 肺动脉分流术（前列腺素和改良 Blalock-Taussing 分流术），肺动脉环缩术，以及 Norwood 手术。
- 新生儿期需要纠治的解剖异常包括永存动脉干、大动脉转位、全肺静脉异位引流、Ebstein 畸形、存在严重右心室流出道梗阻的法洛四联症、室间隔完整型肺动脉闭锁和主动脉缩窄。

68.2　引言

心血管畸形是最常见的一类先天性畸形，流行病学资料显示发病率占活产婴儿的 5.3‰（Wren et al. 1999；Ferencz et al. 1985；Kidd et al. 1993）。这类畸形是导致新生婴儿发病率和病死率的重要原因。目前先天性心脏病（congenital heart disease，CHD）的内科及外科治疗的进展使得以前因先心病造成的高死亡率明显改观。胎儿超声心动图对产前先心病的诊断具有重要意义：

1. 围生期诊断可减少低氧血症和手术前酸中毒，降低神经系统损伤，争取生后早期手术（Tworetzky et al. 2001）。

2. 可用于提供产前咨询。

3. 通过多学科的模式改进产科及新生儿科管理，优化围产期监护，从而减少围生期的发病率和病死率（Berkley et al. 2009；Chew et al. 2006）。

常规的新生儿检查未能检出许多受累的婴儿，因为一般体格检查不能排除严重的心血管畸形，包括左心发育不良综合征（hypoplastic left heart syndrome，HLHS）或其他畸形如主动脉弓离断或主动脉缩窄。目前认为若出生后头几天发现心脏杂音，其中约一半的婴儿可能存在心脏结构的畸形（Ainsworth et al. 1999），这部分婴儿需早期转诊以进行心血管系统的评估，并行超声心动图以明确诊断。潜在的新生儿心血管畸形，导致一系列严重的包括发病率、病死率和致残率等可避免的风险增高（Silove 1994）。此外，所有患有综合征的新生婴儿，如唐氏综合征患儿，CHD 的发生率明显增加，需要早期心超检查明确诊断（Wren et al. 1999）。超声心动图是新生儿评估必不可少的工具，能够显著提高先心病诊断的准确性。

68.3　治疗时机及策略 - 新生儿先心病的术前管理

危重 CHD 患儿的术前管理可极大地改善先心病患儿的预后；需要小儿心脏病专家、儿科重症监护医师、外科医生、麻醉医师、儿科护师、呼吸治疗师等多学科合作，以及监护人的共同参与。其主要目标是提供对症支持治疗、维持临床病情稳定和维持适当的心输出量以保证足够的组织灌注。近年来，随着手术技术的逐步提高，许多 CHD 可以得到一期纠治。然而，仍然有一些特殊的病例需要姑息手术（表68.1）。姑息手术主要包括两大类：体 - 肺动脉分流术和肺动脉环缩术（pulmonary artery banding，PAB）。

表 68.1　姑息性手术适应证

1. 体 - 肺动脉分流术
– 从轻度肺动脉狭窄到肺动脉瓣闭锁的不同严重程度右心流出道梗阻性病变
– 法洛四联症
– 单心室合并肺动脉狭窄
– 三尖瓣闭锁
– 房室间隔缺损合并严重肺动脉狭窄
2. 肺动脉环缩术
– 三尖瓣闭锁合并非限制性室间隔缺损
– 肺血流增多的功能性单心室
3. Norwood 手术
– 左心发育不良综合征

68.3.1　体 - 肺动脉分流手术

体 - 肺动脉分流术是使肺部血流量（pulmonary blood flow，PBF）增加的一种姑息性手术，适用于肺动脉流出道梗阻伴临床发绀的心脏畸形。动脉导管分流是此类患儿手术前维持其肺部血流的主要来源；当出生后动脉导管自然关闭时，会出现严重低氧血症、代谢性酸中毒，并危及生命。因此，需使用前列腺素持续静脉滴注以维持动脉导管开放。多数病例需要给予支持治疗，以防止血管收缩，避免低氧血症、代谢性酸中毒和高碳酸血症而引起肺血管阻力（pulmonary vascular resistance，PVR）增加。重要的是维持血糖、血钙正常，以及提供中性温度（Nichols et al. 2006）。目前新生儿最常见的体 - 肺分流手术是改良的 Blalock-Taussing 分流术（modified Blalock-

Taussig shunt,MBTS)(Ahamad et al. 2008),即用聚四氟乙烯人造血管将无名动脉或锁骨下动脉与和同侧肺动脉连接(de Leval et al. 1981),其主要目的是增加肺血流量,促进肺动脉发育,为之后的纠治术创造良好的解剖学条件。在特定条件下如 Ebstain 畸形、室间隔完整型肺动脉瓣闭锁、HLHS,可使用导管介入治疗,即支架植入使动脉导管再通,作为分流手术的替代方法(Santoro et al. 2008a,b;Gewilling et al. 2004)。新生儿 MBTS 后管理通常并不复杂。大部分病例术后氧饱和度可以达到75%~80%,肺血充足并且氧饱和度稳定时可拔除气管插管。如果血氧饱和度维持不佳,需注意排除以下问题:①低血压;②肺容量超载导致肺水肿,必要时需要再次手术,紧缩分流管大小;③舒张压低,导致冠状动脉血流不足;④急性血栓形成。如果明确为分流管道狭窄或梗阻,可行经皮球囊血管成形术(图 68.1a~c),溶栓治疗和或外科手术。术后立即使用肝素抗凝,继之每日给予阿司匹林治疗,以保持分流管道通畅。

在一些中心,已经使用经导管支架植入保持动脉导管开放,作为提供肺血来源的另一种方法,PDA支架似乎为一种可以接受的 MBTS 替代方案。相比 MBTS,其优势在于可减少手术相关风险,避免体外循环,及通过肺动脉的血液分布更佳,在分流术后,可以观察到因分流管道变形(旋转、扭曲)或肺动脉局限性狭窄(主要发生于肺动脉的分流吻合处),所致的肺血流不对称或肺血流不规则。

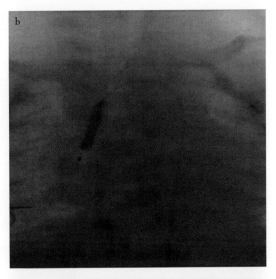

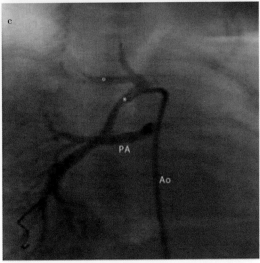

图 68.1　(a)导管进入右侧 Blalock-Taussing 分流口;分流口已完全阻塞。(b)利用球囊扩张进行分流口再通。(c)球囊血管成形术后,右侧 Blalock-Taussing 分流口完全再通(*);○,右锁骨下动脉;Ao,主动脉;PA,肺动脉

68.3.2　肺动脉环缩术

PAB 适用于新生儿肺血流过多,经药物治疗充血性心力衰竭(congestive heart failure,CHF)未能控制的 CHD。其目的主要是控制临床症状,有利于儿童生长发育,防止肺血管相关疾病的发展。PAB 是通过人造带环缩主肺动脉,形成肺动脉狭窄以减少肺血流量(图 68.2),手术切口可在胸骨正中或胸骨

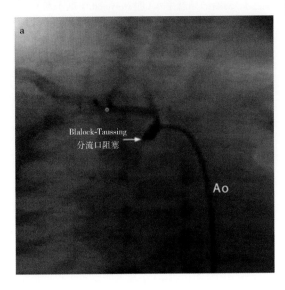

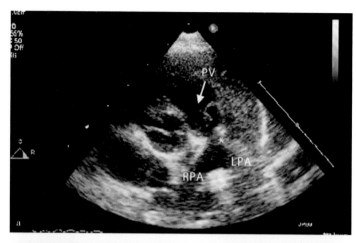

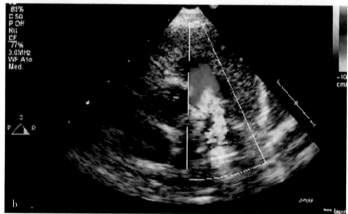

图 68.2 肺动脉环缩术后超声心动图。(a) 肺动脉瓣(PV);肺动脉环缩处(*);LPA,左肺动脉;RPA,右肺动脉。(b) 彩色多普勒超声提示环缩处血流加速

前外侧。PAB 是一种姑息性手术主要用于单心室,合并或不伴有主动脉弓缩窄的肺血流量不受限制患儿的最初治疗。

68.3.3 Norwood 手术

Norwood 手术适用于单心室循环的病例。此类疾病最大的问题在于心脏不能有效地泵血以满足体循环需求,Norwood 手术的目的是贯通单心室与体循环连接,该手术常规用于治疗 HLHS。HLHS 系左心解剖异常,包括不同程度的左心室(left ventricle,LV)发育不全,重度二尖瓣和 / 或主动脉瓣狭窄或闭锁,合并一定程度的主动脉弓发育不良(Tworetzky et al. 2001)。HLHS 未经手术治疗无法存活,虽近年其生存率有所增加,但是仍占新生儿心脏病死亡总数的 25%~40%。尽管外科治疗不断地进展可能会降低解剖异常对生存率的影响,但早产、低体重、遗传性综合征及心外畸形影响这些患儿的生存。

HLHS 的手术治疗需经历 4 个阶段:

1. 初始的姑息手术(即 Norwood Ⅰ期手术)。

2. 双向 Glenn 分流术。

3. Fontan 手术。

4. 心脏移植手术。

第一期手术(Norwood 手术)目的在于建立一个不依赖于动脉导管的体循环系统,尽可能减少其压力负荷和容量负荷以维持单心室的功能,促进肺血管的正常发育。Norwood Ⅰ期手术是广泛的主动脉弓重建,采用肺动脉和主动脉建立"新主动脉"。使右心室(right ventricle,RV)循环与体循环沟通,采用改良 MBTS 或 Sano 分流术(RV 至主肺动脉导管连接)。房间隔造口术目的在于避免肺静脉回流梗阻,使肺静脉血流由左心房分流到右心房(Kilian 2006)。

与 MBTS 相比,Sano 分流术能够更大程度提高舒张压,更加有利于冠状动脉的灌注(冠状动脉在舒张期充盈)(Bradley et al. 2001)。一项治疗 HLHS

的新方法称为"镶嵌手术",包括经皮动脉导管支架植入术以保证体循环的灌注量,同时联合外科双侧PAB以避免肺循环血流量过负荷(Lim et al. 2006;Akintuerk et al. 2002)。动脉导管支架可维持体循环灌注,PAB可限制肺血流量。这项操作可在导管室或者手术室进行,需要同时具备血管造影设施以及手术设备。镶嵌手术避免了体外循环手术,理论上能更好保留RV功能。另一方面,因肺动脉环扎术可导致肺动脉梗阻并发症的临床副作用,需要通过心导管或CT来诊断。心导管术最常使用,它不仅可以发现肺动脉分支末端的狭窄及环扎移位,同时可行支架植入的血管成形术。

68.4 新生儿期需要纠治的解剖异常

68.4.1 永存动脉干

永存动脉干(truncus arteriosus,TA)系心室和大动脉水平血液完全混合的解剖异常,其血液流向由肺循环及体循环阻力决定。当不合并肺动脉狭窄时,随着出生后肺血管阻力(PVR)降低,出现明显的左向右分流,导致肺循环血流量显著增加,患儿出现CHF。由于肺血流量的迅速显著增加,继而引起肺动脉高压,静脉回流障碍,出生后3个月内即可出现心衰症状。因此,大多数中心推荐在新生儿期进行矫正根治术(Grotenhuis et al. 2016)。手术包括室间隔缺损(ventricular septal defect,VSD)补片修补,肺动脉从共同动脉干分离,以及在RV与肺动脉之间植入同种异体管道。

如果TA合并其他心脏畸形,如主动脉弓离断(interrupted aortic arch,IAA)、流出道梗阻、多发性VSD,则病死率高,并且在幸存者中再次手术的风险也高(Konstantinov et al. 2006)。

68.4.2 大动脉转位

大动脉转位(transposition of the great arteries,TGA)为心室与大动脉连接异常所致畸形,即主动脉发自RV而肺动脉发自LV(其生理学见第67章)。一旦新生儿诊断为TGA,多学科团队协作以改善患儿的预后。大多数TGA患儿生后早期即可诊断,这种畸形须要在新生儿期早期进行外科手术治疗。通常,患儿需行房间隔球囊造口术(图68.3)。给予药

物支持以达到最佳临床状态,前列腺素持续静脉输注,以维持PDA开放和动静脉血混合。

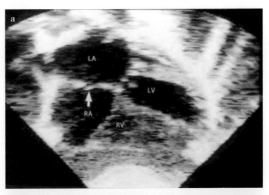
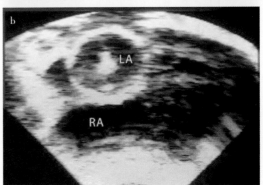
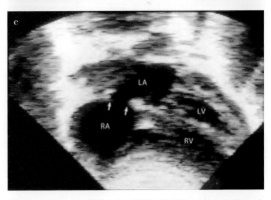

图68.3 (心尖)四腔心切面所见房隔造口术的超声心动图。(a)造口术前的房间隔短轴观;(b)导管穿过房间隔进入左心房;(c)箭头所示为球囊扩张术后房间隔造口。LA,左心房;RA,右心房;RV,右心室;LV,左心室

大动脉调转手术(the arterial switch operation,ASO)可以实现完全的解剖及生理纠正。目前ASO是新生儿及婴儿期首先考虑的手术方法,其最佳手术时间依赖于解剖学的特征,例如是否合并多发性VSD或左右心室不平衡。手术关键在于形态学LV的压力。目前对于室间隔完整型TGA患儿,推荐ASO手术的最佳时机为生后5~15天。偶有部分

TGA 患儿由于临床症状出现较晚，或诊断不及时或合并有其他临床问题如败血症或者坏死性小肠结肠炎，错过了出生后早期手术的时机。由于 LV 射血至阻力较低的肺循环，延迟手术可导致心肌功能异常。这样的病例手术后左室可发生急性左心衰竭，需要心脏起搏，体外膜氧合器以及腹膜透析治疗，预后差。若患儿生理状态稳定，出生后数日再行 ASO 手术效果会更好。因有利于：①更好地完成从胎儿循环到新生儿循环的过渡；②肺功能改善；③肾功能和肝功能改善。然而延迟手术可导致前列腺素 E 使用时间增加，低氧血症时间延长及脑供氧不足。基于这些潜在的不利因素，延迟手术期间需要严密观察。对于早产儿、低出生体重患儿，确定适宜的手术时间非常困难。

在 ASO 手术中，主动脉及肺动脉根部切断、调转并与左 / 右心室重新吻合，然后冠状动脉移植至新的主动脉（Villafañe et al. 2014），冠状动脉移植是 ASO 手术成功的关键。之后外科手术关闭所有心内异常连接。

另一替代手术方法为心房内转位术（Senning 或 Mustard 术），将形态学 RV 作为体循环的心室。尽管存在与动脉转位手术相关的技术难度和术后监护方面的问题，目前该手术的近期死亡率也与 ASO 手术相似，但远期效果较好（Castaneda 1999；Daebritz et al. 2000；HassF et al. 1999）。

68.4.3　完全性肺静脉异位回流

完全性肺静脉异位回流（total anomalous pulmonary venous return，TAPVR）是指肺静脉异位回流至体循环静脉的一种先天性畸形（见第 67 章）。梗阻性 TAPVR，尤其是明显发绀的患儿，一经诊断需立即手术（da Cruz et al. 2007）。非梗阻性 TAPVR，行纠治术的时间取决于临床表现的严重程度，大多数患儿在婴儿期即出现 CHF，此时即需要进行手术。

68.4.4　Ebstein 畸形

此类先天畸形的血流动力学异常取决于三尖瓣反流的严重程度、功能性 RV 大小、经房间隔缺损（atrial septal defect，ASD）右向左分流的程度。Ebstein 畸形与房间隔缺损大小及肺动脉流出道梗阻相关。如果宫内即发生严重的三尖瓣反流，则出现心脏扩大、继发性肺发育不良、胎儿水肿，或者上述征象同时出现（Lang et al. 1991）。Ebstein 畸形临床表现差异较大，从新生儿期严重发绀、循环衰竭，到儿童或成人期毫无症状者均可。严重的 Ebstein 畸形一经诊断，新生儿需要静脉输注前列腺素 E_1（prostaglandin E_1，PGE_1）、NO 吸入以及手术治疗。对于新生儿而言，治疗方式取决于畸形的严重程度及 RV 流出道梗阻程度。手术包括动脉导管结扎，体肺循环分流术，功能性三尖瓣闭锁的形成，或三尖瓣修复（da Cruz et al. 2007）。严重的三尖瓣反流及肺发育不良与病死率明显相关。

68.4.5　右心梗阻性病变

68.4.5.1　法洛四联症

伴或不伴有肺动脉瓣闭锁（pulmonary atresia，PA）的法洛四联症（tetralogy of Fallot，TOF），其解剖学结构差异很大。如前面所述，TOF 的临床表现取决于解剖结构异常的严重程度，尤其是 RV 流出道梗阻的程度，通过室间隔缺损右向左分流量及肺动脉直径的大小。心脏超声检查能提供决定手术方案所需的全部信息（图 68.4 及图 68.5）。诊断尚不清晰，如肺动脉及冠状动脉的发育，或存在体肺侧支血管时应完善心血管造影检查。

所有诊断明确的 TOF 和 TOF/PA 患儿均需接受手术治疗。术前是否需要内科治疗，取决于临床表现以及 RV 流出道梗阻的严重程度。当 RV 流出道梗阻严重，新生儿会表现为发绀、低氧血症及代谢性酸中毒；此时需要立即给予 PGE_1 输注维持动脉导管开放，待病情稳定后及早行姑息手术或纠治手术。TOF 最常用的姑息术有锁骨下动脉与肺动脉吻合术，如改良的 Blalock-Taussig 分流术，可在非体外循环下进行。由于新生儿心脏手术水平的提高，一些中心已经在新生儿期进行 TOF 的一期纠治术（Lang et al. 1991；da Cruz et al. 2007），主要问题是体外循环术后并发症，可能延长 ICU 滞留时间，神经系统后遗症（Bailliard and Anderson 2008；Limeropoulos et al. 1999），以及其他解剖结构问题。基于这种情况，经皮 RVOT 支架植入可以作为体肺动脉分流术或动脉导管支架的替代治疗。这一手术是可行的，并可以达到经生理性血流方向使肺血流量增加，患儿血氧饱和度和病情迅速改善。其他包括室间隔缺损修补、肺动脉瓣下狭窄解除和经心室入路肺动脉重建

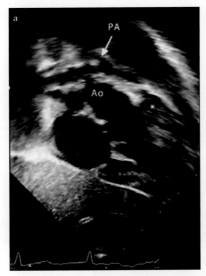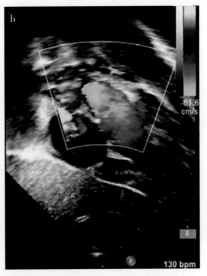

图 68.4 （a）法洛四联症剑凸下右前斜位切面，显示血流从圆锥隔流向右室流出道；肺动脉瓣下漏斗部狭窄（箭头所示）；肺动脉总干及主要分支发育不良。Ao，主动脉；PA，肺动脉。（b）彩色多普勒显示右室流出道血流速度增快及湍流；肺动脉总干及肺动脉分支血管内血流湍流

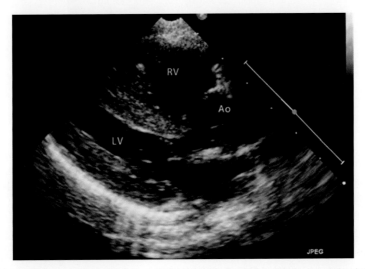

图 68.5 心脏二维超声（改良胸骨旁长轴观）提示：大型室间隔缺损，主动脉（Ao）骑跨，右心室（RV）肥大，为典型的法洛四联症。LV，左心室

术（Hirsch et al. 2000；Stewart et al. 2005）。目前推荐 TOF 纠治手术的最佳年龄为出生后 4~6 月龄，但仍需进一步探讨（Tamesberger et al. 2008；Bailliard and Anderson 2008；Nicholls et al. 2006）。

68.4.6 肺动脉瓣狭窄

肺动脉瓣狭窄（pulmonary valve stenosis，PS）的特征为肺动脉瓣卷曲、增厚，同时伴有 RV 肥大及正常的三尖瓣环。典型的严重 PS 病例可以考虑经导

管球囊扩张术，当 RV 压力超过体循环压力一半时，也推荐此手术。行经皮肺动脉瓣球囊扩张术前需进行心导管心血管造影及心腔压力测定以确认心脏超声诊断，并测量肺动脉瓣环直径（图 68.6），通常手术时选择球囊/瓣环的比值为 1.2~1.4。经皮球囊肺动脉瓣成形术效果良好，再狭窄率较低（Stewart et al. 2005）。对于瓣膜发育不良的疾病如 Noonan 综合征，球囊肺动脉瓣成形术效果欠佳，需要外科行瓣膜切开术。通常，严重的 PS 患儿由于明显的 RV 肥大和舒张功能不全所致卵圆孔水平上右向左持续分流，

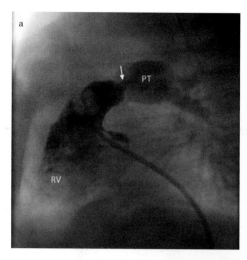 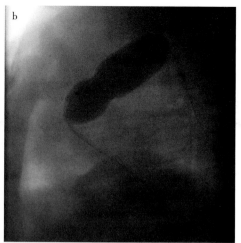

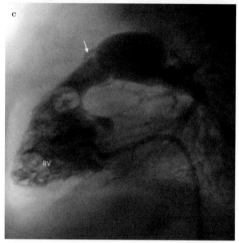

图 68.6　新生儿肺动脉瓣狭窄的右心室造影。(a) 侧面显示心脏收缩期狭窄的瓣叶呈穹顶状,血流狭窄段喷射入肺动脉(箭头处)。RV,右心室;PA,肺动脉。(b) 导管通过右心室,球囊逐渐充气,直至球囊"腰部"消失。(c) 再次造影提示肺动脉瓣狭窄处(箭头所指)血流较前改善

在肺动脉瓣球囊扩张术后仍然出现持续性发绀。这种情况下,需要使用 PGE₁ 输注维持动脉导管开放,或动脉导管内支架植入或主动脉和肺动脉间行改良 MBTS,以保证适当的肺血流量。

68.4.7　室间隔完整型肺动脉闭锁

室间隔完整型肺动脉闭锁(pulmonary atresia with intact ventricular septum,PA/IVS)其解剖形态变化多样。形态学方面因三尖瓣大小、RV 发育不良、漏斗部发育及冠状动脉狭窄存在与否或者冠状动脉 -RV 瘘,又称冠状动脉窦状间隙开放等而异。窦状间隙是连接 RV 和冠状动脉的永久性通路,胎儿期因为 RV 压力较高,窦状间隙持续开放;50% 的

PA/IVS 患儿可见此异常通路(Joshi et al. 1996)。形态学异常可通过超声心动图及心导管造影明确诊断。即便有详细的超声心动图诊断,仍须进行完整的血流动力学评估及心血管造影检查。

经皮肺动脉瓣射频打孔继之以球囊瓣膜成形术效果较好(图 68.7),能有效地降低 RV 腔压力及三尖瓣反流(Alwi et al. 2000)。为保证有效的肺血流量,可能需要放置 PDA 支架或行改良的 MBTS,但动脉导管置管后的管理非常重要。另外可以行外科肺动脉瓣切开术,联合或者不加改良的 MBTS。

对冠状动脉窦状间隙开放、依赖 RV 循环的患儿,不可行 RV 减压术,以防止心室腔压力下降致冠状动脉灌注压减低,进而出现心肌梗死(Santos and Azevedo 2004)。这类病例姑息手术可能是较好的

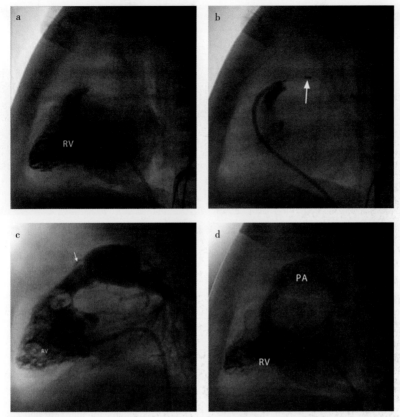

图 68.7　肺动脉闭锁的介入治疗。(a) 室间隔完整型肺动脉闭锁的新生儿右心室侧面图。右心室流出的血流在闭锁的肺动脉瓣处消失,造影剂无法通过肺动脉闭锁处。(b) 漏斗部血管造影侧视图,在闭锁的肺动脉瓣下方进行射频打孔(箭头所指)。(c) 充气球囊穿过肺动脉闭锁处。(d) 导管进入右心室(RV),显示右心室与肺动脉(PA)之间的连续

选择(改良的 MBTS 及限制性 ASD 患儿房间隔造瘘术)。

68.4.8　左心梗阻性病变

68.4.8.1　主动脉瓣狭窄

主动脉瓣狭窄的治疗取决于梗阻的程度以及是否存在体循环灌注不足。新生儿期即出现循环衰竭或 CHF 者需要急诊处理使用 PGE$_1$ 保持动脉导管开放,以维持体循环血流。许多患儿同样需要使用正性肌力药物。对于新生儿主动脉瓣狭窄的治疗,仍选择球囊瓣膜成形术(图 68.8)。导管可分为经颈动脉逆行插管路径,或者经脐动脉或股动脉顺行插管路径。相比逆行路径,顺行插管路径的并发症更低(Maeno et al. 1997;Magee et al. 1997)。新生儿期经皮球囊主动脉瓣成形术疗效显著,然而有限的长期随访资料显示,此项手术术后有高达 25% 的患儿出现严重的主动脉瓣反流(Maeno et al. 1997)。

68.4.8.2　主动脉缩窄

主动脉缩窄(coarctation of the aorta,CoA)最常见的类型是位于胸主动脉峡部,距左锁骨下动脉起点远端。一旦动脉导管关闭,患有 CoA 的新生儿立即出现临床症状。在体循环灌注骤降的同时,出现低血压及代谢性酸中毒。因此,手术前须给予 PGE$_1$ 输注,保持动脉导管开放,维持体循环血流灌注。

CoA 治疗可选择介入治疗及外科手术。外科手术目前首选的方法是 CoA 段切除端端吻合术,或左锁骨下动脉带瓣"皮片"下翻,行主动脉成形术。然而,对于心血管衰竭不适合手术的婴儿,可使用经皮球囊血管成形术(Kilian 2006)。新生儿 CoA 的手术治疗相比介入治疗,狭窄率更低,有利于主动脉弓发育,无主动脉瘤形成,并减少降压药物的使用(Andrew et al. 2005)。

68.4.8.3　主动脉弓中断

IAA 是指升主动脉与降主动脉之间不连接。其

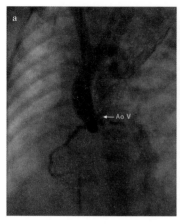
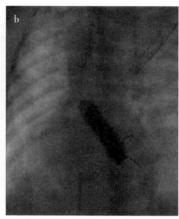
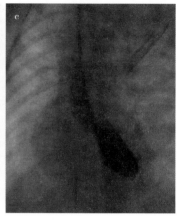

图 68.8　(a) 颈动脉造影显示二叶主动脉瓣 (Ao V)。(b) 球囊充气后经过狭窄的主动脉瓣行瓣膜成形术。(c) 球囊瓣膜成形术后造影剂进入左心室

临床表现、手术前管理及手术时机都与危重型 CoA 相似。超过 90% 的 IAA 病例合并有 VSD 及动脉导管未闭 (Fyler 1992)。VSD 修补可在主动脉弓成形术的同时进行，或者二期手术时即在肺动脉环扎术后与 IAA 修复的同时进行。

参考文献

Ahamad U, Fatimi SH, Naqvi I et al (2008) Modified blalock-taussig shunt: immediate and short-term follow-up results in neonates. Heart Lung Circ 17:54–58

Ainsworth SB, Wyllie JP, Wren C (1999) Prevalence and clinical significance of cardiac murmurs in neonates. Arch Dis Child 80:F43–F45

Akintuerk H, Miche-Behnke I, Valeske K et al (2002) Stenting of the arterial duct and banding o f the pulmonary arteries: basis for combined Norwood stage I and II repair in hypoplastic left heart syndrome. Circulation 105:1009–1103

Alwi M, Geetha K, Bilkins AA et al (2000) Pulmonary atresia with intact ventricular septum: percutaneous radiofrequency-assisted valvulotomy and balloon dilatation versus surgical valvotomy and Blalock-Taussig shunt. J Am Coll Cardiol 35:468–476

Andrew CF, Fischer LK, Schwartz T et al (2005) Comparison of angioplasty and surgery for neonatal aortic coarctation. Ann Thorac Surg 80:1659–1665

Bailliard F, Anderson RH (2008) Tetralogy of fallot. Orphanet J Rare D 4:2

Berkley EMF, Goens MB, Karr S, Rappaport V (2009) Utility of fetal echocardiography in postnatal management of infants with prenatally diagnosed congenital heart disease. Prenat Diagn 29:654–658

Bradley SM, Simsic JM, Atz AM (2001) Hemodynamic effects of inspired carbon dioxide after the norwood procedure. Ann Thorac Surg 72:2088–2094

Castaneda AR (1999) Arterial switch operation for simple and complex TGA: indication criteria and limitations relevant to surgery. Thorac Cardiovasc Surg 39:151–154

Chew C, Stone S, Donath SM, Penny DJ (2006) Impact of antenatal screening on the presentation of infants with congenital heart disease to a cardiology unit. J Pediatr Child Health 42:704–708

da Cruz E, Billieux MH, Beghetti M (2007) A neonate with isolated combined aortic and pulmonary valvar stenosis. J Cardiol 116:e13–e14

Daebritz SH, Noller G, Sachweh JS et al (2000) Anatomical risk factors for mortality and cardiac morbidity after arterial switch operation. Ann Thorac Surg 69:1880–1886

de Leval MR, Mckay R, Jones M et al (1981) Modified blalock-taussig shunt: use of subclavian artery orifice as flow regulator in prosthetic systemic pulmonary artery shunts. J Thorac Cardiovasc Surg 81:112–119

El B, Lupinetti FM, Pridjian AK et al (1993) Results of a policy of primary repair of truncus arteriosus in the neonates. J Thorac Cardiovasc Surg 105:1057–1065

Ferencz C, Rubin JD, McCarter RJ et al (1985) Congenital heart disease: prevalence at live birth. Am J Epidemiol 121:31–36

Fyler DC (ed) (1992) Nadas' pediatric cardiology. Hanley & Bel- fus, Philadelphia

Gewilling M, Boshoff DE, Dens J et al (2004) Stenting the neonatal arterial duct in duct-dependent pulmonary circulation: new techniques, better results. J Am Coll Cardiol 43:107–112

Grotenhuis HB, Ruijsink B, Chetan D et al (2016) Impact of norwood versus hybrid palliation on cardiac size and function hypoplastic left heart syndrome. Heart 0:1–9

Hass F, Wottke M, Popper H, Meisner H (1999) Long-term survival and functional follow-up in patients after arterial switch operation. AnnThorac Surg 68:1962–1967

Hirsch J, Mosca R, Bove E (2000) Complete repair of tetralogy of fallot in the neonate: results in the modern era. Ann Surg 232:508–514

Joshi VS, Brawn WJ, Mee RB (1966) Pulmonary atresia with intact ventricular septum. J Thorac Cardiovasc Surg 91:192–197

Kidd SA, Lancaster PAL, McCredie RM (1993) The incidence of congenital heart disease in the first year of life. Am Paediatric Child Health 29:3444–3449

Kilian K (2006) Left-sided obstructive congenital heart defects. Newborn Infant Nurs Rev 6:128–136

Konstantinov IE, Karamlou T, Blackstone EH et al (2006) Truncus arteriosus associated with interrupted aortic arch in 50 neonates: a congenital heart surgeons society study. Ann Thorac Surg 81:214–222

Lang D, Obenhoffer R, Cook A et al (1991) Pathologic spectrum of malformations of the tricuspid valve in prenatal and neonatal life. J Am Coll Cardiol 17:1161–1167

Lim DS, Peeler BB, Matherne GP et al (2006) Risk-stratified approach to hybrid transcatheter-surgical palliation of hypoplastic left heart syndrome. Pediatr Cardiol 27:91–95

Limeropoulos C, Majnemer A, Shevell MI et al (1999) Neurologic status of newborns with congenital heart defects before open heart surgery. Pediatrics 103:402–408

Lincoln CR, Rigby ML, Mercanti C et al (1988) Surgical risk factors in total anomalous pulmonary venous connection. Am J Cardiol 61:608–611

Maeno Y, Akagi T, Hashino K et al (1997) Carotid artery approach to balloon aortic valvuloplasty in infants with critical aortic valve stenosis. Pediatr Cardiol 18:288–291

Magee AG, Nykanen D, McCrindle BW et al (1997) Balloon dilation of severe aortic stenosis in the neonate: comparison of antegrade and retrograde catheter approaches. J Am Coll Cardiol 30:1061–1066

Martins P, Castela E (2008) Transposition of the great arteries. Orphanet J Rare D 3:27

Mckrindle BW, Kan JS (1991) Long-term results after balloon pulmonary valvuloplasty. Circulation 83:1915–1922

Nicholls DG, Ungerleider RM, Spevak PJ et al (2006) Critical heart disease in infants and children, 2nd edn. Mosby Elsevier, Philadelphia, pp 755–766

Nichols DG, Ungerleider RM, Spevak PJ et al (eds) (2006) Critical heart disease in infants and children, 2nd edn.

Philadelphia, Mosby Elsevier

ParK M (2002) Pediatric cardiology for practitioners, 4th edn. CV Mosby, St. Louis

Rao S (2005) Diagnosis and management of acyanotic heart disease. Part 1: obstructive lesions. Indian J Pediatr 72:495–502

Santoro G, Palladino MT, Russo G, Calabrò R (2008a) Neonatal patent ductus arteriosus recanalization and stenting in critical Ebstein's anomaly. Pediatr Cardiol 29:176–179

Santoro G, Gaio G, Palladino MT et al (2008b) Stenting of the arterial duct in newborns with duct-dependent pulmonary circulation. Heart 94:925–929

Santos MA, Azevedo VMP (2004) Angiographic morphologic characteristics in pulmonary atresia with ventricular septum. Arq Bras Cardiol 82:5

Silove ED (1994) Assessment and management of congenital heart disease in the newborn by the district Paediatrician. Arch Dis Child 70:F71–F74

Stewart RD, Backer CL, Young L, Mavroudis C (2005) Tetralogy of fallot: results of a pulmonary valve-sparing strategy. Ann Thorac Surg 80:1431–1439

Tamesberger MI, Lechner E, Mair R et al (2008) Early primary repair of tetralogy of fallot in neonates and infants less than four months of age. Ann Thorac Surg 86:1928–1935

Tworetzky W, McElhinney DB, Reddy VM et al (2001) Improved surgical outcome after fetal diagnosis of hypoplastic left heart syndrome. Circulation 103:1269–1273

Villafañe J, Lantin-Hermoso R, Tweddell JS et al (2014) D-transposition of the great arteries. The current era of the arterial switch operation. J Am College Cardiol 64:498–511

Wren C, Richmond S, Donaldson L (1999) Presentation of congenital heart disease in infancy: implications for routine examination. Arch Dis Child Fetal Neonatal Ed 80:49–53

69 动脉导管未闭

Bart Van Overmeire

孙建华　翻译，岳少杰　审校

目录

摘要

动脉导管未闭（patent ductus arteriosus，PDA）仍然是超早产儿常见的并发症，尽管更普遍地使用产前糖皮质激素，生后肺表面活性物质，以及无创通气策略改善。其发病率与胎龄成反比，因此，胎龄小于 28 周的新生儿几乎 60% 会出现 PDA，而极低出生体重儿（<1 500g）只有 30% 出现导管自然闭合。当PDA 有碍新生儿健康时，需要有效的评估，以及制订最佳治疗策略。由于良好的风险/获益比，布洛芬是目前药物治疗的首选；然而超未成熟儿的治疗有效性是有限的。由于术中和术后存在严重并发症的风险，导管的手术结扎作为一项备选治疗方案。

69.1　要点

- 尽管超早产儿可获得更普及的产前糖皮质激素、生后肺表面活性物质，以及改善的无创通气策略，PDA 仍然是常见的并发症（出生胎龄小于 28 周的发病率为 60%）；

- 大量的左向右分流，可引起局部器官和大脑严重的血流动力学紊乱；

- 因其良好的风险/获益比，布洛芬是药物治疗的首选，然而在超未成熟儿治疗有效性是有限的；

- 由于术中和术后存在严重并发症的风险，动脉导管的手术结扎仅作为一项备选治疗方案。

69.2 流行病学

PDA 是早产儿最常见的心脏结构异常。其发病率与胎龄呈负相关,如胎龄小于 28 周的早产儿发病率约达 60%。2007 年发表的数据显示,在出生体重小于 1 500g(极低出生体重 very low birth weight,VLBW)的新生儿中仅 30% 的动脉导管自行关闭(Fanaroff et al. 2007)。很显然,出生体重越低的早产儿,导管自行关闭的百分比越低(表 69.1),但在不同的新生儿医疗中心差异较大。可能是因为动脉导管的关闭受很多因素影响。

表 69.1 存活时间 >12h 的 VLBW 婴儿动脉导管关闭或无症状 PDA 的百分比

501~750g	750~1 000g	1 001~1 250g	1 251~1 500g
n=4 046	n=4 266	n=4 557	n=5 284
51(17~80)	62(40~89)	77(52~91)	87(67~93)

数据采用 %(不同中心的范围)表示,数据来自 Fanaroff et al. 2007。

一些关于欧洲婴儿的研究指出,闭合率的增高可导致 PDA 的发生率降低。一项多中心随机对照试验,比较胎龄 26~31 周患有呼吸窘迫综合征(respiratory distress syndrome,RDS)的早产儿,早期(生后第 3 天)与晚期(生后第 7 天)使用吲哚美辛治疗 PDA 的效果,结果发现 380 名新生儿中有 281 名(74%)在生后 7 天动脉导管自行关闭(Overmeire et al. 2001a)。在一项使用布洛芬预防性治疗 PDA 的随机双盲试验中,210 名安慰剂组新生儿,经超声心动图确认动脉导管自行闭合,多发生于生后第 3~4 天(Overmeire et al. 2004a)。数据显示了不同出生体重和胎龄的早产儿 PDA 自行闭合的比例(表 69.2)。

表 69.2 210 名 VLBW 婴儿 PDA 自行关闭的百分比

出生体重 /g	导管关闭 /%	胎龄 / 周	导管关闭 /%
500~750	44	24~25	54
751~1 000	62	26~27	54
1 001~1 250	60	28~29	60
1 251~1 500	74	30~31	79

数据来自 Overmeire et al. 2004a。

比利时大学内科医生登记的新生儿数据显示,2007—2009 年(医学院附属母婴医院新生儿科)2 635 名 VLBW 婴儿中动脉导管闭合或无症状性 PDA 占 46.7%。与这些数据相比,美国 Koch 等(2006)报道的动脉导管关闭率似乎较低,122 名出生体重小于 1 000g 的早产儿中,生后第 3 天动脉导管闭合率约 34%。美国的其他数据报道,小于 1 000g 早产儿的导管关闭率为 31%,65 名 VLBW 儿的关闭率是 67%(Nemerofsky et al. 2008)。显然,早产儿动脉导管自行关闭存在很大的差异。早产是导致 PDA 最主要的因素,此外多种因素共同作用导致 PDA 的发生。多年来认为重度 RDS(Bancalari et al. 2005)和败血症(Gonzalez et al. 1996)可使动脉导管延迟关闭。宫内生长受限同样可影响动脉导管的关闭(Robel-Tillig et al. 2003)。Rakza 课题组研究证实,与营养良好的早产儿相比,营养不良的婴儿生后早期出现较大的左向右分流量,且需要更早进行治疗(Rakza et al. 2007)。作者认为宫内慢性缺氧可使去甲肾上腺素水平增高从而导致肺血管阻力迅速降低。此外,动脉导管管壁的内层及中层主要的异常均有报道(Ibara et al. 1994)。据普遍认为,生后头几天液体输入量过多与 PDA 的发生相关。然而,尚无足够的证据支持这一观点。关于该观点的系统荟萃分析更新于 2008 年,纳入了 5 项试验,其中 4 项来自产前糖皮质激素使用及生后外源性肺表面活性物质治疗前的年代,1 项是在 1999 年,证据均薄弱。但是作者推论,将早产儿液体输入量限制于生理需要量可能有助降低 PDA 的风险(Bell and Acarregui 2008)。Watterberg 的研究明显提示,生后 3~4 天和 5~6 天血清皮质醇的浓度与 PDA 的发生呈负相关(Watterberg et al. 2000)。有研究指出,产前(Abbasi et al. 2000;Chorne et al. 2007a)及生后糖皮质激素的使用均与 PDA 的低发生率相关(Halliday et al. 2001;Doyle et al. 2010)。产前使用非甾体抗炎药(NSAIDs),如保胎药,对生后导管的反应性有一定影响。吲哚美辛和布洛芬可以自由通过胎盘(Hammerman et al. 1998;Norton et al. 1993),妊娠期使用可引起胎儿动脉导管和肺血管产生收缩,并且随着胎龄增加作用逐渐增强。产前诱导胎儿导管壁的变化,使导管对生后使用 NSAIDs 治疗的反应性降低,从而导致治疗失败率增加(Reese et al. 2009;Soraisham et al. 2010)。孕妇使用硫酸镁与超低出生体重儿发生 PDA 的风险增高有关(Moral et al. 2007),并且使早产儿对吲哚美辛预防性使用的反应性降低(Katayama et al. 2010)。其他的大型研究并未证实这些观点(Rouse et al. 2008)。

新生儿早期常用的一些药物成分可能会影响动脉导管关闭。尽管咖啡因对早产羊的动脉导管收缩力无直接影响(Clyman and Roman 2007),但一项纳入了 2 006 名患儿的大型多中心试验发现,咖啡因治疗组需要 PDA 治疗的患儿显著减少(Schmidt et al. 2006a)。与以往认识不同的是,无足够的证据表明生后给予甲状腺激素(Osborn and Hunt 2007)及光疗时遮蔽胸壁(Travadi et al. 2006)能够减少 PDA 的发生。一项纳入 66 名 RDS 患儿的试验提示,给予呋塞米可能通过增加循环中前列腺素 E2 的含量而导致发生 PDA 的风险增加(Green et al. 1983)。有 7 项关于 RDS 早产儿生后 5 天内使用呋塞米的研究,其中 6 项是在产前糖皮质激素、肺表面活性物质使用或限制液体摄入量的系统性治疗前进行的。然而,一项纳入上述综合管理的系统综述显示,呋塞米使 PDA 及低血容量发生的风险增加(Brion and Soll 2008)。近年关于 NSAIDs 类药物治疗 PDA 时联合使用呋塞米的报道,强调了其引起暂时性肾功能不全的风险(Toyoshima et al. 2010),但未证实动脉导管关闭延迟的临床影响(Andriessen et al. 2009; Lee et al. 2009)。

其他各种在 NICU 中经常使用的药物可能对动脉导管产生预期之外的舒张作用。迄今为止,吸入一氧化氮对动脉导管活性的相关临床作用并无报道(Schreiber et al. 2003; Askie et al. 2010; Mercier et al. 2010)。氨基糖苷类、西咪替丁、雷尼替丁及肝素可能对导管有潜在的舒张作用,值得进一步前瞻性的评估(Reese et al. 2010)。

69.3　生理及发病机制

胎儿期动脉导管开放是至关重要的。它使得 90% 的右室输出血不会进入高阻力的肺血管床。胎儿动脉导管开放及出生后的导管关闭是局部产物与循环中介质、低氧分压与导管壁特殊结构间相互作用平衡的结果。前列腺素是在环氧合酶(cyclooxygenase,COX)的作用下由花生四烯酸转化而成,在子宫内维持导管开放中发挥主要作用。有两种独立编码 COX 蛋白的基因 *COX1* 和 *COX2*,以及一种 *COX-1* 的变异体被命名为 *COX-3* (Chandrasekharan et al. 2002)。COX-1 是基本成分,

而 COX-2 在炎症时高度表达。已经发现 COX-2 在胎儿动脉导管中的表达随着胎龄增加而进行性增多,并且是足月时动脉导管 PGE2 的主要来源(Smith et al. 2001)。在 5 种主要的前列腺素(PGE2、PGF2α、PGD2、PGI2 及 TXA2)中,由于在胎盘中产生较多及在胎肺中的清除较低,胎儿体内 PGE2 和 PGI2 含量很高,两者是强效的动脉导管舒张剂。

胎儿近足月时,随着导管对 PGE2 的敏感性下降及生后氧分压增加,动脉导管开始关闭(Schneider and Moore 2006)。足月儿生后数小时内导管开始收缩,通常生后 24~48 小时功能性关闭。

功能性收缩后新生内膜开始增厚及结构重塑,导致数天后的解剖关闭(Clyman et al. 1998)。最近的研究显示,血小板可通过血栓形成及促进内膜结构重塑,在导致动脉导管的最终关闭中起着重要的作用(Echtler et al. 2010; Clyman and Chemtob 2010)。

通常,早产儿动脉导管关闭需要的时间更长。不成熟的导管对 PGE2 的敏感性增高并且其生后的收缩更弱。在相同的氧浓度下,超未成熟儿比近足月儿产生的张力低很多,阻碍了导管关闭。血管中层内皮型一氧化氮合酶表达进一步增加,干扰对引起组织缺氧、启动结构重塑及动脉导管最终关闭至关重要的动脉导管收缩临界值(Kajino et al. 2001),增加了导管重新开放的风险。目前认为,孕母使用吲哚美辛其胎儿导管关闭失败的机制与此相同(Clyman et al. 2001)。另外,有证据显示主要的血管舒张剂一氧化氮对超未成熟的导管具有一定的副作用。一氧化氮合酶抑制剂对超未成熟儿的导管关闭具有更好的作用,而 COX 抑制剂对近足月儿的作用更大。联合使用一氧化氮合酶及 COX 抑制剂比单独使用 COX 抑制剂效果更佳,但因严重的不良反应限制了其临床应用(Seidner et al. 2001)。

69.4　病理生理学

几乎所有与早产儿 PDA 相关的症状,均与通过动脉导管持续左向右分流引起体循环低灌注和肺循环灌注超负荷有关。大多数新生婴儿,心脏可通过提高左室心搏出量及心率来应对增高的需求。

69.4.1　对肺部的影响

肺血流增多可引起肺顺应性下降、肺水肿及肺

出血的风险增加（Stefano et al. 1991；McCurnin et al. 2008）。当代偿机制达到极限时，开始出现症状和体征。目前已证实，左向右分流出现的时间与支气管肺发育不良（bronchopulmonary dysplasia，BPD）的发生存在相关性（Marshall et al. 1999），同时合并感染的风险明显增加（Gonzalez et al. 1996）。然而，在预防性治疗 PDA 的研究中，BPD 的发病率并未下降。该结果可能与试验的设计有关，所有的对照组婴儿在随机入组 1~3 天后即给予了后续治疗。再者，吲哚美辛本身可能引起中度肾功能不全，从而使肺液增加，促使 BPD 的发生（Schmidt et al. 2006b）。在狒狒的试验中证实了中度的左向右分流明显增加肺循环/体循环的血流比，对肺力学有负面作用。值得注意的是，当左向右分流持续存在时，可引起肺泡发育阻滞及肺泡分支减少，显著降低肺泡的表面积及其复杂性（McCurnin et al. 2008）。

69.4.2 对体循环的影响

其他器官系统包括肠道、肾脏及大脑可能出现灌注不足。动脉导管持续开放是死亡率增加的一个危险因素（Brooks et al. 2005；Noori et al. 2009）。有研究显示，会出现肾脏的灌注紊乱（Romagnoli et al. 2000）；肠系膜血流减少（Meyers et al. 1991；McCurnin and Clyman 2008）增加肠道缺血和坏死性小肠结肠炎发生的风险（Coombs et al. 1990），导致达到全肠内喂养的时间延长（Patole et al. 2007）。与导管已关闭的婴儿相比，伴有 PDA 的患儿餐后肠系膜上动脉的血流速度显著降低（McCurnin and Clyman 2008）。

69.4.3 对脑的影响

20 世纪 80 年代早期，多普勒血流研究已经显示，动脉导管的左向右分流可造成新生儿的脑灌注不足（Perlman et al. 1981），并且其他成像技术也反复证实了这一点（Lundell et al. 1986；Shortland et al. 1990）。

最近，通过近红外光谱技术可以直接观察到动脉导管中度分流的婴儿颅脑局部氧饱和度显著降低，并在导管关闭后迅速改善（Lemmers et al. 2008）。尽管 PDA 和以上所提到的所有病症有明确的相关性，但在很多情况下，其发病机制并不明确。

69.5 药物治疗

因为动脉导管的左向右分流可增加发病率及病死率，而前列腺素在动脉导管的开放中起着重要的作用，因此，数十年来已将环氧化酶抑制剂用于 PDA 的治疗（Evans 2003）。据报道，40%~80% 的患儿治疗后动脉导管可成功关闭。在极小早产儿中，动脉导管重新开放的风险为 20%。由于前列腺素可阻断超未成熟早产儿导管关闭时内膜垫的形成过程，所以，COX 抑制剂对超早产新生儿疗效反而不佳（Yokoyama et al. 2006；Ivey and Srivastava 2006）。直到 2004 年，在大多数国家吲哚美辛是唯一被批准用于治疗 PDA 的 COX 抑制剂。20 世纪 90 年代后期，布洛芬作为另一个选择，被研究用于 PDA 的治疗及预防。

对于每个 PDA 患者开始给予药物治疗取决于多种因素。显然，如果存在有利于动脉导管自发关闭的因素，临床医师可将药物治疗推迟几天。一旦出现肺部或其他脏器的症状及体征时，则决定尽快开始药物治疗。

治疗方案可以分 3 步。首先，限制液体摄入量，结合持续气道正压（包括呼气末正压）的最佳呼吸支持的保守治疗；其次，给予吲哚美辛或者布洛芬药物治疗；最后，考虑手术结扎动脉导管。需要平衡每种方法的利和弊，考虑患儿的特征如：出生体重、日龄、产前糖皮质激素应用或 NSAIDs 暴露，以及是否存在合并症或感染。

69.5.1 PDA 分流的血流动力学意义

因为小早产儿不能行有创的心导管术，超声心动图是一种评估动脉导管及 PDA 分流量的方法（Kluckow et al. 2008），可用于监测治疗的效果，临床上已用于指导药物治疗的剂量及疗程（Sperandio et al. 2005；Carmo et al. 2009；Waal and Kluckow 2010）。目前普遍认同胸骨旁长轴切面左房与主动脉根部内径比值≥1.4，导管内径达 1.4mm/kg 及降主动脉舒张期的血流逆转，均提示血流动力学存在显著的左向右分流（El Hajjar et al. 2005）。左肺动脉的平均舒张末期流速超过 0.2m/sec，是另一个需要被高度怀疑存在明显的左向右分流的指标（Sehgal and McNamara 2009）。

由于频繁地超声心动图检查可能使早产儿不

稳定,一些 NICU 不能进行床旁心彩超检查,因此一些生物标志物如 B 型脑钠肽(B-type natriuretic peptide,BNP)、NT-pro-BNP 及心肌钙蛋白被广泛地用于诊断"症状性"PDA 并指导治疗(Holmström et al. 2001;Choi et al. 2005;Sanjeev et al. 2005;Attridge et al. 2009)。BNP 是心脏容量及压力增加时心室所释放的一种血管调节多肽(El-Khuffash and Molloy 2008)。BNP 水平与超声心动图检测的左向右分流量有很好的相关性,并且能反映导管关闭的时间。然而,BNP 水平检测的高变异性限制了其在监测分流量中的应用(Chen et al. 2010)。在尚不具备超声心动图监测的 NICU 结合生物标志物的检测作为筛查工具,临床高度怀疑及全面的心脏超声和多普勒检测,可能是指导 PDA 及时治疗的最佳方法(Chiruvolu et al. 2009)。

69.5.2 预防

大量研究对 PDA 的药物治疗时间进行了探讨,比较了预防性、早期症状前及症状性药物治疗策略(Clyman 1996)。超过 30 项的研究及综述有关早产儿使用 NSAIDs 预防治疗。最新的荟萃分析显示,预防性使用吲哚美辛或布洛芬均可以显著降低发生症状性 PDA 的风险及导管结扎的需要(Ohlsson and Shah 2011;Fowlie et al. 2010)。19 项符合吲哚美辛预防性治疗研究,共纳入 2 872 名婴儿,结果显示症状性 PDA 的发生率显著地降低:相对风险(RR)0.44;95% 可信区间(CI)0.38~0.50。在布洛芬的研究中,对照组 58% 的患儿在生后第 3 天动脉导管自然关闭。根据现有数据不推荐预防性使用布洛芬。吲哚美辛还可减少脑室内出血(intraventricular hemorrhage,IVH)的发生(RR 0.66,95%CI 0.53~0.82)。未证实其他任何预后指标得到改善,特别是 BPD、死亡、坏死性小肠结肠炎或脑白质病变的发生率没有下降。尽管 IVH 的发生率下降,但神经发育预后并无改善(Fowlie et al. 2010;Schmidt et al. 2001)。

69.5.3 治疗

关于吲哚美辛及布洛芬用于 PDA 治疗已有广泛的研究。布洛芬对局部血流的影响较小,不易引起肾脏、肠道及脑功能的异常(Overmeire et al. 1997;

Patel et al. 2000;Pezzati et al. 1999)。与吲哚美辛治疗者相比较,布洛芬对生后 2~3 天早产儿(n=148)的尿量影响比较小(Overmeire et al. 2000)。这项研究推荐临床上将布洛芬用于早产婴儿。在吲哚美辛组,诊断为坏死性小肠结肠炎的患儿为布洛芬组的 2 倍(8 vs 4;P=0.37)(Overmeire et al. 2000)。许多研究证实,布洛芬对脑氧利用率影响更小(Patel et al. 2000;Mosca et al. 1997)。关于吲哚美辛及布洛芬早期治疗无症状或症状性 PDA 的系统分析显示,两种药物疗效相当(Thomas et al. 2005)。最新的荟萃分析纳入了 20 项研究(Ohlsson et al. 2010),19 项有可比性的试验,共纳入 956 名新生婴儿,吲哚美辛和布洛芬治疗 PDA 的疗效及失败率无统计学差异,RR 为 0.94(95%CI 0.76~1.17)。一个包括 15 项研究、纳入了 865 名新生婴儿的系统分析显示,布洛芬治疗组患儿的暂时性肾功能不全及坏死性小肠结肠炎的发生率更低,RR 为 0.68(95%CI 0.47~0.99);而其他方面如死亡率、导管重新开放率、需要手术结扎、机械通气时间、需氧时间及 BPD 的发生率均无显著差异。

由于两种药物的药代动力学不同,吲哚美辛与布洛芬的常用剂量不同。有研究试图通过调整吲哚美辛的剂量以增加其疗效与副作用的比值,但是,结果差异很大(Herrera et al. 2007)(见 69.5.5 一节)。

69.5.4 治疗风险

吲哚美辛及布洛芬存在药物不良反应。由于其血管收缩作用,两者均可一定程度地影响不同脏器的血流灌注,如肠道、肾脏及脑等。尽管布洛芬对局部循环的影响较小,起初看似安全性更高(Overmeire et al. 1997,2000;Patel et al. 2000;Pezzati et al. 1999;Mosca et al. 1997),但预料之外的低氧血症的发生令人十分担忧。有 3 名早产儿在输注布洛芬 THAM- 溶液后立即出现急性肺动脉高压(Gournay et al. 2002),发生这种现象的具体机制尚不明确。169 名接受布洛芬 - 赖氨酸治疗的患儿中,有 1 名出现相同的副作用;然而,在另外 229 名接受治疗的患儿中,并未发现 PPHN 和布洛芬 - 赖氨酸间存在因果关系(Overmeire et al. 2004a;Mosca et al. 2002;Aranda et al. 2009)。其他研究也未能证实使用布洛芬 - 赖氨酸与发生严重低氧血症之间存在明确的联系。尽管首次报道了这种严重副作用的研究已被其政府当局叫停（Gournay et al. 2004），被调查的布洛芬配方已于 2004 年在欧洲注册用于临床治疗。2006 年，布洛芬 - 赖氨酸在美国注册，用于早产儿 PDA 的治疗及预防。布洛芬不溶于水并且超过90% 与血清白蛋白相结合（Aranda et al. 1997）。一项体外实验证明，新生儿黄疸患儿当血清布洛芬浓度较高（750μmol/L 或 150mg/L）时，血清非结合胆红素含量增高 4 倍（Ahlfors 2004）。胆红素从白蛋白结合位点被置换出来，可能与伴有黄疸的早产儿的临床症状相关，高水平游离的胆红素与脑损害、听力障碍及核黄疸相关（Ahlfors 2004；Ahlfors et al. 2006）。当新生儿使用布洛芬的推荐剂量，间隔 24 小时分别给予 10、5 和 5mg/kg 时，血清布洛芬的峰浓度可达20~40mg/L（Overmeire et al. 2001b）。体外实验模型发现，布洛芬达到该浓度时血清游离胆红素水平增加 10%。3 项探讨未结合胆红素水平增高的小型实验使该结论更加可信（Overmeire et al. 2004b；Amin and Miravalle 2011；Diot et al. 2010）。

使用 NSAIDs 关闭早产儿 PDA 的其他风险包括：孤立性回肠穿孔，尤其同时使用激素类药物时（Watterberg et al. 2004；Paquette et al. 2006）。虽然文献报道主要发生在吲哚美辛治疗时，然而，由于其作用机制与微血管改变相关而非肠道局部灌注紊乱，因此布洛芬治疗的风险可能相似（Tatli et al. 2004）。吲哚美辛治疗时出血风险增高（Corazza et al. 1984），但似乎除了导致大便隐血增加外并未引起其他相关临床问题。部分新生儿重症监护室在NSAID 治疗期间不愿意继续或开始肠内喂养。欧洲在使用 NSAID 预防或早期治疗 PDA 的试验中，80% 的患儿接受营养性喂养，并未发生明显的不良反应（Overmeire et al. 2000，2001a，2004a；Gournay et al. 2004）。最新的荟萃分析显示，布洛芬治疗后发生坏死性小肠结肠炎比吲哚美辛治疗组少（Ohlsson et al. 2010）。

69.5.5　NSAIDs 给药方案

由于出生后的生理变化，早产儿药代动力学参数改变很大。研究发现，早产儿体内吲哚美辛的半衰期大幅延长（11~36 小时）以及清除速率下降，两者均存在明显的个体差异（Thalji et al. 1980；Shaffer et al. 2002）。其分布容积同样差别很大，并受动脉导管开放的影响（Gal et al. 1991）。因此，难以确定最佳药物治疗剂量（Guimarães et al. 2009）。目前吲哚美辛最常用的剂量为 0.1~0.25mg/kg，间隔 12~24 小时给药，共 3 次。如果从生后第一天开始治疗，推荐较低剂量较长间隔的方案。目前布洛芬注册的药物剂量为首剂 10mg/kg，每次间隔 24 小时，再分别给予第 2 剂和第 3 剂 5mg/kg。

为了提高 NSAIDs 治疗 PDA 的疗效 / 风险比，很多研究探讨了多种调整剂量方案。目前已观察到，吲哚美辛治疗 5 天内 PGE_2 的产生会再次增高（Seyberth 1983），已尝试使用延长吲哚美辛疗程进行治疗（Herrera et al. 2007）。然而，对于导管关闭率、减少导管重新开放或结扎率无明显益处，并不能降低 BPD、IVH 及死亡率；发生尿量减少的患儿比例降低（RR 0.27；95%CI 0.13~0.16）；但坏死性小肠结肠炎（necrotizing enterocolitis，NEC）发生风险增高（RR 1.87；95% 1.07~3.27）（Herrera et al. 2007）。

曾提倡使用吲哚美辛连续输注法来避免对脑灌注的影响（Christmann et al. 2002），但是之后的报道指出，对超低出生体重儿的效果不明显（Vries et al. 2005）。Sperandio 等（Sperandio et al. 2005）研究发现，在超声心动图检查评估下逐步增加吲哚美辛剂量，使动脉导管关闭率增加至 80%，且不良反应发生率无明显增高。最初标准治疗后，若心脏多普勒超声检查显示动脉导管仍开放，则给予额外剂量，吲哚美辛的累计剂量高达 6mg/kg（Sperandio et al. 2005）。由于与吲哚美辛相比，布洛芬对超低胎龄儿的效果减弱（Su et al. 2008），已有研究观察是否需要额外剂量。25 名 VLBW 早产儿接受了 3 剂布洛芬 2 个疗程的治疗，其动脉导管的关闭率增加 48%（Lago et al. 2002）。Su 等（Su et al. 2008）发现，增加布洛芬治疗至 6 剂，动脉导管关闭率增加 50%。相似的一项研究中，160 名出生体重小于 1 000g 的患儿接受第一、第二疗程治疗，其累积关闭率可达 65%（Richards et al. 2009）。为了优化布洛芬的疗效，有人提出基于生后日龄来调整给药剂量的方案（Hirt et al. 2008）。布洛芬个体化治疗剂量的方案是否可以提高疗效 / 风险比，有待于将来进一步的研究。

69.6　手术治疗

从 1980 年代吲哚美辛用于临床后，手术导管结扎用于 NSAIDs 治疗失败或药物使用禁忌的患儿（Gersony et al. 1983）。出生 3~4 周以后，由于前列腺素类对动脉导管的调节作用减少,COX- 抑制剂的疗效明显减弱。此时手术结扎成为一种治疗选择,但是伴有许多相关并发症如气胸、出血、IVH、胸导管损伤导致的乳糜胸、声带麻痹、伤口感染、低血压及术后不久发生的左心功能不全(Little et al. 2003;Sørensen et al. 2010;McNamara et al. 2010;Seghaye et al. 1997;Moin et al. 2003)。并发症发生率为 1%~16%,病死率从 0%~10%。在一项大型回顾性研究中,手术结扎及吲哚美辛治疗症状性 PDA,发生 NEC 或 NEC 相关胃肠道并发症的风险相当(O'Donovan et al. 2003),但手术结扎后呼吸功能明显好转(Szymankiewicz et al. 2004)。但是近期并没有对药物治疗、保守治疗及手术关闭 PDA 之间的对照研究。仅在 1983 年有一项纳入 154 名婴儿的试验,对开始即手术结扎与药物治疗进行对比(Gersony et al. 1983)。两组的病死率、慢性肺病、NEC 及 IVH 的发生率均无统计学差异。结扎组的气胸(RR=2.68;CI 1.45~4.03)及早产儿视网膜病变(RR=3.80;CI 1.12~12.93)的发生率增高。现有证据不支持预防性手术导管结扎(Mosalli and Alfaleh 2008)。此外,TIPP 的研究数据显示,动脉导管结扎与 BPD、严重的早产儿视网膜病及感觉神经损伤发生风险增高相关(Kabra et al. 2007)。一项纳入 446 名患儿的回顾性研究显示,手术结扎的患儿发生慢性肺病的风险显著增加(Chorne et al. 2007b)。通过对 20 名患儿行近红外光谱技术检查,发现脑部氧合进一步下降(Lemmers et al. 2010)。然而,在早产狒狒模型中脑损伤并未增加(Loeliger et al. 2009)。由于近年报道的早产儿导管手术结扎的相关风险,及并无最新的临床对照试验,因此,不推荐首先进行动脉导管手术结扎(Malviya et al. 2008)。

69.7 结论

尽管产前糖皮质激素、生后肺表面活性物质的应用及改善无创通气的策略更加普及,PDA 仍是超低出生体重早产儿的一种常见并发症。多种围产期因素影响症状性 PDA 的发生。大量的左向右分流可能引起局部脏器及脑部明显的血流动力学紊乱。在 NSAID 类研究中,布洛芬由于其更高的疗效 / 风险比,目前成为药物治疗的首选。但对于极未成熟早产儿,所有已经研究的 COX- 抑制剂的治疗效果均有限。手术导管结扎,因可导致严重不良反应及

患儿不稳定的风险,可作为一项备选治疗方案。遗憾的是,尽管已经有各种研究、观察及试验,对于哪些婴儿何时给予 PDA 治疗可以提高其远期预后,目前尚无公认。

参考文献

Abbasi S, Hirsch D, Davis J et al (2000) Effect of single versus multiple courses of antenatal corticosteroids on maternal and neonatal outcome. Am J Obstet Gynecol 182:1243–1249

Ahlfors CE (2004) Effect of ibuprofen on bilirubin-albumin binding. J Pediatr 144:386–388

Ahlfors CE, Marshall GD, Wolcott DK et al (2006) Measurement of unbound bilirubin by the peroxidase test using zone fluidics. Clin Chim Acta 365:78–85

Amin SB, Miravalle N (2011) Effect of ibuprofen on bilirubin-albumin binding affinity in premature infants. J Perinat Med 39:55–58

Andriessen P, Struis NC, Niemarkt H et al (2009) Furosemide in preterm infants treated with indomethacin for patent ductus arteriosus. Acta Paediatr 98:797–803

Aranda JV, Varvarigou A, Beharry K et al (1997) Pharmacokinetics and protein binding of intravenous ibuprofen in the premature newborn infant. Acta Paediatr 86:289–293

Aranda JV, Clyman R, Cox B et al (2009) A randomized, doubleblind, placebo-controlled trial on intravenous ibuprofen l-lysine for the early closure of non-symptomatic patent ductus arteriosus within 72 hours of birth in extremely low-birth-weight infants. Am J Perinatol 26:235–245

Askie LM, Ballard RA, Cutter G et al (2010) Inhaled nitric oxide in preterm infants: a systematic review and individual patient data meta-analysis. BMC Pediatr 10:15

Attridge JT, Kaufman D, Lim DS (2009) B-type natriuretic peptide to guide therapy of patent ductus arteriosus. Arch Dis Child Fetal Neonatal Ed 94:F178–F182

Bancalari E, Claure N, Gonzalez A (2005) Patent ductus arteriosus and respiratory outcome in premature infants. Biol Neonate 88:192–201

Bell EF, Acarregui MJ (2008) Restricted versus liberal water intake for preventing morbidity and mortality in preterm infants. Cochrane Database Syst Rev (1):CD000503

Brion LP, Soll RF (2008) Diuretics for respiratory distress syndrome in preterm infants. Cochrane Database Syst Rev (1):CD001454

Brooks JM, Travadi JN, Patole SK et al (2005) Is surgical ligation of patent ductus arteriosus necessary? The Western Australian experience of conservative management. Arch Dis Child 90:F235–F239

Carmo KB, Evans N, Paradisis M (2009) Duration of indomethacin treatment of the preterm patent ductus arteriosus as directed by echocardiography. J Pediatr 155:819–822

Chandrasekharan NV, Dai H, Roos KL et al (2002) COX-3, a cyclooxygenase-1 variant inhibited by acetaminophen and other analgesic/antipyretic drugs: cloning, structure, and expression. Proc Natl Acad Sci 99:13926–13931

Chen S, Tacy T, Clyman R (2010) How useful are B-type natriuretic peptide measurements for monitoring changes in patent ductus arteriosus shunt magnitude? J Perinatol 30:780–785

Chiruvolu A, Punjwani P, Ramaciotti C (2009) Clinical and echocardiographic diagnosis of patent ductus arteriosus in premature neonates. Early Hum Dev 85:147–149

Choi BM, Lee KH, Eun BL et al (2005) Utility of rapid B-type natriuretic peptide assay for diagnosis of symptomatic patent ductus arteriosus in preterm infants. Pediatrics 115:e255–e261

Chorne N, Jegatheesan P, Lin E et al (2007a) Risk factors for persistent ductus arteriosus patency during indomethacin treatment. J Pediatr 151:629–634

Chorne N, Leonard C, Piecuch R, Clyman RI (2007b) Patent ductus arteriosus and its treatment as risk factors for neonatal and neurodevelopmental morbidity. Pediatrics 119:1165–1174

Christmann V, Liem KD, Semmekrot BA, van de Bor M (2002) Changes in cerebral, renal and mesenteric blood flow velocity during continuous and bolus infusion of indomethacin. Acta Paediatr 91:440–446

Clyman RI (1996) Recommendations for the postnatal use of indomethacin: an analysis of four separate treatment strategies. J Pediatr 128:601–607

Clyman R, Chemtob S (2010) Vessel remodeling in the newborn: platelets fill the gap. Nat Med 16:33–35

Clyman RI, Roman C (2007) The effects of caffeine on the preterm sheep ductus arteriosus. Pediatr Res 62:167–169

Clyman RI, Waleh N, Black SM et al (1998) Regulation of ductus arteriosus patency by nitric oxide in fetal lambs: the role of gestation oxygen tension and vasa vasorum. Pediatr Res 43:633–644

Clyman RI, Chen YQ, Chemtob S et al (2001) In utero remodeling of the fetal lamb ductus arteriosus: the role of antenatal indomethacin and avascular zone thickness on vasa vasorum proliferation, neointima formation, and cell death. Circulation 103:1806–1812

College of Physicians for the Mother and Newborn, Section Neonatology. Federal Public Health Services, Belgium

Coombs RC, Morgan ME, Durbin GM et al (1990) Gut blood flow velocities in the newborn: effects of patent ductus arteriosus and parenteral indomethacin. Arch Dis Child 65:1067–1071

Cooper-Peel C, Brodersen R, Robertson A (1996) Does ibuprofen affect bilirubin-albumin binding in newborn infant serum? Pharmacol Toxicol 79:297–299

Corazza MS, Davis RF, Merrit TA et al (1984) Prolonged bleeding time in preterm infants receiving indomethacin for patent ductus arteriosus. J Pediatr 105:292–296

de Vries NK, Jagroep FK, Jaarsma AS et al (2005) Continuous indomethacin infusion may be less effective than bolus infusions for ductal closure in very low birth weight infants. Am J Perinatol 2:71–75

de Waal K, Kluckow M (2010) Functional echocardiography; from physiology to treatment. Early Hum Dev 86:149–154

del Moral T, Gonzalez-Quintero VH, Claure N et al (2007) Antenatal exposure to magnesium sulfate and the incidence of patent ductus arteriosus in extremely low birth weight infants. J Perinatol 27:154–157

Diot C, Kibleur Y, Desfrere L (2010) Effect of ibuprofen on bilirubin-albumin binding in vitro at concentrations observed during treatment of patent ductus arteriosus. Early Hum Dev 86:315–317

Doyle LW, Ehrenkranz RA, Halliday HL (2010) dexamethasone treatment in the first week of life for preventing bronchopulmonary dysplasia in preterm infants: a systematic review. Neonatology 98:217–224

Echtler K, Stark K, Lorenz M et al (2010) Platelets contribute to postnatal occlusion of the ductus arteriosus. Nat Med 16:75–82

El Hajjar M, Vaksmann G, Rakza T et al (2005) Severity of the ductal shunt: a comparison of different markers. Arch Dis Child Fetal Neonatal Ed 90:F419–F422

El-Khuffash AF, Molloy EJ (2008) Influence of a patent ductus arteriosus on cardiac troponin t levels in preterm infants. J Pediatr 153:350–353

Evans N (2003) Current controversies in the diagnosis and treatment of patent ductus arteriosus in preterm infants. Adv Neonatal Care 3:168–177

Fanaroff AA, Stoll BJ, Wright LL et al (2007) Trends in neonatal morbidity and mortality for very low birthweight infants. Am J Obstet Gynecol 196(147):e1–e8

Fowlie PW, Davis PG, McGuire W (2010) Prophylactic intravenous indomethacin for preventing mortality and morbidity in preterm infants. Cochrane Database Syst Rev (7):CD000174

Gal P, Ransom JL, Weaver RL et al (1991) Indomethacin pharmacokinetics in neonates: the value of volume of distribution as a marker of permanent patent ductus arteriosus closure. Ther Drug Monit 13:42–45

Gersony WM, Peckham GJ, Ellison RC et al (1983) Effects of indomethacin in premature infants with patent ductus arteriosus: results of a national collaborative study. J Pediatr 102:895–906

Gonzalez A, Sosenko IR, Chandar J et al (1996) Influence of infection on patent ductus arteriosus and chronic lung disease in premature infants weighing 1000 grams or less. J Pediatr 128:470–478

Gournay V, Savagner C, Thiriez G et al (2002) Pulmonary hypertension after ibuprofen prophylaxis in very preterm infants. Lancet 359:1486–1488

Gournay V, Roze JC, Kuster A et al (2004) Prophylactic ibuprofen versus placebo in very premature infants: a randomised, doubleblind, placebo-controlled trial. Lancet 364:1939–1944

Green TP, Thompson TR, Johnson DE, Lock JE (1983) Furosemide promotes patent ductus arteriosus in premature infants with the respiratory-distress syndrome. N Engl J Med 308:743–748

Guimarães H, Rocha G, Tomé T et al (2009) Non-steroid anti-inflammatory drugs in the treatment of patent ductus arteriosus in European newborns. J Matern Fetal Neonatal Med 22(Suppl 3):77–80

Halliday HL, Patterson CC, Halahakoon CW, Behalf of the European Multicenter Steroid Study Group (2001) A multicenter, randomized open study of early corticosteroid treatment (OSECT) in preterm infants with respiratory illness: comparison of early and late treatment and of dexamethasone and inhaled budesonide. Pediatrics 107:232–240

Hammerman C, Glaser J, Kaplan M et al (1998) Indomethacin tocolysis increases postnatal patent ductus arteriosus severity. Pediatrics 102:E56

Herrera C, Holberton J, Davis P (2007) Prolonged versus short course of indomethacin for the treatment of patent ductus arteriosus in preterm infants. Cochrane Database Syst Rev (2):CD003480

Hirt D, Van Overmeire B, Treluyer JM et al (2008) An optimized ibuprofen dosing scheme for preterm neonates with patent ductus arteriosus, based on a population pharmacokinetic and pharmacodynamics study. Br J Clin Pharmacol 65:629–636

Holmström H, Hall C, Thaulow E (2001) Plasma levels of natriuretic peptides and hemodynamic assessment of patent ductus arteriosus in preterm infants. Acta Paediatr 90:184–191

Ibara S, Tokunaga M, Ikenoue T et al (1994) Histologic observation of the ductus arteriosus in premature infants with intrauterine growth retardation. J Perinatol 14:411–416

Ivey KN, Srivastava D (2006) The paradoxical patent ductus arteriosus. J Clin Invest 116:2863–2865

Kabra NS, Schmidt B, Roberts RS et al (2007) Neurosensory impairment after surgical closure of patent ductus arteriosus in extremely low birth weight infants: results from the Trial of Indomethacin Prophylaxis in Preterms. J Pediatr 150:229–234

Kajino H, Chen YQ, Seidner SR et al (2001) Factors that increase the contractile tone of the ductus arteriosus also regulate its anatomic remodeling. Am J Phys Regul Integr Comp Phys 281:R291–R301

Katayama Y, Minami H, Enomoto M et al (2010) Antenatal magnesium sulfate and the postnatal response of the ductus arteriosus to indomethacin in extremely preterm neonates. J Perinatol 31:21–24

Kluckow M, Seri I, Evans N (2008) Echocardiography and the neonatologist. Pediatr Cardiol 29:1043–1047

Koch J, Hensley G, Roy L et al (2006) Prevalence of spontaneous closure of the ductus arteriosus in neonates at a birth weight of 1000 grams or less. Pediatrics 117:1113–1121

Lago P, Bettiol T, Salvadori S et al (2002) Safety and efficacy of ibuprofen versus indomethacin in preterm infants treated for patent ductus arteriosus: a randomised controlled trial. Eur J Pediatr 161:202–207

Lee BS, Byun SY, Chung ML et al (2009) Effect of furosemide on ductal closure and renal function in indomethacin-treated preterm infants during the early neonatal period. Acta Paediatr 98:797–803

Lemmers PMA, Toet MC, van Bel F (2008) Impact of patent ductus arteriosus and subsequent therapy with indomethacin on cerebral oxygenation in preterm infants. Pediatrics 121:142–147

Lemmers PM, Molenschot MC, Evens J et al (2010) Is cerebral oxygen supply compromised in preterm infants undergoing surgical closure for patent ductus arteriosus? Arch Dis Child Fetal Neonatal Ed 95: F429–F434

Little DC, Pratt TC, Blalock SE et al (2003) Patent ductus arteriosus in micropreemies and full-term infants: the relative merits of surgical ligation versus indomethacin treatment. J Pediatr Surg 38:492–496

Loeliger M, Inder TE, Dalitz PA et al (2009) Develop-

mental and neuropathological consequences of ductal ligation in the preterm baboon. Pediatr Res 65:209–214

Lundell BP, Sonesson SE, Cotton RB (1986) Ductus closure in preterm infants. Effects on cerebral hemodynamics. Acta Paediatr Scand Suppl 329:140–147

Malviya M, Ohlsson A, Shah S (2008) Surgical versus medical treatment with cyclooxygenase inhibitors for symptomatic patent ductus arteriosus in preterm infants. Cochrane Database Syst Rev (1): CD003951

Marshall DD, Kotelchuck M, Young TE et al (1999) Risk factors for chronic lung disease in the surfactant era: a North Carolina population-based study of very low birth weight infants. North Carolina Neonatologists Association. Pediatrics 104:1345–1350

McCurnin D, Clyman RI (2008) Effects of a patent ductus arteriosus on postprandial mesenteric perfusion in premature baboons. Pediatrics 122:e1262–e1267

McCurnin D, Seidner S, Chang LY et al (2008) Ibuprofen-induced patent ductus arteriosus closure: physiologic, histologic, and biochemical effects on the premature lung. Pediatrics 121:945–956

McNamara PJ, Stewart L, Shivananda SP et al (2010) Patent ductus arteriosus ligation is associated with impaired left ventricular systolic performance in premature infants weighing less than 1000 g. J Thorac Cardiovasc Surg 140:150–157

Mercier JC, Hummler H, Durrmeyer X et al (2010) Inhaled nitric oxide for the prevention of bronchopulmonary dysplasia in premature babies (EUNO): a randomised controlled trial. Lancet 376:346–354

Meyers RL, Alpan G, Lin E, Clyman RI (1991) Patent ductus arteriosus, indomethacin, and intestinal distension: effects on intestinal blood flow and oxygen consumption. Pediatr Res 29:569–574

Moin F, Kennedy KA, Moya FR (2003) Risk factors predicting vasopressor use after patent ductus arteriosus ligation. Am J Perinatol 20:313–320

Mosalli R, Alfaleh K (2008) Prophylactic surgical ligation of patent ductus arteriosus for prevention of mortality and morbidity in extremely low birth weight infants. Cochrane Database Syst Rev (1):CD006181

Mosca F, Bray M, Lattanzio M et al (1997) Comparative evaluation of the effects of indomethacin and ibuprofen on cerebral perfusion and oxygenation in preterm infants with patent ductus arteriosus. J Pediatr 131:549–554

Mosca F, Bray M, Stucchi I, Fumagalli M (2002) Pulmonary hypertension after ibuprofen prophylaxis in very preterm infants. Lancet 360:1023–1024

Nemerofsky SL, Parravicini E, Bateman D et al (2008) The ductus arteriosus rarely requires treatment in infants 1000 grams. Am J Perinatol 25:661–666

Noori S, McCoy M, Friedlich P et al (2009) Failure of ductus arteriosus closure is associated with increased mortality in preterm infants. Pediatrics 123:e138–e144

Norton ME, Merrill J, Cooper BA et al (1993) Neonatal complications after the administration of indomethacin for preterm labor. N Engl J Med 329:1602–1607

O'Donovan DJ, Baetiong A, Adams K et al (2003) Necrotizing enterocolitis and gastrointestinal complications after indomethacin therapy and surgical ligation in premature infants with patent ductus arteriosus. J Perinatol

23:286–290

Ohlsson A, Shah S (2011) Ibuprofen for the prevention of patent ductus arteriosus in preterm and/or low birth weight infants. Cochrane Database Syst Rev (7): CD004213

Ohlsson A, Walia R, Shah S (2010) Ibuprofen for the treatment of patent ductus arteriosus in preterm and/or low birth weight infants. Cochrane Database Syst Rev (4):CD003481

Osborn DA, Hunt RW (2007) Prophylactic postnatal thyroid hormones for prevention of morbidity and mortality in preterm infants. Cochrane Database Syst Rev (1): CD005948

Paquette L, Friedlich P, Ramanathan R, Seri I (2006) Concurrent use of indomethacin and dexamethasone increases the risk of spontaneous intestinal perforation in very low birth weight neonates. J Perinatol 26:486–492

Patel J, Roberts I, Azzopardi D et al (2000) Randomized doubleblind controlled trial comparing the effects of ibuprofen with indomethacin on cerebral hemodynamics in preterm infants with patent ductus arteriosus. Pediatr Res 47:36–42

Patole SK, Kumaran V, Travadi JN et al (2007) Does patent ductus arteriosus affect feed tolerance in preterm neonates? Arch Dis Child Fetal Neonatal Ed 92: F53–F55

Perlman JM, Hill A, Volpe JJ (1981) The effect of patent ductus arteriosus on flow velocity in the anterior cerebral arteries: ductal steal in the premature newborn infant. J Pediatr 99:767–771

Pezzati M, Vangi V, Biagiotti R et al (1999) Effects of indomethacin and ibuprofen on mesenteric and renal blood flow in preterm infants with patent ductus arteriosus. J Pediatr 135:733–738

Rakza T, Magnenant E, Klosowski S et al (2007) Early hemodynamic consequences of patent ductus arteriosus in preterm infants with intrauterine growth restriction. J Pediatr 151:624–628

Reese J, Waleh N, Poole SD et al (2009) Chronic in utero cyclooxygenase inhibition alters PGE2-regulated ductus arteriosus contractile pathways and prevents postnatal closure. Pediatr Res 66:155–161

Reese J, Veldman A, Shah L et al (2010) Inadvertent relaxation of the ductus arteriosus by pharmacologic agents that are commonly used in the neonatal period. Semin Perinatol 34:222–230

Richards J, Johnson A, Fox G, Campbell M (2009) A second course of ibuprofen is effective in the closure of a clinically significant PDA in ELBW infants. Pediatrics 124:e287–e292

Robel-Tillig E, Knüpfer M, Vogtmann C (2003) Cardiac adaptation in small for gestational age neonates after prenatal hemodynamic disturbances. Early Hum Dev 72:123–129

Romagnoli C, De Carolis MP, Papacci P et al (2000) Effects of prophylactic ibuprofen on cerebral and renal hemodynamics in very preterm neonates. Clin Pharmacol Ther 67:676–683

Rouse DJ, Hirtz DG, Thom E et al (2008) A randomized, controlled trial of magnesium sulfate for the prevention of cerebral palsy. N Engl J Med 359:895–905

Sanjeev S, Pettersen M, Lua J et al (2005) Role of plasma B-type natriuretic peptide in screening for hemodynamically significant patent ductus arteriosus in preterm neonates. J Perinatol 25:709–713

Schmidt B, Davis P, Moddemann D et al (2001) Long-term effects of indomethacin prophylaxis in extremely-low-birth-weight infants. N Engl J Med 344:1966–1972

Schmidt B, Roberts RS, Davis P et al (2006a) Caffeine therapy for apnea of prematurity. N Engl J Med 354:2112–2121

Schmidt B, Roberts RS, Fanaroff A et al (2006b) Indomethacin prophylaxis, patent ductus arteriosus, and the risk of bronchopulmonary dysplasia: further analyses from the Trial of Indomethacin Prophylaxis in Preterms (TIPP). J Pediatr 148:713–714

Schneider DJ, Moore JW (2006) Patent ductus arteriosus. Circulation 114:1873–1882

Schreiber MD, Gin-Mestan K, Marks JD et al (2003) Inhaled nitric oxide in premature infants with the respiratory distress syndrome. N Engl J Med 349:2099–2107

Seghaye MC, Grabitz R, Alzen G et al (1997) Thoracic sequelae after surgical closure of the patent ductus arteriosus in premature infants. Acta Paediatr 86:213–216

Sehgal A, McNamara PJ (2009) Does echocardiography facilitate determination of hemodynamic significance attributable to the ductus arteriosus? Eur J Pediatr 168:907–914

Seidner SR, Chen YQ, Oprysko PR et al (2001) Combined prostaglandin and nitric oxide inhibition produces anatomic remodeling and closure of the ductus arteriosus in the premature newborn baboon. Pediatr Res 50:365–373

Seyberth HW (1983) Effect of prolonged indomethacin therapy on renal function and selected vasoactive hormones in VLBW infants with symptomatic patent ductus arteriosus. J Pediatr 103:979–984

Shaffer CL, Gal P, Ransom JL et al (2002) Effect of age and birth weight on indomethacin pharmacodynamics in neonates treated for patent ductus arteriosus. Crit Care Med 30:343–348

Shortland DB, Gibson NA, Levene MI et al (1990) Patent ductus arteriosus and cerebral circulation in preterm infants. Dev Med Child Neurol 32:386–393

Smith GC, Wu WX, Nijland MJ et al (2001) Effect of gestational age, corticosteroids, and birth on expression of prostanoid EP receptor genes in lamb and baboon ductus arteriosus. J Cardiovasc Pharmacol 37:697–704

Soraisham AS, Dalgleish S, Singhal N (2010) Antenatal indomethacin tocolysis is associated with an increased need for surgical ligation of patent ductus arteriosus in preterm infants. J Obstet Gynaecol Can 32:435–442

Sørensen CM, Steensberg JN, Greisen G (2010) Surgical ligation of patent ductus arteriosus in premature infants. Dan Med Bull 57:A4160

Sperandio M, Beedgen B, Feneberg R et al (2005) Effectiveness and side effects of an escalating, stepwise approach to indomethacin treatment for symptomatic patent ductus arteriosus in premature infants below 33 weeks of gestation. Pediatrics 116:1361–1366

Stefano JL, Abbasi S, Pearlman SA et al (1991) Closure of the ductus arteriosus with indomethacin in ventilated neonates with respiratory distress syndrome; effects on pulmonary compliance and ventilation. Am Rev Respir

Dis 143:236–239

Su BH, Lin HC, Chiun HY et al (2008) Comparison of ibuprofen and indomethacin for early-targeted treatment of patent ductus arteriosus in extremely premature infants: a randomized controlled trial. Arch Dis Child 93:F94–F99

Szymankiewicz M, Hodgman JE, Siassi B, Gadzinowski J (2004) Mechanics of breathing after surgical ligation of patent ductus arteriosus in newborns with respiratory distress syndrome. Biol Neonate 85:32–36

Tatli MM, Kumral A, Duman N et al (2004) Spontaneous intestinal perforation after oral ibuprofen treatment of patent ductus arteriosus in two very-low-birthweight infants. Acta Paediatr 93:999–1001

Thalji AA, Carr I, Yeh TF et al (1980) Pharmacokinetics of intravenously administered indomethacin in premature infants. J Pediatr 97:995–1000

Thomas RL, Parker GC, Van Overmeire B, Aranda JV (2005) A meta-analysis of ibuprofen versus indomethacin for closure of patent ductus arteriosus. Eur J Pediatr 164:135–140

Toyoshima K, Momma K, Nakanishi T (2010) In vivo dilatation of the ductus arteriosus induced by furosemide in the rat. Pediatr Res 67:173–176

Travadi J, Simmer K, Ramsay J et al (2006) Patent ductus arteriosus in extremely preterm infants receiving phototherapy: does shielding the chest make a difference? A randomized, controlled trial. Acta Paediatr 95:1418–1423

Van Overmeire B, Follens I, Hartmann S et al (1997) Treatment of patent ductus arteriosus with ibuprofen.

Arch Dis Child 76:F179–F184

Van Overmeire B, Smets K, Lecoutere D et al (2000) A comparison of ibuprofen and indomethacin for closure of patent ductus arteriosus. N Engl J Med 343:674–681

Van Overmeire B, Van de Broek H, Van Laer P et al (2001a) Early versus late indomethacin treatment for patent ductus arteriosus in premature infants with respiratory distress syndrome. J Pediatr 138:205–211

Van Overmeire B, Touw D, Schepens PJC et al (2001b) Ibuprofen pharmacokinetics in preterm infants with patent ductus arteriosus. Clin Pharmacol Ther 70:336–343

Van Overmeire B, Allegaert K, Casaer A et al (2004a) Prophylactic ibuprofen in premature infants: a multicentre, randomised, doubleblind, placebo-controlled trial. Lancet 364:1945–1954

Van Overmeire B, Vanhagendoren S, Schepens PJ, Ahlfors CE (2004b) The influence of ibuprofen-lysine on unbound bilirubin plasma levels in preterm neonates. Pediatr Res 55:474A

Watterberg KL, Scott SM, Backstrom C et al (2000) links between early adrenal function and respiratory outcome in preterm infants: airway inflammation and patent ductus arteriosus. Pediatrics 105:320–324

Watterberg KL, Gerdes JS, Cole CH et al (2004) Prophylaxis of early adrenal insufficiency to prevent bronchopulmonary dysplasia: a multicenter trial. Pediatrics 114:1649–1657

Yokoyama U, Minamisawa S, Quan H et al (2006) Chronic activation of the prostaglandin receptor EP4 promotes hyaluronan-mediated neointimal formation in the ductus arteriosus. J Clin Invest 116:3026–3034

新生儿的心脏急症

70

Liam Mahoney, Hector Rojas-Anaya, and Heike Rabe
陈夏芳　翻译, 岳少杰　审校

目录

摘要

新生儿专科医生可能要面对许多不同的心脏急症。其中许多与先天性心脏病的初发症状有关(发病率为 6/1 000~13/1 000 例活产)。罕见的病因还包括可导致新生儿血流动力学失代偿的心律失常(室上性心动过速:1/25 000 例活产)以及心肌病(5/100 000~9/100 000 例活产)。此外,治疗中的医源性损伤也可导致心脏急症,如心脏压塞。这些特殊的病理状况可能非常紧急,需要主治医师及时参加诊治。本章节旨在为新生儿心脏急症提供一种实用的治疗方式,根据病理将这些分为以下 4 种常见的表现形式:

• 休克 / 循环衰竭

• 发绀
• 急性心力衰竭
• 心律失常

70.1　要点

• 新生儿专科医生可能遇到各种心脏突发急症。最常见的 4 种情况是:休克和循环衰竭、发绀、急性心力衰竭以及心律失常。

• 大多数为先天性心脏病的初期表现(发生率为 5/1 000~13/1 000 名活产儿),见见的原因是可导致新生儿血流动力学失代偿的心律失常(室上性心动过速发生率为 1/25 000)和原发性心肌病(发生率为 5/100 000~9/100 000 活产婴儿)。

- 有创操作引起的医源性损伤,诸如中心静脉导管移位,可导致心脏压塞。新生儿最常见的症状是突发性心血管衰竭,很容易通过超声心动图(肋缘下或心尖四腔心切面)发现。其死亡率非常高(50%)。

- 新生儿最常见的心律失常是室上性心动过速。如果产前胎儿出现持续性室上速,新生儿很可能表现为"胎儿水肿"。如果产程中胎心监护发现胎儿心动过速,可认为出现胎儿窘迫,应尽快终止妊娠。

70.2 休克 / 循环衰竭

循环衰竭被定义为一种循环功能障碍,可导致组织或器官缺乏足够的氧气和营养,产生无氧呼吸。其病因通常分为 4 类(表 70.1)。

本章中主要讨论需要立即干预的突发性梗阻性休克。其他类别休克也需要快速干预,但可能没有如此紧急,或将在本书其他章节中进行讨论。

表 70.1 休克 / 循环衰竭类型

休克类型	病因	疾病
分布异常	继发于炎性细胞因子释放导致的血管张力异常,由内皮—氧化氮生成或未成熟神经血管调节通路导致	败血症,持续性肺动脉高压
低血容量	液体丢失,如失血或液体流到细胞外间隙(如第三间隙)	胎-胎输血,脑室出血,弥散性血管内凝血,败血症,坏死性小肠结肠炎
心源性	心肌不成熟或收缩受损导致心输出量低	围生期窒息,心肌病,肌炎
梗阻性	心脏血流受阻导致心输出量低	先天性心脏病,张力性气胸,心脏压塞

70.2.1 心脏压塞

心脏压塞是指心包腔内液体或空气积聚,导致压力增加,心脏的被动充盈受限和心肌收缩功能受损,进而导致心肺失代偿(Iyer et al. 2014)。新生儿

最常见的表现是突发心力衰竭。往往很难在新生儿发现诸如颈静脉扩张或心音低钝等典型的表现。但通过超声心动图(肋缘下或心尖四强心切面)很容易诊断(图 70.1)(Iyer et al. 2014)。心脏压塞需要紧急干预,这意味着在确诊之前就需要紧急处置。

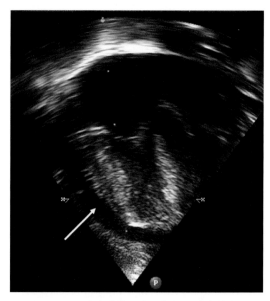

图 70.1 心包积液的心脏超声表现(白色箭头)

心包积液导致心脏压塞的原因很多(表 70.2),新生儿医生最常遇到的情况是中心静脉导管(central venous catheter,CVC)移位。因此,放置 CVC 的所有新生儿突然出现临床病情恶化都需要考虑心脏压塞。据报道在放置 CVC 的新生儿中心脏压塞的发生率大约 1%,死亡率高达 50%(Cartwright 2004;Beardsall et al. 2003;Warren et al. 2013;Abdellatif et al. 2012)。因此在新生儿重症监护中需要经常对 CVC 的位置进行摄片确认,以确保其位于安全的位置(Warren et al. 2013)。

表 70.2 心脏压塞的病因

分类	病因
医源性	CVC 移位
	胸引管移位
心源性	胎儿水肿
	心肌炎
	感染性心包炎(病毒、细菌和真菌)
	心包肿瘤,如横纹肌瘤

续表

分类	病因
呼吸问题	继发于肺部疾病的心包积气,如间质肺气肿
代谢问题	糖基化障碍
	糖原贮积病Ⅱ型

70.2.1.1 心包穿刺紧急治疗心脏压塞的步骤

- 根据 ABC 方法提供适当的呼吸和循环支持;
- 将静脉套管针连接到三通接头和 10ml 注射器上(图 70.2);
- 用酒精擦拭清洁剑突下的皮肤;
- 定位于婴儿剑突左下方进入皮肤;
- 将套管针对准左肩呈 30° 左右角度穿过皮肤(图 70.3);
- 推进套管的同时轻轻抽吸注射器,进针 1~2cm 后可抽吸出空气或液体;
- 一旦抽出液体或空气,将套管沿针头推进,使其进入心包;
- 轻轻地从套管中取出针头;
- 使用注射器抽出约 10ml 液体或空气;
- 固定套管及三通接头,以便后续需要再次抽吸。

在这个过程中,如果操作成功,新生儿的临床状况会有明显的改善。心包穿刺可能穿刺到冠状动脉,引起心律失常,或导致气胸。但与心脏压塞的危险性相比,这些风险可以暂时忽略。

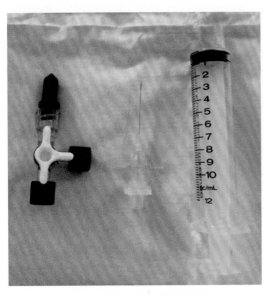

图 70.2 紧急心包穿刺所需装置

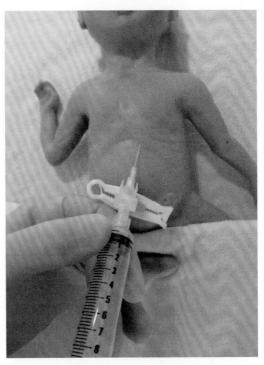

图 70.3 心包穿刺术进针点

术中抽出的液体应放入无菌容器,以进行实验室检查明确引起积液的原因。相关实验室检查包括:红细胞计数,蛋白定量,细胞学检测,葡萄糖测定,乳酸脱氢酶,细菌革兰氏染色及培养,真菌培养,结核分枝杆菌培养,以及聚合酶链反应检测病毒。

70.2.2 张力性气胸

气胸是指空气进入胸膜腔并逐渐积聚增多,导致肺组织塌陷。张力性气胸时,气胸将纵隔推向对侧胸腔,阻碍血液回流至心脏导致心血管衰竭。据估计,高达 2% 重症监护的新生儿可能会受此影响,而这种情况在有肺部疾病(如呼吸窘迫综合征)或使用机械通气的新生儿中更为常见(Apiliogullari et al. 2011)。张力性气胸患儿临床情况迅速恶化,出现呼吸急促,脸色苍白以及休克。气胸的早期症状可能是氧需求量突然增加,尤其见于接受 CPAP 支持的新生儿。气胸的体征包括心脏搏动移向健侧,患侧呼吸音消失、叩诊呈鼓音。也可因膈肌下降使肝脏移位而导致腹胀。患儿会出现低血压和心动过速。血气分析可见二氧化碳分压增高。使用光纤冷光源显示患侧胸腔透亮,X 线摄片可明确诊断。然而由于患儿的临床状况紧急,往往没有足够的时间来做这些检查,需要进行紧急的胸腔穿刺(图70.4)。

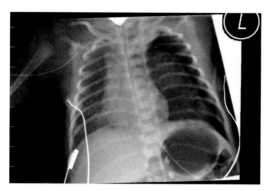

图70.4　张力性气胸的胸部X线表现(Courtesy of Dr Neil Aiton,Brighton,UK)

70.2.2.1　胸腔穿刺治疗张力性气胸步骤

- 根据ABC原则提供适当的呼吸和循环支持;
- 准备一支蝴蝶针(21~25G)和一个装有无菌水的无菌容器,戴上无菌手套(图70.5);
- 清洁锁骨中线第二肋间的皮肤;
- 将蝶形针在锁骨中线第二肋间穿过胸壁(图70.6);
- 无菌容器中的水出现气泡,诊断确立;
- 将针头留在原位,并准备置入一根正式的胸腔引流管。

此时新生儿临床症状会有明显改善。

气胸治疗后,明确有无脑室内出血很重要。气胸通常会导致脑血流量显著增加,因此当气胸患儿病情稳定后,需要行头颅超声检查明确是否存在颅内出血(Hill et al. 1982)。

70.2.3　依赖动脉导管供应体循环的先天性心脏病

先天性心脏病的发生率为0.8%的活产儿。其中大约10%的病变如未早期识别,可导致新生儿期心血管衰竭(Hoffman and Kaplan 2002;Pradat et al. 2003;Abu-Harb et al. 1994a;Mellander and Sunnegardh 2006;Wren 2006)。高达9%的婴儿死亡是由于心脏原因,其中30%为死亡后诊断(Abu-Harb et al. 1994b)。依赖动脉导管供应体循环的先心病,是指体循环依赖动脉导管持续开放的一类先天性心脏畸形。最常见的病变是主动脉缩窄(coarctation of the aorta,CoA)、严重主动脉瓣狭窄、主动脉弓离断(interrupted aortic arch,IAA)和左心发育不良综合征。

这些病变大多可在产前通过胎儿超声心动图进行诊断。但流行病学研究显示,约30%的病例在新生儿体格检查时未被发现,其中最常漏诊的是CoA(Ainsworth et al. 1999;Mellander 2013)。新生儿体格检查不易发现上述先心病,是因为只有一半患儿出生时能闻及心脏杂音,而动脉导管完全开放使得体循环灌注充分。当动脉导管关闭后,患儿出现一系列外周灌注不足的临床表现。有呼吸急促,心动过速及易激惹。有时很难将其与新生儿败血症或先天代谢异常区分。并且由于肾脏灌注减少,血气分析显示代谢性酸中毒,使得诊断更加困难。但患有体循环依赖动脉导管型先心病的新生儿发生循环衰竭时,听诊可闻及奔马律或心脏杂音。CoA和IAA患儿股动脉搏动消失,且下肢血压及氧饱和度明显低于右上肢。

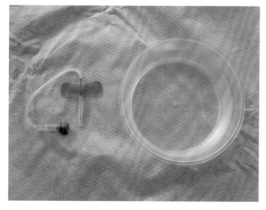

图70.5　紧急胸腔穿刺所需装置

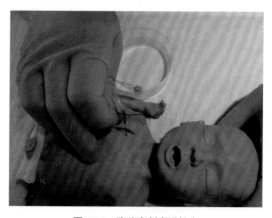

图70.6　胸腔穿刺术进针点

心电图和 X 线胸片可进一步协助诊断,但有时两者也可能正常;一般是通过心脏超声明确诊断。心脏超声检查不一定能立刻完成,但不应延误患儿的治疗。治疗的重点是在手术干预前重新开放动脉导管以改善全身循环(图 70.7 和表 70.3)。

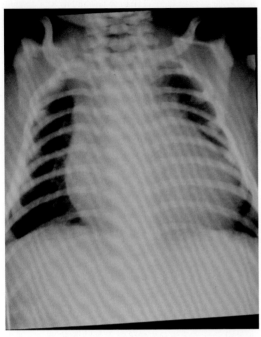

图 70.7　一例新生儿 CoA 的胸部 X 线片显示心影增大以及肺水肿(Courtesy of Dr Neil Aiton,Brighton,UK)

表 70.3　依赖动脉导管供应体循环的先心病的临床特征

疾病	临床特征	听诊	胸部 X 线
主动脉缩窄	股动脉搏动消失,肱动脉搏动增强	主动脉区收缩期杂音向背部传导,奔马律	正常或心影增大伴肺水肿。可见肋骨切迹
主动脉弓中断	股动脉搏动消失,肱动脉搏动增强	主动脉区收缩期杂音,奔马律	正常或心影增大伴肺水肿
主动脉瓣狭窄	外周搏动微弱,心前区搏动	主动脉区收缩期喷射样杂音,奔马律	正常或心影增大伴肺水肿
左心发育不全综合征	外周搏动微弱,心前区搏动	奔马律	正常或心影增大伴肺水肿

70.2.3.1　依赖动脉导管供应体循环的先天性心脏病紧急治疗步骤

- 气道和呼吸
  - 监测导管前和导管后氧饱和度;
  - 给予氧疗,使氧饱和度维持在 75%~85%;
  - 必要时气管插管;
  - 若无法行彩色超声心动图检查,考虑使用低氧试验。
- 循环
  - 建立静脉通路(两路外周静脉);
  - 考虑中心血管置管,新生儿可通过脐静脉进行置管;
  - 抽血检测血常规(full blood count,FBC),尿素氮和电解质(urea and electrolyte concentrations,U&Es),C 反应蛋白(c-reactive protein,CRP),肝功能,凝血功能,以及血气分析;
  - 开始静脉注射前列腺素(5~100ng/kg/min),上调剂量直至氧饱和度得到改善;
  - 使用生理盐水 20ml/kg 维持血压;
  - 如果患儿仍处于休克状态,则再次给予生理盐水 20ml/kg。不要超过该剂量,因可能会加剧心力衰竭;
  - 如果仍然低血压,中心静脉通路使用多巴胺(5~20μg/kg/min);
  - 如仍持续低血压,考虑二线正性肌力药,如去甲肾上腺素或肾上腺素。
- 进一步治疗
  - 败血症诊断仍未排除,应经验性使用抗生素静脉注射,如苄甲青霉素(50mg/kg)和庆大霉素(8mg/kg);
  - 前列腺素可引起呼吸暂停、低血糖和低血压,因此当剂量大于 15ng/kg/min 时,可能需要插管,同时还需要密切监测血糖;
  - 胸部 X 线片;
  - 心电图;
  - 心脏超声(如可能);
  - 向心脏病中心寻求临床建议以及转院。

目前许多国家已经开展了新生儿脉搏血氧饱和度筛查,以便早期识别先天性心脏病。阳性筛查结果为导管前和导管后氧饱和相差 3% 或以上,或足部氧饱和度 <95%。该方法敏感度为 99%,特异度为 76%(Thangaratinam et al. 2015)。然而,即使结合

体格检查,这种筛查方法仍可能会遗漏 CoA,左心发育不良综合征和 IAA(Mellander 2013)。

70.3　发绀

发绀是指血液中氧合的血红蛋白量减少,导致皮肤和黏膜呈发绀色改变。当动脉血中还原型血红蛋白含量大于 3g/dl,或氧饱和低于 80% 时发绀明显。其病因可大致分为心源性或肺源性(表 70.4)。

表 70.4　肺源性与心源性发绀的特征

	肺源性发绀	心源性发绀
病史	出生时就开始发绀。出生时可能伴有胎粪吸入或败血症的危险因素(如 B 组链球菌感染)	出生后数小时至数天内出现青紫。糖尿病母亲的婴儿,有先天性心脏病家族史
体检	气促,呼吸窘迫以及呻吟。听诊可闻及啰音或吸气相缩短	PDA 关闭前面部发绀不明显。听诊肺部清晰,可能闻及心脏杂音
胸部X线	肺部显示局灶性病变,如宫内感染性肺炎。心影正常	肺野可能正常或充血。心影可能正常,也可能扩大或特征性改变(图 70.8)
血气分析	CO_2 分压增高	CO_2 分压正常或降低

低氧试验有助于鉴别心脏疾病或呼吸系统疾病引起的发绀。给予新生儿吸入 100% 纯氧 10 分钟,然后检测动脉血气分析。如果氧分压上升超过 20kPa,呼吸系统疾病可能性更大;如果氧分压上升不超过 20kPa,则心血管系统疾病可能性更大。但这不适用于部分特殊的心血管系统及呼吸系统疾病(例如严重的呼吸窘迫综合征,新生儿持续肺动脉高压(persistent pulmonary hypertension of newborn,PPHN)(Comitis 2011;Enriquest et al. 1986)。因此,低氧试验应作为临床决策的辅助手段。发绀患儿需要及时完成心脏超声,因为心超很容易诊断出先天性心脏病,并有助于 PPHN 的临床处理。

败血症和 PPHN 将在本书的其他部分进行介绍,下一节将重点讨论易导致突发性心血管衰竭的依赖动脉导管供应肺循环的先心病。

70.3.1　依赖动脉导管供应肺循环的先天性心脏病

此类先天性心脏病患儿出现发绀是因为肺动脉机械性梗阻或者血液从肺动脉分流,从而导致血液氧合障碍。与依赖导管供应体循环的先天性心脏病相似,动脉导管关闭前,症状可能都不明显。当动脉导管关闭后,肺血流量下降,发绀表现更加明显。正如有些大动脉转位的新生儿可以出院回家,是因为其动静脉血在导管以及心房水平有较好的混合,使患儿无肉眼可见的发绀(de-Wahl Granelli et al. 2009)。表 70.5 列举了常见需要紧急重新开放动脉导管的发绀型先心病及其临床特征(图 70.8)。

表 70.5　依赖动脉导管供应肺循环的先心病的临床特征

疾病	临床特征	听诊	胸部X线
法洛四联症	通常出生时无症状。如果肺动脉狭窄严重可导致出生时即出现青紫	肺动脉区闻及响亮粗糙的杂音	心尖上翘(靴形心),肺血管纹理减少
完全性大动脉转位	发绀,导管关闭后症状严重	可能同时存在 VSD 或 ASD	心影呈"鸡蛋"形
危重型肺动脉瓣狭窄	发绀,可突然出现心血管衰竭	肺动脉区闻及收缩期杂音	心影正常,肺血管纹理减少
三尖瓣闭锁伴室隔完整	发绀,可突然出现心血管衰竭	通常没有杂音	心影正常,肺血管纹理增加或减少
肺动脉闭锁伴室隔完整	发绀,可突然出现心血管衰竭	通常没有杂音	心影正常,肺血管纹理减少

70.3.1.1　依赖动脉导管供应肺循环的先天性心脏病紧急治疗步骤

- 气道和呼吸
  - 监测导管前和导管后氧饱和度;
  - 给予氧疗,使氧饱和度维持在 75%~85%;
  - 必要时气管插管。
- 循环
  - 建立静脉通路(两路外周静脉);

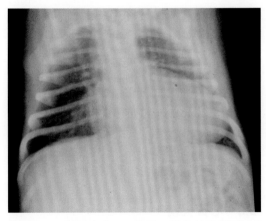

图 70.8 一例新生儿 TOF 胸部 X 线片显示"靴形心"（Courtesy of Dr Neil Aiton，Brighton，UK）

- 考虑中心血管置管，新生儿可通过脐静脉置管；
- 抽血检测 FBC、U&Es、CRP、肝功能、凝血功能以及血气分析；
- 开始静脉注射前列腺素（5~100ng/kg/min），逐渐上调剂量直至氧饱和度得到改善；
- 给予生理盐水 20ml/kg 维持血压；
- 如果患儿仍处于休克状态，则再次给予 20ml/kg 的生理盐水。不要超过该剂量，因为可能会加剧心力衰竭；
- 如果仍然低血压，中心静脉通路使用多巴胺（5~20μg/kg/min）；
- 如果持续低血压，考虑使用二线正性肌力药物，如去甲肾上腺素或肾上腺素。这能够维持体循环压力，但可能因体循环阻力增加而导致动脉导管水平左向右分流。
- 进一步治疗
  - 败血症诊断依然不排除，应给予经验性抗生素静脉注射，如苄甲青霉素（50mg/kg）和庆大霉素（8mg/kg）；
  - 前列腺素可引起呼吸暂停、低血糖和低血压，因此当剂量大于 15ng/kg/min 时，可能需要插管，同时需要密切监测血糖；
  - 胸部 X 线；
  - 心电图；
  - 心脏超声（如可能）；
  - 向心脏病中心寻求临床建议以及转院。

需要注意的是，PPHN 和高铁血红蛋白血症也可引起发绀。前者可与先天性心脏病共存，后者比较罕见，通常需要排除心脏疾病之后才考虑。

70.4　急性心力衰竭

急性心力衰竭是一种复杂的临床和病理生理状态，表明心脏收缩和维持生理循环的能力受损。临床症状和体征包括心动过速、呼吸急促、洪脉以及肝脏肿大（Hus and Pearson 2009）。新生儿可能因为外周水肿导致体重过度增加，或因呼吸困难导致喂养困难。根据不同的病因，查体可闻及心脏杂音；双侧肺部听诊可因肺水肿出现捻发音。胸片可显示心影增大伴肺静脉淤血（图 70.9）。

三级心脏中心分析显示，超过 50% 的新生儿心力衰竭是由先天性心脏病引起的，其次是心肌病、获得性心脏病和心律失常（Massin and Astadicko 2008）。这反映了先心病比其他类型的心脏疾病更容易发生心力衰竭（Hsu and Pearson 2009）。表 70.6 概述了引起新生儿急性心力衰竭的相关疾病。其中部分是依赖动脉导管灌注体循环的先天性心脏病，所以当新生儿出现急性心力衰竭时，可能需要考虑使用前列腺素。每一类疾病的特定检查可能比较复杂（例如某些心肌病的代谢或基因检测），不在本章节的讨论范围。但小儿心力衰竭的初始治疗和维持治疗是相似的。

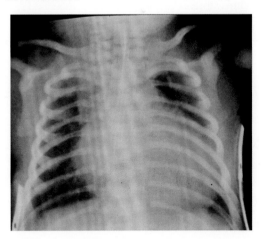

图 70.9　一例心衰患儿胸部 X 线片显示心影增大以及肺水肿（Courtesy of Dr Neil Aiton，Brighton，UK）

表 70.6　新生儿期可能导致急性心力衰竭的疾病

分类	疾病
先天性心脏病	室间隔缺损
	房间隔缺损

续表

分类	疾病
先天性心脏病	房室间隔缺损
	法洛四联症（ToF）
	CoA
	HLHS
	动脉导管未闭
	主动脉瓣狭窄
	完全性肺静脉异位回流[a]
	永存动脉干
	完全性大动脉转位（TGA）伴室间隔完整
心律失常	室上性心动过速
	房扑
	房颤
	Ⅲ度房室传导阻滞
	室性心动过速
心肌疾病	肥厚型心肌病
	扩张型心肌病
获得性心脏病	病毒性心肌炎
	心内膜炎

[a] 也可表现为发绀婴儿。

70.4.1　依赖动脉导管供应体循环的先天性心脏病紧急治疗步骤

- 气道和呼吸
  - 监测导管前和导管后氧饱和度；
  - 给予氧疗，使氧饱和度 >85%；
  - 必要时气管插管。
- 循环
  - 建立静脉通路（两路外周静脉）；
  - 考虑中心血管置管，新生儿可经脐静脉置管；
  - 抽血检测 FBC、U&Es、CRP、肝功能、凝血功能以及血气分析；
  - 静脉注射呋塞米（1mg/kg）；
  - 如果怀疑依赖动脉导管灌注体循环的先心病，考虑使用前列腺素（见上述）；
  - 如果仍然低血压，考虑中心静脉通路给予多巴

酚丁胺（5~20μg/kg/min）；
  - 如果低血压仍未纠正，考虑二线正性肌力药，如多巴胺（5~20μg/kg/min）。
- 进一步治疗
  - 限制输液量（90ml/kg/d）；
  - 胸部 X 线；
  - 心电图；
  - 心脏超声（如可能）；
  - 向心脏病中心寻求临床建议以及转院。

70.5　心律失常

新生儿最常见的心律失常是室上性心动过速（supraventricular tachycardia，SVT）（Kothari and Skinner 2006）。新生儿期心律失常最常表现为新生儿心力衰竭（Wren 2006），也可以表现为非特异的症状，如持续性呼吸急促或喂养困难。当胎儿存在持续性 SVT 时，可能出现胎儿水肿。较少见的心律失常为心动过缓（心率低于 90 次/min）、心动过速（心率大于 180 次/min）或心律不规则（表 70.7）（Davignon et al. 1980；Moak and Hamra 1998）。产程中胎儿监护发现胎儿心动过速，可被判读为胎儿窘迫，从而尽快结束产程。由于心脏传导系统、神经调节系统和心肌不成熟，导致新生儿心律失常较为常见。识别心律失常对于明确其原因和合理的急诊处理至关重要。当给予紧急治疗使患儿稳定后，应该联系三级心脏中心以获得进一步的诊疗建议。必须注意心律失常的病因可能是心脏结构畸形、电解质紊乱、甲状腺功能异常、心肌病、心肌炎、心脏肿瘤，以及母体疾病（如系统性红斑狼疮）。因此，心律失常被终止，需进行适当的进一步检查。

如前所述，作为急诊，心律失常的婴儿往往表现为心力衰竭。因此，对潜在的心律失常进行针对性治疗之前应启动心力衰竭分步管理。需要注意，理想情况下，婴儿应附加 12 导联心电图，并在整个治疗期间使用心电监护，更好地捕捉潜在的心律失常和观察其对治疗的反应（图 70.10）。

表 70.7　新生儿期心律和心电图正常值

心率	PR 间期	QRS 波	心电轴
90~180 次/min	0.072~0.14s	0.02~0.079ms	+60°~+190°

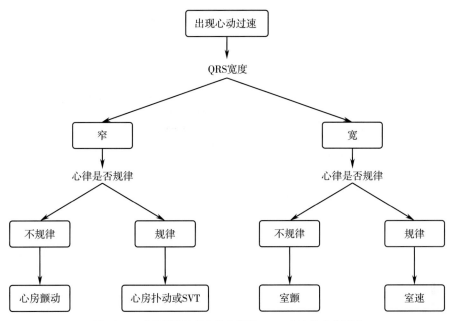

图 70.10　临床识别心律失常的流程。SVT，室上性心动过速

70.5.1　房性快速性心律失常

70.5.1.1　SVT

引起 SVT 的机制有很多。其共同特征是心率均大于 200 次 /min，且通常超过 270 次 /min（图 70.11）。

房室折返性心动过速在心电图上显示有窄幅的复杂性心动过速，在 T 波内伴有一个逆行的 p 波。这是因为正常的传导系统使心室去极化，但可能有一些通过心室返回的旁道冲动（顺时针路径）。W-P-W 综合征的心电图表现与此类似，但当心动过速终止时还可出现 δ 波（QRS 复合波中一个较小向上的波），其原因是电信号通过旁路（逆向路径）向前或向后传导。向前传导可以导致心室预激及 δ 波的出现（图 70.12）。

房室结折返性心动过速在心电图上会显示窄幅的没有明显 P 波的复杂性心动过速，因 P 波叠加在 QRS 波群上，其原因是房室结中存在慢速和快速传导通路，从而使心房和心室同时发生去极化。这种类型更多见于年长儿，而新生儿期罕见。

70.5.1.2　不稳定的 SVT 紧急治疗步骤

- 根据 ABC 原则提供适当的呼吸和循环支持；
- 迷走神经反射：将脸浸在冰水中或将冰袋放在脸部超过 10 秒（Sreeram and Wren 1990）；
- 腺苷快速静脉推注：剂量 150µg/kg/ 次，可重复使用，每次增加 50µg/kg；达最大剂量 300µg/kg/ 次（Dixon et al. 2005）；
- 直流电 1J/kg 同步复律，可以重复，增加 1~4J/kg。尽量给予镇静。

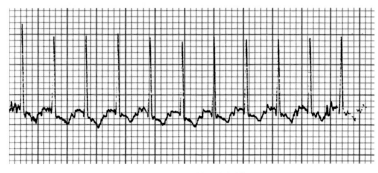

图 70.11　SVT 的心电图表现

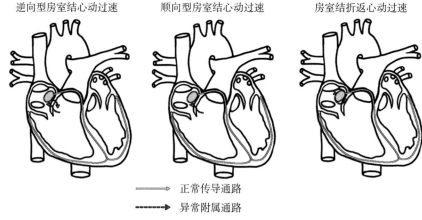

逆向型房室结心动过速　　顺向型房室结心动过速　　房室结折返心动过速

→ 正常传导通路
┄┄► 异常附属通路

图 70.12　不同的传导旁路引起新生儿期的 SVTs

治疗后 SVT 可突然中止,患儿的临床状况往往明显改善。但 SVT 常反复发作,因此联系三级中心以制定长期维持治疗方案。多种药物可供使用,包括 β 受体阻滞剂、胺碘酮、地高辛和氟卡尼(O'Sullivan et al. 1995;Burri et al. 2003;Etheridge et al. 2001)。维拉帕米可引起心血管损害\低血压和心动过缓,故禁忌使用。大部分 SVT 在生后第 1 年内自行缓解(Wren 2006)。

70.5.1.3　房扑和房颤

心房扑动(atrial flutter, AF)是一种新生儿罕见的心律失常,且至成年前通常不再发生。AF 是由于下腔静脉间存在异常传导区,尽管大部分病例的心脏结构正常(Kothari and Skinner 2006)。AF 的特征是快速型心房折返,心房率 >300 次 /min。由于新生儿房室传导阻滞程度通常为 2∶1 或更高(使其具有典型的锯齿形外观),结果意味着心室率为 150 次 /min、且常不规则。因此,新生儿通常可以很好地耐受这种心律失常。但如房室传导阻滞变成 1∶1,则不稳定的心动过速将会导致心血管衰竭(图 70.13)。

房颤在新生儿期罕见,心电图上 P 波无节律,这意味着 P 波后的 QRS 波群也极不规律(图 70.14)。

70.5.1.4　房扑 / 房颤紧急治疗步骤

• 根据 ABC 原则提供适当的呼吸和循环支持;
• 直流电 1J/kg 同步复律,可以重复,增加 1~4J/kg。尽量给予镇静。

通常复律后,AF 很少再发,这些患儿预后很好(Peng et al. 1998)。若有复发的病例,最好请三级心脏中心会诊,制定进一步的治疗方案。可能需要加用药物如胺碘酮、地高辛和 β 受体阻滞剂,以及更专业的干预如行经食管起搏术(Kothari and Skinner 2006;Rhodes et al. 1995)。由于罕见婴儿房颤,其长期预后不详。

需要注意,当房室传导阻滞程度低且心室率规则时,AF 可能被误诊为其他类型的 SVT(如房室结折返性心动过速)。这种情况下给予腺苷静脉推注,可暂时阻断房室传导,每个 QRS 波群显示出更多的 P 波。对刺激迷走神经没有反应是 AF 诊断另一个重要依据。

70.5.2　室性快速性心律失常

70.5.2.1　室性心动过速

室性心动过速的心电图显示宽大的 QRS 复合波,心率在 150~200 次 /min;此外心室与心房活动分

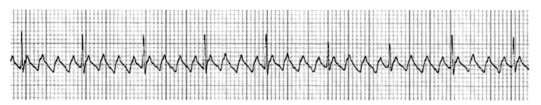

图 70.13　一例新生儿房扑呈 4∶1 阻滞

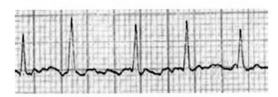

图 70.14　房颤的心电图表现

离,即 P 波系随机传导(图 70.15)。除上述原因外,新生儿室性心动过速还与心内肿瘤(如横纹肌肉瘤)及围生期窒息有关(Perry 1997)。

引起新生儿室速的最常见原因是长 Q-T 综合征(long QT syndrome,LQTS),和可导致"扭转性室速"发生的细胞膜离子通道病(图 70.16)。LQTS 有常染色体显性遗传和隐性遗传两种形式,所以家族史在诊断此类心律失常时非常重要(Killen and Fish 2008;Skinner et al. 2005)。

70.5.2.2　室性心动过速紧急治疗步骤

- 根据 ABC 原则提供适当的呼吸和循环支持;
- 直流电 1J/kg 同步复律,可以重复,增加 1~4J/kg。尽量给予镇静。

少数患儿看似健康、无症状,而且可以使用药物进行心脏转律。但这些病例需要与三级心脏中心咨询进行讨论,通常使用静脉注射胺碘酮(25μg/kg/min)治疗或利多卡因(1mg/kg)。口服药物如普萘洛尔作为预防性治疗。

70.5.2.3　室颤

室颤是一种罕见的需要心肺复苏的心律失常。心室不协调收缩导致表现为紊乱无序形状和波幅多变的心电图。如果患儿存活,LQTS 需要紧急处理。

70.6　心动过缓

心动过缓是由于窦房结或房室结传导障碍所致,患儿的心率低于 90 次 /min。通过心电图可以与可窦性心动过缓(一般见于围生期窒息后或那些接受亚低温治疗的患儿)相鉴别,心动过缓的心电图有以下 3 种形式:

Ⅰ度传导阻滞:P-R 间期固定延长。

Ⅱ度阻滞:不是每个 P 波可传至心室,其后的 QRS 复合波脱落。包括文氏现象,或者 P-R 间期逐渐延长直至一个 P 波之后的 QRS 复合波脱落。

Ⅲ度传导阻滞:心房和心室的激动完全分离。此时心电图上 P 波率正常,因为心房的电活动不通过希氏束传导。而心室依赖其自主的传导系统产生心肌收缩,此传导缓慢导致 QRS 波群宽大畸形,心率 40~80 次 /min(图 70.17)。

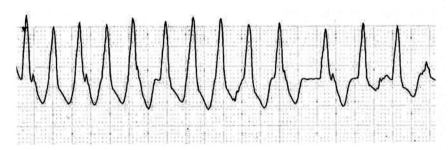

图 70.15　室性心动过速心电图

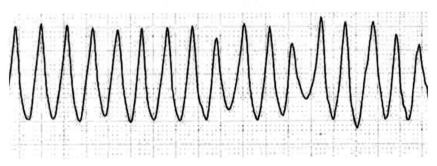

图 70.16　尖端扭转性室速心电图

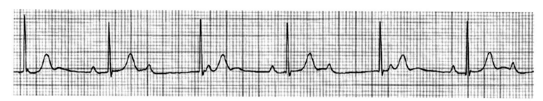

图 70.17 一例Ⅲ度房室传导阻滞的心电图表现

Ⅰ度或Ⅱ度房室传导阻滞很少表现有新生儿衰竭,但它们可能系心脏结构畸形所致,如房间隔缺损,因此需要进行检查。此外,Ⅰ度或Ⅱ度房室传导阻滞可能发展为Ⅲ度房室传导阻滞,因Ⅲ度房室传导阻滞常常并发心力衰竭和循环衰竭,在本章将进行重点讨论。

70.6.1 Ⅲ度房室传导阻滞

Ⅲ度心脏传导阻滞的发生率为 1/22 000 活产婴儿,往往与复杂型先天性心脏病,如左心房异构,或新生儿狼疮有关(Kertesz et al. 1997)。后者是由于患有系统性红斑狼疮或自身免疫性疾病如(如干燥综合征)的孕妇,其抗 Ro 和抗 La 抗体通过胎盘导致胎儿传导系统损害(Friedman et al. 2003)所致。当合并心脏基础疾病时,患儿的预后差,且死亡率高达 85%(Kertesz et al. 1997)。

70.6.1.1 Ⅲ度传导阻滞的紧急治疗步骤

- 根据 ABC 方法提供适当的呼吸和循环支持;
- 静脉输注正性肌力药物,如肾上腺素(0.1~1.5μg/kg/min)或异丙肾上腺素(0.2~10μg/kg/min)(Comitis 2011;Tunaoğlu et al. 2010);
- 如可能,镇静下行经皮或经食管起搏术(Groves et al. 1995;Glatz et al. 2008);
- 转诊至三级心脏中心,置入永久性起搏器。

对于患有系统性红斑狼疮孕妇,其胎儿诊断先天性房室传导阻滞时,常常在产前开始使用类固醇激素或免疫球蛋白治疗以防止传导束(His束)损伤,但其安全性存在广泛的争议(Tunaoğlu et al. 2010)。

参考文献

Abdellatif M, Ahmed A, Alsenaidi K (2012) Cardiac tamponade due to umbilical venous catheter in the newborn. Case reports 2012:bcr–2012–6160–bcr–2012–6160. https://doi.org/10.1136/bcr-2012-6160

Abu-Harb M, Wyllie J, Hey E et al (1994a) Presentation of obstructive left heart malformations in infancy. Arch Dis Child Fetal Neonatal Ed 71:F179–F183

Abu-Harb M, Hey E, Wren C (1994b) Death in infancy from unrecognised congenital heart disease. Arch Dis Child 71:3–7

Ainsworth SB, Wyllie JP, Wren C (1999) Prevalence and clinical significance of cardiac murmurs in neonates. Arch Dis Child Fetal Neonatal Ed 80:F43–F45

Apiliogullari B, Sunam GS, Ceran S, Koc H (2011) Evaluation of neonatal pneumothorax. J Int Med Res 39:2436–2440

Beardsall K, White DK, Pinto EM, Kelsall AWR (2003) Pericardial effusion and cardiac tamponade as complications of neonatal long lines: are they really a problem? Arch Dis Child Fetal Neonatal Ed 88:F292–F295. https://doi.org/10.1136/fn.88.4.F292

Burri S, Hug MI, Bauersfeld U (2003) Efficacy and safety of intravenous amiodarone for incessant tachycardias in infants. Eur J Pediatr 162:880–884. https://doi.org/10.1007/s00431-003-1302-z

Cartwright DW (2004) Central venous lines in neonates: a study of 2186 catheters. Arch Dis Child Fetal Neonatal Ed 89:F504–F508. https://doi.org/10.1136/adc.2004.049189

Comitis GA (2011) Neonatal cardiac emergencies

Davignon A, Rautaharju P, Boisselle E, Soumis F (1980) Normal ECG standards for infants and children. Pediatric

de-Wahl Granelli A, Wennergren M, Sandberg K et al (2009) Impact of pulse oximetry screening on the detection of duct dependent congenital heart disease: a Swedish prospective screening study in 39,821 newborns. BMJ (Clin Res Ed) 338:a3037. https://doi.org/10.1136/bmj.a3037

Dixon J, Foster K, Wyllie J, Wren C (2005) Guidelines and adenosine dosing in supraventricular tachycardia. Arch Dis Child 90:1190–1191. https://doi.org/10.1136/adc.2005.077636

Dubin AM (2000) Arrhythmias in the Newborn. Neoreviews 1:e146–e151. https://doi.org/10.1542/neo.1-8-e146

Enriques AM, McKay R, Arnold RM, Wilkinson JL (1986) Misleading hyperoxia test. Arch Dis Child 61:604–606

Etheridge SP, Craig JE, Compton SJ (2001) Amiodarone is safe and highly effective therapy for supraventricular tachycardia in infants. Am Heart J 141:105–110. https://doi.org/10.1067/mhj.2001.111765

Ferencz C, Rubin JD, McCarter RJ et al (1985) Congenital heart disease: prevalence at livebirth. The Baltimore-Washington Infant Study. Am J Epidemiol 121:31–36

Friedman D, Duncanson L, Glickstein J, Buyon J (2003) A review of congenital heart block. Images Paediatr Cardiol 5:36–48

Glatz AC, Gaynor JW, Rhodes LA et al (2008) Outcome of high-risk neonates with congenital complete heart block paced in the first 24 hours after birth. J Thorac Cardiovasc Surg 136:767–773. https://doi.org/10.1016/j.jtcvs.2008.04.019

Groves AM, Allan LD, Rosenthal E (1995) Therapeutic trial of sympathomimetics in three cases of complete heart block in the fetus. Circulation 92:3394–3396. https://doi.org/10.1161/01.CIR.92.12.3394

Hill A, Perlman JM, Volpe JJ (1982) Relationship of pneumothorax to occurrence of intraventricular hemorrhage in the premature newborn. Pediatrics 69:144–149

Hoffman JIE, Kaplan S (2002) The incidence of congenital heart disease. J Am Coll Cardiol 39:1890–1900

Hsu DT, Pearson GD (2009) Heart failure in children: part I: history, etiology, and pathophysiology. Circ Heart Fail 2:63–70

Ishikawa T, Iwashima S, Ohishi A et al (2011) Prevalence of congenital heart disease assessed by echocardiography in 2067 consecutive newborns. Acta Paediatr (Oslo, Norway: 1992) 100:e55–e60. https://doi.org/10.1111/j.1651-2227.2011.02248.x

Iyer VHA, Sharma DM, Charki S, Mohanty PK (2014) Cardiac tamponade in a neonate: a dreadful condition – need for functional echo. Case reports 2014: bcr2014207040–bcr2014207040

Kertesz NJ, Fenrich AL, Friedman RA (1997) Congenital complete atrioventricular block. Tex Heart Inst J/Tex Heart Inst St Luke's Episcopal Hosp Tex Child Hosp 24:301–307

Killen SAS, Fish FA (2008) Fetal and neonatal arrhythmias. Neoreviews 9:e242–e252. https://doi.org/10.1542/neo.9-6-e242

Kothari DS, Skinner JR (2006) Neonatal tachycardias: an update. Arch Dis Child Fetal Neonatal Ed 91:F136–F144. https://doi.org/10.1136/adc.2004.049049

Lipshultz SE, Sleeper LA, Towbin JA et al (2003) The incidence of pediatric cardiomyopathy in two regions of the United States. N Engl J Med 348:1647–1655. https://doi.org/10.1056/NEJMoa021715

Massin MM, Astadicko I, Dessy H (2008) Epidemiology of heart failure in a tertiary pediatric center. Clin Cardiol 31:388–391. https://doi.org/10.1002/clc.20262

Mellander M (2013) Diagnosis and management of life-threatening cardiac malformations in the newborn. Elsevier, pp 302–310

Mellander M, Sunnegårdh J (2006) Failure to diagnose critical heart malformations in newborns before discharge – an increasing problem? Acta Paediatr 95:407–413

Moak JP, Hamra M (1998) Cardiac electrophysiology. The science and practice of …

Nugent AW, Daubeney PEF, Chondros P et al (2003) The epidemiology of childhood cardiomyopathy in Australia. N Engl J Med 348:1639–1646

O'Sullivan JJ, Gardiner HM, Wren C (1995) Digoxin or flecainide for prophylaxis of supraventricular tachycardia in infants? J Am Coll Cardiol 26:991–994. https://doi.org/10.1016/0735-1097(95)00291-9

Peng CC, Chen MR, Hou CJ et al (1998) Atrial flutter in the neonate and early infancy. Jpn Heart J 39:287–295

Perry JC (1997) Ventricular tachycardia in neonates. Pacing Clin Electrophysiol 20:2061–2064. https://doi.org/10.1111/j.1540-8159.1997.tb03628.x

Pradat P, Francannet C, Harris JA, Robert E (2003) The epidemiology of cardiovascular defects, part I: a study based on data from three large registries of congenital malformations. Pediatr Cardiol 24:195–221. https://doi.org/10.1007/s00246-002-9401-6

Reller MD, Strickland MJ, Riehle-Colarusso T et al (2008) Prevalence of congenital heart defects in metropolitan Atlanta, 1998–2005. J Pediatr 153:807–813. https://doi.org/10.1016/j.jpeds.2008.05.059

Rhodes LA, Walsh EP, Saul JP (1995) Conversion of atrial flutter in pediatric patients by transesophageal atrial pacing: a safe, effective, minimally invasive procedure. Am Heart J 130:323–327. https://doi.org/10.1016/0002-8703(95)90448-4

Skinner JR, Chung S-K, Montgomery D et al (2005) Near-miss SIDS due to Brugada syndrome. Arch Dis Child 90:528–529. https://doi.org/10.1136/adc.2004.058115

Sreeram N, Wren C (1990) Supraventricular tachycardia in infants: response to initial treatment. Arch Dis Child 65:127–129. doi:https://doi.org/10.1136/adc.65.1.127

Thangaratinam S, Brown K, Zamora J et al (2015) Pulse oximetry screening for critical congenital heart defects in asymptomatic newborn babies: a systematic review and meta-analysis. Lancet 379:2459–2464. https://doi.org/10.1016/S0140-6736(12)60107-X

Tunaoğlu FS, Yildirim A, Vurali D (2010) Isolated congenital heart block. Tex Heart Inst J/Tex Heart Inst St Luke's Episcopal Hosp Tex Child Hosp 37:579–583

Warren M, Thompson KS, Popek EJ et al (2013) Pericardial effusion and cardiac tamponade in neonates: sudden unexpected death associated with total parenteral nutrition via central venous catheterization. Ann Clin Lab Sci 43:163–171

Wren C (2006) Cardiac arrhythmias in the fetus and newborn. Semin Fetal Neonatal Med 11:182–190. https://doi.org/10.1016/j.siny.2005.12.001

71

新生儿血压异常：高血压和低血压

Jonathan M. Fanaroff and Avroy A. Fanaroff
贝斐　翻译,岳少杰　审校

目录

摘要

　　血压异常是新生儿重症监护室住院新生儿中最为常见的问题。直接有创测量(通过动脉或外周动脉置管)目前被认为是血压测量的最佳方法。通常更多是采用平均血压而非收缩压。新生儿血压的正常值与胎龄、出生体重和日龄有关,生后第一个月内每周增加 1~2mmHg。新生儿低血压的临床表现包括心动过速或过缓、气促、皮肤花纹、毛细血管充盈时间延长、四肢末端厥冷及尿量减少。生理盐水是扩容治疗的首选溶液。虽然有些医生偏爱去甲肾上腺素,但多巴胺和多巴酚丁胺仍然是治疗低血压最常用的药物。许多低血压早产儿皮质醇水平低,因而越来越多地使用糖皮质激素预防和治疗低血压。全身性低血压和一些新生儿疾病,如脑室内出血和远期神经发育不良结局的发生有关。高血压虽并不常见,但也可引起近期和远期疾病的发生。明确产前是否存在任何肾血管畸形非常重要。病史询问应包括药物滥用、围产期窒息、脐血管置管或患儿药物使用。测量四肢血压对排除主动脉缩窄非常重要。一些婴儿可能需要长期服用 β- 受体阻滞剂、血管紧张素转换酶抑制剂、钙通道阻滞剂和 / 或利尿剂。高血压患儿的血压降低不应过快，因为可能会对脑灌注压造成不良影响。

71.1　要点

- 虽然许多研究都在寻求新生儿血压的正常范围，但迄今尚无关于新生儿病理性低血压和高血压的标准定义，血压应结合全身状况进行整体评估。
- 有证据显示各新生儿重症监护室间处理血压异常的方法和途径存在很大差异。何时治疗、如何治疗均有争议，足月新生儿低血压可以"低于正常 2 个标准差"为定义，但对于早产儿而言，明确"与胎龄相关的正常值"是个很大的挑战。
- 尚缺乏恢复正常血容量、血压和心脏搏出量的最佳方法；多巴胺是目前最广泛用于治疗新生儿低血压的拟交感神经胺类药物。
- 新生儿高血压的先天因素包括肾动脉缩窄或发育不良、主动脉缩窄及腹主动脉闭锁。
- β- 受体阻滞剂、血管紧张素转换酶抑制剂、钙通道阻滞剂和 / 或利尿剂常用于新生儿高血压治疗。

71.2　引言

血压异常是新生儿重症监护室（neonatal intensive care unit，NICU）住院新生儿中最为常见的问题。此外，全身性低血压和一些新生儿疾病（如脑室内出血）和远期神经系统发育不良结局的发生有关（Watkins et al. 1989；Batton et al. 2016）。新生儿高血压相对较为少见，但也可明显影响近期和远期疾病的发生。然而，迄今对新生儿期的低血压或高血压仍未有明确的标准定义。事实上，有证据证实各 NICU 间处理血压异常的方法和途径存在很大差异。Barrington 认为针对早产儿低血压和休克的治疗可能是新生儿学科中最典型的"治疗干预 - 临床数据不匹配"，因证据不充分而接受诸多治疗的患儿远多于其他领域（Barrington and Janaillac 2016）。

本章节将回顾新生儿期低血压和高血压的现状。首先，我们评估新生儿血压测量的方法并回顾新生儿血压异常的定义。其次，阐述新生儿低血压的病因、结局和治疗。最后，讨论新生儿高血压的病因、临床特点、诊断性研究和临床管理路径。

71.3　新生儿血压测量方法

血压测量的技术目标在于提供一种简单、可靠、无痛、非侵入性和可持续性的方法，但迄今这一目标尚未达成。直接的有创测量（如通过动脉或外周动脉置管）被认为是目前最佳的方法。通常，采用平均动脉血压（mean arterial pressure，MAP）而非收缩压判断来自从动脉内置管获取的血压数据是否正常，从而避免因共振、血栓、气泡等原因所致的人为误差，但不可能完全避免这些误差。有创测量的缺点与血管内留置导管的风险有关，如血栓形成、出血或感染。无创间接测量法包括示波测量法和自动多普勒技术。如果袖带尺寸能标准化、血压在正常范围内示波测量法视乎更为准确。然而，当血压处于较低水平时，有担心该法测量值会偏高，而被误以为正常。

71.4　低血压和高血压的定义

虽已有许多有关新生儿血压范围的研究，但仍无真正病理性低血压和高血压的标准化定义。图71.1 显示费城地区 NICU 纳入的 608 名出生后 99 天内婴儿的血压资料（Zubrow et al. 1995）。定义异常血压的一种方法是基于正常值，因此高血压通常定义为收缩压和 / 或舒张压持续大于平均值 2 个 SD（>95%）（National High Blood Pressure Education Program Working Group on High Blood Pressure in Children and Adolescents 2004）。然而，血压与胎龄、出生体重呈显著的线性相关。性别的影响在超低出生体重（extremely low birth weight，ELBW）（<1 000g）生后的第一天也同样明显，男婴较女婴的血压值更低（Emery et al. 1993）。生后每周血压逐渐增加。因此，新生儿低血压的定义仍不明确，其治疗法则是基于统计学定义的胎龄相关的血压正常值以及临床状况评估。

关于何时治疗、如何治疗低血压的讨论仍无结论。传统的低于正常两个标准差的界限可用于足月儿，但胎龄相关的正常值是否应用于早产儿仍未达成共识。自 Versmold 发表有关极小早产儿血压的经典论文已过去 25 年，但针对 ELBW 儿血压异常何时治疗依然有很大争议（Versmold et al. 1981）。在成人和儿童有正常的收缩压、舒张压和平均血压值，但在婴儿中更多运用"平均血压"来定义低血压

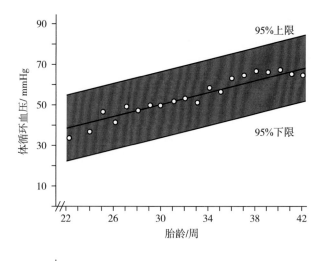

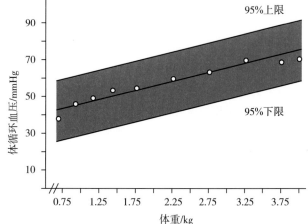

图 71.1 新生儿血压。329 例 NICU 新生儿生后第一天的平均收缩压对胎龄和出生体重的线性回归图。图中分别为不同胎龄、不同出生体重的平均收缩压和 95 百分位可信区间（CL）。经许可引自 Zubrow et al（1995）。Copyright 1995 Nature Publishing Group

并决定何时干预。通常，临床经验性地使用胎龄（周）来界定生后第一天平均血压的下限，但这种方法并不可靠，应观察临床整体情况作出判断。新生儿正常血压随胎龄、出生体重、出生日龄而变化，生后第一月内每周增加 1~2mmHg。无论胎龄多大，生后72 小时内血压显著上升，因此，在此期间早产儿平均血压应大于 30mmHg（Fanaroff et al. 2006）。

Batton et al. 报道动脉血压（arterial blood pressure，ABP）在生后 3 小时内下降，至生后 4~5 小时降至最低点，随后以平均每小时 0.2mmHg 的速度上升。生后 4~24 小时 ABP 上升的速度在未治疗组（164 例）和接受任何治疗组（n=203，液体扩容组（n=135）或多巴胺组（n=92））中是相似的。胎龄特异性的血压变化趋势也是如此。胎龄越小，ABP 越低，但在同一胎龄内 ABP 的变化幅度很大。在一项特别的研究中，Batton 对 15 种低血压的定义进行研究：1 次、2 次或≥3 次测得的收缩压值、舒张压值、平均血压值低于或等于第 5 百分位；1 次、2 次或≥3 次测得

的 MAP（mmHg）值小于或等于纠正胎龄（周）；1 次、2 次或≥3 次测得的 MAP 值≤25mmHg（Batton et al. 2013）。低血压值不必是连续性的。作者认为是其他因素而非血压值决定了是否进行低血压治疗。最显著的一点是按上述 15 种低血压定义中任意一种进行治疗，均不能改善婴儿的转归。

组织氧输送受心输出量和血流的影响大于血压，因而统计学意义上的异常血压值并非病理性的。休克是急性循环衰竭引起的一种复杂的临床综合征。低血压（如低于预期血压值）通常（但并非总是）伴有休克。休克表现（或定义）为组织和脏器灌注不足，可累及单个脏器或全身脏器系统。灌注损伤不仅导致缺氧和营养物质输送不足，而且还可致代谢产物清除的能力不足。细胞功能受损最终导致细胞死亡。虽然有关血压与体循环血流、心输出量、新生儿发病率和死亡率相关性的有用数据很少，但休克仍是新生儿发病率和死亡率的重要原因（Barrington 2008）。大多数极低出生体重儿当

血压到第 5 百分位时大脑血流自主调节功能丧失（Lightbum et al. 2009）。有些医生使用功能超声心动图来更好地评估循环状态并以此作为干预指标（Stranak et al. 2014）。低血压的发生率相对较高，特别是 ELBW 儿。约 16%~98% 的极早早产儿在生后最初几天内因低血压接受治疗。由于缺乏干预治疗可靠的循证依据，干预治疗值间存在巨大的差异（Dempsey et al. 2009；Dempsey and Barrington 2009；Efird et al. 2004）。低血压的发生率、诊断和处理在不同的 NICU 间存在很大差异。

AI-Aweel 等在一项多中心报告中发现低血压的发生概率在不同区域间的差异可达 3 倍之多（Al-Aweel et al. 2001）。更令人关注的是，在调整低血压危险因素后，6 个中心中有 2 个中心血管活性药物的使用率是其他 4 个中心的 5~30 倍。

71.5 临床特点

除了血压低以外，新生儿低血压的临床特点还包括心动过速、心动过缓、气促、皮肤花纹、毛细血管充盈时间延长、肢端厥冷及尿量减少。中心温度与外周温度的温度差可作为低血容量或败血症的指标。扩容可快速减少中心与外周之间的温度差。

71.6 低血压的病因

新生儿低血压和休克综合征的病因很多。治疗必须有针对性地进行病因治疗。表 71.1 列出低血压的各种病因。需注意的是其他的病因比低血容量更常见，的确在 ELBW 儿中，与其他的病因相比，低血容量相对罕见。

心输出量是心率和每搏输出量的乘积。由于新生儿每搏输出量的增加能力有限，其心输出量更多依赖于心率。因此，持续的心动过速或心动过缓将减少心输出量。每搏输出量取决于前负荷（心室充盈）、后负荷（体循环和肺循环血管阻力）和心肌收缩力。通过调控上述参数进行低血压治疗（Dempsey et al. 2009）。

表 71.1　新生儿休克病因

A. 低血容量
a. 胎盘出血；前置胎盘早剥
b. 胎 - 母输血
c. 胎 - 胎输血
d. 产伤 - 腱膜下出血
e. 肝、脾破裂
f. 大量肺出血
g. 弥散性血管内凝血
h. 第三间隙丢失——坏死性小肠结肠炎
B. 心源性休克
a. 窒息
b. 心律失常
c. 先天性心脏病
i. 导管开放依赖型先心动脉导管关闭时
ii. 全肺静脉异位引流
d. 心肌病
e. 心肌炎
f. 气漏综合征
i. 气胸
ii. 呼气末正压（PEEP）调节失误
C. 败血症和感染性休克
D. 内分泌
a. 肾上腺出血
b. 肾上腺 - 性腺综合征
E. 药物性血压

71.7 需接受治疗的 ELBW 儿血压特点

为了揭示近期、远期发病率与新生儿血压之间的关系，Fanaroff 等（2006）对 1998—1999 年出生的 156 例、出生体重 401~1 000g 并入住彩虹儿童医院 NICU 婴儿的情况制作图表进行回顾性分析。记录经脐动脉置管（81%）或示波测量法（19%）获取的血压值，生后 24 小时内每小时记录 1 次，之后每 6 小时记录 1 次至出生后 72 小时。低血压婴儿分成两组——未接受治疗组（n=97）和接受治疗组（n=59）。与未接受治疗组相比，接受治疗组婴儿出生体重较轻、胎儿成熟度小 1 周，同时产前运用糖皮质激素的也更少。当患儿在生后 72 小时内接受扩容和或血管活性药物（多巴胺和或多巴酚丁胺）以提高血压时则被视为低血压治疗组。对婴儿进行神经、发育和正规的听力测试。图 71.2 显示生后 1 周内平均血压以及正负 1 个和 2 个标准差区间。总体而言，MAP 呈自发性上升趋势，从生后 1 小时的 32mmHg 升高到第一周末的 41mmHg。需要血压支持治疗的婴儿更容易出现严重的颅内出血，死亡率也更高。在控制母亲社会经济状况和共存的新生儿发病率因素后，Logistic 回归分析显示在随访患儿中，低血压治疗与运动发育迟缓（β-6.0，SE 3.1）和失聪显著相关（OR 8.9，CI 0.92~86.3）（Fanaroff et al. 2006）。Batton 报道在排除早期 BP 的变化、并控制已知的影响生存与神经发育的危险因素后，低血压治疗与纠正 18~22 月龄时死亡／神经发育损害发生的风险增高有关（Batton et al. 2015）。

71.8 治疗

成功治疗新生儿低血压和休克需要很好地理解心血管损害的病因和病理 - 生理机制。床边确定病因（低血容量、心肌功能不全或血管调节功能异常）诊断的能力很有限。虽然尽力运用所有可用的临床证据，低血压和休克的治疗通常还是凭借临床经验。容量替代（扩容治疗）、血管活性药物和糖皮质激素这三者不同的组合使用是治疗的基础。重要的是我们治疗的目标不单是血压的数值，而是要根据患儿整体临床状况来考虑血压。应不断地评估患儿的生命体征、血压、灌注、尿量和神经系统症状，以指导治疗。虽然许多低血压婴儿存在低血容量，仍应排除许多其他因素所致的低血压，包括在给以扩容治疗前行心脏超声检查明确血流动力学改变。

目前尚未找到恢复正常循环血量、血压和心输出量的最佳方法。胶体和晶体液哪种更适用于新生儿也尚不清楚。Osborn 和 Evans 在循证分析中指出"没有随机研究证据支持对没有心血管损害的极早产儿早期常规使用扩容治疗。对于存在心血管损害的婴儿接受扩容治疗受益的证据也不充分。同时，也没有充分证据可以确定早产儿应使用哪种类型的扩容液或早期输注红细胞"（Osborn And Evans 2004）。生理盐水对低血压早产儿血压的恢复效果同白蛋白。鉴于生理盐水临床应用安全、有效、便宜和易获取，已成为晶体扩容的首选（Oca et al. 2003）。在一项比较晶体和胶体扩容治疗的随机研究的随访中，Greenough 报道 131 名存活患儿中 19 例出现神经发育异常（Greenough et al. 2002）。虽然这些婴儿与正常对照组在出生体重、胶体输注量、氧暴露时间、脑室内出血、脑室周围白质软化和出生后糖皮质激素使用等方面存在差异，回归分析证实只有胶体输注与神经发育结局有显著的统计学相关性，并是独立的影响因素。因此，在围产期应谨慎使用胶体输注，扩容治疗时首选生理盐水。

虽然在新生儿重症监护室中经常使用扩容治疗，对其在血流动力学或疾病结局的影响了解甚少。Ewer 等（2003）对一项婴儿死产和死因双盲的英国皇家病例对照研究项目 27/28 中无记名地区病例资料的数据分析，发现在生后 48 小时内接受液量为 30ml/kg 扩容治疗的新生儿比 <30ml/kg 的新生儿更易发生死亡（OR 4.5，95%CI 1.2，17.2）。不是越多越好！

Mayock 和 Gleason（2004）为进一步阐明这一问

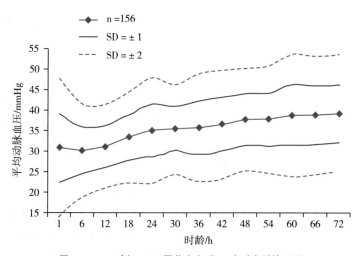

图 71.2　156 例 ELBW 婴儿出生后 72 小时内平均血压

题，观察扩容治疗对伴有或不伴有低氧早产羊的影响，结果发现快速扩容对血容量正常的早产胎羊血压或脑血流量无影响，但减少脑血氧供应，当血氧含量降低时损害进一步加重。

我们只能推测这如果发生在人类的远期结局，但必须注意使用晶体或胶体进行过多的容量纠正可能会导致血液稀释并减少对大脑的 O_2 供给。

由于体循环低血压与死亡率增加、近期和远期发病率增加有关，因此扩容、多巴胺和多巴酚丁胺是最常用于治疗低血压的药物。有些临床医生首选去甲肾上腺素。在治疗新生儿低血压中，多巴胺是最常使用的拟交感神经胺类药物，循证研究证实其升血压的作用优于多巴酚丁胺（Subhedar and Shaw 2003）。生后即刻给予容量补充疗效较差，其过度使用与明显的不良反应有关，尤其是早产儿。有些极危重的低血压新生儿在疾病过程中对扩容和血管活性药物治疗无反应，这种现象是由于危重症及相对或绝对的肾上腺功能不全所致的心血管系统对儿茶酚胺无反应。

糖皮质激素补充是低血压治疗中的一种新方法。许多低血压早产儿皮质醇水平低下，糖皮质激素越来越多地被用来预防或治疗这些患儿的低血压。类固醇可快速上调心血管肾上腺素受体的表达，并当肾上腺功能不全时还可作为激素的替代物，这就可以解释其可稳定对扩容和血管活性药物治疗无效的危重新生儿心血管功能、并减少血管活性药物的使用。虽然糖皮质激素可以改善血压和循环，但也会出现许多并发症，如无法预测的自发性肠穿孔、高血糖、高血压以及远期脑瘫和智力损害发生概率增加等，因此，我们在选择糖皮质激素用于早产儿血压支持时必须更加明智（Yeh et al. 2004）。Ibrahim 的循证研究认为糖皮质激素对于难治性低血压治疗有效，且不伴有明显的近期不良反应（Ibrahim et al. 2011）。

然而，由于缺乏使用糖皮质激素治疗远期的安全性或有效性数据，不推荐常规使用类固醇治疗早产儿低血压。

对扩容、儿茶酚胺或糖皮质激素治疗无效的新生儿低血压患儿死亡率约为 50%。对于难治型低血压患儿，改善血压和组织灌注可能是决定其临床结局的关键因素。血管升压素，一种神经肽类激素或其类似物（特利加压素）已经被用于治疗新生儿难治型低血压，但由于缺乏可信的试验或研究结论，

Shivanna 认为"没有充分的证据推荐或否定在新生儿难治型低血压的治疗中使用血管升压素或其类似物"（Shivanna et al. 2013）。

当低血压主要由心功能不全（心律失常、器质性心脏病、心肌炎、窒息）引起时，婴儿可出现水肿、心脏扩大和肝脏肿大等典型的充血性心力衰竭的临床表现。治疗首选为强心药物，可加或不加外周血管扩张剂。前列腺素 E_1 维持动脉导管开放，对导管依赖型器质性心脏病患儿至关重要。结构性心脏病或心律失常通常需要特殊药物治疗或外科手术。扩容治疗会使病情加重。

与血压正常的婴儿相比，未经治疗的低血压婴儿的存活率相近，但脑瘫、耳聋或任何神经发育障碍的发生率更高。

71.9　低血压转归

Batton 将生后 72 小时内血压 ≤25mmHg 定义为低血压（Yeh et al. 2004）。他随访了 168 例婴儿，其中血压正常 67 例、未接受治疗的低血压 31 例及接受治疗的低血压 70 例。结果发现，与血压正常婴儿相比，未治疗低血压婴儿存活率相似，脑瘫、失聪或任何神经发育异常的发生率明显增高；而接受治疗的低血压婴儿死亡率更高、无神经发育异常的生存率更低（Batton et al. 2009）。Kuin 也发现早期需血压支持与脑室内出血、脑室周围白质软化及严重的神经发育异常有关。另一方面，Pellicer 在一项前瞻性评估血管升压素/强心药物治疗早期体循环低血压对神经发育影响的研究中发现，低血压组和正常血压组的异常神经状态、发育迟缓或多种不良结局（死亡、脑瘫或严重神经发育迟缓）发生率无差异（Pellicer et al. 2009）。

如上所述，Batton 采用随机拦截逻辑模型控制了中心聚类、胎龄、疾病严重度因素后评估血压、抗低血压治疗与婴儿结局的关系（Batton et al. 2016）在控制已知的影响生存与神经发育的危险因素后，纠正年龄 18~22 月龄时死亡/神经发育受损的风险与抗低血压治疗有关，而与早期血压的变化无关。

最后，虽然我们对新生儿低血压的病理生理和治疗方法的认知已有提高，有关治疗对脏器血流、组织灌注和新生儿发病率、死亡率影响的设计良好的临床试验的数据依然很少。鉴于这些与治疗有关的重大问题，迫切需要更好地来研究这类问题、定义低

血压诊断标准(基于易操作和可重复的血流动力学的检测方法),并确定最佳治疗方案。

71.10　高血压

高血压不如低血压常见,最多可见于 3% 的 NICU 患儿。如前所述,高血压是指血压持续高于正常血压的第 95 百分位。新生儿血压随着胎龄、出生后日龄、出生体重的增加而升高,Zubrow 等(1995)提供了定义高血压的有效数据。重要的是确保使用正确的袖带尺寸,袖带宽度应为测量肢端的 2/3。此外,如婴儿无症状则应多次(至少 3 次)重复测量或血压持续升高 2~3 天以上方可诊断高血压。高血压的发生率估计约为 0.2%~3%,通常是提示肾脏或心血管异常的指标(Adelman 1988)。1983 年在克利夫兰,定义高血压为患儿分别 3 次测量平均血压均大于 70mmHg,高血压约占所有入住新生儿重症和过渡监护室患儿的 2%(Skalina et al. 1986)。由于许多婴儿高血压往往无症状,且起病隐匿,因此,只有密切监护生命体征,包括血压测量才能及时发现新生儿高血压。新生儿高血压必须进行病因检查并给予合理治疗。正常新生儿出生后 6 周内收缩压迅速升高,尤以在出生后 5 天内升高最快。舒张压的变化与收缩压相似。所观察到的血压升高与出生体重、胎龄和出生后日龄呈正相关(Jones and Jose 2004)。

71.11　临床表现

绝大多数新生儿是在常规生命体征监测中才发现有高血压。这些婴儿多无症状或表现为常见的非特异性症状,如血尿、喂养困难、不能解释的气促、呼吸暂停、嗜睡、激惹或罕见的惊厥。有症状婴儿通常出现充血性心力衰竭样的鲜红花纹。克利夫兰的 Skalina 报道在新生儿高血压患儿中可见到成人高血压特征性的快速起病的视网膜病变(Skalina et al. 1983)。21 例血压升高的患儿中 11 例视网膜出现以下部分或全部异常:静脉与动脉直径比增加、血管迂曲(包括动静脉交叉变化)、浅表或深部出血以及渗出。高血压控制后上述症状缓解。

71.12　高血压病因

高血压的病因有很多(表 71.2),但在新生儿期主要源于肾血管病变,其他病因还包括心脏、内分泌和肺部因素。新生儿高血压可继发于先天畸形或后天获得性病变。

表 71.2　高血压病因

肾血管疾病	血栓栓塞
	肾动脉狭窄
	腹主动脉狭窄
	肾静脉血栓形成
	肾动脉受压
	特发性动脉钙化
	先天性风疹综合征
肾实质病变	多囊肾病
	多囊性肾发育不良
	肾盂 - 输尿管连接部梗阻
	急性肾小管坏死(出生窒息)
	肾皮质坏死
心 - 肺疾病	胸主动脉狭窄
	支气管肺发育不良(BPD)
	气胸
内分泌疾病	先天性肾上腺皮质增生症
	醛固酮增多症
	甲状腺功能亢进
	假性低醛固酮血症血症 Ⅱ 型
药物 / 毒物	糖皮质激素,如地塞米松
	拟肾上腺素能药物
	维生素 D 中毒
	黄嘌呤 - 茶碱 / 咖啡因 - 泮库溴铵
	去氧肾上腺素
	母亲服用可卡因或海洛因
肿瘤	Wilms 瘤
	中胚层肾瘤
	神经母细胞瘤
	嗜铬细胞瘤
神经系统疾病	疼痛
	颅内高压
	惊厥
	家族性自主神经功能障碍
	硬膜下血肿

续表

其他	腹壁缺损关闭
	肾上腺出血
	高钙血症
	使用体外膜氧合

先天性原因包括：肾动脉狭窄/发育不良、主动脉缩窄和腹主动脉闭锁。肾动脉狭窄可继发于先天性风疹病毒感染。此外，许多先天性肾实质病变与新生儿期的高血压有关。在新生儿期，常染色体显性或隐性遗传的多囊肾可表现为肾脏扩大和高血压。严重多囊肾患儿可能因恶性高血压而发生充血性心力衰竭。高血压也见于单侧多囊性肾发育不良婴儿。肾脏梗阻和肾盂积水也可出现继发于肾血管反应性收缩或肾-血管紧张素系统的高血压。

在新生儿期获得性肾实质病变所致高血压的病因包括重度窒息后所致严重的急性肾小管坏死和肾皮质坏死。其他引起新生儿高血压的后天因素有：肾动脉栓塞、脐动脉置管相关的肾静脉并发症、红细胞增多症或高凝状态相关的栓塞。约10%的脐动脉置管婴儿会出现高血压（Singh et al. 1992）。

高血压也常见于支气管肺发育不良（bronchopulmonary dysplasia，BPD）、动脉导管未闭、脑室内出血或出生后接受糖皮质激素治疗的患儿。在新生儿期可导致高血压的内分泌疾病包括：先天性肾上腺皮质增生症、醛固酮增多症和甲状腺功能亢进。水、盐超载和高钙血症也可能与新生儿高血压有关。其他因素包括疼痛、腹壁缺损关闭后、肾上腺血肿压迫肾动脉、惊厥、中枢神经系统疾病（包括与遗传代谢疾病相关的、药物性高血压以及药物依赖母亲的撤药综合征新生儿）。

药物方面包括氨茶碱、大剂量的肾上腺能药物、泮库溴铵长期使用或应用去氧肾上腺素滴眼液。因药物导致的高血压当停用药物或减少剂量后会明显缓解。罹患神经母细胞瘤、Wilms 瘤和中胚层肾瘤的患儿也可在新生儿期出现高血压。高血压的发生是由于肿瘤压迫肾血管、输尿管或肿瘤（嗜铬细胞瘤、神经母细胞瘤）分泌血管物质（如儿茶酚胺）。

高血压-低钠综合征是一种罕见疾病，其肾素水平在新生儿期就已增高。推测可能的主要病因是微小栓塞引起的肾缺血，补钠盐和降压药治疗可缓解症状并使肾素水平降至正常（Daftary et al. 1999）。

71.13　诊断方法

出生前明确是否存在肾脏血管畸形对高血压新生儿至关重要。病史应包括药物滥用、围产期窒息、脐动脉置管和新生儿药物使用。明确确实存在血压升高，并测量四肢血压以排除主动脉缩窄。下肢血压通常高于上肢，上下肢的血压差可提示是否存在缩窄。体格检查时必须仔细检查是否存在畸形，并进行心脏评估。心动过速和面色潮红可能预示分泌型肿瘤如神经母细胞瘤。

仔细的腹部体查和肾血管听诊非常重要，应彻底检查先天性肾上腺皮质增生症的特征（如性别模糊、皮肤色素沉着）。不对称的生长（偏侧肥大）伴随无虹膜症往往提示 Wilms 瘤。BPD 是导致高血压常见的非肾性因素，除了糖皮质激素使用外，BPD 婴儿大多在疾病后期发生血压增高（Alagappan and Malloy 1998）。地塞米松或氨茶碱联合反复大剂量肾上腺能药物使用均可促发高血压的发生。

新生儿高血压的初始评估包括：测定血清电解质、肌酐、血尿素氮和尿液分析以排除肾实质病变。新生儿期的血浆肾素水平通常较高。必要时可进行内分泌研究，包括血清和尿液皮质醇、17-羟孕酮、醛固酮和甲状腺素等的检测。除胸片有助于明确有无心脏肥大和充血性心力衰竭外，肾脏超声可以帮助明确有无肾动脉和或肾静脉血栓以及肾脏畸形。心脏超声检查同样有帮助。必要时还可行膀胱尿道造影术。部分婴儿可进行主动脉造影术，但随着磁共振和螺旋 CT 的运用，这项检查不再被认为是必须的。由于肾功能不成熟，新生儿的核扫描仅用于确定灌注异常。

71.14　治疗

新生儿高血压的治疗应根据血压升高的严重度和引起高血压的潜在病因而定。不同领域的治疗药物已用于治疗新生儿急、慢性高血压。大多数患儿的高血压都可缓解，但有些可能需要延长治疗。新生儿高血压的药物治疗包括使用 β 受体阻滞剂、血管紧张素转换酶抑制剂、钙通道阻滞剂和／或利尿剂。治疗的基本要素包括避免液体过荷（肾功能损害时合理运用利尿剂或限液治疗）、镇痛、停用可能引起高血压的药物如糖皮质激素、氨茶碱和正性肌力药物。应尽可能根据临床情况选择最合适的降压药。因可引起血压骤降,所以静脉降压治疗时必须密切监测血压。可用的降压药物见表71.3。需注意这些药物的作用机制和副作用,对治疗这些有挑战性的病人是至关重要。例如,血管紧张素转换酶抑制剂(如卡托普利)具有很好的降压作用,但主动脉缩窄、单侧肾动脉疾病和高血钾患儿禁用(Flynn 2000)。在慢性高血压婴儿中也应谨慎使用,因为血压突然降低可对脑和肾产生不良反应。

表 71.3　新生儿高血压治疗的药物选择

药物	剂量	备注
氯噻嗪(利尿剂)	PO:10~20/kg/ 次 q 12h	监测电解质
	IV:5~10mg/kg/ 次 q 12h	
呋塞米(利尿剂)	IV:1~2mg/kg/ 次 q 12~24h	最好短期使用,监测电解质
	PO:2~4mg/kg/ 次 q 12~24h	长期使用可致骨质疏松和肾结石
肼本达嗪(血管扩张剂)	IV:0.1~0.5mg/kg/ 次 q 6~8h	可致心动过速或快速药物耐受
	PO:0.25~1mg/kg/ 次 q 6~8h	
卡托普利(ACE 抑制剂)	PO:起始:0.25mg/kg/ 次	密切监测肾功能和血压
	此后 0.01~0.05mg/kg/ 次 q 8~12h	双侧肾血管病变禁用
普萘洛尔(β 受体阻滞剂)	IV:0.01mg/kg/ 次 q 6~12h	监测血压、心率、血糖
	PO:0.25mg/kg/ 次 q 6h	

IV,静脉注射;PO,口服。

71.15　随访

新生儿高血压的长期预后取决于病因。虽然使用降压药可控制血压,但肾实质病变患儿可能持续存在高血压。继发于获得性肾血管疾病的高血压通常随着时间推移血压逐渐正常可停用药物治疗。然而,明显的结构或功能性肾脏异常可能持续存在。需由儿科医师或儿科肾脏科专科医生处进行长期随访。

71.16　总结

虽然许多危重新生儿接受高血压和低血压治疗,保证组织灌注的正常生理性血压范围值仍未确定。由于难以评估组织灌注和脑供氧情况,因此,治疗决策是基于临床情况和根据胎龄、出生后日龄所决定的统计学定义的正常血压值。早发型低血压通常是由外周血管调节异常、心肌功能异常和低血容量的综合因素所致。容量补充是最初的治疗措施,但因可产生明显的不良影响,特别是在早产儿,因此,扩容治疗应限制为等渗盐水 10~20ml/kg。如治疗无效,应加用多巴胺,必要时予肾上腺素和糖皮质激素。高血压通常是由先天性或获得性肾血管疾病或容量过荷引起,应仔细寻找病因和谨慎治疗,避免血压下降得太快或太低。

71.17　实践要点

- 血压正常是基于胎龄、出生后日龄所决定的统计学上的正常血压值。血压随着胎龄、体重和出生后日龄的增加和升高。
- 当同时出现低血压和临床症状时才进行低血压治疗。过多的容量补充与发病率和死亡率的增加有关。
- 高血压新生儿治疗时应注意血压不能降得太快,因为这会影响脑灌注压,从而造成不良影响。

参考文献

Adelman RD (1988) The hypertensive neonate. Clin Perinatol 15:567–585

Alagappan A, Malloy MH (1998) Systemic hypertension in very low-birth weight infants with bronchopulmonary dysplasia: incidence and risk factors. Am J Perinatol 15:3–8

Al-Aweel I, Pursley DM, Rubin LP et al (2001) Variations in prevalence of hypotension, hypertension, and vasopressor use in NICUs. Perinatology 21: 272–278

Barrington K (2008) Hypotension and shock in the preterm infant. Semin Fetal Neonatal Med 13:16–23

Barrington KJ, Janaillac M (2016) Treating hypotension in extremely preterm infants. The pressure is mounting. Arch Dis Child Fetal Neonatal Ed 101(3): F188–F189

Batton B, Zhu X, Fanaroff J et al (2009) Blood pressure, antihypotensive therapy, and neurodevelopment in extremely preterm infants. J Pediatr 154:351–357

Batton B, Li L, Newman NS, Eunice Kennedy Shriver National Institute of Child Health & Human Development Neonatal Research Network et al (2013) Use of antihypotensive therapies in extremely preterm infants. Pediatrics 131:1865–1873

Batton B, Li L, Newman NS, Eunice Kennedy Shriver National Institute of Child Health and Human Development Neonatal Research Network et al (2014) Evolving blood pressure dynamics for extremely preterm infants. J Perinatol 34:301–305

Batton B, Li L, Newman NS, et al Eunice Kennedy Shriver National Institute of Child Health & Human Development Neonatal Research Network (2015) Early blood pressure, antihypotensive therapy and outcomes at 18–22 months' corrected age in extremely preterm infants. Arch Dis Child Fetal Neonatal Ed 101(3): F201–F206

Batton B, Li L, Newman NS et al (2016) Early blood pressure, antihypotensive therapy and outcomes at 18–22 months' corrected age in extremely preterm infants. Arch Dis Child Fetal Neonatal Ed 101(3): F201–F206

Daftary AS, Patole SK, Whitehall J (1999) Hypertension-hyponatremia syndrome in neonates: case report and review of literature. Am J Perinatol 16:385–389

Dempsey EM, Barrington KJ (2009) Evaluation and treatment of hypotension in the preterm infant. Clin Perinatol 36:75–85

Dempsey EM, Al Hazzani F, Barrington KJ (2009) Permissive hypotension in the extremely low birth weight infant with signs of good perfusion. Arch Dis Child Fetal Neonatal Ed 94:F241–F424

Efird MM, Heerens AT, Gordon PV et al (2004) A Randomized-controlled trial of prophylactic hydrocortisone supplementation for the prevention of hypotension in extremely low birth weight infants. Perinatology 25:119–124

Emery EF, Greenough A, Yuksel B (1993) Effect of gender on blood pressure levels of very low birth weight infants in the first 48 hours of life. Early Hum Dev 31:209–216

Ewer AK, Tyler W, Francis A (2003) Excessive volume expansion and neonatal death in preterm infants born at 27–28 weeks gestation. Paediatr Perinat Epidemiol 17:180–186

Fanaroff JM, Wilson-Costello DE, Newman NS et al (2006) Treated hypotension is associated with neonatal morbidity and hearing loss in extremely low birth weight infants. Pediatrics 117:131–135

Flynn JT (2000) Neonatal hypertension: diagnosis and manage- ment. Pediatr Nephrol 14:332–341, Erratum in: Pediatr Nephrol 14:885

Greenough A, Cheeseman P, Kavvadia V et al (2002) Colloid infusion in the perinatal period and abnormal neurodevelopmental outcome in very low birth weight infants. Eur J Pediatr 161:319–323

Ibrahim H, Sinha IP, Subhedar NV (2011) Corticosteroids for treating hypotension in preterm infants. Cochrane Database Syst Rev 12, CD003662

Jones JE, Jose PA (2004) Neonatal blood pressure regulation. Semin Perinatol 28:141–148

Kuint J, Barak M, Morag I, Maayan-Metzger A (2009) Early treated hypotension and outcome in very low birth weight infants. Neonatology 95:311–316

Lightburn MH, Gauss CH, Williams DK, Kaiser JR (2009) Cerebral blood flow velocities in extremely low birth weight infants with hypotension and infants with normal blood pressure. J Pediatr 154:824–828

Mayock DE, Gleason CA (2004) Cerebrovascular effects of rapid volume expansion in preterm fetal sheep. Pediatr Res 55:395–399

National High Blood Pressure Education Program Working Group on High Blood Pressure in Children and Adolescents (2004) The fourth report on the diagnosis, evaluation, and treatment of high blood pressure in children and adolescents. Pediatrics 14:555–576

Oca MJ, Nelson M, Donn SM (2003) Randomized trial of normal saline versus 5% albumin for the treatment of neonatal hypotension. J Perinatol 23:473–476

Osborn DA, Evans N (2004) Early volume expansion for prevention of morbidity and mortality in very preterm infants. Cochrane Database Syst Rev 2, CD002055

Pellicer A, Bravo MC, Madero R et al (2009) Early systemic hypotension and vasopressor support in low birth weight infants: impact on neurodevelopment. Pediatrica 123:1369–1376

Shivanna B, Rios D, Rossano J, Fernandes CJ, Pammi M (2013) Vasopressin and its analogues for the treatment of refractory hypotension in neonates. Cochrane Database Syst Rev 3, CD009171

Singh HP, Hurley RM, Myers TF (1992) Neonatal hypertension. Incidence and risk factors. Am J Hypertens 5:51–55

Skalina ME, Annable WL, Kliegman RM, Fanaroff AA (1983) Hypertensive retinopathy in the newborn infant. J Pediatr 103:781–786

Skalina ME, Kliegman RM, Fanaroff AA (1986) Epidemiology and management of severe symptomatic neonatal hypertension. Am J Perinatol 3:235–239

Stranak Z, Semberova J, Barrington K, HIP consortium et al (2014) International survey on diagnosis and management of hypotension in extremely preterm babies. Eur J Pediatr 173:793–798

Subhedar NV, Shaw NJ (2003) Dopamine versus dobutamine for hypotensive preterm infants. Cochrane Database Syst Rev 3:CD001242

Versmold HT, Kitterman JA, Phibbs RH et al (1981) Aortic blood pressure during the first 12 hours of life in infants with birth weight 610 to 4,220 grams. Pediatrics 67:607–613

Watkins AM, West CR, Cooke RW (1989) Blood pressure and cerebral haemorrhage and ischaemia in very low birth weight infants. Early Hum Dev 19:103–110

Yeh TF, Lin YJ, Lin HC et al (2004) Outcomes at school age after postnatal dexamethasone therapy for lung disease of prematurity. N Engl J Med 350:1304–1313

Zubrow AB, Hulman S, Kushner H, Falkner B (1995) Determinants of blood pressure in infants admitted to neonatal intensive care units: a prospective multicenter study. J Perinatol 15:470–479

新生儿红细胞增多症和高黏血症 72

Otwin Linderkamp
张国庆　翻译,岳少杰　审校

目录

缩写

HCT	Hematocrit	血细胞比容
NEC	Necrotizing enterocolitis	新生儿坏死性小肠结肠炎
PET	Partial exchange transfusion	部分换血
RBC	Red blood cell	红细胞

摘要

在新生儿期,红细胞增多症和由此导致的血液高黏滞状态非常常见。然而,和成人相比,新生儿的血液具有一些优于成人的特性,如血浆黏滞度低、红细胞聚集性低、红细胞变形性好。因此,当血细胞比容(HCT)低于 0.70 时,重要器官的氧供不会受到影响。红细胞增多症可以发生在宫内(因为红细胞生成增加、母-胎输血综合征)或是出生后(延迟脐带结扎)。因延迟或推迟结扎脐带有利于循环系统和其他的益处,所以应当提倡。红细胞增多症的表现往往是由于潜在的疾病,比如宫内窒息、母体糖尿病所致,而不是由 HCT 和血黏度增高所引起。多数红细胞增多症的患儿是因出生后血容量丢失所致。早期经口喂养以及必要时静脉补液是预防和治疗红细胞增多症的首选。由于部分换血并不改善红细胞增多症患儿远期的神经发育结局,甚至增加近期并发症[如新生儿坏死性小肠结肠炎(NEC)、败血症]的风险,因此,部分换血仅限于 HCT≥0.70 有症状的患儿,及 HCT≥0.75 无症状的患儿。

72.1　要点

- 新生儿红细胞增多症通常被定义为静脉血细胞比容≥0.65,但更合适的定义为血细胞比容≥0.70。

- 红细胞增多症的危险因素包括胎儿红细胞增多(宫内缺氧、母体糖尿病)和来自胎盘-胎儿输血、母体-胎儿输血或单绒毛膜双胎胎儿-胎输血。

- 除红细胞增多症(如母体糖尿病)外,血浆黏度和红细胞聚集性增加,以及红细胞变形能力降低也可导致血液黏度增加。

- 尽管可增加红细胞增多症的风险,延迟脐带结扎对大多数婴儿来说是有益的。
- 红细胞增多症和血液黏度增加导致器官的血液灌注减少而引起临床表现。当血细胞比容低于 0.70 时,器官的氧供通常不会受到影响。
- 红细胞增多症的筛查仅限于高危新生儿。
- 红细胞增多症和高黏血症的预防措施包括有效控制母亲糖尿病、妊娠高血压和吸烟,以及给新生儿足够的输液治疗。
- 由于血液浓缩可引起红细胞增多症或使之加重,因此,额外的口服和 / 或静脉输液通常是首选的治疗方法。
- 在所有研究中,部分换血(PET)治疗并不改善新生儿红细胞增多症患儿的远期预后,而且增加 NEC 的风险。
- 对于无症状的红细胞增多症的婴儿,如果 HCT≥0.75,且口服和静脉补液无效时可考虑使用 PET。
- 如果额外的口服和静脉补液不能有效地降低血细胞比容,对 HCT≥0.75 无症状婴儿和 HCT≥0.7 有症状婴儿(血糖 <40mg/dl、血小板 <100 000/μl 或需氧治疗的呼吸窘迫)可进行部分换血。
- 部分换血时应使用生理盐水。

72.2　引言

血液黏度(viscosity,V)是衡量血液稠度和黏度的指标。随着血液黏度(V)的增加,血液与血管壁的摩擦增加,从而使血流(F)的阻力(R)增加。R 与血黏度以及血管几何结构产生的阻力(Z)成正比:R=VZ=P/F(Linderkamp 2007)。在特定几何形状(即常数 Z)的脉管或管道中,R 与 V 和压力(P)成正比。因此,为了维持恒定的血流,驱动血流的压力必须随着血液黏度的增加而增加。

通常用具有固定几何形状的流动装置(例如,具有固定间隙的旋转黏度计中或在具有固定管径和长度的管状黏度计)测量血液黏度。在这些装置中,血液阻力增加与血液黏度呈线性关系,在这些装置中使血流达到固定流速所需要的压力或推动力即为血流阻力(V≈R=P/F)。旋转黏度计用于测量已知速度的血流中旋转的圆盘、摆锤或锭子所需的力,允许施加各种剪切力。在低剪切力时,红细胞聚集,血液黏度增加。在高剪切力下,由于红细胞被分散和椭圆形形变,血液黏度降低。因此,旋转黏度计提供红细胞聚集和红细胞变形的信息。管式黏度计提供了更好的血管血流模型。通过使用直径小于 300μm 的一系列试管,可以确定所谓的 Fahraeus-Lindqvist 效应(血液黏度随着直径减小而降低,图 72.1)。

72.3　新生儿血液黏度的决定因素

高黏血症常被用作红细胞增多症(即高血细胞比容,HCT)的同义词。然而,血液黏度随着 HCT、血浆黏度、红细胞(RBC)聚集、白细胞计数的增加和红细胞变形能力的降低而增加。新生儿血液具有一些有利的特性,包括较低的血浆黏度和红细胞聚

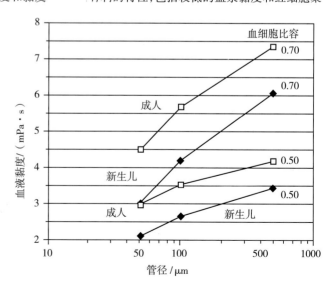

图 72.1　分别用管径为 50μm、100μm 和 500μm 的试管检测成人及足月新生儿的血液黏度。血细胞比容调节至 0.50 和 0.70。注意:在 50μm 管径的试管中,血细胞比容为 0.70 的新生儿血液的黏度与血细胞比容为 0.50 的成人血液相似。(摘自 Linderkamp et al. 1992a)

集性（由于高分子量的蛋白含量较低），红细胞变形能力较强（Linderkamp 1996, 2004, 2007；Linderkamp et al. 1986, 1992a）。新生儿的血浆黏度比成人低20%左右，因此，在相同的HCT时，血液黏度降低20%（Linderkamp 2004）。红细胞聚集性降低使低剪切力下的血液黏度降低，有利于血流缓慢时的血液流动（例如在静脉中）。早产儿由于血浆蛋白浓度较低，血浆黏度和红细胞聚集度甚至低于足月新生儿（Linderkamp et al. 1992a）。

与成人RBC相比，新生儿RBC膜弹性增加从而使其变形能力增强（Linderkamp et al. 1986）。红细胞变形对于微循环中有效的血液流动非常重要，其直径8μm的RBC必须通过微循环中直径3~4μm的血管（Buonocoreet et al. 1991）；而且在小动脉和微动脉中，红细胞变形是在血管直径减小的情况下降低血液黏度的先决条件。由于新生红细胞的体积更大，膜可塑性更强，因此新生儿RBC的Fahraeus-Lindqvist效应比成人RBC更明显（见图72.1）。当血浆黏度降低程度增加时HCT升高。在HCT为0.70时，当试管的管径从500μm降至50μm，成人血液黏度降低38%，健康足月新生儿则降低50%（Linderkamp et al. 1992a）。由于Fahraeus-Lindqvist效应增强和血浆黏度降低，在管径50μm试管中，HCT为0.70的新生儿血液黏度和HCT为0.50的成人血液相似。这些发现可能解释了为什么高HCT对新生儿循环的影响比成人小。

72.4 新生儿红细胞增多症和高黏血症的检测和定义

红细胞增多症的定义 大多数治疗方案中，新生儿红细胞增多症的定义为静脉血HCT≥0.65（Dempsey and Barrington 2006；Özek et al. 2010）。因此，红细胞增多症的定义主要取决于HCT测量的可靠性。

血细胞比容测定 2项研究发现（Villaltaetal. 1989；Moraget al. 2011），微量离心仪测得的HCT比Coulter仪测得的HCT平均高0.057L/L。微量离心法测得的HCT较高，部分原因可能是红细胞柱中残留一小部分血浆（"滞留血浆"）。残留血浆约为2%~3%，故增高的HCT实际值为0.635~0.65。当HCT增加和作用在血柱内端的离心力<10 000g，残留血浆可能更多（高达8%）。因此，HCT试管内

血液量只能达2/3管道。Villalta等（1989）发现与Coulter仪器相比，血液黏度与微量血细胞比容的相关性更密切。他们认为微量血细胞比容较Coulter仪器测定更可靠。过度挤压和止血带长时间结扎可使静脉血的HCT升高。在自由流动的静脉和动脉获得的血样，HCT的测量结果相似。

出生后HCT的变化 一些研究发现健康足月新生儿脐带血HCT平均值为0.48~0.54（Philip and Saigal 2004）。在胎儿红细胞生成增加、产前输血和脱水的婴儿中，HCT的值增高。除非新生儿血容量低（如早期脐带结扎）（Linderkamp et al. 1992b）或早产儿（Jobling et al. 2009），否则大多数新生儿在生后1~4小时内HCT升高。健康足月新生儿在出生后2小时内静脉HCT从约0.50（脐带血）增加至0.54（Jobern et al. 2009）。对晚期脐带结扎婴儿生后HCT动态变化的研究显示，HCT（校正了滞留血浆）从脐血的0.50±0.04上升到生后2小时的0.63±0.05，并在生后24小时下降到0.59±0.05（Jobling et al. 2009）。HCT升高大部分发生在婴儿出生后3分钟内（Oh et al. 1966）。Shohattal（1984）发现，在生后10~30秒夹闭脐带的新生儿，HCT从出生时的0.53上升到2小时的0.60，随后在12~18小时下降到0.52。其他作者报告，新生儿在生后头几天内HCT为≥0.65，并变化很小（Goldberg et al. 1982；Van der Elst et al. 1980；Bada et al. 1992），除非有静脉输液（Linderkamp 2004；Morag et al. 2011；Alsafadiet al. 2014）。这些明显的不一致结果可能是由于不同的喂养方式所致。

脐带血是筛查的首选，因为脐带血常用于血气研究，不需要血管穿刺。Shohat等发现，出生2小时的HCT可以通过脐带血HCT乘以1.13来估计（Shohat et al. 1984）。因此，如果脐带HCT为0.57，可以预期生后2小时的HCT为0.65。但是，由于脐带HCT在正常范围内，因此不能通过脐带HCT来预测晚期（延迟）脐带结扎所致的红细胞增多症（Philip and Saigal 2004；Linderkamp et al. 1992b）。

采血部位 皮肤点刺（"毛细血管"）HCT始终高于同时抽取的静脉或动脉血中的HCT值，因此特别适用于红细胞增多症的筛查。在较宽的HCT值范围内，局部皮肤加热后的点刺血样的HCT平均比静脉血高0.06（Rosenkrantz 2003；Linderkamp et al. 1977）。这可以解释为外周循环受损，红细胞滞留于皮肤血管中（Linderkamp et al. 1977）。由于毛细血管-

静脉血 HCT 差异很大,如果毛细血管 HCT 为 0.65 或 0.70(取决于红细胞增多症的定义),则应分析静脉血样。

是否可定义临界高血细胞比容? 将红细胞增多症定义为静脉 HCT≥0.65 并非基于可靠的科学证据(Linderkamp 2004;Rosenkrantz 2003;Schimmel et al. 2004;Mimouni et al. 2011)。有证据表明,如果没有其他的高黏血症的危险因素,将新生儿红细胞增多症定义为 HCT≥0.70 可能更恰当。

- 与成人血液相比,新生儿血液具有多种有益的流动特性,如血浆黏度低、红细胞变形能力强及在狭窄管道内黏度降低更明显(Linderkamp 1996,2004,2007;Linderkamp et al. 1986,1992a)。

- 新生儿 HCT 为 0.50~0.70(成人为 0.40~0.60)时,在 50μm 试管(对应于小动脉)中测定红细胞转运效率最高(即 HCT 除以血液黏度)(Linderkamp et al. 1992a)。

- 针对高 HCT 对新生儿循环和氧供的研究,并没有把 HCT<0.7 和 HCT≥0.70 的人群区分开。以 HCT<0.70 婴儿为主的大多数研究显示,全身红细胞转运、脑动脉和胃肠动脉的红细胞转运,以及脑供氧均正常(Rosenkrantz and Oh 1982;Maertzdorf et al. 1993;Mandelbaum et al. 1994;Liem et al. 1997),而以 HCT≥0.70 婴儿为主的大多数研究显示,红细胞转运和供氧能力下降(Bada et al. 1986;Swetnam et al. 1987;Maerztdorf et al. 1989;Ergenecon et al. 2011)。

- 已发现 HCT≥0.70 的新生儿血小板减少症的发生率升高,达到 19%,而 HCT 为 0.65~0.69 的新生儿血小板减少症的发生率只有 5%(Morag et al. 2011)。这表明 HCT≥0.70 增加微循环障碍的风险。

- 没有研究比较 HCT 为 0.65~0.69 和≥0.70 婴儿的长期预后。然而,最近使用静脉 HCT 0.70 作为干预临界值的研究显示,与先前使用 HCT 0.65 作为标准的近期预后相似(Morag et al. 2011;Alsafadi et al. 2014)。

高黏滞状态定义 一些作者建议在进行临床决策时不能只测 HCT,还应测定血液黏度。因除红细胞增多症可引起血黏度的增加外,血浆容量和红细胞聚集性增加及红细胞变形能力降低也可引起血黏度的增加。然而,血液黏度测量的结果在不同的测量设备之间差异很大,并取决于所施加的剪切力和

管腔直径(管内黏度计)(见图 72.1)。每个实验室都必须建立自己的正常值,而且血液黏度的测量并不是随时可以做。在临床实践中,HCT 或血红蛋白浓度的测量足以发现大多数高黏血症病例。

72.5 新生儿红细胞增多症和高黏血症的原因

表 72.1 总结了新生儿红细胞增多症和高黏血症的原因和危险因素。红细胞增多症是高黏血症最常见的病因。红细胞数量增加,血浆容量减少,或两者兼而有之,都可导致 HCT 升高。脐带延迟结扎导致来自胎盘的自体血液流入,血容量显著增加(Linderkamp 1982)。在脐带结扎过程中,血细胞和血浆"被输入",但生后 2 小时内,约有 20ml/kg 血浆离开循环,而红细胞数量保持不变(OH et al. 1966)。宫内窒息、胎 - 胎输血和母 - 胎输血可能导致胎儿宫内输血。这些婴儿脐带的 HCT 通常已经增高。

表 72.1　胎儿及新生儿红细胞增多症和高黏血症的病因

血细胞比容增加(≥0.65L/L)
- 红细胞输注
- 胎盘 - 胎儿输血:脐带结扎延迟 [a],宫内窘迫 [a]
- 双胎输血(单绒毛膜双胎)[a]
- 母 - 胎输血
- 输注大量血液或红细胞 [a]
- 胎儿 / 新生儿红细胞生成增加
- 宫内慢性缺氧 [a],胎盘功能不全 [a],孕母妊高症 [a] 或孕母主动和被动吸烟 [a]
- 小于胎龄儿 [a] 和大于胎龄儿 [a]
- 高胰岛素血症(糖尿病母亲 [a],先天性高胰岛素血症 [a]),新生儿甲亢 [a],肾上腺增生 [a]
- 高海拔
- 13、18 和 21- 三体综合征 [a]
- 先天性红细胞增多症
- 不适当地使用促红细胞生成素
- 脱水
血浆黏度和红细胞聚集性增加
- 糖尿病母亲
- 输注大量成人血浆、免疫球蛋白、纤维蛋白原或血浆替代品

续表

－败血症（纤维蛋白原增加）

红细胞变形性降低

－糖尿病母亲（糖基化膜蛋白）

－低氧，酸中毒

－营养不足（维生素 E，铁，蛋白）

－输注 ATP 耗竭的红细胞

－败血症

ᵃ 红细胞增多症筛查的指征。

　　胎儿红细胞增多最常见的原因是母亲妊高征、母亲吸烟和胎盘灌注不足引起的宫内缺氧。糖尿病孕妇由于引起胎儿低氧血症、高胰岛素、高血糖症和高酮血症而引起婴儿红细胞生成增加（Mimouni et al. 1986）。血容量测量显示，宫内生长迟缓和巨大儿（包括糖尿病母亲的婴儿）红细胞增多症患儿的红细胞数量增加，血浆量减少（Brans et al. 1981；Maertzdorfearl. 1991）。红细胞增多症患儿存在低血浆容量，提示增加输液是新生儿红细胞增多症干预的首要措施。

　　新生幼猪输注高分子量蛋白引起的血浆黏度增加和红细胞聚集，对循环的不利影响与红细胞增多症相似（Goldstein et al. 1988）。这可解释为什么输注免疫球蛋白治疗免疫性血小板减少症、溶血病或败血症时可增加血栓形成的风险，原因可能在此（Merlob et al. 1990）。由于成人血浆黏度较高，因此，不应将新鲜冰冻血浆用于红细胞增多症新生儿的血液稀释（Linderkamp et al. 1984）。

　　红细胞变形能力的明显受损主要见于贫血（如铁缺乏、先天性溶血病）和败血症。成人红细胞比新生儿，尤其是早产儿的红细胞变形能力低（Linderrkamp et al. 1997）。因此，输注成人红细胞不应使 HCT 大于 0.55。小于胎龄儿和糖尿病母亲婴儿的血浆黏度增加、红细胞聚集增加及红细胞变形能力降低，导致血液黏度增加（Linderkamp 1996）。因此，对于这些婴儿 HCT 为 0.65~0.69 即可采取措施以降低血细胞比容。

72.6　晚期脐带结扎是否会增加症状性红细胞增多症的风险？

　　出生前，胎儿体内血液约为 70ml/kg，胎盘中血液约为 45ml/kg（Linderkamp 1982）。如果出生后未立即断脐，且婴儿体位保持在胎盘水平以下，则在生后 3 分钟内，可能有高达 35ml/kg 的血液从胎盘流入新生儿体内（"晚期脐带结扎"），从而使新生儿血容量增加到 105ml/kg。胎盘输血是逐步进行的，在最初的 15~20 秒内，由于出生时子宫的收缩，流入婴儿的血量约为 10ml/kg。在新生儿出生后的 45~60 秒内，新生儿的血容量又增加了 10~15ml/kg，并在出生后的第三分钟内继续增加（Yao and Lind 1982）。

　　通过将血浆转移到血管外间隙，可迅速使晚期脐带结扎所致增加的血容量减少 50% 以上，但相应地增加了 HCT 和血液黏度。出生后 2~4 小时 HCT 和血液黏度达到峰值（Linderkamp et al. 1992b；Yaoandlind 1982；Christensenetal 2014）。胎盘输血 10ml/kg 可使出生后 2 小时的 HCT 升高约 0.04（Linderkamp et al. 1992b）。在出生的 4~24 小时之间，血浆容积再次增加，从而使 HCT 降低约 0.05（Linderkamp et al. 1992b；Yao and Lind 1982）。由于血浆这种变化，晚期脐带结扎的新生儿，在出生后 2~4 小时有 25% 出现 HCT≥0.65，但在生后 24 小时则不到 10%（Linderkamp et al. 1992b）。

　　在 20 世纪 60 年代和 70 年代进行的研究表明，晚期脐带结扎可能会增加循环超负荷、呼吸系统问题、黄疸和红细胞增多症的风险（Philip and Saigal 2004；Linderkamp 1982；Yao and Lind 1982）。为避免这些风险，建议对有严重红细胞增多症风险的婴儿生后立即（10 秒以内）结扎脐带，对低危婴儿建议生后早期（10~30 秒）结扎脐带（Yao and Lind 1982；Capasso et al. 2003）。其他作者建议对足月儿和早产儿可接受 15~20ml/kg 的中等量胎盘输血（Philip and Saigal 2004；Linderkamp 1982；Hutton and Hassan 2007；Katheria et al. 2016）。通过将婴儿置于胎盘以下并在出生后 30~60 秒时夹闭脐带（"延迟"脐带结扎），或将婴儿放置在母亲的腹部并在出生后 2~3 分钟或当脐带搏动停止时夹闭脐带（Leboyer 分娩方式）（Linderkamp 1982；Nelle et al. 1993）。

　　尽管人们普遍认为"延迟"脐带结扎对新生婴儿是有益的，也有人认为对于某些新生儿大量胎盘输血是有风险的。但是，也有人认为"更大量"的胎盘输血可能会使某些新生婴儿受益。目前的研究表明，尽管 HCT 明显增加，晚期脐带结扎对大多数婴儿还是有益的：

　　1. 新生婴儿可以通过将血浆转移到血管外间

隙而迅速代偿高血容量（Linderkamp 1982）。

2. 由于新生儿 RBC 和血浆的有利特性，HCT 升高至 0.70L/L 也是无害的（参见表 72.2）。此外，在出生后早期，HCT 会自发降低（Linderkamp et al. 1992b；Oh et al. 1966；Shohat et al. 1984）。

3. 与早期脐带结扎相比，晚期脐带结扎并未导致需要光疗的新生儿黄疸的发生率增高（Hutton and Hassan 2007）。

4. 晚期脐带结扎后血容量增加，可能会增加肺、大脑、肠道和肾脏的氧气供应（Katheria et al. 2016）。

5. 红细胞数量的增加改善了铁的供应，这种效应可以持续几个月。

6. 晚期脐带结扎，即使出生时 HCT>0.65，对于足月儿 5 个月和 20 个月时的结局也没有不良影响（Linderkamp et al. 2004）。

7. 晚期脐带结扎在传统文化中和现代社会中都被认为是正常的。心理因素认为晚期脐带结扎可能更有利于儿童的神经发育结局。

8. 脐带血是婴儿的血液，因为整个胎儿血液在胎儿和胎盘中循环。从法律上讲，婴儿的父母有权决定如何以及何时夹闭和切断脐带。

9. 对于具有红细胞增多症风险的婴儿，晚期脐带结扎并将婴儿放置在产妇的腹部上所致的胎盘输血（约 15~20ml/kg）少于将婴儿持续放在低于胎盘的位置（约 35ml/kg），且 HCT 不会超过 0.65L/L（Linderkamp 1982；Yao and Lind 1982；Nelle et al. 1993）。

挤压未切断的脐带（Christensen et al. 2014；Erickson-Owens et al. 2012）使 HCT 升高 0.05。几项研究发现，延迟夹闭（20~60 秒）和挤压脐带可以改善早产儿的血压和 HCT，减少输血、脑室内出血和晚发性败血症的发生（Katheria et al. 2016）。这些相对短时间的延迟脐带结扎，未观察到发生红细胞增多症。

72.7 红细胞增多症和高黏度的症状和并发症

症状发生频率 3 篇文献调查显示，新生儿红细胞增多症的发病率和实验室检查结果均存在显著差异（Rosenkrantz 2003；Schimmel et al. 2004；Pappas and Delaney-Black 2004）。这可能与红细胞增多症和 / 或高黏稠度的定义、采血时间、临床症状和体征的定义不同，以及研究人群中包含不发生红细胞增多症的围产期高危因素（如窒息、宫内发育迟缓、糖尿病母亲）的婴儿数量有关。对高 HCT 的认识不足，可能会影响到对较轻微的临床症状（如嗜睡或喂养困难）的评估。大多数临床症状为非特异性，在没有红细胞增多症的新生儿中也可以观察到（表 72.3）。遗憾的是大多数有关 HCT 升高婴儿的临床症状和体征的论文并未设置对照组进行比较。具有讽刺意味的是，一些最严重的并发症，如 NEC，可能是由 PET 而非高 HCT 所致（Pappas and Delaney-Black 2004）。

全身血流动力学 除非血液黏度增加通过血管扩张或血压升高得到补偿，否则血流量随血液黏度的增加呈线性下降（见"引言"部分）。给新生犬和新生羊输注浓缩红细胞引起的红细胞增多症中，心输出量和流向大脑、胃肠道、肾脏、肺脏、四肢和

表 72.2 脐带结扎对足月新生儿生后 2 小时血液流变学的影响（Linderkamp 1992b；Nelle. 1993）

	脐带早期结扎（a）	Leboyer 法（b）	脐带晚期结扎（c）	成人	P<0.05
血细胞比容 /（L/L）	0.47 ± 0.06	0.58 ± 0.06	0.63 ± 0.05	0.47 ± 0.05	a<b<c
血浆黏度 /（mPa·s）	1.06 ± 0.09	1.06 ± 0.08	1.09 ± 0.09	1.29 ± 0.13	a=b=c
红细胞聚集	4.1 ± 1.0	4.2 ± 1.8	4.0 ± 1.4	10.3 ± 2.5	a=b=c
性血液黏度 /（mPa·s）	2.8 ± 0.5	3.7 ± 0.5	4.2 ± 0.4	3.5 ± 0.6	a<b<c
红细胞数量 /（ml/kg）*	30 ± 0.6	39 ± 0.6	46 ± 0.6	30 ± 0.7	a<b<c
血浆量 /（ml/kg）*	40 ± 0.6	36 ± 0.6	34 ± 0.6	40 ± 0.7	a>b
血容量 /（ml/kg）*	70 ± 0.7	75 ± 0.11	80 ± 0.9	70 ± 0.8	a<b

* 根据胎盘残留血量和红细胞比容计算（Nelle et al. 1993）。

表 72.3　红细胞增多症及高黏血症的临床特征

中枢神经系统
近期影响:肌张力减低和嗜睡、易激惹和抖动
神经发育:远期的神经及发育问题
已报道的长期后遗症大多数由潜在的疾病,如宫内和围产期窒息或母亲糖尿病所致
心脏和肺
心动过速、呼吸急促、呼吸窘迫
发绀、多血症
胸部 X 线摄影:心脏扩大、肺淤血
超声心动图检查:肺阻力增加、心输出量减少
胃肠道
吸吮差、呕吐
坏死性小肠结肠炎
肾脏
少尿(取决于血容量)
代谢
低血糖
低钙血症、低镁血症
黄疸
凝血
血小板减少症
血栓形成

皮肤的血流量减少(Kotagal et al. 1977;Holzmanetal 1986)。然而,在 HCT 高达 0.70 时,全身红细胞流量和肾、脑的红细胞流量保持稳定。通过多普勒超声研究红细胞增多症对新生儿血流动力学的影响,红细胞增多症的新生儿心输出量低于对照组,但全身红细胞转运与对照组相似(Mandelbaum et al. 1994)或中度下降(Swetnam et al. 1987)。因此,HCT 0.7 时,可以维持全身的红细胞转运(即氧转运)。

呼吸　据报道,HCT≥0.65 的婴儿中有 2%~25% 出现呼吸急促和呼吸窘迫的其他症状(Van der Elst et al. 1980;Alsafadi et al. 2014;Wiswell et al. 1986;Uslu et al. 2011)。Morag 等发现,在 53 名 HCT 为 0.65~0.69 的婴儿中,有 3.8% 的婴儿出现需要吸氧治疗的呼吸窘迫;在 HCT 为 0.70~0.80 时出现需要氧气治疗婴儿达 7.6%(Morag et al. 2011)。红细胞增多症新生儿由于高血容量,肺动脉高压及通过动

脉导管和卵圆孔开放的右向左分流而出现呼吸系统症状(Swetnametal 1987)。周围性和中央性发绀和多血症只是高血细胞比容和高血容量的表现,并不代表循环受损。

中枢神经系统　早期发现和预防神经系统后遗症一直是红细胞增多症诊治的重点。HCT≥0.65(Pappas and Delaney Black 2004)的新生儿常出现早期神经症状,如肌张力低下、嗜睡、易激惹和震颤。高血细胞比容的人类新生儿出现的这些临床表现与脑血流减少的动物出现表现很相符。然而,新生小狗(Kotagal et al. 1977)和人类新生儿(Rosenkrantz and Oh 1982;Maertzdorf et al. 1993;Mandelbaum et al. 1994;Liem et al. 1997)在 HCT 高达 0.7 时,红细胞运输和氧合能力并没有降低。因此,在 HCT 到达 0.7 的临界值前,新生儿红细胞增多症的血流减少可以通过氧含量增加来补偿。在 HCT≥0.70 时,流向大脑的红细胞和脑含氧量趋于减少(Bada et al. 1986;Swetnam et al. 1987;Maerztdorf et al. 1989;Ergenecon et al. 2011)。

文献检索发现,有 9 项关于新生儿红细胞增多症或高黏血症患儿长期神经发育结局的研究。4 项研究表明,新生儿期 HCT≥0.65 的 141 例儿童与对照组 130 例儿童在生后 8 个月至 6 岁的神经发育评分结果无显著差异(Van der Elst et al. 1980;Bada et al. 1992;Linderkamp et al. 2004;Host and Ulrich 1982)。其中一项研究未设对照组(Kumar and Ramji 2004)。4 项研究发现,新生儿红细胞增多症或高黏血症患儿,在生后 8 个月至 7 岁时存在神经发育受损(Goldberg et al. 1982;Black et al. 1985a;elaney Black et al. 1989;Ratrisawada et al. 1994;Drew et al. 1997)。Delaney Black 等报道新生儿红细胞增多症患儿生后 1 岁和 2 岁时出生神经和发育异常的风险增高(Black et al. 1985a;Delaney Black et al. 1989)。新生儿期有无红细胞增多症,在生后 7 岁只有观察到很小的(非显著性)神经发育差异。但是,两组人群都包括有其他神经发育风险的患儿。在所有研究中,PET 都未能改善新生儿红细胞增多症患儿的预后(Goldberg et al. 1982;Vanderrelest et al. 1980;Bada et al. 1992;Kumar and Ramji 2004;Black et al. 1985a;Delaney Black et al. 1989;Ratrisawada et al. 1994)。

胃肠道　在新生狗中,当 HCT 从 0.48 增加到 0.70,胃肠道血流减少 54%,红细胞 Z 转运减少 32%(Kotagal et al. 1977)。在红细胞增多症新生儿中,腹

腔动脉的血流速度低于对照组。而两组的红细胞转运（血流速度乘以 HCT）相似（Mandelbaum et al. 1994）。据报道，HCT≥0.65 的新生儿，61% 出现喂养问题，但对照组也有 50% 出现喂养问题（Black et al. 1985b）。严重的胃肠道并发症罕见。1 122 例患儿中只有 15 例（1.3%）发生 NEC（Moragetal 2011；Wiswell et al. 1986）。在另外 2 项研究中，67 例红细胞增多症婴儿在部分换血后有 14 例发生 NEC（原文为 30%，应为 14/67=21%，译者注）。但是，对症处理的红细胞增多症婴儿没有发生 NEC（Van der Elst et al. 1980；Black et al. 1985b）。Uslu 等注意到有 3 名红细胞增多症婴儿的 NEC 在部分换血前的 Ia 级，换血后加重为 IIa 级（Uslu et al. 2011）。

肾功能 在新生犬和羊中，红细胞增多症对肾血流的影响很小（Kotagal et al. 1977；Holzman et al. 1986）。而在 HCT 升高的婴儿中，有急性肾衰竭、肾静脉血栓形成和肾小管损伤的个案报告（Rosenkrantz 2003；Pappas and Delaney Black 2004）。HCT≥0.70 的 8 例新生儿中有两例发生少尿（尿 <1ml/kg/h）（Aperia et al. 1974）。 但 HCT≥0.65 101 例新生儿中只有一例发生少尿（Alsafadi et al. 2014）。虽然少见，红细胞增多症婴儿发生少尿表明血浆容量低，应立即治疗。

代谢影响 低血糖定义为血糖低于 30~50mg/dl，在 HCT≥0.65 的新生儿中，有 2%~40% 的患儿存在低血糖（Morag et al. 2011；Goldberg et al. 1982；Alsafadi et al. 2014；Wiswell et al. 1986；Uslu et al. 2011；Kumar and Ramji 2004）。这种巨大的差异可能因低血糖定义、血液取样的方法和时间、血糖分析方法的不同，以及研究人群中包含低血糖高风险婴儿（糖尿病母亲的婴儿、宫内生长迟缓、过成熟儿）数量不同所致。如果进行全血分析或所分析的血浆未立即与红细胞和白细胞分离，则高 HCT 血样的血清葡萄糖值可能被低估。Rosenkrantz 认为（Rosenkrantz 2003），血流减少会导致各器官的葡萄糖供应减少，从而葡萄糖摄取量增加，使血糖特别是静脉血糖浓度降低。

据报道，在 HCT≥0.65 的婴儿中，低钙血症（血清钙 <2.1mmol/L）发生率为 0~25%（Goldberg et al. 1982；Alsafadi et al. 2014；Uslu et al. 2011；Host and Ulrich 1982；Werner 1995）。低镁血症（<0.7mmol/L）的发生率为 30%（Van der Elst et al. 1980）。

凝血功能 据报道，红细胞增多症婴儿存在血小板减少、抗凝血酶低和纤维蛋白单体增多（Rivers 1975）。血小板计数 <100 000/µl 发生率在 HCT 0.65~0.69 的婴儿中为 4.5%，在 HCT 0.70~0.80 的患儿中达 19%（Morag et al. 2011）。血小板计数 <50 000/µl 主要见于 HCT≥0.70 的婴儿，但也与宫内生长受限密切相关（Vlug et al. 2015）。红细胞增多症导致血小板减少可能有以下原因：(1) 血容量大，血小板被稀释。因此，血浆中血小板浓度可能正常，但全血中血小板浓度降低。(2) 在红细胞生成增加的婴儿中，血小板生成可能减少。(3) 由于红细胞淤滞和较轻微的弥散性血管内凝血，血小板消耗可能增加，尤其是在 HCT≥0.70 的婴儿中。

高胆红素血症 当 HCT≥0.65，有 2%~46% 的婴儿发生黄疸（Bada et al. 1992；Alsafadi et al. 2014；Uslu et al. 2011）。HCT≥0.70 的婴儿需要光疗治疗的高胆红素血症发生率比 HCT 为 0.65~0.69 婴儿高（25% 和 13%）（Morag et al. 2011）。红细胞增多症婴儿胆红素水平升高可能与大量的红细胞自然分解有关。此外，在一些红细胞增多症高风险的婴儿（例如糖尿病母亲的婴儿）中，红细胞弹性较低，寿命缩短（Linderkamp 2004），以及无效红细胞生成增加（Mimouni et al. 1986），都可能导致高胆红素血症。

72.8 红细胞增多症和高黏血症的预防和治疗

红细胞增多症的预防 有效控制孕妇糖尿病和妊高征，消除孕妇的主动吸烟和被动吸烟，预防宫内缺氧可以降低新生儿红细胞增多症的风险。即使发生红细胞增多症的风险增加，仍然可建议延迟脐带结扎。新生儿应放置在母亲的腹部，从而将胎盘输血限制在 15~20ml/kg（Philip and Saigal 2004；Linderkamp 1982；Katheria et al. 2016；Nelle et al. 1993）。即使考虑到存在红细胞增多症的可能，对于健康新生儿，也应该给予晚期夹闭脐带。因为总的而言，晚期脐带夹闭比早期脐带夹闭对正常新生儿更有利（Philip and Saigal 2004；Linderkamp 1982；Katheria et al. 2016）。

对于许多出生时 HCT 升高（Shohat et al. 1984），或者晚期脐带结扎（PhilipandSaigal 2004；Linderkamp 1982）的婴儿，生后液体摄入量不足可能会使 HCT 的升高加重。婴儿生后第一天平均奶量约 20ml，红细胞增多症新生儿因嗜睡和喂养困难奶量会进一步减少。因此，对一些高危新生儿尽早进行母乳喂养或必要时早期口服葡萄糖溶液可预防症状性红细胞增多症和低血糖。然而,这一方法的有效性尚未得到证实。

输液治疗 一些报告建议早期静脉补液增加血浆容量(Linderkamp 2004;Morag et al. 2011;Alsafadi et al. 2014;Pappas and Delaney Black 2004;Sankar et al. 2010),以平衡红细胞增多症婴儿的血浆容量不足(Linderkamp et al. 1992b;Brans et al. 1981;Maertzdorf et al. 1991)。然而,这种治疗的效果尚未进行对照研究。Morag 等(2011)对 HCT≥0.70~0.75 的 118 例患儿中 110 例使用静脉扩容(100ml/kg/d)作为治疗首选,其中 103 名患儿避免了部分换血治疗。Alsafadi 等(2014)证实,静脉注射生理盐水 10~20ml/kg 的疗效(46%)低于静脉注射联合增加口服补液 10~20ml/kg/d 的疗效(67%)。

部分换血(PET) 用血浆替代物等容血液稀释是短时间内降低血细胞比容最有效的方法,但在 6 项研究中,PET 并没有改善远期的预后(Goldberg et al. 1982;Van der Elst et al. 1980;Bada et al. 1992;Black et al 1985a;Delaney Black et al. 1989;Ratrisawada et al. 1994;Drew et al. 1997)。此外,严重的早期并发症,如 NEC(Van der Elst et al. 1980;Uslu et al. 2011;Black et al. 1985b)在 PET 治疗的婴儿中更常见。在一项研究中,PET 后的死亡率高于对症处理的婴儿(23% vs. 4%)(Kumar and Ramji 2004)。其中两名婴儿死于败血症。

PET 是一种需要安全血管通路和相对大量换血的有创操作。虽然很少见,但脐静脉插管可能会导致严重的并发症,包括败血症、血管痉挛、血管穿孔伴腹腔积血或肝内血肿、空气栓塞、心律失常、血栓形成、门脉高压和 NEC(Abiramalatha et al. 2016)。换血本身可能引起血容量和血压的波动及电解质紊乱。在已发表的研究中,PET 并未减少低血糖、血小板减少和高胆红素血症的发生率(Özek et al. 2010)。该操作产生的应激可以导致 PET 后的心率增快(Rosenkrantz and Oh 1982;Swetnam et al. 1987)和能量消耗(Dollberg et al. 2007)增加。

为了避免脐静脉插管,建议使用桡动脉抽血、头皮或外周静脉输血(Scarcella and Gambardella 1986)。为避免血压的明显波动,单次换血的量不应超过 1.5ml/kg(根据体重估计,约 5ml)。

成人血浆会增加血浆黏度和红细胞聚集,因此不能用于血液稀释(Linderkamp et al. 1984)。对

新生儿红细胞增多症进行 PET 最佳液体的系统评价表明,血浆、5% 白蛋白和晶体溶液(生理盐水,林格乳酸盐)的有效性(血细胞比容降低,症状缓解)没有显著差异(De Waal et al. 2006)。扩容药物如羟乙基淀粉和 Hemaccel 已被用于婴儿血液稀释(Supapannach et al. 1999),但对这两种药物在新生儿体内的分布和代谢知之甚少。因为生理盐水副作用最小,并且和其他血浆替代物一样有效,所以是 PET 的最佳选择(Linderkamp et al. 1992b)。由于 HCT≥0.65 的新生儿人群数众多(占所有新生儿的 1%~15%),PET 具有潜在的副作用,且预防远期后遗症的有效证据有限,因此,PET 仅用于那些采用这种有创处理可能利大于弊的红细胞增多症婴儿。有证据表明,HCT ≥0.70 可显著增加(微)循环障碍风险。然而,Kumar 和 Ramji(2004)的研究发现,PET 对 HCT≥0.70 婴儿 18 个月内神经发育结局没有益处。因此,对于任何红细胞增多症的婴儿是否推荐使用 PET 似乎仍有待商榷。

尽管 PET 的疗效存在疑问,但仍建议在下面两种情况下采用:(i)尽管予以静脉输液,但 HCT 始终≥0.65,且出现严重的红细胞增多症症状;(ii) HCT≥0.75 无症状的新生儿(Morag et al. 2011;Sankar et al. 2010)。Morag 等(2011)将严重症状定义为:血糖 <40mg/dl,血小板计数 <150 000/μl,需氧治疗的呼吸窘迫。

72.9 推荐

筛查 不建议对所有新生儿进行红细胞增多症常规筛查。但对小于胎龄儿和大于胎龄儿、糖尿病母亲的婴儿,以及存在表 1 列出的一些罕见危险因素进行筛查。如果存在红细胞增多症的危险因素或症状,则进行仔细的临床检查。从外周静脉采集血样标本时应避免在长时间止血带结扎和过度挤压时应避免采血时长时间止血带结扎和过度挤压,同时分析血样标本的 HCT 和血红蛋白浓度、血小板和白细胞计数、血糖和电解质。

血细胞比容测定 静脉或动脉血的 HCT 应使用微离心技术或 Coulter 计数器测量两次。微量血细胞比容值可能比实际 HCT 高 0.01~0.02,而 Coulter 计数器所测值可能比实际 HCT 低 0.05。HCT 也可根据血红蛋白浓度(HCT=Hb/33)估算。

一般治疗 治疗潜在的问题;纠正缺氧、酸中

毒、低血糖和电解质紊乱。监测体重、心肺和血糖。建议早期母乳喂养或口服其他液体(如 10% 葡萄糖)。

扩容 如果补充口服喂养效果不佳,则应在 1 小时内静脉注射 10ml/kg 10% 葡萄糖或生理盐水。如果 HCT 不能有效降低,则应重复注射。还建议连续输注 10% 葡萄糖 100ml/kg/d,必要时补充电解质。

部分换血(PET) 出现红细胞增多症严重症状或经扩容后 HCT 持续≥0.75 的无症状新生儿需进行 PET。严重症状。即:血糖 <40mg/dl,血小板计数 <100 000~150 000/μl,需氧治疗的呼吸窘迫。部分换血采用生理盐水。外周静脉可用于输液,脐动脉、脐或静脉或桡动脉置管用于取血。为避免血容量大幅波动,两人同时输注和抽出容量相等。

部分换血量(ml)= 血容量 × (测得 HCT– 目标 HCT)/ 测得 HCT

红细胞增多症婴儿的血容量约为 80~100ml/kg,目标 HCT 为 0.55。通常换血量 20~25ml/kg 可达到满意的效果。

换血时每次抽取 1~1.5ml/kg(3~5ml)的血液,同时或随后在 2~3min 内注入相同体积的其他液体。新生儿在新生儿病房完成 PET 后需监护几个小时。

由于 PET 治疗红细胞增多症的有效性和安全性尚不确定,因此,必须获得父母的知情同意。

扩容和部分换血的适应证

- 无症状 HCT 0.65~0.69:早期母乳喂养,额外口服补液
- 无症状 HCT 0.70~0.74:额外口服补体;如果不能纠正,静脉补液
- 无症状 HCT ≥0.75:额外口服补液加静脉输液;如果不能纠正,行 PET
- 有症状 HCT 0.65~0.69:口服加静脉输液通常可以纠正
- 有症状 HCT ≥0.70:静脉输液;如果不能纠正,行 PET
- 有症状的红细胞增多症伴有血浆容量增加和 / 或红细胞变形能力受损(表 72.1):HCT 在 0.65~0.69,考虑口服加静脉输液;如果不能纠正,行 PET

参考文献

Abiramalatha T, Kumar M, Shabeer MP, Thomas N (2016) Advantages of being diligent: lessons learnt from umbilical venous cauterization in neonates. BMJ Case Rep

Alsafadi TRM, Hashmi SM, Youssef HA, Suliman AK (2014) Polycythemia in neonatal intensive care unit, risk factors, symptoms, pattern, and management controversy. J Clin Neonatol 3:93–98

Aperia A, Bergqvist G, Bomberger O et al (1974) Renal function in newborn infants with high hematocrit values before and after isovolemic hemodilution. Acta Paediatr 63:878–884

Bada HS, Korones SB, Kolni HW et al (1986) Partial plasma exchange transfusion improves cerebral hemodynamics in symptomatic neonatal polycythemia. Am J Med Sci 291:157–163

Bada HS, Korones SB, Pourcyrous M et al (1992) Asymptomatic syndrome of polycythemic hyperviscosity: effect of partial plasma exchange transfusion. J Pediatr 120:579–85

Black VD, Lubchenco LO, Koops BL et al (1985a) Neonatal hyperviscosity: randomized study of effect of partial plasma exchange transfusion on long-term outcome. Pediatrics 75:1048–1053

Black VD, Rumack CM, Lubchenko LO, Koops BL (1985b) Gastrointestinal injury in polycythemic term infants. Pediatrics 76:225–231

Brans YW, Shannon DL, Ramamurthy RS (1981) Neonatal polycythemia. II. Plasma, blood, and red cell volume estimates in relation to hematocrit levels and quantity of intrauterine growth. Pediatrics 68:175–181

Buonocore G, Bernie S, Gioia D et al (1991) Whole blood filterability in the neonate. Clin Hemorheol 11:41–48

Capasso L, Raimondi F, Capasso A et al (2003) Early cord clamping protects at-risk neonates from polycythemia. Biol Neonate 83:197–200

Christensen RD, Baer VL, Gerday E et al (2014) Whole blood viscosity in the neonate: effects of gestational age, hematocrit, mean corpuscular volume and umbilical cord milking. J Perinatol 34:16–21

De Waal KA, Baerts W, Offringa M (2006) Systematic review of the optimal fluid for dilutional exchange transfusionin in neonatal poycythaemia. Arch Dis Child Fetal Neonatal Ed 91:F7–F10

Delaney-Black V, Camp BW, Lubchenco LO et al (1989) Neonatal hyperviscosity association with lower achievement and IQ scores at school age. Pediatrics 83:662–667

Dempsey EM, Barrington K (2006) Short and long term outcomes following partial exchange transfusion in the polycythaemic newborn: a systematic review. Arch Dis Child Fetal Neonatal Ed 91:F2–F6

Dollberg S, Marom R, Mimouni FB, Littner Y (2007) Increased energy expenditure after dilutional exchange transfusion for neonatal polycythemia. J Am Coll Nutr 26:412–415

Drew JH, Guaran RL, Cichello M, Hobbs JB (1997) Neonatal whole blood hyperviscosity: the important factor influencing later neurologic function is the viscosity and not the polycythemia. Clin Hemorheol Microcirc 17:67–72

Ergenecon E, Hirfanoglu IM, Turan O et al (2011) Partial exchange transfusion results in increased cerebral oxygenation and faster peripheral microcirculation in newborns with polycythemia. Acta Paediatr 100:1432–1436

Erickson-Owens DA, Mercer JS, Oh W (2012) Umbilical

cord-milking in term infants delivered by cesarean section: a randomized controlled trial. J Perinatol 32:580–584

Goldberg K, Wirth FH, Hathaway WE et al (1982) Neonatal hyperviscosity II. Effect of partial plasma exchange transfusion. Pediatrics 69:419–425

Goldstein M, Stonestreet B, Brann BS, Oh W (1988) Cerebral cortical blood flow and oxygen metabolism in normocythemic hyperviscous newborn piglets. Pediatr Res 24:486–489

Holzman IR, Tabata B, Edelstone DI (1986) Blood flow and oxygen delivery to the organs of the neonatal lamb as a function of hematocrit. Pediatr Res 20:1274–1279

Host A, Ulrich M (1982) Late prognosis in untreated neonatal polycythemia with minor or no symptoms. Acta Paediatr Scand 71:629–633

Hutton EK, Hassan ES (2007) Late vs early clamping of the umbilical cord in full-term neonates. Systematic review and meta-analysis of controlled trials. JAMA 297:1241–1252

Jobling J, Henry E, Wiedmeier SE, Christensen RD (2009) Reference ranges for hematocrit and blood hemoglobin concentration during the neonatal period: data from a multihospital health care system. Pediatrics 123: e333–e337

Katheria AC, Lakshminrusimha S, Rabe H et al (2016) Placental transfusion: a review. J Perinatol (Epub ahead of print)

Kotagal UR, Keenan WJ, Reuter JH et al (1977) Regional blood flow in polycythemia and hypervolemia. Pediatr Res 11:394A

Kumar A, Ramji S (2004) Effect of partial exchange transfusion in asymptomatic polycythemic LBW infants. Indian Pediatr 41:366–372

Liem KD, Hopman JC, Oeseburg B et al (1997) The effect of blood transfusion and haemodilution on cerebral oxygenation and in newborn infants investigated by near infrared spectrophotometry. Eur J Pediatr 156:305–310

Linderkamp O (1982) Placental transfusion: determinants and effects. Clin Perinatol 9:559–592

Linderkamp O (1996) Pathological flow properties of blood in the fetus and neonate. Clin Hemorheol 16:105–116

Linderkamp O (2004) Blood viscosity of the neonate. NeoReviews 5:e406–e416

Linderkamp O (2007) Hemorheology of the fetus and neonate. In: Baskurt OK, Hardeman MR, Rampling MW, Meiselman HJ (eds) Handbook of hemorheology and hemodynamics, vol 69, Biomedical and health research. IOS Press, Amsterdam

Linderkamp O, Versmold HT, Strohhacker I et al (1977) Capillary-venous hematocrit differences in newborn infants. I. Relationship to blood volume, peripheral blood flow, and acid–base parameters. Eur J Pediatr 127:9–14

Linderkamp O, Versmold HT, Riegel KP, Betke K (1984) Contributions of red cells and plasma to blood viscosity in preterm and full-term infants and adults. Pediatrics 74:45–51

Linderkamp O, Nash GB, Wu PYK, Meiselman HJ (1986) Deformability and intrinsic material properties of neonatal red blood cells. Blood 67:1244–1250

Linderkamp O, Stadler AA, Zilow EP (1992a) Blood viscosity and optimal hematocrit in preterm and full-term neonates in 50- to 500-μm tubes. Pediatr Res 32:97–102

Linderkamp O, Nelle M, Kraus M, Zilow EP (1992b) The effect of early and late cord-clamping on blood viscosity and other hemorheological parameters in full-term neonates. Acta Paediatr 81:745–750

Linderkamp O, Bauer J, Noecker-Ribaupierre M, Riegel KP (2004) Neonatal polycythemia resulting from late cord-clamping does not cause developmental or neurologic sequelae. Pediatr Res 56:490

Linderrkamp O, Kiau U, Ruef P (1997) Cellular and membrane deformability of red blood cells in preterm infants with and without growth retardation. Clin Hemorheol Microcirc 17:279–283

Maertzdorf WJ, Aldenhuyzen-Dorland W, Slaaf DW et al (1991) Circulating blood volume in appropriate and small for gestational age full term and preterm polycythaemic infants. Acta Paediatr Scand 80:620–627

Maertzdorf WJ, Tangelder GJ, Slaaf DW, Blanco CE (1993) Effects of partial plasma exchange transfusion on blood flow velocity in large arteries of arm and leg, and in cerebral arteries in polycythaemic newborn infants. Acta Paediatr 82:12–18

Maerztdorf WJ, Tangelder GJ, Slaaf DW, Blanco CE (1989) Effects of partial plasma exchange transfusion on cerebral blood flow velocity in polycythaemic preterm, term and small for date newborn infants. Eur J Pediatr 148:774–778

Mandelbaum VH, Guajardo CD, Nelle M, Linderkamp O (1994) Effects of polycythaemia and haemodilution on circulation of neonates. Arch Dis Child Fetal Neonatal Ed 71:F53–F54

Merlob P, Litmanovitch I, Mor N et al (1990) Necrotizing enterocolitis after intravenous immunoglobulin treatment for neonatal isoimmune thrombocytopenia. Eur J Pediatr 149:432–433

Mimouni F, Miodovnik M, Siddiqi TA et al (1986) Neonatal polycythemia in infants of insulin-dependent diabetic mothers. Obstet Gynecol 68:370–372

Mimouni FB, Merlob P, Dollberg S, Mandel D (2011) Neonatal polycythemia: critical review and a consensus statement of the Israeli Neonatology Association. Acta Paediatr 100:1290–1296

Morag I, Strauss T, Lubin D et al (2011) Restrictive management of neonatal polycythemia. Am J Perinatol 28:677–682

Nelle M, Zilow EP, Kraus M et al (1993) The effect of Leboyer delivery on blood viscosity and other hemorheological parameters in term neonates. Am J Obstet Gynecol 169:189–193

Oh W, Blankenship W, Lind J (1966) Further study of neonatal blood volume in relation to placental transfusion. Ann Paediatr 207:147–159

Özek E, Soll R, Schimmel MS (2010) Partial exchange transfusion to prevent neurodeveplopmental disability in infants with polycythemia. Cochrane Database Syst Rev 2010:CD005089

Pappas A, Delaney-Black V (2004) Differential diagnosis and management of polycythemia. Pediatr Clin North Am 51:1063–1086

Philip AGS, Saigal S (2004) When should we clamp the umbilical cord? NeoReviews 5:e142–e154

Ratrisawada V, Plubrukarn R, Trachulchang K et al (1994) Developmental outcome of infants with neonatal polycythemia. J Med Assoc Thai 77:76–80

Rivers RPA (1975) Coagulation changes associated with high hematocrit in the newborn infant. Acta Pediatr 64:449–456

Rosenkrantz TS (2003) Polycythemia and hyperviscosity in the newborn. Semin Thromb Hemost 29:515–527

Rosenkrantz TS, Oh W (1982) Cerebral blood flow velocity in infants with polycythemia and hyperviscosity: effects of partial exchange transfusion with Plasmanate. J Pediatr 101:9498

Sankar MJ, Agarwal R, Deorari A, Paul VK (2010) Management of polycythemia in neonates. Indian J Pediatr 77:1117–1121

Scarcella A, Gambardella P (1986) Partial exchange transfusion using peripheral vessels in polycythaemic newborn infants. Eur J Pediatr 144:545–546

Schimmel MS, Bromiker R, Soll RF (2004) Neonatal polycythemia: is partial exchange transfusion justified? Clin Perinatol 31:545–553

Shohat M, Merlob P, Reisner SH (1984) Neonatal polycythemia: I. Early diagnosis and evidence relating to time of sampling. Pediatrics 73:7–10

Supapannachart S, Siripoonya P, Boonwattanasoontorn W, Kanjanavanit S (1999) Neonatal polycythemia: effects of partial exchange transfusion using fresh frozen plasma, Haemaccel and normal saline. J Med Assoc Thai 82(Suppl 1):S82–S86

Swetnam SM, Yabek SM, Alverson DC (1987) Hemodynamic consequences of neonatal polycythemia. J Pediatr 110:443–447

Uslu S, Ozdemir H, Bulbul A et al (2011) The evaluation of polycythemic newborns: efficacy of partial exchange transfusion. J Matern Fetal Neonatal Med 24:1492–1497

Van der Elst CW, Molteno CD, Malan AF, Heese H (1980) The management of polycythaemia in the newborn infant. Early Hum Dev 4:393–403

Villalta IA, Pramanik AK, Diaz-Blanco J, Herbst JJ (1989) Diagnostic errors in neonatal polycythemia based on method of hematocrit determination. J Pediatr 115:460–462

Vlug RD, Lopriore E, Janssen M et al (2015) Thrombocytopenia in neonates with polycythemia: incidence, risk factors and clinical outcome. Expert Rev Hematol 8:99–102

Werner EJ (1995) Neonatal polycythemia and hyperviscosity. Clin Perinatol 22:693–710

Wiswell TE, Cornish JD, Northam RS (1986) Neonatal polycythemia: frequency of clinical manifestations and other associated findings. Pediatrics 78:26–30

Yao AC, Lind J (1982) Placental transfusion. A clinical and physiological study. Thomas Publisher, Springfield

第七篇
高胆红素血症和肝病

胆红素代谢、未结合的高胆红素血症和新生儿生理性黄疸

73

Giovanna Bertini and Carlo Dani
孙小凡　翻译，韩树萍　审校

目录

缩略词

C-N	Crigler-Najjar syndrome	Crigler-Najjar 综合征
CO	Carbon monoxide	一氧化碳
TcB	Transcutaneous bilirubin	经皮胆红素
TSB（SBC）	Total serum bilirubin（concentration）	总血清胆红素
UGT	Uridin 50-diphospho glucuronosyl transferase	葡萄糖醛酸转移酶

摘要

新生儿黄疸是新生儿科的一个常见问题，但是随着光疗技术的简化，它已不再是一个主要问题。但是新生儿随母出院时间早，增加了核黄疸发生概率。新生儿黄疸发生的主要原因是胆红素合成增加，白蛋白结合胆红素能力不足，肝胆红素摄取和细胞内运输胆红素能力不足，以及肠肝循环增加并限制了胆红素清除。其根源是新生儿每日生成的胆红素量是成人的两倍甚至更多。足月儿预防核黄疸是基

于对有高胆红素血症风险的新生儿的随访。每日经皮胆红素的测量值可提供有关血清胆红素水平升高的更多信息，并有助于区分生理性和非生理性高胆红素血症。早产儿和出生后体重下降大于 10% 以上的婴儿，其新生儿高胆红素血症的发生率较高。每个有黄疸的新生儿均需要接受经皮胆红素测定。经皮胆红素的测量可减少有创和采血次数，但当胆红素高于光疗标准时，需要进行血胆红素的测量。

73.1　要点

- 胆红素主要是由血红蛋白的分解产生的，部分是由非红系血红蛋白，肌红蛋白和无效的红细胞生成产生的。
- 正常新生儿每公斤体重的胆红素产量是成人的两倍，甚至更多。
- 黄疸在新生儿中以胆红素 >5mg/ml 的浓度出现，是典型的从头向尾部进展。99% 胆红素是未结合的。
- 生理性黄疸通常在生后 24 小时后出现，足月儿在

生后的第 3~5 天达高峰,而早产儿在生后第 7 天达高峰。

- 当胆红素水平超过 95 百分位时,可能导致胆红素脑病,继而引起核黄疸,尤其是早产儿。
- 参与胆红素代谢的酶的基因突变可能导致血液中胆红素水平升高和增加脑病风险。
- 每日监测经皮胆红素水平可提供有关血清胆红素水平升高的信息,并可帮助区分生理性和非生理性高胆红素血症。

73.2　引言

　　黄疸是新生儿中最常见的疾病,其胆红素浓度 >5mg/ml 时出现典型的从头向尾部进展。多数儿科教科书报告,大约 60% 的足月新生儿存在新生儿黄疸。但是,最近的数据显示,大约 25% 的新生儿在住院期间出现明显的黄疸,而 5.1% 的新生儿血清总胆红素(TSB)浓度 >12.9mg/dl(Bertini et al. 2001)。

73.3　胆红素代谢

　　通过 TSB 的测定来确定是否存在黄疸,当 TSB>20mg/dl,诊断为严重高胆红素血症。在过去,黄疸通常被分为生理性、病理性或重症的黄疸等。而现在,我们更倾向于使用"时龄胆红素值"来判断。但是,为什么通常在出生的头几天黄疸会高呢?我们的胆红素值一般以 mg/dl 或 μmol/L 为单位,但至少在最初的几个小时内,我们不知道过高的 TSB 是否是由于胆红素的过量产生或肝清除率降低或肠肝循环引起(图 73.1)。

　　胆红素主要由血红蛋白分解代谢产生,部分由非红系血红蛋白,肌红蛋白和无效的红细胞生成作用产生(图 73.2)。血红素在网状内皮系统中转化为胆红素,同时产生一氧化碳(CO)和铁(见图 73.2)。呼吸中 CO 和 CO- 血红蛋白的量可量化新生儿体内的胆红素值(Stevenson et al. 1980)。要回答为什么在生后头几天 TSB 会过高这个问题,必须考虑到在正常新生儿,每公斤体重的胆红素产生量是成人的两倍多,甚至更多。此外,结合胆红素在出生时被清除较少(胎儿生命过程中的胆红素是由母体通过胎盘清除),且肝脏摄取和肝内循环障碍已被证实(Rubaltelli 1993)。

　　胆红素不溶于水,但在血液中被运送到两个白

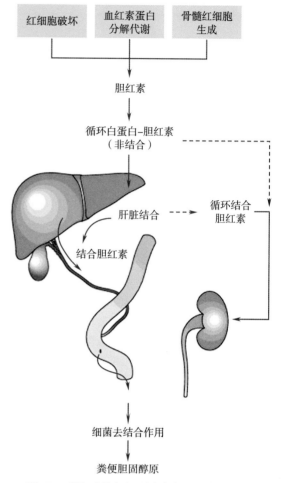

图 73.1　胆红素的产生、肝脏清除及肠道吸收过程

蛋白结合位点(其中一个亲和力高)与游离的未结合胆红素的低浓度形成平衡(Jori et al. 1988)。每克白蛋白可结合约 8mg 的胆红素。胆红素通过由葡萄糖醛酸转移酶(UGT)1A1 基因复合物共同编码的 UDP-UGT1A1 与单共轭和双共轭胆红素结合(图 73.3)。当新生儿体内胆红素过高时,胆红素主要结合一个葡萄糖醛酸分子。在小肠内,单结合胆红素更易被 β- 葡萄糖醛酸苷酶分解,并还原为天然胆红素,可被肠重新吸收。事实上,新生儿的肠道基本上是无菌的,胆红素尚未被降解为固醇和尿胆素原。

73.4　非结合性高胆红素血症

　　新生儿黄疸是目前被定义为高胆红素血症,且 99% 的未结合胆红素。在常规实验室测定中,非结

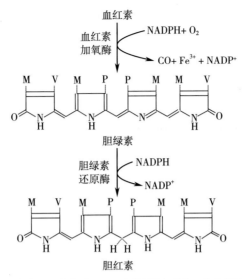

图 73.2　血红素产生一个分子 CO、一个分子胆红素和一个铁原子的转变过程

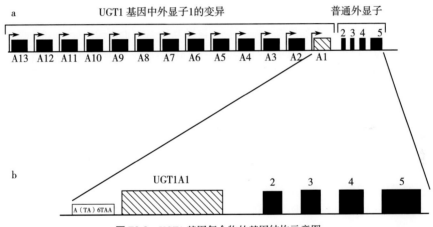

图 73.3　UGT1 基因复合物的基因结构示意图

合胆红素即间接胆红素。分别测量直接胆红素和间接胆红素的浓度,是为了判断是否是胆汁淤积性黄疸,如胆道闭锁。在许多临床情况下,所谓的生理性黄疸可能会成为严重的黄疸。为什么新生儿科医生担心 TSB 过高,尤其是在早产儿中? TSB 过高可能会导致胆红素脑病,甚至导致死亡或永久性严重神经发育障碍。在没有溶血性疾病的黄疸经常错误地认为是非常低的风险生理或发育事件。事实上,近年来大家对母乳的重视,已经使许多医务人员说母亲"按需喂养,忽略平衡和体重增加,记住亲母母乳量总适合她的宝贝"。但没有考虑血红素加氧酶的作用以及饥饿对增加这种酶活性的作用,而这种酶具有关键作用。因此,近来,许多婴儿因喂养不足导致的严重脱水,高钠血症和高胆红素血症再次住进

医院。有两篇重要的论文报道了由于营养不足而导致的高胆红素血症,因此,母乳喂养的婴儿存在罹患核黄疸的高风险(Maisels and Newman 1995;Hansen 1997)。Meisel 等(Maisels and Newman 1995)曾报道:有 6 个新生儿的胆红素值达到 39.0~49.7mg/dl,其中 4 个胎龄是 37 周的,一个 38 周,另外一个 39 周。这些新生儿的溶血实验阴性。他们均接受了换血治疗,不幸的是,所有新生儿均患有核黄疸。Hansen(1997)也报道了 4 例核黄疸,其中 3 个胎龄 36 周,另外一个 40 周,他们的总血清胆红素(SBC)介于 32.1~36.3mg/dl。其中 3 个只接受了强光疗和配方奶喂养,而第四个在胆红素只下降至 23mg/dl 时进行了换血。这 4 个新生儿均需常规的随访。

73.5 胆红素结合遗传学

最近,新的研究中阐明为什么一些健康的婴儿并没有溶血也发生了严重的高胆红素血症,而纯母乳喂养婴儿的黄疸期延长,即所谓的母乳性黄疸。Kaplan(2002)研究发现:白色人种的新生儿的编码基因UGT具有多态性(图73.3),其中一个附加的TA碱基对插入基因启动子的TATAA盒(Gilbert综合征),可以导致高胆红素血症。纯合子的个体,其启动子有7个TA,而不是常见的6个TA——血清总胆红素浓度较高,经校正的吸入性CO是血红素分解代谢和胆红素生成的指标,血液中的羧基血红蛋白增加,总结合胆红素的降低表明酶系统UDP-UGT1A1的效率降低,而生产/结合率(经校正的吸入性CO)/[经皮胆红素(TcB)/TSB(%)]提高。在合成中,患有吉尔伯特综合征的新生儿不仅酶活性降低(这是由于正常结构的UGT的表达减少所致),而且溶血增加,这加剧了新生儿高胆红素血症。这种情况也很重要,因为在白种人群中,它常常与母乳喂养引起的高胆红素血症相关;停止母乳喂养后,婴儿的胆红素水平恢复正常(Kaplan et al. 2002)。在东方人群中,*UGT1A1*的突变是Gilbert综合征和母乳性黄疸有关。最常见的错义突变是核苷酸211处的G-A转换。精氨酸取代相应蛋白质产物(G71R)位置71处的甘氨酸(Maruo et al. 2000)。

不仅可以通过全面的遗传咨询和实验室分析来调查胆红素结合的基因突变,还可以向父母询问种族背景、危险因素、既往患有高胆红素血症的婴儿,以及是否黄疸新生儿或以后的生活。鉴于最近的研究表明,吉尔伯特综合征是导致新生儿高胆红素血症的决定性因素,这是特别重要的,这是由于ABO不相容(Kaplan et al. 2000)和G-6-PD缺乏症(地中海突变)(Kaplan et al. 1997)。此外,Maruo等在研究没有明显黄疸原因的日本高胆红素血症婴儿时,确定了突变的UGT1A1(G71R)的等位基因频率是对照组的两倍多(Maruo et al. 2000)。G71突变的杂合性和纯合性都与高胆红素血症相关(Maruo et al. 2000)。日本新生儿高胆红素血症的发生率可能与该人群中G71R突变的频率有关。此外,最近还报道了一例患有遗传性球血细胞增多和吉尔伯特综合征的母乳喂养的婴儿发生核黄疸的病例(Berardi et al. 2006)。

Crigler-Najjar(C-N)综合征罕见。然而,1型C-N综合征很少在新生儿期被发现,2型C-N综合征就更加隐秘。实际上,黄疸常常与非溶血性黄疸混淆,光疗后2型C-N综合征婴儿可以出院,而无需任何短期随访。婴幼儿因高黄疸或者胆红素脑病回到医院。1型C-N综合征在生命的最初几天表现出很高的高胆红素血症,通常光疗仅将TSB短暂降低到20mg/dl以下(Rubaltelli et al. 1994)。尝试用原卟啉或中卟啉,血红素加氧酶抑制剂进行治疗(Rubaltelli et al. 1989,1995),但只能降低光疗所花费的时间;该药物仍是实验性疗法。但是,当SBC升高超过20~25mg/dl时,这种治疗在疾病或饥饿中可能有用。到目前为止,唯一可以使这些婴儿正常生活的治疗方法是肝移植。

73.6 所谓生理性新生儿黄疸

新生儿生理性黄疸是由于生理因素在新生儿中被视为"正常",而病理性黄疸因病理因素改变了胆红素代谢过程。生理性黄疸通常在出生后24小时出现,在足月婴儿的第3~5天和早产儿第7天达到其最大强度,通常表示TSB<12mg/dl,在亚洲婴儿更常见;在14天后临床上无法检测到,并且自然消失不需任何治疗。

术语"生理性黄疸"一般不再使用,因为大多数新生儿TSB水平与时龄一起描述,并且按照新生儿时龄百分位胆红素曲线划分的危险区进行治疗。美国儿科学会针对晚期早产儿(胎龄35~37周)和足月儿,根据小时胆红素百分位曲线图划分了危险区(American Academy of Pediatrics Subcommittee on Hyperbilirubinemia 2004)。在小时百分位曲线图中,大于第95百分位曲线为高危险区,而小于第5百分位曲线为低危险区。曲线中的第5~30百分位、第30~60百分位、第60~95百分位分别为低中危区,中危区,中高危区。在预测出院后新生儿高胆红素血症方面,列线图上的第5百分点和第95百分点分别具有最高的敏感性(100%)和特异性(98.2%)。事实上,如上所述,35~37周的晚期早产儿在第5~7天的胆红素更高,其发生高胆红素血症的可能性是足月儿的2.4倍(American Academy of Pediatrics Subcommittee on Hyperbilirubinemia 2004)。发生这种情况是因为早产儿的肝脏系统不成熟导致胆红素排泄减少,肠内进食延迟导致胆红素重吸收以及血清白蛋白水平降低,从而可增加游离或未结合胆红素的血清水平。

73.7 新生儿生理性黄疸的管理

由于医生和社区保健者识别临床上严重的黄疸和预测胆红素水平的能力有限,因此应常规监测所有婴儿的黄疸(Romagnoli et al. 2014)。因此,每个黄疸新生儿均应接受胆红素测定。可以将 TcB 作为第一步,以减少有创和痛苦的采血次数,但是,在胆红素水平高且需要治疗时,始终需要进行 TSB 测量。

TcB 和 TSB 的百分位列线图均可有助于对黄疸的评估。但是,如果某一特定环境的种族、遗传和环境背景与参考人群的背景差异太大,则百分位列线图在某一特定环境中的效果就不佳。此外,应该在一个样本中开发预测工具,并在另一个样本中进行验证。这就是为什么在不同人群中开发许多列线图的原因(American Academy of Pediatrics Subcommittee on Hyperbilirubinemia 2004;Romagnoli et al. 2014),可以规划对胆红素监测和 / 或治疗的需求(见第 76 章)。当生理性黄疸自发消失或在光疗后消失时,无须进行特定的生化检查(见第 74 章)。

参考文献

American Academy of Pediatrics Subcommittee on Hyperbilirubinemia (2004) Management of hyperbilirubinemia in the newborn infant 35 or more weeks of gestation. Pediatrics 114:297–316

Berardi A, Lugli L, Ferrari F et al (2006) Kernicterus associated with hereditary spherocytosis and UGT1A1 promoter polymorphism. Biol Neonate 90(4):243–246

Bertini G, Dani C, Tronchin M, Rubaltelli FF (2001) Is breastfeeding really favoring early neonatal jaundice? Pediatrics 107(3), E41

Hansen TW (1997) Acute management of extreme neonatal jaundice – the potential benefits of intensified phototherapy and interruption of enterohepatic circulation. Acta Paediatr 86:843–846

Jori G, Reddi E, Rubaltelli FF (1988) Structural and functional differences between fetal and adult serum albumin. Int J Pept Protein Res 31:17–21

Kaplan M, Renbaum P, Levi-Lahad A et al (1997) Gilbert syndrome and glucose-6-phosphate dehydrogenase deficiency: a dose-dependent genetic interaction crucial to neonatal hyperbilirubinemia. Proc Natl Acad Sci U S A 94:12128–12132

Kaplan M, Hammerman C, Renbaum P et al (2000) Gilbert's syndrome and hyperbilirubinemia in ABO-incompatible neonates. Lancet 356:652–653

Kaplan M, Hammerman C, Rubaltelli FF et al (2002) Hemolysis and bilirubin conjugation in association with UDP-glucuronosyltransferase 1A1 promoter polymorphism. Hepatology 35:905–911

Maisels MJ, Newman TB (1995) Kernicterus in otherwise healthy, breast-fed term newborns. Pediatrics 96:730–733

Maruo Y, Nishizawa K, Sato H et al (2000) Prolonged unconjugated hyperbilirubinemia associated with breast milk and mutations of the bilirubin uridine diphosphate-glucuronosyltransferase gene. Pediatrics 106:e59

Romagnoli C, Barone G, Pratesi S, Raimondi F, Capasso L, Zecca E, Dani C (2014) Task force for hyperbilirubinaemia of the Italian society of neonatology. Italian guidelines for management and treatment of hyperbilirubinaemia of newborn infants ≥ 35 weeks' gestational age. Ital J Pediatr 40:11

Rubaltelli FF (1993) Bilirubin metabolism in the newborn. Biol Neonate 63:133–138

Rubaltelli FF, Guerrini P, Reddi E, Jori G (1989) Tin-protoporphyrin in the management of children with Crigler-Najjar disease. Pediatrics 84:728–731

Rubaltelli FF, Novello A, Vilei MT, Muraca M (1994) Serum and bile bilirubin pigments in the differential diagnosis of Crigler-Najjar disease. Pediatrics 94:553–556

Rubaltelli FF, Dario C, Zancan L (1995) Congenital nonobstructive, nonhemolytic jaundice: effect of tin-mesoporphyrin. Pediatrics 95:942–2

Stevenson DK, Bartoletti AL, Ostrander CR, Johnson JD (1980) Pulmonary excretion of carbon monoxide in the human infants as an index of bilirubin production: IV: effects of breast-feeding and caloric intake in the first postnatal week. Pediatrics 65:1170–1172

74 病理性高胆红素血症、同种免疫、红细胞异常和感染

Michael Kaplan, Ronald J. Wong, and David K. Stevenson
孙小凡　翻译, 韩树萍　审校

目录

摘要

尽管病理性高胆红素血症根据胆红素的过多产生及结合障碍得以解释，大多数病理性高胆红素血症发生于出生后且需要治疗，通常与胆红素产生增加有关，并因环境或后天因素而进一步加剧，例如同种免疫，红细胞异常。本章将介绍高胆红素血症的病因和发病机制，其遗传易感性以及目前的筛查工具和治疗策略。

74.1　要点

- 尽管已尽一切努力预防可能导致胆红素神经毒性的极端高胆红素血症，即使在拥有先进医疗系统的国家中，这种情况仍有发生。

- 严重高胆红素血症的主要促成因素是胆红素产量增加以及胆红素结合和消除的减少。这些过程之间的失衡导致高胆红素血症。

- 新生儿胆红素结合能力低是普遍的和短暂的。因

此，严重的高胆红素血症的主要原因是溶血引起的胆红素生成增加。

- 与总胆红素浓度相似但无明显溶血的新生儿相比，溶血与胆红素神经毒性的风险增加有关。
- 溶血情况包括免疫溶血，其中 Rh 同种免疫最为严重，但可以预防，而 ABO 免疫性溶血是当今最常见的原因。
- 在非免疫性病因中，葡萄糖 -6- 磷酸脱氢酶缺陷最为普遍，并经常与胆红素脑病和核黄疸相关。

74.2 引言

在新生儿中，未结合的高胆红素血症是正常现象，是自然现象，是过渡性的，并且即使没有保护性，通常也无害。它可能是保护抗氧化酶系统尚未成熟的新生儿生后被暴露在增加氧气和光线水平的环境中。该现象被称为"新生儿生理性黄疸"，上一章已经进行了介绍。

74.3 病因与发病机制

74.3.1 胆红素产生与消除之间的不平衡

新生儿生理性黄疸是良性，但也是自然发展的因果关系。也就是说，新生儿由于其相对增加的红细胞（red blood cell，RBC）数量而增加了胆红素产量（以体重为基础，是成年人的 2~3 倍）（Vreman et al. 1989；Stevenson et al. 1994）。由于胎儿状态的 RBC 相对增加，并且 RBC 寿命缩短，以及胆红素的摄取，结合和排泄暂时性受损。只要胆红素的产生和消除过程保持平衡，血清 / 血浆胆红素的浓度就不会上升到危险水平。然而，产生和消除之间的失衡是出生后高胆红素血症的主要因素。尽管病理性非结合性高胆红素血症可被定义为增加胆红素产生或结合障碍的发生，但如果过渡性高胆红素血症的模式没有偏离正常水平，则甚至不考虑诊断。例如，婴儿可能明显增加了胆红素的产生，但排泄得更好，因此不会偏离正常的高胆红素血症过程。例如由于贫血，较低的胆红素产生速率可以抵消更大的摄取或结合损害，从而胆红素水平的轨迹不会偏离预期的过程。因此，Bhutani 等从流行病学上最好地定义病理性的非结合性高胆红素血症，它定义了特定小时胆红素水平的正常轨迹，甚至定义了反映特定可能性的危

险区域（Bhutani et al. 1999）。该区域内的婴儿的胆红素发展情况可能与一般人群相差甚远，需要进一步的诊断检查或治疗。不成熟尿苷 50- 磷酸葡萄糖醛糖苷转移酶 1A1（uridine 50-phosphoglucuronosylt ransferase 1A1，UGT1A1）胆红素结合酶可导致暂时性的胆红素清除障碍，这是普遍现象，在大多数情况下，胆红素的产生增加是各种新生儿黄疸的主要原因。肝摄取，结合和肝内循环障碍会导致新生儿黄疸过高，病情恶化，本章将不进行讨论。也没有讨论病理性黄疸的治疗，因为它很少取决于病因（尽管在这方面可能要考虑风险），而更多取决于单个婴儿偏离高胆红素血症正常转变模式的程度，并且由于绝对水平，结合能力和临床情况可能会改变白蛋白与胆红素的结合亲和力，因此产生不良预后的风险更高。

因此，病理性高胆红素血症定义为当胆红素值高于小时胆红素百分位曲线的第 95 百分位，该曲线受限于各国的民族和文化环境（Bhutani et al. 1999）。由于所有新生儿出生后的胆红素代谢相对受损，因此病理性非结合性高胆红素血症的最常见原因之一是任何原因引起的胆红素生成增加。此类原因是本章的重点，包括因同种免疫导致的溶血，RBC 异常，感染以及许多其他情况。其他一些情况则很常见，例如血管外溶血，是儿科医生最常遇到的情况，常表现为头颅血肿或淤青。而胆红素的量取决于血管外的出血量。因此，存在这种情况的新生儿，其胆红素水平可能在高危区，甚至根据其结合能力和胆红素的增加超出了这个风险区。早产儿会因为 RBC 寿命更短，而产生更多的胆红素。晚期早产儿通过少增加 RBC 数量来缓解胆红素的产量。早产婴儿 UGT1A1 活性的程度比足月儿中已经减弱的功能还不成熟，情况更加复杂。因此，由于胆红素产量增加和清除障碍之间的较大失衡，晚期早产儿并不适合足月儿小时胆红素百分位曲线图。最后，母亲患糖尿病是病理性黄疸的一个常见高危因素，原因是其胆红素产生过多（Stevenson et al. 1979，1981）。其胆红素产生增多可能是 RBC 增多症的结果，而往往其血红蛋白正常或 RBC 比容正常。这些新生儿生后的胆红素的清除力可能被减弱。母亲糖尿病患儿可产生较多的胆红素，但可通过控制新生儿体重来减少胆红素产生。

导致病理性非结合性高胆红素血症的最重要现象是任何原因引起的溶血。RBC 和血红蛋白的降解

而产生大量的胆红素,而引起病理性高胆红素血症,其需实验室检查及治疗。溶血可能有许多具体的原因,包括:同族免疫性溶血;红细胞酶缺陷(葡萄糖-6-磷酸脱氢酶缺乏症,己糖激酶缺乏症,以及其他不太常见的酶缺乏);红细胞膜的缺陷(遗传性球形、椭圆形红细胞增多症,以及其他不常见的红细胞膜的缺陷)(Wong et al. 2006)

最后,现在还认识到血红素加氧酶-1(heme oxygenase-1,HO-1)基因启动子的多态性涉及 GT 的扩增(Shibahara et al. 2002)。启动子中 GT 扩增数量的增加会改变 HO-1 的表达,并导致胆红素产生的临床上重要的降低,反之亦然(Hua et al. 2005;Berardi et al. 2006)。短的 GT 启动子序列对新生儿高胆红素血症的调节作用不一致,并且可能受到种族的影响(Kaplan et al. 2014a;Katayama et al. 2015)。HO-1 可能还有其他生物学后果,包括血管疾病的风险,以及孕妇中特发性反复流产,子宫内生长受限和先兆子痫(Shibahara et al. 2002;Denschlag et al. 2004)。在病理性非结合性高胆红素血症的背景下要了解的重要一点是,在过渡时期清除功能受损的情况下,胆红素的生产率可能存在天然变化。出生后或在进一步限制摄取或结合的条件下,可能会导致病理性未结合的高胆红素血症,而无其他明显的环境或获得性原因(Beutler et al. 1998;Bosma et al. 1995;Kaplan et al. 2003;Watchko et al. 2002)。

74.4 临床表现和治疗

74.4.1 溶血条件

74.4.1.1 与溶血相关的风险增加

与无溶血风险的新生儿相比,溶血病新生儿的高胆红素导致脑损伤的可能较大。事实上,第一个发现胆红素水平增加和核黄疸之间的联系的原因是 Rh 同族免疫溶血病(Hsia et al. 1952)。根据 Newman 和 Maisels(1990)的报道,溶血病新生儿的核黄疸发生率高于无溶血病的新生儿。Watchko 和 Oski(1983)在一项对 1983 年以前的文献的调查中,进一步强化了这样一个概念,即没有溶血性疾病的新生儿中,高胆红素血症对核黄疸形成的危险性要比存在溶血的情况低。几年后,Newman 和 Maisels(1992)也发表了类似的立场。但是,该观点所依据的数据很少。Ozmert et al.(1996)进行了一项研究,

为这个问题提供了一些启示。在 102 名 8~13 岁儿童中进行实验,所有儿童们接受过间接高胆红素血症的治疗,且胆红素为 17~48mg/dl 且通过 Coombs 试验确定溶血病。这部分儿童具有低智商和神经系统异常表现。他们还发现,在这些的儿童中,神经系统异常的发生率与胆红素水平成正比。同样,Nilsen(1984)发现,55 例出生于 20 世纪 60 年代的男性挪威人(这些人均患有高胆红素血症且 Coombs 试验阳性)的胆红素血症持续大于 5 天且智商显著低于平均水平。新生儿期总血清/血浆胆红素(total serum/plasma bilirubin,TSB)水平 >25mg/dl(428μmol/L)的 140 名加利福尼亚儿童的 5 年结局与对照组相似,并且没有核黄疸病例。但是,直接抗体滴度(direct antibody titer,DAT)阳性并因此被认为具有溶血作用的 9 个儿童亚组的智商值明显低于 DAT 阴性的高胆红素血症儿童(Newman et al. 2006)。在对围产期协作项目数据的重新分析中,Kuzniewicz 和 Newman 发现最大 TSB 和 IQ 得分之间没有关系(Kuzniewicz and Newman 2009),但 TSB 为 25mg/dl(428μmol)的患者中存在 DAT 阳性与 IQ 得分降低 6.7 点相关。

在埃及开罗的一家儿童医院收治的 249 名新生儿中,TSB 值为 25mg/dl(428μmol/L),其入院 TSB 水平与急性胆红素脑病或 ABE 的发生之间相关性较差(Gamaleldin et al. 2011)。但是,那些有溶血危险因素的人(包括 Rh 不相容性)或脓毒症或严重危险,比起没有这些因素的人更容易发生 ABE。溶血在加重胆红素神经毒性中的作用最近已被广泛阐述(Kaplan et al. 2014b)。

尽管迄今为止尚无证据表明溶血新生儿的未结合胆红素水平较高,但仍普遍认为溶血是增加与胆红素相关的脑损伤风险的潜在因素。Rh 溶血病患儿的总血清胆红素水平在 20~24mg/dl,可能发生核黄疸。而非溶血病新生儿的胆红素达到这个水平很少发生核黄疸。因此,直接 Coombs Rh 和 ABO 免疫阳性、其他同种免疫及葡萄糖-6-磷酸脱氢酶(glucose-6-phosphate dehydrogenase,G6PD)缺乏引起的溶血可能对原本健康的新生儿构成更大的威胁。美国儿科学会高胆红素血症小组委员会(American Academy of Pediatrics,AAP)指出:生后 24 小时内黄疸的发展,直接抗人球蛋白试验阳性,其他已知的溶血性疾病,包括 G6PD 缺乏症,所有增加溶血的疾病,均作为重症高胆红素血症的主要风险(American

Academy of Pediatrics 2004）。AAP 建议在有溶血情况的新生儿中，以比未溶血的新生儿低的 TSB 水平开始光疗或进行换血。但是，不应被误认为没有明显溶血病的高胆红素血症新生儿不会发展成核黄疸。某些核黄疸病例报道中没有指出有溶血证据（Maisels and Newman 1995）。克里格勒 - 纳贾尔综合征，并非溶血有关疾病，但却被胆红素引起神经功能障碍。

在新生儿中可能不容易发现溶血现象。明显的溶血状况，例如 G6PD 缺乏症，Rh 或 ABO 同种免疫和遗传性球形红细胞增多症将明显存在溶血。RBC 指标在较大的儿童或成年人中可作为溶血的指标，但在新生儿中不能用于此目的（Blanchette et al. 2005）。正在进行中的溶血可能不容易确定。在一项针对 1 370 个新生儿的跨国多中心研究中，高胆红素血症的 120 例新生儿中有 92 例（76%）的呼气末一氧化碳（end-tidal carbon monoxide，ETCOc）水平增高。ETCOc 是血红素分解代谢的指标（Stevenson et al. 2001）。非吸烟母亲所生的 G6PD 患儿的 ETCOc 水平正常，健康的非裔美国黑人男性队列中，高胆红素血症新生儿的 ETCOc 值显著高于未发展到高胆红素血症的新生儿（Kaplan et al. 2006）。Maisels 和 Kring（2006）还使用 ETCOc 证明，出院前 TSB 水平 > 第 75 百分位曲线的新生儿（Bhutani et al. 1999）的胆红素水平明显高于 TSB 较低的婴儿。由于过去很长时间无法进行床旁 ETCOc 测试且无法进行血常规，DAT 测定和 G6PD 筛查，因此实际上没有被归类为溶血性疾病的婴儿实际上可能正有活动性溶血，因此高胆红素血症和核黄疸的潜在风险可能会增加，却无法识别。在没有明确溶血病因的情况下，新的 ETCOc 设备应有助于识别高胆红素血症新生儿的溶血（Christensen et al. 2015a；Castillo Cuadrado et al. 2015），并增加了已经可用的与 ETCOc 相关的数据（Tidmarsh et al. 2014）。

新生儿的溶血通常分为两个主要类别：免疫和非免疫。前者包括 Rh 同种免疫性溶血。虽然现在 Rh 溶血性疾病可在产前和产后通过 RhoD 球蛋白（其中最有名的商业制剂是 RhoGAM）预防。尽管如此，我们仍将对 Rh 疾病进行更详细的讨论，因为我们对核黄疸病理生理学的了解大都来自对这类婴儿的研究。随着西方国家拥有先进卫生系统，Rh 同种免疫基本消除。ABO 免疫疾病（母亲 O 型血，婴儿 A 或 B 血）已成为当前遇到的最常见的免疫溶血病。

在非免疫性病因中，G6PD 缺陷是迄今为止最重要的病因，并且与重症高胆红素血症和核黄疸的发展高度相关。

74.5 免疫溶血病

74.5.1 Rh 同种免疫溶血病

Rh 溶血性疾病与妊娠时宫内溶血和分娩后的溶血密切相关。未经治疗，该病可导致宫内贫血和胎儿严重水肿，产后高胆红素血症的迅速发展，演变为核黄疸。

74.5.1.1 背景：免疫程序

Rh 抗原包含 C、D 和 E 对抗原。尽管每种抗原都可能导致同种免疫，但抗 D 同种免疫是最常见的，并且具有最大的临床意义。Rh 阴性的种族分布有一些影响。在高加索人口中，约有 13%~15% 的人为 Rh 阴性。在非裔美国人中，大约有一半的人会遇到这种情况，而在亚洲背景的人中，Rh 阴性是罕见的。Rh 同种免疫的发生率很低，据报道为每 1 000 活产中 6.8 例（Martin et al. 2003）。

如果 Rh 阴性的女性（通常是 D 阴性）暴露于 D 抗原，则可能开始免疫过程。这可能由含 D 抗原的胎儿 RBC 在产前和产时通过胎盘引起母胎输血。在人工流产，输血或包括羊膜穿刺术，绒毛膜绒毛取样或胎儿血液取样的操作过程中，可能会发生类似的 Rh 阳性母胎输血。母亲的免疫系统可能会通过形成抗 D-IgG 抗体来做出反应。然后它们穿过胎盘并黏附在含有 D 抗原的胎儿 RBC 上。由于母亲的免疫系统已经启动，随着妊娠的发生，免疫反应可能会变得更加严重和迅速。在长期严重贫血的情况下，骨髓刺激可能导致循环中的未成熟 RBC 数量增加（成纤维细胞增多），甚至伴有肝脾大的髓外造血。胎儿积液，包括全身性组织水肿及胸膜、心包和腹膜积液，可能是由于蛋白血症、组织缺氧和毛细血管渗漏引起的，以及贫血和由于心肌功能不佳而导致的静脉充血引起的充血性心力衰竭以及心排血量减少（Moise 2008）。

74.5.1.2 妊娠管理

胎儿水肿死亡率很高，应作出努力以防止这种情况的发生。Rh 溶血病孕期管理主要包括主动监测胎儿贫血情况。一旦胎儿确诊贫血,是否宫内输血或分娩取决于胎龄:必须与进行宫内输血有关的潜在并发症,权衡利弊。近期以来,羊膜穿刺术是胎儿监护的主要方法(Liley 1961)。通过测定高区羊水读数中胆红素的含量来评估溶血程度,这表明严重的溶血很可能导致胎儿死亡。该方案已在很大程度上被先进的超声检查技术和遗传技术的结合所取代。由于如今这种情况很少见,并且治疗技术正在迅速发展,因此应在能够充分管理胎儿的三级中心对接受 Rh 免疫治疗的妇女及其胎儿进行管理。由于没有积极参与这一领域的新生儿科医生可能不熟悉最新进展,因此现概述目前对受影响妊娠的处理。

一般原则是,所有孕妇都应在妊娠早期进行抗体筛查。如果女性是 RhD 阴性且没有抗 D 同种免疫的证据,则应在妊娠 28 周时给予抗 D 免疫球蛋白(Moise 2008)。这样,产前免疫的发生率将降低到 0.1%(Bowman 1988)。自发性或选择性流产、羊膜穿刺术、绒毛膜绒毛取样或胎儿血液取样后,也应给予球蛋白。分娩后 72 小时内,如果该妇女分娩了 RhD 阳性婴儿,则应再次给予球蛋白。

RhD 基因已定位于 1 号染色体的短臂上(Chrif-Zahar et al. 1991)。大约 55% 的人是 RhD 位点杂合,在这种情况下,只有 50% 的胎儿是 RhD 阳性。由于 RhD 阴性胎儿无需进一步检测,因此评估高危胎儿具有 D 抗原的机会很重要。基因频率表,与任何人生的 RhD 阳性或 RhD 阴性婴儿的病史相结合,已被用来估计父亲杂合的可能性。而 DNA 技术的最新进展可以准确确定父亲是 RhD 基因的杂合子还是纯合子(Lo et al. 1998)。如果父亲是杂合子,则应采取步骤确定胎儿的 Rh 类型。可以通过羊膜穿刺术提取胎儿的 DNA 来准确地做到这一点(Van den Veyver and Moise 1996),但是这项技术已被无细胞的胎儿 DNA 技术所取代,该技术可以使母体血浆中存在胎儿 RhD 通过 PCR 技术检测(Lo et al. 1998;de Haas et al. 2015)。随着技术的发展,在未来可能实现无创技术确定胎儿 Rh 分型。

母体抗 D 滴度的测定是监测 RhD 致敏妇女的重要步骤。临界滴度与新生儿严重溶血性疾病的风险增加以及严重胎儿水肿的高风险有关,并建议需要转诊至第三级中心进行继续治疗。临界滴定度通常为 8~32(Moise 2008)。

多普勒评估胎儿大脑中动脉的血流速度正在取代羊膜腔穿刺术,作为检测胎儿贫血的一种手段。

胎儿贫血时,由于血液黏度下降和心输出量增加,血流速度会加快。在一项研究中,所有中至重度贫血病例的值均超过中位数的 1.5 倍(Mari et al. 2000)。在最近一项将诊断性羊膜穿刺术与大脑中动脉流量进行比较的研究中,多普勒测量在光密度测定中提高了 9%(Oepkes et al. 2006)。如果通过多普勒或羊膜穿刺术检测到了胎儿贫血,则可以进行胎儿血液采样(子宫穿刺术)以确定血细胞比容,直接抗体滴度,胎儿血型,网织红细胞计数和 TSB 值。但是,如果妊娠已达到妊娠 35 周或更大胎龄,诱导分娩的好处可能会超过子宫内输血的危险。重复的宫腔输血可能导致胎儿骨髓抑制,并且在反复输血的胎儿中,分娩时的 RBC 质量可能几乎全部由供体细胞组成。在这种情况下,换血可能是不必要的,尽管可能需要为贫血进行"自上而下"输血(De Boer et al. 2008 年)。有条件的话,宫腔输血的效果应该很好。在荷兰,接受治疗的 254 个胎儿的存活率为 89%(Van Kamp et al. 2005)。

74.5.1.3　新生儿的产后管理

对存在严重水肿及贫血的新生儿的管理,特别是合并呼吸系统问题或者早产儿,是目前新生儿科医生面临的一项巨大挑战,这要求三级中心具有一定程度的专业技术。新生儿水肿多数是软组织水肿,此外也可能存在胸腹腔积液和心包积液。由于水肿,气管插管可能会很困难。通气可能存在困难,需呼吸支持,有时可能在转运途中或手术室,这会增加的挑战。而缺氧心肌损害可能需要使用强心剂,而呼吸通气支持可能需要补充表面活性物质和一氧化氮。高频通气是必须的,同时需纠正代谢性酸中毒(Smits-Wintjens et al. 2008)。

由于循环系统可能超负荷,并且心肌功能较差,因此最好通过进行部分换血而不是单纯输血来纠正贫血。除了脐静脉或脐动脉留置导管,贫血时应减少失血,同时予成分输血。直到患儿达到可接受的血细胞比容值。

在胎儿中,大多数由血红素分解代谢增加形成的胆红素将通过胎盘消除。因此,严重的宫内高胆红素血症通常不是问题。然而,一旦分娩,胎盘不再参与胆红素清除,持续的溶血、未成熟的结合和排泄能力可使 TSB 在体内迅速升高,如果未经治疗,可引起重症高胆红素血症。一旦婴儿稳定下来,应注意防止这种情况的发生,并应纠正这种情况。这可以通过进行光疗,密切监测 TSB 的水平以及在 TSB 持续[>0.2mg/dl(3.4μmol/L)]的情况下进行交换输血来实现,即使进行了强光疗。通常,应采用 2004 年 AAP 指南的原则来指导高胆红素血症的治疗。读者可参考本书后续章节,以获取有关高胆红素血症新生儿治疗的更多详细信息。

一些早期研究表明,静脉注射免疫球蛋白(intravenous immune globulin,IVIG)可能有效预防或减少 Rh 疾病的换血次数(Rübo et al. 1992)。实际上,2004 美国儿科学会(American Academy of Pediatrics)指南建议使用 IVIG,以防止光疗失败时进行交换输血(American Academy of Pediatrics 2004)。然而,最近的一份 Cochrane 报告表明,在常规推荐使用 IVIG 进行等价免疫溶血之前,需要根据精心设计的研究获得更多信息(Alcock and Liley 2002),而荷兰的一项研究表明,预防性使用 IVIG 并不能减少 IVIG 的使用,Rh 同种免疫的发病风险或改变长期神经发育结局所需的换血次数(Smits-Wintjens et al. 2011;van Klink et al. 2016)。

很少有研究关注子宫内输注治疗的胎儿长期神经发育结局。总体而言,迄今为止的结果令人鼓舞,尽管需要进行长期的随访研究,以充分评估目前为 Rh 免疫的胎儿和新生儿提供的治疗方式(Smits-Wintjens et al. 2008)。由于胆红素对发育中的听觉神经系统的影响,胎儿长时间暴露于适度增加的胆红素水平可能会导致感觉神经性听力丧失(Hudon et al. 1998)。

74.5.2 ABO 免疫溶血疾病

74.5.2.1 背景:血型不合和直接抗体滴度(DAT)阳性

现在,由于抗 D 免疫预防减少了 Rh 溶血病的发生。然而,ABO 溶血病成为免疫溶血性疾病的一个最常见的原因。尽管发生率高,但临床表现较 Rh 溶血病轻。但是,某些患有核黄疸的患儿中,ABO 不合溶血病在可查明的原因中占很高的比例。

ABO 血型不合是指母亲有 O 型血而婴儿有 A 或 B 型血型的情况。这种情况孕期的发生率为 12%。在某些情况下,血型为 O 的女性具有高滴度的天然抗 A 或抗 B 抗体。与 Rh 免疫接种在随后的妊娠中逐渐发生免疫敏化不同,在初次妊娠之前血型为 O 的女性中有时会发现高滴度的抗 A 或抗 B

抗体(Grundbacher 1980)。无论是血型 A 或者 B 的个体,其含有 A 抗体或 B 抗体,其分子是 IgM,不能通过胎盘;而 O 型血个体含有的 A 抗体和 B 抗体是 IgG 分子,可通过胎盘并附着在相应的胎儿 RBC 上。这种免疫过程可能导致宫内开始溶血。附着有 IgG 的 RBC 引起的血管外溶血可能是由网状内皮系统内的 Fc 受体携带细胞介导。分娩前,几乎没有严重的高胆红素血症的危险,并且免疫过程通常不能够引起水肿。婴儿有时可能是中度贫血,分娩后的第一天就有高胆红素血症的潜在危险。

同种免疫的标志是 DAT 阳性。如果在 RBC 上检测到抗球蛋白,则将其称为"直接"测试,"间接"测试是指在血清中检测到的抗体。血型为 O 的母亲所生的 A 或 B 血型新生儿中,约 1/3 的 DAT 阳性(Ozolek et al. 1994)。一氧化碳量可反映血红素代谢情况,与不溶血的新生儿相比较,在 DAT 阳性的新生儿高胆红素血症患儿中血红素分解代谢速率增加(Stevenson et al. 1994;Fallstrom and Bjure 1968;Uetani et al. 1989)。在一项使用 ETCOc 测定的国际多中心胆红素生产研究中,DAT 阳性婴儿(不一定是高胆红素血症)的 ETCOc 值明显高于研究的总人口(Stevenson et al. 2001)。尽管 DAT 阳性的高胆红素血症婴儿的 ETCOc 值比普通 DAT 阳性人群的 ETCOc 值更高,但并不比其他类别的高胆红素血症的婴儿明显高。在最近的一项研究中,>50% 的 DAT 阳性、ABO 不合的新生儿发生 TSB>95%(称为高胆红素血症),并且校正后的环境一氧化碳值的羧基血红蛋白在全球范围内均高于先前公布的新生儿值。此外,发生高胆红素血症的婴儿的校正后的环境一氧化碳值甚至比未发生高胆红素血症的婴儿的值更高(Kaplan et al. 2010)。

并非所有 DAT 阳性婴儿都会发展严重的高胆红素血症。在一项研究中,尽管 DAT 阳性可预示 TSB 值升高,但只有 20% 的 DAT 阳性新生儿实际的 TSB 值达到 12.8mg/dl(218μmol/L),严重的黄疸甚至更少(Ozolek et al. 1994)。在另一项研究中,只有 19.6% 的 DAT 阳性、ABO 不相容的婴儿需要光疗(Meberg and Johansen 1998)。尽管如此,作者偶尔还是会遇到重度早发的严重高胆红素血症的新生儿,偶尔对光疗或 IVIG 治疗无反应,需要进行交换输血。如前所述,为了完善该临床范围,已经描述了与 ABO 溶血性疾病相关的核黄疸(Bhutani et al. 2004;Sgro et al. 2006)。

大多数 DAT 阳性新生儿缺乏临床疾病的原因,可能与成人 RBC 相比,新生儿 RBC 上的 A 和 B 抗原位点少或新生儿中这些抗原的表达较弱。非 RBC A 或 B 抗原位点可能存在并与经胎盘获得的抗体结合而不影响 RBC。ABO 血型与 DAT 阴性不相容,通常不能预示溶血或高胆红素血症,有时可能会导致早期和快速发展的黄疸,使人联想到 DAT 阳性的溶血性疾病。

DAT 阳性的 ABO 血型不一定指示 ABO 溶血性疾病,因为许多 ABO 血型不合的 DAT 阳性新生儿没有进行性溶血迹象,且不出现早期黄疸或高胆红素血症。ABO 溶血性疾病的诊断标准:

1. 间接高胆红素血症,特别是在生命的最初 24 小时内。

2. 母亲为 O 型血,婴儿为 A 或 B 型血。

3. 球形血涂片。

4. 网织红细胞计数增加。

5. 评估 ETCOc 的临床工具的可用性可确定正在进行的溶血,从而促进 ABO 溶血性疾病的诊断。

已经描述了 DAT 阴性 ABO 不合溶血病与 UGT1A1 基因启动子中(TA)7 序列的多态性之间的相互作用,该基因编码相应的胆红素结合酶。ABO 血型不合且启动子纯合的新生儿具有更高的高胆红素血症发生率(TSB>15)(Kaplan et al. 2000a)。

74.5.2.2　ABO 溶血性疾病的临床表现

血型为 O 的母亲所生的大多数血型 A 或 B 的新生儿都不会出现任何溶血性疾病的迹象。密切观察血型为 O 的母亲所生的新生儿是否有高胆红素血症。常规血型和脐带血 DAT 测定是一种选择,但不是强制性的。重要的是密切观察任何出生于血型 O 母亲的新生儿黄疸进展情况。TSB 或 TCB 测量是黄疸监测的第一个标志。根据 2004 美国儿科学会指南,使用图表中较低的 TSB 水平(适用于有危险因素的新生儿)指示进行光疗和交换输血(American Academy of Pediatrics 2004)。IVIG 可能有助于改善胆红素的上升速率,并且尽管经过大量的光疗试验,但在 TSB 接近换血指征的情况下,IVIG 尤其有用。据认为,IVIG 阻断网状内皮系统中的 Fc 受体,从而抑制溶血并限制胆红素的形成。

74.5.3　由于 RhD 以外的抗体引起的同种免疫

超过 50 种 RBC 抗原可能引起新生儿的溶血性疾病(Moise 2005)。对产前溶血和宫内感染来讲,最重要的包括抗 c,抗 Kell 和 E(Hackney et al. 2004;Joy et al. 2005;McKenna et al. 1999),虽然他们很少是有问题的。由于这些自身抗体的同种免疫有时可导致胎儿产前严重溶血性疾病。RhD 同种免疫的胎儿监测方案和临床策略可用于监测所有同种异体免疫的妊娠。同样,产后管理应基于 RhD 免疫的新生儿管理中概述的原则。抗 Kell 等免疫化值得特别提及,因为胎儿贫血常常占据临床的主要地位。这可能是由于溶血过程之外的 RBC 生成抑制所致(Vaughan et al. 1994)。

74.6　非免疫溶血病

74.6.1　葡萄糖 -6- 磷酸脱氢酶(G6PD)缺乏

G6PD 缺乏症是已知的最常见的酶缺乏症之一,据估计会影响全球数亿人(Beutler 1994;WHO Working Group 1989)。移民方式已将这种状况从一种局限性,包括南欧,非洲,中东和亚洲在内的本土分布,转变为非局限性,表现在几乎在世界任何角落都可能遇到。G6PD 缺乏症是高胆红素血症发病的主要因素,并且与严重高胆红素血症和核黄疸相关(Kaplan and Hammerman 2004;Valaes 1994)。相对于美国、加拿大、英国和爱尔兰的这种情况的总发生频率,这种情况在最近的一系列患有严重高胆红素血症和胆红素脑病的新生儿中被过度报道(Bhutani et al. 2004;Sgro et al. 2006;Manning et al. 2007)。Bhutani 等(2004)的报告中,在美国新生儿中有 20% 以上的人患有 G6PD 缺陷,而 G6PD 缺陷的总体发生率估计低于 3%(WHO Working Group 1989)。由于就新生儿而言,G6PD 缺乏症对公共健康有重大影响,因此下面将对其进行详细讨论。

74.6.1.1　G6PD 的功能

G6PD 在 RBC 膜的稳定性中起重要作用。该酶催化己糖单磷酸途径中的第一步,将葡萄糖 -6- 磷酸氧化成 6- 磷酸葡萄糖酸内酯,从而将 NADP 还原成 NADPH。NADPH 对于从氧化型谷胱甘肽再生还原型谷胱甘肽至关重要,后者是机体抗氧化机制不可或缺的一部分。该途径也有助于刺激另一种重要的抗氧化剂,过氧化氢酶。在缺乏 G6PD 的情况下,NADPH 将不可用,还原型谷胱甘肽将无法再生,并且细胞可能易遭受氧化应激。RBC 特别容易受到 G6PD 缺乏状态的影响,因为与其他人体细胞不同,该细胞中没有其他 NADPH 来源。所引起的氧化膜损伤可能表现为溶血(WHO Working Group 1989)。

74.6.1.2 G6PD 缺乏症的遗传学

G6PD 缺乏症是 X 连锁的疾病。因此,男性可能是正常的半合子或缺乏能力的半合子。女性可能是正常或缺乏纯合子或杂合子。最常见的突变是 G6PD A⁻,发现于非洲和南欧以及非洲裔美国人。G6PD A⁻ 常出现在地中海国家如中东和印度。另一个主要存在亚洲,但已发生突变(Beutler 1994)。

74.6.1.3 G6PD 缺乏症和溶血

大多数 G6PD 缺乏的个体有完全正常的生活,并且大多数不知道他们的遗传状况。然而,众所周知,在儿童和成人中,G6PD 缺乏与严重的溶血病有关,伴有黄疸和贫血,这可能是由于接触溶血性触发因素而发生的。通常,发生在蚕豆摄取或接触后。Beutler(1994)强调了感染在急性溶血发病中的作用。

新生儿 G6PD 缺乏相关的溶血性黄疸的最极端形式是典型的急性和不可预测的黄疸发生。一些可能引起溶血的可识别物质包括用于存储衣服的萘、草药、指甲花染料或含有薄荷醇的脐带药水。然而,通常找不到证据。重症高胆红素血症可能突然发生,没有事先警告,TSB 浓度可能成倍增加至危险水平。因此,G6PD 缺乏是核黄疸不能完全预防的一个原因。溶血可能很严重,换血可能是唯一的方法。

尽管有溶血的临床表现,但在大龄儿童和成人中,溶血的血液学指标通常不会出现改变,包括血红蛋白和血细胞比容值下降以及网织红细胞计数增加。然而,内源性一氧化碳形成的研究反映了血红素分解代谢的速率,已证明与这种情况相关的溶血增加具有重要作用(Necheles et al. 1976;Slusher et al. 1995)。Slusher 等(1995)证明,与患高胆红素血症的新生儿相比,尼日利亚 G6PD 缺乏的新生儿显示出更高水平的碳氧血红蛋白,但没有发现核黄疸的迹象。

大多数 G6PD 缺乏的新生儿的黄疸不会特别严重,更少危及生命。这种黄疸的发生率是对照组的几倍。高胆红素血症通常对光疗有反应,尽管也可能需要换血。这些婴儿的溶血程度很低,不能被认为是主要因素(Kaplan et al. 1996a,2004)。而结合胆红素的减少在黄疸的发病机制中具有重要的意义(Kaplan et al. 1996b)。现已发现编码胆红素结合酶的 UGT1A1 基因中 G6PD 缺陷和非编码区启动子多态性之间存在相互作用(Kaplan et al. 1997)。这种多态性,也称 UGT1A1*28,与吉尔伯特综合征有关。当 TSB>15mg/dl 时被诊断为高胆红素血症,发生率逐渐上升。在 G6PD 正常对照组中未观察到这种效果。此外,在缺乏启动子多态性的情况下,仅 G6PD 缺乏症并不能增加 G6PD 正常人的高胆红素血症发生率。相反,在亚洲人中,(TA)7 多态性是罕见的,并发现 G6PD 缺陷和 UGT1A1 基因编码区突变之间存在相似的相互作用(Huang et al. 2002)。

与急性溶血性黄疸不同,这种较轻度的黄疸可以通过出院前 TSB 检测来预测。其胆红素值位于小时胆红素百分位曲线图第 50 百分位曲线下,其发生高胆红素血症的可能性较小(Bhutani et al. 1999)。然而,到 TSB 值高于第 50 百分位曲线图时,其发生高胆红素血症概率增加(Kaplan et al. 2000b)。

74.6.1.4 G6PD 缺陷检测

许多定性或定量筛选测试能够准确确定男性或女性的纯合状态。但是,在与 X 连锁的情况下,很大一部分女性人群可能是杂合子。由于 X 失活,杂合子具有两个 RBC 群体:G6PD 缺陷型和 G6PD⁻ 正常。非随机 X 灭活可能导致正常和酶缺陷的 RBC 比率不相等。因此,杂合子可能具有正常,中间或缺陷表型,使得使用标准生化测试难以确定杂合子状态(Fairbanks and Fernandez 1969)。之前认为杂合子具有足够的酶活性以保护它们免受 G6PD 缺乏的危险(WHO Working Group 1989)。但是,最近的报道表明杂合子可能并非没有风险(Herschel et al. 2002;Kaplan et al. 1999,2001)。虽然临床表现无特殊,但高风险群体的女性应该根据黄疸的进展情况进行密切随访。此外,如果在急性溶血期间进行,生化测试可能给出假的正常结果,因为较老的 RBC 可能被破坏,留下具有较高酶活性的新细胞(Herschel and Beutler 2001)。因此这种情况下,G6PD 检测应在急性溶血消退后数周进行。另一种方法是分析

DNA 中的疑似突变。

许多国家开展 G6PD 缺乏症的新生儿筛查以及家长宣教。有一些数据证明了筛查与家长教育相结合可以降低 G6PD 相关性角膜炎的发生率（Kaplan et al. 2015）。通过筛查可使被筛查新生儿的父母及医疗人员更加了解病情。父母的教育应避免潜在的有害物质，而对婴儿缺乏 G6PD 知识的了解应加快进入医疗中心，评估和治疗黄疸新生儿的过程。

对于具有溶血危险因素的新生儿，与 G6PD 缺乏症相关的新生儿高胆红素血症的治疗应遵循 AAP 的建议（American Academy of Pediatrics 2004）。如果出现与胆红素脑病相符的神经系统症状，应立即进行换血。

74.6.2 丙酮酸激酶缺乏症

丙酮酸激酶催化磷酸烯醇丙酮酸转化为丙酮酸，在 Embden-MeyeRhof 途径中从腺苷二磷酸形成三磷酸腺苷（adenosine triphosphate，ATP）。丙酮酸激酶缺乏症是一种常染色体隐性遗传的疾病（Mentzer 1998），导致 ATP 缺乏，ATP 是 RBC 代谢的重要能量来源（Zanella et al. 2007a）。ATP 缺乏会缩短 RBC 寿命。结果，在新生儿期，可能会发生贫血溶血，网状细胞增多和严重的黄疸（Grace et al. 2015）。可能需要换血。与 G6PD 缺陷相比，这种 RBC 酶缺陷的发生频率要低得多。4 个同工酶由 2 个基因编码，其中 180 个突变已被描述（Zanella et al. 2007b）。任何病因不明的严重高胆红素血症新生儿均应考虑该病。通过酶法测定可诊断，而使用"下一代技术"进行的分子研究可能有助于诊断（Christensen et al. 2014）。

74.6.3 遗传性球形红细胞增多症

在可能导致新生儿急性溶血和高胆红素血症的遗传性红细胞膜缺陷中，遗传性球形红细胞增多症最常见（Iolascon et al. 1998；Steiner and Gallagher 2007）。遗传性球形红细胞增多症也是在新生儿期高胆红素血症不能消退的少数原因之一。这种病症以常染色体显性和隐性方式遗传，并且通常在兄弟姐妹或亲代中可能存在急性高胆红素血症的病史。据报道，RBC 膜中的蛋白质缺乏，包括锚蛋白、带 3、α- 球蛋白、β- 蛋白和蛋白质 4.2，留下蛋白质的脂质

双层内表面的微观斑块，在该点处发生微泡化。这些高渗透脆性 RBC 被捕获在脾脏中，巨噬细胞吸出微泡，细胞被破坏。溶血可导致黄疸，贫血和脾肿大。通过在外周血涂片中显示球形细胞，通过渗透脆性试验可以在显微镜下进行诊断。后面的测试在区分具有 DAT 阳性 ABO 同族免疫的患有遗传性球形红细胞增多症的婴儿中可能特别重要，这种条件也可导致微小红细胞增多症。现已发现编码上述蛋白质至少 5 个基因突变。可以通过检查全血细胞计数的 RBC 指数来怀疑病情。高平均红细胞血红蛋白浓度和低平均红细胞体积是典型的，如果用平均红细胞体积除以平均红细胞血红蛋白浓度，则更具体。该比率的值 >0.36 高度指示了遗传性球形红细胞增多症（Christensen et al. 2015b）。

围产期的遗传性球形红细胞增多症的临床表现很广，从严重的胎儿贫血伴胎儿水肿到无症状新生儿（Christensen et al. 2015b）。遗传性球形红细胞增多症常与新生儿高胆红素血症相关。在 178 名意大利纯母乳喂养的新生儿中，112 例患有新生儿高胆红素血症，且接受了光疗。在 UGT1A1 基因的启动子中存在遗传变异的患者中，其高胆红素血症的发生率更高，类似于在 G6PD 缺陷中描述的（Iolascon et al. 1998）。核黄疸已被描述（Berardi et al. 2006）。治疗包括强烈的光疗，如果对光疗无反应，则应进行交换输血。为了控制持续溶血引起的贫血，可能在儿童期后期进行脾切除术。

74.6.4 遗传性椭圆红细胞增多症，遗传性热变形红细胞增多症，遗传性卵圆形红细胞增多症和遗传性口形红细胞增多症

这些是影响红细胞膜的罕见病症。可以通过外周血涂片的显微镜检查来进行诊断（Christensen et al. 2014）。新生儿可能发生溶血，并导致贫血和高胆红素血症。

74.6.5 感染

感染通常与病理性非结合性高胆红素血症有关。感染增加了胆红素引起的损伤风险，可能与胆红素与白蛋白结合的改变有关，但也能与炎症过程有关，机制尚未明确（Fernandes et al. 2004）。感染存

在的情况下,同等水平的胆红素,可能引起的损伤增加。此外,感染可使胆红素值更偏离胆红素百分位曲线图。胆红素产生增加的原因可能是溶血,但也可能是血红素加氧酶的上调(热休克蛋白32)。其与感染相关的氧化应激有关。

74.7 总结

总之,病理性非结合型高胆红素血症是流行病学上的定义。虽然一些病理性未结合的高胆红素血症可以根据摄取和结合的主要问题来理解,但是大多数病理性未结合的高胆红素血症出生后需要治疗,其与胆红素生成增加相关,且因环境或获得性因子进一步加重。因此,如果有既安全且有效的药物被批准,其用于胆红素产生的治疗策略是既合理又重要的。同时,光疗是治疗的主要措施,将在下一章中进行阐述。

参考文献

Alcock GS, Liley H (2002) Immunoglobulin infusion for isoimmune haemolytic jaundice in neonates. Cochrane Database Syst Rev:CD003313

American Academy of Pediatrics (2004) Management of hyperbilirubinemia in the newborn infant 35 or more weeks of gestation. Pediatrics 114:297–316

Berardi A, Lugli L, Ferrari F et al (2006) Kernicterus associated with hereditary spherocytosis and UGT1A1 promoter polymorphism. Biol Neonate 90:243–246

Beutler E (1994) G6PD deficiency. Blood 84:3613–3636

Beutler E, Gelbart T, Demina A (1998) Racial variability in the UDP-glucuronosyltransferase 1 (UGT1A1) promoter: a balanced polymorphism for regulation of bilirubin metabolism? Proc Natl Acad Sci USA 95:8170–8174

Bhutani VK, Johnson L, Sivieri EM (1999) Predictive ability of a predischarge hour-specific serum bilirubin for subsequent significant hyperbilirubinemia in healthy term and near-term newborns. Pediatrics 103:6–14

Bhutani VK, Johnson LH, Jeffrey Maisels M et al (2004) Kernicterus: epidemiological strategies for its prevention through systems-based approaches. J Perinatol 24:650–662

Blanchette V, Dror Y, Chan A (2005) Hematology. In: MacDonald MG, Mullett MD, Seschia MMK (eds) Avery's neonatology: pathophysiology and management of the newborn. Lippincott, Williams and Wilkins, Philadelphia, pp 1169–1234

Bosma PJ, Chowdhury JR, Bakker C et al (1995) The genetic basis of the reduced expression of bilirubin UDP-glucuronosyltransferase 1 in Gilbert's syndrome.

N Engl J Med 333:1171–1175

Bowman JM (1988) The prevention of Rh immunization. Transfus Med Rev 2:129–150

Castillo Cuadrado ME, Bhutani VK, Aby JL et al (2015) Evaluation of a new end-tidal carbon monoxide monitor from the bench to the bedside. Acta Paediatr 104:e279–e282

Chërif-Zahar B, Mattéi MG, Le Van Kim C et al (1991) Localization of the human Rh blood group gene structure to chromosome region 1p34.3-1p36.1 by in situ hybridization. Hum Genet 86:398–400

Christensen RD, Henry E (2010) Hereditary spherocytosis in neonates with hyperbilirubinemia. Pediatrics 125:120–125

Christensen RD, Yaish HM, Lemons RS (2014) Neonatal hemolytic jaundice: morphologic features of erythrocytes that will help you diagnose the underlying condition. Neonatology 105:243–249

Christensen RD, Lambert DK, Henry E et al (2015a) End-tidal carbon monoxide as an indicator of the hemolytic rate. Blood Cells Mol Dis 54:292–296

Christensen RD, Yaish HM, Gallagher PG (2015b) A pediatrician's practical guide to diagnosing and treating hereditary spherocytosis in neonates. Pediatrics 135:1107–1114

De Boer IP, Zeestraten EC, Lopriore E et al (2008) Pediatric outcome in Rhesus hemolytic disease treated with and without intrauterine transfusion. Am J Obstet Gynecol 198(54):e51–e54

de Haas M, Thurik FF, Koelewijn JM et al (2015) Haemolytic disease of the fetus and newborn. Vox Sang 109:99–113

Denschlag D, Marculescu R, Unfried G et al (2004) The size of a microsatellite polymorphism of the haem oxygenase 1 gene is associated with idiopathic recurrent miscarriage. Mol Hum Reprod 10:211–214

Fairbanks VF, Fernandez MN (1969) The identification of metabolic errors associated with hemolytic anemia. JAMA 208:316–320

Fallstrom SP, Bjure J (1968) Endogenous formation of carbon monoxide in newborn infants. 3. ABO incompatibility. Acta Paediatr Scand 57:137–144

Fernandes A, Silva RF, Falcao AS et al (2004) Cytokine production, glutamate release and cell death in rat cultured astrocytes treated with unconjugated bilirubin and LPS. J Neuroimmunol 153:64–75

Gamaleldin R, Iskander I, Seoud I et al (2011) Risk factors for neurotoxicity in newborns with severe neonatal hyperbilirubinemia. Pediatrics 128:e925–e931

Grace RF, Zanella A, Neufeld EJ et al (2015) Erythrocyte pyruvate kinase deficiency: 2015 status report. Am J Hematol 90:825–830

Group WW (1989) Glucose-6-phosphate dehydrogenase deficiency. WHO Working Group. Bull World Health Organ 67:601–611

Grundbacher FJ (1980) The etiology of ABO hemolytic disease of the newborn. Transfusion 20:563–568

Hackney DN, Knudtson EJ, Rossi KQ et al (2004) Management of pregnancies complicated by anti-c isoimmunization. Obstet Gynecol 103:24–30

Herschel M, Beutler E (2001) Low glucose-6-phosphate dehydrogenase enzyme activity level at the time of hemolysis in a male neonate with the African type of deficiency. Blood Cells Mol Dis 27:918–923

Herschel M, Ryan M, Gelbart T et al (2002) Hemolysis and hyperbilirubinemia in an African American neonate heterozygous for glucose-6-phosphate dehydrogenase deficiency. J Perinatol 22:577–579

Hsia DY, Allen FH Jr, Gellis SS et al (1952) Erythroblastosis fetalis. VIII. Studies of serum bilirubin in relation to Kernicterus. N Engl J Med 247:668–671

Hua L, Shi D, Bishop PR et al (2005) The role of UGT1A1*28 mutation in jaundiced infants with hypertrophic pyloric stenosis. Pediatr Res 58:881–884

Huang CS, Chang PF, Huang MJ et al (2002) Glucose-6-phosphate dehydrogenase deficiency, the UDP-glucuronosyltransferase 1A1 gene, and neonatal hyperbilirubinemia. Gastroenterology 123:127–133

Hudon L, Moise KJ Jr, Hegemier SE et al (1998) Long-term neurodevelopmental outcome after intrauterine transfusion for the treatment of fetal hemolytic disease. Am J Obstet Gynecol 179:858–863

Iolascon A, Miraglia del Giudice E, Perrotta S et al (1998) Hereditary spherocytosis: from clinical to molecular defects. Haematologica 83:240–257

Joy SD, Rossi KQ, Krugh D et al (2005) Management of pregnancies complicated by anti-E alloimmunization. Obstet Gynecol 105:24–28

Kaplan M, Hammerman C (2004) Glucose-6-phosphate dehydrogenase deficiency: a hidden risk for kernicterus. Semin Perinatol 28:356–364

Kaplan M, Vreman HJ, Hammerman C et al (1996a) Contribution of haemolysis to jaundice in Sephardic Jewish glucose-6-phosphate dehydrogenase deficient neonates. Br J Haematol 93:822–827

Kaplan M, Rubaltelli FF, Hammerman C et al (1996b) Conjugated bilirubin in neonates with glucose-6-phosphate dehydrogenase deficiency. J Pediatr 128:695–697

Kaplan M, Renbaum P, Levy-Lahad E et al (1997) Gilbert syndrome and glucose-6-phosphate dehydrogenase deficiency: a dose-dependent genetic interaction crucial to neonatal hyperbilirubinemia. Proc Natl Acad Sci U S A 94:12128–12132

Kaplan M, Beutler E, Vreman HJ et al (1999) Neonatal hyperbilirubinemia in glucose-6-phosphate dehydrogenase-deficient heterozygotes. Pediatrics 104:68–74

Kaplan M, Hammerman C, Renbaum P et al (2000a) Gilbert's syndrome and hyperbilirubinaemia in ABO-incompatible neonates. Lancet 356:652–653

Kaplan M, Hammerman C, Feldman R et al (2000b) Predischarge bilirubin screening in glucose-6-phosphate dehydrogenase-deficient neonates. Pediatrics 105:533–537

Kaplan M, Hammerman C, Vreman HJ et al (2001) Acute hemolysis and severe neonatal hyperbilirubinemia in glucose-6-phosphate dehydrogenase-deficient heterozygotes. J Pediatr 139:137–140

Kaplan M, Muraca M, Hammerman C et al (2002) Imbalance between production and conjugation of bilirubin: a fundamental concept in the mechanism of neonatal jaundice. Pediatrics 110, e47

Kaplan M, Hammerman C, Maisels MJ (2003) Bilirubin genetics for the nongeneticist: hereditary defects of neonatal bilirubin conjugation. Pediatrics 111:886–893

Kaplan M, Herschel M, Hammerman C et al (2004) Hyperbilirubinemia among African American, glucose-6-phosphate dehydrogenase-deficient neonates. Pediatrics 114:e213–e219

Kaplan M, Herschel M, Hammerman C et al (2006) Studies in hemolysis in glucose-6-phosphate dehydrogenase-deficient African American neonates. Clin Chim Acta 365:177–182

Kaplan M, Hammerman C, Vreman HJ et al (2010) Hemolysis and hyperbilirubinemia in antiglobulin positive, direct ABO blood group heterospecific neonates. J Pediatr 157:772–777

Kaplan M, Renbaum P, Hammerman C et al (2014a) Heme oxygenase-1 promoter polymorphisms and neonatal jaundice. Neonatology 106:323–329

Kaplan M, Bromiker R, Hammerman C (2014b) Hyperbilirubinemia, hemolysis, and increased bilirubin neurotoxicity. Semin Perinatol 38:429–437

Kaplan M, Hammerman C, Bhutani VK (2015) Parental education and the WHO neonatal G-6-PD screening program: a quarter century later. J Perinatol 35:779–784

Katayama Y, Yokota T, Zhao H et al (2015) Association of HMOX1 gene promoter polymorphisms with hyperbilirubinemia in the early neonatal period. Pediatr Int 57:645–649

Kuzniewicz M, Newman TB (2009) Interaction of hemolysis and hyperbilirubinemia on neurodevelopmental outcomes in the collaborative perinatal project. Pediatrics 123:1045–1050

Liley AW (1961) Liquor amnil analysis in the management of the pregnancy complicated by resus sensitization. Am J Obstet Gynecol 82:1359–1370

Lo YM, Hjelm NM, Fidler C et al (1998) Prenatal diagnosis of fetal RhD status by molecular analysis of maternal plasma. N Engl J Med 339:1734–1738

Maisels MJ, Kring E (2006) The contribution of hemolysis to early jaundice in normal newborns. Pediatrics 118:276–279

Maisels MJ, Newman TB (1995) Kernicterus in otherwise healthy, breast-fed term newborns. Pediatrics 96:730–733

Manning D, Todd P, Maxwell M et al (2007) Prospective surveillance study of severe hyperbilirubinaemia in the newborn in the UK and Ireland. Arch Dis Child Fetal Neonatal Ed 92:F342–F346

Mari G, Deter RL, Carpenter RL et al (2000) Noninvasive diagnosis by Doppler ultrasonography of fetal anemia due to maternal red-cell alloimmunization. Collaborative Group for Doppler Assessment of the Blood Velocity in Anemic Fetuses. N Engl J Med 342:9–14

Martin JA, Hamilton BE, Sutton PD et al (2003) Births: final data for 2002. Natl Vital Stat Rep 52:1–113

McKenna DS, Nagaraja HN, O'Shaughnessy R (1999) Management of pregnancies complicated by anti-Kell isoimmunization. Obstet Gynecol 93:667–673

Meberg A, Johansen KB (1998) Screening for neonatal hyperbilirubinaemia and ABO alloimmunization at the time of testing for phenylketonuria and congenital hypothyreosis. Acta Paediatr 87:1269–1274

Mentzer WC (1998) Pyruvate kinase deficiency and disorders of glycolysis. In: Nathan DG, Orkin SH (eds)

Nathan and Oski's hematology of infancy and childhood. WB Saunders Company, Philadelphia, pp 665–703

Moise KJ (2005) Red blood cell alloimmunization in pregnancy. Semin Hematol 42:169–178

Moise KJ Jr (2008) Management of rhesus alloimmunization in pregnancy. Obstet Gynecol 112:164–176

Necheles TF, Rai US, Valaes T (1976) The role of haemolysis in neonatal hyperbilirubinaemia as reflected in carboxyhaemoglobin levels. Acta Paediatr Scand 65:361–367

Newman TB, Maisels MJ (1990) Does hyperbilirubinemia damage the brain of healthy full-term infants? Clin Perinatol 17:331–358

Newman TB, Maisels MJ (1992) Response to commentaries re: evaluation and treatment of jaundice in the term newborn: a kinder, gentler approach. Pediatrics 89:831–833

Newman TB, Liljestrand P, Jeremy RJ et al (2006) Outcomes among newborns with total serum bilirubin levels of 25 mg per deciliter or more. N Engl J Med 354:1889–1900

Nilsen ST, Finne PH, Bergsjo P et al (1984) Males with neonatal hyperbilirubinemia examined at 18 years of age. Acta Paediatr Scand 73:176–180

Oepkes D, Seaward PG, Vandenbussche FP et al (2006) Doppler ultrasonography versus amniocentesis to predict fetal anemia. N Engl J Med 355:156–164

Ozmert E, Erdem G, Topcu M et al (1996) Long-term follow-up of indirect hyperbilirubinemia in full-term Turkish infants. Acta Paediatr 85:1440–1444

Ozolek JA, Watchko JF, Mimouni F (1994) Prevalence and lack of clinical significance of blood group incompatibility in mothers with blood type A or B. J Pediatr 125:87–91

Rübo J, Albrecht K, Lasch P et al (1992) High-dose intravenous immune globulin therapy for hyperbilirubinemia caused by Rh hemolytic disease. J Pediatr 121:93–97

Sgro M, Campbell D, Shah V (2006) Incidence and causes of severe neonatal hyperbilirubinemia in Canada. CMAJ 175:587–590

Shibahara S, Kitamuro T, Takahashi K (2002) Heme degradation and human disease: diversity is the soul of life. Antioxid Redox Signal 4:593–602

Slusher TM, Vreman HJ, McLaren DW et al (1995) Glucose-6-phosphate dehydrogenase deficiency and carboxyhemoglobin concentrations associated with bilirubin-related morbidity and death in Nigerian infants. J Pediatr 126:102–108

Smits-Wintjens VE, Walther FJ, Lopriore E (2008) Rhesus haemolytic disease of the newborn: postnatal management, associated morbidity and long-term outcome. Semin Fetal Neonatal Med 13:265–271

Smits-Wintjens VE, Walther FJ, Rath ME et al (2011) Intravenous immunoglobulin in neonates with rhesus hemolytic disease: a randomized controlled trial. Pediatrics 127:680–686

Steiner LA, Gallagher PG (2007) Erythrocyte disorders in the perinatal period. Semin Perinatol 31:254–261

Stevenson DK, Bartoletti AL, Ostrander CR et al (1979) Pulmonary excretion of carbon monoxide in the human infant as an index of bilirubin production. II. Infants of diabetic mothers. J Pediatr 94:956–958

Stevenson DK, Ostrander CR, Hopper AO et al (1981) Pulmonary excretion of carbon monoxide as an index of bilirubin production. IIa. Evidence for possible delayed clearance of bilirubin in infants of diabetic mothers. J Pediatr 98:822–824

Stevenson DK, Vreman HJ, Oh W et al (1994) Bilirubin production in healthy term infants as measured by carbon monoxide in breath. Clin Chem 40:1934–1939

Stevenson DK, Fanaroff AA, Maisels MJ et al (2001) Prediction of hyperbilirubinemia in near-term and term infants. Pediatrics 108:31–39

Tidmarsh GF, Wong RJ, Stevenson DK (2014) End-tidal carbon monoxide and hemolysis. J Perinatol 34:577–581

Uetani Y, Nakamura H, Okamoto O et al (1989) Carboxyhemoglobin measurements in the diagnosis of ABO hemolytic disease. Acta Paediatr Jpn 31:171–176

Valaes T (1994) Severe neonatal jaundice associated with glucose-6-phosphate dehydrogenase deficiency: pathogenesis and global epidemiology. Acta Paediatr Suppl 394:58–76

Van den Veyver IB, Moise KJ Jr (1996) Fetal RhD typing by polymerase chain reaction in pregnancies complicated by rhesus alloimmunization. Obstet Gynecol 88:1061–1067

Van Kamp IL, Klumper FJ, Oepkes D et al (2005) Complications of intrauterine intravascular transfusion for fetal anemia due to maternal red-cell alloimmunization. Am J Obstet Gynecol 192:171–177

van Klink JM, van Veen SJ, Smits-Wintjens VE et al (2016) Immunoglobulins in neonates with rhesus hemolytic disease of the fetus and newborn: long-term outcome in a randomized trial. Fetal Diagn Ther 39:209–213

Vaughan JI, Warwick R, Letsky E et al (1994) Erythropoietic suppression in fetal anemia because of Kell alloimmunization. Am J Obstet Gynecol 171:247–252

Vreman HJ, Rodgers PA, Gale R et al (1989) Carbon monoxide excretion as an index of bilirubin production in rhesus monkeys. J Med Primatol 18:449–460

Watchko JF, Oski FA (1983) Bilirubin 20 mg/dL = vigintiphobia. Pediatrics 71:660–663

Watchko JF, Daood MJ, Biniwale M (2002) Understanding neonatal hyperbilirubinaemia in the era of genomics. Semin Neonatol 7:143–152

Wong RJ, DeSandre GH, Sibley E et al (2006) Neonatal jaundice and liver disease. In: Fanaroff AA, Martin RJ, Walsh MC (eds) Neonatal-perinatal medicine: diseases of the fetus and infant. Mosby, Philadelphia, pp 1419–1465

Zanella A, Bianchi P, Fermo E (2007a) Pyruvate kinase deficiency. Haematologica 92:721–723

Zanella A, Fermo E, Bianchi P et al (2007b) Pyruvate kinase deficiency: the genotype-phenotype association. Blood Rev 21:217–231

75

核黄疸、胆红素所致的神经功能障碍和高胆红素血症新疗法

Christian V. Hulzebos，Claudio Tiribelli，
Frans J. C. Cuperus，and Petr H. Dijk
孙小凡　翻译，韩树萍　审校

目录

摘要

　　世界范围内发生严重的高胆红素血症,并威胁许多婴儿的神经发育结局。在重度黄疸的新生儿中,核黄疸是一种明确的临床疾病,但在胆红素水平低于当前治疗阈值的早产儿中也可能发生。胆红素诱发的神经功能障碍由更细微但永久的胆红素脑病组成,并可能伴有听觉功能障碍和／或轻度神经系统异常,如轻度神经系统和／或认知功能障碍。早期预防严重高胆红素血症是减少神经系统后遗症的关键,并暗示了对孕产妇、围产期和新生儿危险因素的了解。随后识别出具有胆红素神经毒性危险因素的新生儿,其中溶血和败血症是最重要的因素,这将使新生儿分类为高、中或低风险组,并进行个性化筛查和适当的治疗。光疗是目前治疗的基础,如果治疗失败,则可以进行换血。光疗并不总是能防止胆红素积聚,而且人们担心在超低出生体重婴儿中使用。换血是一种侵入性治疗,与高发病率有关。可以想象,在可预见的将来,尽管有常规治疗,但仍存在严重高胆红素血症和即将发生胆红素诱发的神经功能障碍的患者,将找到减少胆红素生成,增加肝清除率或减少肝肠循环的新疗法。

75.1 要点

- 全世界都存在严重的高胆红素血症,胆红素的神经毒性威胁着许多婴儿的神经发育结局。
- 早期识别高胆红素血症相关危险因素,及时诊断和适当治疗是新生儿高胆红素血症治疗的关键。
- 常规治疗包括光疗和换血。
- 新型治疗方法旨在减少胆红素的产生、增加肝清

除率和 / 或减少肠肝循环。

75.2　引言

在 19 世纪，已经知道非结合的高胆红素血症可能对黄疸新生儿的中枢神经系统潜在损害。1847 年，首次发现了黄疸新生儿脑细胞中的黄染区域。1903 年，首次提出"核黄疸"这一概念来描述这种特殊的病理性黄染区域（Hansen 2000）。然而，现在"核黄疸"一词不仅描述病理结果，而且用于描述急性的临床结果和 / 或慢性胆红素脑病。虽然急性核黄疸是严重新生儿黄疸的明确临床病症，具有永久性后遗症的可能性，还发现胆红素诱导的神经功能障碍的微小形的胆红素性脑病［也称为胆红素诱发的神经功能障碍（bilirubin-induced neurological dysfunction，BIND）］（Shapiro 2010；Lunsing 2014）。本章旨在描述胆红素神经毒性的病理生理，其临床范围和诊断工具。预防婴儿发展严重的未结合的高胆红素血症和胆红素神经毒性的新型治疗方法将被重点介绍。

75.3　病理生理学：危险因素

核黄疸和 BIND 的风险部分由总血清胆红素（total serum bilirubin，TSB）的浓度决定，其在新生儿中几乎完全由未结合的胆红素（unconjugated bilirubin，UCB）组成，但主要是指非白蛋白结合的游离胆红素（free bilirubin，B_f）的浓度（Watchko and Tiribelli. 2013）。B_f 可以容易地通过血脑屏障，并且可以更好地反映分布在大脑中的胆红素负荷（Ostrow et al. 2003a）。大脑的几种细胞机制可以保护大脑免受胆红素的累积。这些保护性调节机制之一是 UCB 通过多药抗性 p- 糖蛋白 1 从大脑输出到血液，最重要的是通过多药抗性相关蛋白 1 从大脑向血液输出（Ostrow et al. 2003a；Wennberg et al. 2006）。来自体外和体内实验的数据表明，B_f 而非 TSB 是胆红素神经毒性的主要决定因素（Ahlfors and Shapiro 2001a；Ostrow et al. 2003b；Calligaris et al. 2007）。多种病理生理因素与胆红素神经毒性有关。第一，包括坏死和凋亡的几种机制参与胆红素诱导的神经元损伤，导致特定类型的细胞损伤和功能障碍（Ostrow et al. 2004）。第二，神经对胆红素神经毒性的易感性在大脑的所有细胞类型中是不可比的，

神经元比神经胶质细胞更敏感，具有涉及保持的确切机制（Ostrow et al. 2004）。第三，进入大脑的 UCB 的量不仅依赖于 B_f 浓度，而且还依赖于血脑屏障的完整性。血浆中的 B_f 浓度由特定血浆 pH 下结合胆红素的白蛋白的浓度决定，也就是胆红素结合白蛋白的亲和力。低白蛋白浓度和通过磺酰胺或游离脂肪酸分离胆红素和白蛋白的结合，可引起 B_f 浓度增加。降低血脑屏障完整性（如高渗性、高碳酸血症、窒息、早产、感染和脓毒症）的条件也可以导致脑中 UCB 增多。多种其他因素（如脑血流量、血管通透性、细胞外排泵和细胞恢复能力）可以影响同等 B_f 浓度下的神经毒性作用（Wennberg et al. 2006）。这些因素中的某些因素已作为危险因素纳入黄疸型婴儿的治疗指南中。临床上大多数因素的证据有限。大多数因素是基于临床证据或理论和实验动物数据。尽管这些方法不完善，但许多临床医生仍在使用这些因素来确定开始治疗前的 TSB 阈值（Lucey 1972；Pearlman et al. 1980；Kim et al. 1980；Turkel 1990；Watchko and Maisels 2003；Maisels and Watchko 2003, 2002）。管理妊娠 35 周或以上的新生儿中的高胆红素血症（2004）。表 75.1 显示了增加胆红素神经毒性敏感性的危险因素，有时也易导致高胆红素血症的发生。对每名新生儿进行的胆红素神经毒性的风险评估不仅涉及 TSB 浓度的测量，而且似乎是一个不断变化的个体条件影响的动态过程。不幸的是，B_f 无法常规测量，因此 TSB 的浓度和当前使用的危险因素是确定治疗阈值的主要参数。

表 75.1　除了 TSB 以外，用于评估黄疸患儿的胆红素神经毒性风险的危险因素

危险因素
酸中毒
窒息
溶血
低温
低白蛋白血症或较少的白蛋白可结合胆红素
颅内出血
低出生体重
脑膜炎
早熟
败血症

75.4 临床症状

胆红素神经毒性的标志与特定脑区域的损伤存在相关性。特定的脑干核（听觉、前庭和动眼）、小脑浦肯野细胞、基底神经节（即苍白球和丘脑下丘脑）及海马特别容易受到胆红素神经毒性的伤害。急性期胆红素脑病的特征是嗜睡、肌张力低下和吸吮欠佳。在中间阶段，最常见的是在初始阶段后 2~3 天内，表现为肌张力高、烦躁及易激惹。患儿可能发热，出现尖叫和抽搐，也可与嗜睡和肌张力低交替。在此阶段，某些情况下换血可能扭转中枢神经系统损伤。当未进行治疗时，进展到更重阶段，该阶段具有不可逆性，表现为角弓反张，刺激性哭泣，呼吸暂停，发热，深昏迷至昏迷，甚至死亡（Management of Hyperbilirubinemia in the Newborn Infant 35 or More Weeks of Gestation 2004；Shapiro 2003）。在核黄疸的急性期存活的婴儿中，舞蹈徐动症、垂直凝视麻痹、听觉功能障碍、牙发育不良和运动迟缓是最常见的永久性神经系统后遗症。这些婴儿的智力通常是正常的（Shapiro 2003）。不太严重的高胆红素血症可导致细微的胆红素脑病，称为 BIND 或"胆红素相关的神经功能障碍"。亚型永久性胆红素脑病可表现为听觉功能障碍和 / 或轻度神经系统异常，如神经和 / 或认知功能的轻度损害（Oh et al. 2003；Shapiro 2005）。听觉神经系统功能障碍的介入可能导致感觉神经性听力损失或耳聋。或者，可能引起听觉神经病（auditory neuropathy，AN）或听觉同步（auditory dys-synchrony，AD）的听觉功能障碍。AN/AD 定义为内耳的正常神经生理学测试，即正常耳蜗响应和耳声发射，但是导致声音的处理异常或缺乏听觉脑干反应（auditory brain stem response，ABR）。AN/AD 在临床上特征在于声音定位和语音辨别。听力损失本身不存在，且可见到正常的听力图。

一项前瞻性研究评估了足月婴儿中度高胆红素血症（TSB 水平为 233~444μmol/L）对出生后 12 个月内轻微神经功能障碍发展的影响。高胆红素血症婴儿与对照组婴儿相比，在整个生命的第一年中，轻度神经功能失调显著增加，即轻度的肌张力调节异常并伴有严重的姿势和反射功能异常（Soorani-Lunsing et al. 2001）。

有时会看到孤立的运动障碍，如动脉粥样硬化或肌张力障碍，并且在对超低出生体重婴儿（extremely low brith weight，ELBW）的回顾性分析中，

发现出生后最初两周的 TSB 峰值浓度与神经发育障碍之间存在显著关联（Shapiro 2003，2005；Oh et al. 2003；Newman and Klebanoff 1993）。或者，有时在患病的、出生体重很低的早产儿相对于胆红素浓度相对较低（甚至在通常应用的治疗阈值下）时，会观察到典型的核黄疸并伴有典型的磁共振成像（magnetic resonance imaging，MRI）检查。因此，先天性或胆红素神经毒性加重合并症时（即中枢神经系统损害，白蛋白水平低）可能会导致低胆红素核黄疸的发展（Watchko and Maisels. 2014）。

75.5 流行病学

在过去的一个世纪，核黄疸几乎仅在与 Rh 溶血性疾病相关的高浓度 TSB 的情况下被看到。当 Rh 疾病时，由于通过 Rh- 免疫球蛋白治疗，其发生率较前减少；且光疗是高胆红素血症的有效治疗，核黄疸的发病率降低。随后，治疗标准放宽。由于治疗标准的放宽，提早出院及更高的早产儿存活率，核黄疸对于新生儿黄疸仍是严重的威胁。尽管非常需要，但尚不知道确切的核黄疸和 BIND 发病率。这与严重高胆红素血症定义的差异和在研究中评估神经发育结果的方法有关。来自几个发达国家的严重高胆红素血症和胆红素脑病的流行病学数据显示，每 10 万名活产儿中有 2~13 名的 TSB 浓度为 510μmol/L，胆红素脑病的发生率约为 1/100 000 活产儿（Manning et al. 2007；Gotink et al. 2013）。据估计，如果不加以治疗，每 10 万名活产婴儿中就有 1~3 名有发展成核黄疸的风险，幸存的严重高胆红素血症的婴儿中有 5%~10% 在发达国家患有永久性后遗症（Wennberg et al. 2006；Ip et al. 2004）。低收入和中等收入国家在每年约 50 万新生儿的严重高胆红素血症的估计发病率中占很大比例，即占全世界所有活产儿的 0.4%（Bhutani et al. 2013）。与此相符的是，与高收入国家相比，中低收入国家中与胆红素相关的发病率和死亡率数据比例高得多（Olusanya et al. 2014，2015）。早期预防严重高胆红素血症是减少神经系统后遗症的关键，但也意味着对严重高胆红素血症的危险因素的了解。在低收入、中等收入国家和高收入国家中，大多数这些母亲（如亚洲母亲、初产妇）、围产期（如分娩地点）和新生儿（如低胎龄）的危险因素相似（Olusanya et al. 2015；D'Silva et al. 2014；Norman et al. 2015）。出院后识别出具有胆红

素神经毒性危险因素的新生儿,其中最重要的原因是溶血(血型不相容、G6PD缺陷、遗传多态性)和败血症而导致的胆红素产生率增加(原因尚不完全清楚),这将有助于对新生儿进行分类,分为高风险、中风险或低风险人群,并进行个性化筛查和适当的严重溶血随访(Kaplan et al. 2014;Wong and Stevenson 2015)。有趣的是,如果在家中的围产期护理组织得当,家庭分娩并不一定会增加严重溶血的发生率(Gotink et al. 2013)。

75.6 诊断

目前针对黄疸型婴儿的管理指南实际上是基于TSB浓度。由于尚不清楚确切的神经毒性TSB浓度,而且尚无证据表明即将发生的胆红素神经毒性的危险因素,除TSB外,其他诊断工具对于检测黄疸新生儿的即将发生的BIND可能也很有价值(表75.2)。

表75.2　评估高胆红素血症严重程度和/或胆红素神经毒性风险的诊断工具

诊断工具
记忆消除
高胆红素血症史
治疗
胎龄
高胆红素血症期的危险因素
高胆红素血症期的核黄疸症状
体格检查异常
BIND(-M)分数
血清总胆红素浓度
胆红素浓度
胆红素/白蛋白比
听性脑干反应
磁共振成像

尽管在发达国家的临床环境中很容易获得TSB,但在欠发达国家中测量TSB却不那么容易。这不仅阻止了TSB的评估,而且在必要时延迟了治疗,从而增加了急性胆红素脑病的风险。可以进行经皮测量胆红素,并且在胆红素浓度15mg/dL内效果良好。该设备的成本使得经皮胆红素测量对

于广泛使用而言不是理想的。最近,有人建议使用Bilistick系统作为可替代的方法(Coda Zabetta et al. 2013)。Bilistick是新生儿血液中TSB的即时诊断仪器,可在2分钟内提供TSB结果。较短的时间允许医生和护士对患有高胆红素血症的新生儿进行分类,并在发生不可逆性脑损伤之前进行适当的及时治疗。近年来,该系统已经在4个不同国家(尼日利亚、埃及、印度尼西亚和越南)的研究中进行了广泛测试,并取得了可喜的结果。

新生儿的出生情况对评估BIND的发生风险是非常重要的。胎龄、查体、危险因素、高胆红素血症持续时间、急性症状及儿童以前是否接受过治疗是诊断晚期BIND的关键数据(Shapiro. 2010)。

尽管初步的临床数据和体外数据表明 B_f 和BIND之间存在相关性,但到目前为止,临床测量 B_f 的可能性至今仍无法将其引入临床。或者,胆红素/白蛋白比(Bilirubin/Albumin ratio)可以用作替代参数,以代表 B_f 浓度(Ahlfors and Wennberg 2004; Ahlfors and Parker 2005)。但是,由于存在胆红素置换剂,即干扰胆红素-白蛋白结合的药物,B_f 的值可能远高于计算的B/A比所建议的值。此外,还应考虑到白蛋白对胆红素结合能力的个体差异。或者,其他血浆成分(如载脂蛋白)可结合UCB并降低 B_f。因此,B/A比率似乎不能完全替代 B_f。然而,B_f 也可能是胆红素神经毒性的不完全预测因子,因为许多因素可影响 B_f 的胆红素神经毒性的发展。

综述了黄疸型早产儿B/A比值可能增加对BIND预测的概念的理论考虑和临床证据。从这些数据可以看出,额外使用B/A比值可能对评估黄疸型早产儿有价值(Ritter et al. 1982;Scheidt et al. 1991;Amin et al. 2001;Govaert et al. 2003;Hulzebos et al. 2008)。最近,一项在615个胎龄不超过32周的早产儿中的随机对照试验研究了B/A比值在早产儿高胆红素血症治疗中的额外用途(ISRCTN74465643)(Hulzebos et al. 2014;Iskander et al. 2014)。早产儿根据B/A比和TSB阈值(无论第一次超过哪个阈值)或仅根据TSB阈值随机分配到治疗纠正年龄为18~24个月时,两组之间的神经发育结果没有差异。在另一项试验中,在193名TSB水平在约290~1045μmol/L的近足月儿和足月新生儿中,TSB和B/A比率均显示出强烈的神经毒性预兆,但B/A比率却没有与仅使用TSB相比,改善了急性胆红素脑病的预测(Iskander et al. 2014)。

已在高胆红素血症新生儿中研究了生化标志物（即使用 Tau 和 S100B 蛋白浓度）可用于诊断胆红素诱导的神经毒性的可能性（Okumus et al. 2008）。Tau 是中枢神经系统神经元的微管相关结构蛋白。S100B 蛋白是一种神经营养因子，在中枢神经系统和许多星形胶质细胞中合成。先前的数据显示脑损伤（如缺氧和创伤）的患者血浆和／或脑脊液中 Tau 和 S100B 蛋白浓度增加。在 92 名高胆红素血症非窒息新生儿的前瞻性研究中，Tau 和 S100B 蛋白浓度与 TSB 浓度呈正相关。在 46 名新生儿研究中，发现当 TSB 浓度高于 327μmol/L 时，Tau 和 S100B 浓度增加。在较低的 TSB 浓度下，蛋白质浓度保持不变。当 TSB>327μmol/L 时，22 个新生儿存在胆红素脑病的临床症状（即 AN、轻微的神经功能障碍和脑电图异常）。与 TSB 浓度相比，Tau 和 S100B 蛋白浓度的测量没有改善对任何所述临床症状的敏感性或特异性。不推荐在评估 BIND 中使用 Tau 和 S100B 蛋白浓度。

神经听觉通路对胆红素毒性非常敏感，可导致感觉神经性听力损失或 AN（也称为听觉性同步异常）。ABR 通过神经听觉通路的电生理活性用于确定胆红素神经毒性，它是一种非侵入性且敏感的工具。ABR 由内耳到脑干的听觉通路的正波序列（编号为 I~V）组成。波 I 和 II 代表外周神经，波 III~V 代表在通路的脑干水平（耳蜗核和外侧半月形）的听觉中心的活动（Amin et al. 1999）。胆红素减少的 ABR 变化主要涉及波浪 III 和 V，且从可逆增加的波间延迟进展到波振幅的损失。ABR 变化可以是瞬时的，但也可以发展成永久的波变化或甚至任何可识别的波的损失（Amin et al. 2001；Shapiro and Nakamura. 2001；Amp et al. 2001；Ahlfors and Shapiro 2001b）。一种床旁评估听觉通路完整性的方法是使用 ALGO 听力筛查系统（美国加利福尼亚州圣卡洛斯的纳图斯医疗公司）进行自动听觉脑干反应（automated auditory brain stem response，AABR）。AABR 测量是简化的 ABR 测量，能够识别婴儿的耳蜗或听觉功能异常。ALGO 机器上可显示每个新生儿的通过或推荐结果。在 191 例不同出生体重（范围 406~4 727g）和不同胎龄（范围 24~42 周）的患儿的观察性研究中，异常 ALGO 结果（双侧或单侧参考）与增加的 Br 浓度和 Br/TSB 比率相关，但不是单独的 TSB 浓度，而其他人则报告说 TSB 以及 B/A 比率预测入院时和随访 3 个月时可提示双侧性 AABR

（Iskander et al. 2014；Ahlfors et al. 2009）。

最近的数据使用 TSB 水平中等升高的儿童的视觉诱发电位，表明 BIND 也可能影响内视皮层功能，导致视觉成熟延迟（Good and Hou. 2015）。MRI 可识别急性和慢性胆红素神经毒性的高胆红素血症患儿（Volpe 2009）。MRI 变化包括早期（生命的前 3 周）T_1 加权扫描上苍白球的双侧高信号和晚期 T_2 加权扫描上高信号，包括最常见的是微小但持续的苍白球高信号和永久性胶质增生，而此时 T_1 加权扫描上高信号消失。而底丘脑核和海马受影响较小（分别约 40% 和 5% 病例）。苍白球和丘脑底核的双侧损伤是胆红素神经毒性的特异性体征，有时也可以对其用超声显像，并且是识别缺氧缺血性脑病或代谢性疾病之间的关键，而缺氧性缺血性脑病或代谢性疾病主要影响丘脑（Govaert et al. 2003）。MR 光谱对 MRI 的附加值不完全清楚，但是在胆红素脑病中已经显示脑代谢的急性变化（Groenendaal et al. 2004）。

1999 年，开发了一个临床评分系统来评估暴露于未结合的高胆红素血症的神经毒性风险。BIND 的临床体征包括精神状态、肌肉张力和婴儿啼哭的改变。根据异常的程度，每个临床体征可得到 0~3 分，导致 BIND 总体得分在 0 至 9 之间，代表无毒性或晚期毒性－分别与角核或死亡相关（Johnson et al. 1999）。在（近）足月婴儿中，TSB 和 B/A 比似乎与此 BIND 得分呈正相关（Iskander et al. 2014）。已发现改良的 BIND 评分可用于预测急性胆红素神经毒性（Radmacher et al. 2015）。

75.7　治疗

为了确定有严重高胆红素血症风险的新生儿并预防胆红素神经毒性，已经制定了黄疸儿童的治疗指南。美国儿科学会高胆红素血症小组委员会于 2004 年发布了针对妊娠 35 周或以上的高胆红素血症婴儿的指南（2004 年新生儿 35 周以上的高胆红素血症的管理）。该美国儿科学会指南将很快被采用，已被世界上许多国家所采用，用于管理黄疸型"近期"新生儿。早产儿的国际指南很少，早产儿使用的是其他地方或国家指南或方法（National Institute for Health and Clinical Excellence 2010；van Imhoff et al. 2011；Maisels et al. 2012；Wallenstein and Bhutani 2013）。很少有前瞻性研究分析不同 TSB 阈值对长期结果的影响（表 75.3）。在一组低出生体重的婴儿中，高胆红素血症通过预防性光疗（出生后 12 小时开始，$n=46$）或保守性光疗（固定 TSB 阈值为 150μmol/L，$n=49$）进行治疗（Jangaard et al. 2007）。两组的最大 TSB 浓度相当，但是在一个 ELBW（出生体重 <1 000g）的亚组中，保守组的最大 TSB 浓度显著升高（171μmol/L vs 139μmol/L，保守治疗与预防性治疗）并发性脑瘫的发生率较高。但是，由于该研究原样本量不足以预测结局，所以未能证明长期神经发育结果存在显著差异。另一项随机对照试验将 1974 年的 ELBW 早产儿分为预防性光疗组（出生后立即开始）或保守光疗组（根据预先确定的 TSB 阈值：体重 501~750g 的婴儿为 137μmol/L，婴儿体重为 751~1 000g 的婴儿为 171μmol/L）（Morris et al. 2008）。这项研究的主要结果是神经发育障碍（定义为失明，严重的听力损失，中度或重度脑瘫，或者经贝利婴儿发育量表 II 评估的精神或心理运动发育指数得分低于 70）或死亡的组合。在这项研究中，相对于预防组（120μmol/L），保守治疗组的最大 TSB 浓度（168μmol/L）显著更高。预防性光疗虽然并不显著改善其主要结局，但可显著降低神经发育障碍的风险［95% 置信区间 0.86（0.74~0.99）］。预防性光疗的好处也可质疑，如对于出生体重为 501~750g 的婴儿这一亚组中发现死亡率没有显著趋势。最近的一项系统综述得出结论，预防性光疗可降低 TSB 的浓度，并可能减少换血量，并降低神经发育受损的风险。然而，预防性光疗对长期神经发育结局的有效性和安全性尚未确立（Okwundu et al. 2012）。有人主张将静脉内人血清白蛋白（human serum albumin，HSA）视为低蛋白血症的黄疸型婴儿的急性治疗方法，但该建议缺乏随机对照试验的确凿证据。从理

论上讲，HSA 可以通过结合血中的 B_f 来降低胆红素神经毒性的风险，从而防止其转移到大脑中（图 75.1）。与此相吻合的是，两项（回顾性）队列研究表明，在辅助 HSA 治疗后，黄疸新生儿的 B_f 浓度降低（Caldera et al. 1993；Hosono et al. 2001）。此外，最近的动物实验数据表明，静脉内给予白蛋白对光疗具有协同作用，并能预防高胆红素性 Gunn 大鼠大脑中胆红素的积累（Cuperus et al. 2013）。关于白蛋白对神经毒性的影响的数据很少：一项小型的日本队列研究表明，对胆红素神经毒性的有益作用是通过 ABR 来衡量的（Hosono et al. 2002）。尽管缺乏确凿证据，但白蛋白输注还是结合了黄疸新生儿的管理指南，尤其是在达到交换输血阈值时。

75.8　非结合性高胆红素血症的新疗法

严重的非结合性高胆红素血症的常规治疗包括光疗和换血。最近，已经分析了将滤光的阳光用于光疗的目的，并且认为它比传统光疗安全且非劣效，值得进一步研究，特别是在资源紧张的环境下（Slusher et al. 2015）。尽管传统的光疗被认为是有效且安全的，但人们仍担心在 ELBW 婴儿中积极使用光疗，并且光疗并不总是能防止新生儿胆红素的毒性积聚。根据 Crigler-Najjar 患者的要求，长期光疗可能每天需要长达 16 小时，并且随着日龄的增长而减少。尽管采取了这种强化治疗方案，但仍有大约三分之一的 I 型 Crigler-Najjar 疾病患者发展为轻度至重度脑损伤。此外，患者仍然因与疾病相关的并发症而死亡（Van Der Veere et al. 1996）。如果光疗不能将血浆胆红素降低到毒性水平以下，则应考虑换血。然而，这种"急救治疗"与患病新生儿的明显

表 75.3　TSB 阈值的随机对照试验的长期结果

作者 / 年份	人口	预防性保守治疗 TSB 阈值		长期结果
Morris（2008）（Amin et al. 2001）	超低体重婴儿（体重 <1 000g）$n=1974$	产后直接	137μmol/L（体重 501~750g）或 171μmol/L（体重 751~1 000g）	死亡或神经系统损伤的组合无显著差异。预防性光疗减少了神经发育受损的风险（RR 0.86，95%CI 0.74~0.99）
				体重在 501~750g 的婴儿中死亡率无统计学意义（RR 1.13，95%CI 0.96~1.34）
Jangaard（2007）（Scheidt et al. 1991）	极低体重婴儿（<1 500g）$n=95$	产后 12 小时	150μmol/L	保守组亚组婴儿（体重 <1 000g）的脑瘫和死亡无明显增加

RR，相对风险；CI，置信区间。

发病率有关,甚至有死亡报道(Dennery et al. 2001)。这些考虑促使研究者开发了未结合的高胆红血症的替代疗法。这些治疗大多数仍处于实验阶段。然而,极有可能在某些情况下它们会在将来进入临床实践。

75.8.1 减少胆红素产生的治疗

减少胆红素生成的治疗实际上可以预防未结合的高胆红素血症,与去除体内已经积累的胆红素相比,这将是更合理的策略。胆红素在网状内皮系统的巨噬细胞中产生。这些巨噬细胞包含两种必需酶:血红素加氧酶(heme oxygenase,HO)和胆绿素还原酶。HO 将血红素(胆红素的来源)转化为蓝绿色的胆绿素。胆绿素还原酶将胆绿素转化为胆红素。因此,可以通过抑制 HO 和 / 或还原酶的试剂来降低胆红素的产生(图 75.1)。已经开发了几种抑制这些酶的试剂,例如金属卟啉(Suresh et al. 2003;Coperus et al. 2009a)。金属卟啉与血红素竞争 HO 结合位点,导致 HO 竞争性抑制,血红素转化为胆绿素的转化率降低。目前,锡 - 金属卟啉是人类中评价最高的金属卟啉。在迄今为止进行的临床试验中,已证明该药物可减轻未结合的高胆红素血症。同样,使用美索菲锡替代了对葡萄糖 -6- 磷酸脱氢酶缺乏的

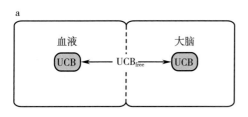

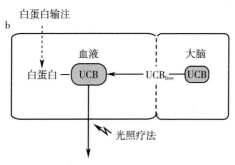

图 75.1 白蛋白输注的可能机制。(a) 游离的非结合胆红素(UCB_free)能够通过血脑屏障。(b) 输注白蛋白能够通过结合血循环中游离的非结合胆红素而降低毒性,阻碍其迁移至大脑。持续使用光照疗法能够降低非结合胆红素(UCB)的含量

新生儿进行光疗的需求。因此,锡 - 甲卟啉似乎是非结合性高胆红素血症极有希望的新治疗策略。然而,由于缺乏关于这些药物长期安全性的证据,目前尚不建议将金属卟啉用于常规治疗未结合的高胆红素血症(Schulz et al. 2012)。D- 青霉胺(一种用于治疗威尔逊氏病的螯合剂)是另一种 HO 抑制剂(图75.2)(Cuperus et al. 2009a)。该药物的使用减少了ABO 溶血病患儿的换血治疗次数,但其功效仅在临床试验中进行评估,而胆汁酸还原酶的抑制剂从来没有被研究过,最可能是因为血液中胆绿素的积累会产生绿色婴儿。

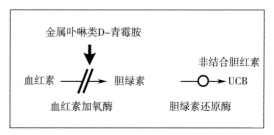

图 75.2 血红素加氧酶活性抑制剂能够有效阻止血红素转化为胆绿素,这是胆红素产生过程中至关重要的第一步。(经允许改编自 Cuperus et al. 2009a)

75.8.2 增加胆红素肝清除率的治疗

几乎所有的胆红素通过胆汁排泄,并且许多治疗方法旨在通过增强胆红素的肝清除排泄途径。新产生的胆红素进入肝脏的微循环,被肝细胞提取。在肝细胞中,胆红素首先与胞质配体蛋白结合,可防止其扩散回血液中。位于肝细胞内质网中的 UDP- 葡萄糖醛酸转移酶 1A1(UDP glucuronosyltransferase1A1,UGT1A1)将胆红素与一个或两个葡糖醛酸基团结合。该步骤提高了分子的水溶性,并且允许共轭胆红素通过小管转运蛋白 2(multidrug resistance-associated protein 2,MRP2)到胆汁中排泄。几种治疗的目标是改变胆红素代谢中这3 个步骤(图 75.3)。氯贝丁酯,一种降脂药物,增加UGT1A1 的活性(见图 75.3)。这种药物在几个临床试验中减轻新生儿未结合的高胆红素血症,并且如果作为附加治疗应用,可减少对光疗的需要。然而,长期氯贝丁酯使用与非心血管死亡率的总体增加相关。虽然短期氯贝丁酯治疗并没有显示出严重的副作用,但安全问题必须考虑,在临床使用之前必须解决。在亚洲,用于治疗新生儿黄疸的各种草药提取

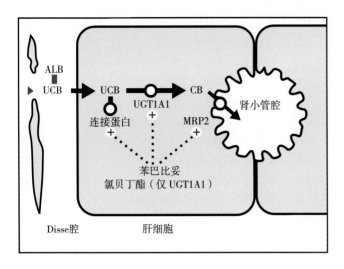

图 75.3 苯巴比妥和氯贝丁酯增加胆红素的肝脏清除。ALB，白蛋白；UCB，非结合胆红素；UGT1A1，UDP- 葡糖醛酸基转移酶 1A1。（经允许改编自 Cuperus et al. 2009a）

物（如银枝黄）也可通过诱导配体蛋白——UGT1A1 和 MRP2 的表达来提高 UCB 的肝清除率（Cuperus et al. 2009a）。不建议在新生儿黄疸期间临床使用传统草药，因为存在感染的危险，潜在的副作用以及与使用草药混合物（而不是使用描述明确的单个分子进行治疗）相关的较低的疗效重现性。然而，最能增强肝胆红素清除率的药物是苯巴比妥。这种抗癫痫药可增强配体蛋白，UGT1A1 和 MRP2 的活性（图75.3）。自 20 世纪 60 年代以来，苯巴比妥已广泛用于治疗新生儿黄疸。许多临床试验表明，对孕妇或新生儿施用苯巴比妥可减轻新生儿高胆红素血症，并减少换血次数。然而，苯巴比妥目前尚未用作新生儿黄疸的常规治疗。这主要是因为光疗更有效，因为接受过 TDS 治疗的婴儿的 TSB 浓度下降与单独的光疗相比，苯巴比妥和光疗并没有更快，并且与某些不良反应（即镇静）相比，其给药后直到几天后其疗效才明显（Cuperus et al. 2009a）。苯巴比妥仍用于 Crigler-Najjar Ⅱ 型患者，这些患者的 UGT1A1 活性降低了 95%。在这些患者中，苯巴比妥能够增加残留的酶活性，从而有效地抑制严重的未结合的高胆红素血症的发生。但是，苯巴比妥对 Ⅰ 型 Crigler-Najjar 型患者无效，因为这些患者缺乏残留的（例如，可诱导的）UGT1A1 活性。对于 Ⅰ 型 Crigler-Najjar 疾病，最有效的治疗方法是修复或替换肝脏中有缺陷的 UGT1A1。目前，这只能通过肝移植来实现。1986 年，有报道首次在 Crigler-Najjar 患者中成功进行了原位肝移植，此后又有其他几例患者进行了移植。已经使用了两种类型的移植：原位肝移植，其中患者的自身肝脏被供体肝脏替代；辅助肝移

植，其中自身肝脏的一部分留在原位并由供体移植物支持。如果成功，则肝移植将完全纠正潜在的代谢缺陷，从而极大地改善生活质量。但是肝移植，仍然是高风险的手术，1 年生存率在 85% 至 90% 之间。将不受损害的 UGT1A1 活性的肝细胞输注到 Crigler-Najjar 患者的肝脏中，将是肝移植的一种有吸引力的替代方法。这种被称为肝细胞移植的方法可以部分恢复酶的活性，而没有许多与肝移植相关的并发症。到目前为止，有 8 位 Crigler-Najjar Ⅰ 型患者接受了这种治疗，通常需要多次输注肝细胞（例如，通过门静脉）。然而，在这些患者中，输注肝细胞仅在 5~6 个月的有限时间内降低了血浆胆红素水平，并没有消除对这些患者进行肝移植的需要（Forbes et al. 2015）。最终，基因疗法将是修复或替换 Crigler-Najjar Ⅰ 型患者肝细胞中缺陷性 UGT1A1 的最优方法。基因治疗的结果在动物模型中似乎很有希望（van Dijk et al. 2015）。但是，目前，在将基因疗法用于 Crigler-Najjar 患者之前，必须等待临床试验的结果。

75.8.3 减少胆红素肠肝循环的治疗

结合胆红素通过胆汁进入肠腔。肠道内的结合胆红素随后大多被水解为 UCB，其可以被再吸收到肝肠循环中（图 75.4a）。然而，由于肝脏的初次提取不良，大部分这种重吸收的 UCB 溢出到全身循环中。肝肠循环增加是高胆红素血症的发病机制。例如，新生儿喂养不良与血浆胆红素水平升高有关，最有可能是由于胃肠道运输延迟引起的，从而增加了

可用于重吸收的肠道 UCB 的量。确实,加速胃肠道运输的条件,例如早进和频繁进食,似乎降低了新生儿的血浆胆红素水平(Wennberg et al. 1966)。与该观察结果一致的是,在高胆红素血症的 Gunn 大鼠中肠胃通便的聚乙二醇的给药数据(Cuperus et al. 2010)。服用聚乙二醇后 36 小时,胃肠道转运几乎加快了 50%,同时 UCB 浓度降低了约 25%。2 周后,这种作用更为明显(UCB 40%),如果与光疗联合使用则更为明显(UCB 60%)。肠道胆盐的使用也可以增加 Gunn 大鼠的粪便 UCB 处置量,从而降低 UCB 浓度(Cuperus et al. 2009b)。胆红素的再吸收也可以通过结合并摄取肠腔内色素的药物来防止(图 75.4b)。目前已经测试了几种试剂。考来烯胺(已知胆汁盐的黏合剂)和琼脂(来自海藻的凝胶状物质)降低高胆红素血症大鼠的血浆胆红素水平,但在新生儿中不太有效。用活性炭治疗新生儿可有效地降低血浆胆红素水平,但只有在生后第一天内使用。然而,木炭也可能吸附必需的营养素,这限制了其临床适用性。口服无定形磷酸钙降低血浆胆红素水平,但只适用于 Crigler-Najjar 1 型患者。如果血浆非结合胆红素水平较高,磷酸钙目前可作为光疗的辅助药物用于许多荷兰 Crigler-Najjar 1 型患者。奥利司他,脂肪酶抑制剂,其增加肠脂肪含量,可结合亲脂性非结合胆红素。在使用 Crigler-Najjar 患者的试验中,奥利司他已经显示降低血浆胆红素水平,但是在 16 名患者中仅有 7 名临床有效。锌盐也是 UCB 的公认的结合剂,并且在 Gilbert 综合征的患者中适度降低血浆胆红素水平(Cuperus et al. 2009a)。这种遗传性疾病的特征是与肝脏 UGT1A1 表达减少

有关的慢性轻度未结合的高胆红素血症。然而,锌盐的施用可能导致血浆中锌水平的升高,这可能会限制其临床用途。此外,最近的一项荟萃分析未能证明,给 1 周以下的婴儿口服锌补充剂可降低高胆红素血症的发生率或需要光疗(Mishra et al. 2015)。最近,已经分析了相当数量的足月儿对口服益生菌对新生儿黄疸的影响。小型病例对照研究的初步数据表明,特定的益生元菌株可通过未揭示的机制降低胆红素的作用,其中可能降低肠道细菌 β- 葡萄糖醛酸酶的活性(Liu et al. 2015)。这些前述药物的可能的和已记录的副作用,未知的长期作用以及不一致的结果限制了它们在患有严重高胆红素血症和即将发生 BIND 的患者中的广泛应用。

75.9 前景

综上所述,导致 BIND 的危险因素仍有部分未发现,尽管损伤可以被成功治疗而诊断标准尚未被定义清晰以解读 BIND。因此,有必要将体内外实验联系起来。这将有希望提供除了光疗之外的更有效的预防神经系统损伤的方法。因此,我们需要更好地了解未结合的 B_f 如何进入细胞以及细胞如何处理这种潜在的有毒物质。我们知道多药抗性相关蛋白 1 可以从细胞中挤出 UCB,但是在体外获得的数据表明该 ABC 转运蛋白的活性并不是减少 UCB 细胞毒性的唯一的作用。UCB 的细胞内氧化可能是一种附加的机制,因为可以采用氧化途径的药理学诱导剂进行评估。UCB 为何会积聚并损坏大脑的特定区域,这一点也仍然未知。了解这种仍然无法

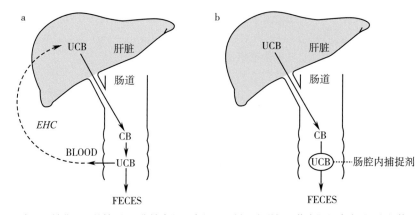

图 75.4 (a)正常和肠转化延迟的情况下,非结合胆红素的肝肠循环会增加血浆中胆红素水平。(b)使用药物与非结合胆红素在肠道内结合可以阻止肝肠循环,从而降低血浆中胆红素水平。UCB,非结合胆红素;CB,结合胆红素;EHC,肝肠循环。(经允许改编自 Cuperus et al. 2009a)

解释的不均匀病损分布,将有助于弄清作用敏感区域的背景。总体而言,这些数据将有望为不仅是新生儿,而且还为 I 型 Crigler-Najjar 患者寻求更有效的治疗方法。

参考文献

Ahlfors CE, Parker AE (2005) Evaluation of a model for brain bilirubin uptake in jaundiced newborns. Pediatr Res 58(6):1175–1179

Ahlfors CE, Shapiro SM (2001) Auditory brainstem response and unbound bilirubin in jaundiced (jj) Gunn rat pups. Biol Neonate 80(2):158–162

Ahlfors CE, Wennberg RP (2004) Bilirubin-albumin binding and neonatal jaundice. Semin Perinatol 28(5):334–339

Ahlfors CE, Amin SB, Parker AE (2009) Unbound bilirubin predicts abnormal automated auditory brainstem response in a diverse newborn population. J Perinatol 29(4):305–309

American Academy of Pediatrics Subcommittee on Hyperbilirubinemia (2004) Management of hyperbilirubinemia in the newborn infant 35 or more weeks of gestation. Pediatrics 114(1098–4275; 1):297–316

Amin SB, Orlando MS, Dalzell LE, Merle KS, Guillet R (1999) Morphological changes in serial auditory brain stem responses in 24 to 32 weeks' gestational age infants during the first week of life. Ear Hear 20(5): 410–418

Amin SB, Ahlfors C, Orlando MS, Dalzell LE, Merle KS, Guillet R (2001) Bilirubin and serial auditory brainstem responses in premature infants. Pediatrics 107(4):664–670

Bhutani VK, Zipursky A, Blencowe H, Khanna R, Sgro M, Ebbesen F et al (2013) Neonatal hyperbilirubinemia and Rhesus disease of the newborn: incidence and impairment estimates for 2010 at regional and global levels. Pediatr Res 74(Suppl 1):86–100

Caldera R, Maynier M, Sender A, Brossard Y, Tortrat D, Galiay JC et al (1993) The effect of human albumin in association with intensive phototherapy in the management of neonatal jaundice. Arch Fr Pediatr 50(5):399–402

Calligaris SD, Bellarosa C, Giraudi P, Wennberg RP, Ostrow JD, Tiribelli C (2007) Cytotoxicity is predicted by unbound and not total bilirubin concentration. Pediatr Res 62(5):576–580

Coda Zabetta CD, Iskander IF, Greco C, Bellarosa C, Demarini S, Tiribelli C et al (2013) Bilistick: a low-cost point-of-care system to measure total plasma bilirubin. Neonatology 103(3):177–181

Cuperus FJ, Hafkamp AM, Hulzebos CV, Verkade HJ (2009a) Pharmacological therapies for unconjugated hyperbilirubinemia. Curr Pharm Des 15(25):2927–2938

Cuperus FJ, Hafkamp AM, Havinga R, Vitek L, Zelenka J, Tiribelli C et al (2009b) Effective treatment of unconjugated hyperbilirubinemia with oral bile salts in Gunn rats. Gastroenterology 136(2):673–82.e1

Cuperus FJ, Iemhoff AA, van der Wulp M, Havinga R, Verkade HJ (2010) Acceleration of the gastrointestinal transit by polyethylene glycol effectively treats unconjugated hyperbilirubinaemia in Gunn rats. Gut 59(3):373–380

Cuperus FJ, Schreuder AB, van Imhoff DE, Vitek L, Vanikova J, Konickova R et al (2013) Beyond plasma bilirubin: the effects of phototherapy and albumin on brain bilirubin levels in Gunn rats. J Hepatol 58(1):134–140

Dennery PA, Seidman DS, Stevenson DK (2001) Neonatal hyperbilirubinemia. N Engl J Med 344(8):581–590

D'Silva S, Colah RB, Ghosh K, Mukherjee MB (2014) Combined effects of the UGT1A1 and OATP2 gene polymorphisms as major risk factor for unconjugated hyperbilirubinemia in Indian neonates. Gene 547(1):18–22

Forbes SJ, Gupta S, Dhawan A (2015) Cell therapy for liver disease: from liver transplantation to cell factory. J Hepatol 62(1 Suppl):S157–S169

Good WV, Hou C (2015) Visuocortical bilirubin-induced neurological dysfunction. Semin Fetal Neonatal Med 20(1):37–41

Gotink MJ, Benders MJ, Lavrijsen SW, Rodrigues Pereira R, Hulzebos CV, Dijk PH (2013) Severe neonatal hyperbilirubinemia in the Netherlands. Neonatology 104(2):137–142

Govaert P, Lequin M, Swarte R, Robben S, De Coo R, Weisglas-Kuperus N et al (2003) Changes in globus pallidus with (pre)term kernicterus. Pediatrics 112(6):1256–1263, 1098–4275

Groenendaal F, van der Grond J, de Vries LS (2004) Cerebral metabolism in severe neonatal hyperbilirubinemia. Pediatrics 114(1):291–294

Hansen TW (2000) Pioneers in the scientific study of neonatal jaundice and kernicterus. Pediatrics 106(2):E15

Hosono S, Ohno T, Kimoto H, Nagoshi R, Shimizu M, Nozawa M (2001) Effects of albumin infusion therapy on total and unbound bilirubin values in term infants with intensive phototherapy. Pediatr Int 43(1):8–11

Hosono S, Ohno T, Kimoto H, Nagoshi R, Shimizu M, Nozawa M et al (2002) Follow-up study of auditory brainstem responses in infants with high unbound bilirubin levels treated with albumin infusion therapy. Pediatr Int 44(5):488–492

Hulzebos CV, van Imhoff DE, Ahlfors CE, Verkade HJ, Dijk PH (2008) Usefulness of the bilirubin/albumin ratio for predicting bilirubin-induced neurotoxicity in premature infants. Arch Dis Child Fetal Neonatal Ed 93(5):F384–F388

Hulzebos CV, Dijk PH, van Imhoff DE, Bos AF, Lopriore E, Offringa M et al (2014) The bilirubin albumin ratio in the management of hyperbilirubinemia in preterm infants to improve neurodevelopmental outcome: a randomized controlled trial – BARTrial. PLoS One 9(6):e99466

Ip S, Chung M, Kulig J, O'Brien R, Sege R, Glicken S et al (2004) An evidence-based review of important issues concerning neonatal hyperbilirubinemia. Pediatrics 114(1):e130–e153

Iskander I, Gamaleldin R, El Houchi S, El Shenawy A, Seoud I, El Gharbawi N et al (2014) Serum bilirubin and bilirubin/albumin ratio as predictors of bilirubin encephalopathy. Pediatrics 134(5):e1330–e1339

Jangaard KA, Vincer MJ, Allen AC (2007) A randomized trial of aggressive versus conservative phototherapy for hyperbilirubinemia in infants weighing less than 1500 g: short- and long-term outcomes. Paediatr Child Health 12(10):853–858

Johnson L, Brown AK, Bhutani VK (1999) BIND – A clinical score for bilirubin-induced neurological dysfunction in newborns. Pediatrics 104:746

Kaplan M, Bromiker R, Hammerman C (2014) Hyperbilirubinemia, hemolysis, and increased bilirubin neurotoxicity. Semin Perinatol 38(7):429–437

Kim MH, Yoon JJ, Sher J, Brown AK (1980) Lack of predictive indices in kernicterus: a comparison of clinical and pathologic factors in infants with or without kernicterus. Pediatrics 66(6):852–858

Liu W, Liu H, Wang T, Tang X (2015) Therapeutic effects of probiotics on neonatal jaundice. Pak J Med Sci 31(5):1172–1175

Lucey JF (1972) Neonatal jaundice and phototherapy. Pediatr Clin North Am 19(4):827–839

Lunsing RJ (2014) Subtle bilirubin-induced neurodevelopmental dysfunction (BIND) in the term and late preterm infant: does it exist? Semin Perinatol 38(7):465–471

Maisels MJ, Watchko JF (2003) Treatment of jaundice in low birthweight infants. Arch Dis Child Fetal Neonatal Ed 88(6):F459–F463

Maisels MJ, Watchko JF, Bhutani VK, Stevenson DK (2012) An approach to the management of hyperbilirubinemia in the preterm infant less than 35 weeks of gestation. J Perinatol 32:660–664

Manning D, Todd P, Maxwell M, Platt MJ (2007) Prospective surveillance study of severe hyperbilirubinaemia in the newborn in the UK and Ireland. Arch Dis Child Fetal Neonatal Ed 92(5):F342–F346

Mishra S, Cheema A, Agarwal R, Deorari A, Paul V (2015) Oral zinc for the prevention of hyperbilirubinaemia in neonates. Cochrane Database Syst Rev 7:CD008432

Morris BH, Oh W, Tyson JE, Stevenson DK, Phelps DL, O'Shea TM et al (2008) Aggressive vs. conservative phototherapy for infants with extremely low birth weight. N Engl J Med 359(18):1885–1896

National Institute for Health and Clinical Excellence (2010) Available at: http://www.nice.org.uk/CG98

Newman TB, Klebanoff MA (1993) Neonatal hyperbilirubinemia and long-term outcome: another look at the Collaborative Perinatal Project. Pediatrics 92(5):651–657

Norman M, Aberg K, Holmsten K, Weibel V, Ekeus C (2015) Predicting nonhemolytic neonatal hyperbilirubinemia. Pediatrics 136(6):1087–1094

Oh W, Tyson JE, Fanaroff AA, Vohr BR, Perritt R, Stoll BJ et al (2003) Association between peak serum bilirubin and neurodevelopmental outcomes in extremely low birth weight infants. Pediatrics 112(4):773–779

Okumus N, Turkyilmaz C, Onal EE, Atalay Y, Serdaroglu A, Elbeg S et al (2008) Tau and S100B proteins as biochemical markers of bilirubin-induced neurotoxicity in term neonates. Pediatr Neurol 39(4):245–252

Okwundu CI, Okoromah CA, Shah PS (2012) Prophylactic phototherapy for preventing jaundice in preterm or low birth weight infants. Cochrane Database Syst Rev 1: CD007966

Olusanya BO, Ogunlesi TA, Slusher TM (2014) Why is kernicterus still a major cause of death and disability in low-income and middle-income countries? Arch Dis Child 99(12):1117–1121

Olusanya BO, Osibanjo FB, Slusher TM (2015) Risk factors for severe neonatal hyperbilirubinemia in low and middle-income countries: a systematic review and meta-analysis. PLoS One 10(2):e0117229

Ostrow JD, Pascolo L, Shapiro SM, Tiribelli C (2003a) New concepts in bilirubin encephalopathy. Eur J Clin Invest 11(11):988–997, 0014-2972

Ostrow JD, Pascolo L, Tiribelli C (2003b) Reassessment of the unbound concentrations of unconjugated bilirubin in relation to neurotoxicity in vitro. Pediatr Res 54 (1):98–104, 0031-3998

Ostrow JD, Pascolo L, Brites D, Tiribelli C (2004) Molecular basis of bilirubin-induced neurotoxicity. Trends Mol Med 10(2):65–70, 1471–4914

Pearlman MA, Gartner LM, Lee K, Eidelman AI, Morecki R, Horoupian DS (1980) The association of kernicterus with bacterial infection in the newborn. Pediatrics 65(1):26–29

Radmacher PG, Groves FD, Owa JA, Ofovwe GE, Amuabunos EA, Olusanya BO et al (2015) A modified Bilirubin-induced neurologic dysfunction (BIND-M) algorithm is useful in evaluating severity of jaundice in a resource-limited setting. BMC Pediatr 15, 015-0355-2

Ritter DA, Kenny JD, Norton HJ, Rudolph AJ (1982) A prospective study of free bilirubin and other risk factors in the development of kernicterus in premature infants. Pediatrics 69(3):260–266

Scheidt PC, Graubard BI, Nelson KB, Hirtz DG, Hoffman HJ, Gartner LM et al (1991) Intelligence at six years in relation to neonatal bilirubin levels: follow-up of the National Institute of Child Health and Human Development Clinical Trial of Phototherapy. Pediatrics 87(6):797–805

Schulz S, Wong RJ, Vreman HJ, Stevenson DK (2012) Metalloporphyrins – an update. Front Pharmacol 3:68

Shapiro SM (2003) Bilirubin toxicity in the developing nervous system. Pediatr Neurol 29(5):410–421, 0887-8994

Shapiro SM (2005) Definition of the clinical spectrum of kernicterus and bilirubin-induced neurologic dysfunction (BIND). J Perinatol 25(1):54–59, 0743-8346

Shapiro SM (2010) Chronic bilirubin encephalopathy: diagnosis and outcome. Semin Fetal Neonatal Med 15(3):157–163

Shapiro SM, Nakamura H (2001) Bilirubin and the auditory system. J Perinatol 21(Suppl 1):S52–S55, discussion S59–62

Slusher TM, Owa JA, Painter MJ, Shapiro SM (2011) The kernicteric facies: facial features of acute bilirubin encephalopathy. Pediatr Neurol 44(2): 153–154

Slusher TM, Olusanya BO, Vreman HJ, Brearley AM, Vaucher YE, Lund TC et al (2015) A randomized trial of phototherapy with filtered sunlight in African neonates. N Engl J Med 373(12):1115–1124

Soorani-Lunsing I, Woltil HA, Hadders-Algra M (2001) Are moderate degrees of hyperbilirubinemia in healthy term neonates really safe for the brain? Pediatr Res 12;50(6):701–705

Suresh GK, Martin CL, Soll RF (2003) Metalloporphyrins for treatment of unconjugated hyperbilirubinemia in neonates. Cochrane Database Syst Rev 2:1469–493 CD004207

Turkel SB (1990) Autopsy findings associated with neonatal hyperbilirubinemia. Clin Perinatol 17(2): 381–396

Van Der Veere CN, Sinaasappel M, McDonagh AF, Rosenthal P, Labrune P, Odievre M et al (1996) Current therapy for Crigler-Najjar syndrome type 1: report of a world registry. Hepatology 24(2):311–315, 0270-9139

van Dijk R, Beuers U, Bosma PJ (2015) Gene replacement therapy for genetic hepatocellular jaundice. Clin Rev Allergy Immunol 48(2 –3):243–253

van Imhoff DE, Dijk PH, Hulzebos CV, BARTrial study group, Netherlands Neonatal Research Network (2011) Uniform treatment thresholds for hyperbilirubinemia in preterm infants: background and synopsis of a national guideline. Early Hum Dev 87(8):521–525

Volpe JJ (2009) Bilirubin and brain damage. Neurology of the newborn, 5th edn. Saunders Elsevier, Philadelphia, pp 619–651

Wallenstein MB, Bhutani VK (2013) Jaundice and kernicterus in the moderately preterm infant. Clin Perinatol 40(4):679–688

Watchko JF, Maisels MJ (2003) Jaundice in low birthweight infants: pathobiology and outcome. Arch Dis Child Fetal Neonatal Ed 88(6):F455–F458

Watchko JF, Maisels MJ (2014) The enigma of low bilirubin kernicterus in premature infants: why does it still occur, and is it preventable? Semin Perinatol 38(7):397–406

Watchko JF, Tiribelli C (2013) Bilirubin-induced neurologic damage – mechanisms and management approaches. N Engl J Med 369(21):2021–2030

Wennberg RP, Schwartz R, Sweet AY (1966) Early versus delayed feeding of low birth weight infants: effects on physiologic jaundice. J Pediatr 68(6):860–866

Wennberg RP, Ahlfors CE, Bhutani VK, Johnson LH, Shapiro SM (2006) Toward understanding kernicterus: a challenge to improve the management of jaundiced newborns. Pediatrics 117(2):474–485

Wong RJ, Stevenson DK (2015) Neonatal hemolysis and risk of bilirubin-induced neurologic dysfunction. Semin Fetal Neonatal Med 20(1):26–30

76 高胆红素血症的治疗

Jon F. Watchko and M. Jeffrey Maisels
董小玥　翻译，韩树萍　审校

目录

摘要

治疗高胆红素血症的主要目的是预防胆红素脑病和 / 或神经系统发育障碍。治疗建议主要依据总血清胆红素水平，但也取决于胎龄、出生体重、胆红素 / 白蛋白比率以及增加胆红素神经毒性风险的危险因素。为早产儿设定黄疸干预的阈值比足月儿更具挑战性。光疗可以有效地降低血液循环中的胆红素并防止其进一步升高，其主要目的是防止换血。光照疗法是利用可见光能改变胆红素的形状和结构，将其转化为即使缺乏正常的结合途径时仍然易于排泄的分子。尽管换血疗法不常使用，但它仍然是一个重要的治疗高胆红素血症的方法。推荐任何只要黄疸的新生儿表现出中到晚期急性胆红素脑病征象，即使总血清胆红素正在下降，都应该换血治疗。治疗高胆红素血症的药物能加速胆红素清除的正常代谢途径,抑制胆红素的肠肝循环,通过阻断血红素降解或抑制溶血从而减少胆红素的形成。目前,在临床上使用的唯一药物是静脉注射免疫球蛋白。

76.1 要点

- 光疗和换血治疗指南主要基于总血清胆红素,但重要的是还受到成熟度和其他增加胆红素神经毒性的因素的影响。
- 光疗效果取决于光源的辐照度和暴露在光线下的婴儿的体表面积。辐照度由光的波长和新生儿与光源之间的距离决定。
- 积极的光疗可能会增加超低出生体重婴儿的死亡风险。
- 对于有中度至重度急性胆红素脑病体征(肌张力增高、角弓反张、发热、哭声高尖)的婴儿,即使总血清胆红素下降,也要进行双倍血容量换血。
- 双倍血容量换血的疗效取决于交换的白蛋白的质量,因此双倍血容量换血的目标红细胞比容应该是35%~40%。
- 低胆红素水平的胆红素脑病是在早产儿中发生的,罕见但难治的胆红素造成神经毒性的原因。虽然低胆红素水平的胆红素脑病在发病机制中是多因素的,但明显的低白蛋白血症往往是一个突出的临床特征。

76.2 引言

高胆红素血症治疗的适应证和方法因人而异。因此,如果治疗目的是抑制总血清胆红素(total serum bilirubin,TSB)进一步上升,可以采用预防性疗法。如果目的在于快速降低对婴儿产生威胁的TSB水平,则可以采用治疗性疗法。以下三种方法中的任意一种均可降低TSB水平(或者抑制其进一步上升):a)光照疗法,将胆红素转化成可以绕过肝脏共轭体系统的产物,排泄至胆汁或者尿液之中,不进行进一步的新陈代谢作用;b)换血,机械清除胆红素;c)药物,干扰血红素的降解和胆红素的生成,加速用于清除胆红素的正常新陈代谢途径,或者抑制胆红素的肠肝循环。

76.3 运用光照疗法和换血防止核黄疸和/或神经发育障碍

图76.1、图76.2、表76.1和表76.2是针对足月儿、早产儿、晚期早产儿采用光照疗法和换血的推荐和指南(American Academy of Pediatrics,Subcommittee on Hyperbilirubinemia 2004;Maisels et al. 2012;Hulzebos et al. 2014)。几个新生儿黄疸治疗的补充指南已经发表(National Institute for Health and Clinical Excellence 2010;Bratlid et al. 2011)。这些建议主要基于TSB水平,但也取决于胎龄、出生体重、胆红素/白蛋白比值以及能够增加胆红素脑病风险的危险因素(American Academy of Pediatrics,Subcommittee on Hyperbilirubinemia 2004;Maisels et al. 2012;Hulzebos et al. 2014)。因此,建议对更多早产儿以及存在胆红素导致脑损伤危险因素的婴儿在TSB水平较低时进行干预。如果这些指导意见是在干预益处大于风险和代价的情况下的循证估值的结果,这将是非常理想的结果。这种估测结果来源于随机试验或高质量系统观察研究,但是这些研究非常少见(Ip et al. 2003,2004)。因此,治疗指导意见必须以相对不确定的风险和益处评估为依据,仅仅运用TSB水平预测长期行为和发展结局的识别方式并不可信,还会得出自相矛盾的结果(Ip et al. 2003,2004)。

尽管有报道称足月儿和近足月儿在TSB水平小于25mg/dl时发生了核黄疸(Ip et al. 2004),但此种结果很罕见。如果达到或超过了美国儿科学会(The American Academy of Pediatrics,AAP)换血标准(详见图76.2)的TSB水平得到了及时的控制,那么结局通常是良性的(Newman et al. 2006;Newman and Maisels 1990)。为早产儿设定干预阈值(表76.1和表76.2)则更为困难。用于早产儿的光照疗法和换血的指导方针的构建一直反复无常,对此无法提出"循证"要求(Maisels and Watchko 2003)。这些指导方针由不同的专家提供,所有人都无法断言一项指导方针比这另一项举措更有效(Maisels and Watchko 2003)。最近一项来自英国的报告显示,用于早产儿光照疗法和换血的治疗阈值非常广泛,进一步强调了这一不确定性(Rennie et al. 2009)。

光照疗法可有效降低血液循环中的胆红素或防止其进一步上升。其主要的验证价值在于,光照疗法可降低对换血的需求,而最近的研究表明,光照疗

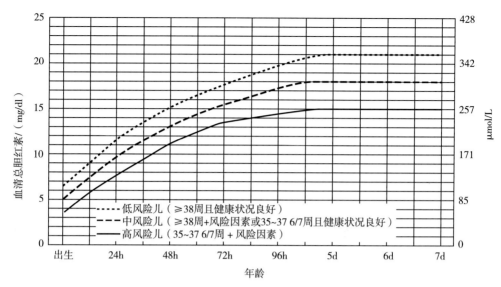

图 76.1　胎龄≥35 周住院新生儿光疗指南

使用总胆红素。不要减去直接胆红素或结合胆红素。

根据神经毒性的危险性分为低危线、中危险和高危险。

神经毒性的危险因素——同族免疫性溶血，G-6-PD 缺乏，窒息，严重嗜睡，体温不稳定，感染，酸中毒或白蛋白 <3.0g/dl。

对于健康的胎龄 35~37 6/7 周早产儿来说，黄疸干预的 TSB 水平可以在中危险上下进行调整。如果胎龄接近 35 周，那么在 TSB 水平较低时就可以开始干预；如果胎龄接近 37 6/7 周，则可以在 TSB 平相对较高开始干预。

可以选择在医院进行传统光疗或者当 TSB 水平位于低于推荐干预水平 2~3mg/dl（35~50mmol/L）以内可以进行家庭光疗。但家庭光疗不因用于有高危因素的婴儿。

本指南所使用的光疗指强化光疗，每一类人群的 TSB 水平超过了推荐水平就应该开始进行强化光疗。有高危因素是指存在潜在地使胆红素和白蛋白结合功能受损（Cashore 1980；Cashore et al. 1983a；Ebbesen and Brodersen 1982a）、血脑屏障功能受损（American Association of Blood Banks Technical Manual Com-mittee 2002）和脑细胞容易受胆红素的损伤（American Association of Blood Banks Technical Manual Committee 2002）的因素。

强化光疗是指蓝 - 绿光（波长范围约为 430~490nm）的辐照强度至少达到每纳米 30μW/cm^2（在光源中心部位下直接在婴儿皮肤测量）并照射到尽可能多的体表面积。注意在光源中心部位下测量到的辐照强度要比在外周测到的强。测量必须用光疗系统生产单位专门提供的分光辐射度计量仪器进行。

如果接受强化光疗的新生儿血清胆红素水平没有降低或者持续升高，提示有很大可能存在溶血（American Academy of Pediatrics，Subcommittee on Hyperbilirubinemia 2004）。

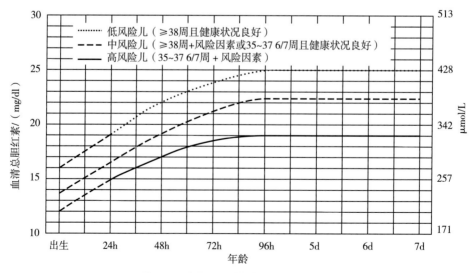

图 76.2　胎龄≥35 周住院新生儿换血指南

如果新生儿出现了急性胆红素脑病的症状(肌张力增高,呈弓形弯曲,颈部后仰,角弓反张,发热,哭声高尖)或 TSB 水平比换血标准≥5mg/dl(85μmol/L),建议立即换血。

根据神经毒性的危险性分为低危线、中危险和高危线。

神经毒性的危险因素——同族免疫性溶血,G-6-PD 缺乏,窒息,严重嗜睡,体温不稳定,感染,酸中毒。

测量血清胆红素并计算 B/A 比值。

使用总胆红素。不要减去直接胆红素或结合胆红素。

对于生后尚未出院的住院新生儿来说,如果强化光疗下 TSB 仍上升到换血标准,推荐换血疗法;对于二次入院的新生儿,如果 TSB 水平在换血标准以上,建议每 2~3 小时复测 TSB,如果密集光疗 6 小时后 TSB 水平仍高于推荐水平,建议换血疗法。

以下的 B/A 比值不能代替 TSB,建议作为一个附加因素和 TSB 一起使用决定是否有换血的需要。

危险分类	换血疗法推荐的 B/A 比值	
	TSB(mg/dl)/Alb(g/dl)	TSB(μmol/L)/Alb(μmol/L)
≥38 0/7 周婴儿	8.0	0.94
健康的 35 0/7~36 6/7 周婴儿或≥38 0/7 有高危因素或同族免疫性溶血或 G-6-PD 缺乏的婴儿	7.2	0.84
35 0/7~36 6/7 周婴儿且有高危因素或同族免疫性溶血或 G-6-PD 缺乏	6.8	0.80

如果 TSB 水平已经达到或者接近换血标准,即可送血进行血型检测和交叉配血。换血疗法的血液是改良的全血(红细胞和血浆),和母血进行交叉配血并适用于新生儿(American Association of Blood Banks Technical Manual Committee 2002)[经允许引自 American Academy of Pediatrics,Subcommittee on Hyperbilirubinemia(2004)]。

表 76.1 胎龄 <35 周早产儿光疗和换血推荐(来自 Maisels et al.(2012))

光疗		换血
胎龄 / 周	开始光疗 TSB/(mg/dl)	TSB/(mg/dl)
<28 0/7	5~6	11~14
28 0/7~29 6/7	6~8	12~14
30 0/7~31 6/7	8~10	13~16
32 0/7~33 6/7	10~12	15~18
34 0/7~34 6/7	12~14	17~19

本表反映了作者对处理或治疗 TSB 阈值的建议 - 胆红素水平达到或高于这一水平,治疗可能是利大于弊的。这些 TSB 水平尚没有良好的证据并且低于最近的英国(National Institute for Health and Clinical Excellence 2010)和挪威(Bratlid et al. 2011)的建议。

输血的阈值范围更广且有重合,反映出提出这些建议的不确定性程度。

对胆红素毒性风险较大的婴儿采用较低的 TSB 水平,例如:(a) 胎龄较低;(b) 血清白蛋白水平 <2.5g/dl;(c) TSB 水平迅速上升,提示溶血性疾病;(d) 临床不稳定者。当决定开始光疗或换血时,如果婴儿有下列一种或多种情况,则认为他们在临床上不稳定:(a) 血液 pH<7.15;(b) 血液培养阳性的败血症,病初 24 小时内;(c) 呼吸暂停和心动过缓,需要进行心肺复苏(皮囊加压给氧和插管),病初 24 小时内;(d) 低血压且需要升压药物治疗,病初 24 小时内;(e) 血气标本检查需要机械通气(Oh et al. 2010)。

换血推荐适用于接受了最大表面积强光疗但 TSB 水平仍继续升高到所列水平的婴儿。

对于所有婴儿来说,如果出现急性胆红素脑病的征象(肌张力增高、弓形弯曲、颈部后仰、角弓反张、发热、哭声高尖),建议换血,尽管这些表现很少在极低出生体重儿中发生。

用总胆红素。不要从总胆红素中减去直接或结合胆红素。

对于胎龄 26 周的早产儿来说,可以选择从出生后不久开始进行预防性光疗。

使用纠正胎龄进行光疗,例如,当29 0/7 周的婴儿 7 天时,使用 30 0/7 周时的 TSB 水平。

当 TSB 低于婴儿纠正胎龄光疗阈值起始水平 1~2mg/dl 时,停止光疗。当 TSB 下降和不再需要光疗时,不要继续测量 TSB。

测量所有婴儿的血清白蛋白水平。

用合适的光谱辐射计定期测量辐照度。

在体重≤1 000g 的婴儿中,观察到接受光疗这部分婴儿死亡率增加,表明这些婴儿需要使用强度较低的辐照度来谨慎地进行光疗。对于体重≤1 000g 的婴儿,基本上采用预防性光疗防止 TSB 的进一步增加,并且通常不需要高辐照度的强化光疗。用较低的辐照度水平开始光疗是合理的。如果 TSB 继续上升,则应通过增加暴露体表面积(在婴儿上方和下方的光疗,暖箱周围的反射材料)来提供额外的光疗。但是,如果 TSB 继续上升,则应通过换成更高强度的光疗设置或使光源更接近婴儿来增加辐照度。荧光光源和发光二极管(light-emitting diodes,LED)光源可以靠近婴儿,但卤素或钨灯不行,因为有烧伤的危险。

另一方面,在第一次美国国家儿童健康与人类发育研究所(National Institute of Child Health and Human Development,NICHD)临床试验中(Lipsitz et al. 1985),给体重 <1 000g 的婴儿采用很低的辐照度进行光疗,但接受光疗的这些婴儿死亡率增加了 19%(p=0.112)。使用较低辐照度的一种替代方法是通过短时间的强化光疗来减少暴露的长度。另一种选择是考虑间歇性(周期性)光疗(Lau and Fung 1984;Vogl et al. 1978)。在最近的一项初步研究中,给 <1 000g 的婴儿每小时接受 15 分钟光疗的平均胆红素峰值水平(6.5mg/dl)与接受连续光疗(6.3mg/dl)的婴儿几乎相同(Arnold et al. 2015)。

表 76.2 胆红素白蛋白比率试验光疗和换血标准 [a]

出生体重 /g	光照疗法				换血疗法			
	标准风险		高风险		标准风险		高风险	
	TSB	B/A[*]	TSB	B/A[*]	TSB	B/A[*]	TSB	B/A[*]
<1 000	5.8	2.3	5.8	2.3	9.9	3.9	9.9	3.9
1 000~1 250	8.7	3.5	5.8	2.3	12.8	5.1	9.9	3.9
1 250~1 500	11.1	3.7	8.7	2.9	15.2	6.1	12.8	5.1
1 500~2 000	12.8	4.2	11.1	3.7	16.9	6.8	15.2	6.1
2 000~2 500	14.0	4.6	12.8	4.2	18.1	7.2	16.9	6.8

[a] 出生后 48 小时或 48 小时以上。
高风险:窒息,低氧血症,酸中毒,溶血,神经系统恶化(败血症,脑膜炎,颅内出血 >2 级)。
TSB(总血清胆红素)的单位为 mg/dl,B/A *(胆红素 / 白蛋白比率)的单位为 mg/g。
经许可引自 Hulzebos et al.(2014)。

法可能还有助于降低超低出生体重儿(extremely low birth weight,ELBW)(出生体重≤1 000g)的神经发育损伤(Morris et al. 2008)。

76.4 评估早产儿发生核黄疸和神经发育损害的风险

慢性胆红素脑病,包括尸检发现的核黄疸,目前在早产儿中很少见。但是,在过去的几十年中,尸检发现的核黄疸时常在极低出生体重儿中报道,其 TSB 水平只有轻度的升高,这种情况被称为低胆红素水平的胆红素脑病。随着新生儿重症监护的发展以及在静脉输液和药物中停用苄醇作为抑菌剂,低胆红素水平的胆红素脑病发生明显减少。然而,最近的早产儿病例系列研究表明,低胆红素水平的胆红素脑病尚未完全消失,其发生是难以理解

和不可预测的(Watchko and Maisels 2014;Watchko 2016)。在一项来自荷兰研究中,5 个 TSB 峰值范围为 8.7~11.9mg/dl(148~204μmol/L)的患病早产儿(胎龄 25~29 周)磁共振成像(magnetic resonance imaging,MRI)表现为经典的胆红素脑病样改变(Kovaert et al,2003)。这些婴儿的血清白蛋白水平非常低,为1.4~2.1g/dl(Govaertet et al. 2003)。另有两名ELBW,其病程复杂,存在中枢神经系统损伤,TSB 峰值水平分别为 7.5mg/dl(128μmol/L)和 9.9mg/dl(168μmol/L),发生了与慢性胆红素脑病相符的神经系统后遗症和 MRI 表现(Moll et al. 2011)。另有两名 31 周和 34 周胎龄的早产儿,随访中发现手足徐动和经典的 MRI 胆红素脑病样改变(Sugama et al. 2001)。其中一例早产儿的母亲有绒毛膜羊膜炎的临床体征,但这两例早产儿均未在新生儿期发生危重疾病,最高 TSB 水平分别为 13.1mg/dl(224μmol/L)

和 14.7mg/dl（251μmol/L）（Sugama et al. 2001）。 以上这些报道重新引起了人们对早产儿低胆红素水平的胆红素脑病的关注（Watchko and Maisels 2014；Watchko 2016），从而对 2 575 名 ELBW 进行随访研究，该研究表明血清胆红素峰值与（a）死亡或神经发育障碍之间存在关联（OR 1.068；95%CI 1.03~1.11）、（b）心理运动发育指数 <70（OR 1.057；95%CI 1.00~1.12）和（c）听力障碍（OR 1.138；95%CI 1.00~1.30）（Oh et al. 2003 年）有关。但是，对近期发生的低胆红素水平的胆红素脑病病例进行的回顾表明，如果按照表 76.1 或表 76.2 列出的胆红素水平采取光疗，可以预防极低出生体重儿、EBLW 低胆红素水平的胆红素脑病的发生（Watchko and Maisels 2014；Watchko 2016）。

76.4.1 非结合或游离胆红素和胆红素白蛋白比率

认识到峰值 TSB 水平本身是一个预测神经发育不良或核黄疸的比较差的指标，这引发了一个疑问：我们是否应该运用非结合或游离胆红素（"free" bilirubin，B_f），或使用胆红素与白蛋白的比值（bilirubin to albumin，B/A）来预测高胆红素血症带来的风险（McDonagh and Maisels 2006；Wennberg et al. 2006）。在血液循环中的大多数胆红素与白蛋白会结合在一起，其余相对较小的部分处于未结合状态。循环中的 B_f 与包括中枢神经系统在内的血管外组织处于动态平衡状态，并在给定的 TSB 水平、白蛋白浓度和白蛋白胆红素结合常数下提供了胆红素离开血管腔的相对力的量度。尽管 B_f 是胆红素在大脑中的生物学作用的载体，但它本身并不能决定胆红素脑病的发展，因为胆红素诱导的神经毒性取决于中枢神经系统中 B_f 暴露的水平和持续时间以及正在发育的中枢神经系统先天细胞特征之间复杂的相互作用，这些特征可能导致或保护胆红素引起的神经元损伤（Watchko and Tiribelli 2013）。

患病早产儿 B_f 的上升与核黄疸的发生有相关性（Cashore and Oh 1982；Nakamura et al. 1992）。此外，与 TSB 相比，上升的 B_f 浓度与足月儿（Funato et al. 1994）和早产儿（Amin et al. 2001）脑干听觉诱发电位的短暂异常的关联更为紧密。尽管在一项研究中，用 B_f>1.0μg/dl 预测早产儿是否存在神经毒性损害具有高敏感性和特异性（Nakamura et al. 1992），但

B_f 到达什么阈值具有神经毒性，即 B_f 导致细胞功能变化，最后导致永久性细胞损伤和死亡的阈值并未达成一致意见（Daood et al. 2009）。而且值得注意的是，临床实验室通常无法测量 B_f 水平。

胆红素（mg/dl）与白蛋白（g/dl）的比率的确与 B_f 测量值有相关性（Ahlfors 1994），且已用作 B_f 的近似替代值（Ahlfors 1994），美国儿科学会已认可此方法（American Academy of Pediatrics，Subcommittee on Hyperbilirubinemia 2004）。荷兰进行了一项随机对照试验（the Bilirubin/Albumin Ratio Trial or BAR 试验），实验组用 B/A 比率和 TSB（以先超过者为准）来确定进行光疗和 / 或换血的时机，对照组仅使用 TSB 来确定。在 18~24 个月矫正年龄时评估神经系统发育情况（Hulzebos et al. 2014）。该研究未能证实使用 B/A 比率管理的早产新生儿神经发育结局得到改善，但有可能（样本量导致 - 译者注）低估。实验组中只有 30% 的婴儿是根据 B/A 比（与 TSB 相比）进行治疗的。此外，尚不清楚有多少婴儿患有可能带来神经损害风险的严重低白蛋白血症。当早产儿血清白蛋白水平下降到 2.5g/dl 以下，足月儿低于 3g/dl 时，B/A 比率变得越来越重要，当存在严重低白蛋白血症时，B/A 比率这一指标可能比 TSB 水平更重要（Watchko and Maisels 2014；Watchko 2016；Ahlfors 1994）。表 2 列出了 BAR Trial 的治疗阈值（Hulzebos et al. 2014）。

然而，胆红素与白蛋白的结合能力在新生儿之间存在显著差异（Ahlfors 1994；Cashore 1980），且在患病的婴儿中受损（Cashore et al. 1983；Ebbesen and Brodersen 1982；Esbjorner 1991）并随着胎龄（Cashore et al. 1983；Ebbesen and Nyboe 1983）和年龄的增长而增加（Ebbesen and Brodersen 1982；Esbjorner 1991）。近期美国国立儿童健康及人类发育研究所新生儿研究协作网一项针对极低出生体重儿的研究证实，与稳定的婴儿相比，不稳定的婴儿白蛋白与胆红素结合能力更低，B_f 则更高，但并未报告远期的神经发育结果（Bender et al. 2007）。对 1974—1976 年出生的 224 名参与光疗实验的出生体重 <2 000g 的婴儿进行随访，并在 6 岁时进行了评估，结果表明胆红素 - 白蛋白结合与智商评分之间没有相关性（Scheidt et al. 1991）。研究 NICHD 新生儿协作网中 ELBW 的 B_f 值与近期和远期神经系统结局的相关性将具有重要意义。

在测量 B_f 中至关重要的是胆红素 - 白蛋白结合

常数 k，该常数在不同条件下可能会产生很大的变化，比如样品稀释、白蛋白浓度和竞争化合物的存在（McDonagh and Maisels 2006；Wennberg et al. 2006；Daood et al. 2009）。而且，胆红素脑病的风险通常不仅取决于 B_f 浓度或 TSB 水平的作用，而是两者共同的作用，即所有胆红素的总和（胆红素的混溶池）和胆红素进入组织中的趋势（B_f 浓度）（Ahlfors 1994）。然而，在决定何时开始治疗时，应考虑显著降低的血清白蛋白水平并由此导致 B/A 比率的升高（Hulzebos et al. 2014；Watchko and Maisels 2014；Watchko 2016；Ahlfors 1994）。阐明并确定临床上适当的 B_f 浓度、胆红素与白蛋白的比率、暴露时间和 B_f 测量值的进展、标准化和确认都是临床和转化研究的重要路线。

76.4.2　对出生体重≤1 000g 的婴儿的光疗

针对 1 974 名婴儿进行了一项"积极 - 保守"的光疗的随机对照试验，在矫正年龄为 18~20 个月时进行了随访（Morris et al. 2008）。此项研究的治疗方案见表 76.3。与保守光疗相比，积极光疗并未减少主要结局即死亡或神经系统发育障碍的发生，但在存活的婴儿中，的确降低了以下情况的发生率：(a) 神经系统发育障碍[相对风险（RR）0.86；95% CI 0.74~0.99]；(b) 听力丧失（RR 0.32；95% CI 0.15~0.68）；(c) 智力发育指数评分 <70（RR 0.83；95% CI 0.71~0.98）；(d) 死亡（RR 0.20；95% CI 0.04~0.90）（Morris et al. 2008）。神经系统发育障碍发生率的减少的原因基本在于积极光疗组中严重损伤的婴儿数量减少（RR 0.68；95% CI 0.52~0.89）（Morris et al. 2008）。对同一项研究中从未接受过光疗的婴儿与未接受过任何光疗的婴儿进行的后续比较显示，光疗组的率显著降低（Hintz et al. 2011）。但是，值得注意的是，接受积极的光疗的出生体重

501~750g 的婴儿死亡率增加了 5%。这在统计学上没有显著意义，但是用 post hoc Bayesian 分析得出结论：积极光疗增加了该亚组死亡率的可能性为 99%（Tyson et al. 2012）。1974—1976 年 NICHD 进行了一项光疗实验，尽管光疗辐照度较低，估计约为 8μW/cm²/nm，但也在体重 <1 000g 新生儿中观察到了类似但不显著的死亡率增加（Lipsitz et al. 1985）。目前尚不清楚为什么光疗会增加这些小婴儿的死亡率，但是光可能会穿过相对更薄的胶状皮肤从而更深地渗透到达皮下组织，并可能对细胞膜产生氧化性损伤（Hintz et al. 2011）。

对于这些研究结果，新生儿科医师应该怎么做？值得注意的是，协作网研究中的积极光疗组的婴儿接受了 88 小时的光疗，常规组为 35 小时（Morris et al. 2008）。一种做法是不使用早期预防性光疗。在许多机构，当 ELBW 新生儿的 TSB 达到 5mg/dl（86μmol/L）时开始进行光疗。由于积极光疗组开始光疗的 TSB 水平为 4.8mg/dl（82μmol/L），所以对刚出生不久的新生儿来说，将开始光疗的 TSB 水平设在 5mg/dl（86μmol/L）可能对 TSB 水平具有与预防性光疗相似的作用。另一种可能的做法是提供间歇性或循环光疗以减少光疗暴露时间，过去的研究已经显示出这种方法与连续光疗一样有效（Lau and Fung 1984；Vogl et al. 1978）。近期有一项针对体重 <1 000g 婴儿周期性光疗的研究，初步结果显示，接受连续光疗的婴儿与接受周期性光疗的婴儿（每小时光疗 15 分钟）平均峰值胆红素无明显差异（Arnold et al. 2015）。还有一些人则建议在较低的辐照度水平下开始光疗是合理的，只有在 TSB 持续升高的情况下，才可以通过增加暴露的体表面积（婴儿上方和下方的光疗）或通过在光疗设备上设置更高的强度来增加光疗的辐照度（Maisels et al. 2012）。

表 76.3　在 NICHD 新生儿协作网试验中启动光疗和换血的标准

出生体重	积极光疗			保守光疗			
	开始光疗	换血		开始光疗		换血	
		mg/dl	μmol/L	mg/dl	μmol/L	mg/dl	μmol/L
501~750g	纳入后进行 ASAP	≥13.0	≥222	≥8.0	≥137	≥13.0	≥257
751~1 000g	纳入后进行 ASAP	≥15.0	≥257	≥10.0	≥171	≥15.0	≥257

纳入时间为出生后 12~36 小时，最好为出生后 12~24 小时。

76.5 光疗

光照疗法是利用可见光改变胆红素的形状和结构,将其转化为即使正常(白蛋白)结合不足时仍然易于排泄的分子。光能提供一剂不连续光子的能量,这对应于传统治疗中的单个药物分子。皮肤中胆红素分子所吸收的这些光子实现了治疗效果,这与有预期效果的药物分子与其受体结合形成的治疗效果类似。图 76.3 就光照疗法的作用机制进行了详细的讲述。

尽管在试管内研究和活体研究显示,光敏异构化比光降解更重要,但各种反应对于胆红素的整体清除的相对作用比例仍尚不清楚(Lightner and McDonagh 1984)。胆红素的清除取决于光产物的形成率和排除率。光敏异构化在光线疗法过程中快速产生,同分异构体早在血浆胆红素开始下降之前就出现在了血液中,光照疗法使用的辐射量和影响其剂量和疗效的重要因素如表 76.4 和表 76.5,并在图 76.4 中进行说明。人们通常以为光疗使用的是紫外线(<400nm),但这其实是常见的误解。光疗不会使用会发出强烈红斑紫外线的光线。另外,荧光灯的灯管、塑料包装的灯泡和早产儿的保温箱均可过滤紫外线。

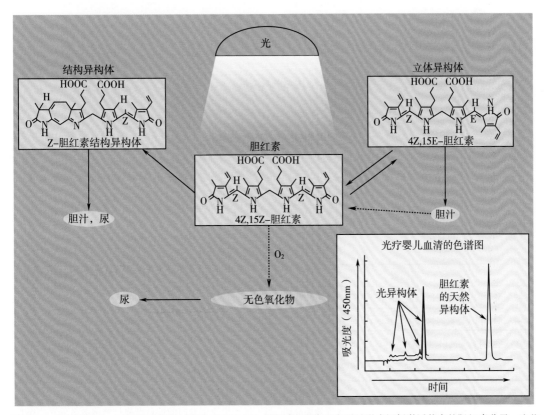

图 76.3 光疗的原理。正常形式的胆红素分子(4Z,15Z-胆红素)吸收了光照后形成短暂激活状态的胆红素分子。这些激活状态的中介产物可以和氧气发生反应,产生低分子量的无色异构体,或者经过重新整理形成构造异构体(光红素)或构型异构体,它的结构变化为至少两个 Z-结构中有一个转变成一个 E-结构[Z 和 E,来自德语 zusammen(一起/顺式)和 entgegen(相反/反式),分别是用于表示胆红素分子双键周围的空间构型。4 和 15 表示双键的位置]。在人类中只发现这两种主要的光致异构体。这些光致异构体与 14Z,15Z 胆红素相比脂溶性更小,能够以原型形式而不需要经过葡萄糖醛酸化反应被分泌到胆汁中。其中光红素还能够经尿液排泄。光氧化反应的产物主要在尿液中分泌。一旦进入胆汁,构型异构体可以自发地转变为 14Z,15Z 胆红素。构型异构体异构化反应是可逆的,并且比构造异构体异构化反应快,但构型异构体清除缓慢。构造异构体异构化是不可逆的,但它体内清除快,所以构造异构体是光疗时血清胆红素下降的主要原因。构型异构体和构造异构体的异构化过程都比光氧化反应快得多。该图示正在接受光疗的婴儿血清进行高性能色层分离图谱。显示这些婴儿血清中除了 14Z,15Z 外还有光致异构体。无黄疸的成人暴露在日光下也可检测到光致异构体。(经许可可引自 Maisels and McDonagh 2008)

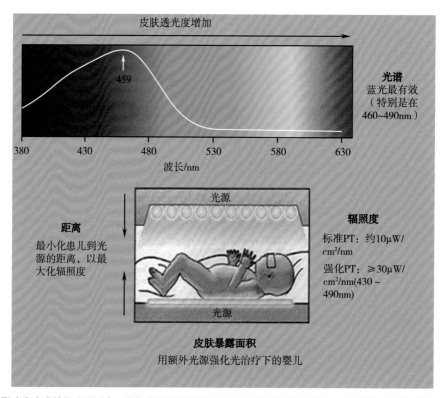

图 76.4　影响光疗疗效的重要因素。叠加在可见光光谱上的人血清白蛋白结合胆红素（白线）的吸收光谱。显然，蓝光对光疗是最有效的，但皮肤的透光率随波长的增加而增加，因此最佳波长可能在 460~490nm。足月和近足月儿应在摇篮中治疗，而不是在保温箱中，以便使光源靠近婴儿 10~15cm（使用卤素灯或钨丝灯除外），从而提高辐照度和疗效。用于强化光疗的一种辅助光源（光纤衬垫，发光二极管床垫或衬垫，或特殊的蓝色荧光管）可以放在婴儿或摇篮的下面。也可以在婴儿 360° 装置中放置一个特殊的蓝色荧光管（见表 76.5 所示的一些可选商用装置的清单）。（经允许引自 Maisels and McDonagh 2008）

表 76.4　光疗中运用的辐照量

辐照量	规格	常用的测量单位
光照强度（每单位体表面积接受到的辐射功率）	W/m^2	W/cm^2
光谱光照强度（特定波长范围的光照强度）	$W/m^2/nm$（或 W/m^2）	$\mu W/cm^2/nm$

经许可引自 Maisels 1996。

表 76.5　影响光疗剂量和疗效的因素

因素	技术术语	基本原理	临床运用
光源种类	光谱（nm）	蓝绿光光疗效果最佳。这一波长的光可以很好地穿透皮肤并且被胆红素吸收	使用专门的蓝色荧光灯管或蓝色发光二极管（LED）或可以输出蓝绿光谱的光源用于强化光疗
光源与患者的距离	到达婴儿体表面积的光谱光照强度（距离和光源共同作用）	增加光照强度导致 TSB 下降率增加。标准 PT 光照强度为 8~10μW/cm²/nm，强化 PT 光照强度≥30μW/cm²/nm	如果使用专门的蓝光灯管，尽量靠近婴儿以尽可能增加辐照强度（如果使用卤素灯，不要这样做以防灼伤）。蓝色灯管距离婴儿 10~15cm 可以提供至少 35μW/cm²/nm 的辐照强度
暴露的体表面积	光谱功率（光谱光照强度与辐照面积共同作用）	增加辐照体表面积导致 TSB 下降率增加	强化 PT 时，尽可能增大婴儿辐照体表面积。在婴儿上方、下方以及周围防止光疗设备。为了达到最大的辐照体表面积，可以在婴儿车、辐射台或保温箱周围放置铝箔等材料

因素	技术术语	基本原理	临床运用
黄疸的病因		如果黄疸是溶血引起或存在胆汁淤积，光疗（PT）的效果会降低	如果存在溶血，在TSB偏低时就可以开始光疗并使用强化光疗。光疗失败提示存在溶血。当直接胆红素升高，可以出现青铜症或起疱
光疗初始的TSB水平		TSB越高，光疗时TSB下降越快	当TSB较高时，建议使用强化光疗，当TSB>20mg/dl时，应尽快降低TSB水平

ª 商用的光源包括Olympic Bili-Bassinet（Natus Medical，San Carlos，CA）提供的专用蓝光灯管，Bilisoft的光纤/LED床垫（GE Healthcare，Wauwatosa，WI），NeoBlue cozy的床垫（Natus Medical Inc.，San Carlos，CA）。

ᵇMediprema Cradle 360（Mediprema，Tours Cedex，France）提供了可以360°进行光照的专用蓝光设备。

76.5.1 光疗的临床应用及疗效

光疗剂量和疗效的影响因素如表76.5和图76.4所示。辐照量（光疗设备能量输出）和总血清胆红素水平下降率之间存在明确的剂量-应答关系（Tan 1982；Vandborg et al. 2012）。虽然早期的研究表明，辐照量存在饱和点，超过这个饱和点，可增加光疗的效果（Tan 1982），但是最近的研究表明，没有证据表明光疗对高胆红素血症的剂量-反应关系存在饱和点（Vandborg et al. 2012）。尽管TSB下降的速率与辐照度呈线性关系，但每次辐照下TSB下降幅度的范围都非常大，说明对光疗的反应还涉及许多其他因素。包括影响胆红素生成速率的因素，其中溶血是最重要的因素，还有光致异构体消除速率，胆红素和单个光异构体迁移进血液和从血液中迁移的速率以及胆红素从肠道到血液的重吸收率。

因此，利用辐射计或分光辐射度计进行常规辐照量测量是非常重要的。临床研究（Maisels et al. 2007；Seidman et al. 2003）已经发现，特殊的蓝色荧光灯或LED是有效的，它可以提供430~490nm频段的30~40μW/cm² 能量。然而，最近的研究表明，光异构化的速率和水平（Z，E异构体的形成）不受辐照度的提高或使用双光或单光光疗的影响（Mreihil et al. 2015）。由于仅测量了Z，E光异构体，而没有测量光红素异构体，因此很难对这些数据做出解释，但是可以证实以前的观察结果，即造成光疗婴儿血清胆红素水平下降的主要原因是光红素异构体的形成而非Z，E-胆红素的形成。

常用光照疗法的装置包括配备日光、白色或蓝色荧光管、卤素灯和LED的装置。当总血清胆红素达到考虑图76.1所示的范围时，推荐采用强化光照疗法（American Academy of Pediatrics，Subcommittee on Hyperbilirubinemia 2004）。AAP将强化光照疗法定义为430~490频段下的高水平辐照（通常为每纳米30μW/cm²或更高），并尽可能照射到婴儿的最大体表面积（American Academy of Pediatrics，Subcommittee on Hyperbilirubinemia 2004）。因此，运用发光频段为430~490nm的灯泡尤为重要。增加婴儿暴露于光线下的表面积可显著提高光照疗法的疗效，可通过将额外光源至于婴儿身体下方或周围来实现。增加暴露面积的一个简便方法是，在婴儿车或婴儿暖箱内或周围放置白板或铝箔等反射材料（Djokomuljanto et al. 2006）。

76.5.1.1 光疗作用于什么部位？

光疗可以作用于血管（毛细血管）和血管外（皮肤和皮下组织）的胆红素。众所周知，光疗后皮肤变白就是因为光疗作用于皮肤和皮下组织，这种效果已通过经皮胆红素的测定得到证实（Hegyi et al. 1986）。所以，将光疗中的婴儿从仰卧到俯卧间隔变换体位是一种常见的做法。然而，一些随机研究表明，每隔几个小时翻身并不能提高光疗的效率（Shinwell et al. 2002；Yamauchi et al. 1989；Donneborg et al. 2010）。如果皮肤变白但并不伴有TSB的减少，则可以认为光疗使血清胆红素降低的作用部位是浅表毛细血管中的血液。支持该结论的其他证据是开始光疗后15分钟内记录到形成胆红素光异构体（Mreihil et al. 2015；Mrehihil et al. 2010）。

76.5.2 光疗预防换血

由于光疗的主要目的是避免换血，了解有多少婴儿需要接受光疗以避免换血非常有必要。以往的随机光疗试验发现（Brown et al. 1985；Maurer et al. 1985；Martinez et al. 1993），在没有溶血病的婴儿中，6~10 个婴儿需要接受光疗，以阻止其 TSB 发展到高于 20mg/dl（343μmol/L）的水平（Ip et al. 2004）。然而，这些数据并不适用于当前情况，因为这些研究包括了一些总血清胆红素低于当前光疗（American Academy of Pediatrics，Subcommittee on Hyperbilirubinemia 2004）推荐水平的婴儿，并且在其峰值总血清胆红素水平低于 AAP 推荐换血的水平（American Academy of Pediatrics，Subcommittee on Hyperbilirubinemia 2004）。最近一项对胎龄≥35 周的婴儿的分析评估了需要接受光疗的婴儿疗效（受益）指数，以此防止婴儿达到当前 AAP 指南（美国儿科学会，高胆红素血症小组委员会，2004 年）所述的换血水平。疗效（受益）指数范围从 10（95%CI：6~19）出生时间 <24 小时的胎龄为 36 周的男孩到 3 041（95%CI：888~11 096）（≥3 天，41 周的女孩）（Newman et al. 2009）。如果我们需要光疗 3 000 个婴儿来预防一例换血，那么我们有理由询问：这些婴儿是否有很大可能可以避免光疗？在这些婴儿当中，还可以考虑其他干预措施，包括哺乳支持、配方奶替代或补充（Martinez et al. 1993）或家庭光疗。

然而，值得注意的是，光疗的使用对减少足月和早产儿进行的换血的数量产生了巨大影响（Maisels 2001）。在引入光疗之前，出生体重 <1 500g 的婴儿中有 36% 需要换血（Keenan et al. 1985）。在最近的新生儿协作网研究中，仅 5/1 974（0.25%）出生体重 ≤1 000g 的新生儿进行了换血（Morris et al. 2008）。

76.5.3　短期不良影响

自从引入光疗以来，全世界大约有 1 亿个婴儿接受了这种疗法。光疗对临床有重大毒性的报道很少。迄今为止，没有证据表明光分解产物具有任何神经毒性作用（Haddock and Nadler 1970；Silberberg et al. 1970）。然而，在接受光疗的新生儿中，有一些有据可查的、短期的、潜在的负面影响。这些包括 DNA 损伤（Tatli et al. 2008）、细胞因子水平降低（Procianoy et al. 2010）、氧化应激（Aycicek and Erel 2007）、心输出量降低、脑血流量增加和肾血流量降低（Benders et al. 1999）。

出生体重 <1 000g 的婴儿的死亡率　体重 <1 000g 的婴儿死亡率可能增加，这点已经在体重 <1 000g 的婴儿的光疗部分中讨论（Morris et al.

2008；Hintz et al. 2011；Tyson et al. 2012）。

青铜征　在患有胆汁淤积（高直接胆红素血症）的婴儿中，光照疗法可以造成青铜婴综合征，在这种病症中，皮肤、血清和尿液会发展成暗灰棕色染色效应（Kopelman et al. 1972；Rubaltelli et al. 1983）。这种病症只发生在出现胆汁淤积的婴儿中，其发生机制尚未完全明确。当中断光照疗法，胆汁淤积得以缓解时，染色就会消失。青铜症不是光疗的禁忌证。

皮肤　在接受光疗的严重胆汁淤积黄疸婴儿中，有过少数关于紫癜和疱疹爆发的报道（Mallon et al. 1995；Paller et al. 1997），这很可能是卟啉积聚作用的结果。在接受锡中卟啉（tinmesoporphyrin，SnMP）治疗并随后暴露于太阳光或日光荧光灯泡（Valaes et al. 1994）下的婴儿中，报道了红斑疹的出现。先天性卟啉病、有卟啉病家族病史和有光敏化药物的使用史都属于光疗的绝对禁忌。光照疗法期间，严重的起疱和焦虑不安可能是先天性卟啉症的征兆（Tonz et al. 1975）。

不显性失水和体温调节　常规光疗可能会导致婴儿热环境发生急剧变化，导致外周血流和非显性失水（Dollberg et al. 1995；Maayan-Metzger et al. 2001）增加。尚未在 LED 光照射下研究这一问题，但因为 LED 光照相对热输出量较低，故引起非显性失水的可能性要小得多。在护理或喂养充分的足月儿中，通常不需要额外的静脉滴注。

眼损伤　由于光可能对视网膜有毒性，接受光线疗法的婴儿的眼睛应佩戴合适的眼罩进行保护（Messner et al. 1978）。

其他反应　强化光线疗法不会引起溶血反应（Maisels and Kring 2006a）。由于胆红素是一种可降低 TSB 的强效抗氧化剂（McDonagh 1990；Sedlak and Snyder 2004），因此降低 TSB 尤其是在 ELBW 中，可能会引起不良的后果（Vreman et al. 2004），但尚未有任何后果得到明确的确认。如前所述，积极的光疗与出生体重为 501~750g（Morris et al. 2008；Hintz et al. 2011；Tyson et al. 2012）的婴儿不显著的死亡率上升有关。

76.5.4　长期不良影响

几乎没有关于光疗的潜在长期不良影响的系统研究，而新生儿暴露于光疗的潜在长期后果仍是未知数。一项研究表明，强化光疗可能会增加在学龄期发现的非典型黑素细胞痣的数量（Csoma et al. 2007），但是最近对五项研究进行了系统综述和荟萃分析，共涉及 2 921 名受试者，其中 642 名接受了光疗。结论是，没有证据表明光疗暴露显著增加了黑素细胞痣的数量（Lai and Yew 2015）。将疾病登记与围产期数据库联系起来的流行病学研究表明，儿童白血病风险增加与光疗之间可能存在联系（Cnattingius et al. 1995），但其他人尚未发现这一点（Roman et al. 1997）。瑞典的一项研究发现光疗与青少年期糖尿病之间有很强的联系（Dahlquist and Kallen 2003），但随后的一项大型的苏格兰病例对照研究却没有（Robertson and Harrild 2010）。另一方面，对每日均需接受光疗的 Crigler-Najjar 综合征的儿童随访至 21 岁，他们完全没有出现任何异常的神经发育结果，包括视觉和听觉功能，学习成绩以及社会交往，这一点无疑令人放心（Strauss et al. 2006）。

76.5.5 血清胆红素的预期下降率

光疗的效果不仅取决于光照剂量，还取决于高胆红素血症的病因和严重程度。在溶血反应活跃期间，总血清胆红素可能不会下降或者像那些没有溶血反应的婴儿那样快速下降。另一方面，由于光照疗法作用于皮肤和浅表皮下组织中存在的胆红素，这些部位中存在的胆红素越多（即更高的总血清胆红素水平），光照疗法的效果越好（Jahrig et al. 1982）。在 TSB>30mg/dl（513μmol/L）的一些婴儿中，强化光疗会导致几个小时内下降多达 10mg/dl（171μmol/L）（Hansen 1997）。对于出生住院期间需要光疗的婴儿来说，与再次住院进行光疗（Maisels and Kring 2002；Maisels and Kring 2006b；Kaplan et al. 2006）的婴儿相比，溶血更有可能是高胆红素血症的病因，而在出生住院期间接受光疗的婴儿中，光疗几乎通常开始于较低的血清胆红素水平。由于以上两种原因，总血清胆红素水平在这些婴儿中呈较慢的下降趋势。

76.5.6 停止光疗

尽管没有严格的停止治疗标准，但对于出生住院期间接受光疗的婴儿来说，如果胆红素值连续两次低于光疗的阈值，那么停止光疗是安全的。对于再次住院光疗的婴儿，高胆红素血症的病因一般不太常是因为溶血（Maisels and Kring 2002；Kaplan

et al. 2006），并且治疗起始于初始较高的总血清胆红素水平。在这些患者中，强化光疗会使前 24 小时（Maisels and Kring 2002）内总血清胆红素下降 30%~40%，最显著的下降出现在 4~6 小时。当总血清胆红素下降至 13~14mg/dl（222~239μmol/L）以下时，可以停止光疗（American Academy of Pediatrics，Subcommittee on Hyperbilirubinemia 2004）。

76.5.7 光照疗法后的反弹

光疗结束后，总胆红素水平可能会反弹 1~2mg/dl（17~34μmol/L）（Maisels and Kring 2002），或者偶尔会更高（Kaplan et al. 2006）。临床上显著反弹风险增加的婴儿包括：胎龄 <37 周的婴儿，患溶血性疾病的婴儿，出生住院期间接受过光疗的婴儿（Maisels and Kring 2002；Kaplan et al. 2006）。通常没有必要让婴儿留在医院观察是否出现反弹（Maisels and Kring 2002；Yetman et al. 1998），但对于出生住院期间需要接受光疗以及已明确患有溶血性疾病的婴儿来说，应在出院 24 小时后跟踪观察胆红素水平。

76.5.8 日光暴露

日光可以降低血清胆红素水平（Cremer et al. 1958），但如何让裸体新生儿安全地在室外或室内暴露于太阳下（并避免晒伤）时涉及的实际困难使得发达国家不能将日光作为可靠的方法使用。但是，在缺乏使用标准光疗设备和持续供电的中低收入国家，使用特殊滤光片在实现有效和安全的光疗方面已经取得了进展（Slusher et al. 2014，2015）。

76.5.9 家庭光疗

迫于经济压力和社会压力，分娩后婴儿过早出院让家庭光疗在美国非常盛行。如果使用恰当并充分监测 TSB 水平，家庭光疗对婴儿没有明显的危害，而且比医院治疗便宜很多（Slater and Brewer 1984；Rogerson et al. 1986）。新型 LED 床垫和毛毯的研发能够更加容易和有效地实施家庭光疗。

76.6 换血

即使换血疗法目前已经不常被用来预防核黄

痘,但它仍然是一项十分重要的干预措施(Watchko 2000)。预防性使用 Rh 免疫球蛋白预防 Rh 溶血性疾病以及光疗的有效运用使得换血次数大幅下降(Maisels 1996)。在 NICHD 新生儿协作网的研究中(Morris et al. 2008),1 974 名接受了光疗的 ELBW 婴儿中,只有 5 名婴儿需要换血(0.25%)。目前,一般完成 3 年培训计划的儿科住院医师可能从未执行甚至从未见过换血操作。表 76.1、表 76.2 和表 76.3 及图 76.2 列出了足月儿和早产儿换血的适应证。

考虑到胆红素与血管中的白蛋白有很高的亲和力,双倍血容量换血(double volume exchange transfusion,DVET)的效率是换入的白蛋白质量的函　数(Valaes 1963;Sproul and Smith 1964;Watchko 2014),认识到这一点很重要。因此,应使用高血浆量(即较低的血细胞比容,大约 35%~40%)的供体血液来增加换血过程中引入婴儿循环的未和胆红素结合的白蛋白的量(Valaes 1963;Sproul and Smith 1964;Watchko 2014)。这是进行换血的基本方面,也是优化此干预措施有效性的必要条件。

当出现急性胆红素脑病的中晚期症状时,应进行换血。更具体地说,2004 年 AAP 关于高胆红素血症的声明明确指出:建议对患有黄疸并表现出急性胆红素脑病的中期至晚期的迹象(肌张力增高、弓形弯曲、颈部后仰、角弓反张、发热、哭声高尖)的新生儿立即换血(American Academy of Pediatrics, Subcommittee on Hyperbilirubinemia 2004)。该建议与报道(Harris et al. 2001;Hansen et al. 2009)一致,至少有一些这样治疗的婴儿可以完全避免胆红素的不良影响,而没有慢性胆红素脑病(核黄疸)。另一方面,如同先前观察到的,TSB 的自发下降伴随急性胆红素脑病中至晚期体征的临床发作的情况也会发生。这表明胆红素从血清进入大脑的量增加,通常是预后不良的先兆,而不是临床改善的先兆(Ackerman et al. 1971)。

对于中度至重度性胆红素脑病患儿,换血是很紧急的,所以建议紧急状态下使用未来及时治疗(Sims 2011)。尽管换血会迅速降低血清胆红素水平(Sisson et al. 1958),但有很多原因导致换血结果欠佳,并不能完全达到治疗效果。首先,紧急发放的非交叉配血的血液是的浓缩红细胞(packed red blood cells,PRBC),它存在于含有防腐剂的添加液中,血浆白蛋白数量有限,白蛋白浓度仅为 0.3~0.5g/dl。鉴于 DVET 的效率取决于换入的白蛋白的质量

(Valaes 1963;Sproul and Smith 1964;Watchko 2014),因此使用 PRBC 去除胆红素的可能性要低得多。此外,由于 PRBC 的白蛋白浓度非常低,在连续的等份血液交换过程中,婴儿的血清白蛋白水平会随着血清胆红素的下降而下降造成严重的低蛋白血症,这是不利的结果。确实,总的来说,目前尚不清楚是否单独使用 PRBC 会去除足够的胆红素从而防止持续的神经毒性,防止由此产生的明显的低白蛋白血症。PRBC 的血细胞比容约为 55%~70%,因此使用 PRBC 进行换血会提高新生儿的血细胞比容,减少血容量,从而进一步降低阻碍内源白蛋白与胆红素的结合。在接受大量 PRBC 的新生儿中,红细胞增多症和潜在的高黏度血症也受到关注。另一方面,尽管 RBC 结合胆红素的能力是白蛋白亲和力的百分之一(Lamola et al. 1979),但无论如何,在 DVET 中,可用于结合胆红素的 RBC 的质量是可观的,因此会发生 RBC 清除胆红素的情况。此外,由于进行双倍血容量的换血可以减少婴儿 87% 的血容量,因此使用 PRBC(少量的胆红素)应起到稀释作用,同时清除血液中含有升高的胆红素水平的血清。尽管过去已使用沉淀的红细胞进行换血(Sisson et al. 1958),但仍缺乏呈现上述问题的数据。

换血的理想替代液体是全血。将 PRBC 与血浆混合以达到所需的血细胞比容(通常为 35%~40%,以优化换血过程中引入婴儿循环的未与胆红素结合的白蛋白的量)。解冻血浆和重新配制 PRBC 所需的时间约为 2~3 小时。但是,为了确保安全输血,血库还必须确定母血中是否存在抗红细胞抗体,如果存在,则需要找到兼容的 PRBC。确定是否存在抗体可能需要大约 1 个小时,如果存在,则确定其为何种抗体可能还要花费几个小时。另外,换血的血液需要进行辐照,尽管使用辐照器进行血液辐照在约 5 分钟内即可完成,但总的来说血库通常需要至少 4 小时的时间来找到兼容的 PRBC,并准备好全部血液以进行双倍血容量的换血。值得注意的是,在 Hansen 的关于急性中度胆红素脑病可逆性的报告中(Hansen et al. 2009),入院与开始 DVET 之间的时间间隔为 3.5~9 小时,平均为 6.5 小时(Watchko 2014)。

76.6.1　换血的风险

表 76.6 列出了换血的潜在并发症,最近已进

行了综述(Ip et al. 2004)。换血相关的发病率和死亡率主要取决于换血前婴儿的临床状态,患病早产儿风险较高,而相对健康的足月儿和近足月儿风险很低(Jackson 1997;Patra et al. 2004)。有趣的是,使用脐静脉和脐动脉置管(umbilical artery catheterization,UAC)共同换血更有可能出现不良反应(Patra et al. 2004)。尽管这可能与病人本身的病情而不是因为换血导致使用了 UAC 有关,但在控制已有的新生儿发病率的情况下,通过 UAC 和脐静脉进行换血的婴儿与通过其他途径换血的婴儿相比,不良事件的发生风险可增加 5 倍(Patra et al. 2004)。

表 76.6　换血的潜在并发症

心血管系统	心律失常
	心搏骤停
	容量超负荷
	空气栓塞或血栓栓塞
	血栓形成
	血管痉挛
血液系统	红细胞镰变(捐献血)
	血小板减少
	出血(捐献血过量肝素化)
	移植物抗宿主病
	捐献血受到机械性或热损伤
消化系统	坏死性小肠结肠炎
血生化改变	高钾血症
	高钠血症
	低钙血症
	低镁血症
	酸中毒
	低血糖
感染	细菌
	病毒(肝炎病毒,巨细胞病毒)
	疟疾
其他	低体温
	脐静脉穿孔
	药物损失
	窒息

经许可引自 Watchko 2000。

76.7　药物治疗

治疗高胆红素血症采用的药剂可加速一般新陈代谢途径,从而清除胆红素,抑制胆红素的肠肝循环,阻碍原血红素退化或溶血作用,干扰胆红素的形成。

76.7.1　减少胆红素产生

目前,临床上唯一应用的药物是静脉注射免疫球蛋白(intravenous immune globulin,IVIG)。IVIG 可通过阻断 Fc 受体(Hammerman et al. 1996a)来抑制免疫介导的溶血(Hammerman et al. 1996a)。较早的对照试验和系统评价表明,给 Rh 或 ABO 溶血病患儿使用 IVIG 可以显著减少换血的需要(Rubo et al. 1992;Dagoglu et al. 1995;Voto et al. 1995;Loubo et al. 1992;Loubo et al. 1992;Gottstein and Cooke 2003;Hammerman et al. 1996b)。相反,最近的随机对照试验表明,IVIG 对 Rh 溶血性疾病新生儿无益(Smits-Wintjens et al. 2011;Santos et al. 2013)。另外,最近的系统评价和荟萃分析得出结论,当此类研究的偏倚风险较低时,IVIG 在新生儿 Rh 溶血性疾病中的作用尚不确定,而在偏倚风险较高的研究中,IVIG 的疗效可能有益处。作者还得出结论,IVIG 在 ABO 溶血病中的作用尚不明确,因为研究表明受益者的偏倚风险很高(Louis et al. 2014)。有报道称坏死性小肠结肠炎与 IVIG 的使用有关(Figueras-Aloy et al. 2010;Kara et al. 2013;Navarro et al. 2009;Krishnan and Pathare 2011)引起了关注,尽管这可能是产品说明警示(Krishnan and Pathare 2011;Krishnan and Pathare 2012),IVIG 的使用剂量从出生后 2 小时内给予 500mg/kg 到连续 3 天每天给予 800mg/kg 不等。鉴于上述有争议的信息,很难在同族免疫溶血性疾病中就 IVIG 的使用提供可靠的建议。当进行了密集的光疗,TSB 仍上升且在换血水平 2~3mg/dl(34~51μmol/L)以内时,可以考虑使用 IVIG(American Academy of Pediatrics,Subcommittee on Hyperbilirubinemia 2004)(见图 76.2)。

微粒体血红素加氧酶对于血红素转化为胆红素是必不可少的,这是血红素变成胆红素的限速步骤。SnMP 是血红素加氧酶强效抑制剂,可有效降低 TSB 水平,从而减少足月儿和早产儿对光疗的需求(Kappas 2004)。SnMP 可以暂时降低 Crigler-Najjar

综合征患者的 TSB 水平（Rubaltelli et al. 1989），降低 Rh 溶血病患儿的换血需求（Kappas et al. 2001）。至今，已有超过 1 000 名新生儿在临床对照试验中注射了 SnMP，但是该药物在美国仍然有待获得 FDA 的批准，目前仍然用于随机对照试验的研究课题。其他金属卟啉也具有临床前景，并且仍在进行研究（Schulz et al. 2012）。

参考文献

Ackerman BD, Dyer GY, Taylor PM (1971) Decline in serum bilirubin concentration coincident with clinical onset of kernicterus. Pediatrics 48:647–650

Ahlfors CE (1994) Criteria for exchange transfusion in jaundiced newborns. Pediatrics 93:488–494

American Academy of Pediatrics, Subcommittee on Hyperbilirubinemia (2004) Clinical practice guideline: management of hyperbilirubinemia in the newborn infant 35 or more weeks of gestation. Pediatrics 114:297–316

American Association of Blood Banks Technical Manual Committee (2002) Perinatal issues in transfusion practice. In: Brecher M (ed) Technical manual. American Association of Blood Banks, Bethesda, pp 497–515

Amin SB, Ahlfors CE, Orlando MS et al (2001) Bilirubin and serial auditory brainstem responses in premature infants. Pediatrics 107:664–670

Arnold C, Tyson JE, Cuadrado ME et al (2015) Cycled phototherapy: a safer effective treatment for small premature infants. EPAS 1582.605

Aycicek A, Erel O (2007) Total oxidant/antioxidant status in jaundiced newborns before and after phototherapy. J Pediatr (Rio J) 83:319–322

Bender GJ, Cashore WJ, Oh W (2007) Ontogeny of bilirubin-binding capacity and the effect of clinical status in premature infants born at less than 1300 grams. Pediatrics 120:1067–1073

Benders MJNL, van Bel F, van de Bor M (1999) Haemodynamic consequences of phototherapy in term infants. Eur J Pediatr 158:323–328

Bratlid D, Nakstad B, Hansen TW (2011) National guidelines for treatment of jaundice in the newborn. Acta Paediatr 100:499–505

Brown AK, Kim MH, Wu PYK et al (1985) Efficacy of phototherapy in prevention and management of neonatal hyperbilirubinemia. Pediatrics 75:393–400

Cashore WJ (1980) Free bilirubin concentrations and bilirubin-binding affinity in term and preterm infants. J Pediatr 96:521–527

Cashore WJ, Oh W (1982) Unbound bilirubin and kernicterus in low birthweight infants. Pediatrics 69:481–485

Cashore WJ, Oh W, Brodersen R (1983) Reserve albumin and bilirubin toxicity index in infant serum. Acta Paediatr Scand 72:415–419

Cnattingius S, Zack MM, Ekbom A et al (1995) Prenatal and neonatal risk factors for childhood lymphatic leukemia. J Natl Cancer Inst 87:908–914

Cremer RJ, Perryman PW, Richards DH (1958) Influence of light on the hyperbilirubinemia of infants. Lancet 1:1094–1097

Csoma Z, Hencz P, Orvos H et al (2007) Neonatal blue-light phototherapy could increase the risk of dysplastic nevus development. Pediatrics 119:1036–1037

Dagoglu T, Ovali F, Samanci N et al (1995) High-dose intravenous immunoglobulin therapy for haemolytic disease. J Internat Med Res 23:264–271

Dahlquist G, Kallen B (2003) Indications that phototherapy is a risk factor for insulin-dependent diabetes. Diabetes Care 26:247–248

Daood MJ, McDonagh AF, Watchko JF (2009) Calculated free bilirubin levels and neurotoxicity. J Perinatol 29:S14–S19

Djokomuljanto S, Quah BS, Surini Y et al (2006) Efficacy of phototherapy for neonatal jaundice is increased by the use of low-cost white reflecting curtains. Arch Dis Child Fetal Neonatal Ed 91:F439–F442

Dollberg S, Atherton HD, Hoath SB (1995) Effect of different phototherapy lights on incubator characteristics and dynamics under three modes of servocontrol. Am J Perinatol 12:55–60

Donneborg ML, Knudsen KB, Ebbesen F (2010) Effect of infants' position on serum bilirubin level during conventional phototherapy. Acta Paediatr 99:1131–1134

Ebbesen F, Brodersen R (1982) Risk of bilirubin acid precipitation in preterm infants with respiratory distress syndrome: Considerations of blood/brain bilirubin transfer equilibrium. Early Hum Dev 6:341–355

Ebbesen F, Nyboe J (1983) Postnatal changes in the ability of plasma albumin to bind bilirubin. Acta Paediatr Scand 72:665–670

Esbjorner E (1991) Albumin binding properties in relation to bilirubin and albumin concentrations during the first week of life. Acta Paediatr Scand 80:400–405

Figueras-Aloy J, Rodriguez-Miguelez JM, Iriondo-Sanz M et al (2010) Intravenous immunoglobulin and necrotizing enterocolitis in newborns with hemolytic disease. Pediatrics 125:139–144

Funato M, Tamai H, Shimada S, Nakamura H (1994) Vigintiphobia, unbound bilirubin, and auditory brainstem responses. Pediatrics 93:50–53

Gottstein R, Cooke R (2003) Systematic review of intravenous immunoglobulin in haemolytic disease of the newborn. Arch Dis Child Fetal Neonatol Ed 88:F6–F10

Govaert P, Lequin M, Swarte R et al (2003) Changes in globus pallidus with (pre) term kernicterus. Pediatrics 112:1256–1263

Haddock JH, Nadler HL (1970) Bilirubin toxicity in human cultivated fibroblasts and its modification by light treatment. Proc Soc Exp Biol Med 134:45–48

Hammerman C, Vreman HJ, Kaplan M et al (1996a) Intravenous immune globulin in neonatal immune hemolytic disease: does it reduce hemolysis? Acat Paediatr 85:1351–1353

Hammerman C, Kaplan M, Vreman HJ et al (1996b) Intravenous immune globulin in neonatal ABO isoimmunization: Factors associated with clinical efficacy. Biol Neonate 170:69–74

Hansen TWR (1997) Acute management of extreme neonatal jaundice – the potential benefits of intensified phototherapy and interruption of enterohepatic bilirubin circulation. Acta Paediatr 86:843–846

Hansen TWR, Nietsch L, Norman E et al (2009) Reversibility of acute intermediate phase bilirubin encephalopathy. Acta Paediatr 98:1689–1694

Harris MC, Bernbaum JC, Polin JR et al (2001) Developmental follow-up of breastfed term and near-term infants with marked hyperbilirubinemia. Pediatrics 107:1075–1080

Hegyi T, Graff M, Zapanta V et al (1986) Transcutaneous bilirubinometry. III. Dermal bilirubin kinetics under green and blue light phototherapy. Am J Dis Child 140:994–997

Hintz SR, Stevenson DK, Wong R et al (2011) Is phototherapy exposure associated with better or worse outcomes in 501- to 1000-g-birth-weight infants? Acta Paediatr 100:960–965

Hulzebos CV, Dijk PH, van Imhoff DE et al (2014) The bilirubin albumin ratio in the management of hyperbilirubinemia in preterm infants to improve neurodevelopmental outcome: a randomized controlled trial – the BARTrial. PLoS One 9, e99466

Ip S, Glicken S, Kulig J et al (2003) Management of neonatal hyperbilirubinemia. AHRQ Publication, Rockville

Ip S, Chung M, Kulig J et al (2004) An evidence-based review of important issues concerning neonatal hyperbilirubinemia. Pediatrics 114:e130–e153

Jackson JC (1997) Adverse events associated with exchange transfusion in healthy and ill newborns. Pediatrics 99, e7

Jährig K, Jährig D, Meisel P (1982) Dependence of the efficiency of phototherapy on plasma bilirubin concentration. Acta Paediatr Scand 71:293–299

Kaplan M, Kaplan E, Hammerman C et al (2006) Post-phototherapy neonatal bilirubin rebound: a potential cause of significant hyperbilirubinaemia. Arch Dis Child 91:31–34

Kappas A (2004) A method for interdicting the development of severe jaundice in newborns by inhibiting the production of bilirubin. Pediatrics 113:119–123

Kappas A, Drummond GS, Munson DP, Marshall JR (2001) Sn-mesoporphyrin interdiction of severe hyperbilirubinemia in Jehovah's Witness newborns as an alternative to exchange transfusion. Pediatrics 108:1374–1377

Kara S, Ulu-ozkan H, Yilmaz Y et al (2013) Necrotizing enterocolitis in a newborn following intravenous immunoglobulin treatment for haemolytic disease. J Coll Physicians Surg Pak 23:598–600

Keenan WJ, Novak KK, Sutherland JM et al (1985) Morbidity and mortality associated with exchange transfusion. Pediatrics (Suppl) 75:417–421

Kopelman AE, Brown RS, Odell GB (1972) The "bronze" baby syndrome: A complication of phototherapy. J Pediatr 81:466–472

Krishnan L, Pathare A (2011) Necrotizing enterocolitis in a term neonate following intravenous immunoglobin therapy. Indian J Pediatr 78:743–744

Krishnan L, Pathare A (2012) Author's Reply. Correspondence in regard to necrotizing enterocolitis in a term

neonate following intravenous immunoglobulin therapy. Indian J Pediatr 79:1677

Lai YC, Yew YW 2015 Neonatal blue light phototherapy and melanocytic nevus count in children: a systemic review and meta-analysis of observational studies. Ped Dermatology https://doi.org/10.1111/pde.12730. [Epub ahead of print]

Lamola AA, Eisinger J, Blumberg WE et al (1979) Fluorometric study of the partition of bilirubin among blood components: basis for rapidmicorassays of bilirubin and bilirubin binding capacity in whole blood. Anal Biochem 100:25–42

Lau SP, Fung KP (1984) Serum bilirubin kinetics in intermittent phototherapy of physiological jaundice. Arch Dis Child 59:892–894

Lightner DA, McDonagh AF (1984) Molecular mechanisms of phototherapy for neonatal jaundice. Acc Chem Res 17:417–424

Lipsitz PJ, Gartner LM, Bryla DA (1985) Neonatal and infant mortality in relationship to phototherapy. Pediatrics 75(Suppl):422–441

Louis D, More K, Oberoi S et al (2014) Intravenous immunoglobulin in isoimmune haemolytic disease of newborn: an updated systematic review and meta-analysis. Arch Dis Child Fetal Neonatal 99:F1–F7

Maayan-Metzger A, Yosipovitch G, Hadad E et al (2001) Transepidermal water loss and skin hydration in preterm infants during phototherapy. Am J Perinatol 18:393–396

Maisels MJ (1996) Why use homeopathic doses of phototherapy? Pediatrics 98:283–287

Maisels MJ (2001) Phototherapy – traditional and nontraditional. J Perinatol 21:S93–S97

Maisels MJ, Kring E (2002) Rebound in serum bilirubin level following intensive phototherapy. Arch Pediatr Adolesc Med 156:669–672

Maisels MJ, Kring EA (2006a) Does intensive phototherapy produce hemolysis in newborns of 35 or more weeks gestation? J Perinatol 26:498–500

Maisels MJ, Kring E (2006b) The contribution of hemolysis to early jaundice in normal newborns. Pediatrics 118:276–279

Maisels MJ, McDonagh AF (2008) Phototherapy for neonatal jaundice. N Engl J Med 358:920–928

Maisels MJ, Watchko JF (2003) Treatment of jaundice in low birthweight infants. Arch Dis Child Fetal Neonatol Ed 88:F459–F463

Maisels MJ, Kring EA, DeRidder J (2007) Randomized controlled trial of light-emitting diode phototherapy. J Perinatol 27:565–567

Maisels MJ, Watchko JF, Bhutani VK, Stevenson DK (2012) An approach to the management of hyperbilirubinemiain the preterm infant less than 35 weeks of gestation. J Perinatol 32:660–664

Mallon E, Wojnarowska F, Hope P, Elder G (1995) Neonatal bullous eruption as a result of transient porphyrinemia in a premature infant with hemolytic disease of the newborn. J Am Acad Dermatol 33:333–336

Martinez JC, Maisels MJ, Otheguy L et al (1993) Hyperbilirubinemia in the breastfed newborn: a controlled trial of four interventions. Pediatrics 91:470–473

Maurer HM, Kirkpatrick BV, McWilliams NB et al (1985) Phototherapy for hyperbilirubinemia of hemolytic disease of the newborn. Pediatrics (Suppl) 75:407–412

McDonagh AF (1990) Is bilirubin good for you? Clin Perinatol 17:359–369

McDonagh AF, Maisels MJ (2006) Bilirubin unbound: deja vu all over again? Pediatrics 117:523–525

Messner KH, Maisels MJ, Leure-DuPree AE (1978) Phototoxicity to the newborn primate retina. Invest Ophthalmol Vis Sci 17:178182

Moll M, Goelz R, Naegele T, Wilke M, Poets CF (2011) Are recommended phototherapy thresholds safe enough for extremely low birth weight (ELBW) infants? A report on 2 ELBW infants with kernicterus despite only moderate hyperbilirubinemia. Neonatology 99:90–94

Morris BH, Oh W, Tyson JE et al (2008) Aggressive vs. conservative phototherapy for infants with extremely low birth weight. New Engl J Med 359:1885–1896

Mreihil K, McDonagh AF, Nakstad B et al (2010) Early isomerization of bilirubin in phototherapy of neonatal jaundice. Pediatr Res 67:656–659

Mreihil K, Madsen P, Nakstad B et al (2015) Early formation of bilirubin isomers during phototherapy for neonatal jaundice: effects of single vs. double flourescent lamps vs. photodiodes. Pediatr Res 78:56–62

Nakamura H, Yonetani M, Uetani Y et al (1992) Determination of serum unbound bilirubin for prediction of kernicterus in low birth weight infants. Acta Paediatr Jpn 54:642–647

National Institute for Health and Clinical Excellence (2010) Neonatal jaundice. www.nice.org.uk/CG98

Navarro M, Negre S, Matoses ML et al (2009) Necrotizing enterocolitis following the use of intravenous immunoglobulin for haemolytic disease of the newborn. Acta Paediatr 98:1214–1217

Newman TB, Maisels MJ (1990) Does hyperbilirubinemia damage the brain of healthy full-term infants? Clin Perinatol 17:331–358

Newman TB, Liljestrand P, Jeremy RJ et al (2006) Outcomes among newborns with total serum bilirubin levels of 25 mg per deciliter or more. N Engl J Med 354:1889–1900

Newman TB, Kuzniewicz MW, Liljestrand P et al (2009) Numbers needed to treat with phototherapy according to American academy of pediatrics guidelines. Pediatrics 123:1352–1359

Oh W, Tyson JE, Fanaroff AA et al (2003) Association between peak serum bilirubin and neurodevelopmental outcomes in extremely low birth weight infants. Pediatrics 112:773–779

Oh W, Stevenson DK, Tyson JE et al (2010) Influence of clinical status on the association between plasma total and unbound bilirubin and death or adverse neurodevelopmental outcomes in extremely low birth weight infants. Acta Paediatr 99:673–678

Paller AS, Eramo LR, Farrell EE et al (1997) Purpuric phototherapy-induced eruption in transfused neonates: relation to transient porphyrinemia. Pediatrics 100:360–364

Patra K, Storfer-Isser A, Siner B (2004) Adverse events associated with neonatal exchange transfusion in the 1990s. J Pediatr 144:626–631

Procianoy RS, Silveira RC, Fonseca LT et al (2010) The influence of phototherapy on serum cytokine concentrations in newborn infants. Am J Perinatol 27:375–379

Rennie JM, Sehgal A, De A et al (2009) Range of UK practice regarding thresholds for phototherapy and exchange transfusion in neonatal hyperbilirubinaemia. Arch Dis Child Fetal Neonatol Ed 94:F323–F327

Robertson L, Harrild K (2010) Maternal and neonatal risk factors for childhood type 1 diabetes: a matched case–control study. BMC Public Health 10:281

Rogerson AG, Grossman ER, Gruber HS et al (1986) 14 years of experience with home phototherapy. Clin Pediatr 25:296–299

Roman E, Ansell P, Bull D (1997) Leukaemia and non-Hodgkin's lymphoma in children and young adults: are prenatal and neonatal factors important determinants of disease? Brit J Cancer 76:406–415

Rubaltelli FF, Jori G, Reddi E (1983) Bronze baby syndrome: A new porphyrin-related disorder. Pediatr Res 17:327–330

Rubaltelli FF, Guerrini P, Reddi E, Jori G (1989) Tin-protoporphyrin in the management of children with Crigler-Najjar disease. Pediatrics 84:728–731

Rübo J, Albrecht K, Lasch P et al (1992) High-dose intravenous immune globulin therapy for hyperbilirubinemia caused by Rh hemolytic disease. J Pediatr 121:93–97

Santos MC, Sa CA, Gomes SC, Camacho LA et al (2013) High-dose intravenous immunoglobulin therapy for hyperbilirubinemia due to Rh hemolytic disease: a randomized clinical trial. Transfusion 53:777–782

Scheidt PC, Graubard BI, Nelson KB et al (1991) Intelligence at six years in relation to neonatal bilirubin level: follow-up of the National Institute of Child Health and Human Development Clinical Trial of Phototherapy. Pediatrics 87:797–805

Schulz S, Wong RJ, Vreman HJ et al (2012) Metalloporphyrins – an update. Front Pharmacol 3:68

Sedlak TW, Snyder SH (2004) Bilirubin benefits: cellular protection by a biliverdin reductase antioxidant cycle. Pediatrics 113:17761782

Seidman DS, Moise J, Ergaz Z et al (2003) A prospective randomized controlled study of phototherapy using blue and blue-green light-emitting devices, and conventional halogen-quartz phototherapy. J Perinatol 23:123–127

Shinwell ES, Sciaky Y, Karplus M (2002) Effect of position changing on bilirubin levels during phototherapy. J Perinatol 22:226–229

Silberberg DH, Johnson L, Schutta H et al (1970) Effects of photodegradation products of bilirubin on myelinating cerebellum cultures. J Pediatr 77:613–618

Sims ME (2011) Legal briefs: Kernicterus still preventable. NeoReviews 12:e727–e730

Sisson TR, Whalen LE, Telel A (1958) A comparison of effects of whole blood and sedimented erythrocytes in exchange transfusion. Pediatrics 21:81–89

Slater L, Brewer MF (1984) Home versus hospital phototherapy for term infants with hyperbilirubinemia: a comparative study. Pediatrics 73:515–519

Slusher TM, Vreman HJ, Olusanya BO et al (2014) Safety and efficacy of filtered sunlight in treatment of jaundice in African neonates. Pediatrics 133:e1568–e1574

Slusher TM, Olusanya BO, Vreman HJ et al (2015) A randomized trial of phototherapy with filtered sunlight in African neonates. New Engl J Med 373:1115–1124

Smits-Wintjens VEHJ, Walther FJ et al (2011) Intravenous immunoglobulin in neonates with rhesus hemolytic disease: a randomized controlled trial. Pediatrics 127: 680–686

Sproul A, Smith L (1964) Bilirubin equilibration during exchange transfusion in hemolytic disease of the newborn. J Pediatr 65:12–26

Strauss KA, Robinson DL, Vreman HJ et al (2006) Management of hyperbilirubinemia and prevention of kernicterus in 20 patients with Crigler-Najjar disease. Eur J Pediatr 165:306–319

Sugama S, Soeda A, Eto Y (2001) Magnetic resonance imaging in three children with kernicterus. Pediatr Neurol 25:328–331

Tan KL (1982) The pattern of bilirubin response to phototherapy for neonatal hyperbilirubinemia. Pediatr Res 16:670–674

Tatli MM, Minnet C, Kocyigit A et al (2008) Phototherapy increases DNA damage in lymphocytes of hyperbilirubinemic neonates. Mutat Res 654:93–95

Tonz O, Vogt J, Filippini L et al (1975) Severe light dermatosis following phototherapy in a newborn infant with congenital erythropoietic uroporphyria. Helv Paediatr Acta 30:47–56

Tyson JE, Pedroza C, Langer J et al (2012) Does aggressive phototherapy increase mortality while decreasing profound impairment among the smallest and sickest newborns? J Perinatol 32:677–684

Valaes T (1963) Bilirubin distribution and dynamics of bilirubin removal by exchange transfusion. Acta Paediatr 52(suppl 149):1–115

Valaes T, Petmezaki S, Henschke C et al (1994) Control of jaundice in preterm newborns by an inhibitor of bilirubin production: studies with tin-mesoporphyrin. Pediatrics 93:1–11

Vandborg PK, Hansen BM, Greisen G et al (2012) Dose–response relationship of phototherapy for hyperbilirubinemia. Pediatrics 130:e352–e357

Vogl TP, Hegyi T, Hiatt IM et al (1978) Intermittent phototherapy in the treatment of jaundice in the premature infant. J Pediatr 92:627–630

Voto LS, Sexer H, Ferreiro G et al (1995) Neonatal adminstration of high-dose intravenous immunoglobulin and rhesus hemolytic disease. J Perinat Med 23:443–451

Vreman HJ, Wong RJ, Stevenson DK (2004) Phototherapy: current methods and future directions. Semin Perinatol 28:326–333

Watchko JF (2000) Exchange transfusion in the management of neonatal hyperbilirubinemia. In: Maisels MJ, Watchko JF (eds) Neonatal Jaundice. Harwood Academic Publishers, London, pp 169–176

Watchko JF (2014) Recent advances in the management of neonatal jaundice. Res Rep Neonatol 4:183–193

Watchko JF (2016) Bilirubin-induced neurotoxicity in the preterm neonate. Clin Perinatol 43:297–311

Watchko JF, Maisels MJ (2014) The enigma of low bilirubin kernicterus in premature infants:why does it still occur, and is it preventable? Semin Perinatol 38:397–406

Watchko JF, Tiribelli C (2013) Bilirubin-induced neurologic damage – mechanisms and management approaches. N Engl J Med 369:2021–2030

Wennberg RP, Ahlfors CE, Bhutani V et al (2006) Toward understanding kernicterus: a challenge to improve the management of jaundiced newborns. Pediatrics 117:474–485

Yamauchi Y, Casa N, Yamanouchi I (1989) Is it necessary to change the babies' position during phototherapy? Early Hum Dev 20:221–227

Yetman RJ, Parks DK, Huseby V et al (1998) Rebound bilirubin levels in infants receiving phototherapy. J Pediatr 133:705–707

77 新生儿肝病的病理和治疗

Giuseppe Maggiore, Silvia Riva, and Marco Sciveres

余章斌　翻译，韩树萍　王斌　审校

目录

缩写词

AAT	Alpha-1-antitrypsin	α_1-抗胰蛋白酶
AATD	Alpha-1-antitrypsin deficiency	α_1-抗胰蛋白酶缺乏
AGS	Alagille syndrome	Alagille 综合征
ALF	Acute liver failure	急性肝衰竭
BA	Biliary atresia	胆道闭锁
EFA	Essential fatty acids	必需脂肪酸
HFI	Hereditary fructose intolerance	遗传性果糖不耐受
HT1	Hereditary tyrosinemia type 1	遗传性 1 型酪氨酸血症

MAS	Macrophage activation syndrome	巨噬细胞活化综合征
NALF	Neonatal acute liver failure	新生儿急性肝衰竭
NBAS	Neuroblastoma-amplified sequence	神经母细胞瘤扩增序列
NH	Neonatal hemochromatosis	新生儿血色素沉着病
PFIC	Progressive familial intrahepatic Cholestasis	进行性家族性肝内胆汁淤积症
PI	Protease inhibitor	蛋白酶抑制剂
SGA	Small for gestational age	小于胎龄儿
VKDB	Vitamin K deficiency bleeding	维生素 K 缺乏出血
γGT	Gamma-glutamyl transpeptidase	γ- 谷氨酰转肽酶

摘要

新生儿肝病主要有两种不同的综合征表现:新生儿胆汁淤积和新生儿肝功能衰竭。无论何种情况,快速诊断都是必要的。胆汁淤积通常表现为黄疸时间延长,或黄疸时间不长但伴有迟发性维生素 K 缺乏相关出血综合征。每 2 500 位小儿中约有 1 位小儿患有胆汁淤积。它的病因谱相当宽泛,其中不乏预后较差的情况。

长时间黄疸的诊断方法隶属于初级儿保医生,包括通过观察异常的粪便或尿液的颜色结合总胆红素或直接胆红素的测定综合判断;通过单次肌内注射维生素 K₁ 防止维生素 K 缺乏出血相关并发症;应在提示性的临床影像表现下,尽早怀疑胆道闭锁,因为良好的手术结果还取决于早发现;并能够尽早将婴儿转至儿童期肝胆疾病治疗经验丰富的中心。

新生儿急性肝衰竭是一种罕见且具有挑战性的疾病。新生儿急性肝衰竭是一个病初难以识别的多病因综合征。与识别可能表明需要特定饮食和药物治疗的病因一样重要的是,选择适合肝移植的婴儿,因为该病的死亡率很高,只有 25% 的婴儿能在自体肝移植情况下存活。新生儿急性肝衰竭的治疗需要支持新生儿直到肝再生或肝移植。

77.1 要点

- 新生儿肝病主要有两种不同的综合征表现:新生
儿胆汁淤积和新生儿肝功能衰竭。无论何种情况,快速诊断都是必要的。
- 胆汁淤积是继发于感染、先天性代谢异常、遗传性疾病或胆道闭锁。
- 胆汁淤积通常表现为黄疸时间延长,或黄疸时间不长但伴有迟发性维生素 K 缺乏相关出血综合征。
- 长期黄疸(超过 2 周)均应视为病理性的,并需要通过临床特征、实验室检查和超声检查进行精准诊断。
- 新生儿胆汁淤积症的治疗是基于胆道闭锁的早期诊断;通过单次肌内注射维生素 K₁ 防止维生素 K 缺乏出血相关并发症;以及早期转诊到具有适当专业知识的中心。
- 胆汁淤积症的治疗依赖于胆道闭锁的外科手术(Kasai 手术)、针对病因的特殊内科治疗(只要有可能)、熊去氧胆酸和营养治疗等支持性护理。
- 新生儿急性肝功能衰竭是一种罕见的多病因综合征,其特征是存在严重的凝血病,伴有或不伴有肝性脑病,出现在没有已知肝病病史的新生儿中。
- 新生儿急性肝衰竭可能是胎儿期起病,出生时失代偿,或是围产期起病,在出生后 4 周症状开始出现。
- 新生儿急性肝衰竭最常见的病因是肝脏代谢紊乱和围产期获得性感染。
- 新生儿急性肝衰竭的管理需要高强度的生命支持,并需转诊至小儿肝病部门以进行肝移植的早期评估。

77.2 新生儿胆汁淤积

胆汁淤积与胆汁的流出量减少有关,从而导致通过肝脏和胆汁排泄的物质在肝外组织中蓄积,如胆红素、胆固醇、胆酸。由于在新生儿胆汁分泌尚未成熟,血清胆酸会出现生理性升高。胆汁淤积是长期的、永久的胆汁分泌异常的病理状态,常见继发于多种病因如感染、先天代谢异常,或胆道的遗传性疾病。

生理性黄疸是以血清间接(未结合)胆红素升高为主,而胆汁淤积性黄疸特点是结合胆红素升高。当血清总胆红素高达 5mg/dl 时,直接胆红素浓度 >1mg/dl 被认为是异常的。当胆红素浓度大于 5mg/dl 时,直接胆红素含量超过总胆红素的 20% 即为异常值。必须指出的是,通常用于测量胆红素的方法,重氮反应或范登伯格反应,并不是专门测量结合胆红素,而是直接胆红素,它包括结合胆红素和 δ- 胆红素部分。

新生儿中胆汁淤积常表现为持续性或频发性黄疸,并伴有迟发性维生素 K 缺乏相关出血综合征。胆汁淤积性黄疸常表现为白陶土样便和尿胆原升高导致的尿液变深。较为罕见的是维生素 D 吸收不良和缺乏导致的低钙血性癫痫发作。多数患者表现持续的肝大,其中一半的患者伴有脾增大。新生儿期无瘙痒,4 个月龄幼儿可出现。一旦新生儿发生持续性黄疸超过两周应该考虑病理性原因,需要进一步明确诊断。

每 2 500 个小儿中约有 1 例小儿患有胆汁淤积。它的病因较多,其中不乏预后较差原因,譬如最常见的病理性改变是胆道闭锁(BA)。表 77.1 列出了新生儿胆汁淤积症的常见病因。对于持续性黄疸的病因诊断如下:

- 通过观察异常的粪便或尿液的颜色判断胆汁淤积,并通过测定总胆红素或直接胆红素来判断;
- 通过给予单次肌内注射维生素 K_1 防止维生素 K 缺乏相关出血并发症。如果临床信息支持早期 BA,应准确诊断,因为早期的诊断有利于手术预后;
- 早期检查确诊的婴儿,应及时转诊至经验丰富的儿童肝胆疾病治疗中心。

77.3　新生儿胆汁淤积的基本病因

77.3.1　胆道闭锁

BA 是一组原因不明的肝内外胆管的闭锁。在欧美地区新生儿的发病率在 1/14 000~1/20 000。BA 的患儿多在一岁以内自发进展为肝硬化和肝衰竭。其治疗主要是外科手术:Kasai 术或肝肠吻合术,对应于肝门和肠道 Roux 环之间的小肠消化吻合术,如果手术失败,则进行肝移植(Chardot 2006)。胆管闭锁似乎是由很多病因导致的一种较明显的病理表现,其中包括围产期损伤导致的免疫介导的肝外胆管闭合和胚胎期的肝内胆管分支在正常形态发育中出现的缺陷(Petersen and Davenport 2013)。肝门肠造口术成功与否在于是否能够早期进行诊断和手术治疗(Serinet et al. 2009)。但可惜的是,新生儿通常

表现健康,胎便很少变色,大便变色也不明显,黄疸也很温和。在 BA 的高发地域,如中国台湾(1/2 700),通过粪便比色卡来进行筛选的方式已经取得了很好的推广。Kasai 术的结果取决于 6 周龄之前的早期诊断和手术处理的技术。Kasai 术的长期预后数据提示,10 年的生存率仅仅约 30%,20 年的生存率仅约 25%。现在针对 BA 患者的序贯治疗有着较好的生存率,接受治疗的患者中,有超过 90% 的患者生活质量良好。

表 77.1　新生儿胆汁淤积症的病因分析

病变部位	疾病
整体胆道	– 胆道闭锁
	– 新生儿期硬化性胆管炎
	– 硬化性胆管炎和 claudin I 蛋白缺陷相关的鱼鳞病
肝内胆管	• 感染
	– 产前:巨细胞病毒、弓形虫、梅毒、麻疹病毒
	– 围生期:播散性细菌感染
	– 产后:大肠杆菌肾盂肾炎
	• 遗传性胆汁淤积
	– 进行性家族性肝内胆汁淤积症(PFIC)
	– 良性复发性胆汁淤积症(BRIC)
	– TJP2 胆汁淤积性肝病
	– α_1 抗胰蛋白酶缺乏症
	– 囊性纤维化
	– 美国本土性家族遗传性胆汁淤积(Quebec)
	– NieMann-Pick II 型疾病
	– Gaucher 病
	– Wolman 病
	– 黏多糖蓄积病 VI 型和 VII 型
	– 黏多糖症 II
	– 过氧化物酶体异常(Refsum 病,Zellweger 病)
	– 肝细胞核因子 1β(HNF 1β)缺乏
	– 线粒体呼吸链疾病
	– 维生素 P 缺乏症
	– 组织因子装配缺陷(GRACILE 综合征)
	– 先天性原发性胆汁酸合成异常
	– 微绒毛包涵体病(MVID)
	• 胆汁淤积综合征
	– Alagille 综合征

续表

病变部位	疾病
肝内胆管	– Aagenas 综合征
	– 主动脉瓣上狭窄综合征（Williams 综合征）
	– Kabuchi 综合征
	– Hardikar 综合征
	– 纤维性骨营养不良综合征（McCune-Albright 综合征）
	– 关节挛缩、肾功能障碍和胆汁淤积综合征（ARC 综合征）
	– Donohuo 综合征（Leprechaunism）
	• 良性肝内胆汁淤积
	• 肠外营养导致胆汁淤积
	• 其他肝内胆汁淤积病因
	– 垂体柄中断综合征继发胆汁淤积
	– 先天性垂体功能减退症继发性胆汁淤积
	– 产妇垂体功能低下继发性胆汁淤积
	甲状腺功能亢进
	– 肝血管瘤病继发性胆汁淤积
	– 胎盘绒毛膜血管瘤继发性胆汁淤积
	– 先天性门体分流继发性胆汁淤积
	– 丙酮酸激酶缺乏引起的胆汁淤积
	– 溶血后胆汁淤积
	– 溶血后胆汁淤积
	– 药物性胆汁淤积
	– 隐源性肝内胆汁淤积
	– 新生儿狼疮继发胆汁淤积
肝外胆管	– 胆总管结石病
	– 胆管自发性穿孔
	– 先天性胆总管狭窄
	– 先天性胆总管扩张（胆总管囊肿）

77.3.2　暂时性（良性）新生儿胆汁淤积

暂时性（良性）新生儿胆汁淤积是多因素疾病，其中起主要作用是围产期疾病和胆汁分泌物不成熟引起的缺氧缺血性因素（Jacquemin et al. 1998）。风险因素包括早产、围产期窒息、胎龄低的出生体重、手术和肠外营养协同作用；发生围产期缺氧事

件的 SGA 新生儿胆汁淤积症的发生率高达 33%（Champion et al. 2012）。

胆汁淤积在出生后第一个月内发生。临床表现和病程是良性的，与原发性新生儿肝炎相似。所有患者临床体征和肝功能异常都会在出生后一年内恢复正常。肝活检通常表现为巨细胞肝炎，门脉纤维化和浸润，导管增生，甚至脂肪变性。

77.3.3　遗传性胆汁淤积

遗传性胆汁淤积包括肝胆及胆道罕见疾病的异质群体。这有时被限制到特定的地理区域，如 Aagenas 综合征病例（又称挪威胆汁淤积），其中复发性胆汁淤积与新生儿发病与淋巴水肿，或北美印第安儿童肝硬化、家族性肝内胆汁淤积症布瓦克里魁北克儿童的描述，通常表现为短暂性新生儿黄疸在一个健康的婴儿，但发展为胆汁性肝硬化。这种疾病与基因突变相关的 FLJ14728（也被称为 cirhin），在胎儿肝中特异表达的蛋白，还有未知的功能。

胆盐参与有效的肠肝循环，即分泌的大部分胆汁盐在回肠吸收。胆小管分泌胆盐在肠肝循环的驱动力，大多数遗传性疾病是由参与此过程的蛋白质缺陷引起的。

进行性家族性肝内胆汁淤积症（PFIC）至少是由编码肝胆转运蛋白的 3 个不同基因突变引起的（Davit-Spraul et al. 2009）。*FIC1* 基因的突变（也称为 *ATP8B1*）根据突变的位置、严重程度和合子性引起多种不同的疾病。最为人所知的是 PFIC 1 型，一种严重的早期胆汁淤积症，被称为 Byler 病，其特征是经常进展为胆汁性肝硬化。复发性胆汁淤积症称为良性复发性肝内胆汁淤积症（BRIC）1 型，而 *FIC1* 突变引起的其他表型为妊娠期肝内胆汁淤积症 1 型和格陵兰家族性胆汁淤积症，最初在格陵兰土著因纽特人家庭中描述，后来在 FIC1 相关疾病谱中重新发现。

同样，胆盐输出泵（*BSEP*）基因（也称为 *ABCB11*）中的突变会导致 PFIC 2 型或 BRIC 2 型以及妊娠期肝内胆汁淤积症 2 型甚至慢性胆结石病。PFIC 1 型和 2 型的血清 γ- 谷氨酰转移酶（γGT）活性偏低或正常。

PFIC 3 型是由 *MDR3* 基因（也称为 ABCB4）中的突变引起的，该基因编码小管膜中的磷脂转运蛋白。由于无法分泌磷脂，PFIC 3 型患者会产生富含

胆汁酸的游离胆汁,从而损害肝内胆管的胆管细胞。这些患者的血清 γGT 活性升高。

熊去氧胆酸治疗对部分缺损患者是有用的。肝移植是一种更为明确的治疗严重缺陷患者的方法。

治疗胆汁分泌单基因缺陷的一种新的有希望的工具是使用伴侣药物,在某些情况下,它可能增强其他功能性转运蛋白的小管定位。在一些具有错义突变的 PFIC 2 型患者中,由于 BSEP 突变体的误贩卖,在小管水平未检测到 BSEP。在这些患者中,一种众所周知的伴侣药物 4- 苯基丁酸酯已被证明可部分纠正体内外的误涂,从而显著改善临床状况(Gonzales et al. 2015)。

新生儿进行性胆汁淤积的另一个原因与 TJP2 突变有关,TJP2 是肝胆完整性必不可少的几类细胞 - 细胞连接的胞质成分。已经在患有家族性高胆固醇血症的阿米什人中发现了一个单一,不完全渗透的纯合子 TJP2 错义突变,这种病症表现为瘙痒,脂肪吸收不良和短暂性新生儿胆汁淤积,但没有进行性肝病的特征。相比之下,更严重的突变可能会破坏蛋白质的翻译,是造成进行性肝病的原因,与 PFIC 1 型和 2 型非常相似(Sambrotta et al. 2014)。这些患者的血清 γGT 可能正常或中等升高。

另一种类似于 PFIC 2 型的胆汁淤积性疾病可能发生在具有 MYO5B 基因缺陷的儿童中,其与微毛细包涵体疾病有关,是一种先天性肠细胞疾病,导致顽固性腹泻,通常需要肠道移植,而 VPS33B 或关节炎,肾功能不全胆汁淤积综合征中的 VIPAR 基因。在两种情况下,BSEP 蛋白尽管正确表达,但由于细胞内运输机制的缺陷而不能到达小管膜。

胆汁酸合成的先天性障碍是罕见的遗传病,可表现为新生儿胆汁淤积。这些疾病的特征在于不能合成正常的胆汁酸,并且积累了异常的胆汁酸和 / 或胆汁酸中间产物。胆固醇通过一系列反应(包括类固醇核的修饰和侧链的氧化)转化为胆酸和鹅去氧胆酸。已经表明,参与固醇核修饰和侧链修饰单一酶存在先天障碍,可以利用气相色谱 - 质谱和快速原子轰击质谱技术识别合成异常的胆汁酸或胆汁醇,以用于诊断。先天性胆汁酸合成障碍的患儿通常表现为胆汁淤积和血清胆汁酸正常或下降,血清 γGT 活性正常,不伴有瘙痒。若无法及时正确诊断,可导致肝衰竭或进行性慢性肝病。如果早期及时诊断,很多患儿口服胆汁酸治疗有着很好的临床反应。

影响类固醇核修饰的两个缺陷已经明确:

3β-OH-Δ5-C27 类固醇脱氢酶缺乏和 3- 酮 -Δ4- 类固醇 -5β- 还原酶缺乏。后者的诊断困难可能因为类似的代谢产物的排泄模式可以由于病毒或先天性胆汁酸的合成途径异常所引起的肝损伤而导致的。3β-OH-Δ5-C27 类固醇脱氢酶催化胆固醇向胆汁酸复合物转化的前几步。在编码基因 HSD3B7 出现常染色体隐性突变的患者不能合成胆汁酸,进展成胆汁淤积性黄疸和脂肪吸收不良(Jacquemin et al. 1994)。病理检查可能包括胆小管损伤引起纤维化导致门静脉血流受限,使小叶内胆汁淤积伴巨细胞转化和肝损伤。但小叶间胆管未受损伤。肝脏的超微结构表现为呈可逆的非特异性改变。鹅去氧胆酸的治疗产生有益的反馈机制,抑制异常胆汁酸的产生并增强胆汁排泄使肝脏疾病显著的改善。

侧链氧化缺损伴有脑腱黄瘤病的患者会导致胆汁醇合成,但脑腱黄瘤病患者没有胆汁淤积性肝病。他们的主要问题(神经损伤、动脉粥样硬化和黄瘤)是由组织中的胆固醇和胆固醇的积累造成的,而胆汁酸的前体是可能转移到胆甾烷醇的合成。如果鹅去氧胆酸抑制生产胆固醇异常代谢产物(由胆固醇 7α- 羟化酶抑制剂)和导致神经系统条件的改进。有缺陷的侧链氧化还发生在过氧化物酶体的紊乱,导致作为三羟基粪甾烷酸等 27 个碳原子的胆汁酸的积累。

Alagille 综合征(AGS)是一种常染色体显性遗传疾病,具有可变的外显率,患病率大约是每 70 000 名活产新生儿中有一名患儿(Alagille et al. 1987)。AGS 在新生儿期可能会表现为胆汁淤积甚至严重时会表现为 BA。AGS 的表现主要有 5 个特点:小叶间胆管闭锁导致的慢性胆汁淤积;周围性肺动脉狭窄,蝶形椎弓缺损,胚胎后毒素和特殊面容(图 77.1)。

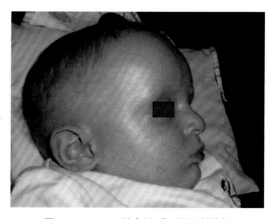

图 77.1 Alagille 综合征:典型的面部特征

在综合征的完整形式中,尽管存在不完整或部分形式,但观察到了所有 5 个特征。其他较不常见的特征包括发育迟缓、肾脏和骨骼异常,以及眼部异常(如视盘玻璃疣、视网膜血管弯曲、色素性视网膜病)和颅内血管异常。

Jagged 1(JAG1)已经证实和一个细胞表面上与胚胎发育中重要的信号转导通路相关蛋白质的编码基因相关。该蛋白在具有重要生物学意义的信号通路 Notch 信号通路中起作用,Norch 通路的缺陷可能损害血管生成。至少 70% AGS 鉴定到 JAG1 突变,虽然他们只在 30% 的情况下会有遗传继承。这些 JAG1 突变包括总基因的丢失,同所有区域的基因突变(移码突变、错义突变和错配突变)一样。治疗包括营养补充中链甘油三酯,必需脂肪酸和脂溶性维生素。肝移植已经成功地应用于治疗肝衰竭、门静脉高压症或严重的瘙痒和黄瘤病(图 77.2)患者。

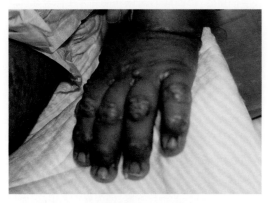

图 77.2 Alagille 综合征:弥散性黄单胞菌

α₁- 抗胰蛋白酶缺乏症(AATD)是一种可以表现为婴儿和儿童新生儿胆汁淤积症或慢性肝脏疾病的遗传性疾病,成人的肺气肿,以及罕见的皮肤脂膜炎或膜增生性肾小球肾炎(Primhak and Tanner,2001)。AATD 是由于编码 α₁- 抗胰蛋白酶(AAT)的 SERPINA1 变异,并且是常染色体隐性遗传疾病。AATD 表现为血清 AAT(人血清中的主要蛋白酶抑制剂)降低。在西欧和美国的患病率估计在每 2 500/5 000 例新生儿中会出现 1 例患儿,斯堪的纳维亚人种中较为常见。欧洲最常见缺乏的等位基因是 PI Z 和 PI S,但患者主要表现 AATD 的是 PIZZ。突变的 Z 蛋白产物在肝细胞内合成,然后在细胞内积累超过了正常的分泌,导致肝细胞损伤。10% 的 PI-ZZ AATD 的患儿伴随有胆汁淤积性黄疸(发病率约为 1/20 000~1/10 000)。但只有 5% 有严重的进展

性肝脏疾病,需要早期肝移植。在大多数情况下,临床黄疸消失,但慢性肝病的临床和生化特征可能会持续并进展胆汁性肝硬化。多种的临床表现表明,遗传和环境对疾病改变的有重要作用。在 PIZZ 纯合子基因型的患者中,由于一种 AAT 的积累,在肝细胞可见一种特殊的小球。熊去氧胆酸治疗可明显改善一些儿童肝病伴随的临床状况和改善有关的测试结果。UDCA 对患有严重肝损害的儿童,没有效果;这样的患儿是需要肝移植的。

77.4 胆汁淤积症的新生儿管理

胆汁淤积症的新生儿管理的目的主要是诊断或至少排除 45~60 日龄罹患 BA 的小儿。病史和体格检查,再加上简单的实验室检查和肝脏超声,将使临床医生在大多数病例中达到这一目标。有白陶土样便和明显肝硬化强烈提示 BA,没有一种特异的实验室检查可以确定或排除 BA。但是,生化评估将有助于临床医生做下列处理(Bernard 1998):

- 通过在静脉血样中直接胆红素的含量应大于 1mg/dl 来确认黄疸的胆汁淤积性质。胆汁淤积症将通过测量血清总胆汁酸水平来确认。直接胆红素的非胆汁淤积增加表征了两个常染色体隐性遗传性先天性胆红素转运错误:Dubin-Johnson 综合征,这是由于 MRP2 基因的突变所致;Rotor 综合征,是由于紧密相关的基因 SLCO1B1 和 SLCO1B3 中的双等位基因失活突变所致。分别导致蛋白质产物 OATP1B1 和 OATP1B3 完全功能缺陷。

- 区分胆汁淤积性黄疸和存在非维生素 K 依赖凝血功能障碍的肝功能衰竭导致的黄疸;

- 排除导致黄疸的其他原因,譬如 α₁- 抗胰蛋白酶缺乏,可通过正常出汗试验的蛋白质电泳图谱或囊性纤维化检测。一个普通的眼部检查和 X 线片显示蝴蝶椎缺失可以排除 AGS 的诊断。

在 BA 中,血清总胆红素的水平普遍不会超过 6~8mg/dl,通常转氨酶活性非特异性的升高,而碱性磷酸酶活性在新生儿时期生理性升高,因此对它的检测并没有什么作用。

γGT 曾经用于鉴别 BA 与肝内胆汁淤积症,由于在血清中稳定性较差,因此很难做出合适的解释。血清 γGT 的浓度也很难用于辨别导致胆汁淤积的病因,甚至一个正常的 γGT 的水平提示存在细胞内胆汁淤积的遗传和代谢病因。理论上血清胆汁酸的

在胆汁淤积症中升高。轻中度阻塞性黄疸婴儿伴有正常或偏低 γGT 水平提示先天性胆汁酸的合成异常。尿液分析和培养对继发于大肠杆菌尿路感染的胆汁淤积有诊断作用。

超声检查被推荐用于婴儿胆汁淤积症的诊断评价。超声依赖人员操作，因此需要由有经验的人员在转诊中心进行。

尽管不能肯定地鉴定出 BA，但有许多间接迹象可能协同提示了 AVB 的诊断。最重要的是所谓的三角绳征，即在主要门静脉分支和小胆囊或无胆囊之间的高回声区域。解剖异常，如多发性 / 脾脏、十二指肠前门静脉、完整的位姿倒置或肝门的囊性扩张，通常与 BA 相关。最近，彩色多普勒检查的血管表现，如门静脉内径和流量、肝动脉内径和阻力指数，以及包膜下血流的存在，已被确定为怀疑 BA 的良好标志，特别是如果与其他征象相结合的话（Lee et al. 2009）。

肝胆造影显像费时费财，并且对胆汁淤积症的患儿常规评价的特异性较差（大量的假阳性假阴性结果）。

经皮肝穿刺活检对于婴幼儿来说是一种安全的检查方式，并可以提供一些特定疾病的诊断证据。例如，包括 PAS 阳性颗粒在 α_1- 抗胰蛋白酶中缺乏，Alagille 综合征中的胆管缺失，硬化性胆管炎中胆管坏死性炎症，其他的发现大多跟代谢与储存相关的疾病有特异性。肝脏组织活检对 BA 具有很高的灵敏度和特异性。然而，肝外导管闭锁有其自身的动态性和发展性，这个测试可能存在误导。活检的诊断依赖于病理学的知识，并且也需要结合小儿肝疾病的专业知识（Moyer et al. 2004）。

77.5　新生儿胆汁淤积症的治疗

新生儿胆汁淤积的具体治疗是针对具体病因的治疗，这可能与尿路感染、先天性甲状腺功能减退、弓形虫或梅毒引起的先天性垂体功能低下有关。

高剂量熊去氧胆酸（25mg/kg/d）在某些婴儿期的胆汁淤积性疾病中是有效和安全的，例如肠外营养相关的胆汁淤积，婴儿期进行性肝内胆汁淤积（尤其是在 PFIC 3 型中），α_1- 抗胰蛋白酶缺乏症、囊性纤维化、成功 Kasai 手术后 BA 和胆汁淤积症。可以服用利福平（10mg/kg/d）。

如果没有针对性的治疗方案，可行支持性的治疗，主要是营养支持，包括补充维生素 A、D、E 和 K。

由于肠腔内的胆汁酸浓度较低，很难对慢性胆汁淤积症的患儿进行补充脂溶性维生素的替代疗法。维生素 E 水溶的形式：D -α- 生育酚琥珀酸聚乙二醇 -1000，可以纠正这些患者维生素 E 缺乏的状态。母乳喂养的婴儿存在维生素 D 缺乏的风险，并且缺乏日光照射或当孕妇存在饮食不均衡，难以提供充足的维生素 D 时将会有更大的风险。肌内注射 1mg 维生素 K_1 有效预防维生素 K 缺乏症出血。母乳喂养的胆汁淤积婴儿不能完全预防维生素 K 缺乏症的发作，应口服维生素 K 补充剂。

对于人工喂养的婴儿，应该适当增加中链甘油三酯含量高的配方奶，因为它能在胆盐缺乏的条件下很好地被吸收。足够的能量和蛋白质是必需的：婴儿每天需要超过 130cal/kg 和 2~3g 的蛋白质。

患有持续性胆汁淤积症的患儿有着必需脂肪酸缺乏的风险，特别是 Ω-6 脂肪酸和花生四烯酸。必需脂肪酸缺乏似乎和脂肪吸收不良有关，肝脏的脂质过氧化增强，膳食摄入量的变化。

77.6　新生儿急性肝衰竭

新生儿急性肝衰竭（NALF）是一种罕见且极为危险的临床疾病。NALF 是一种多病因引发的综合征，在疾病发生的早期很难发现。同样重要的是识别病因，这可能决定特定的饮食和医学治疗，肝脏移植是患儿可选择的治疗方案，因为死亡率很高，而只有 25% 的患儿可以凭借自己的肝脏生存下来。对于 NALF 患儿的护理需要持续到他们的肝脏修复完善或肝移植成功。

77.7　定义

NALF 的定义是争议的。成人的急性肝衰竭的定义为：原有的肝脏疾病的条件下，出现黄疸 8 周内以肝性脑病起病。这个定义并不是完善的，因为婴儿期肝性脑病通常是以是疾病的晚期表现。此外，疾病的持续时间可能是难以评估的，特别是在出生最初几周即出现急性肝衰竭的婴儿，也可能是由于无法识别的代谢性疾病引起的继发性的一种表现。由于这些原因，小儿急性肝衰竭研究组已经达成共识的协议，定义急性肝衰竭婴儿是由于肝功能障碍，且未经维生素 K 校正治疗凝血功能障碍，无已知的慢性肝病史。若患者并发有脑病，国际标准化比值（INR）>1.5；如果病人没有脑病则 INR>2（Bucuvalas et al. 2006）。在新生儿生后的前四周，无论是否存在临床肝性脑病，急性肝衰竭可并发严重的凝血功能异常（凝血酶原时间 >17 秒和 / 或凝血因子 V<50%）（Dhawan and Mieli V ergani 2005；Durand et al. 2001）。

77.8 病因

NALF 可根据肝损伤发生的时间分类。如果发生在胎儿期，该患儿在出生就会有失代偿性的进行性肝功能衰竭。如果发生在围产期，出生时没有潜在的肝脏疾病可发展成急性肝损伤。表 77.2 列出导致 NALF 的已知原因。最常见的病因是肝脏的代谢紊乱和围产期获得性感染（表 77.3）（McClean and Davison，2003）。

表 77.2 新生儿急性肝衰竭的病因

胎儿发病：

- 新生儿血色素沉着病

- 噬血细胞性淋巴组织细胞增生症

- 线粒体呼吸链疾病

– 线粒体相关肝病

复合物 I 缺乏症

复合物Ⅳ缺乏症（*SCO1* 突变）

复合物Ⅲ缺乏症（*BCS1L* 突变）

多种复合物缺乏症

线粒体特异性 tRNA 修饰酶，tRNA 5- 甲基氨甲基 -2- 硫尿苷甲基转移酶（*TRMU* 基因）

– 线粒体 DNA 缺失综合征

脱氧鸟苷激酶（dGK）缺陷

DGUOK、*MPV17*、*POLG* 基因突变

– 复合物Ⅲ/Ⅳ（细胞色素氧化酶）的装配缺陷

- 先天性胆汁酸合成不足

– 羟固醇 7α- 羟化酶缺乏症

– 二 / 三胆甾烷酸血症

– Δ4-3- 酮固醇 5-β- 还原酶缺失

- 新生性狼疮

- 新生儿静脉闭塞性疾病

- 新生儿白血病

围产期发病：

- 病毒感染

– 肠道病毒

埃可病毒 11 型

埃可病毒 6 型和 9 型，柯萨奇病毒

– 单纯疱疹病毒

单纯疱疹病毒 1 和 2

人类疱疹病毒 6

– B19 细小病毒，腺病毒，副粘病毒

- 先天性代谢障碍

– 半乳糖血症

– 遗传性酪氨酸血症 1 型

– 遗传性果糖不耐受症

– 尿素循环障碍

- 细菌感染

- 药品（对乙酰氨基酚）

- 缺血（肝休克综合征）

- 未确定

表 77.3 新生儿肝衰竭的病因和筛查诊断

病因	筛查诊断
感染	
肠道病毒	血液、尿液和粪便中的病毒培养和检测
HSV 1 和 2	核酸检测脑脊液
HHB 6	母婴病毒血清学
腺病毒	母婴病毒血清学
细小病毒 B19	母婴病毒血清学
细菌感染	血培养
代谢	
半乳糖血症	红细胞半乳糖 -1- 磷酸尿苷转移酶活性降低
HFI	*HFI* 基因突变
HT1	琥珀酰丙酮尿排泄升高；过量的 δ- 氨基乙酰丙酸升高；尿液中血清甲胎蛋白升高

续表

病因	筛查诊断
胆汁酸合成先天缺陷	总血清胆汁酸;FAB-MS 和 GC-MS 尿液分析
尿素循环异常	血氨,尿乳清酸检测
CDGS	转铁蛋白测定
NH	血清铁蛋白水平,转铁蛋白饱和度,MRI
线粒体疾病	空腹和餐后乳酸;血浆乳酸 / 丙酮酸盐比率 >20;遗传学
浸润性 / 存储	
HLH	骨髓穿刺检测
白血病	
Niemann-Pick Ⅱ型	
其他	
新生儿狼疮	Ro/La 家族的母体自身抗体
药品	
缺血 / 缺氧	

HSV,单纯疱疹病毒;HHV6,人单纯疱疹病毒 6;HFI,遗传性果糖不耐受;HT1,遗传性酪氨酸血症 1 型;MRCD,线粒体呼吸链疾病;CDGS,先天性糖基化病综合征;NH,新生儿血色素沉着病;HLH,噬血细胞综合征;GALT,血清半乳糖 -1- 磷酸尿苷酰转移酶;FAB-MS,电离质谱;GC-MS,气相色谱 - 质谱联用;MR,磁共振成像;CSF,脑脊液检查。

77.8.1 新生儿血色素沉着病

新生儿血色素沉着病（NH）是一种罕见的临床疾病,在胎儿和新生儿中会出现严重的肝病,并伴有大量肝内和肝外（胰腺、心脏、甲状腺、唾液腺）组织铁的储存（铁质沉着症）,而网状内皮系统则很少。

肝脏损伤已经被证实早在妊娠的 28 周就可以发生。这种疾病的病因尚不明确,可能是不同的病因（病毒、免疫学）侵损胎儿肝脏。流产通常有记载并且羊水过少或过多会让妊娠情况变得复杂。由于同胞中的复发率高于简单的孟德尔常染色体隐性遗传的复发率,因此暗示了母体传播的可能性,有人认为母系免疫可能在复发中起一定作用。实际上,有证据表明,大多数情况是由于妊娠疾病引起的,

通过胎盘转移母体 IgG 抗体靶向胎儿肝脏导致免疫损伤。

妊娠期同种免疫性肝病是一种以补体介导的肝细胞损伤为主要发病机制的疾病。异体免疫靶点被认为是胎儿肝细胞表面抗原,随后补体激活（C5b-9 复合物）导致肝细胞严重丢失和胎儿铁超载。这一连串的事件导致急性肝衰竭和新生儿死亡。此外,高危妊娠期间的免疫调节在大多数情况下似乎可以降低疾病的严重程度。

临床表现可发生在子宫内或出生后立即。受影响的新生儿通常是早产和 / 或小婴儿。通常的表现是在生命最初几天出现的终末期肝病,包括低血糖、凝血障碍、高氨血症、黄疸、易怒和 / 或嗜睡以及腹水。

诊断应考虑有凝血障碍的新生儿;肝酶活性通常正常或稍有升高。诊断的基础是排除其他肝脏疾病的原因,如新生儿狼疮或噬血细胞性淋巴组织细胞增多症,肝脏、胰腺和 / 或心脏磁共振检查显示铁超载。在可行的情况下,肝活检通常显示肝细胞内 3~4 级铁质沉着。小涎腺活检更容易记录肝外铁质沉着。新生儿血清铁蛋白水平升高被认为是新生儿 NH 的生物标志物。然而,高铁蛋白血症是非特异性的,并且很可能是肝细胞损伤的一个特征,无论病因如何。事实上,高铁蛋白血症可能是由于大量肝坏死,全身炎症或肝铁蛋白清除率降低引起的（Jimenez-Rivera et al. 2014）。

多年来,NH 的唯一治疗方法是肝移植,存活率为 50%。抗氧化剂和螯合疗法的治疗可能会改善症状,但通常会产生副作用（表 77.4）。近年来,关于新生儿 NH 可能是同种免疫疾病的认识导致了一种利用交换输血和静脉内免疫球蛋白的新治疗方法（Heissat et al. 2015）。

表 77.4　抗氧化剂鸡尾酒在新生儿血色素沉着病治疗中的应用

- N- 乙酰半胱氨酸（140mg/kg 口服,然后 70mg/kg 4 小时一次,共 19 次）100mg/kg/d
- 硒（3μg/kg/d）静脉注射
- 前列腺素 E$_1$（0.5μg/kg/h）静脉注射
- 去铁胺 30mg/kg/d 静脉滴注超过 8 小时直到铁蛋白 <500μg/L
- α- 生育酚聚乙二醇琥珀酸酯（20~30IU/kg/d）

77.8.2 吞噬性淋巴细胞组织细胞增生症

吞噬淋巴细胞组织细胞增生症(HLH)包括一组危及生命的疾病,分为原发性和继发性。

前者是由与颗粒介导的细胞毒性有关的基因突变引起的,后者是在感染、恶性肿瘤或自身免疫/自身免疫性疾病的背景下发生的。两者的特征都是全身性炎症,严重的细胞因子风暴和免疫介导的器官损伤。

原发性噬血细胞性淋巴组织细胞增多症,又称家族性噬血细胞性淋巴组织细胞增多症,是一种罕见的遗传性免疫调节障碍,其典型特征是突发严重全身疾病。功能受损或缺乏参与淋巴细胞毒性的蛋白质是疾病的基础。这种常染色体隐性遗传的紊乱是由自然杀伤细胞和 CD8+ T 细胞的细胞毒功能相关基因的功能缺失导致的。

主要临床特征包括发热,明显的肝脾肿大以及神经系统异常。实验室检查显示全血细胞减少症,高甘油三酯血症,伴有低纤维蛋白原性血症的严重凝血病,肝酶异常和脑脊液细胞增多(50% 病例)。由于在疾病的早期,骨髓液中可能没有噬血细胞,因此诊断很困难。

初始治疗包括使用地塞米松,依托泊苷和环孢霉素进行化疗,但预后较差,5 年生存率达 21%。长期生存需要具有同胞兄弟姐妹的骨髓移植,这种治疗的 5 年生存率达到 68%。由于该疾病在移植物中的复发,因此此在这种情况下禁忌肝移植。

继发性 HLH 由类似的临床综合征定义,但被认为缺乏已知的遗传基础。HLH 的这种形式被认为是在潜在的免疫疾病(例如恶性肿瘤或自身免疫/自身炎症性疾病)的背景下发生的。与后两种情况相关的继发性 HLH 也称为巨噬细胞活化综合征。极少有巨噬细胞活化综合征患者发现自然杀伤细胞或 CD8+ T 细胞穿孔素表达降低,细胞毒性降低,并且涉及颗粒介导的细胞毒性的基因发生杂合突变(Filipovich and Chandrakasan 2015)。

77.8.3 线粒体呼吸链疾病

线粒体的结构和功能改变是造成许多疾病的原因,影响中枢和外周神经系统,以及骨骼、心肌、肝脏、骨髓、胰腺、肾脏和肠。

新生儿线粒体疾病通常表现为多器官疾病,伴有严重的肝功能衰竭。然而,肝脏疾病与呼吸链衰竭的关系可能被忽略,因为肝脏功能障碍在重症新生儿中很常见。

胎儿生长异常,伴有酸中毒的低血糖症,凝血病,神经系统症状或肾小管病的临床表现应警惕线粒体疾病。正常的乳酸水平不能排除呼吸链缺陷。

我们对线粒体肝病的理解方面已经取得了显著的进展,包括确定核基因的特定突变,例如由 *DGUOK*、*MPV17*、*SUCLG1* 和 *POLG1* 引起的线粒体衰竭综合征,或呼吸链复合酶的核翻译因子基因(*TRMU*、*EFG1* 和 *EFTu*)(Fellman and Kotarsky 2011)。

尽管少数患者的呼吸链缺陷仅限于肝脏,大多数婴儿早发表现为非特异性症状(嗜睡、低张力、喂养不良)和/或肝外特征(神经症状、肌病、近端肾小管功能障碍、肥厚型心肌病、血液和胃肠道疾病)。在提出肝移植前,必须进行彻底的调查以排除严重的肝外受累。事实上,肝功能不全可能先于神经系统受累数周、数月或数年。有助于诊断的实验室测试包括血清乳酸水平升高(>2.5mmol/L)、乳酸/丙酮酸摩尔比升高(>25mol/mol)、低血糖、凝血酶原时间延长、高氨血症,以及各种尿氨转移酶和胆红素浓度(Lee and Sokol 2013)。

77.8.4 病毒感染

新生儿单纯疱疹病毒 1 型和 2 型感染可在分娩时因暴露于受感染的产妇生殖分泌物或病变而传播,但也可发生宫内或产后感染。在母亲的原发性感染中,传播风险最高,在大多数情况下没有症状。发病率为 1/3 500~1/20 000 活新生儿,新生儿单纯疱疹病毒 2 型患病率较高(70%)。剖宫产术大大降低了新生儿感染的风险。症状通常在第 5 天之后出现。急性肝衰竭可能发生在皮肤、眼睛、黏膜、脑、肺、肾上腺和肝脏的播散性疾病中,或作为唯一的表现。尽管阿昔洛韦治疗可行,但预后差,病死率高(50% 与 70%)并有严重并发症(神经系统后遗症)。有报道称肝移植成功。人类疱疹病毒 6 型感染偶有报道。

其他病毒,如腺病毒、细小病毒 B19 和副粘病毒,也与 NLF 相关;在肠病毒中,埃可病毒(尤其是血清型 11)是最常见的病毒。包括肝脏在内的多器官严重感染几乎只发生在新生儿身上,通常发生在第 4~7 天。死亡率很高,但抗病毒药物 pleconaril(15mg/kg/s)的抗病毒治疗可以改善预后。

乙肝病毒是在病毒血症母亲分娩时垂直传播的。患有 ALF 风险的婴儿是 HBs 阳性、HBeAg 阴性、抗 HBe 阳性的母亲所生。ALF 通常在严格的新生儿期后和生命的 12 周之内发展。对 HBsAg 阳性母亲进行普遍筛查，并在出生后 24 小时内用 3~4 剂乙肝疫苗联合抗乙肝免疫球蛋白进行被动主动免疫，是独立于母亲 HBe 抗原状况预防新生儿 HBV 感染的最有效途径。在 HBV 感染率较低或资源有限的地区，在婴儿期普遍使用三剂 HBV 疫苗代替母体筛查，也能产生良好的保护效果。

77.8.5　遗传性代谢紊乱

经典的半乳糖血症是一种常染色体隐性遗传疾病，由半乳糖 1- 磷酸尿嘧啶转移酶的不足引起。发病通常发生在新生儿期早期，完全消除饮食中的乳糖 / 半乳糖可解决肝衰竭。在红细胞半乳糖 -1- 磷酸尿苷转移酶活性的定量测定结果出来之前，NLF 应开始无半乳糖饮食。

遗传性果糖不耐受症是一种常染色体隐性遗传疾病，由果糖 -1- 磷酸醛缩酶的缺乏引起。仅在将果糖 / 蔗糖引入饮食后才会出现症状。因此，喂食不含果糖和蔗糖的牛奶配方食品的新生儿通常不会出现症状，除非给予那些含有果糖、蔗糖或山梨糖醇的药物或补液配方食品。完全消除果糖 / 蔗糖 / 山梨糖醇可显著改善。

遗传性 1 型酪氨酸血症是因富马酰乙酰乙酸水解酶不足而引起的常染色体隐性遗传疾病，导致肝脏和近端肾小管功能障碍和卟啉样危机的有毒代谢产物积累。婴儿通常在出生后不久出现凝血障碍。肝衰竭的临床症状通常在 1~6 个月大时出现，包括低蛋白血症和出血倾向引起的腹水和水肿。黄疸通常是轻微的，血浆转氨酶可能只是轻微或中度升高。低血糖可能是由肝功能衰竭和高胰岛素引起的。

诊断是基于血浆或尿液中琥珀酰丙酮的发现。通过对成纤维细胞的酶分析和分子遗传学研究，该测试具有很高的特异性和敏感性。

一旦确诊甚至怀疑，就应开始以每日 1mg/kg/d 的起始剂量使用尼替尼酮（NTBC，Orfadin®），每日 1 次。只能通过口服（或通过鼻胃管）给予尼替尼酮。还应从限制酪氨酸和苯丙氨酸的饮食开始患者的饮食，该饮食已被证明可治愈 90% 的病例。对 NTBC 无反应或怀疑患有肝细胞癌的婴儿被考虑进行肝移植（Lee and Sokol 2013；Clayton 2002）。

77.8.6　先天性胆汁酸合成异常

Δ4-3- 氧类固醇 5- 还原酶缺乏症是一种常染色体隐性遗传病，会导致胆汁酸类固醇核合成缺陷。早期诊断很重要，因为口服鹅去氧胆酸和 / 或胆酸可以治愈。典型的表现是新生儿胆汁淤积。但是，如果不进行治疗，很快就会发生肝衰竭。因此，延误诊断的婴儿死亡率为 50%（de Laet et al. 2013）。

77.8.7　缺血性损伤

现在公认新生儿短暂的急性肝功能不全继发于血流动力学衰竭或休克肝综合征，属于低心输出量状态降低肝血流的并发症。其特征是通过静脉导管和低动脉血供的肝内分流，对缺血产生对称反应，与由脐静脉血供的肝相比，右叶的血流量显著减少（Bergounioux et al. 2004）。

77.8.8　急性肝衰竭与神经母细胞瘤扩增序列基因突变的关系

早期婴儿复发性急性肝衰竭患者已鉴定出神经母细胞瘤扩增序列（NBAS）基因双等位基因突变。NBAS 基因缺陷的表型由孤立的复发性急性肝衰竭变为多系统障碍，包括身材矮小、骨骼发育不良和新生儿自发性骨折、全身多毛、牙龈肥大、视神经萎缩和心肌病。肝脏危机是由发热感染引起的。随着年龄的增长，这些现象变得不那么频繁，但并不局限于儿童时期。完全康复是典型的，但 ALF 发作可能是致命的。因此，建议对伴有急性和 / 或复发性肝功能衰竭的发热患者进行 NBAS 分析：识别 NBAS 缺陷可优化治疗并预防进一步发作（Haack et al. 2015；Capo-Chichi et al. 2015）。

77.9　处理

NALF 的管理需要综合的生命支持，并转诊给儿科肝脏单位，以便早期评估肝移植。应始终首选肠内喂养，如果需要纯肠外营养，应尽快重新开始肠内喂养。

在排除半乳糖血症和果糖血症的诊断之前，应将果糖和半乳糖排除在饮食之外。通过中心静脉输注高浓度葡萄糖应维持血糖正常。如果存在严重的凝血障碍，可以通过注射新鲜冰冻血浆来控制。无论如何，由于 INR 被用作列为肝移植患者的标准，因此除非有活动性出血或需要采取侵入性手术的情况，否则不应纠正凝血病。应将液体限制在维持量的 75% 以防止脑水肿。出现腹水可以静脉输入血清白蛋白，并加以利尿剂治疗。应使用雷尼替丁或质子泵抑制剂预防胃肠道出血。

神经系统和呼吸系统恶化应尽早考虑通气支持。肝性脑病和脑水肿可通过蛋白质摄入限制，益生菌给药和利尿剂（甘露醇）治疗。

即使在没有提示脓毒症表现的情况下，广谱抗生素和氟康唑（针对血培养阳性）也应该考虑使用。静脉注射阿昔洛韦应持续到疱疹病毒感染被排除。

新生儿急性肝衰竭需要原位肝移植主要原因有家族性噬血细胞综合征、新生儿白血病、线粒体疾病与肝外转移、多器官衰竭、无法控制的败血症。NH 和病毒性 ALF 是目前 NALF 肝移植的最常见指征。尽管引入了诸如分割肝脏的外科手术技术，使外科医生可以使用供体肝脏的一部分，但等待名单上的患者死亡率仍然很高。

参考文献

Alagille D, Estrada A, Hadchouel M et al (1987) Syndromic paucity of interlobular bile ducts (Alagille syndrome or arteriohepatic dysplasia): review of 80 cases. J Pediatr 110:195–200

Bergounioux J, Franchi-Abella S, Monneret S et al (2004) Neonatal ischemic liver failure: potential role of the ductus venosus. J Pediatr Gastroenterol Nutr 38:542–544

Bernard O (1998) Early diagnosis of neonatal cholestatic jaundice. Arch Pediatr 5:1031–1035

Bucuvalas J, Yazigi N, Squires RH Jr (2006) Acute liver failure in children. Clin Liver Dis 10:149–168

Capo-Chichi JM, Mehawej C, Delague V et al (2015) Neuroblastoma Amplified Sequence (NBAS) mutation in recurrent acute liver failure: confirmatory report in a sibship with very early onset, osteoporosis and developmental delay. Eur J Med Genet 58:637–641

Champion V, Carbajal R, Lozar J et al (2012) Risk factors for developing transient neonatal cholestasis. J Pediatr Gastroenterol Nutr 55:592–598

Chardot C (2006) Biliary atresia. Orphanet J Rare Dis 26:1–28

Clayton PT (2002) Inborn errors presenting with liver dysfunction. Semin Neonatol 7:49–63

Davit-Spraul A, Gonzales E, Baussan C, Jacquemin E (2009) Progressive familial intrahepatic cholestasis. Orphanet J Rare Dis 4:1

de Laet C, Dionisi-Vici C, Leonard JV et al (2013) Recommendations for the management of tyrosinaemia type 1. Orphanet J Rare Dis 8:8

Dhawan A, Mieli Vergani G (2005) Acute liver failure in neonates. Early Hum Dev 81:1005–1010

Durand P, Debray D, Mandel R et al (2001) Acute liver failure in infancy: a 14-year experience of a pediatric liver transplantation center. J Pediatr 139:871–876

Fellman V, Kotarsky H (2011) Mitochondrial hepatopathies in the newborn period. Semin Fetal Neonatal Med 16:222–228

Filipovich AH, Chandrakasan S (2015) Pathogenesis of hemophagocytic lymphohistiocytosis. Hematol Oncol Clin North Am 29:895–902

Gonzales E, Grosse B, Schuller B et al (2015) Targeted pharmacotherapy in progressive familial intrahepatic cholestasis type 2: evidence for improvement of cholestasis with 4-phenylbutyrate. Hepatology 62:558–566

Haack TB, Staufner C, Ko MG et al (2015) Biallelic mutations in NBAS cause recurrent acute liver failure with onset in infancy. Am J Hum Genet 97:163–169

Heissat S, Collardeau-Frachon S, Baruteau J et al (2015) Neonatal hemochromatosis: diagnostic work-up based on a series of 56 cases of fetal death and neonatal liver failure. J Pediatr 166:66–73

Hsiao CH, Chang MH, Chen HL et al (2008) Universal screening for biliary atresia using an infant stool color card in Taiwan. Hepatology 47:1233–1240

Jacquemin E, Setchell KD, O'Connell NC et al (1994) A new cause of progressive intrahepatic cholestasis: 3 beta-hydroxy-C27-steroid dehydrogenase/isomerase deficiency. J Pediatr 125:379–384

Jacquemin E, Lykavieris P, Chaoui N et al (1998) Transient neonatal cholestasis: origin and outcome. J Pediatr 133:563–567

Jimenez-Rivera C, Gupta A, Feberova J et al (2014) Successful treatment of neonatal hemochromatosis as gestational alloimmune liver disease with intravenous immunoglobulin. J Neonatal-Perinatal Med 7:301–304

Lee WS, Sokol RJ (2013) Mitochondrial hepatopathies: advances in genetics, therapeutic approaches, and outcomes. J Pediatr 163:942–948

Lee MS, Kim MJ, Lee MJ et al (2009) Biliary atresia: color doppler US findings in neonates and infants. Radiology 252:282–289

Maggiore G, Bernard O, Hadchouel M et al (1991) Diagnostic value of serum gamma-glutamyl transpeptidase activity in liver diseases in children. J Pediatr Gastroenterol Nutr 12:21–26

McClean P, Davison S (2003) Neonatal liver failure. Semin Neonatol 8:393–401

Moyer V, Freese DK, Whitington PF et al (2004) Guideline for the evaluation of cholestatic jaundice in infants: recommendations of the North American Society for Pediatric Gastroenterology, Hepatology and Nutrition. J Pediatr Gastroenterol Nutr 39:115–128

Petersen C, Davenport M (2013) Aetiology of biliary atresia: what is actually known? Orphanet J Rare Dis 8:128

Primhak RA, Tanner MS (2001) Alpha-1-antitrypsin deficiency. Arch Dis Child 85:2–5

Sambrotta M, Strautnieks S, Papouli E et al (2014) Mutations in TJP2 cause progressive cholestatic liver disease. Nat Genet 46:326–328

Serinet MO, Wildhaber BE, Broué P et al (2009) Impact of age at Kasai operation on its results in late childhood and adolescence: a rational basis for biliary atresia screening. Pediatrics 123:1280–1286

新生儿胆汁淤积性高结合胆红素血症

78

Nandini Kataria and Glenn R. Gourley

孙小凡　翻译，韩树萍　王斌　审校

目录

摘要

新生儿生后数周内的黄疸很普遍。通常,这样的黄疸是由于未结合胆红素(间接胆红素)的升高,是生理性的。我们更关注结合胆红素升高引起的黄疸。新生儿胆汁淤积症的定义是胆源性物质的淤积,例如胆红素和胆汁酸,它们是由于毛细胆管受损胆汁流出造成的。新生儿胆汁淤积症通常表现为高结合胆红素血症,必须与高未结合胆红素血症区别开来,因为它通常与特殊的疾病过程有关。新生儿胆汁淤积症的发病率约为1/2 500。

78.1　要点

- 新生儿胆汁淤积被定义为由于毛细胆管流出受损而引起的胆汁物质积聚,例如胆红素和胆汁酸。
- 新生儿期,胆道系统的结构和功能都不成熟。
- 从病因上讲,胆汁淤积的原因可分为感染性、代谢性、毒性、染色体性、血管性疾病和胆管异常。
- 临床表现可能有进行性喂养困难、发育迟缓到嗜睡、易怒和凝血异常。
- 任何生后两周后出现黄疸的婴儿都应立即评估是否有胆汁淤积,且总胆红素水平的分级在胆汁淤积的初步诊断中十分关键。
- 调查应以逻辑,渐进的方式进行,以确保识别和及时治疗需要立即干预的疾病,如胆道闭锁、半乳糖血症、败血症和甲状腺功能减退。
- 肝活检是评估新生儿胆汁淤积症最明确的检查。
- 胆汁淤积的医学管理在很大程度上是支持性的,因为潜在的疾病通常是无法治愈的。
- 由于吸收不良,胆汁淤积的婴儿特别容易出现脂溶性维生素缺乏症。

78.2　引言

新生儿生后数周内的黄疸很普遍。通常,这样的黄疸是由于未结合胆红素(间接胆红素)的升高,是生理性的。新生儿胆汁淤积被定义为新生儿期延长的结合高胆红素血症。这可能是由于毛细胆管流出受损所致,其可能与许多特定的疾病过程相关。由于肝内产生胆汁,胆汁的跨膜运输或胆汁的肝外运输中的机械阻塞等问题,胆汁流的排泄可能受到损害。胆汁淤积是由胆汁成分即胆红素和胆汁酸的积累引起的。新生儿结合高胆红素血症定义为当总血清胆红素 <5mg/dl 时,结合胆红素浓度 >1mg/dl,而当总血清胆红素 >5mg/dl 时,则为总血清胆红素的 20%。新生儿胆汁淤积症的发病率约为 1/2 500(Walker et al. 2004)。

78.3　病理生理学

胆汁是由肝细胞形成,并通过下游胆管上皮的吸收和分泌特性对其下游进行修饰,其是肝重要的水分泌物。胆汁中约有 5% 由有机和无机溶质组成。胆汁分泌单位由相邻肝细胞的顶膜形成并被紧密连接所密封的小管网络组成。胆小管(直径约 1μm)与门静脉血流方向逆流传导胆汁,并与肝管相连接。但胆管直径在胆汁进入胆囊、胆总管和肠之前逐渐增加。小管胆汁的分泌是由位于肝细胞的顶膜上的胆汁盐依赖性和胆汁盐非依赖性的转运系统决定的,并主要由一系列三磷酸腺苷结合的盒转运蛋白组成,这些蛋白起着胆盐和其他有机溶质的输出泵的作用。这些转运蛋白在胆管管腔内产生渗透梯度,从而为流体通过水通道蛋白向管腔运动提供了驱动力。激素、第二信使和信号转导通路均高度调节小管的流量和胆管细胞的分泌。现在,大多数决定胆汁分泌的决定因素都是在人的分子水平上进行的(Boyer 2013;Soroka and Boyer 2014)。肝内胆汁的生成包括两个重要的过程。第一个过程包括从血液中摄取胆汁酸到肝细胞。通过肝细胞窦状隙膜摄取是一个主动的过程并包括了两个受体:钠离子牛磺胆酸转移多肽和有机阴离子转移多肽。除了运输胆汁酸,这些受体也运输其他负离子,例如毒素和药物,通过窦状隙膜。分泌胆汁酸的毛细胆管膜上包含胆盐输出泵(bile salt export pump,BSEP)和多重耐药蛋白(多重耐药性Ⅱ类和多重耐药性Ⅲ类(multidrug-resistant class Ⅲ,MDR3))。

新生儿期,胆道系统的结构和功能都不成熟。这种不成熟增加了胆汁淤积的易感性。通过窦状隙膜对胆汁酸的摄取会被许多因素影响,比如继发于败血症、肝炎的钠离子牛磺胆酸转移多肽和有机阴离子转移多肽受体量的下调,这会导致胆汁分泌减少,进而胆汁淤积。毛细胆管膜受体的改变同样能导致胆汁淤积,见于家族性肝内胆汁淤积综合征的 *BSEP* 和 *MDR3* 的突变。

78.3.1　新生儿胆汁淤积的分类

新生儿胆汁淤积症诊断的差异是广泛的(表78.1)。新生儿胆汁淤积症能根据解剖学和病因学分类。按解剖学,胆汁淤积症被分为肝内和肝外。肝外胆汁淤积的原因有胆管囊肿、胆道闭锁,肝外胆汁淤积的原因有特发性新生儿肝炎、宫内感染、α_1-抗胰蛋白酶缺乏。按病因学,胆汁淤积的原因能被分为感染、代谢异常、毒素、染色体异常、血管疾病和胆管异常。

表 78.1　新生儿胆汁淤积的鉴别诊断

胆管异常

　1.胆道闭锁

　2.胆总管囊肿

　3.非综合征性胆管狭窄

　4.胆汁淤积综合征

　5.胆石症

　6.新生儿硬化性胆管炎

　7.胆管自发性穿孔感染

感染性疾病

　1.病毒

　　艾滋病毒 HIV

　　巨细胞病毒

　　HHV6

　　单纯疱疹病毒

　　腺病毒

　　风疹

　　呼肠孤病毒 3

　　柯萨奇病毒

　　水痘带状病毒

　　细小病毒 B19

　　乙型和丙型肝炎病毒

　　Echo 病毒

　2.细菌

　　尿路感染

　　败血症

　　李斯特菌病

　　梅毒

续表

　　结核病

　3.寄生虫病

　　弓形虫病

　　疟疾

代谢和遗传病

　1.碳水化合物代谢紊乱

　　半乳糖血症

　　果糖血症

　　糖原贮积病 4 型

　2.氨基酸代谢紊乱

　　酪氨酸血症

　　精氨酸酶缺乏症

　3.脂质代谢异常

　　沃尔曼综合征

　　尼曼 - 皮克病

　　戈谢病

　4.胆汁酸合成失调

　　泽尔韦格氏综合征

　5.遗传条件

　　阿拉吉勒综合征

　　卡罗利病

　　1,2,3 型进行性家族性肝内胆汁淤积

　　希特林蛋白缺乏症

　　α_1-抗胰蛋白酶缺乏症

　　杜宾 - 约翰逊综合征

　　Rotor 综合征

　　X 连锁肾上腺白质营养不良

内分泌病变

　1.甲状腺功能减退

　2.视光发育不良

染色体疾病

　1.特纳综合征

　2.13、18、21- 三体综合征

　3.猫眼综合征

　4.Donohue 综合征

中毒性疾病

　1.毒品

续表

2. 酒精（胎儿酒精综合征）	
3. 肠外营养	
肿瘤性疾病	
1. 白血病	
2. 组织细胞增生症 X	
3. 神经母细胞瘤	
4. 肝母细胞瘤	
5. 吞噬性淋巴细胞组织细胞增生	
其他	
1. 囊性纤维化	
2. 妊娠同种免疫肝病（新生儿血色素沉着病）	
3. 特发性新生儿肝炎	
4. Aagenaes 综合征	
5. 北美印第安人家族性胆汁淤积	
6. 新生儿红斑狼疮	
7. Le foie vide（婴儿肝非再生性疾病）	
8. 线粒体疾病	
9. 肠梗阻	
10. 充血性心力衰竭	
11. 巴德 - 吉亚利综合征	
12. 新生儿窒息	

78.4　临床表现

患胆汁淤积症的婴儿常呈现出长期典型的黄疸、陶土样便、茶色尿。陶土样便是特征性阳性表现。胆汁淤积症患者的临床表现差异很大。患有例如细菌性败血症、半乳糖血症和其他代谢系统疾病的患儿，他们的临床表现由进行性喂养困难、发育迟缓、代谢性疾病所致的低血糖到一系列的急性病变如嗜睡、烦躁、喂养困难。出血表现继发于脂溶性维生素吸收障碍的维生素 K 缺乏或凝血因子缺乏。

体格检查时，胆汁淤积的婴儿会表现出黄疸、肝大，但脾肿大可能是肝脏疾病晚期的征兆。对于潜在疾病也可能有其他特定线索，如胆总管囊肿有时可出现在右上象限肿块。Alagille 综合征可有特征性表现，并可能伴有其他相关的解剖异常和心脏杂音。生长迟缓可能伴随先天性感染，例如风疹和巨细胞病毒。

78.5　评估

任何生后两周后出现黄疸的婴儿都应立即评估是否有胆汁淤积（Moyer et al. 2004）。评估必须由详细的病史开始，包括家庭、孕史、产前、产后情况及体格检查。如果没有彻底的了解病史和检查，我们可能会忽略胆汁淤积。总胆红素水平的分级在胆汁淤积的初步诊断中十分关键。

一旦确定是结合胆红素升高引起的胆汁淤积症，应进行进一步的检查，逐步判断需要立刻干预的疾病，如半乳糖血症、败血症、甲减，不能忽略，要及时处理。其次，胆道闭锁的评估至关重要，因为胆道闭锁的成功手术治疗取决于及时的诊断（Abdel-Kader and Balistreri 1994）。排除了胆道闭锁的话，应进行评估以确定肝内胆汁淤积的原因。图 78.1 总结了评估胆汁淤积性黄疸婴儿的建议方法。

78.5.1　实验室评估

诊断新生儿胆汁淤积的第一步是血清总胆的分级。高结合胆红素血症的定义是结合胆红素超过 1mg/dl（17μmol/L）或总胆的 20%。血清丙氨酸氨基转移酶（alanine aminotransferase，ALT）和天冬氨酸氨基转移酶（aspartate aminotrans ferase，AST）是肝细胞损伤的敏感指标，但缺乏特异性或预后价值。碱性磷酸酶升高见于胆道梗阻，但缺乏特异性，也见于骨骼和肾脏系统疾病。因此，碱性磷酸酶升高，必须排除其他系统的疾病，如骨骼系统。γ 谷氨酰转移酶（gamma-glutamyl transpeptidase，GGT）由胆道上皮细胞分泌，对胆汁淤积症高敏感，例如胆道闭锁、α-AT 缺乏和特发性新生儿肝炎。进行性家族性肝内胆汁淤积症（progressive familial intrahepatic cholestasis，PFIC）1 型和 2 型是例外，此时 GGT 水平正常或稍低。应根据婴儿的年龄评估 GGT 值。新生儿的 GGT 值通常较高（是成人参考范围上限的 6~7 倍，到 5~7 个月时下降到成人水平（Cabrera-Abreu and Green 2002；Hirfanoglu et al. 2014）。GGT 值应始终以年龄特定的参考范围来解释。

78.5.2　影像学检查

目前有几种不同的方式可用于调查新生儿胆汁淤积。Gourley 等在 2009 年比较了其中一些方法

（Gourley et al. 2009）。

78.5.3 腹部超声

腹部超声是简单、无创的检查,通常被用作胆汁淤积症的初步检查。超声可以提供有关肝脏和胆囊的大小和外观,使胆结石可视化,并且为胆汁淤积和胆总管囊肿的诊断提供有用信息（Bates et al. 1998）。据报道,代表肝门处纤维组织的三角线标志,对胆道闭锁的特异性、敏感性都很高,特异性是100%,敏感性是85%~100%（Kotb et al. 2001;Park et al. 1997）。

腹部超声也用来观察胆道梗阻相关的解剖学结构,如脾虚和下腔静脉中断（Bates et al. 1998）。

78.5.4 肝胆显像术

肝胆显像术使用锝标记的二乙酸衍生物作为评估肝胆生理的唯一方法（Abramson et al. 1982）。由于它能检测胆道的通畅性,它对胆道闭锁是高度敏感的,敏感性为83%~100%,但缺乏特异性35%~50%（Park et al. 1997;Dehghani et al. 2006）。肝内胆汁淤积时同位素排泄会延迟。胆管闭锁时,同

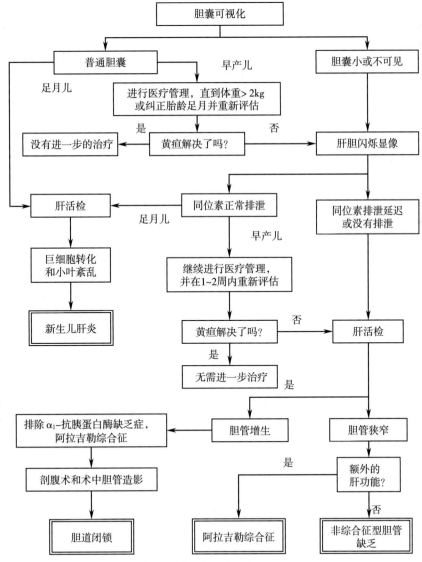

图 78.1 足月或早产儿胆汁淤积的治疗方法（Venigalla and Gourley 2004）

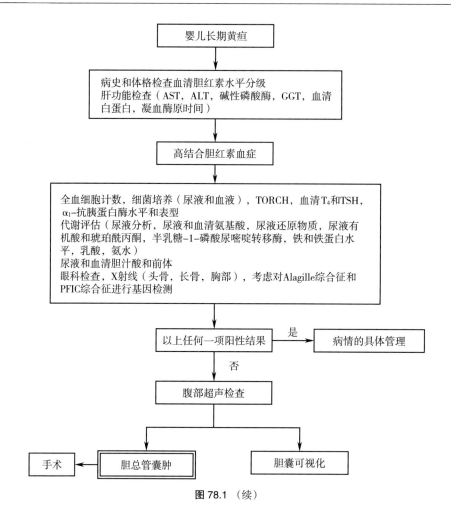

图 78.1 （续）

位素摄取如常，但排泄入胆道和肠道会延迟或缺失。肝内胆汁淤积，如新生儿特发性肝炎，同位素摄取会延迟，但最终会排泄入肠道。用苯巴比妥预处理，5mg/kg/d，持续 5 天，通过刺激胆汁酸自主流动来提高胆道闭锁的敏感性。但是，这可能会导致不必要的延迟，并且可能无法消除对肝活检的需要。

78.5.5　内镜下逆行胰胆管造影术

内镜下逆行胰胆管造影术（endoscopic retrograde cholangiopancreatography，ERCP）可用于成人或大龄儿童胆道疾病的诊疗，但新生儿的数据有限。该技术使用内镜方法通过 Vater 壶腹进入胆管和胰管。然后注入造影剂以可视化导管系统。通过良好的技术，胆总管的不可视化提示胆道闭锁。对于胆总管结石症、胆塞综合征、狭窄和原发性硬化性胆管炎等胆道疾病，ERCP 可能特别有用。括约肌切开术、括约肌成形术、结石摘除、狭窄扩张和支架置入均可使用 ERCP 进行。ERCP 在新生儿中的实用性可能会受到适合的小尺寸内镜的限制，并需要全身麻醉。但是，在不确定的情况下，ERCP 可以作为一种附加的诊断工具，可以防止更具侵入性的操作（Shteyer et al. 2012）。

78.5.6　磁共振胆道造影

磁共振胆道造影（magnetic resonance cholangiography，MRCP）被越来越多地用于评估胆管和胰管。胆总管或肝外胆管树任何部分的不可视化被认为是胆道闭锁的诊断。以前，通过 MRCP 检测胆道闭锁的敏感性和特异性分别估计为 95% 和 88%。最近的数据表明，胆道缺陷（如胆道狭窄和母乳性黄疸）也可能导致肝外胆道树无法可视化，从而导致使用 MRCP 的假阳性结果。现在发现 MRCP 的敏感性和特异性在 85%~99% 以及 36%~57%（Liu et al. 2014）。如果 MRCP 无法显示胆道的任何部分,则必须结合其他研究来解释结果。此外,新生儿需要全身麻醉才能进行这项研究,在进行这项研究之前必须考虑这些风险。

78.5.7　十二指肠抽吸物分析

我们能通过经鼻导管或经口导管获取十二指肠液体。然后能评估液体中的胆红素浓度,若此浓度低于血清中胆红素浓度,说明存在胆道梗阻。虽然十二指肠抽吸分析的敏感性接近于显像法,但它带来的创伤更大。

78.5.8　肝活检

经皮肝穿刺活检是评估新生儿胆汁淤积症的金标准,绝大多数可疑胆汁淤积症的患儿应行肝活检。

目前建议在胆道闭锁手术之前进行活检。如果活检结果不明确并且患儿出生小于 6 周,建议再次活检。胆道闭锁的组织学检查结果包括胆管增生和栓塞。而特发性新生儿肝炎的组织学检查结果是巨细胞转化和局灶性肝细胞坏死,两者必须区分开来。肝脏活检也能帮助诊断先天性病毒感染,例如病毒包涵体能提示巨细胞病毒和疱疹病毒。现已证明 1 岁以内患儿的肝内胆管缺失是一项独立的预后不良因素（Sergi et al. 2008）。

78.6　胆汁淤积的处理

胆汁淤积症的医学管理在很大程度上是支持性的,因为潜在疾病通常无法治愈。管理包括药物治疗（表 78.2）和营养支持（表 78.3）,这些药物治疗的是慢性胆汁淤积症的并发症而非根本原因（见表 78.1）。这些并发症包括瘙痒,吸收不良和营养不足。

表 78.2　胆汁淤积的医疗管理

药物类别	药物	剂量	副作用
胆汁酸类似物	熊去氧胆酸（UDCA）	15~20mg/kg/d	腹泻,肝毒性
	胆固醇胺	0.25~0.5g/kg/d	便秘,脂肪泻,高氯血症性代谢性酸中毒,低蛋白血症性出血
酶诱导剂	苯巴比妥	3.5~10mg/kg/d	镇静作用,行为改变
	利福平	10mg/kg/d,分两次服用	肝毒性,药物相互作用
阿片类拮抗剂	纳洛酮	0.2μg/kg/min	阿片类药物戒断样现象,包括腹痛、心动过速、高血压、噩梦
	纳美芬	2~20mg/d（滴定作用）	
	纳曲酮	5mg/kg/d	

表 78.3　胆汁淤积的营养支持

类别	补充	剂量	副作用
维生素 A	水溶胶 A	5 000~25 000IU/d	肝毒性,高钙血症,假瘤脑
维生素 D	胆钙化醇	2 500~5 000IU/d	高钙血症
	25- 胆钙化醇	3~5μg/kg/d	肾钙化
维生素 E	水溶胶 E	50~400IU/d	增强维生素 K 缺乏性凝血,腹泻
	TPGS（d-α- 生育酚聚乙二醇 1000 琥珀酸酯）	15~25IU/kg/d	增强维生素 K 缺乏症的凝血病,高渗性和腹泻
维生素 K	苯乙二酮	每隔一天 2.5~5mg	
水溶性维生素		每日两次,推荐剂量	

78.6.1 瘙痒

瘙痒是胆汁淤积性疾病的常见症状,尽管瘙痒的确切原因尚不清楚。瘙痒通常会令人难忍,并可能与明显的发病率相关。它最常见于原发性硬化性胆管炎、原发性胆管硬化症、胆管癌和病毒性肝炎,通常在新生儿护理中不是主要问题。对于瘙痒的机制,已经提出了一些理论:首先是胆盐通过诱导肥大细胞脱粒作用而作为致敏原,其次是内源性阿片样物质(例如脑啡肽)的血浆水平升高,原因是合成增加或清除降低。这两种理论在文献中都没有强有力的支持证据。然而,胆汁酸类似物和阿片受体拮抗剂均已在临床研究中证明对瘙痒有益。

熊去氧胆酸(ursodeoxycholic acid,UDCA)是一种无毒的亲水胆汁酸,是鹅去氧胆酸的差向异构体。UDCA通过替代潜在有毒的疏水性胆汁酸并提高胆汁酸的发生率来改变胆汁酸池,并提高细胞内胆汁酸跨小管膜的转运速率(Venigalla and Gourley 2004)。因此,UDCA常被用作胆汁淤积的一线疗法,并且已显示可减少瘙痒症(Cies and Giamalis 2007)。尽管仅在儿科人群中出现腹泻,UDCA通常是安全的。UDCA的剂量为15~20mg/kg/d,分次服用(Cies and Giamalis 2007)。

胆固醇胺是一种非特异性的阴离子交换树脂,可与胆汁酸结合,其通过阻止胆汁酸在末端回肠中的再吸收来减少肠肝循环(Walker et al. 2004)。胆固醇胺还通过促进胆固醇向胆汁酸的转化而起胆汁作用,胆汁酸可促进胆汁淤积,并已证明可减少瘙痒症(Cies and Giamalis 2007)。建议剂量为0.25~0.5g/kg/d,使用胆甾胺的副作用虽然轻微,但很常见,包括脂肪吸收不良和腹部不适(Cies and Giamalis 2007)。病例报告还介绍了消胆胺引起的低蛋白血症性出血和高氯血症性代谢性酸中毒(Shojania and Grewar 1986;Eaves and Korman 1984)。胆固醇胺也会干扰包括UDCA和甲状腺素在内的几种药物的吸收,在可行的情况下,摄入胆固醇胺后4小时内不得服用其他药物(Cies and Giamalis 2007;Hegade et al. 2015)。

苯巴比妥是一种微粒体酶诱导剂,可以刺激不依赖胆汁酸,增强胆汁酸的合成,并减小胆汁酸池的大小。苯巴比妥的治疗剂量为5~10mg/kg/d,尽管其镇静副作用可能会限制其使用(Cies and Giamalis 2007)。据报道,利福平是另一种微粒体酶诱导剂,

可作为糖皮质激素受体的配体发挥作用,因为糖皮质激素已被证明对患有胆汁淤积性瘙痒症的成年人有益,因此可增强其止痒作用(Calleja et al. 1998;Mitchison et al. 1989)。利福平的推荐剂量为4~10mg/kg/d,分两次服用(Cies and Giamalis 2007;Hegade et al. 2015)。已经报道了包括肝毒性,尿液和泪液变色以及多种药物相互作用在内的副作用。

阿片类拮抗剂在缓解某些患者的胆汁淤积性瘙痒症方面作为二线治疗已显示出有效。尽管大多数研究未能证明脑啡肽水平与瘙痒之间有直接相关性,但临床试验已证明其有益的治疗作用。疼痛与瘙痒之间的相互作用已被广泛接受,阿片类药物拮抗剂的有益作用可能只是通过减少疼痛信号转导来实现的(Oude Elferink et al. 2011)。已经研究过的药物包括纳洛酮和纳美芬,并且两者的耐受性相对较好,其中头痛和厌食是最常见的副作用。与纳洛酮相比,纳美芬具有更长的血浆半衰期和口服后更高的生物利用度。重要的是,这类药物可在内源性阿片类药物过多的患者中诱发类阿片类药物戒断现象(Maxwell et al. 2005;Bergasa 2008;Chang and Golkar 2008)。这些药物的研究仅限于儿科人群。

瘙痒的感觉部分由5-羟色胺神经传递介导。恩丹西酮(一种5型羟色胺受体3型拮抗剂)已被证明可有效改善对一线疗法耐药的胆汁淤积性瘙痒症(Maxwell et al. 2005;Chang and Golkar 2008;Bergasa et al. 1992)。有病例报告表明,恩丹西酮可有效治疗小儿顽固性瘙痒,但迄今为止新生儿均无效(Frigon and Desparmet 2006;Dillon and Tobias 2013)。

已发现抗抑郁药与成人患者的胆汁淤积性瘙痒缓解有关。已发现瘙痒的改善与抑郁症的改善无关(Browning et al. 2003;Zylicz et al. 2003)。据报道,选择性5-羟色胺再摄取抑制剂可降低与真性红细胞增多症相关的瘙痒和与恶性肿瘤相关的多因素瘙痒(Diehn and Tefferi 2001;Zylicz et al. 1998)。研究结果表明,除了5-羟色胺系统外,其他的神经递质,包括去甲肾上腺素,也可能导致胆汁淤积性瘙痒(Bergasa and Jones 1995)。

紫外线B(ultraviolet B,UVB)辐射已被证明可有效治疗全身性瘙痒症以及成人原发性胆道瘙痒症肝硬化(Seckin et al. 2007;Frederick Suchy 2007)。UVB辐射也是尿毒症患者瘙痒的治疗选择(Seckin et al. 2007)。一项小规模的前瞻性研究对八名成人

接受了强光疗法（全光谱）治疗的瘙痒和慢性肝病患者进行了小规模的研究，但统计学上的改善微不足道（Bergasa et al. 2001）。尚未对在胆汁淤积性瘙痒症儿童中使用 UVB 光疗进行研究。

血浆置换已被证明对胆汁淤积性瘙痒症患者无效，而对传统药物没有反应（Pusl et al. 2006；Rifai et al. 2006）。去除的促甲状腺激素化合物未知。缓解是暂时的，因为血浆置换后几周内瘙痒通常会复发。经验仅限于成年患者的血浆置换。

主要在患有原发性胆汁性肝硬化的成年人中尝试了其他药物。已建议使用抗癫痫药卡马西平，以减轻其对其他疼痛病症的有益作用，继发瘙痒。其他药物包括特非那定、雄激素、类硫唑嘌呤、恩丹西酮和异丙酚（Frederick Suchy 2007）。

暂时性胆道引流治疗已被证明能有效解决瘙痒，但会导致肠肝循环中的胆汁盐等化合物消耗殆尽。这种侵入性技术在 PFIC 和良性复发性肝内胆汁淤积的瘙痒的治疗中特别有用（Fischler et al. 2001）。

最近的一些研究表明，血浆自身紫杉醇和溶血磷脂酸升高。溶血磷脂酸似乎通过稀薄的无髓 C 纤维增强了瘙痒信号，这可能是瘙痒性的。尚无针对该途径的疗法，但将来有可能用于靶向疗法（Oude Elferink et al. 2011；Kremer et al. 2015）。

78.6.2　营养管理

营养治疗当从首次来院开始，生长参数包括身长和体重/年龄、体重/身长。运输至肠道的胆汁酸的减少是胆汁淤积症的最终结果，这会导致脂肪和脂溶性维生素吸收不良。当腔内胆汁酸浓度低于临界值时发生吸收不良，导致更低的长链甘油三酯分解。而长链甘油三酯的摄取减少和吸收不良会导致必需脂肪酸缺乏。必需脂肪酸缺乏的表现包括生长障碍、干燥性皮损、血小板减少和免疫功能损害（Frederick Suchy 2007）。中链甘油三酸酯（medium-chain triglycerides, MCT）更容易吸收，是脂肪卡路里的更好来源。胆汁淤积的婴儿应从含有 MCT 的配方（例如 Enfaport，Pregestimil 或 Alimentum）开始，该配方分别含有 84%、55% 和 33% 的脂肪卡路里（作为 MCT 油）。由于脂肪变性和能量消耗增加，胆汁淤积的婴儿应根据理想体重获得推荐的膳食供应量约 125%（Dani et al. 2015）。如果存在严重营养不良，一些婴儿可能需要更多的卡路里以追赶生长，如果口服摄入量不足，则可能需要使用夜间肠内喂养。

脂溶性维生素 A、D、E、K 需要胆汁酸来增溶以利于肠道吸收。胆汁淤积症患儿由于吸收不良常存在脂溶性维生素缺乏。至少需要给予推荐剂量的 2~4 倍（Dani et al. 2015）。维生素的补充在黄疸消退后需至少再持续 3 个月。脂溶性维生素水平在治疗期间需紧密监测（见表 79.3）。

78.7　特殊疾病

78.7.1　胆道闭锁

胆道闭锁是一种罕见但危及生命的疾病，目前存在于婴儿期，其病因仍未知。其发生率为 1/10 000~1/20 000。胆道闭锁是一种进行性炎症性胆管病，会导致肝内和肝外胆道闭塞，最终导致胆汁性肝硬化。它是新生儿胆汁淤积的最常见原因，并且仍然是小儿肝移植的最常见指征（Haber and Russo 2003）。

胆道闭锁的病因和发病机制仍不清楚，但是已经提出了许多机制和理论，包括：胆道树胚胎学发育的缺陷；胎儿产前循环不良；环境毒素暴露；病毒感染，如轮状病毒、巨细胞病毒等；免疫失调。最近的数据表明，病毒诱导的 Th1 介导的免疫反应上调可能导致炎症和胆管损伤（Bezerra 2005；Feldman and Mack 2012）。

胆道闭锁有两种公认的临床形式：获得性/围产期形式和胚胎/先天性形式。围产期形式是最常见的，占病例的 80%~90%。这些婴儿通常为足月出生，临床上正常。他们通常在生命的最初几周出现黄疸病，其次是肝肿大和粪便。随着疾病的进展，出现营养不良、瘙痒、凝血病和脾大，最终导致肝硬化。在胆道闭锁的胚胎形式中，婴儿表现为疾病的早期发作，在出生时或出生后不久出现黄疸，并伴有相关异常，其中可能包括脾脏或门静脉、肝动脉或下腔静脉的血管异常。内脏逆位、环形肺疾病和先天性心脏病是其他相关异常（Venigalla and Gourley 2004）。

78.7.2　评估

全面的病史记录和体格检查以及系统的方法将有助于确保及时诊断胆道闭锁。实验室评估将发现结合性高胆红素血症、转氨酶升高和 γ- 谷氨酰转移酶水平。胆道闭锁可能导致脂溶性维生素吸收不良，维生素 K 缺乏症可能导致凝血病，并导致凝血酶原时间延长。

腹部超声检查常显示胆囊小或无胆囊。解释超声检查结果时必须小心，因为胆囊的存在或不存在不能确认或排除胆道闭锁。经验丰富的超声检查者对三角带征的观察非常敏感，并且对胆道闭锁具有特异性（Lee et al. 2009）。还可能发现与胆道闭锁的胚胎形式有关的脾脏和血管异常。如果超声检查结果不确定胆道闭锁，则应使用肝胆显像确定肝外胆道通畅性。同位素向肠内的排泄不排除胆道闭锁，尽管肠道内排泄的缺乏不是该病的特异性，因此进一步评估是必不可少的。如果在婴儿年龄小的时候进行扫描，则可能需要重复进行扫描，因为疾病可能会在生命的最初几周内发展。

当放射学研究尚无定论时，肝活检可对多达 97% 的病例提供诊断。在胆道闭锁中，典型的组织学发现包括胆管增生、胆管堵塞和门静脉纤维化伴门静脉纤维化。由于胆道闭锁中胆管的炎症和闭塞逐渐进行，如果在疾病过程的早期进行肝活检，则如果最初结果不明确，则可能需要再次进行活检（Moyer et al. 2004；Azar et al. 2002）。

如果在肝活检和影像学评估后无法诊断，则建议进行手术探查和胆道造影。α_1- 抗胰蛋白酶缺乏及其他肝内胆汁淤积的病因与胆道闭锁相似，应在剖腹手术前予以排除，因为这些病因肠肠造口术可能会恶化（Lai et al. 1994）。

78.7.3　管理

生后 60 天内迅速识别并采取适当的外科手术改善结果。术中胆道造影证实胆道闭锁后，选择的治疗方法是开赛肝肠肠吻合术。手术包括切除肝门的纤维组织，并在十二指肠和肝门之间形成鲁氏 Y 形吻合。决定 Kasai 手术成功与否的两个最重要的预后因素是手术年龄和外科医生的经验（Davenport et al. 1997；McClement et al. 1985）。存活率与年龄的关系不是线性或逐步变化的，据统计，出生 100 天内做手术，保留肝脏的存活率为 90%，而出生 100 天之后进行的存活率则为 60%（Davenport et al. 1997）。手术前肝硬化的存在也说明了手术的成功率很低，可能是早期移植的标志（Bittmann 2005）。如果无

法进行手术矫正或缓解，则胆道闭锁会致命。按照 Kasai 程序，患者的天然肝脏存活时间可能超过 20 岁；然而，长期存活者中有 60.5% 患有与肝脏相关的长期并发症（Bijl et al. 2013）。

Kasai 手术的并发症包括升支胆管炎和门静脉高压。升支胆管炎是术后常见的复发性并发症，伴发热、黄疸加重和 ESR 增高的患者。胆肠炎可使门肠造口术后胆汁流量恢复的患者的预后恶化。胆管炎的复发是与长期预后有关的最重要的单一变量（Houwen et al. 1989）。经过静脉内抗生素的初步治疗后，复发性胆管炎的患者可能会从预防性抗生素中获益，如口服甲氧苄啶 - 磺胺甲噁唑或新霉素（Bu et al. 2003）。

Kasai 手术后使用类固醇激素治疗存在争议。一项研究表明术后胆红素水平较低，但在胆管炎发作和早期肝移植方面没有改善（Chung et al. 2008）。另一项研究得出结论，大剂量类固醇术后 6 个月的胆汁引流没有统计学上显著的治疗差异，可能与胆道闭锁患儿不良事件的较早发作有关（Bezerra et al. 2014）。2015 研究首先显示了高剂量类固醇的长期益处，但强调了早期手术（<45 天龄）的重要性（Tyraskis and Davenport 2015）。2015 年的 meta 分析得出的结论是中等剂量的类固醇大剂量疗法（泼尼松龙 4~5mg/kg/d）可改善黄疸的清除率，尤其是对于 70 天以内的手术婴儿（Chen et al. 2015）。但在手术后的 5 年内，40%~80% 的患者可能会发生门静脉高压（Venigalla and Gourley 2004）。这些患者的脾大可能并发腹水和静脉曲张出血。可能有 20% 的门静脉高压症患者患有门静脉血栓，很可能继发于持续的门静脉炎症。可以采用结扎术或硬化疗法治疗性内镜治疗急性静脉曲张破裂出血。除手术管理外，患者还应获得胆汁淤积的辅助治疗，包括补充脂溶性维生素和高热量饮食。

78.7.4　α_1- 抗胰蛋白酶（α_1-AT）缺乏症

α-AT 缺乏是最常见的遗传性新生儿胆汁淤积症的病因，也是小儿肝移植的最重要适应证之一。该病由 14 号染色体基因突变引起。α-AT 是一种糖蛋白，能抑制弹性蛋白酶、胰蛋白酶和其他蛋白水解酶的活性。这种酶的主要功能是防止这些循环蛋白酶对肺和其他组织的损害。异 α_1-AT 的细胞内蓄积是肝病、肝硬化和肝癌的原因（Teckman

2013)。目前发现了 100 种不同的 α_1-AT 突变体,但只有少数具有临床意义,M 是正常的,Z 是最有效的。具有 PiZZ 表型的患者的 α_1-AT 含量大大降低,约为正常水平的 10%~15%,在欧洲和北美人口中,每 2 000~5 000 个活产中有 1 个发生(Coakley et al. 2001)。PiZZ 表型与新生儿肝病和成人气肿有关。大约 15% 的 PiZZ 新生儿在 20 年内会发展为临床疾病,肝脏中缺陷性 α_1-AT 分子的积累是肝损伤的原因(Lomas et al. 1992)。这些婴儿具有宫内发育迟缓,更容易发展为胆汁淤积的凝血病。活检时,肝细胞内高碘酸对希夫氏阳性的抗扩张酶包涵体代表异常的 α_1- 抗胰蛋白酶蛋白。记录低血浆 α_1-AT 水平并确定 α_1-AT 表型可确诊。

与特发性新生儿肝炎一样,α_1-AT 缺乏症的治疗主要是支持性的,包括营养补充。预后与肝病的严重程度有关。在患有进行性肝病的儿童中,肝移植显示出良好的生存率,第 1 年为 90%,第 5 年为 80%(Francavilla et al. 2000)。

78.7.5 特发性新生儿肝炎

特发性新生儿肝炎约占新生儿胆汁淤积病例的 30%。肝活检的经典组织学可通过排除法诊断特发性新生儿肝炎。尽管偶发的家族病例表明存在遗传关联,但大多数病例是零星的。患有特发性新生儿肝炎的婴儿出生时体重通常较低。黄疸在生命的最初几周内出现,但出生后并非立即出现。体格检查可能使肝脏肿大,血清胆红素和肝转氨酶轻度升高。较低或正常的 GGT 水平可能意味着更严重的疾病和更差的预后,尤其是如果 GGT 水平在疾病过程中没有增加的话(Wang et al. 2006)。胆管树的成像通常是正常的(Torbenson et al. 2010)。在肝活检中,发现包括肝细胞肿胀的小叶紊乱、巨细胞转化、坏死和髓外造血功能增加。与胆道闭锁相比,特发性新生儿肝炎的治疗在很大程度上是支持性的。散发病例到 1 岁时的预后极佳,达到 90% 的缓解率,而家族性病例的预后更差。

78.7.6 进行性家族性肝内胆汁淤积

PFIC 是一组遗传性疾病,具有常染色体隐性遗传,与进行性肝内胆汁淤积症相关。PFIC 的 3 种不同形式在表现形式和诊断上有所不同(表 78.4)。

表 78.4 不同形式的进行性家族性肝内胆汁淤积的临床特征

突变	PFIC 1 型	PFIC 2 型	PFIC 3 型
	ATP8B1 基因,第 18 号染色体	ABCB11 基因,2 号染色体	ABCB4
涉及肝外组织	胰腺,小肠,胃,膀胱,心脏和肾脏	无	无
血清胆汁盐浓度	升高	升高	升高
GGT 等级	正常	正常	升高
肝组织学	胆管稀少,轻度小叶纤维化	巨细胞肝炎,肝细胞坏死	胆管增生
肝硬化	人生的第一个 10 年	婴儿早期	人生的第一个或第二个 10 年

PFIC 1 型是 Amish 家族中描述的原始拜勒病,是由 18 号染色体上的 ATP8B1 基因突变引起的,该基因编码 FIC1 蛋白(Srivastava 2014;Hori et al. 2010)。通常,FIC1 蛋白的活性通过保护其免受小管腔内高胆汁盐浓度的影响,有助于维持肝细胞小管膜的完整性。虽然胆汁淤积的确切机制和 PFIC 1 型的其他症状尚不完全清楚,但由于 FIC1 蛋白的保护作用丧失,似乎与肝细胞胆汁酸超载有关。这会导致婴儿出生后第一个月的胆汁淤积。随着时间的流逝,黄疸消退,但瘙痒持续,随后出现晚期肝病。ATP8B1 FIC1 基因具有广泛的组织分布,除小管膜外,还表达于胰腺、小肠、胃、膀胱、心脏和肾脏。这可能解释了 PFIC 1 型的肝外表现,如腹泻和胰腺功能不全,以及在患病患者中出现的脂溶性维生素缺乏症。重要的是,血清 GGT 和转氨酶水平正常,血清胆汁盐明显升高。

PFIC 1 型通常出现在婴儿期,并且可能在 10 岁之内发展为肝硬化。肝活检组织学检查显示胆管狭窄和轻度小叶纤维化。在第二个 10 年之前,可能需要肝移植以进行肝减压。

PFIC 2 型是由 2 号染色体上编码 BSEP 的 ABCB11 基因突变引起的。该蛋白有助于在浓度梯度下将胆汁酸从肝细胞输出到小管。蛋白质功能的丧失导致胆汁流量减少,肝细胞中胆盐的积累以及肝细胞损伤。PFIC 2 型通常出现在新生儿期,并且比 PFIC 1 型更为严重。除了缺乏肠外表现外,临床表现与 PFIC 1 型相似,因为该蛋白质是肝细胞特有的。肝活检通常显示更多的炎症、巨细胞肝炎、肝细胞坏死和门脉纤维化。对于生命的第一个 10 年中需要肝移植的患者,预后更差。

PFIC 3 型是由编码 MDR3 蛋白的三磷酸腺苷结合盒(*ABCB4*)基因缺陷引起的。MDR3 蛋白是存在于负责胆汁分泌的肝细胞小管膜上的一种磷脂酶。突变导致磷脂的去污剂中和性丧失,从而导致胆道上皮损伤,最终导致胆汁淤积。这也导致未胶凝的胆汁盐浓度更高,并促进胆固醇结晶,从而导致胆管阻塞。临床表现与 PFIC 1 型相似,通常延迟至成年早期,但可出现在婴儿晚期。母亲通常有妊娠胆汁淤积的病史。与 PFIC 1 型和 PFIC 2 型相比,GGT 显著升高,胆汁分析显示胆汁酸与磷脂之比很高。PFIC 3 型有时会出现胃肠道出血和门静脉高压。肝活检可能显示与胆道闭锁一致,因为它显示门静脉纤维化和真正的胆管增生,伴发炎性通气,但胆道在闪烁显像或胆道造影上是特有的。预后是可变的(Srivastava 2014)。

78.7.7 进行性家族性肝内胆汁淤积管理

PFIC 的管理在很大程度上是支持性的,第一步通常包括药物治疗。这包括缓解瘙痒,优化营养状况,包括纠正维生素缺乏症和控制高级肝脏疾病(如静脉曲张破裂出血和凝血病)的症状。胆道改道手术被认为对 PFIC 的管理特别有帮助,因为它们减少了毒胆盐的肠肝循环。胆道改道手术有两种主要类型:外部部分胆道改道,包括通过外科手术将永久性气孔从胆囊转移到外部;内部部分胆道改道,包括创建从胆囊到结肠的导管,因此不需要外部瘘管。这些方法对于对药物疗法无反应且尚未候选肝移植的患者非常有用(Srivastava 2014)。

78.7.8 良性复发性肝内胆汁淤积症

良性复发性肝内胆汁淤积症(benign recurrent intrahepatic cholestasis,BRIC)是一种常染色体隐性遗传疾病,外显率不完全,其特征是在任何年龄都反复发作严重的瘙痒和黄疸,但更常见的是在生命的第二个 10 年之前(Ermis et al. 2010;Strubbe et al.

2012)。认为是 18 号染色体上 *ATP8B1* 基因的突变,该基因编码 FIC1。这与负责 PFIC 1 型的基因相同。基于表型表现,BRIC 与 PFIC 有所区别,主要表现为胆汁淤积性发作。瘙痒是最常见的症状,其次是黄疸。碱性磷酸酶和结合胆红素升高很常见,而 GGT、AST 和 ALT 通常正常。治疗应着重于症状缓解,直到每个发作解决为止。预后比 PFIC 1 型更有利,并且通常不会进展为纤维化(Nguyen et al. 2014)。

78.7.9 早产儿的胆汁淤积

胆汁淤积症在极低出生体重婴儿中很常见。这些婴儿的胆道系统不成熟,导致生理性胆汁淤积症加重。其他因素也可能导致早产儿的胆汁淤积,包括围产期缺氧、败血症、肠外营养(parenteral nutrition,PN)和肠内喂养困难(Steinbach et al. 2008;Herzog et al. 2003;Hsieh et al. 2009)。胆汁淤积是 PN 的常见并发症。尽管确切的病因尚不清楚,但肠肝循环的不成熟可能起一定作用。危险因素包括早期开始和 PN 延长、肠内营养不足、败血症和早产。结合胆红素和转氨酶升高常见于开始肠外营养 2 周内。治疗包括减少或停止肠外营养,增加肠内营养。无法耐受全肠道喂养的患儿,必须添加额外的营养来减少肠肝循环。这样的患儿,需调整肠外营养成分,包括限制葡萄糖摄入低于 15mg/kg/d、限制脂肪乳、肠外营养循环 12 小时,并且减少或去除锰和铜,因为这些微量营养素最初通过胆汁分泌。UDCA 能通过机械作用刺激胆汁酸排泄。

早产儿胆道闭锁很少见,这些婴儿应进行肝活检和肝胆显像检查,直到适于胎龄且体重大于 2kg 为止。如果胆汁淤积持续超过 2 个月适于胎龄,存在胆囊性大便以及肝胆扫描无排泄物,则应进行肝活检。

78.7.10 Alagille 综合征

Alagille 综合征是一种常染色体显性遗传疾病,会影响心脏、肝脏、骨骼肌、面部和眼睛等。面部特征是额头宽阔、眼睛深陷和下巴尖锐,使面部呈三角形。蝴蝶状的椎骨、弯曲的趾骨和短尺骨是常见的骨骼异常。周围的肺动脉狭窄、法氏四联症、肺动脉闭锁和室间隔缺损是可观察到的心脏异常。后胚毒素和视神经玻璃膜疣构成了眼部体征。1/3 的患儿可见额外的弯曲折痕（Kamath et al. 2002）。偶也表现为继发于高脂血症的皮肤黄色素瘤。

Alagille 综合征的发病率估计为 1/100 000。大约 94%~97% 的病例在 *JAG1* 基因中发生了突变，而其余病例则是由于 *NOTCH2* 基因的突变所致。这两个基因都是参与细胞内信号转导的 Notch 途径的一部分（Nguyen et al. 2014；McDaniell et al. 2006）。

最初，患有 Alagille 综合征的婴儿表现为新生儿胆汁淤积，如胆道闭锁所见。难以区分两种疾病，因为最初的肝活检可能显示胆管增生与胆道闭锁一致。胆管最初在结构上是正常的，然后逐渐失常。活检中胆管稀少是 Alagille 综合征的特征。直到 2 岁，才可能出现特征相。

管理在很大程度上是支持性的，营养支持包括脂溶性维生素补充。瘙痒可能是顽固的，需要多种疗法。心脏病专家可能是管理血流动力学上重要的心脏疾病的医疗团队的组成部分。还应筛查这些患者的血管异常，如主动脉瘤，这些异常可能与 Notch 信号通路的缺陷有关（Kamath et al. 2004）。在新生儿期出现胆汁淤积的患者中，超过 50% 的患者将在继发肝硬化前要求肝移植（10 岁前）。在评估作为匹配的活体供体的家庭成员时必须谨慎，因为此类供体中可能存在亚临床疾病。5 年生存率为 80%，在高达 90% 的病例中可以显著改善生长（Turnpenny and Ellard 2012）。

参考文献

Abdel-Kader HH, Balistreri WF (1994) Neonatal hepatobiliary disease. Semin Gastrointest Dis 5(2):65–77

Abramson SJ, Treves S, Teele RL (1982) The infant with possible biliary atresia: evaluation by ultrasound and nuclear medicine. Pediatr Radiol 12(1):1–5

Azar G, Beneck D, Lane B, Markowitz J, Daum F, Kahn E (2002) Atypical morphologic presentation of biliary atresia and value of serial liver biopsies. J Pediatr Gastroenterol Nutr 34(2):212–215

Bates MD, Bucuvalas JC, Alonso MH, Ryckman FC (1998) Biliary atresia: pathogenesis and treatment. Semin Liver Dis 18(3):281–293

Bergasa NV (2008) Update on the treatment of the pruritus of cholestasis. Clin Liver Dis 12(1):219–234, x

Bergasa NV, Jones EA (1995) The pruritus of cholestasis: potential pathogenic and therapeutic implications of opioids. Gastroenterology 108(5):1582–1588

Bergasa NV, Talbot TL, Alling DW et al (1992) A controlled trial of naloxone infusions for the pruritus of chronic cholestasis. Gastroenterology 102(2):544–549

Bergasa NV, Link MJ, Keogh M, Yaroslavsky G, Rosenthal RN, McGee M (2001) Pilot study of bright-light therapy reflected toward the eyes for the pruritus of chronic liver disease. Am J Gastroenterol 96(5):1563–1570

Bezerra JA (2005) Potential etiologies of biliary atresia. Pediatr Transplant 9(5):646–651

Bezerra JA, Spino C, Magee JC et al (2014) Use of corticosteroids after hepatoportoenterostomy for bile drainage in infants with biliary atresia: the START randomized clinical trial. JAMA 311(17):1750–1759

Bijl EJ, Bharwani KD, Houwen RH, de Man RA (2013) The long-term outcome of the Kasai operation in patients with biliary atresia: a systematic review. Neth J Med 71(4):170–173

Bittmann S (2005) Surgical experience in children with biliary atresia treated with portoenterostomy. Curr Surg 62(4):439–443

Boyer JL (2013) Bile formation and secretion. Compr Physiol 3(3):1035–1078

Browning J, Combes B, Mayo MJ (2003) Long-term efficacy of sertraline as a treatment for cholestatic pruritus in patients with primary biliary cirrhosis. Am J Gastroenterol 98(12):2736–2741

Bu LN, Chen HL, Chang CJ et al (2003) Prophylactic oral antibiotics in prevention of recurrent cholangitis after the Kasai portoenterostomy. J Pediatr Surg 38(4):590–593

Cabrera-Abreu JC, Green A (2002) Gamma-glutamyltransferase: value of its measurement in paediatrics. Ann Clin Biochem 39(Pt 1):22–25

Calleja C, Pascussi JM, Mani JC, Maurel P, Vilarem MJ (1998) The antibiotic rifampicin is a nonsteroidal ligand and activator of the human glucocorticoid receptor. Nat Med 4(1):92–96

Chang Y, Golkar L (2008) The use of naltrexone in the management of severe generalized pruritus in biliary atresia: report of a case. Pediatr Dermatol 25(3):403–404

Chen Y, Nah SA, Chiang L, Krishnaswamy G, Low Y (2015) Postoperative steroid therapy for biliary atresia: systematic review and meta-analysis. J Pediatr Surg 50(9):1590–1594

Chung HY, Kak Yuen Wong K, Cheun Leung Lan L, Kwong Hang Tam P (2008) Evaluation of a standardized protocol in the use of steroids after Kasai operation. Pediatr Surg Int. 2008 Sep;24(9):1001–1004.

Cies JJ, Giamalis JN (2007) Treatment of cholestatic pruritus in children. Am J Health-Syst Pharm 64(11):1157–1162

Coakley RJ, Taggart C, O'Neill S, McElvaney NG (2001) Alpha1-antitrypsin deficiency: biological answers to clinical questions. Am J Med Sci 321(1):33–41

Dani C, Pratesi S, Raimondi F, Romagnoli C, Task Force for Hyperbilirubinemia of the Italian Society of Neonatology (2015) Italian guidelines for the management and treatment of neonatal cholestasis. Ital J Pediatr 41:69

Davenport M, Kerkar N, Mieli-Vergani G, Mowat AP, Howard ER (1997) Biliary atresia: the King's College Hospital experience (1974–1995). J Pediatr Surg 32(3):479–485

Dehghani SM, Haghighat M, Imanieh MH, Geramizadeh

B (2006) Comparison of different diagnostic methods in infants with cholestasis. World J Gastroenterol 12 (36):5893–5896

Diehn F, Tefferi A (2001) Pruritus in polycythaemia vera: prevalence, laboratory correlates and management. Br J Haematol 115(3):619–621

Dillon S, Tobias JD (2013) Ondansetron to treat pruritus due to cholestatic jaundice. J Pediatr Pharmacol Ther 18(3):241–246

Eaves ER, Korman MG (1984) Cholestyramine induced hyperchloremic metabolic acidosis. Aust N Z J Med 14 (5):670–672

Ermis F, Oncu K, Ozel M et al (2010) Benign recurrent intrahepatic cholestasis: late initial diagnosis in adulthood. Ann Hepatol 9(2):207–210

Feldman AG, Mack CL (2012) Biliary atresia: cellular dynamics and immune dysregulation. Semin Pediatr Surg 21(3):192–200

Fischler B, Papadogiannakis N, Nemeth A (2001) Clinical aspects on neonatal cholestasis based on observations at a Swedish tertiary referral centre. Acta Paediatr 90 (2):171–178

Francavilla R, Castellaneta SP, Hadzic N et al (2000) Prognosis of alpha-1-antitrypsin deficiency-related liver disease in the era of paediatric liver transplantation. J Hepatol 32(6):986–992

Frederick Suchy RS (2007) Liver disease in children, 3rd edn. Cambridge University Press, New York

Frigon C, Desparmet J (2006) Ondansetron treatment in a child presenting with chronic intractable pruritus. Pain Res Manag: J Can Pain Soc 11(4):245–247

Gourley GR, Yang L, Higgins L, Riviere MA, David LL (2009) Proteomic analysis of biopsied human colonic mucosa. J Pediatr Gastroenterol Nutr. 2010 Jul;51 (1):46–54

Haber BA, Russo P (2003) Biliary atresia. Gastroenterol Clin North Am 32(3):891–911

Hegade VS, Kendrick SF, Jones DE (2015) Drug treatment of pruritus in liver diseases. Clin Med 15(4):351–357

Herzog D, Chessex P, Martin S, Alvarez F (2003) Transient cholestasis in newborn infants with perinatal asphyxia. Can J Gastroenterol 17(3):179–182

Hirfanoglu IM, Unal S, Onal EE et al (2014) Analysis of serum gamma-glutamyl transferase levels in neonatal intensive care unit patients. J Pediatr Gastroenterol Nutr 58(1):99–101

Hori T, Nguyen JH, Uemoto S (2010) Progressive familial intrahepatic cholestasis. Hepatobiliary Pancreat Dis Int 9(6):570–578

Houwen RH, Zwierstra RP, Severijnen RS et al (1989) Prognosis of extrahepatic biliary atresia. Arch Dis Child 64(2):214–218

Hsieh MH, Pai W, Tseng HI, Yang SN, Lu CC, Chen HL (2009) Parenteral nutrition-associated cholestasis in premature babies: risk factors and predictors. Pediatr Neonatol 50(5):202–207

Kamath BM, Loomes KM, Oakey RJ, Krantz ID (2002) Supernumerary digital flexion creases: an additional clinical manifestation of Alagille syndrome. Am J Med Genet 112(2):171–175

Kamath BM, Spinner NB, Emerick KM et al (2004) Vascular anomalies in Alagille syndrome: a significant cause of morbidity and mortality. Circulation 109 (11):1354–1358

Kotb MA, Kotb A, Sheba MF et al (2001) Evaluation of the triangular cord sign in the diagnosis of biliary atresia. Pediatrics 108(2):416–420

Kremer AE, Gonzales E, Schaap FG, Elferink RP, Jacquemin E, Beuers U (2015) Serum autotaxin activity correlates with pruritus in pediatric cholestatic disorders. J Pediatr Gastroenterol Nutr 2016 Apr;62 (4):530–535

Lai MW, Chang MH, Hsu SC et al (1994) Differential diagnosis of extrahepatic biliary atresia from neonatal hepatitis: a prospective study. J Pediatr Gastroenterol Nutr 18(2):121–127

Larrosa-Haro A, Caro-Lopez AM, Coello-Ramirez P, Zavala-Ocampo J, Vazquez-Camacho G (2001) Duodenal tube test in the diagnosis of biliary atresia. J Pediatr Gastroenterol Nutr 32(3):311–315

Lee MS, Kim MJ, Lee MJ et al (2009) Biliary atresia: color Doppler US findings in neonates and infants. Radiology 252(1):282–289

Liu B, Cai J, Xu Y et al (2014) Three-dimensional magnetic resonance cholangiopancreatography for the diagnosis of biliary atresia in infants and neonates. PLoS One 9(2):e88268

Lomas DA, Evans DL, Finch JT, Carrell RW (1992) The mechanism of Z alpha 1-antitrypsin accumulation in the liver. Nature 357(6379):605–607

Maxwell LG, Kaufmann SC, Bitzer S et al (2005) The effects of a small-dose naloxone infusion on opioid-induced side effects and analgesia in children and adolescents treated with intravenous patient-controlled analgesia: a double-blind, prospective, randomized, controlled study. Anesth Analg 100(4):953–958

McClement JW, Howard ER, Mowat AP (1985) Results of surgical treatment for extrahepatic biliary atresia in United Kingdom 1980–2. Survey conducted on behalf of the British Paediatric Association Gastroenterology Group and the British Association of Paediatric Surgeons. Br Med J (Clin Res Ed) 290(6465):345–347

McDaniell R, Warthen DM, Sanchez-Lara PA et al (2006) NOTCH2 mutations cause Alagille syndrome, a heterogeneous disorder of the notch signaling pathway. Am J Hum Genet 79(1):169–173

Mitchison HC, Bassendine MF, Malcolm AJ, Watson AJ, Record CO, James OF (1989) A pilot, double-blind, controlled 1-year trial of prednisolone treatment in primary biliary cirrhosis: hepatic improvement but greater bone loss. Hepatology (Baltimore, Md) 10 (4):420–429

Monajemzadeh M, Shahsiah R, Vasei M et al (2013) Alpha 1 antitrypsin deficiency in infants with neonatal cholestasis. Iran J Pediatr 23(5):501–507

Moyer V, Freese DK, Whitington PF et al (2004) Guideline for the evaluation of cholestatic jaundice in infants: recommendations of the North American Society for Pediatric Gastroenterology, Hepatology and Nutrition. J Pediatr Gastroenterol Nutr 39(2):115–128

Nguyen KD, Sundaram V, Ayoub WS (2014) Atypical causes of cholestasis. World J Gastroenterol 20 (28):9418–9426

Oude Elferink RP, Kremer AE, Beuers U (2011) Mediators of pruritus during cholestasis. Curr Opin Gastroenterol 27(3):289–293

Park WH, Choi SO, Lee HJ, Kim SP, Zeon SK, Lee SL (1997) A new diagnostic approach to biliary atresia with emphasis on the ultrasonographic triangular cord sign: comparison of ultrasonography, hepatobiliary scintigraphy, and liver needle biopsy in the evaluation of infantile cholestasis. J Pediatr Surg 32 (11):1555–1559

Pusl T, Denk GU, Parhofer KG, Beuers U (2006) Plasma separation and anion adsorption transiently relieve intractable pruritus in primary biliary cirrhosis. J Hepatol 45(6):887–891

Rifai K, Hafer C, Rosenau J et al (2006) Treatment of severe refractory pruritus with fractionated plasma separation and adsorption (Prometheus). Scand J Gastroenterol 41(10):1212–1217

Seckin D, Demircay Z, Akin O (2007) Generalized pruritus treated with narrowband UVB. Int J Dermatol 46 (4):367–370

Sergi C, Benstz J, Feist D, Nutzenadel W, Otto HF, Hofmann WJ (2008) Bile duct to portal space ratio and ductal plate remnants in liver disease of infants aged less than 1 year. Pathology 40(3):260–267

Shojania AM, Grewar D (1986) Hypoprothrombinemic hemorrhage due to cholestyramine therapy. CMAJ 134(6):609–610

Shteyer E, Wengrower D, Benuri-Silbiger I, Gozal D, Wilschanski M, Goldin E (2012) Endoscopic retrograde cholangiopancreatography in neonatal cholestasis. J Pediatr Gastroenterol Nutr 55(2):142–145

Soroka CJ, Boyer JL (2014) Biosynthesis and trafficking of the bile salt export pump, BSEP: therapeutic implications of BSEP mutations. Mol Aspects Med 37:3–14

Srivastava A (2014) Progressive familial intrahepatic cholestasis. J Clin Exp Hepatol 4(1):25–36

Steinbach M, Clark RH, Kelleher AS et al (2008) Demographic and nutritional factors associated with prolonged cholestatic jaundice in the premature infant. J Perinatol: Off J Calif Perinat Assoc 28(2):129–135

Strubbe B, Geerts A, Van Vlierberghe H, Colle I (2012) Progressive familial intrahepatic cholestasis and benign recurrent intrahepatic cholestasis: a review. Acta Gastro-Enterologica Belgica 75(4):405–410

Teckman JH (2013) Liver disease in alpha-1 antitrypsin deficiency: current understanding and future therapy. COPD 10(Suppl 1):35–43

Torbenson M, Hart J, Westerhoff M et al (2010) Neonatal giant cell hepatitis: histological and etiological findings. Am J Surg Pathol 34(10):1498–1503

Turnpenny PD, Ellard S (2012) Alagille syndrome: pathogenesis, diagnosis and management. Eur J Hum Genet: EJHG 20(3):251–257

Tyraskis A, Davenport M (2015) Steroids after the Kasai procedure for biliary atresia: the effect of age at Kasai portoenterostomy. Pediatr Surg Int. 2016 Mar;32 (3):193–200.

Venigalla S, Gourley GR (2004) Neonatal cholestasis. Semin Perinatol 28(5):348–355

Walker WA, Kleinman R et al (2004) Pediatric gastrointestinal disease: pathophysiology, diagnosis, management, 3rd edn. B.C. Decker, Hamilton

Wang JS, Tan N, Dhawan A (2006) Significance of low or normal serum gamma glutamyl transferase level in infants with idiopathic neonatal hepatitis. Eur J Pediatr 165(11):795–801

Yang JG, Ma DQ, Peng Y, Song L, Li CL (2009) Comparison of different diagnostic methods for differentiating biliary atresia from idiopathic neonatal hepatitis. Clin Imaging 33(6):439–446

Zylicz Z, Smits C, Krajnik M (1998) Paroxetine for pruritus in advanced cancer. J Pain Symptom Manage 16 (2):121–124

Zylicz Z, Krajnik M, Sorge AA, Costantini M (2003) Paroxetine in the treatment of severe non-dermatological pruritus: a randomized, controlled trial. J Pain Symptom Manage 26(6):1105–1112

79 新生儿胆道畸形的外科治疗

Pierluigi Pedersini

孙松　翻译，郑珊　王斌　审校

目录

摘要

新生儿最常见的需早期手术治疗的胆道畸形包括胆道闭锁、先天性胆管扩张症和孤立性肝囊肿。其中**胆道闭锁**是新生儿最常见的胆道梗阻性疾病，其病因尚不明确，如不治疗患儿一般会在2岁以内死亡。因此，最好在70天以内早期诊断并及时接受手术治疗。Kasai手术可在大约半数的患儿中取得良好的效果，但即便效果良好的患儿中也会有部分逐渐出现肝功能衰竭，所以大部分胆道闭锁患儿在后续的治疗中需要肝移植。事实上，Kasai手术和肝移植的序贯治疗已经极大地提高了胆道闭锁患儿的生存率。**先天性胆管扩张症**是一种相对少见的胆胰系统畸形，其根本病因尚不明确。囊肿通常伴发轻度或间歇的无症状性黄疸，胆道完全梗阻时会出现渐进性黄疸。手术方法为完全切除囊肿。**孤立性肝囊肿**是一种病因不明的良性病变，通常无症状，多为偶然检查发现或在妊娠晚期的产前检查中发现，仅因占位效应出现临床症状的患儿需进行干预。本章节根据近年来的研究报道和我院40年的诊治经验，总结了胆道畸形的诊断和治疗现状。

79.1 要点

- 胆道闭锁是累及肝内外胆管的进行性坏死性炎性闭塞性胆管疾病。
- 超声在胆道闭锁的诊断中起着至关重要的作用：闭锁性胆囊、"三角索"厚度（>3.4mm）和肝包膜下血流是胆道闭锁最重要的预测指标。
- 目前胆道闭锁的外科治疗策略为：新生儿期进行Kasai肝门空肠吻合术，目的是恢复胆汁的引流，在Kasai肝门空肠吻合效果不佳时进行肝移植。
- 先天性胆管扩张症较少发生于最初几个月，多见于年龄较大的婴儿，表现为黄疸、腹痛和右季肋部包块。
- 孤立性肝囊肿是一种良性病变，完全切除或囊内剥除取决于病变的解剖类型。

79.2 胆道闭锁

79.2.1 引言

胆道闭锁（biliary atresia，BA）是累及肝内外胆管的进行性坏死性炎性闭塞性胆道病变。BA表现为肝外胆道管腔闭锁，阻塞胆汁流进而引起胆汁淤积和慢性肝损伤。患者于生后数天内发病，若不治疗多在2岁内死亡。因此必须强制性地进行早期诊断，并在70日龄以内实施手术治疗。

约半数BA患者可通过Kasai肝门空肠吻合术（Kasai portoenterostomy，KPE）使胆汁淤积症状明显缓解，但即使手术成功的患者也会存在后续的肝纤维化或肝硬化以及门静脉高压等肝脏问题，因此多数患者仍需要肝移植（Caccia et al. 2004）。实际上，在全世界范围内BA是儿童肝移植最常见的适应证。在过去数十年中，先采用Kasai手术再实施肝移植的序贯治疗方法极大地提高了BA患者的存活率（Lee et al. 2013）。

BA是新生儿胆汁淤积性黄疸最常见的病因，发病率约为1/15 000~1/10 000个活产婴儿，这意味着每年欧洲有700个BA患儿出生。BA在女性发病率略高于男性，亚洲和环太平洋地区发病率最高，偶有家族性病例报道（Chardot 2006）。

胆道的闭塞可累及部分或全部的肝外胆管树，根据胆道梗阻的部位不同BA可分为：Ⅰ型仅累及胆总管；Ⅱ型同时累及胆囊和肝管；Ⅲ型累及所有肝外胆道。其中Ⅲ型占95%以上，是BA最为严重的类型。

目前已证实的BA解剖类型有两种：(i)孤立性BA（约90%），包含了最大的患病人群，但由于发病时间、胆管病变程度和胆管树梗阻程度的不同，临床表现非同质性；(ii)综合征型BA及相关畸形（约10%），以女性居多，这组患儿可进一步分为胆道闭锁脾脏畸形综合征和伴发随机畸形的BA。前者伴发多种先天性畸形，如多脾、无脾、心脏或腹内脏器畸形（内脏转位、十二指肠前门静脉、肝后下腔静脉缺失、肠旋转不良），后者可伴发食管或空肠闭锁（Davenport 2012）。

79.2.2 病因和发病机制

BA病因不明，有些病例可能与孕早期胚胎或胎儿的胆道发育异常有关（胚胎或胎儿型BA，占35%）；而有些可能与正常发育的胆道后期受到损伤有关，这类患儿大约在生后4周开始出现症状（围产型或获得型BA，占65%）（Baumann and Ure 2012）。

流行病学研究提示感染性的病因可能参与BA的发病。有报道认为BA的发病与某些病毒感染相关（CMV、RSV、EBV 和 HPV），而与肝炎病毒感染（甲、乙、丙型）无关（Chardot 2006）。呼肠孤病毒和轮状病毒是报道最多的两种与 BA 发病相关的病毒。已有证据支持 3 型呼肠孤病毒与人类新生儿 BA 发病相关，但有待进一步验证。C 型轮状病毒与人类 BA 发病的关系仍存在争议。然而，迄今为止尚无任何一项研究能明确地证实某一种病毒是 BA 的确切病因（Saito et al. 2015）。

胆道上皮细胞表面可能表达异常抗原，在病毒感染或损伤的情况下会被淋巴细胞识别，继而启动免疫级联反应引起炎症和胆道纤维化（Besso and Bezerra 2011；Srivastava 2011；Sira et al. 2015）。基于这一研究结论，免疫缺陷也可能是 BA 的发病因素之一。

BA 进行性肝损伤的特征、肝内淋巴细胞的出现和与 HLA-B12 的相关性都提示 BA 可能存在自身免疫反应持续攻击胆道上皮这一病理机制（Alvarez 2013）。

胎儿循环缺陷和环境毒素暴露在 BA 发病机制研究中也有报道。最近有研究提示在缺陷胆管的形成中 ADP 核糖基化因子 -6 基因的作用可导致 BA 的形成（Ningappa et al. 2015）。

因此，BA 似乎不是一种单一的疾病，而是由许多不同的和独立的病因造成的一种表型。

79.2.3　临床表现

BA 的临床表现包括黄疸持续到 14 天以后、白陶土样便、尿色深及肝大。肝脏随着年龄生长逐渐增大变硬，进而继发脾脏增大，脾大的出现提示门静脉高压形成。通常情况下新生儿的一般情况良好，体重增加正常，轻度的黄疸往往易被忽视，从而导致延误诊断。如不接受治疗，多数患儿会死于肝衰竭、食管静脉曲张出血和感染（Caccia et al. 2004）。

79.2.4　诊断

BA 的产前诊断仍然鲜有报道。由于早前诊断对于成功的手术治疗非常重要，因此持续超过两周的新生儿黄疸需进一步检查以除外 BA。新生儿期病理性黄疸的原因很多，其中最易与 BA 混淆的是新生儿肝炎综合征和小叶间胆管发育不良。当黄疸婴儿出现白陶土样便、尿色深、肝大伴质地变硬时应

高度怀疑 BA（Caccia et al. 2004）。

肝功能检测显示总胆红素升高，且以直接胆红素（direct bilirubin，DB）升高为主（DB 占 50% 以上），γ- 谷胺酰转肽酶、谷丙转氨酶、谷草转氨酶水平均明显升高（通常为正常值 2~3 倍）。当总胆红素 ≥4.5mg/dl、DB 占 80% 以上且 γ- 谷胺酰转肽酶 >500IU/L 时应高度怀疑 BA（Caccia et al. 2004）。

超声在 BA 的诊断中发挥重要作用。超声可显示有助 BA 诊断的诸多征象，如胆囊形态异常、"三角索"征、肝外胆管显示、肝动脉直径以及肝包膜下血流的存在。其中，闭锁性胆囊、"三角索"厚度 >3.4mm 和最近发现的肝包膜下血流是 BA 最重要的预测因子（Lee et al. 2015；El-Guindi et al. 2013）。另外超声在评估脾大及多脾等伴发畸形也有重要价值。

肝胆闪烁扫描术（如 Tc-99m DISIDA）可显示放射性同位素不能排入小肠，但是这一征象也可出现在其他严重的新生儿胆汁淤积性肝病中，因此其诊断价值有限。由于内镜下逆行胰胆管造影术（endoscopic retrograde cholangiopancreatography，ERCP）（Shanmugam et al. 2009）和磁共振胆道造影术仅能在少数技术水平较高的中心实施，因此目前 ERCP 和胆管成像在诊断 BA 中的价值仍无定论。

BA 的明确诊断基于剖腹探查胆道造影及肝脏病理活检的结果，胆道造影可显示肝外胆管树的纤维性梗阻（Caccia et al. 2004）。支持 BA 诊断的主要病理特征包括小胆管增生、肝门区纤维化、肝窦无纤维化（Russo et al. 2011）。总的来讲，肝活组织检查对 BA 的预测价值为 91%。最近，一些国家或地区采用了 BA 的筛查方案，如台湾，通过早期筛查减小了手术年龄，使手术干预的中位年龄缩短至 50 天以内，这也代表了当前最高的诊断水平（Hsiao et al. 2008）。

79.2.5　治疗

目前 BA 的外科治疗包括两个步骤：新生儿期行 KPE，目的是重建胆汁流通路；第二步是在 Kasai 手术失败后行肝移植术（Chardot 2006）。

KPE 包括仔细分离并切除肝门部的胆道残迹，将一段 45cm 的 Roux-en-Y 肠袢与肝门部吻合建立胆汁引流的通路。2002 年首次有报道的采用腹腔镜实施 Kasai 手术（Estevez et al. 2002），但从手术效果来看并无优势，而且目前很少能达到标准的开放

手术的水平（Ure et al. 2011）。

生后 60 天内实施 Kasai 手术可获得最好的外科治疗效果,70% 以上的患儿术后会有满意的胆汁引流（Nio et al. 2010）,大便颜色变黄,黄疸症状缓解,因此手术年龄是影响手术治疗效果最重要的因素之一。术后早期辅助应用大剂量类固醇治疗（口服泼尼松龙、静注甲基泼尼松龙或氢化可的松）可改善手术效果,对术后胆红素的降低和黄疸的清除有显著的效果（Tyraskis and Davenport 2015）。然而由于延误诊断和手术造成纤维化和肝硬化进展,类固醇的作用可能会受到限制。

因此,手术年龄是决定治疗结果的最重要因素之一,另外也会受到辅助治疗效果和术后并发症的影响。

Kasaii 手术后最常见的并发症是胆管炎和门静脉高压,少见的并发症包括肝肺综合征、肺动脉高压、肝内胆湖形成及恶变等（Chardot 2006）。

胆管炎尤其好发于术后最初的数周至数月内,约 33%~60% 的病例会发生胆管炎。胆管炎的主要临床表现包括发热、呕吐、黄疸、胆汁尿及白陶土样大便。发生胆管炎后需及时采用静脉抗生素和糖皮质激素治疗。2/3 以上的患者 Kasaii 手术后会出现门静脉高压,食管、胃和 Roux 袢是形成门静脉高压后最常出现静脉曲张的部位。治疗上可采用曲张静脉硬化剂注射治疗或圈套器套扎,严重的脾功能亢进可采用脾栓塞术。胆道闭锁 Kasaii 手术后患者的预后相关因素包括:患者的手术年龄、外科医生的经验、肝外 BA 的部位及胆管炎发作的次数和严重程度（Caccia et al. 2004;Lee et al. 2013;Chardot 2006;Davenport 2012）。

79.2.6　预后

总体上,Kasaii 手术后黄疸的清除率为 38%~62%（Davenport 2012）,5 年平均自体肝生存率为 53%（Shinkai et al. 2009）,而其他患者会逐渐进展为肝功能衰竭并需要行肝移植（Caccia et al. 2004;Lee et al. 2013）。

目前推荐采用先行 Kasaii 手术再二期行肝移植的序贯治疗,主要依据有:第一,如果对所有的 BA 患儿行肝移植手术将会使部分患儿丧失自体肝生存的机会,而肝移植的远期预后和持续免疫抑制的影响仍未完全明确。第二,所有的 BA 患儿行肝移植

势必会极大地增加儿童肝脏供体的需求,而目前供体的缺乏仍然是无法解决的问题。第三,较大年龄实施肝移植可缩短免疫抑制治疗的时间（Caccia et al. 2004）。

随着儿童早期肝移植的实施,BA 的总体预后有了明显的改善。目前通过 Kasaii 手术和肝移植治疗,约 90% 的 BA 患儿可获得满意的生活质量（Lee et al. 2013）。

79.3　先天性胆管扩张症

79.3.1　引言

先天性胆管扩张症（congenital bile duct dilatation,CBDD）是胰胆管系统较为罕见的畸形,发病率约 1/200 000~1/130 000,女性多见（男：女 =1：3）,常见于亚洲人（尤其是日本人）,原因未明。

近期有研究认为 CBDD 呈现母系遗传（如 X-连锁的遗传性疾病）的特性。已有多个家族性病例的报道（Iwasaki et al. 2008）。

1977 年 Todani 把 CBDD 分为 5 型:
- Ⅰ型:胆总管囊状扩张（占 80%）
- Ⅱ型:胆总管憩室形扩张（占 10%）
- Ⅲ型:脱垂型（4%）
- Ⅳ型（11%）
    a. 肝内外胆管多发扩张
    b. 胆总管多节段性扩张
- Ⅴ型:肝内胆管扩征（<1%）

79.3.2　病因和发病机制

CBDD 病因仍不明确,胰胆管共同管过长导致的胰胆合流异常在 CBDD 中高发,提示这可能是导致 CBDD 的因素。胰胆合流异常可导致胰液反流进入胆总管引起胆总管的破坏和扩张。胆总管远端狭窄或梗阻会进一步加重胆管扩张。有研究认为胆总管远端神经节细胞减少可引起自主收缩功能障碍,从而导致胆总管不全性梗阻和近端扩张,这可能是 CBDD 的另一致病因素。

79.3.3　病理

CBDD 有两种病理类型,两种类型可同时或独

立存在：腺体型，显微镜下可见黏膜层含有微腔，并伴有炎症细胞浸润；纤维型，囊壁主要由纤维组织构成，可见断裂的弹力纤维和发育良好的胶原纤维即轻度的炎症细胞浸润。

79.3.4 临床表现

CBDD 多发于较大的婴儿和小年龄儿童，半数以上在 10 岁以前发病。经典的症状为黄疸和腹痛，1/3 的患者会出现右季肋部包块。婴儿一般表现为无症状的黄疸，可为轻度或间歇性，胆道完全梗阻时可出现进行性加重的黄疸。若延误诊治可出现一系列晚期并发症，包括胆石症、肝硬化、门静脉高压、肝脓肿、自发性破裂和胆管癌（Benjamin 2003）。

79.3.5 诊断

CBDD 没有特异性的实验室检查，通过超声检查可作出初步诊断。超声显示扩张的胆总管有助于 CBDD 的诊断，但超声并不能清楚地显示胆管的解剖结构（Takaya et al. 2003）。了解胆道的图像是非常重要的，CBDD 尤其是梭形扩张的病例，必须通过胆管成像检查进一步明确诊断（Fitoz et al. 2007）。为了防止造成囊内感染和胰腺炎，ERCP 需由经验丰富的内镜专家实施，且仅能谨慎地应用于较大的婴儿和小年龄儿童。大多数 CBDD 病例在胎儿发育期母亲的超声孕检中便可检出。

79.3.6 治疗

囊肿小肠吻合内引流是过去广泛接受的治疗，然而这一术式会引起多种严重并发症，如反复的胆管炎、胆石症、胰腺炎、吻合口狭窄和胆管癌。目前采用的术式是胆囊和整个扩张胆管完全切除，Roux-en-Y 肝管空肠吻合。在切除之前需经胆囊行胆道造影，可清楚地显示囊肿的解剖结构和胰胆管系统。若胆管扩张延伸到了肝总管，则需切除所有扩张的胆管，肝管空肠 Roux-en-Y 吻合。对于脱垂型的病例，囊肿在胆管远端难以探及，无法经腹完全切除，应选择经十二指肠途径，横断脱垂的囊壁，将囊壁与十二指肠壁袋形缝合。

腹腔镜手术是另一种可行的手术方法，2004 年首次出现了大样本的儿童腹腔镜手术的报道（Li et

al. 2004）。这一手术方式技术上可行且安全有效，疗效与开放手术相似。与传统的开腹手术相比，腹腔镜手术的优点在于术后疼痛和肺部并发症较少，术后肠梗阻时间短，肠粘连形成少（Aspelung et al. 2007）。腹腔镜胆道重建术的报道越来越多，证实这一手术方式可被视为开放手术的替代方式。然而这一方式对手术技术和操作技巧要求较高，还需要进一步的长期随访来验证其优势（Liem et al. 2009）。

最近，有人提出将机器人手术用于 CBDD 的手术治疗，鉴于机器人手术的三维视觉、操作稳定性高和创面更小等优势，更有利于肝管空肠吻合术的实施（Naitoh et al. 2015）。然而，目前小宗的报道并不能证实这种技术的明确优势。

79.3.7 预后

CBDD 手术治疗的成功率为 90%，早期并发症的发生率为 2.5%~25%，包括胆道或胰瘘、胆道瘤和胆管炎（Takeshita et al. 2011）。25% 的患者出现远期并发症，常见的有胆管炎、吻合口狭窄、肝内胆管结石和肝衰竭（Ohtsuka et al. 2015）。在婴儿期切除囊肿的患者很少发生胆管癌，但随着年龄的增长，发生癌变的风险增加。

79.4 先天性孤立性肝囊肿

79.4.1 引言

孤立性肝囊肿（solitary liver cyst，SLC）是一种良性病变，女性发病率高于男性（2∶1），可分为单纯性孤立性肝囊肿和孤立性肝内胆管囊肿两种类型（Macedo 2013；Berg et al. 2002）。基于尸检结果的早期报道显示发病率为 0.17%。导致儿童先天性 SLC 的潜在病理因素是多种多样的（Rogers et al. 2007）。

79.4.2 病因和病理机制

肝囊肿病因不明，一般认为是由于胚胎发育时期畸形的胆管或血管破裂形成的（Berg et al. 2002）。

79.4.3 病理

典型的肝囊肿是内衬立方上皮或柱状上皮的单

房囊腔,囊壁外层有疏松结缔组织构成。囊液可以是清亮、棕色或胆汁性液体(Howard 2002)。极少与胆管树相通,不属于癌前病变。囊肿可完全位于肝内、部分位于肝外或完全位于肝外通过蒂与肝脏相连。如果囊腔内出现分隔往往提示出现其他病变,需进一步检查明确(Rogers et al. 2007)。

79.4.4 临床表现

大多数 SLC 无症状,多为偶然检查发现或在孕晚期的产检中发现(Berg et al. 2002;Charlesworth et al. 2007)。单纯性囊肿一般很少引起症状,报道过的症状包括腹胀、喂养困难、呼吸窘迫和十二指肠梗阻(Shankar et al. 2000)。其他少见的并发症包括感染、出血和破裂等。

79.4.5 诊断

超声广泛应用于 SLC 的诊断(Liang et al. 2005)。超声能够显示囊肿的部位、分隔、囊壁的轮廓和特性、内容物及其他相关病理变化。鉴别诊断方面,CT 和 MRI 可用于鉴别间叶性错构瘤和囊性畸胎瘤(Charlesworth et al. 2007;Celebi et al. 2014)。有些病例需采用肝脏闪烁扫描检查,通过对放射性同位素摄取的差别鉴别单纯性囊肿和肝内胆管囊肿(Rogers et al. 2007)。

上腹部囊肿和肿块的鉴别诊断包括:肝胆病变,如肝囊肿、寄生虫性囊肿、良性肿瘤(间叶性错构瘤、囊腺瘤)、恶性肿瘤(肉瘤)、胆总管囊肿和 BA;其他腹腔内囊肿(卵巢囊肿、网膜囊肿、肠系膜囊肿、肾上腺囊肿和肾囊肿)和异常情况,如扩张的肠管、十二指肠或胆囊重复畸形(Soyer et al. 2007)。

79.4.6 治疗

由于发病率较低,单纯肝囊肿的治疗选择仍存在争议。大多数单房性囊肿并不需要产后立即干预,10mm 以内的囊肿建议采用保守治疗。由于囊肿的占位效应或因感染、出血、破裂出现腹膜炎症状的患儿需及时治疗(Charlesworth et al. 2007;Shankar et al. 2000;Liang et al. 2005;Celebi et al. 2014)。多种治疗方案,包括经皮穿刺抽液、经皮注射硬化疗法、腹腔镜切除或开窗手术可作为开放手术的替代方法

(Celebi et al. 2014)。

根据囊肿的解剖位置,手术可选择完整切除或内膜剥除。如果无法切除或剥除,推荐部分切除囊肿并行肝囊肿袋形缝合术(Berg et al. 2002;Shankar et al. 2000;Celebi et al. 2014)。手术时需通过胆道造影明确囊肿是否与肝内外胆管系统相通(Berg et al. 2002)。胆汁性囊肿推荐采用囊肿小肠 Roux-en-Y 吻合术或肝管空肠吻合术(详见 CBDD 章节)(Howard 2002)。为了防止术后并发症的发生,应避免激进的肝切除术。

79.4.7 预后

肝囊肿的术后并发症包括胆漏、胆管炎、败血症及囊肿复发(Berg et al. 2002;Rogers et al. 2007)。囊肿部分切除的患儿需密切随访,观察囊肿有无复发(Celebi et al. 2014)。

参考文献

Alvarez F (2013) Is biliary atresia an immune mediated disease? J Hepatol 59:648–650

Aspelung G, Ling SC, Ng V et al (2007) A role for laparoscopic approach in the treatment of biliary atresia and choledochal cysts. J Pediatr Surg 42:869–872

Baumann U, Ure B (2012) Biliary atresia. Clin Res Hepatol Gastroenterol 36:257–259

Benjamin IS (2003) Biliary cystic disease: the risk of cancer. J Hepatobil Pancreatol Surg 10:335–339

Berg C, Baschat AA, Geipel A et al (2002) First-trimester diagnosis of fetal hepatic cyst. Ultrasound Obstet Gynecol 19:287–289

Besso K, Bezerra JA (2011) Biliary atresia: will blocking inflammation tame the disease? Annu Rev Med 62:171–185

Caccia G, Ekema G, Falchetti D, Pedersini P (2004) Atresia delle vie biliari: attualità e prospettive. Prosp Pediatr 34:39–43

Celebi S, Kuthluk G, Besik Bestas C et al (2014) Current diagnosis and management of simple hepatic cysts detected antenatally and postnatally. Pediatr Surg Int 30:599–604

Chardot C (2006) Biliary atresia. Orph J Rare Dis 1:28

Charlesworth P, Ade-Ajayi N, Davenport M (2007) Natural history and long term follow-up of antenatally detected liver cysts. J Pediatr Surg 42:494–499

Davenport M (2012) Biliary atresia: clinical aspects. Semin Pediatr Surg 21:175–184

El-Guindi MA, Sira MM, Konsowa HA et al (2013) Value of hepatic subcapsular flow by color Doppler ultrasonography in the diagnosis of biliary atresia. J Gastroenterol Hepatol 28:867–872

Estevez E, Neto EC, Neto MO et al (2002) Laparoscopic

Kasai portoenterostomy for biliary atresia. Pediatr Surg Int 28:737–740

Fitoz S, Erden A, Boruban S (2007) Magnetic resonance cholangiopancreatography of biliary system abnormalities in children. Clin Imaging Mar-Apr 31 (2):93–101

Howard ER (2002) Cysts. In: Surgery of the liver, bile ducts and pancreas in children, 2nd edn. Arnold Publisher, London, p 239

Hsiao CH, Chang MH, Chen HL et al (2008) Universal screening for biliary atresia using an infant stool color card in Taiwan. Hepatology 47:1233–1240

Iwasaki J, Yoshifumi O, Shunichi N et al (2008) Familial recurrence of congenital bile duct dilatation. World J Gastroenterol 14:941–943

Lee S, Park H, Moon SB et al (2013) Long-term results of biliary atresia in the era of liver transplantation. Pediatr Surg Int 29:1297–1301

Lee MS, Cheon JE, Choi YH et al (2015) Ultrasonographic diagnosis of biliary atresia based on a decision-making tree model. KJR 16:1364–1372

Li L, Feng W, Jing-Bo F et al (2004) Laparoscopic-assisted total cyst excision of choledochal cyst and Roux-en-Y hepatoenterostomy. J Pediatr Surg 39:1663–1666

Liang P, Cao B, Wang Y et al (2005) Differential diagnosis of hepatic cystic lesions with gray-scale and color Doppler sonography. J Clin Ultrasound 33:100–105

Liem NT, Dung A, Son TN (2009) Laparoscopic complete cyst excision and hepaticoduodenostomy for cholecochal cyst: early results in 74 cases. J Laparoendosc Adv Surg Tech 19:S87–S90

Macedo FI (2013) Current management of noninfectious hepatic cystic lesions: a review of literature. World J Hepatol 5:462–469

Naitoh T, Morikawa T, Tanaka N et al (2015) Early experience of robotic surgery for type I congenital dilatation of the bile duct. J Robot Surg 9:143–148

Ningappa M, So J, Glessner J et al (2015) The role of ARF6 in biliary atresia. PloS ONE. https://doi.org/10.1371/journal.pone0138381

Nio M, Sasaki H, Wada M et al (2010) Impact of age at Kasai operation on short- and long-term outcomes of type III biliary atresia at a single institution. J Pediatr Surg 45:2361–2363

Ohtsuka H, Fukase K, Yoshida H et al (2015) Long-term outcomes after extrahepatic excision of congenital choladocal cysts: 30 years of experience at a single center. Hepatogastroenterology 62:1–5

Rogers TN, Woodley H, Ramsden W et al (2007) Solitary liver cysts in children: not always so simple. J Pediatr Surg 42:333–339

Russo P, Magee JC, Boitnott J et al (2011) Design and validation of the Biliary Atresia Research Consortium histological assessment system for cholestasis in infancy. Clin Gastroenterol Hepatol 9:357–362

Saito T, Terui K, Mitsunaga T et al (2015) Evidence of viral infection as a causative factor of human biliary atresia. J Pediatr Surg 50:1398–1404

Shankar SR, Parelkar SV, Das SA et al (2000) An antenatally diagnosed solitary, nonparasitic hepatic cyst with duodenal obstruction. Pediatr Surg Int 16:214–215

Shanmugam NP, Harrison PM, Devlin J et al (2009) Selective use of endoscopic retrograde cholangiopancreatography in the diagnosis of biliary atresia in infants younger than 100 days. J Pediatr Gastroenterol Nutr 49:435–441

Shinkai M, Ohhama Y, Take H et al (2009) Long-term outcome of children with biliary atresia who were not transplanted after Kasai operation: >20 year experience at Children's Hospital. Pediatr Gastroenterol Nutr 48:443–450

Sira MM, Sira AM, Ehsan NA et al (2015) P-selectin (CD62P) expression in the liver tissue of biliary atresia: a new perspective in etiopathogenesis. JPGN 61:561–567

Soyer T, Karnak I, Senokar ME (2007) Congenital solitary intrahepatic biliary cist in a newborn: report of a case. Surg Today 37:521–524

Srivastava A (2011) Biliary atresia and inflammation: from pathogenesis to prognosis. Trop Gastroenterol 32:1–3

Takaya J, Muneyuki M, Tokuhara D et al (2003) Congenital dilatation of the bile duct: changes in diagnostic tools over the past 19 years. Pediatr Int 45:383–387

Takeshita N, Ota T, Yamamoto M (2011) Forty-year experience with flow diversion surgery for patients with congenital choledochal cysts with pancreaticobiliary maljunction at a single institution. Ann Surg 254:1050–1053

Tyraskis A, Davenport M (2015) Steroids after the Kasai procedure for biliary atresia: the effect of age at Kasai portoenterostomy. Pediatr Surg Int. https://doi.org/10.1007/s0038301538363

Ure BM, Kuebler JF, Schukfeh N et al (2011) Survival with native liver after laparoscopic versus conventional Kasai portoenterostomy in infants with biliary atresia. A prospective trial. Ann Surg 253:826–830

Xiao-dong H, Lei W, Wei L et al (2014) The risk of carcinogenesis in congenital choledochal cyst patients: an analysis of 214 cases. Ann Hepatol 13:819–826

第八篇
口面部和胃肠道畸形及疾病

口腔颌面部畸形

80

Giorgio Iannetti, Maria Teresa Fadda, Marco Della Monaca, and Giulio Bosco

董晨彬　翻译

目录

概要

口腔颌面部畸形包括几种不同的综合征。先天性畸形可发生在多达 15% 的新生儿中,其中很多畸形涉及口腔,颅面,和牙齿。在出生时发现一个单一的颅面畸形可能提示存在复杂的综合征。大多数综合征的发病率从 1/100 000 到 1/5 600 不等。很多系统的分类方法被提出,但仍没有一种被广泛认可。口腔颌面综合征的综合治疗需要在专门的中心采用分阶段的多学科方法,这些中心需要专门的资源,大量的患者,并且对改善这些复杂且具有挑战性的患者的生活抱有浓厚的兴趣。

复杂的综合征。

- 颅缝早闭的特征是头骨的一个或多个骨缝过早闭合。临床表现取决于闭合的颅缝。
- 唇腭裂可以是完全或不完全,单侧或双侧;它可以影响嘴唇,硬腭和软腭。软腭裂也可能以综合征形式存在(Apert 综合征或 Robin 序列征)。
- 先天性下颌畸形引起的呼吸困难,通常在出生后不久需要治疗。
- 最主要的舌畸形包括舌系带过短、舌裂、巨舌、小舌和无舌畸形。
- 颅颌面畸形需要在专门中心采用多学科的方法进行治疗。

80.1 要点

- 在出生时发现一个单一的颅面畸形可能提示存在

80.2 病因学及分类

颅颌面畸形的主要原因在于胚胎期的异常发育,异常发育的出现时间越早,畸形程度越严重。

目前,25% 的先天性畸形被认为是由基因引起的,而 10% 的先天性畸形是由外部因素(化学、物理、生物因素)直接影响胚胎或胎儿发育所致。乙醇、可卡因、巨细胞病毒、弓形体病、糖尿病、甲氨蝶呤、乙内酰脲、辐射、类维生素 A 以及风疹似乎是颅颌面畸形的相关因素(Cohen 2002)。

中枢神经系统、肌肉和其他软组织、软骨、骨的发育异常均可能引起颅颌面畸形(Johnston and Bronsky 1995)。

Van der Meulen 在 1983 年(Van der Meulen et al. 1983)提出了基于病理形态学以及年代学标准的分类方法,使用"发育不良"一词来认识涉及骨骼的 3 种主要致病机制,其中大部分颅颌面骨骼畸形均包括在内:

- 裂隙:在胚胎过程中未能闭合
- 骨吸收不良:骨生长改变
- 骨缝过早闭合(图 80.1)

在 2001 年,Cohen 结合致病机制和目前的遗传学理论提出了一个涉及所有颅颌面畸形的分类方法(Cohen 2002)。根据这一分类,颅颌面畸形可分为以下几类:

(a)染色体异常:由染色体的数量异常造成的遗传错误(如 Down-Turner 综合征)。

(b)代谢异常:基因异常导致酶缺乏(如黏多糖症)。

(c)软组织发育异常。

最后一种相当广泛的分类方法,包括不同起源的畸形:

- 涉及皮肤和黏膜的畸形,如松弛性皮肤、外胚层发育不良、大疱性表皮松解症。
- 血管系统和周围神经系统的畸形,如 Sturge-Weber syndrome 综合征和神经纤维瘤病 1 型或 2 型。
- 肌肉系统畸形,Moebius 综合征。
- 涉及中枢神经系统的畸形,如无脑畸形、脑膨出、前脑无裂畸形(图 80.2 和图 80.3)。
- 硬组织异常:涉及软骨或骨组织的畸形。软骨发育不全畸形包括整个骨骼系统及颅面部软骨的形成、生长和骨化障碍。骨骼异常可能发生在成骨过程中,如骨坏死和纤维异常增生(单骨或多骨性)。

由于这一分类的复杂性,最好将分类重点放在颌面外科医生必须面对的临床问题上,并说明所有可用的治疗方案:

- 单纯型狭颅症
- 综合征型狭颅症
- 第一、二对鳃弓综合征
- 面裂和唇腭裂
- Pierre Robin 综合征

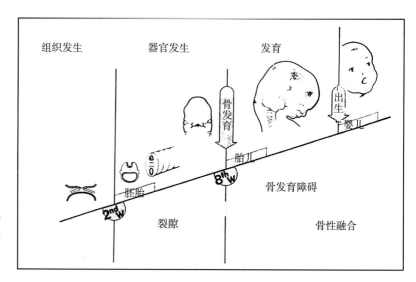

图 80.1 骨缝过早闭合。引自 Stricker M,Van Der Meulen JC. Craniofacial Malformations. Churchill and Livingstone, London 1990

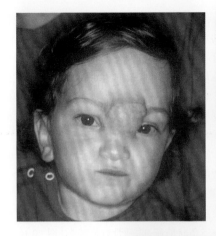
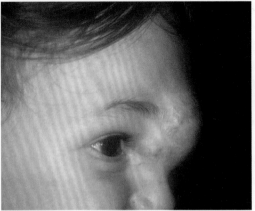

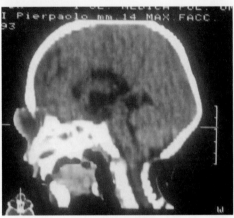

图 80.2 额鼻部脑膨出

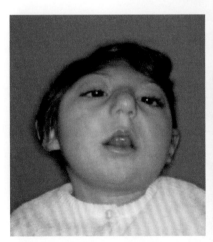
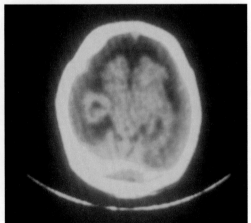

图 80.3 小头畸形

80.3 单纯型狭颅症

狭颅症的特征是一个或多个颅缝过早闭合。不同的闭合颅缝决定不同的临床症状。通常，单纯型狭颅症限制了头颅的正常发育。综合征型狭颅症可能表现出更严重的临床症状，如颅内高压、视觉障碍和大脑的变化，其发生率随病情的严重程度不同而不同。

　　舟状头畸形 是最常见的单纯型狭颅症。其特点是矢状缝提前闭合，继发冠状缝、人字缝和额缝增宽，从而引起颅骨矢状方向生长过度、横向生长抑制的形态学改变（图 80.4）。

　　前额斜头畸形 此畸形按病因可分为单侧真性和体位性。真性畸形是由于一侧冠状缝的过早闭合。这种改变通常与颅底部分骨缝（蝶骨颞部、蝶骨筛骨和蝶骨颧部）的过早闭合同时存在，其结果是颅骨的不对称，病理侧额部和眶上缘变平，而对侧为代偿性扩张。影像学检查也可发现颅底的不对称。两侧颅中窝和颅后窝的分界线不再平行，而是在病理侧形成大约 9° 的角度（图 80.5~ 图 80.7）。

　　体位性的形成仅仅是由于在宫内的体位异常造成的。没有颅缝的改变，需要功能性的非手术治疗。真性与体位性的鉴别诊断重点在于发育和形态特征。从长期预后看，体位性恢复较好，而真性恢复较差。Mulliken 基于形态学特征发现两种类型的斜头畸形在眼眶上缘定位、耳位、鼻根、颏偏等方面存在差异（图 80.8 和表 80.1）。

　　短头畸形 是由于双侧冠状缝的过早闭合，其导致颅骨横向和 / 或纵向生长过度，矢状位生长受限（图 80.9）。

　　三角头畸形 是由于额缝的过早闭合，临床表现出三角状前额，前颅骨直径减小（图 80.10）。

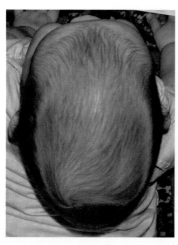
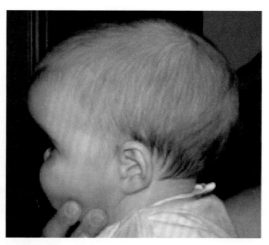

图 80.4　舟状头畸形

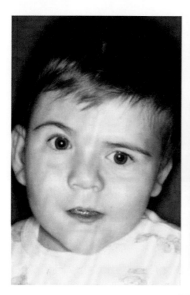
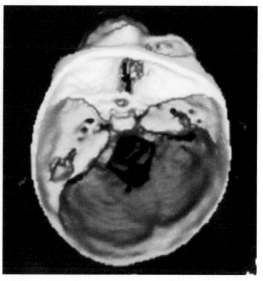

图 80.5　前斜头畸形

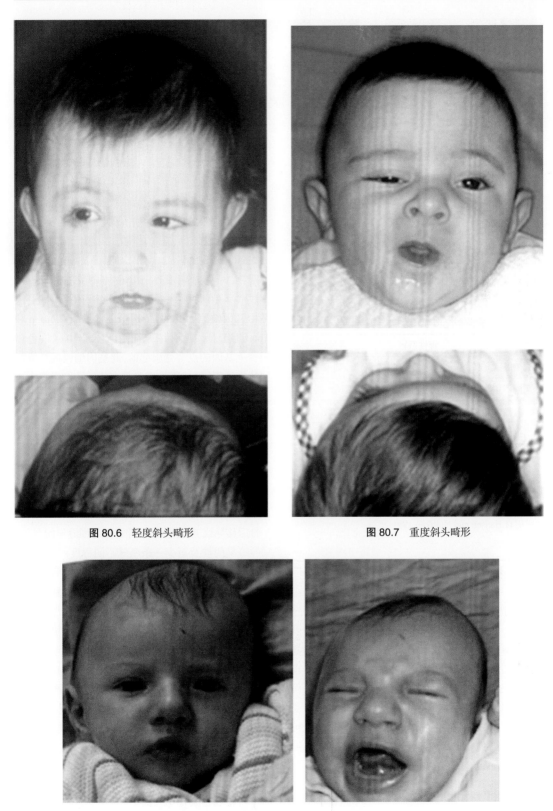

图 80.6　轻度斜头畸形　　　　　图 80.7　重度斜头畸形

图 80.8　体位性斜头畸形

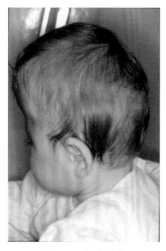
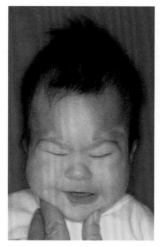

图 80.9 短头畸形

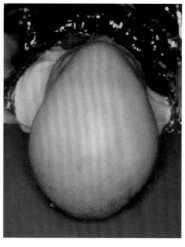

图 80.10 三角头畸形

表 80.1 两种斜头畸形的差异

特征	骨性联接	变形性
同侧眼眶上缘	向上	向下
同侧耳位	前位,高	后位,低
鼻根	身体同侧	中线
同侧颧骨隆起	向前	向后
颏偏	身体对侧	身体同侧
同侧睑裂	宽,低	窄,高
前囟偏	身体对侧	无

引自 Hansen and Mulliken 1994。

80.4 狭颅症的治疗

一般,单纯性颅缝早闭的手术时间在出生后 6 个月内。手术是基于移除闭合的颅缝,并可能涉及颅骨穹窿重建。其他建议的方法包括使用骨牵引器扩张颅骨穹窿,或使用弹簧施加一种更类似于生理性生长的连续力。近年来,微创治疗受到青睐,例如,以内镜引导下颅缝切开术为代表的微创治疗受到大力支持,这种手术的皮肤创口非常有限,而且可能应用矫形头盔来促进颅骨的正常发育(Cohen and Maclean 2000)(图 80.11 和图 80.12)。

80.5 综合征型狭颅症

在一些文献中已经得到证实,综合征型狭颅症是由基因缺陷引起的,特别是最常见的 Crouzon 和 Apert 综合征。两种综合征是由位于 10 号染色体短臂上基因的点突变引起的,此基因编码成纤维细胞的生长因子(成纤维细胞是在疏松结缔组织中产生胶原蛋白、弹性蛋白和网状纤维的细胞)(Tessier 1974,1976)。

最常见的综合征如下:

- Crouzon 综合征 为常染色体显性遗传,发病率为 1/2 500。该病的命名取自最先描述最明显症状的人:(i)由于眼眶前后方向生长受限而导致的眼球突出;(ii)根据生长期定义,眶、额、颞、上颌骨后移导致三级闭塞。该综合征与颅缝早闭有关,颅缝早闭涉及至少一条颅缝不同程度的闭合(最常见的是冠状缝或矢状缝)。它与颌面部的前后方向生长抑制有关。鼻腔气道的闭塞导致患儿经常经口呼吸。眼眶间距离不同程度的增加即眼距过宽,常出现在此类综合征中,其程度取决于颅缝早闭的严重程度(图 80.13)。
- Apert 综合征 在新生儿中的发病率为 1/100 000(Forrest and Hopper 2013),为常染色体显性遗传病,具有高度的外显率,但在大多数情况下,它的发生是由于一个新的突变。该综合征的临床表现复杂,可合并不同严重程度的其他畸形。Apert 患儿的表型变化较大,且与基因突变类型无关。因此,这种综合征是不可预测的。

冠状缝早闭是 Apert 综合征的主要临床特征之一。当婴儿的颅骨发育不能满足大脑发育,便导致了颅骨穹窿的异常发育,从而又影响早期大脑发育

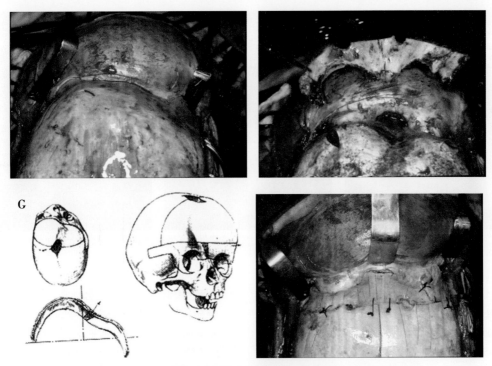

图 80.11 前斜头畸形:开放手术治疗

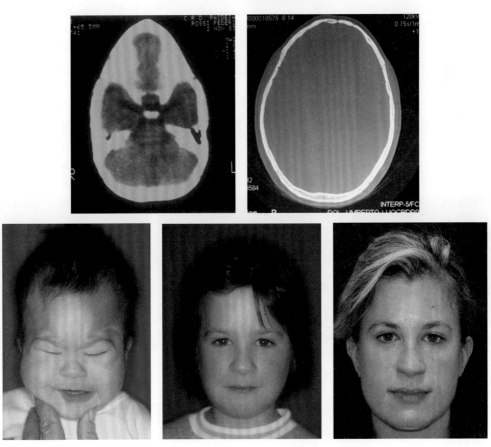

图 80.12 三角头畸形:术前、术后及长期随访

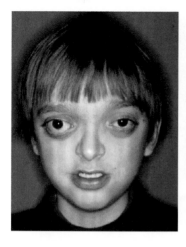
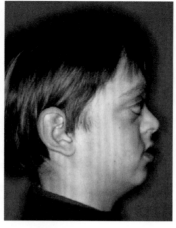
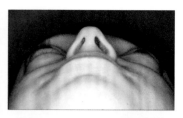
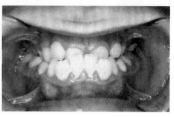

图 80.13　crouzon 综合征

异常。冠状缝的早期闭合也可能合并其他颅缝的闭合。这极大地加重了临床症状，并可能导致脑积水（颅内压升高）、脑疝和心肺停搏，以及其他颅脑畸形包括胼胝体发育不全（24%）、苍白球膜异常、脑室增大（45%）和颈椎融合。

眼部症状包括眼距增宽，眼球突出、斜视、非先天愚性眼睑、眶上缘和眶下缘回缩、眉裂。

在这些患者中，面部畸形的特征是下颌骨发育不全、上腭狭窄、软腭裂、错𬌗、前开𬌗、球鼻尖、眉间区凹陷和鼻喉间隙缩小。

牙异常包括牙萌出延迟、牙包埋、牙结构异位、牙拥挤、牙弓空间不足。

手指和脚趾的并指总是双侧的，但几乎不对称。此畸形多只累及软组织，也可累及骨骼，在上肢表现得更严重，表现为抓握动作障碍。

在不同的因素影响下，Apert 综合征也可能合并泌尿生殖系统畸形、痤疮和心肺异常。

该病患儿的智力发育尚存在争议，一些人认为，他们的智商往往低于平均水平，而另一些人认为，他们的智商接近平均水平。有文献报道，如果患儿有智力缺陷，通常是轻微的，而且其与一些脑异常如 Chiari 综合征，胼胝体发育不全，鼻中隔异常没有相关性。另外，Apert 综合征可能与大脑或呼吸性高血压有关，后者涉及大脑缺氧（图 80.14）。

– Smith-Lemli-Opitz 综合征　是由胆固醇合成酶缺陷引起的多种先天畸形和低智力综合征，遗传方式为常染色体隐性遗传，是由 3-β 羟基甾醇 -7- 还原酶缺失引起的，它是 7- 脱氢胆固醇（7DHC）转化为胆固醇的关键酶。据统计，Smith-Lemli-Opitz 综合征在西班牙裔中不常见，在白人新生儿中的患病率

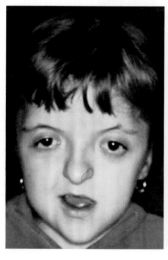
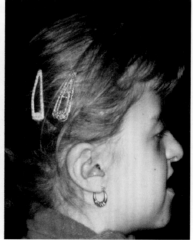
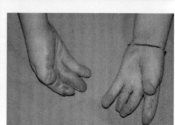

图 80.14　Apert 综合征

为 1/60 000~1/20 000（Forrest and Hopper 2013）。它在不同人群中的具体患病率尚未明确，但其患病率高于预期，提示存在杂合子优势。重度患者有多种先天性畸形，结局多为流产、死产或在出生后几周内死亡。典型的临床表现包括面部畸形、小头畸形、二趾和三趾并指畸形、智力低下和其他畸形。轻度患者可能只有轻微的畸形特征、学习和行为障碍（Forrest and Hopper 2013）。

综合征型狭颅症的治疗目的是解决颅缝早闭，维持上气道通畅，解决病理性面部骨骼受限，从而改善面部骨骼发育。颅缝早闭通过颅缝再造来解决，而其他治疗目的通过 Le Fort Ⅲ 型截骨术后对面骨的前后牵引来实现（Tessier 1971；Tulasne and Tessier 1986）。内部牵引器适用于前后径扩大不超过 1cm 者，而外部牵引器适用于前后径扩大超过 1cm 者。截骨术的手术时间取决于呼吸和眼部症状的严重程度（图 80.15 和图 80.16）。

上述综合征眼距过宽的治疗均是通过移眶手术纠正的，移眶手术时间至少在上门牙已开始下降

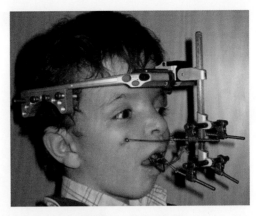

图 80.15　外牵引装置

至牙弓，以确保上门牙不会被破坏（图 80.17 和图 80.18）。

在颅面裂中，眶下距离的修复是通过面部分割技术来实现的。在这项技术中，两个半边脸在筛鼻截骨术（截面为顶点在底部的三角形）后被移动和旋转到中线（图 80.19 及图 80.20a，b）。

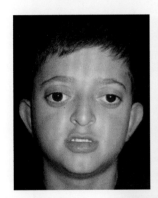
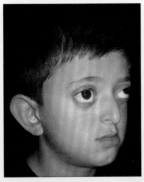
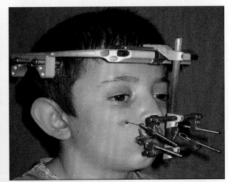
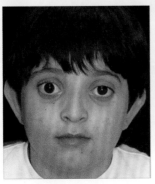
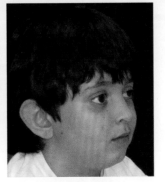

图 80.16　Crouzon 综合征；术前；佩戴外牵引器；术后

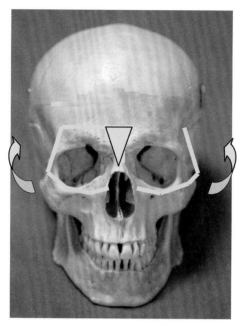

图 80.17　移眶的手术方案

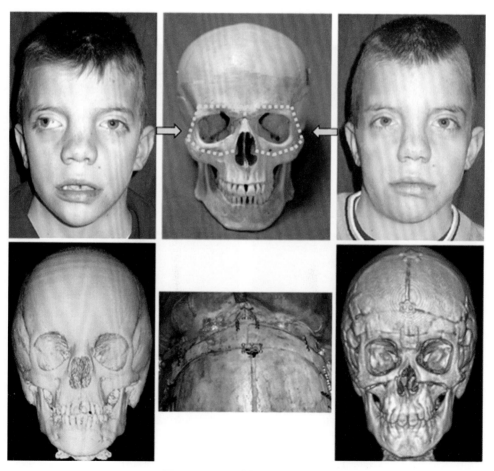

图 80.18　Opitz 综合征；术前和术后

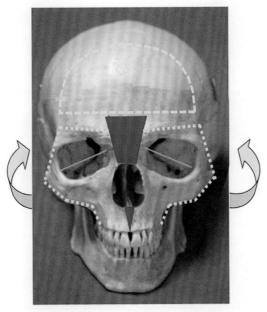

图 80.19 面部分离的手术方案

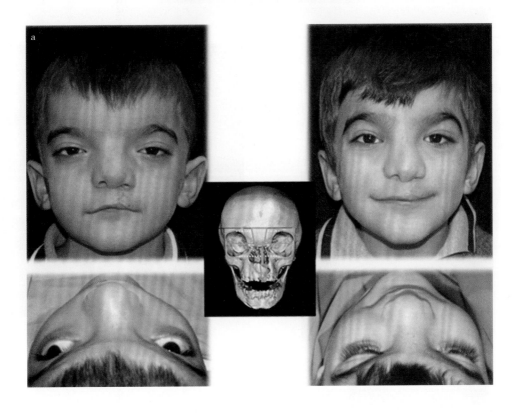

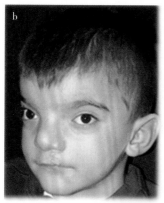
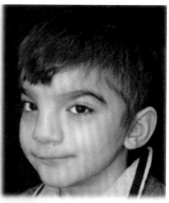
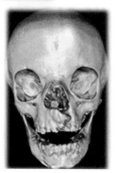
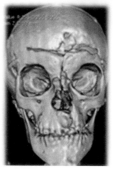

图 80.20　面中裂:a,术前;b,术后

80.6　面裂与唇腭裂

　　颅面裂是由于胎儿期鼻骨、上颌骨未融合而造成的,可累及脸中部三分之一,从而增加对称或不对称的眶下距离,同时伴严重程度不一的皮肤裂隙(图 80.21 和图 80.22)。

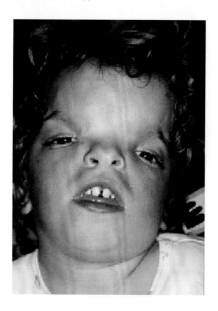

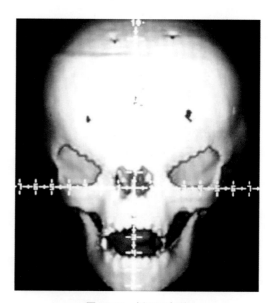

图 80.21　颅面正中裂

80.7　唇腭裂

　　唇腭裂是一种随种族不同而发病率不同的畸形。发病率在 0.82/1 000~4.04/1 000,在白人

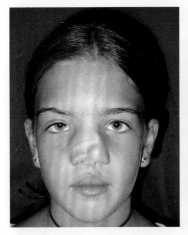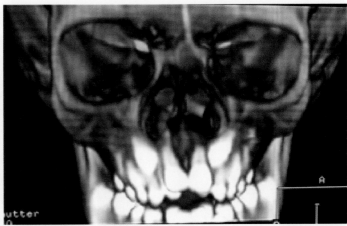

图 80.22 上颌 - 筛骨正中裂

中居中(0.9/1 000~2.69/1 000),在非洲人中较低(0.18/1 000~1.6/1 000)。不考虑新发病人群的影响,男性的发病率约是女性的两倍(Neligan et al. 2013)。

遗传和外部因素都可能促进唇腭裂的发生。家族史、父母年龄大于 30 岁、使用药物、饮酒、吸烟等都是增加唇腭裂风险的因素。根据形态学、胚胎学和临床治疗实践提出了几种分类。最可靠的分类包括 Veau(1938)、Stark(1958),Stricker(1970),Tessier(1976),Millard(1977),Ortizi-Posadas(2005)提出的以及最近由美国艾奥瓦州腭裂协会提出的分类方法。唇腭裂可以是完全性或不完全性,可以是单侧或双侧,可能影响到嘴唇、硬腭(包括牙槽突)和软腭,只涉及唇或者软腭的裂是中度的,影响到唇和上腭结构的裂是重度的(图 80.23 和图 80.24)。

软腭裂也可能以综合征的形式出现,如 Apert 综合征或 Robin 序列征。发病机制是由于在胎儿期间舌头不能向下移动,导致两侧上腭无法在中线融合。

唇裂或腭裂患儿通常没有严重的进食困难,但使用改良奶头的奶瓶,如单向或宽大的乳头奶瓶,可以避免液体从口腔回流到鼻子。这些设备很容易买到,是否使用取决于畸形程度和患儿的适应性。

唇腭裂的产前检查应在妊娠的第五个月通过超声和胎儿磁共振进行。在心理学家的引导下,父母们了解不良妊娠环境给孩子带来的危害,可能会降低唇腭裂发病率。

在过去的几十年里,儿童唇腭裂的治疗方法不断更新,至今仍没有普遍接受的治疗方法。

唇腭裂护理的第一步是术前矫形治疗。

鼻牙槽矫形技术是将金属丝和丙烯酸类鼻支架连接到口腔内板上。该器械用于减轻手术前口鼻畸形的严重程度。它在新生儿期(1 周到 6 个月)将鼻软骨、鼻小柱、牙槽脊和上颌骨塑造出更生理对称的形式和位置。这项技术利用了未成熟鼻软骨的延展性和矫正后鼻软骨形态的长久维持性。

唇鼻重建和软腭修复在患儿 6~12 月龄时进行,

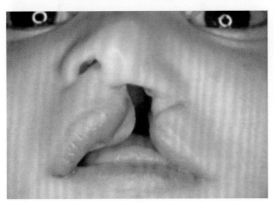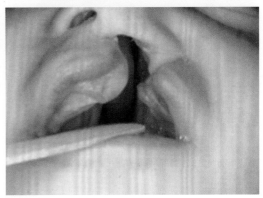

图 80.23 单侧唇腭裂

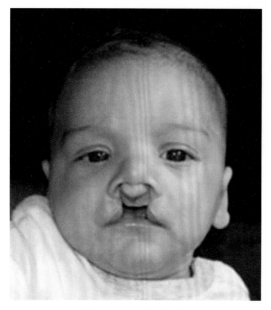

图 80.24 双侧唇腭裂

以防止发音障碍。关闭硬腭,齿龈修复术,以及骨移植均在患儿 6 岁或 8 岁时进行,这是为了防止生长发育带来的裂改变、闭合畸形以及帮助牙萌出(图 80.25)。

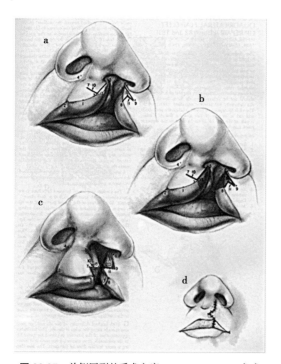

图 80.25 单侧唇裂的手术方案:Tennison-Randall 术式

　　在每一个病例中,唇腭裂患者直到发育结束都需要多学科的随访,包括颌面外科、耳鼻喉科、牙齿

正畸、语言治疗和心理辅导(图 80.26~ 图 80.29)。

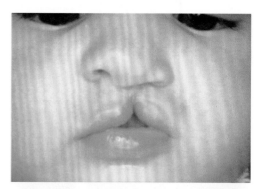

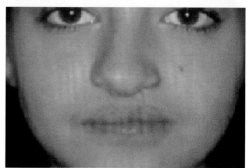

图 80.26 单侧不完全唇腭裂:术前及术后

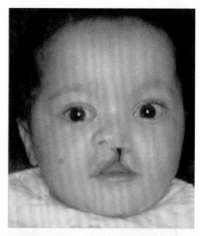

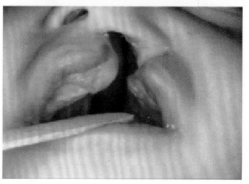

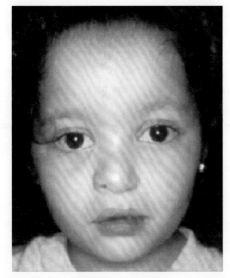

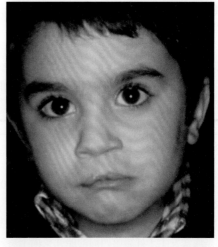

图 80.28 双侧不完全性唇腭裂；术前及术后

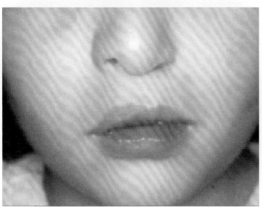

图 80.27 单侧完全性唇腭裂；术前及术后

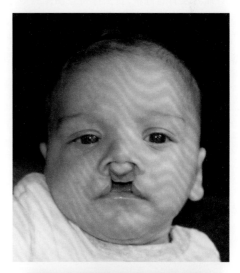

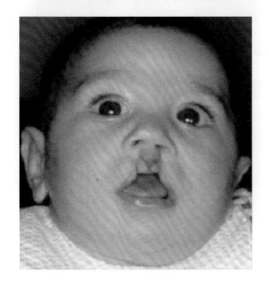

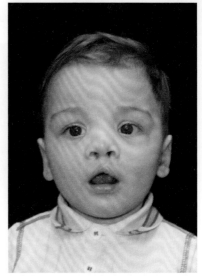

图 80.29 双侧完全性唇腭裂；术前及术后

80.8 先天性下颌畸形

对于新生儿医师来说,最重要的先天性下颌骨畸形是那些引起呼吸困难的畸形。Robin 序列征、第一、二对鳃弓综合征以及颞下颌关节形态功能异常可能需要生后马上手术治疗。

80.9 Robin 序列征

Robin 序列征的发病率为 1/10 000~1/20 000,临床表现严重程度不一(Neligan et al. 2013;Breugem and Mink van der Molen 2009)。目前较倾向的发病机制是通常发生于妊娠第四周的胎儿头向上旋转失败。在胎儿发育过程中,舌头保持在两侧腭弓之间的位置,导致中线融合失败,继引起软腭的后裂,通常呈反 U 或 V 形。舌头的位置改变(舌下垂)导致舌头不能外推下颌,下颌在出生时显得很小,伴腭咽缩小和呼吸困难。舌头本身具有正常的体积和形态,若发生舌后坠,舌占据鼻 - 咽间隙会引起呼吸障碍(Breugem and Mink van der Molen 2009)。

根据上呼吸道阻塞的严重程度,1994 年 Caouette-Laberge 提出了将 Robin 序列征分为 3 组(Caoutte-Laberge et al. 1994):

1. 患儿俯卧位呼吸顺畅、正常饮食

2. 患儿俯卧位呼吸顺畅、但进食困难,甚至需要鼻饲

3. 患儿俯卧位呼吸困难、喂养困难

在轻度患者中,可能仅保持俯卧位或侧卧位或用腭板防止舌头堵塞鼻腔,就可以维持患儿的正常呼吸。另外,在舌头的神经肌肉恢复之前,可能需要几天的鼻饲喂养。在重度的患者中,为避免气管切开,下颌骨延长骨牵引是必要的,手术时间取决于患儿呼吸困难的程度,甚至可以对刚出生的新生儿行该手术治疗。(图 80.30)。

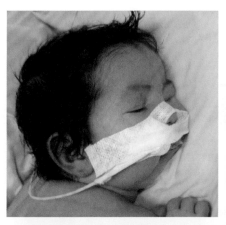
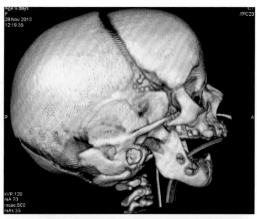
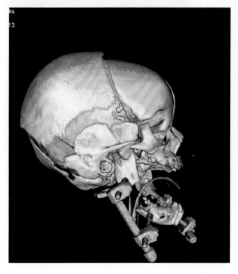
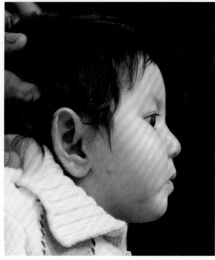

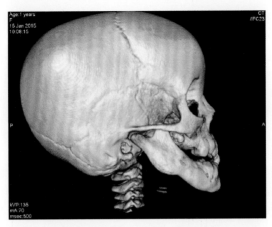

图 80.30 Robin 序列征;术前及术后

80.10 第一、二对鳃弓综合征

第一、二对鳃弓综合征又称眼耳椎骨发育异常,是一组以单侧或双侧下颌骨发育不全为特征的先天性异常。

在妊娠的第四周至第八周间,胎儿出现人脸的三维结构包括眼球中间运动和咽弓的出现。

上颌骨是由第一鳃弓分化形成,位于原口和下颌的上方。Meckel 软骨在上颌骨、下颌骨、砧骨、锤骨、咀嚼肌、部分耳郭的发育中均发挥重要作用。骨架、舌骨大部、表情肌、部分耳郭由第二鳃弓分化而来(Granstrom and Jacobsson 1999;Jacobson and Granstrom 1997)。

因此,该综合征还包括耳、面肌、外耳和中耳结构的异常。根据所涉及的结构和早期致病性损伤的发生情况,畸形可有不同的严重程度(图 80.31)。

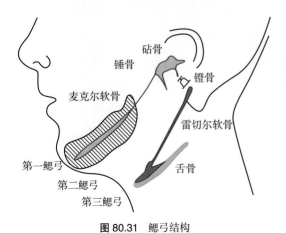

图 80.31 鳃弓结构

此外,颈椎异常融合在该综合征中也很常见。

在不对称外形上,主要表现是半面短小症。双侧受累情况主要是弗兰切斯凯蒂或特雷切尔·柯林斯综合征,其特征为下颌发育不全伴短腿,上颌发育不全,非先天愚型眼睑颧骨倾斜,常伴有典型的耳下垂(图 80.32)。

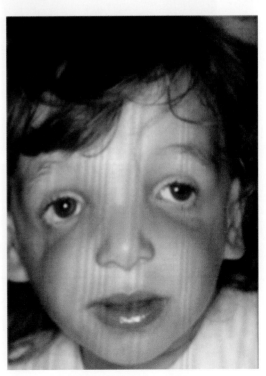

图 80.32 特雷切尔·柯林斯综合征

80.11 半面短小症

半面短小症是一种颅面骨发育障碍疾病,表现为两侧颅面不对称发育。该病的发病机制尚不完全清楚,主要发生在一侧,可以有不同的形式以及不同的严重程度。为此,研究者们提出了各种各样的分类。

目前,最被接受的分类是 Vento 提出的,他提出了 OMENS(眼眶、下颌骨、耳朵、神经和软组织)来评估相关结构的累及程度。体格检查可发现耳郭、耳缺损或畸形、下颌骨不对称(由于部分或全部骨和 / 或髁突缺失)、眼眶反位,严重时还可发现第七对脑神经的异常损伤(Kearns et al. 2000)。

该病的发病率是 1/4 000,在女性中更常见,男女发病比例 1 : 3(Forrest and Hopper 2013;Lowe et al. 2000;Nuckolls et al. 1999;Slavkin 1984;Slavkin and Melnick 1982;Sperber 1992;Gorlin et al. 2001;Cohen and Maclean 2000;Vig et al. 1984;Cohen 1981;Tessier 1971,1974,1976;Tulasne and Tessier 1986;McCarthy 1990;Neligan et al. 2013)。

该畸形通常不会引起出生时呼吸或吞咽的改变,但根据严重程度,可能需要行功能性治疗或外科治疗,以预防或减少形态和功能损害(Silvestri et al. 1996)。

Goldenhar 综合征或眼耳椎体序列征是半面体短小症的一种严重类型,约占患者的 10%,表现为眼部异常(脂肪瘤,脂皮样囊肿,眼球上皮样囊肿,或眼组织缺失)和颈椎异常(Neligan et al. 2013)(图 80.33~ 图 80.35)。

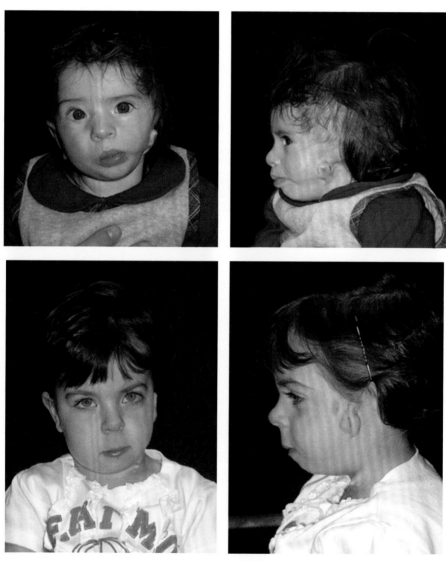

图 80.33 半面短小症

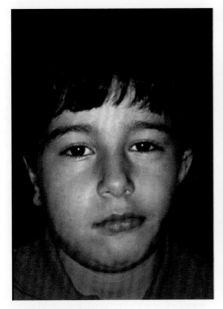
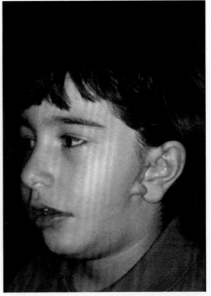

图 80.34　半面短小症

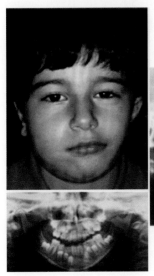
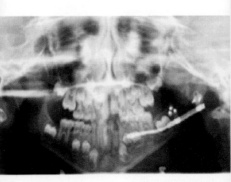
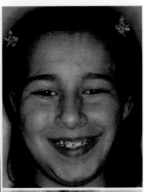
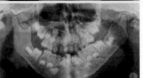

图 80.35　左半面短小症：术前及术后

80.12　舌畸形

最主要的舌畸形包括舌系带过短、舌裂、巨舌、小舌和无舌畸形。

舌系带过短 - 舌系带过短或短舌是一种先天性异常，舌系带过短或高张力的颏舌肌限制舌头运动（Mueller and Callanan 2007）。舌系带过短的定义、临床意义及最佳处理方法均暂无标准。

根据研究人群和舌系带过短的定义标准，该病患病率从 <1% 到 10.7% 不等（Hall and Renfrew 2005）。

该病的诊断是基于临床症状，凡舌不能碰触上腭或者舌尖不能伸出超过下门牙均可诊断。

手术是治疗的选择。手术过程包括切除系带，有时甚至会切除颏舌肌上束。

巨舌 - 虽然在一般人群中巨舌症的确切发病率尚不清楚，但研究出一些先天性综合征中巨舌的发病率，如发病率为 1/700 的唐氏综合征及发病率为 7/100 000 的 Beckwith-Wiedemann 综合征。97.5% 的 Beckwith-Wiedemann 综合征患者有巨舌症。单纯性先天性巨舌症是一种罕见的疾病,其临床症状包括从牙位不正到下颌骨过度生长及开𬌗等。重症患者可能会出现呼吸窘迫。手术治疗适用于引起功能和气道严重损伤的情况。手术治疗的第一步可能需要部分舌切除。在一些重症病例中,舌切除之前还行过气管切开。

舌裂 - 舌裂是一种常见于一般人群的疾病,其特征时沿舌背部和侧部出现的不同深度的裂槽。患者通常无症状,该病常在例行的口腔内检查中偶然发现。舌裂也可见于梅尔克森 - 罗森塔尔综合征、唐氏综合征经常以及良性游走性舌炎(Alioglu et al. 2000)。

小舌和无舌 - 无舌是一种极为罕见的先天性缺陷,其特征是完全没有舌头。该病通常与其他严重的身体发育缺陷有关,如 Hanart 综合征。小舌是另一种罕见的先天性异常,其特征是有一个微小或未发育好的舌头。虽然小舌症可能为单纯性,但大多数病例中,多合并其他畸形,如口下颌肢体发育不全综合征或眼指发育不全综合征。

参考文献

Alioglu Z, Caylan R, Adanir M, Ozmenoglu M (2000) Melkersson-Rosenthal syndrome: report of three cases. Neurol Sci 21(1):57–60

Breugem CC, Mink van der Molen AB (2009) What is "Pierre – Robin sequence"? J Plast Reconstr Aesthet Surg 62:1555–1558

Caoutte-Laberge L, Bayet B, Larocque Y (1994) The Pierre Robin sequence: review of 125 cases and evolution of treatment modalities. Plast Reconstr Surg 93:934e–942e

Cohen MM Jr (1981) The patient multiple anomalies. Raven, New York

Cohen MM Jr (2002) Malformations of the craniofacial region: evolutionary, embryonic, genetic, and clininical perspectives. Am J Med Gen 115(4):245–268

Cohen MM Jr, Maclean JE (2000) Craniosyn- ostosis: diagnosis, evaluation and management, 2nd edn. Oxford University Press, New York

Forrest CR, Hopper RA (2013) Craniofacial syndromes and surgery. Plast Reconstr Surg 131:86e–109e

Gorlin R, Cohen MM Jr, Hennekam RCM (2001) Syndromes of the head and neck. Oxford University Press, New York

Granstrom G, Jacobsson C (1999) First and second branchial arch syndrome: aspects on the embryogenesis, elucidations, and rehabilitation using the osseointegration con-cept. Clin Implant Dent Relat Res 1(2):59–69

Hall DM, Renfrew MJ (2005) Tongue tie. Arch Dis Child 115:1211

Jacobson C, Granstrom G (1997) Clinical appearance of spontaneous and induced first and second branchial arch syndromes. Scand J Plast Reconstr Surg Hand Surg 31(2):125–136

Johnston MC, Bronsky PT (1995) Prenatal craniofacial development: new insight on normal and abnormal mechanisms. Crit Rev Oral Biol Med 6(4):368–422

Kearns GJ, Padwa BL, Mulliken JB et al (2000) Progression of facial asymmetry in hemifacial microsomia. Plast Reconstr Surg 105(2):492–498

Lowe LH, Booth TN, Joglar JM et al (2000) Midface anomalies in children. Radiographics 20(4):907–922

McCarthy JG (1990) Plastic surgery. Cleft lip and palate and craniofacial anomalies, vol 4. Saunders, Philadelphia

Mueller DT, Callanan VP (2007) Congenital malformations of the oral cavity. Otolaryngol Clin North Am 40:401

Neligan PJ, Rodriguez ED, Losee JE (2013) Plastic surgery. Craniofacial, head and neck surgery, pediatric surgery, vol 3, 3rd edn. Elsevier Saunders, Philadelphia

Nuckolls GH, Shum L, Slavkin HC (1999) Progress toward understanding craniofacial malformations. Cleft Palate Craniofac J 36(1):12–26

Silvestri A, Natali G, Iannetti G (1996) Functional therapy in hemifacial microsomia: therapeutic protocol for growing children. J Oral Maxillofac Surg 54(3):271–278

Slavkin HC (1984) Congenital craniofacial malformations: issues and perspectives. J Prosthet Dent 51(1):109–118

Slavkin HC, Melnick M (1982) Maternal influences on congenital craniofacial malformations. Am J Orthod 81(4):261–268

Sperber GH (1992) The aetiopathogenesis of craniofacial anomalies. Ann Acad Med Singapore 21(5):708–714

Tessier P (1971) Total osteotomy of the middle third of the face for fasciostenosis or for sequelae of Le Fort III fractures. Plast Reconstr Surg 48(6):533–541

Tessier P (1974) Experience in the treatment of orbital hypertelorism. Plast Reconstr Surg 53(1):1–18

Tessier P (1976) Exophthalmous in Crouzon's disease and in Apert's disease. Bull Mem Soc Fr Ophtalmol 88:357–361

Tulasne JF, Tessier PL (1986) Long – term stability results of Le Fort III advancement in Crouzon's syndrome. Cleft Palate J 23(Suppl 1):102–109

Van der Meulen JC, Mazzola R, Vermey-Keers C et al (1983) A morphogenetic classification of craniofacial malformations. Plast Reconstr Surg 71:560–572

Vig KW, Millicovsky G, Johnston MC (1984) Craniofacial development: the possible mechanism for some malformations. Br J Orthod 11(3):114–118

新生儿食管闭锁

81

Mario Messina, Francesco Molinaro, Alfredo Garzi, and Rossella Angotti

朱海涛　翻译, 郑珊　王斌　审校

目录

摘要

食管闭锁是一组先天性畸形,其特征为食管的连续性中断,伴有或不伴与气管间的持续性相通,在活产新生儿的发病率为1/3 000~1/2 500。近40年来,由于早期诊断和及时转诊,术前护理与诊断的进步,伴发畸形的治疗,麻醉技术与复杂新生儿重症监护水平的提高,食管闭锁的总体生存率逐步提高。

虽然对胸腔镜手术修补食管闭锁的经验在不断增加,但是对微创手术技术的要求仍然很高(Brandigi et al. J Siena Acad Sci 5, 2013; Bax and van Der Zee, J Pediatr Surg 37:192-196, 2002; Rothenberg, J Pediatr Surg 37:869-872, 2002; Nguyen et al. J Laparoendosc Adv Surg Tech A 16:174-178, 2006; Krosnar and Baxter, Paediatr Anaesth 15:541-546, 2005; Rothenberg, Semin Pediatr Surg 14:2-7, 2005a; Rothenberg, Esophageal atresia and tracheoesophageal fistula. In: Najmaldin et al. (eds) Operative endoscopy and endoscopic surgery in infants and children. Hodder

Arnold，London，pp 89-97，2005b）。

81.1　要点

- 产前诊断是制订食管闭锁患者早期管理计划的重要步骤。
- 术前必须行支气管镜检查。
- Ⅲ型食管闭锁首选胸腔镜手术。

81.2　背景

食管闭锁是一组先天性畸形，其特征为食管的连续性中断，伴有或不伴与气管间的持续性相通（Chittmittrapap et al. 1980），在活产新生儿的发病率为1/3 000~1/2 500。尽管大多数食管闭锁是散发性的或者非综合征型的，仍有少部分非家族性发病的食管闭锁存在染色体异常（Chittmittrapap et al. 1980）。家族性或伴有综合征的病例罕见，在食管闭锁患儿中的比例不足1%。双胞胎的发病率较一般新生儿高出2~3倍（Merci et al. 1998）。食管闭锁的发病可能与多种因素相关，但具体病因尚未明确（Crisera et al. 1999；Zhou et al. 1999）。

81.3　胚胎学

尽管引起食管气管畸形的机制尚不清楚，但是一些可重复的动物模型的建立能够对不同阶段的器官发育异常进行详尽分析（Zhou et al. 1999）。通过与正常胚胎发育过程比较，有可能明确导致这种胚胎发育异常的关键发育进程（Roessler et al. 1996）。目前比较公认的说法是，呼吸系统始基从胚胎发育的第四周开始发育，其位于咽以下前肠腹侧的膨出部分，且原始肺芽在膨出部分的尾端。在迅速生长阶段，前肠腹侧的气管与背侧的食管开始分离（Roessler et al. 1996；Digilio et al. 1999）。食管闭锁所伴发的畸形类型也可提示可能存在的病因（Chittmittrapap et al. 1980；Zhou et al. 1999；Marsh et al. 2000）。50%的食管闭锁患儿存在伴发畸形，且每个患儿伴发畸形的形式可以各不相同。这些畸形定义为非随机发生的一系列伴发畸形，而非综合征，因为往往一个系统发育异常，也会影响其他器官系统。最常见的伴发畸形是VACTERL伴发畸形，包括脊柱、肛门直肠、心脏、食管气管、肾脏和四肢的畸形。这种伴发畸形的模式提示某一有害因素在某一时间点同时影响多个器官发育过程（Chittmittrapap et al. 1980；Marsh et al. 2000；Mee et al. 1992）。

81.3.1　分型

1976年，Kluth在原有Vogt分型的基础上总结发表了食管闭锁的分型汇总，包括10个主要分型，每个主要分型又分出众多的亚型。显然，描述不同分型的解剖异常比指定的标签更有价值并且更容易识别（图81.1）（Driver et al. 2001；Poenaru et al. 1993）。

81.3.1.1　食管闭锁伴远端气管食管瘘（86%，Vogt Ⅲb，Gross C）

食管闭锁最常见的类型是近端食管扩张，增厚的肌层在上纵隔第三或第四胸椎水平形成盲端。远端食管则薄而窄，并在气管隆突水平或隆突近端1~2cm处与气管后壁相通。近端食管盲端与远端气管食管瘘之间的距离从相互重叠至长间隙不等。远端瘘管可发生堵塞或者被掩盖，从而导致术前误

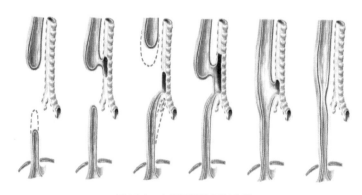

图81.1　食管闭锁的解剖分型

诊为单纯的食管闭锁,但这种情况罕见(Driver et al. 2001;Poenaru et al. 1993)。

81.3.1.2 不伴有气管食管瘘的单纯食管闭锁(7%,Vogt Ⅱ,Gross A)

近远端食管均为盲端,与气管之间没有瘘管。近端食管扩张、增厚,通常于后纵隔第二胸椎水平或更高处形成盲端。远端食管短,可在横膈上方不同距离位置形成盲端。两盲端之间的距离将决定是行一期修复还是延迟一期吻合或者食管替代术。同时在这些病例中需注意避免遗漏近端气管食管瘘的存在(Driver et al. 2001;Poenaru et al. 1993)。

81.3.1.3 单纯食管气管瘘(4%,Gross E)

不伴有食管闭锁的单纯气管食管瘘表现为解剖完整的食管与气管之间存在瘘管连接。瘘管非常窄,直径仅有 3~5mm,常位于下颈部区域。这种类型通常是单一瘘管,但是也有发现 2 个甚至 3 个瘘管的病例报道(Driver et al. 2001;Poenaru et al. 1993)。

81.3.1.4 食管闭锁伴发近端气管食管瘘(2%,Vogt Ⅲ,Gross B)

这种罕见的分型需要与单纯食管闭锁鉴别。瘘管通常位于近端食管前壁盲端上方 1~2cm 处,而不是上段食管盲袋的底部(Driver et al. 2001;Poenaru et al. 1993)。

81.3.1.5 食管闭锁伴发近端和远端气管食管瘘(<1%,Vogt Ⅲa,Gross D)

大部分这种类型患儿会被误诊为食管闭锁会被误诊为近端闭锁伴发远端瘘的类型,结果存在反复呼吸道感染,最初误以为是食管气管瘘复发,经过仔细检查最终明确存在近端食管气管瘘。随着术前内镜(支气管镜和 / 或食管镜)使用的增多,能够在早期发现双瘘管的存在,并在一期修复过程中同时矫正。如果在术前并没有确定近端瘘管的存在,而在食管吻合过程中发现上端盲袋有大的气体漏出表现时,需要考虑可能存在近端食管气管瘘(Driver et al. 2001;Poenaru et al. 1993)。

81.4 病理生理学

食管闭锁患儿的食管动力往往受到影响。以远端食管蠕动紊乱最为常见。这种动力异常是原发于神经肽分布异常导致不正常神经支配运动,还是继发于手术操作中迷走神经的损伤,目前尚不明确。整个食管静息压力比正常患者显著增高,而食管下段括约肌的闭合压力降低。食管闭锁患儿中气管也可存在畸形。包括气管软骨完全缺如和气管后壁横纹肌的长度增加。严重情况下,这些异常可导致瘘管附近 1~2cm 的气管发生软化、塌陷(Spitz et al. 1994;Lopez et al. 2006)。

81.5 伴发畸形

超过 50% 的食管闭锁患儿存在一个或多个伴发畸形。受累的器官系统如下:

- 心血管系统 29%
- 直肠肛门畸形 14%
- 泌尿生殖系统 14%
- 胃肠道系统 13%
- 脊椎 / 骨骼 10%
- 呼吸系统 6%
- 基因缺陷 4%
- 其他 11%

在单纯食管闭锁患儿中伴发畸形发生率高(65%),而在 H 型食管气管瘘患儿中其发生率低(10%)。1973 年,Quan 和 Smith 首先提出了 VATER 伴发畸形,包括脊柱、直肠肛门、气管食管和肾脏和或桡骨的畸形(Quan and Smith 1972)。后来增加了心脏和四肢畸形,遂更改为 VACTERAL 伴发畸形(Chittmittrapap et al. 1980;Merci et al. 1998;Crisera et al. 1999;Zhou et al. 1999;Roessler et al. 1996;Digilio et al. 1999;Marsh et al. 2000)。其他与食管闭锁相关的联合畸形包括有 CHARGE 伴发畸形(眼缺陷、心脏缺陷、后鼻孔闭锁、发育迟缓、生殖器发育不全、耳畸形)、Potter 综合征(肾发育不全,肺发育不全,典型的畸形相)和 Schisis 伴发畸形(脐膨出,唇裂腭裂,生殖器发育不良)。食管闭锁相关的遗传疾病包括 21- 三体综合征、18- 三体综合征及 13q 的缺失。心脏畸形最常见的是室间隔缺损和法洛四联症。严重的心脏畸形是食管闭锁婴儿死亡的主要原因之一(Chittmittrapap et al. 1980;Marsh et al. 2000;Babu et al. 2000)。脊柱相关的畸形主要局限于胸椎区域,往往远期引发脊柱侧弯。13 根肋骨与长间隙食管闭锁相关的说法尚未获得证实。胃肠道发育畸形最常见的是十二指肠闭锁和肠旋转不良,同时幽门狭窄的发生率也在增加。其他方面的畸形还包括唇腭裂、脐膨出、肺发育异常、后鼻孔闭锁及尿道下裂(Babu et al. 2000;Filston et al. 1982a)。

81.6　遗传咨询

尽管大多数食管闭锁病例为散发性 / 非综合征型,但仍有少部分非家族型患病与染色体异常有关。家族性或综合征型的食管闭锁病例极为罕见。食管闭锁在双胞胎中发生率是普通患儿的 2~3 倍以上。有一个食管闭锁患儿的双亲再次生出食管闭锁患儿的风险为 1%(Digilio et al. 1999;Marsh et al. 2000)。

81.7　临床表现和诊断

胎儿孕 18 周以后行超声检查发现小胃泡或者胃泡消失,可在产前提示食管闭锁可能。超声诊断的总体敏感度为 42%,但如果同时存在羊水过多的影像表现则阳性预测值可达到 56%(Stringer et al. 1995;Shulman et al. 2002)。提高产前诊断率的可行方法包括胎儿颈部超声检查,能够观察到上端食管盲袋的存在以及胎儿吞咽羊水的情况,也可行磁共振成像检查辅助诊断(Langer et al. 2001;Litingtung et al. 1998;Cloud 1968)。母孕期羊水过多的新生儿在分娩后需要通过插入鼻胃管的方法来排除食管闭锁。食管闭锁婴儿不能吞咽唾液,导致唾液分泌过多而需要反复吸引。胸腹部平片可发现导管尖端停滞在上纵隔($T_2 \sim T_4$),而胃肠道内的气体则提示远端气管食管瘘的存在(图 81.2)。如胃肠道无充气则提示单纯的食管闭锁。细孔导管在置入时可能会盘曲在上端盲袋而给人一种食管完整的假象,或者导管插入气管内并通过瘘管进入到远端的食管内,后者罕见(Stringer et al. 1995;Langer et al. 2001)。

81.8　治疗

81.8.1　术前管理

一旦食管闭锁诊断明确,患儿需要被转运到专业的小儿外科中心接受治疗。转运时需放置吸引导管在上端食管盲袋,比较推荐双腔导管,利于抽吸分泌物、防止误吸。婴儿侧卧于便携式暖箱内,

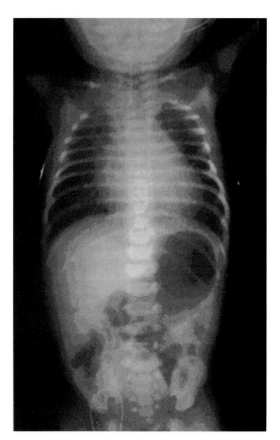

图 81.2　胸腹部平片显示不透明管位于食管上端盲袋,胃内空气提示存在远端气管食管瘘

同时监测基本生命体征。需要预先建立静脉通路,但静脉液体输入并不是常规需要的(Filston et al. 1982a)。早产儿合并呼吸窘迫综合征的患儿需要引起重视。通常这种情况下都需要气管插管和机械通气。而在机械通气的情况下,由于肺阻力增加的原因,食管气管瘘的存在可能引起胃过度扩张,甚至胃破裂。而降低这种情况发生的方法是保持低压机械通气(Lopez et al. 2006;Filston et al. 1982a;Stringer et al. 1995),并将气管插管的末端置于食管气道瘘口的远端,所有食管闭锁患儿在手术之前均需要进行心超检查。心脏彩超或 MRI 能够发现心脏或者大血管的结构异常,其中右位主动脉弓的发生率在 2.5% 左右。这些检查结果决定了手术入路(Babu et al. 2000)。

81.8.2　危险因素分类及预后

Waterston 于 1962 年提出了一种分类方法,将食管闭锁按照“不同生存概率”分为 3 组。根据出

生体重、伴发畸形以及肺炎情况进行分组：

- A 组：出生体重超过 2 500g，无伴发畸形及肺炎
- B 组：

    1. 出生体重在 1 800~2 500g，无伴发畸形及肺炎

    2. 出生体重超过 2 500g，中度肺炎并合并先天畸形

- C 组：

    1. 出生体重 <1 800g

    2. 出生体重 >1 800g，严重肺炎并合并严重先天畸形

近 40 年来，随着对食管闭锁患儿的早期诊断与及时转诊，围手术期护理水平的提高，相关合并畸形的诊断和治疗以及麻醉技术和新生儿重症监护水平的进步，总体生存率稳步提升（Chittmittrapap et al. 1980）。食管闭锁 Spitz 生存分级：

- Ⅰ 组：出生体重 >1 500g，无主要心脏病
- Ⅱ 组：出生体重 <1 500g，或有主要心脏病
- Ⅲ 组：出生体重 <1 500g，有主要心脏病

主要心脏疾病定义为需要姑息性或者矫正性手术的发绀型先天性心脏病，或者因心功能衰竭需要内科或者外科治疗的非发绀型先天性心脏病（Spitz et al. 1994）。

81.8.3 不治疗选择

对于罹患 Potter 综合征（双肾发育不全）以及 18- 三体综合征（90% 患儿在出生后 1 年内死亡）的食管闭锁患儿，没有有效的治疗方案。同样，对于合并完全无法矫治的心脏缺陷或者 Ⅳ 度脑室内出血的食管闭锁患儿，只能考虑非手术治疗方案。

81.8.4 远端食管气管瘘的急诊处理

一般情况下，食管闭锁矫正手术并非急诊手术。但如果患儿为早产儿且并发严重呼吸窘迫综合征需要呼吸机支持的情况则需考虑急诊手术。呼吸机通气可通过远端瘘管进入胃肠道气体增多、引起胃扩张，进一步影响呼吸功能。随着胃肠道充气进行性增多，可能会发生胃破裂导致张力性气腹，使得呼吸机支持更加困难（Spitz et al. 1994；Filston et al. 1982a；Stringer et al. 1995）。为了减少这种问题的发

生，研究者们提出了许多策略，其中包括使气管内导管置管深度超过瘘管的远端。但是，如果瘘管位于气管隆嵴水平，则这种方式无法实现。也有人提出在气管镜下放置 Fogarty 导管封堵瘘管。但患儿往往是早产儿且呼吸功能极差。在置入 Fogarty 导管到远端食管时，最小直径的支气管镜也无法满足通气需求，这对于发绀患儿无疑会使缺氧状态进一步恶化（Cloud 1968；Holmes et al. 1987）。

81.8.5 手术方式

手术是在常规气管内麻醉，辅以静脉诱导麻醉，并在较低的通气压力下进行，以避免引起胃过度扩张（Holmes et al. 1987；Hagberg et al. 1986）。

术中内镜探查 初步的支气管镜检查能够明确远端气管食管瘘的位置，评估是否存在气管软化。可选择食管镜检查了解近端食管的长度，并排除上段食管盲端是否有瘘管存在，这种情况在孤立的食管闭锁中更常见（Spitz et al. 1993；Spitz 1973；Yeung et al. 1992）。

体位 患儿为左侧卧位，右手臂置于胸前，以便于右后侧胸腔手术。

切口 在肩胛角下方 1cm 为中心做一弧形切口，长约 5~6cm。电凝止血分离或者切断胸壁肌肉，注意保留前锯肌内胸长神经。分离肋间肌或经过未切除肋骨床，于第 4 或者第 5 肋间隙打开胸腔。

另一种切口为腋部切口。由 Bianchi 报道并已经应用于大部分胸腔手术多年。选择纵向或横向皮肤切口均可，但横向切口更加美观。分离皮下组织及筋膜后暴露前锯肌。在浅筋膜及肌层之间形成组织平面。注意避免损伤肋间及胸长神经。向后牵开背阔肌，抬高前锯肌暴露开胸手术所需的肋骨间隙（Bianchi et al. 1998）。

胸膜外入路 胸膜外手术的优点在于当出现吻合口漏时能够避免胸腔内污染。从后侧入路将胸膜从胸壁上钝性分离下来。需将胸膜完全分离至纵隔才能够更好地暴露食管。胸膜外入路较经胸腔手术更省时间，理论上更具有优势，但有许多外科医生仍选择经胸腔手术入路（Cloud 1968；Agrawal et al. 1999）。

食管的暴露 在进入纵隔后首先暴露的结构就是奇静脉。可观察到奇静脉的轻微搏动，分离、结扎奇静脉，暴露食管。远端食管通常就在奇静脉

的深部,可通过在其表面走行的迷走神经来辨别
(Duranceau et al. 1977;Filler et al. 1992;Corbally et al. 1993)。

畸形矫正 游离远端食管。在远端食管侧壁的浆肌层缝线牵引定位。远端食管分离至瘘管水平,在分离远端食管之前需用不可吸收缝线标记瘘管的上下端。瘘管的气管端用 5-0 的缝线间断缝合关闭、阻断空气的进入。检查是否修补完整的方法是注入温的生理盐水至缝线水平,同时麻醉师鼓肺,检测有无气泡漏出。近远端食管进行全层间断缝合(图81.3)。

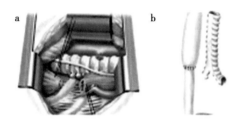

图 81.3 食管闭锁及气管食管远端瘘的手术修复。(a)瘘管的结扎;(b)吻合

如果是长段型缺失,远端食管可安全地游离至横膈下方。在最后一针缝线打结之前将细口径的鼻胃管放置通过吻合口。这样有利于术后早期的胃肠减压以及尽早进行肠内喂养(Holmes et al. 1987;Spitz et al. 1993;Spitz 1996)。

在我们的经验看来,大部分病例近远端食管均能够达到一个有张力的吻合,术后 5 天内给予患儿以镇静麻痹及机械通气,这样吻合口能够愈合而不发生吻合口漏。

然而,也有许多方法已经被用来解决长段缺失问题:
- 食管内探条延长术。
- 外牵引术(Focker 术)。
- 食管肌层环形切开术(Livatidis 术)或食管肌层螺旋形切开术(Kimura 术)。也有人提出利用近端食管盲端制作皮瓣并管状化实现一期吻合(图81.4)。

还有其他一些人则放弃一切实现一期食管吻合的各种尝试,而选择等待 6~12 周以后再行延迟 I 期食管吻合术(Filston et al. 1982b;Livitidis 1973)。开胸手术在放置胸腔引流后可关闭切口,目前更倾向于不放置胸腔引流尤其在整个手术过程完全在胸膜外进行,并且食管吻合满意。

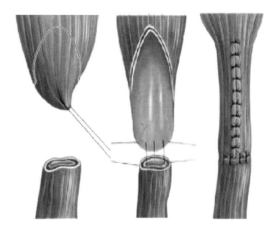

图 81.4 食管闭锁的皮瓣修复术

81.8.6 胸腔镜手术

虽然对胸腔镜手术矫正食管闭锁的经验在不断增加(Brandigi et al. 2013;Bax and van Der Zee 2002;Rothenberg 2002,2005a,b;Nguyen et al. 2006;Krosnar and Baxter 2005),但是对微创手术技术的要求仍然很高(Hagberg et al. 1986;Livitidis 1973;Puri et al. 1981)。显然,胸腔镜手术有许多优势,例如美观效果(瘢痕少),有放大作用和良好视觉效果,术后疼痛轻,术中对肺的挤压均一可避免牵拉损伤。然而也有许多不足之处需要引起外科医生的注意。最主要的缺点是手术操作空间小及对良好肺顺应性的要求。此外,虽然已经报道可采用胸膜外入路进行胸腔镜手术,但大多数外科医生仍选择经胸膜入路,同时会发生吻合口漏(Rothenberg 2005a)。最后,单肺通气并不能在所有新生儿中得以实现。基于以上原因,并不是所有患儿都适合于胸腔镜手术。对病情不稳定或极低体重婴儿禁忌使用。患有先天性心脏病或肺透明膜病的患儿在结扎瘘管过程中只能耐受十分短暂的单肺通气,因此存在相对禁忌证(Rothenberg 2005b)。

患儿为左侧卧位,略俯卧,右侧抬高(图81.5)。置入 3 个 5mm 套管。一个 5mm 套管置于腋后线第 5 肋间,建立气胸(0.5L/min,6mmHg)后置入 30° 镜头。两个操作孔分别位于腋中线第 3 肋及第 6 肋间。有时需要第 4 个操作孔辅助牵拉肺组织。

81.8.6.1 食管气管瘘的闭合

气体进入胸腔后,肺组织塌陷。打开后上纵隔表面的胸膜,暴露奇静脉。使用 5mm LigaSure 离断

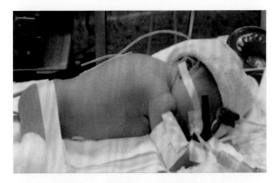

图81.5 胸腔镜入路时患者的体位

奇静脉。找到远端食管及其与气管后壁连接处。使用4-0薇乔缝线在气管侧结扎瘘管，最后剪刀剪断瘘管（图81.6）。

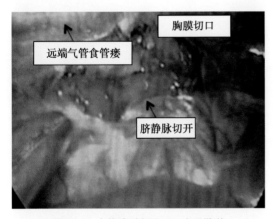

图81.6 奇静脉剥离后TEF出现纵裂

81.8.6.2 食管近端的游离

在麻醉师的协助下利用胃管向下压迫来辅助识别近端食管盲端。打开盲端表面的胸膜，钝性及锐性分离近端食管盲端。根据间隙大小，食管近端可游离至胸腔入口，从而获得足够长度的食管完成食管吻合。最后打开近端食管盲端的最末端。

81.8.6.3 食管吻合

使用间断全层缝合（5-0可吸收线）的方法进行食管吻合。可在胸腔内打结或利用打结器在体外打结（图81.7）。当后壁吻合结束后，经口将胃管（6-Ch）置入远端食管中，这样有利于前壁吻合。

81.8.7 术后管理

在术后数天内需要进行常规的喉部吸痰。但是吸痰管的深度需要做好标记，避免超过吻合口的位置，引起吻合口损伤。术后第2~3天即可通过鼻胃管进行喂养，当患儿开始吞咽口水后，可以开始经口喂养。造影检查并非术后常规进行，但如果对吻合口的完整性有任何怀疑时，可进行水溶性对比剂造影检查（Holmes et al. 1987）。同时常常需要留置胸腔引流管（腋后线第6肋间）。

81.8.8 并发症和预后

81.8.8.1 吻合口漏

吻合口漏的发生率在15%~20%不等，其中只有不到1/3的患儿发生大的吻合口漏甚至完全破裂（图81.8）。大的吻合口漏通常在术后早期48小时内因出现危及生命的张力性气胸发现的。而小的吻合口漏往往在术后5~7天行食管造影检查时可能会发现（Spitz et al. 1994；Cloud 1968）。

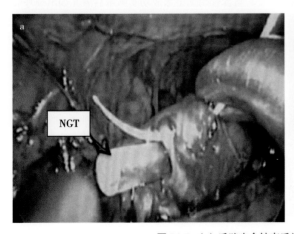
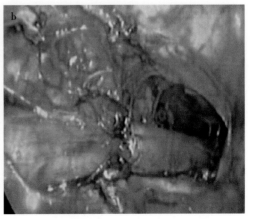

图81.7 （a）后壁吻合结束后放置胃管；（b）完成吻合

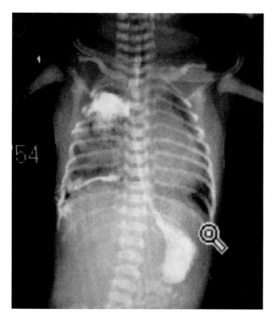

图 81.8 术后第 10 天发生吻合口瘘

81.8.8.2 吻合口狭窄

术后出现有症状且需要 1~2 次扩张的吻合口狭窄发生率在 30%~40% 左右(图 81.9)。出现吻合口狭窄的危险因素包括吻合口张力过大、吻合口漏以及胃食管反流。通过内镜进行狭窄部位扩张,可以在硬性食管镜引导下使用半硬性探条(Savary-

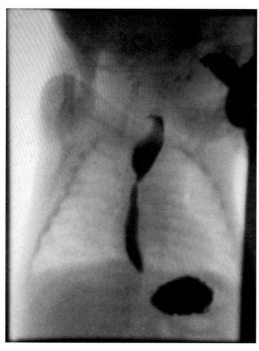

图 81.9 术后 1 个月吻合口狭窄(原发性端端吻合)

Gillard)逐渐增加管径扩张狭窄部位,也可以在透视下或者通过软镜引导下进行球囊扩张。虽然食管扩张被认为是简单微创手术,但仍然存在风险。最主要的并发症是食管穿孔(图 81.10)。因此,一些外科医生选择在食管扩张结束后进行造影检查以确保没有发生穿孔,同时明确扩张的效果(Livitidis 1973)。需要通过手术切除食管狭窄段再吻合的情况罕见。

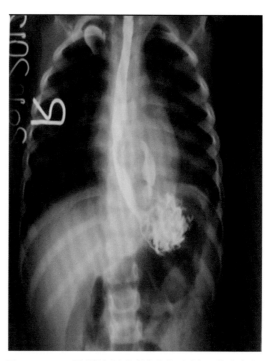

图 81.10 EA Ⅲ 型长间隙患者在张力下进行一期吻合术,食管内镜扩张后食管穿孔

81.8.8.3 气管食管瘘复发

5%~14% 的病例发生气管食管瘘复发。

当食管闭锁手术成功实施术后患儿如出现呼吸道症状,包括进食呛咳、呼吸暂停或者发绀间歇性发作,以及反复呼吸道感染时,需要怀疑气管食管瘘复发可能(Spitz et al. 1994;Stringer et al. 1995;Filston et al. 1982b)。胸部 X 线片会显示气性食管表现。支气管镜检查可在初发气管食管瘘部位发现复发的瘘管。将纤细的输尿管导管通过瘘管抵达气管内,并在食管镜下观察到食管内的导管,则可明确瘘管复发(Holmes et al. 1987)。

81.8.8.4 胃食管反流

食管闭锁术后患儿基本都存在胃食管反流的情况,其中严重反流的发生率在 40% 左右,约一半

的患儿需要外科手术干预。胃食管反流更常发生于有张力吻合以及延迟修复的情况下（Parker et al. 1979）。食管下端括约肌抗反流功能不完善的原因有先天性如食管闭锁相关的原发性神经元功能障碍，还有手术修复的技术原因，也有可能与腹段食管长度缩短或者食管与胃底之间的 His 角变钝相关（Bax and van Der Zee 2002；Rothenberg 2002；Nguyen et al. 2006）。

胃食管反流的症状与瘘管复发的症状相似，都存在急性或者慢性呼吸道问题，但胃食管反流还表现出反复呕吐和吻合口狭窄。可以通过造影检查、pH 监测、内镜以及远端食管病理活检明确诊断。只有一半的病例通过服用抗反流药物如抑酸剂可改善症状。考虑到远端食管固有的动力异常问题，外科治疗也存在不确定性。胃底折叠术可造成胃食管连接处功能性梗阻。在生后 3 个月内行胃底折叠术的失败率极高。胃底折叠术包绕食管的方法包括半包法（Thal 术）和短且松弛的包绕方法（Toupet 或者 Nissen 术）（Brandigi et al. 2013；Bax and van Der Zee 2002）。

81.8.8.5　气管软化

气管软化是指因气管结构和功能上的薄弱导致呼吸道部分或者完全性梗阻的表现。结构上的异常包括气管环位置缺乏软骨支撑以及环肌长度的增加。结果导致呼气时气道萎陷，患儿出现呼吸喘鸣，严重者表现为犬吠样咳嗽，以及反复呼吸道感染，还可发生危及生命的呼吸暂停及发绀发作。气管软化

的发生率在 10% 左右，约一半的病例需要外科矫正（Duranceau et al. 1977）。有效的治疗方法包括主动脉固定术，使得升主动脉与主动脉弓前侧向胸骨方向抬高。手术效果明显，可迅速解除气道梗阻。

81.8.8.6　食管动力异常

食管动力异常的影响主要表现在远端食管收缩运动不协调，通过食管造影检查可观察到。这成为影响患儿长期吞咽功能的主要因素（Agrawal et al. 1999）。

81.8.8.7　呼吸功能

食管闭锁患儿在婴儿期及生后 3 年内发生呼吸道感染的频率会越来越频繁。而发生呼吸道感染的原因归于食管动力异常和或胃食管反流导致反复误吸，同时也存在原发性呼吸系统异常（Filston et al. 1982a；Stringer et al. 1995）。

81.9　食管替代

食管闭锁需要做食管替代手术的病例罕见，只有在近远端食管距离非常长，或者在尝试保留患者自体食管的过程反复失败，而危及患儿生命时需要考虑食管替代（Spitz et al. 2004；Bax and van der Zee 2007）。目前在儿童身上常用的食管替代手术方法有 3 种：胃代食管术、结肠间置替代食管术和空肠间置替代食管术（图 81.11）。

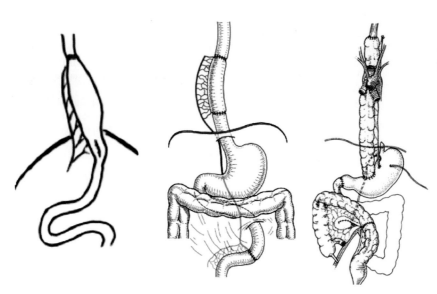

图 81.11　食管替代。(a) 胃；(b) 空肠；(c) 结肠

参考文献

Agrawal L, Beardsmore CS, MacFadyen UM (1999) Respiratory function in childhood following repair of oesophageal atresia and tracheoesophageal fistula. Arch Dis Child 81:404–408

Babu R, Pierro A, Spitz L et al (2000) The management of esophageal atresia in neonates with right-sided aortic arch. J Pediatr Surg 35:56–58

Bax KM, van Der Zee DC (2002) Feasibility of thoracoscopic repair of esophageal atresia with distal fistula. J Pediatr Surg 37:192–196

Bax NM, van der Zee DC (2007) Jejunal pedicle grafts for reconstruction of the esophagus in children. J Pediatr Surg 42:363–369

Bianchi A, Sowande O, Alizai NK, Rampersad B (1998) Aesthetics and lateral thoracotomy in the neonate. J Pediatr Surg 33:1798–1800

Brandigi E, Molinaro F et al (2013) Thoracoscopic repair of esophageal atresia with distal fistula in a new born: a technical case report. J Siena Acad Sci 5. Published Since 1761:85–88

Chittmittrapap S, Spitz L, Kiely EM, Brereton RJ (1980) Esophageal atresia and associated anomalies. Arch Dis Child 64:364–368

Cloud DT (1968) Anastomotic technique in esophageal atresia. J Pediatr Surg 3:561–564

Corbally MT, Spitz L, Kiely E et al (1993) Aortopexy for tracheomalacia in oesophageal anomalies. Eur J Pediatr Surg 3:264–266

Crisera CA, Connelly PR, Marmureanu AR et al (1999) Esophageal atresia with tracheoesophageal fistula: suggested mechanism in faulty organogenesis. J Pediatr Surg 34:204–208

Digilio MC, Marino B, Bagolan P et al (1999) Microdeletion 22q11 and esophageal atresia. J Med Genet 36:137–139

Driver CP, Shankar KR, Jones MO et al (2001) Phenotypic presentation and outcome of esophageal atresia in the era of the Spitz classification. J Pediatr Surg 36:1419–1421

Duranceau A, Fisher SR, Flye M (1977) Motor function of the esophagus after repair of esophageal atresia and tracheoesophageal fistula. Surgery 82:116–123

Filler RM, Messineo A, Vinograd L (1992) Severe tracheomalacia associated with esophageal atresia: results of surgical treatment. J Pediatr Surg 27:1136–1140

Filston HC, Chitwood WR Jr, Schkolne B, Blackmon LR (1982a) The Fogarty balloon catheter as an aid to management of the infant with esophageal atresia and tracheoesophageal fistula complicated by severe RDS or pneumonia. J Pediatr Surg 17:149–151

Filston HC, Rankin JS, Kirks DR (1982b) The diagnosis of primary and recurrent tracheoesophageal fistulas: value of selective catheterization. J Pediatr Surg 17:144–148

Hagberg S, Rubcnson A, Sillcn U, Werkmaster K (1986) Management of long-gap esophagus: experience with end-to-end anastomosis under maximal tension. Prog Pediatr Surg 19:88–92

Holmes SJK, Kiely EM, Spitz L (1987) Tracheoesophageal fistula and the respiratory distress syndrome. Pediatr Surg Int 2:16–18

Kluth D (1976) Atlas of esophageal atresia. J Pediatr Surg 11:901–919

Krosnar S, Baxter A (2005) Thoracoscopic repair of esophageal atresia with tracheoesophageal fistula: anesthetic and intensive care management of a series of eight neonates. Paediatr Anaesth 15:541–546

Langer JC, Hussain H, Khan A et al (2001) prenatal diagnosis of esophageal atresia using sonography and magnetic resonance imaging. J Pediatr Surg 36:804–807

Litingtung Y, Lei L, Westphal H, Chiang C (1998) Sonic hedgehog is essential to foregut development. Nat Genet 20:58–61

Livitidis A (1973) Esophageal atresia: a method of overbridging large segment gaps. Z Kinderchir 13:298–306

Lopez PJ, Keys C, Pierro A et al (2006) Oesophageal atresia: improved outcome in high-risk groups? J Pediatr Surg 41:331–334

Marsh AJ, Wellesley D, Burge D et al (2000) Interstitial deletion of chromosome 17 (del(l7)(q22q23.3)) confirms a link with oesophageal atresia. J Med Genet 37:701–704

Mee RBB, Beasley SW, Auldist AW, Myers NA (1992) Influence of congenital heart disease on management of oesophageal atresia. Pediatr Surg Int 7:90–93

Merci J, Hasthorpe S, Farmer P, Hutson JM (1998) relationship between esophageal atresia with tracheoesophageal fistula and vertebral anomalies in mammalian embryos. J Pediatr Surg 33:58–63

Nguyen T, Zainabadi K, Bui T et al (2006) Thoracoscopic repair of esophageal atresia and tracheoesophageal fistula: lessons learned. J Laparoendosc Adv Surg Tech A 16:174–178

Parker AF, Christie DL, Cahill JL (1979) Incidence and significance of gastroesophageal reflux following repair of esophageal atresia and tracheoesophageal fistula and the need for anti-reflux procedures. J Pediatr Surg 14:5–8

Poenaru D, Laberge JM, Neilson JR, Guttman FM (1993) A new prognostic classification for esophageal atresia. Surgery 113:426–432

Puri P, Blake N, O'Donnell B, Guiney EJ (1981) Delayed primary anastomosis following spontaneous growth of esophageal segments in esophageal atresia. J Pediatr Surg 16:180–183

Quan L, Smith DW (1972) The VATER association: vertebral defects, anal atresia, tracheoesophageal fistula with esophageal atresia, radial dysplasia. Birth Defects 8:75–78

Roessler E, Belloni E, Gaudenz K et al (1996) Mutations in the human sonic hedgehog gene cause holoprosencephaly. Nat Genet 14:357–360

Rothenberg SS (2002) Thoracoscopic repair of tracheoesophageal fistula in newborns. J Pediatr Surg 37:869–872

Rothenberg SS (2005a) Thoracoscopic repair of esophageal atresia and tracheoesophageal fistula. Semin Pediatr Surg 14:2–7

Rothenberg SS (2005b) Esophageal atresia and tracheoesophageal fistula. In: Najmaldin A, Rothenberg S, Crabbe D, Beasley S (eds) Operative endoscopy and endoscopic surgery in infants and children. Hodder Arnold, London, pp 89–97

Shulman A, Mazkereth R, Zalel Y et al (2002) Prenatal identification of esophageal atresia: the role of ultrasonography for evaluation of functional anatomy. Prenat Diagn 22:669–674

Spitz L (1973) Congenital esophageal stenosis distal to associated esophageal atresia. J Pediatr Surg 8:973–974

Spitz L (1996) Esophageal atresia: past, present, and future. J Pediatr Surg 31:19–25

Spitz L, Kiely E, Brereton RJ, Drake D (1993) Management of esophageal atresia. World J Surg 17:296–300

Spitz L, Kiely EM, Morecrofl JA, Drake DP (1994) Oesophageal atresia: at-risk groups for the 1990s. J Pediatr Surg 29:723–725

Spitz L, Kiely E, Pierro A (2004) Gastric transposition in children a 21-year experience. J Pediatr Surg 39:276–281

Stringer MD, McKenna KM, Goldstein RB et al (1995) Prenatal diagnosis of esophageal atresia. J Pediatr Surg 30:l258–l1263

Yeung CK, Spitz L, Brereton RJ (1992) Congenital esophageal stenosis due to tracheobronchial remnants: a rare but important association with esophageal atresia. J Pediatr Surg 27:852–855

Zhou B, Hutson JM, Farmer PJ et al (1999) Apoptosis in tracheoesophageal embryogenesis in rat embryos with or without adriamycin treatment. J Pediatr Surg 34:872–875

82 新生儿胃肠道畸形

Marcello Dòmini

杨少波　翻译

目录

摘要

消化道的一系列先天性畸形起源于胚胎发育期。最重要的畸形主要源于中肠发育不良(肠闭锁或狭窄)、发育过度(肠重复畸形)、腹壁缺损(脐膨出和腹裂)、肠旋转和固定异常、胚胎结构残留(梅克尔憩室)或细胞成分异常发育(如先天性巨结肠症的神经节细胞)。这些疾病主要导致肠梗阻症状。产前诊断非常重要,可用于检测胎儿消化道包括胃、大小肠、腹壁和脐带的插入是否正常发育。产前诊断这些畸形的能力受梗阻部位、伴发畸形和胎龄的影响。本章我们将讨论和阐述一系列先天性消化道畸形的临床症状、诊断和外科治疗。

82.1　要点

- 腹壁缺损导致内脏器官突出于腹腔外,若条件可行,应在生后立即行外科手术。
- 新生儿非胆汁性喷射性呕吐应高度怀疑肥厚性幽门狭窄,需超声检查以备手术治疗,预防碱中毒和脱水。
- 新生儿胆汁性呕吐应高度怀疑十二指肠闭锁,需行腹部 X 线片检查是否有"双泡征"。
- 肠梗阻通常发生在中肠的上半部分,表现为逐渐进展的腹胀。需行腹部 X 线片检查查看有无气液平。
- 梅克尔憩室是一种末端回肠的憩室,通常包含异位组织如胃,有潜在导致肠道出血的风险。

82.2　腹壁缺损

胃肠在婴儿腹腔外开始发育,后来腹壁将它们关闭。腹壁缺损是一种胃、肠管或其他脏器通过一个腹部异常开口突出于腹腔外的先天畸形。前腹壁缺损表现形式多样。可能延伸至胸部(异位心),或脐下缺损(膀胱外翻)。但是,缺损最可能局限于脐部,如脐膨出或腹裂。腹裂婴儿不同于其他肠道畸形罕见伴发畸形,而脐膨出患儿大多伴发其他先天畸形或染色体异常。

82.2.1　脐膨出

脐膨出是在脐部的腹壁中央缺损,肠管可能会通过其脱出。缺损外覆一层羊膜囊,腹膜在内层。脐带通常附于囊的顶部。

缺损直径大小 4cm 至 8~10cm 不等。缺损宽大时,囊内可能包含肝脏、小肠和大肠,以及偶有胃、膀胱和内生殖器(女性为子宫卵巢和附件;男性为腹内睾丸)。缺损越大,腹腔越小且发育越差,突出的内脏通常不能定植在正常位置。

总发病率约为 1/5 000,男性患儿略多。

82.2.1.1　胚胎学

约妊娠 5 周时,腹腔胚胎发育期间,肠在腹壁外的脐体腔内发育,5 周后回到腹膜腔。然后旋转和固定。该过程的发育障碍导致腹壁缺损(Klein 2006)。因肠管在腹膜腔外直至妊娠 10 周,故直至 12 周方能诊断脐膨出。

82.2.1.2　伴发畸形

约 50% 的脐膨出患儿合并其他畸形。大多数为心脏畸形(法洛四联症、室间隔缺损、房间隔缺损、异位心和主动脉缩窄)。染色体异常如唐氏综合征多见于无肝脏疝出的患儿,且报道发生于 15%~20% 的患儿。最常见的是 Beckwith-Wiedemann 综合征(7%),表现为巨舌、肢体肥大、内脏肥大、低血糖和随后的肿瘤形成,如 Wilm 瘤、肝母细胞瘤、横纹肌肉瘤和神经母细胞瘤。偶有家族性 Beckwith-Wiedemann 综合征。

因肠管不完全旋转和固定,脐膨出通常合并有肠旋转不良,且肠扭转的发生率增高。

82.2.1.3　诊断

当肠管回到腹膜腔内后,妊娠 12 周后可获得产前诊断。超声检查显示内脏位于腹腔外,且被羊膜囊包裹,脐带附于囊的顶部可与腹裂相鉴别。当外科医生告知家长关于即将出生的婴儿的畸形,给予充分的意见以使他们决定是否保留胎儿或终止妊娠时,他必须提及两种形式的脐膨出:"体内"肝和"体外"肝。在"体外肝",缺损巨大,大多数推荐剖宫产,尽管近来越来越多的产科文献并未发现剖宫产的优势(How et al. 2000)。

82.2.1.4 治疗

通常一经产前诊断,分娩应安排在三级围产中心。生后婴儿的腹壁应覆盖温湿的纱布,然后用塑料袋包裹以防脱水。放置胃管排空胃部(也有可能发现食管闭锁),插入直肠探条促进胎粪排出。然后才有可能完成术前心肺功能的评估。

82.2.1.5 外科处理

首先必须建立一条中心静脉通路。手术目的是将疝出的内脏回纳入腹腔,关闭缺损,最好一次手术完成(Ⅰ期关闭)。对于小脐疝,通常可以一期关闭。切除囊,将肠管重置入腹腔。通常需要"延伸"腹部肌层壁来关闭缺损,这样不会增加腹内压力至一定程度以致静脉回流减少导致心肺系统受压(Weber 1995)。如果脐疝过大无法一期关闭,采用硅胶假体(Schuster 方法)分期减少肠内容物(Schuster 1986)。内脏放入一个硅胶袋里,被逐渐压缩回腹部直至数周后腹壁完全闭合(图 82.1 和图 82.2)。

有时关闭腹壁缺损是一个外科挑战。很多巨大脐膨出婴儿因其有一个如此大的腹腔发育不良以致于阻碍腹腔内容物的减少和一期修复。硅胶袋或皮瓣均不能成功处理这些患者。VAC 装置(KCI,San Antonio,Tex)是一种新的替代治疗方法,它由直接适用于肠管和肝脏表面的一块海绵,外贴不可渗透

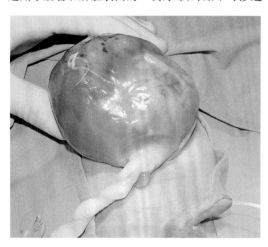

图 82.1 巨型脐膨出:透过半透明囊膜可看见肝脏和肠管。注意脐带插入位置

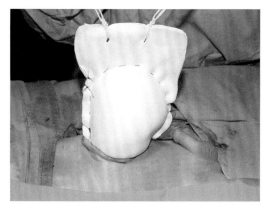

图 82.2 巨型脐膨出:硅胶假体缝合在腹壁上(Schuster 方法)。内脏被逐渐压缩回腹部直至数周后腹壁完全闭合

的透明贴,以及连接一个低负压装置组成,逐渐将脏器回纳腹腔。每 3~5 天在局部镇静下更换海绵。消除无效腔和不断排出分泌物促使健康肉芽组织生长且阻止细菌繁殖(Kilbride et al. 2006)。

82.2.1.6 预后

大多数情况下预后取决于合并的畸形尤其是心脏畸形,和干预及使用假体导致的腹部并发症(如感染、肠粘连、肠梗阻等)。生存率约为 75%~80%。

82.2.2 腹裂

腹裂是位于脐带右侧的腹壁小缺损(2~4cm),肠管疝出无囊膜覆盖。肝脏位于腹内。由于羊水的化学作用和肠系膜血管扭转,肠管通常增厚或水肿("产前"模式)。肠管外观正常无任何炎症表现较少见("围产期"模式)。

总发病率约 1/10 000,男性略多见。在北欧发病率较高(Klein 2006)。

82.2.2.1 胚胎学

可能是右侧脐静脉子宫内消退的结果,决定最小阻力部位的发育,肠管在完全固定前通过该部位突出。

82.2.2.2 伴发畸形

因腹裂在发育时出现较晚,合并畸形发生率低。常合并肠旋转不良。在 10%~15% 的病例,会出现肠闭锁或狭窄,可能由于肠管缺血损伤。1% 的病例合并心脏畸形。染色体畸形少见。这些婴儿通常为

小于胎龄儿,因羊水内含过多机体丢失的蛋白。

82.2.2.3 诊断

妊娠 12 周后可产前诊断,超声可显示肠管在腹外,无脐带相连的羊膜囊覆盖。通常羊水过多。

82.2.2.4 妊娠方式

腹裂的妊娠方式在产时管理存在巨大的争议。剖宫产的提倡者指出剖宫产可能降低肠管污染和损伤的风险。相反,早期的文献报道显示剖宫产并无优势。在近期的一篇文章报道中,美国 5 985 例腹裂妊娠者,63.5% 尝试了经阴道分娩,仅 36.5% 采用了按计划的剖宫产分娩。2013 年尝试经阴道分娩的比例从 59.7% 上升到了 68.8%。该文章总结道,因剖宫产所致的母体发病率升高及无新生儿益处,不推荐腹裂妊娠者剖宫产(Friedman et al. 2016)。在意大利,几乎所有的腹裂妊娠者采用剖宫产。

82.2.2.5 治疗

疝出的肠管应覆盖无菌温热湿润的纱布,放入塑料袋以防脱水。放置胃管排空胃部,插入直肠探条促进胎粪排出。然后才有可能完成术前心肺功能的评估。

82.2.2.6 外科处理

第一种尝试关闭缺损的方法是 Bianchi 的"微创管理"(Bianchi and Dickson 1998)。这不是一种传统的手术方式,而是通过原发裂孔耐心、缓慢地将疝出的肠管手法复位。当婴儿在小床上睡着时不需麻醉使用该手法复位,3~4 小时内完成,使肠管适应腹腔(图 82.3 和图 82.4)。该方法使用后可能肠管活动恢复较慢,因此需运用肠外营养。

当使用手法复位方法失败时,通常是因为严重的肠管壁增厚,需采用一种传统的外科手术,将缺损向头和尾端扩大几厘米,然后回纳肠管入腹腔,有时使用"延伸"手法(Schwartz 1995)。

当不适宜一期腹壁缺损关闭时,可采用分期 Schuster 方法(Schuster 1986)。近来有报道一款新的仪器可以覆盖于腹裂患儿外露的脏器用于腹裂的分期关闭。Alexis 伤口牵开器由两个环组成:一个白色的置入患儿腹部的弹力环和一个绿色的腹腔外的可轻轻提起的防止腹水从腹腔外漏的固定环。一个弹力圆筒像筒仓一样覆盖外露的肠管,它的上极被一根绳子系住。圆筒被不停地系住缩小,直至肠管完全回纳。Alexis 伤口牵开器可耐受腹壁的不断延伸,增强腹裂内脏腹部不均衡的协调力(Ferreira et al. 2014)。

82.2.2.7 预后

生存率高约 85%~90%。死亡主要是由于低体重和合并的肠道疾病(肠闭锁、狭窄和肠穿孔等)。

82.3 幽门

82.3.1 幽门闭锁、发育不良、隔膜

这些畸形罕见(发生率约 1/100 000),无性别差异。文献报道少于 200 例。患儿常合并 1 个以上的畸形,如食管闭锁、其他消化道闭锁、先天性心脏畸形等(Klein 2006)。Carmi 综合征是指大疱性表皮松

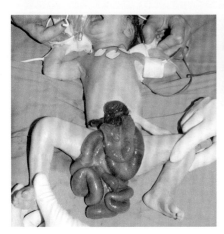
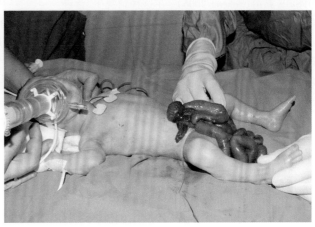

图 82.3 腹裂:位于脐带右侧的腹壁缺损

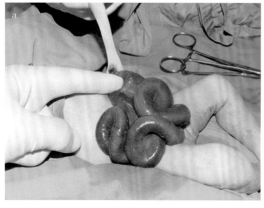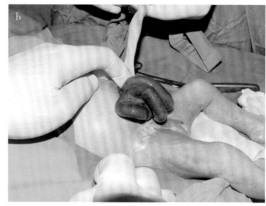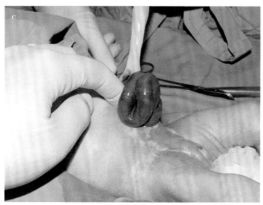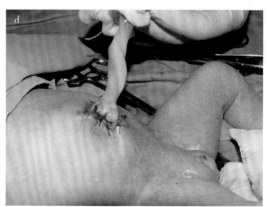

图 82.4　（a~d）腹裂：Bianchi"微创管理"

解症和幽门闭锁并存，在 18%~40% 的幽门闭锁病例发生（Al-Salem et al. 2014；Short et al. 2014）。

妊娠 3~4 个月后如超声检查发现一个单一的胃泡和羊水过多时可产前诊断。如产前未诊断，出生后新生儿表现为呕吐（胃内容物不含胆汁）和上腹部饱满。如果有不完全性隔膜，梗阻症状发生晚，且与肥厚性幽门狭窄（hypertrophic pyloric stenosis，HPS）易混淆（Scherer 2006）。在这种情况下，诊断需依靠超声检查和胃部的对比剂造影。

除了隔膜型可用内镜切除外，必须手术切除梗阻部位。近十年来，经脐切口的腹腔镜或无腹腔镜辅助术式已成为新生儿很多手术选择的方法，包括幽门疾病。

82.3.2　肥厚性幽门狭窄

82.3.2.1　发病率

HPS 是引起儿童胃肠道梗阻最常见的原因。在我国，发病率约为 0.2%，男女比例为 5：1。

82.3.2.2　病理

病因至今仍不清楚。遗传（种族差异、男性居多和第一胎婴儿阳性家族史）和环境因素（母乳喂养、季节差异春秋多见）可能起作用。组织学上，幽门环肌异常肥大，幽门管腔完全缩小。幽门部增大和变长，呈一色泽苍白硬块（橄榄状），长度 2~2.5cm，直径 1~1.5cm。

82.3.2.3　临床表现

症状一般在 2~8 周时出现，包括进行性加重的非胆汁性呕吐（偶有血性），导致低氯低钾性碱中毒（Schwartz 2006）。诊断延误会导致严重的脱水。

82.3.2.4　诊断

过去根据临床表现和右侧腹部触及橄榄状肿块即可诊断。目前超声检查可获得更精确的诊断（幽门肌肥厚≥3.5mm，幽门管长度≥16mm）（Schwartz 2006）。如无法确诊，可进一步行上消化道钡餐造影明确诊断。

需常规性实验室检查化验有无碱中毒和外周

嗜酸性粒细胞。实际上,嗜酸细胞性胃肠炎的症状喷射性呕吐易与 HPS 混淆。可进一步行实验室化验、影像学和组织学检查来诊断嗜酸细胞性胃肠炎(Choi et al. 2014)。

82.3.2.5　治疗

术前准备包括停止经口喂养,留置胃管和建立液体复苏的静脉通路(液体复苏时长取决于脱水和电解质紊乱的程度)。

手术治疗采用 Fredet-Ramstedt 幽门环肌切开术。传统方法是采用一个小的右上腹部横切口,但近年来越来越多的外科医生采用脐上切口进行中线筋膜上部分离(Bianchi 方法)(图 82.5)(Tan and Bianchi 1986)。

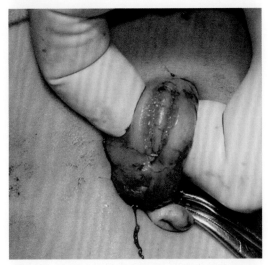

图 82.5　经脐幽门肌切开术:肌层被分离,直至可看到黏膜膨出

幽门从腹腔取出后,外科医生手持幽门十二指肠端,沿浆肌层作纵行切口。分离肌层直至黏膜膨出。

术后 6 小时可开始喂养,先可给予葡萄糖溶液,再予逐渐增量的奶量,15~20 小时后达到总量。术后 3 天出院。

在一些医疗中心,该手术在腹腔镜下完成(MacKinlay and Barnhart 2008),但虽然我们也是微创外科医生,但认为腹腔镜下手术实际上无优势。相比于只需一个脐上切口的 Bianchi 法,腹腔镜下手术需要 3 个入口孔道(一个经脐 5mm 和左右上腹部的 2 个 3mm),达到足量喂养的时间和术后出院时间无差异,且腹腔镜手术有更高的并发症发生率(黏膜

穿孔或幽门肌层分离不全)。不过,在最大系列的幽门环肌切开术报道中,尽管腹腔镜手术有着幽门肌层分离不全的高风险,但在专业的医疗中心开放手术和腹腔镜下手术均有较低的黏膜穿孔率(Hall et al. 2014)。

82.3.2.6　预后

预后良好。复发罕见。

82.4　十二指肠梗阻

十二指肠梗阻可以是"内在的"或"外在的"。

内部梗阻更常见,按病率从高到低包括:十二指肠闭锁、十二指肠隔膜和肠内憩室。

外部梗阻少见,按病率从高到低包括:环状胰腺、先天性 Ladd 膜(肠旋转不良)、十二指肠重复畸形和十二指肠前门静脉症。

内外部梗阻的临床表现相似。

82.4.1　分类

1. 十二指肠闭锁

3 种不同类型如下(Applebaum et al. 2006):

Ⅰ型:黏膜和黏膜下层的完全性十二指肠隔膜。

Ⅱ型:两盲端通过一条短细的纤维索带连接,其毗邻肠系膜完整。

Ⅲ型:闭锁两盲端完全分离,毗邻的肠系膜有一 V 形缺损。

2. 不完全性内在梗阻

A. 不完全性隔膜:隔膜有一个中央孔,该孔可能是原发(与隔膜同时产生)或者继发的(由于增大的压力致隔膜穿孔的结果)。

B. 肠管内憩室:肠管内延伸的膜性褶皱状如风向袋。可能开始仅是部分梗阻的,但十二指肠或胆道系统梗阻会逐渐加重。如果憩室在 Vater 乳头以下,可能出现胆汁瘀滞形成胆结石。

3. 不完全性外在梗阻

A. 环状胰腺:不完全性或完全性梗阻。它是胚胎期原始腹侧胰腺残留的结果,腹侧胰腺正常情况下环绕十二指肠旋转形成胰腺头部(图 82.6)(Kimura et al. 1990)。

B. Ladd 膜:出现在盲肠位于上腹部的肠旋转不良患儿。Ladd 膜连接盲肠和右侧腹壁,压迫十二

指肠降部。

  C. 十二指肠前门静脉症：罕见，前卵黄静脉的异常残留所致。

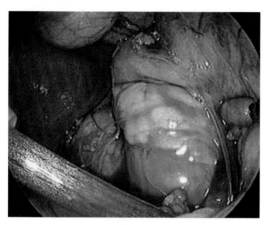

图 82.6 腹腔镜视野下的一例环状胰腺

82.4.2 十二指肠闭锁

  90% 的病例闭锁位于靠近 Vater 乳头的十二指肠第一或第二部，通常（75%~85%）在 Oddi 括约肌开口以下。

82.4.2.1 发病率
  在不同的国家其发病率约为 1/5 000~1/3 000。

82.4.2.2 胚胎形成
  认为是妊娠 8~10 周原肠的空泡形成过程障碍所致。

82.4.2.3 合并畸形
  常并发其他先天畸形，最常见的是骨骼（肋骨、椎骨、骶骨和桡骨）（36%），和肠道（26%）（食管闭锁、肛门直肠畸形、Hirschsprung 病和肠旋转不良）。20% 的病例患有先天性心脏病。8% 的病例患有泌尿系畸形。

  唐氏综合征在伴有十二指肠闭锁的患儿（30%）尤其常见，且如果产前超声怀疑十二指肠闭锁，推荐检测胎儿的染色体核型。

82.4.2.4 产前诊断
  妊娠 20 周后作出产前诊断是可能的。超声检查发现羊水过多伴有"双泡征"具有诊断意义（极其

少见的共存 I 型食管闭锁除外）。

82.4.2.5 症状和诊断
  如果未能产前诊断，主要症状是胆汁性呕吐（80% 的病例存在，由于十二指肠第二段以下闭锁）。腹部平片可见诊断性的"双泡征"。如果对诊断有怀疑，造影可显示闭锁或不完全性十二指肠梗阻（图82.7）。

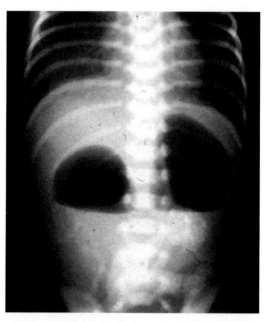

图 82.7 "双泡征"的影像表现。十二指肠以下无气体

82.4.2.6 治疗
  并非外科急症。手术可推迟至生后 24~72 小时，作术前评估，包括心功能的评估。放置鼻胃管后，肠道喂养被全肠外营养（total parenteral nutrition，TPN）替代。因此，极低体重儿的手术可推迟数天或数周。手术方式因隔膜或闭锁而不同。

  如果为隔膜，应行十二指肠切开术，并切除隔膜（注意勿损伤十二指肠乳头）。

  如果为不完全性隔膜，可用 Fogarty 导管插入孔道，使风帽充气后，轻柔拉起风帽使隔膜暴露。这样更容易切除隔膜（图 82.8a，b）。

  如果为闭锁，应行十二指肠 - 十二指肠侧侧切开术。采用 Kimura 方法吻合，即上部水平切口和下部矢状切口之间作菱形缝合（图 82.9a，b）（Kimura et al. 1990）。如果上部十二指肠扩张，可行裁剪使肠管变细。

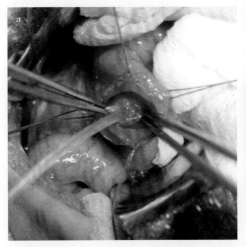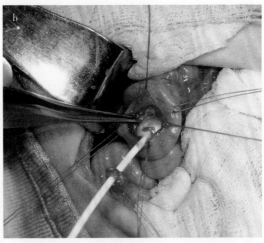

图 82.8 （a）不完全性十二指肠隔膜可用 Fogarty 导管插入孔道。（b）切除隔膜时显示十二指肠远端的风帽

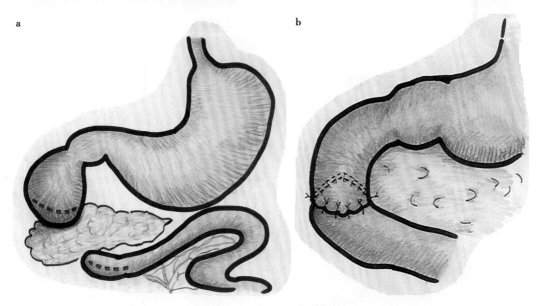

图 82.9 （a，b）Kimura 菱形吻合法

不需行胃造口术。当胃肠减压不含胆汁同时观察到肠道运动时，可经口喂养。这可能需要 10 天或更久。环状胰腺采用相同的手术方法（尤其注意勿损伤胆管和胰管）。

近年来腹腔镜手术用于十二指肠闭锁或狭窄取得了较好的效果（Van der Zee and Bax 2008；Parmentier et al. 2015）。因新生儿腹腔内空间有限腹腔镜下手术非常困难，采用腹腔镜发现两盲端，通过脐部切口外置两盲端肠管后，按照传统手术方式完成。

82.4.2.7 预后

预后较好。因合并畸形（主要是心脏）有 5% 的

死亡率。该类型手术应在有新生儿 ICU 的三级医疗中心进行。

82.5 肠梗阻

肠闭锁和肠道功能异常引起肠道先天性梗阻，包括空肠闭锁、回肠闭锁、结肠闭锁和胎粪梗阻（meconium ileus，MI）。近年来因产前检查、早期干预、术前精心的液体复苏和良好的 NICU 护理，新生儿肠梗阻的发病率和死亡率明显减少。

82.5.1　空肠和回肠闭锁

占先天性肠道内在梗阻的 95%。剩余 5% 由肠狭窄引起。最常见的部位是：近端空肠（31%）、远端空肠（20%）、近端回肠（13%）和远端回肠（36%）。

82.5.1.1　分类

我们可以分为 5 类（Grosfeld 2006）：

Ⅰ型：闭锁肠管外形连续性无明显中断，但在肠腔内隔膜以上有扩张。

Ⅱ型：闭锁肠管与其下段肠管通过一条纤维索带连接，其毗邻肠系膜完整。

Ⅲa 型：闭锁两盲端完全分离，毗邻的肠系膜有一 V 形缺损。

Ⅲb 型：肠系膜缺损广阔，致使远端小肠呈苹果皮样（有时也称"圣诞树"样）（图 82.10）。

Ⅳ型：多发闭锁。

Ⅲa 型最常见。最严重的类型是Ⅲb 和Ⅳ型。

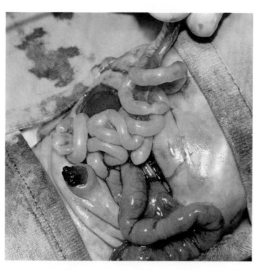

图 82.10　"苹果皮"回肠闭锁

82.5.1.2　发病率

据文献报道，发病率约为 1/2 000~1/1 500，因此比十二指肠闭锁更多见，尽管在我们的争议中（30 年以上）认为肠闭锁和十二指肠闭锁的比例为 2∶3。通常这些患儿是低体重儿。

82.5.1.3　胚胎发生

与其他发育早期有起因（胚胎病）的消化道闭锁（如食管、十二指肠、直肠闭锁）相比，空肠和回肠闭锁发生较晚（胎儿病）。因此它们很少合并其他畸形，且通常在妊娠 5 个月后才被发现。有以下两种学说解释其发生：

（1）Louw-barnard 学说（1955 年）：该学说认为，肠闭锁形成的原因，是由于如肠扭转、内疝或血流障碍等不同诱因致肠道局部血液循环发生障碍，继而引起肠段坏死、再吸收，产生闭锁盲袋。该学说似乎比另一学说更可靠。

（2）Tandler 学说：（1902 年）：该学说提出肠管实变期后的再腔化期障碍导致肠闭锁。该学说似乎可以合理解释肠道隔膜的胚胎发生。

82.5.1.4　合并畸形

肠闭锁通常单独存在。有时合并其他畸形（如腹裂、脐膨出、胎粪性腹膜炎等），且可能是继发于这些疾病所致的缺血性损伤。一个涉及胃、十二指肠、小肠和大肠的多发闭锁的有法国和加拿大血统的家谱已经被描绘出，提示可能存在一个罕见的常染色体隐性遗传基因。

82.5.1.5　产前诊断

妊娠 20 周后可以产前诊断。通常合并羊水过多。闭锁位置越高位肠闭锁越大。小肠梗阻的产前超声特征不是单一的。产前超声也可能显示为多个"水泡"，提示肠管充满羊水和分泌物。在任一病例，产前肠段扩张（长度超过 15mm，直径大于 7mm）提示胎儿肠梗阻。

这些表现并不是肠闭锁特有的，在其他疾病也可以发现，如 MI、全结肠闭锁、Hirschsprung 病（巨结肠）、左半小结肠综合征以及胎粪塞综合征。

在最近的一篇文章中，作者推测肠内容物回声增强与肠闭锁水平成比例。初步结果提示肠闭锁位置越远，其肠内容物回声越强。

在胎儿肠梗阻的研究中，扩张肠管液体内容物的强回声性可能是一个新的考虑因素。它可能成为一个特定的鉴别高位肠梗阻和结肠闭锁的标志（Goruppi et al. 2016）。

这些研究着实有趣，但是从外科角度来看，它们改变不了这些婴儿的处理：不管梗阻的水平在哪，肠闭锁均需手术。

82.5.1.6　症状和诊断

若未能产前诊断的话，新生儿将会出现逐渐加重的腹胀,继而胆汁性呕吐。

腹部 X 线平片可显示多个气液平面,闭锁以下部位无气体(图 82.11)。闭锁部位越低,腹胀越明显,扩张肠段和气液平越多。但这对正确的诊断还不够。还应仔细查看腹部平片上有无钙化灶,这是胎粪性腹膜炎的特异性表现。

泛影葡胺对比灌肠造影用来检查有无结肠闭锁,也可以辅助诊断 Hirschsprung 病。如果有 MI 或胎粪塞综合征,它也可能有治疗作用(图 82.12)。

对新生儿作细心的临床评估可能避免不必要的外科手术,因为至少 50% 的非复杂性 MI 患儿对非手术治疗有效。

MI 和 10% 的回肠闭锁可能是囊性纤维化的结果,因此,这些婴儿出院前应检测汗液。

82.5.1.7　治疗

空肠和回肠闭锁并非外科急症,手术可以推迟到生后 2~3 天,此时已放置鼻胃管和给予 TPN。

标准的手术方式是脐上横切口的剖腹术。但是,近来最好的技术是腹腔镜辅助技术,经脐的腹腔镜手术可以通过脐部切口(可从侧面扩大 1~2cm)将闭锁肠段抓住并取出腹腔外。

在 Ⅰ、Ⅱ 和 Ⅲa 型,行 Ⅰ 期端端吻合术。在闭锁肠管近远端直径差异大时,可行扩张的近端肠管折叠后再 Ⅰ 期吻合(图 82.13a~c)。

在 Ⅲb 型,通常采用 Ⅰ 期吻合术。有时临时行回肠造瘘,数月后再行吻合术。

在 Ⅳ 型,采用多处吻合(图 82.14a,b)。

TPN 持续使用至有肠道活动和胃瘀滞减弱。

82.5.1.8　预后

预后较好。若未合并其他畸形,90%~95% 的婴儿可治愈。Ⅲb 型因肠道血供差,其治愈率较低。

Ⅲb 型或 Ⅳ 型因大段肠管被切除,一个严重的后果"短肠综合征"易发生。但现在已有一些技术来尝试延长剩余肠管增加其吸收表面(尤其是 Bianchi 技术),且含有 25~30cm 功能性小肠和保留回盲瓣的婴儿生存率良好(Bianchi 1999)。

82.5.2　结肠闭锁

相当少见。50% 以上的病例位于脾曲以上部位。在乙状结肠及其以下时,易与直肠闭锁混淆。

82.5.2.1　发病率

发病率从 1/20 000 至 1/10 000 不等(Oldham and Arca 2006)。在 32 年间我们只观察到 8 例。只有幽门闭锁发病率比结肠闭锁低。

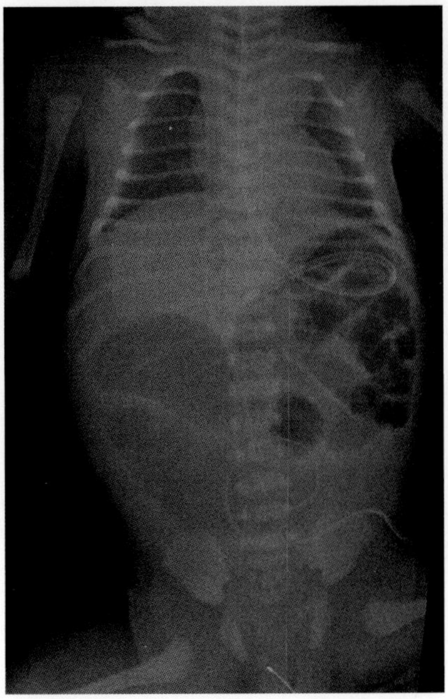

图 82.11　腹部 X 线平片显示回肠扩张,大肠内无气体

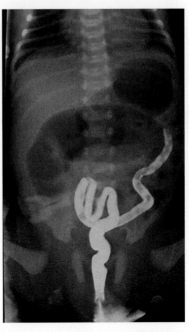

图 82.12　对比灌肠造影显示胎粪性肠梗阻典型的微小结肠和肥皂泡样影像

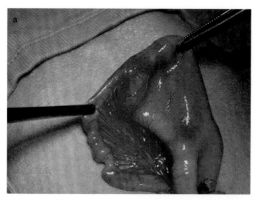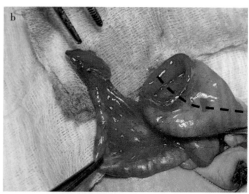

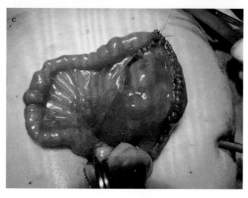

图 82.13 （a）近远端管径不相称。（b）肠管切除：虚线显示近端肠管裁剪的边界，远端肠管斜行切除扩大管径。（c）近端肠管裁剪后近远端完成吻合

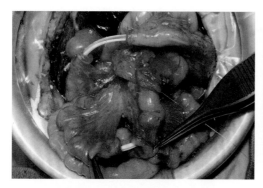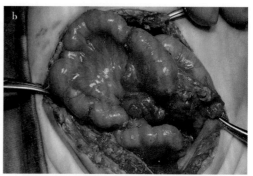

图 82.14 多发肠闭锁：（a）闭锁肠段切除后插入鼻空肠管检查肠管的通畅性；（b）多处吻合

82.5.2.2 分类

与小肠闭锁的分类相似：

Ⅰ型：肠腔内隔膜（完全或部分）。

Ⅱ型：两盲端通过一条细纤维索带连接，其毗邻肠系膜完整。

Ⅲ型：闭锁两盲端完全分离，毗邻的肠系膜有一V形缺损。

82.5.2.3 胚胎发生

与小肠闭锁的学说相同。

82.5.2.4 合并畸形

骨骼畸形（并指趾、多指趾和桡骨发育不全）相当多见，心脏和眼畸形也很常见。有时会看到患儿合并有脐膨出或腹裂，这可能是其自身病理导致缺血性损伤的后果。

82.5.2.5 产前诊断

产前超声很难辨别结肠闭锁。目前无文献报道产前超声诊断结肠闭锁的有效性，可能因为该病罕见，且结肠闭锁晚期诊断比小肠闭锁更多见。有报

道称结肠闭锁产前检查的敏感度 7.7%。大多数情况下羊水量是正常的,出现扩张肠祥并不是特异性的。这些表现可能是小肠和结肠水分再吸收的不同时机和量导致的(Goruppi et al. 2016)。

82.5.2.6 症状和诊断

如果未能产前诊断,新生儿将会因无胎粪排出出现腹胀,随后出现胆汁性呕吐。

腹部 X 线平片可显示小肠或大肠的多个气液平面,闭锁以下部位无气体。

泛影葡胺对比灌肠造影会显示微小结肠,用来识别有无结肠闭锁,或高度怀疑 Hirschsprung 病。如果有 MI 或胎粪塞综合征,它也可能有治疗作用(图 82.12)。

82.5.2.7 治疗

和小肠闭锁一样,并非外科急症。经脐切口的腹腔镜辅助手术可以将扩张结肠外置,然后行一期结肠 - 结肠吻合术。如果近端结肠非常扩张,可先暂行结肠造瘘,数周或甚至数月后再行结肠 - 结肠吻合术。需行结肠活检从组织学上鉴定有无神经节细胞。

82.5.2.8 预后

预后较好。若未合并其他畸形,90% 以上的婴儿可治愈。

82.5.3 胎粪梗阻

稠厚的胎粪不能通过肠管而堆积导致先天性新生儿肠梗阻。MI 是常染色体隐性遗传病囊性纤维化早期且较严重的一种临床表现,囊性纤维化具有多种特征性临床表现。

82.5.3.1 发病率

白种人中发病率为 1/2 000~1/1 500,相反黑种人少见(1/17 000),亚洲及非洲人罕见(1/10 0000)(Schuster 1986)。10%~33% 的 MI 患儿有囊性纤维化家族史。

82.5.3.2 胚胎发生

囊性纤维化缺陷是一种外分泌腺功能障碍,尤其是黏液分泌腺和汗腺。以下两个病理事件导致肠管内黏滞胎粪的堆积:胰腺外分泌酶的缺乏和病理性异常的肠道腺体高度黏性的黏液分泌。

82.5.3.3 产前诊断

家族史、羊膜穿刺和产前超声可以预测哪些婴儿具备 MI 的风险(大约 20% 的囊性纤维化患儿)(Ziegler 2006)。

82.5.3.4 鉴别诊断

主要与其他原因引起的新生儿肠梗阻相鉴别,尤其是回肠闭锁、胎粪塞综合征、新生儿左半小结肠和 Hirschsprung 病。

82.5.3.5 症状和诊断

新生儿 MI 有两种表现:非复杂或单纯性 MI;复杂性 MI(胎粪性腹膜炎)。

非复杂性 MI 出生时就有表现,腹胀是其主要症状。而后出现胆汁性呕吐和大便排出困难。临床表现与肠闭锁相似。

复杂性 MI 通常是在子宫内观察到肠梗阻后肠穿孔所致的腹内钙化影而发现。有时在出生时即可触及囊性包块。

放射摄片显示无气液平因在浓缩的胎粪之上气体无法形成,可出现气泡和稠厚胎粪混合所致的颗粒状肥皂泡影。在复杂性 MI,可观察到腹腔钙化影。

对比灌肠造影显示微小结肠。

诊断依靠发汗实验,测定汗液中的钠和氯化物的含量。汗液中氯化物浓度超过 60mmol/L 可诊断为囊性纤维化(Klein 2006)。最终诊断靠基因检测。

MI 也可能发生在没有囊性纤维化的其他原因致胰腺功能不全的足月或早产儿。

82.5.3.6 治疗

非手术治疗包括口服溶解剂或溶解剂灌肠(Noblett 方法)溶解肠管内浓缩的胎粪(Friedman et al. 2016)。泛影葡胺灌肠是标准的非手术疗法。它是一种高渗性、水溶性和不透射线的溶液,灌入肠管帮助胎粪排出。手术仍然是治疗 MI 的主要方法。最初的方法是剖腹肠造口术,冲洗和排空回肠内的胎粪(图 82.15)。另一方法是临时回肠造口解除梗阻。复杂性 MI 任何时候都需要外科手术,评估剩余肠管长度和最终的保守切除。

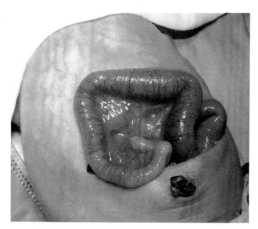

图 82.15　典型胎粪性肠梗阻的术中表现：远端回肠充满稠厚的胎粪，无法前移排出

82.5.3.7　预后

目前非手术治疗和手术治疗的生存率均为 100%，而在 19 世纪 60 年代 6 个月内患儿的生存率仅为 33%。远期预后取决于囊性纤维化的进程及其并发症。

82.6　脐肠管残留

脐肠管（非正式地称作"脐肠系膜管"）的病理包括一系列因发育障碍或不全所致的先天畸形。

82.6.1　分类

5 种不同的类型按发生频率的高低如下（Snyder 2006）：

1）梅克尔憩室。

2）脐肠瘘（在回肠和脐部间有连通）。

3）纤维索带（自回肠至脐部间的闭合的脐肠管）。

4）脐窦或脐茸（脐部残留的肠黏膜）。

5）卵黄管囊肿（上下有纤维索带）。

梅克尔憩室发生率最高，根据不同的病例研究约 82%~96%，纤维索带约 10%，脐肠瘘约 2%~6%。

82.6.2　梅克尔憩室

其命名因 1809 年德国解剖学家 J. F. Meckel，解释其胚胎学起源于卵黄管（Snyder 2006）。

梅克尔憩室（Meckel diverticulum，MD）是一个"真正的"回肠憩室（它包含肠管壁的 3 层结构），与回肠相通，通常在约离回盲瓣 20~60cm 处。它位于末端回肠的肠系膜对侧缘，75% 的 MD 不与腹内壁相通，余下 25% 的 MD 的末端与脐部相连。MD 的血供通常来自卵黄动脉。25% 的 MD 含有异位组织。MD 中最常见的异位组织是胃黏膜（>50%），其次是胰腺组织（5%）。含有异位组织的 MD 相比其他类型 MD，症状易高发 3 倍。

82.6.2.1　胚胎发病机制

MD 是连接原肠和卵黄囊的脐肠管（或称卵黄管）的胚胎残留。它是由于胎龄 5~7 周时卵黄管的不完全消失而残留的结果（Skandalakis et al. 1994）。

82.6.2.2　发病率

一项尸检研究发现，人群中的 2% 含有 MD。在有症状的病例中男女比例为 3：1，但尸检时发现男女比例为 1：1。80% 的复杂 MD 在 10 岁以内发病，60% 在 2 岁以内发病。

82.6.2.3　合并畸形

MD 通常合并其他肠道畸形：脐膨出（24%）、肛门直肠畸形（11.4%）、十二指肠或空肠闭锁（12.7%）和食管闭锁（5%）。因此，在腹部外科探查术（腹腔镜探查或剖腹探查）时应系统地检查有无 MD（Snyder 2006）。

82.6.2.4　症状

仅 4%~6% 的 MD 会有症状。临床表现的发生率与年龄成反比，多发生在男性。并发症可以分为以下 5 类：

1）消化道出血（31%~35%）

2）肠梗阻（27%~30%）

3）憩室炎（22%~25%）

4）肠瘘或脐炎（4%~10%）

5）其他（1%~10%）

通常在生后 2 岁内出现症状。在新生儿或幼儿，主要是肠梗阻或消化道出血。在大龄患儿，主要表现为出血或憩室炎。

肠梗阻可能是由于 MD 或肠扭转诱发的肠套叠引起。肠套叠会引起阵发性腹痛、呕吐、血便、下腹部可扪及包块及进展期嗜睡。肠袢沿着连接在腹壁上的卵黄管纤维残留扭曲可能会出现肠扭转，导致肠缺血和坏死。

出血是 MD 内异位胃黏膜分泌的盐酸导致消化性溃疡的结果。在 2~3 岁内最易发生出血，但也在学龄期或青春期儿童中发现。通常出血是红色而非黑色，很少发生持续流血导致严重的贫血。在出血病例，需作潜血试验。

憩室炎的临床表现与急性阑尾炎易混淆。大多数情况下是因异位胃黏膜产生的胃酸引起的，但有时是憩室内粪便嵌顿所致。憩室炎可导致肠穿孔、腹膜炎或局灶性溃疡。成人有报道其他并发症如寄生虫感染、粪石、类癌和其他肿瘤。

82.6.2.5 诊断

当有消化道出血时，应怀疑 MD。腹部同位素 ^{99}Tc 扫描（图 82.16）可用来确定异位胃黏膜是否存在（Pinar et al. 2009）。它是 1970 年由 Jewett 提出，原理是胃黏膜优先摄取放射性同位素，不论是原位或异位的胃黏膜。该检查最好在禁食 6 小时后进行。口服五肽胃泌素或西咪替丁时其敏感性可升高，高达约 80%。

鉴别诊断包括所有其他引起肠出血的疾病（如肠重复畸形、异位胃黏膜、蓝色橡皮大泡痣综合征等）（Davis et al. 2015）。

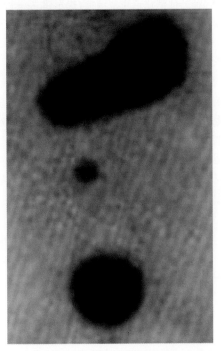

图 82.16　同位素 ^{99}Tc 扫描：上部可以看到放射性核素在胃内积聚，下部可以看到放射性尿液充盈膀胱，两者之间有一个小的梅克尔憩室内胃黏膜的积聚灶

采用以上检查阴性的病例，当出血停止时，可及时利用胶囊内镜检查发现 MD 的内口来明确肠出血的原因（Sokol et al. 2009；Xiniasa et al. 2012）。胶囊内镜是一种检查儿童胃肠道不明原因出血有效的方法。

对于诊断仍不明确的患儿，微创腹腔镜手术可以明确诊断和给予最好的治疗：像我们做阑尾炎手术一样，从脐部取出憩室后予以切除（TULAA：trans-umbilical-laparoscopically-assisted-approach，经脐腹腔镜辅助术）。

82.6.2.6 治疗

治疗方法是外科手术，包括单纯切除 MD（图 82.17）或切除包含 MD 的肠段，然后回肠吻合（图 82.18a，b）。现在切除 MD 应在腹腔镜下或最好视频辅助技术下。因可避免使用昂贵的腹腔镜吻合器，首选体外憩室切除而非体内憩室切除（Schier 2008；Chan et al. 2014），传统开腹手术只用于特殊或复杂病例。

当因其他疾病行剖腹探查或腹腔镜检查偶然发现 MD 时，外科医生应询问患儿父母是否需要预防性切除。

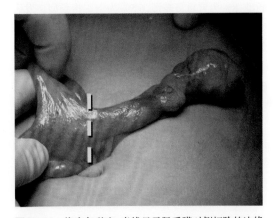

图 82.17　梅克尔憩室：虚线显示肠系膜对侧切除的边缘

82.6.2.7 预后

尽管 MD 可诱发可能的并发症，但它是一个良性疾病，且立即切除后每个患者会痊愈。

82.7　消化道重复畸形

肠重复畸形是球状或管状的结构（可发生于从食管到肛门的任何部位），与正常肠管相邻或有时与正常肠管相通（管状畸形）。

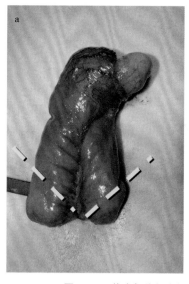 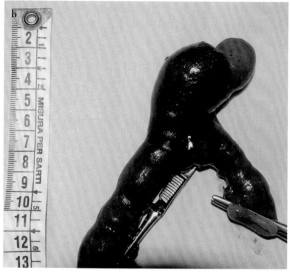

图 82.18　梅克尔憩室:(a) 虚线显示肠管切除的边缘。(b) 切除的肠段包含憩室

82.7.1　发病率

消化道重复畸形发病率低,仅占所有消化道先天畸形的 0.1%~0.3%。腹腔内重复畸形占所有重复畸形的 78%,这其中 65% 为空回肠型,20.5% 为结肠型,8% 为胃重复畸形,6.5% 为十二指肠型。发病率总体上无性别差异,但女孩更易发生胃重复畸形,男孩更易发生胸腔消化道重复畸形。

82.7.2　胚胎病理机制

肠重复畸形发生在胚胎发育的第 4~8 周。因形态学变化,很难靠单一的胚胎学起因解释(Lund 2006)。因此有 3 种不同的理论学说。

1. 憩室学说

1905 年,Kaible 观察到 4~8 周的胚胎肠道内有微小憩室。他认为这些微小憩室随着发育正常情况下会消失,若持续存在和生长就形成了重复畸形。这可以解释球状憩室但不能解释管状憩室的来源。

2. 肠管再腔化异常学说

1944 年,Bremer 提出妊娠 6~7 周原肠实变后异常再腔化导致重复畸形。但是,胚胎原肠实变范围通常不超过十二指肠。

3. 脊索分离综合征学说

肠重复畸形起源最满意的学说与神经管和原肠管的发育相关。1943 年 Saunders 和之后 1960 年 Bentley-Smith 提出了"脊索分离"学说,即胚胎期脊索板分离发生障碍导致肠重复畸形。这些学者认为,如果与内胚层粘连导致脊索板迁移障碍的话,椎管腹侧不能闭合,原肠就产生了憩室样管道。该管道可能一直开放在肠管和椎管之间形成瘘管,但大多数情况下它会完全消失然后在胃肠道中仅留下重复畸形。该学说可解释胸腔和尾侧的重复畸形,但是不能解释其他消化道重复畸形,提示建立一个统一标准学说的不可能性。

82.7.2.1　病理

肠重复畸形是中空的结构,包含肌肉和黏膜层,黏膜层可能包含一个小区域的异位黏膜(通常是胃黏膜,但有时是胰腺或呼吸道黏膜)。它们与邻近的正常肠管共用肌层壁和血供,并且有可能与肠管相通(少见,管状型,多发生于位于肠系膜对侧缘),通常不与肠管相通(囊肿型,重复畸形通常位于肠系膜缘)。

囊肿型重复畸形

约 90% 的患儿为囊肿型。大多数位于小肠(60%),与正常肠管不相通。需要与腹腔内其他无肠黏膜层的囊性包块相鉴别。

管状型重复畸形

约 10% 的患儿为管状型,呈附着于肠管且与其相通的长条状结构,通常位于肠系膜对侧缘,长度从数厘米至一米甚至更长。有些病例中可覆盖整个小肠或结肠。腹部重复畸形有时会延伸至胸腔,形成罕见的胸腹重复畸形(通常为胃食管重复畸形)。

82.7.2.2 合并畸形

少见,主要包括:消化道畸形(如食管闭锁、肠闭锁);脊椎畸形;腰椎脊髓脊膜膨出或直肠或结肠重复畸形合并的复杂泌尿生殖畸形。

82.7.2.3 诊断

如果产前超声发现有腹腔囊肿,应考虑囊肿型重复畸形。管状型重复畸形通常不能产前诊断,尽管现在的超声技术可以最早在孕 12 周时以较低的假阳性率检查肠重复畸形。两种超声信号高度提示肠重复畸形:内部的黏膜、黏膜下层强回声和外围的肌层、固有层强回声形成的“双层壁”信号和蠕动波(Laje et al. 2010)。

产后仪器诊断包括腹部超声、对比造影剂摄片、MRI 或 CT,同位素 ^{99}Tc 扫描可检查有出血的病例中含有胃黏膜的管状畸形(图 82.19)。

82.7.2.4 症状

70% 的患儿在生后 6 个月内出现症状。剩下 30% 患儿在 2 岁内出现症状。大龄患儿的临床表现特殊。

重复畸形可能在其他疾病手术时偶然发现。临床表现因畸形所在部位而不同。回肠是最常见的部

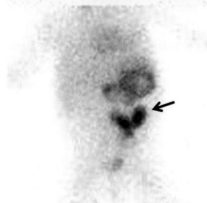

图 82.19 同位素 ^{99}Tc 扫描显示大量管状胃黏膜

位。临床症状取决于所在消化道的水平、形态(囊肿型或管状型)和内层黏膜。

囊肿型通常引起肠梗阻,因重复畸形中的分泌物不断增多,囊肿体积增大使肠腔受压。有时肠梗阻可伴发肠扭转或肠套叠。

含有异位胃黏膜的管状畸形通常表现为消化道出血或穿孔。

不同部位的重复畸形有不同的临床表现:

1)食管:吞咽困难、呼吸窘迫、心律失常;
2)胃肠道:肿块、呕吐、梗阻及消化道出血;
3)结直肠:肿块、便秘及出血。

近年来胶囊内镜检查已成为识别小肠管状重复畸形内口有效的诊断方法(Sokol et al. 2009)。结肠镜检查仍然是结肠重复畸形的金标准。

82.7.2.5 治疗

囊肿型重复畸形即使无症状都应该切除,因其有恶变的风险。对于囊肿型重复畸形,通常采用肠切除和端端吻合术。对于管状型重复畸形,如食管重复畸形,黏膜层应剥出(图 82.20a,b)。有时处理结肠重复畸形时会在正常肠管和重复畸形的肠管之间形成一个远端交通(Klein 2006)。直肠重复畸形应采用后矢状术式如 Pena 术,另一种术式是腹会阴联合术。暂时结肠造瘘在这些病例可以选用,强烈推荐。最近一项大型的法国多中心研究报告显示腹腔重复畸形的微创手术是可行且安全的,不良反应发生率低(Guerin et al. 2012)。

82.7.2.6 预后

预后取决于重复畸形的类型和部位。通常其预后较好。

82.8 肠旋转不良

肠旋转不良是一种胚胎期肠管的正常旋转和固定异常的先天性畸形。升结肠异位于胃的下方,而非其正常位置右侧腹部,因此,固定升结肠于后腹壁且覆盖其上的腹膜跨越十二指肠的前面,对十二指肠造成外在压迫导致梗阻。

因大肠非常游离,故肠扭转的风险性比正常人群高。中肠扭转可导致不可逆的潜在致命的肠坏死。

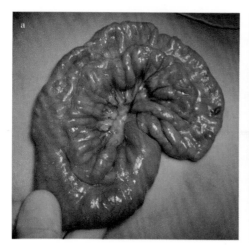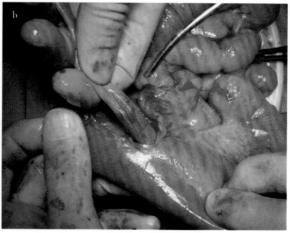

图 82.20　回肠管状重复畸形。(a)内层是重复畸形。(b)剥去内层黏膜

82.8.1　分类

旋转固定过程是明确的但很复杂,故任何时期的停顿都会导致不同形式的旋转畸形(表 82.1)。

表 82.1　肠旋转不良的类型和可能的结果

类型	解剖	临床表现
ⅠA	无旋转	中肠扭转
ⅡA	无十二指肠旋转; 正常结肠旋转	十二指肠梗阻; Ladd 膜
ⅡB	反向十二指肠旋转; 正常结肠旋转	肠梗阻
ⅢA	正常十二指肠旋转; 无结肠旋转	十二指肠梗阻; Ladd 膜;肠扭转
ⅢB	不完全旋转和固定	十二指肠梗阻; Ladd 膜
ⅢC	盲肠不完全固定	盲肠扭转
ⅢD	内疝	梗阻或亚急性梗阻

最常发生且临床令人关注的形式是(Lelli Chiesa 1993):

ⅠA 型:无旋转也称"肠系膜共通",小肠位于右侧腹,而结肠位于左侧腹。

ⅢA 型:不完全旋转:小肠位于右侧腹,盲肠和升结肠位于上腹部。在这种形式中,位于腹壁和结肠之间的腹膜粘连索带(Ladd 膜)导致十二指肠第三段的外在梗阻性压迫。

新生儿肠扭转最常发生于ⅠA 和Ⅲ型。

82.8.1.1　发病率

据文献报道,发病率约 1/10 000,但这仅指有症状的病例。大规模的尸检显示其发生率为 1/300~1/200。该发现说明:肠旋转不良是易耐受的,仅 1/500 的患儿才有并发症出现症状。男孩发病率是女孩的两倍。

82.8.1.2　胚胎发生

肠旋转不良畸形目前无遗传或家族因素报道。妊娠 4~10 周原肠完成其逆时针旋转,到达起正确位置后固定在后腹壁(升结肠位于右侧,降结肠位于左侧)。该发育过程未发生导致肠旋转不良(Filston and Kirks 1981)。

82.8.1.3　合并畸形

肠旋转不良常合并 Bochdalek 膈疝、脐膨出或腹裂。在异位综合征也常出现。在肠闭锁患儿也可发现肠旋转不良。

82.8.1.4　产前诊断

产前超声不能协助诊断肠旋转不良。

82.8.1.5　症状和诊断

肠旋转不良的症状是非特异性的。在一项评估儿童肠旋转不良症状的回顾性研究中,36% 的患儿有厌食或恶心,24% 有间歇性呼吸暂停,41% 的患儿生长发育不良。有时大便模式改变和腹泻发生。

当急性起病时,症状与肠梗阻相同。可表现为十二指肠梗阻、肠扭转或内疝。半数的患儿在生后前几周会有症状。剩余 50% 的患儿通常在生后 6 个月内表现出一些肠旋转不良的症状。后期的临床表现较少且不典型（Smith 2006）。在最近一项大系列研究中，37.7% 的患儿 1 月前诊断，34.2% 诊断于 1~11 个月，28.1% 诊断于 12 个月及以上（Kulaylat et al. 2015）。

十二指肠梗阻

在新生儿和幼儿，临床表现通常是急性的，因为 Ladd 膜压迫十二指肠第三段，导致胆汁性呕吐。婴儿和学龄前儿童，疼痛、易怒和其他非特异症状更常见。大龄儿童疑似的重点症状是阵发性不明原因腹痛、易怒、呕吐或生长发育不良（Shalaby et al. 2013）。

肠扭转

通常顺时针地肠扭转，表现出一种诊断明确的外科急症征象。50% 的肠扭转发生在生后 2 周内（新生儿肠扭转）。大多数情况下，早期症状的缺乏可能误诊，因腹部检查无特征性直至肠缺血进展期。当胆汁性呕吐和进行性伴有疼痛的腹胀出现时，需考虑外科干预。接下来会出现血便。

临床情况迅速恶化严重。患儿呈面色苍白痛苦貌，短时间内发生休克，如果不及时治疗，可能在数小时内死亡。

在婴儿或青少年，症状不明显且变化多端，通常有痉挛样腹痛和胃内容物或胆汁性呕吐。

在肠旋转不良患儿，急性阑尾炎诊断困难，因盲肠不在其正常的位置，而是在左髂窝、下腹中部或腹腔其他地方。因此，患儿因诊断急腹症进入手术室，只有在术中才明确诊断急性阑尾炎。因这个原因，腹腔镜方法也已成为一个诊断方法上的进步，因其可探查整个腹腔。

有时这些患儿会出现一定程度上的吸收障碍，因肠襻间歇性扭转和淋巴管扭曲导致肠系膜淋巴结肿大。

82.8.1.6 诊断

诊断非常困难。越早诊断治疗效果越好。新生儿肠扭转首先做一个腹部正位 X 线片（Smith 2006）。但大多数情况下无法显示任何迹象，因气液平几乎不存在。当观察到肠道无气体和由于腹膜渗出产生巨大的腹部浑浊影时，应立即怀疑肠扭转。如果有充足的时间，应行对比灌肠，可显示结肠位于腹腔的左侧。如果临床条件允许，也可行腹腔的对比造影放射学检查。快速的诊断会带来尽可能最好的治疗，这样可保护肠管避免因切除大段坏死肠管仅剩数厘米健康肠管而致严重并发症短肠综合征的发生。

对比灌肠和上消化道造影是肠旋转不良同时也是大龄患儿诊断的主要方法。当评估十二指肠空肠曲位置和十二指肠环形状时，灌肠和上消化道造影诊断肠旋转不良的敏感性约 93%~100%（Marine and Karmazyn 2014）。

超声在诊断肠旋转不良中的作用存在争议。但是，据报道超声的使用已增多（Hennessey et al. 2014）。在最近的一篇文章中报道使用超声检查肠旋转不良后，通过胃管注水充满胃而致十二指肠膨胀。在这个大系列研究中，139 个儿童中有 114 个（82%）显示出一个正常的超声影像。没有一个正常超声影像的儿童需要探查性剖腹探查术或腹腔镜检查术。因此，没有发现假阴性结果。

82.8.1.7 治疗

肠旋转不良的所有类型均需手术。

对第 II 和 III 型，手术包括以下步骤：

a. 切除 Ladd 膜；

b. 寻找和处理最后的扭转或内疝；

c. 再重置所有肠管：将小肠置于右侧腹，大肠至左侧腹（图 82.21a,b）。应常规行预防性的阑尾切除术（Spitz 1995）。

新生儿肠扭转应尽快手术，甚至尽管实验室检查结果很严重尚未及时液体复苏治疗。延迟几个小时手术可能导致必须切除一大段肠管而预后差。

选脐上切口，逆时针旋转发紫的肠管进行扭转复位。等待 10 分钟观察肠管血供恢复。Ladd 膜应仔细切除，然后在腹腔按上述重置肠管。

如果扭转复位后肠襻坏死无明显恢复迹象（图 82.22），应行肠切除。而如果肠襻似缺血，推荐肠管放回腹腔关腹，延缓决定切除与否，24 小时后再剖腹探查（所谓的"second look"）。有时该保守行为可观察到坏死范围局限而可行更少的切除。

在其他一些病例，选择在不同的再通度的健康肠管行回肠造瘘可能是一种不错的方法。

扭转复发可能出现，但非常少见。

近十年来，腹腔镜手术也已被广泛用于治疗有症状的肠旋转不良，或鉴别影像学上疑似肠旋转不良容易扭转（因此需要治疗）或不易扭转的患儿（Bax and Van der Zee 2008）。

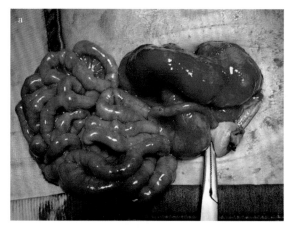
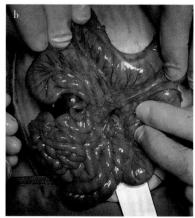

图 82.21　肠旋转不良。(a)结肠位于左侧,小肠位于右侧。(b)肠系膜被游离

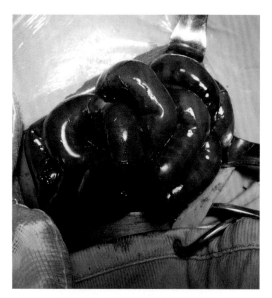

图 82.22　肠扭转:肠袢缺血坏死

传统手术相同的步骤可在腹腔镜下完成。不过,在最近一篇比较肠旋转不良开放手术和腹腔镜手术的文章总结道,腹腔镜手术可能并不适用于所有肠旋转不良病例的治疗,且其在新生儿肠旋转不良治疗中的作用需进一步评估(Go Miyano et al. 2015)。

82.8.1.8　预后

不合并肠扭转的肠旋转不良预后良好。

相反,10%~30% 的患儿为新生儿肠扭转其预后很差(死亡或短肠综合征)。

短肠综合征患儿靠终身的 TPN 可存活。但TPN 会产生许多并发症(感染、脓毒症和肝功能衰竭等)。

仅剩 20~30cm 小肠但有回盲瓣的患儿,可能获得较好的生活质量,且 TPN 可与一定程度的肠内营养共同使用。

肝肠联合移植预后差。

82.9　肛门直肠畸形

肛门直肠畸形是一组肛门和直肠先天畸形的统称,范围包括从单纯的肛门狭窄到非常复杂的一穴肛畸形。它表现形式多样,其中最常见的是肛门直肠发育不全。

82.9.1　发病率

肛门直肠畸形发生率约为 1/4 000,高位和中位畸形(肛门直肠发育不全)多发生于男孩,男女比例为 3:1;相反低位畸形多发生于女孩,男女比例为1:3(分类情况详见后述)(Rossi 1993;Godse et al. 2015)。

无论是从诊断上还是外科治疗上,肛门直肠畸形都是极具挑战的疾病,且从临床和预后评估方面来看也很困难,即使得到迅速和正确的治疗也很大可能会遗留终生问题(如大便失禁和便秘等),这样会导致许多心理和社会问题。

82.9.2　胚胎发育

肛门及其括约肌起源于连接原肠末端的肛门直肠管道的外胚层。这些阶段的损伤会使原始泄殖腔胚胎发育不全最终导致肛门直肠畸形。在发育第 4 周,泄殖腔膜分化为两部分:"外泄殖腔"和"内泄殖腔"。

外泄殖腔分化成尿道和直肠。

内泄殖腔尿里有尿囊、肠原和中肾管形成,其后被尿道直肠隔膜分成前部的泌尿生殖窦和后部的直肠肛门窦(Rossi 1993)。泄殖腔膜之后又发育为腹侧的生殖结节,侧面的生殖褶,和后面的肛丘。

这个发育过程中断的原因尚未知晓,但是它导致了许多不同形式的肛门直肠畸形,从简单的"肛门闭锁"到复杂的"肛门直肠发育不全",在其中直肠与邻近器官(男性的膀胱或尿道和女性的阴道)形成瘘管,甚至更少见的直肠闭锁(肛门口表面正常但肛管仅深几厘米后盲端,与直肠不通)。

直肠肛门畸形的直肠畸形起因于外部泄殖腔的缺陷,而肛门畸形起因于内部泄殖腔的缺陷(会阴、生殖褶和肛凹)。

82.9.3 分类

关于ARMs最好的分类方法国际小儿外科医生协会仍存在较大的争议。

使用最广泛且被接受的分类是1970年的墨尔本分类,后于1984年被Wingspread修订。该分类是根据肛门直肠畸形水平的放射学评估:生后24小时的腹部X线摄片显示直肠盲端气体影的位置,在会阴部相当于肛穴的位置用一个不透射线的点做标记(Holschneider et al. 2005)。检查应拍侧位片,从耻骨中点向骶尾关节划一线(耻尾线[PC线]),直肠盲端水平与这条线的关系作为分类的标准。

"高位直肠肛门畸形":直肠盲端气体影高于耻尾线[PC线]。

"中位直肠肛门畸形":直肠盲端气体影位于耻尾线[PC线]和坐骨嵴之间。

"低位直肠肛门畸形":直肠盲端气体影低于耻尾线[PC线]和坐骨嵴,非常靠近会阴部皮肤。

在Wingspread分类中,泄殖腔被认为是一个单独的形式("三叶草综合征"),可亚分为3种形式——高、中和低位,根据至直肠、尿道和阴道输出口的共同管道长度。

因这些解剖关系,Wingspread分类对手术方法的选择有重要的影响。但是,Wingspread分类的一些细节仍有问题。在1995年,Pena提出了一种新的分类方法,该方法单纯根据对于男性和女性患儿的治疗和诊断意义进行描述,取消了原有的高、

中、低分型,仅根据临床特点和瘘管有无进行分类(Holschneider et al. 2005)。他对会阴瘘、前庭瘘、尿道球部瘘、前列腺部瘘和膀胱颈部瘘等及无瘘的肛门闭锁、阴道瘘、泄殖腔瘘和直肠闭锁或狭窄等作出鉴别。通过前后轴和侧位脊柱X平片,他可以测量骶骨并与固定的骨盆带比较。他称这个比值叫骶骨率(sacral ratio,SR),认为SR可以用于预测哪类患者更可能会失禁,尽管已行技术上可靠的手术。骶骨平片上气体少的患者最有可能有神经障碍,不可补救地妥协于括约肌的实际功能。正常SR的平均值正位片时为0.74,侧位片为0.77。

Bianchi也提出了一个直观的分类:会阴分为(发育良好的、中度发育的、发育差的),直肠瘘根据部位分为(会阴的、阴唇小带和前庭的、尿道的、膀胱的或无瘘),尿流量分为(强和间歇性的或弱和漏泄的),膀胱分为(正常或神经源性的),以及骶骨分为(完全的、畸形的或发育不全的),按Pena定义测SR(Khalil et al. 2010)。

不过,因分类和评估系统的混乱结局数据的对比受阻碍。所以在2005年Krickenbeck会议的参会者们基于瘘管类型的修订和增加罕见和区域变异制定了ARM的国际分类标准,且设计了一套比较随访研究的系统。这个新的国际分类标准相比于Wingspread分类使得不同的手术方式更易相互比较。

过去认为低位ARMs预后好,但是除了直肠水平尚有其他因素可能影响这些患儿的预后:骶骨和会阴部肌肉的解剖。因此,更新的可区分预后好坏的系统比旧的分类系统更实用(Arnoldi et al. 2014)。

欧洲ARM协作网成员共识大会发现Krickenbeck分类是临床用于描述ARM最合适的系统(van der Steeg et al. 2015)。

82.9.4 合并畸形

常出现合并畸形,可能是由于当刚开始器官形成时,孕4~6周时泄殖腔的亚分化出现。合并畸形的发生率约为50%~60%,但ARM的类型不同发生率不同。在直肠畸形中(中高位ARM),合并畸形的发生率和严重程度几乎是肛门畸形(低位ARM)的两倍。按照发生率的高低,依次为泌尿生殖、骨骼、消化、心脏、神经系统和呼吸系统。

肛门直肠畸形发病与母亲年龄似乎无相关性

（Godse et al. 2015）。

染色体异常：约 7%。唐氏综合征出现在 3.5% 的 ARM 患儿。遗传性综合征占 2.3%。

泌尿生殖系统：该系统畸形最常发生（在低位 ARM 的发生率为 20%~30%，中高位 ARM 的发生率为 50%~70%）。膀胱输尿管反流是女性最常见的畸形。梗阻性尿道疾病和神经源性膀胱常与骶骨发育畸形伴随发生。

骨骼系统：脊椎畸形比较常见（40% 发生于直肠畸形，17% 发生于肛门畸形）。大多数畸形发生在骶骨或尾骨（骶骨发育不全或半骶骨）。

这些畸形发生在几乎半数的高位畸形，因此，分析这些畸形作 X 线摄片、CT 和 MR 是非常重要的，用来评估是否有"脊髓栓系"，即脊髓圆锥尾部的牵拉导致下肢的神经问题或神经源性膀胱。如果有脊髓栓系，需转诊神经外科医生手术。

消化系统：发生率约 10%（直肠畸形发生率为 15%，肛门畸形发生率为 7%）。食管闭锁发生率 10%，十二指肠闭锁 2%，先天性巨结肠 3%~5%。

心血管系统：心血管畸形发生率为 9%，与直肠肛门畸形的类型无关。

其他：其他合并畸形也可能会发生（如唇裂、脑积水、脊柱裂）。

VATER 综合征：是一种多发畸形的综合征：(V)脊椎畸形，(A) 肛门直肠畸形，(TE) 气道食管瘘伴或不伴食管闭锁和 (R) 肾发育不全。如果伴随有心脏疾患或肢体发育不良的话，此综合征可能更复杂（即 VACTER，VACTERL）。在 7.7% 的 ARM 患儿发生。VATER 综合征男女性比例相同（Godse et al. 2015）。

82.9.5 症状

肛门直肠畸形通常生后在会阴部查体时即发现（图 82.23）；因此，在症状出现前即进一步评估。如果查体不仔细漏诊，会表现出肠梗阻症状（腹部膨胀，无胎粪排出，胆汁样呕吐）。如果存在会阴瘘的话，胎粪会正常排出，有时婴儿可正常生长，伴随着进行性加重的便秘和亚急性肠梗阻症状。

82.9.6 诊断

肛门直肠畸形的产前诊断依然充满挑战。在最

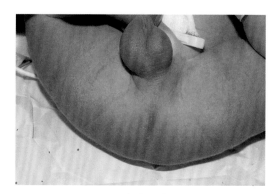

图 82.23 肛门直肠畸形：无肛门

近的一篇多中心研究的文章中，97 例患者中仅 7.2% 的病例可产前诊断。1985 年至 1990 年无产前诊断病例，2006 年至 2010 年仅 2 例（10.5%）（Godse et al. 2015）。

产前可看到的，怀疑肛门直肠畸形的征象包括：扩张或钙化的肠管，直肠内无胎粪，肾积水，肾缺如，神经管缺陷、脊髓栓系、阴道积水和脊椎畸形（Bischoff et al. 2013）。

有时在没有羊水过多的情况下可能观察到结肠扩张。当发现有骨骼缺陷（如半椎体或骶骨发育不全），尤其是伴随有尿道疾病或心肌病时，应高度怀疑肛门直肠畸形。

生后会阴部的查体通常足以明确诊断。在低位的肛门直肠畸形，有时胎粪会通过会阴部的皮肤瘘排出。男孩的瘘口可在腹侧沿脊线从肛门到阴茎末端的任何部位观察到。有时可在阴囊缝隙看到珍珠颗粒状的胎粪，被认为是低位肛门直肠畸形的一种表现。女孩的瘘口在会阴前部或前庭或外阴部。

在中高位畸形，直肠瘘管在体内（男性为直肠尿道瘘，女性为直肠阴道瘘），可观察到胎粪从尿道或阴道排出。

在泄殖腔残留患者，胎粪和尿液从一个共同通道排出。

既往生后 24 小时后应行腹部 X 线片评估肛门直肠闭锁盲端的水平。过去的拍摄倒立位 X 线片已无必要，因肠腔气体总归可达直肠盲端，故 24 小时后 X 线正位平片足以诊断。

应做进一步的检查评估其他器官如骶骨摄片、超声心动图、泌尿系超声、CT 或 MRI 评估有无脊髓栓系，VCU 排除有无膀胱输尿管反流，以及尿动力学排除有无神经源性膀胱。有时阴道镜检查可用于鉴别"双阴道"和"阴道隔膜"，并发现瘘管通向两侧

阴道的哪一边（通常发生于右侧）。

在泄殖腔畸形，主要采用内镜观察共同通道来测量其长度。

当行暂时的结肠造瘘后，远端结肠造影可用来确定瘘管位置。

82.9.7 治疗

外科治疗从低位到中高位畸形各有不同。

在低位畸形，根治术在通常生后 24~48 小时内完成。在这些病例，直肠通常位于"耻骨直肠环"，因此，通过使用肌肉电刺激器识别外括约肌的中心，可以在它的自然解剖学位置上建立一个新的合适的肛穴（图 82.24）。根据外科医生的喜好和技术，患者可摆俯卧位或截石位。我个人认为，20 世纪 80 年代 Bianchi 建立的经肛门肛门成形术（transanal anorectoplasty，TAP）是治疗低位畸形最好的方法。患儿臀部位于桌子边缘呈截石位，外科医生站在患儿的两腿之间。使用 Pena 肌肉刺激器，外括约肌复合体的中心点可被找到并做标记。环形切开直肠瘘管，向上游离，至直肠可无张力穿过会阴肌肉复合体通过肛管下移至其正常位置固定。然后将直肠与肛门周围皮肤吻合（图 82.25a~e）。

在中高位畸形，根治术前生后即行暂时结肠造瘘术。最常用的手术方法是 Pena 的"后矢状入路肛门直肠成形术"（Peña and Levitt 2006；De Vries and Peña 1982）。患儿取俯卧位，于臀间沟线作后矢状皮肤切口，像"打开一本书"一样分离肌肉组织直至直肠盲端。当找到瘘管时，缝合并切断。打开直肠盲端，分离尿道（男性）或阴道（女性），然后将其置于通过肌肉刺激器鉴定出的肌肉复合体内的它自己的解剖位置。

相同的方法可用于治疗泄殖腔畸形，建立 3 个不同的孔道通往会阴皮肤。

Pena 法已被论证比以往描述的任何一种方法都有优势，优于腹会阴联合术（Stephens 1953；Rehbein 1965；Swenson 1967；Kiesewetter 1967）。Pena 法的效果从功能（大便失禁）和美学角度都较好。其优点总结如下：i）会阴肌肉的精确定位；ii）最佳的手术视野；iii）不同类型肛门直肠畸形

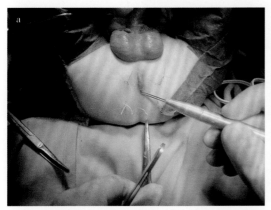
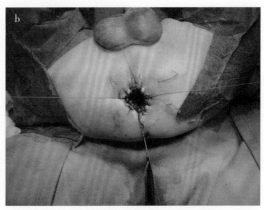

图 82.24 （a，b）低位肛门直肠畸形：通过电刺激器找到新肛穴的合适位置，直肠离皮肤仅几毫米

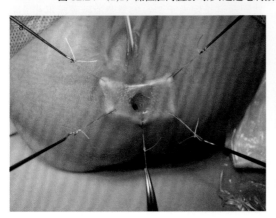
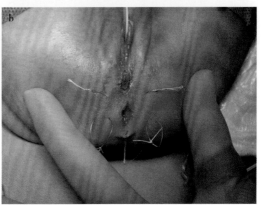

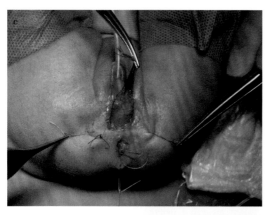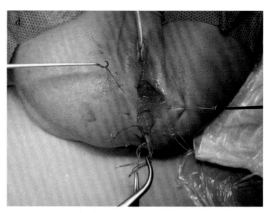
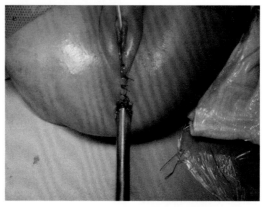

图 82.25 Bianchi 法。(a) 位于外括约肌复合体中心点的肛管被找到并做标记。(b) 环形切开会阴瘘管。(c) 游离直肠。(d) 直肠穿过会阴肌肉复合体通过肛管下移至其正常位置固定。(e) 最后,使用 Hegar 扩肛器测量新肛门的口径

(包括泄殖穴畸形)的手术处理可以一次手术时机完成;iv) 新的肛门(和其他泄殖腔畸形孔道)的最佳定位;v) 良好的大小便控制效果。至 2012 年 11 月,已有 3 000 例患儿施行了 Pena 术(van der Steeg et al. 2015)。

Bianchi 的 TAP 法(Khalil et al. 2010)也可以用来矫正男性患儿的中高位畸形,该方法联合开腹术和最小的会阴方法。通过 Pfannenstiel 切口到达直肠尿道瘘,紧贴尿道分离。会阴部操作同前所述方法完成。该方法引起了业界极大的兴趣,因为它没有像 Pena 法分开肌肉复合体来矫正畸形。

2000 年,Georgeson 介绍了"腹腔镜辅助肛门直肠成形术"(laparoscopic assisted ano-recto-plasty, LAARP),一种新的微创技术采用腹腔镜进一步发展了 Bianchi 的方法(Georgeson et al. 2000)。运用三孔腹腔镜技术找到瘘管,缝合和切断。在我们中心,它被认为是高位 ARM 的治疗选择,尽管需要特殊的腹腔镜技术。

2008 年 Marcela Bailez 提倡视频辅助外科技术尤其适用于女性 ARM 患儿。

2015 年,Pena(Bischoff et al. 2015)发表了一篇关于在 ARMs 使用腹腔镜的文章。他证实腹腔镜检查理想的指征是那些需要剖腹手术修正畸形的病例。他总结道,仅 10% 的男性患儿需要腹部方法来处理直肠膀胱颈瘘,且只有他们具有腹腔镜检查的指征。在直肠尿道前列腺部瘘,腹腔镜下手术或后矢状入路手术均可以矫正畸形。在女性,只有那些共同通道长度大于 3cm 的复杂泄殖腔畸形患儿需要开腹手术;她们大于占泄殖腔畸形的 30%。不过,因矫正这类泄殖穴畸形需要复杂的技术上要求高的方法,是腹腔镜手术从未做过的,故 Pena 认为腹腔镜手术不推荐。在所有其他畸形如直肠会阴瘘、直肠尿道球部瘘、无瘘的肛门直肠畸形、直肠闭锁和直肠前庭瘘,他找不到使用腹腔镜的正当理由。

82.9.8 术后处理

这些患儿的术后护理非常重要。每个患儿术后

都需要一个较长时期（最短 3~6 个月）的扩肛，目的是逐渐扩大肌肉复合体达到一个"弹性的"肛管。关闭结肠造瘘最好至少应在造瘘 3 个月后进行。最初的 2~3 年在"卫生训练"期间甚至使用灌肠剂或药物治疗时，应仔细随访患儿，直至患儿有规律的肠道运动。大便控制的临床评估基于清洁水平分 4 个级别：①清洁；②偶有污粪；③散发污粪；④持续污粪。

在最近一篇大样本研究的文章中，作者们发现 SR 的差异证实了 Pena 的数据，但有许多正常 SR 值的患儿大便失禁。他们总结道，SR 不能被认为是一个标示物且它应被谨慎解读，应保持所有 ARM 患儿的密切随访（Macedo et al. 2004）。

82.10 结果

肛门直肠畸形患儿死亡仅限于伴有严重危害生命畸形的患儿。

中高位畸形伴有 30%~40% 的致残率（如大便失禁、神经源性膀胱等）。2010 年，Bianchi 发表了 245 例行 TAP 的患儿（男 175 例，女 70 例）21 年随访的结果。212 例达到入选条件的患者中，有良好预后因素（成型好的 / 中等的会阴和 SR<0.7）的 182 位患儿结局可控便但便秘。有较差的会阴神经学因素（成型差的会阴、发育差的骶骨和刺激反应弱）的 30 位患儿大便失禁，需要严格的肠道管理来避免污粪（Khalil et al. 2010）。

2013 年，Pena 发表了一篇非常有趣的关于肛门直肠畸形患儿目前管理的最新文章（Bischoff et al. 2013）。

参考文献

Al-Salem AH, Abdulla MR, Kothari MR, Naga MI (2014) Congenital pyloric atresia, presentation, management, and outcome: a report of 20 cases. J Pediatr Surg 49:1078–1082

Applebaum H, Lee SL, Puapong DP (2006) Duodenal atresia and stenosis – annular pancreas. In: Grosfeld JL, O'Neill JA, Fonkalsrud EW, Coran AG (eds) Pediatric surgery, 6th edn. Mosby Elsevier, Philadelphia, pp 1260–1268

Arnoldi R, Macchini F, Gentilino V, Farris G, Morandi A, Brisighelli G, Leva E (2014) Anorectal malformations with good prognosis: variables affecting the functional outcome. J Pediatr Surg 49:1232–1236

Bailez MM (2008) Laparoscopy in the treatment of female infants with ano-rectal malformations. In: Bax KMA, Georgeson KE, Rothenberg SS, Valla JS, Yeung CK (eds) Endoscopic surgery in infants and children, 2nd edn. Springer Verlag, Berlin/Heidelberg, pp 399–408

Bax KMA, Van der Zee DC (2008) Intestinal malrotation. In: Bax KMA, Georgeson KE, Rothenberg SS, Valla JS, Yeung CK (eds) Endoscopic surgery in infants and children, 2nd edn. Springer Verlag, Berlin/Heidelberg, pp 299–308

Bianchi A (1999) Experience with intestinal lengthening and tailoring. Eur J Pediatr Surg 9:256–259

Bianchi A, Dickson AP (1998) Elective delayed reduction and no anesthesia: "minimal intervention management" for gastroschisis. J Pediatr Surg 33:1338

Bischoff A, Levitt MA, Pena A (2013) Update on the management of anorectal malformations. Pediatr Surg Int 29:899–904

Bischoff A, Martinez-Leo B, Pena A (2015) Laparoscopic approach in the management of anorectal malformations. Pediatr Surg Int 31:431–437

Chan KWE, Lee KH, Wong HYV, Tsui SYB, Wong YS, Pang KYK, Mou JWC, Tam YH (2014) Laparoscopic excision of Meckel's diverticulum in children: what is the current evidence? World J Gastroenterol 20 (41):15158–15162

Choi S-J, Jang Y-J, Choe B-H, Cho SH, Ryeom H, Hong SJ, Lee D (2014) Eosinophilic gastritis with gastric outlet obstruction mimicking infantile hypertrophic pyloric stenosis. J Pediatr Gastroenterol Nutr 59(1): e9–e11

Davis JS, Hirzel AC, Rodriguez MM, Neville HL, Sola JE (2015) Heterotopic gastric mucosa mimicking a Meckel's diverticulum in a young girl. J Pediatr Surg 50:879–881

De Vries PA, Peña A (1982) Posterior sagittal ano-rectoplasty. J Pediatr Surg 17:638–643

Ferreira CG, Lacreuse I, Geslin D, Schmitt F, Schneider A, Podevin G, Becmeur F (2014) Staged gastroschisis closure using Alexis wound retractor: first experiences. Pediatr Surg Int 30:305–311

Filston HC, Kirks DR (1981) Malrotation – the ubiquitous anomaly. J Pediatr Surg 16:614

Friedman AM, Ananth CV, Siddiq Z, D'Alton ME, Wright JD (2016) Gastroschisis: epidemiology and mode of delivery, 2005–2013. Am J Obstet Gynecol (in press)

Georgeson KE, Inge TH, Albanese CT (2000) Laparoscopically assisted ano-rectal pull-through for high imperforate anus: a new technique. J Pediatr Surg 35:927–930

Go Miyano MD, Hiroaki Fukuzawa MD, Keiichi Morita MD, Masakatsu Kaneshiro MD, Hiromu Miyake MD, Hiroshi Nouso MD, Masaya Yamoto MD, Koji Fukumoto MD, Naoto Urushihara MD (2015) Laparoscopic repair of malrotation: what are the indications in neonates and children? J Laparoendosc Adv Surg Tech 25(2):155–158

Godse AS, Best KE, Lawson A, Rosby L, Rankin J (2015) Register based study of anorectal anomalies over 26 years: associated anomalies, prevalence, and trends. Birth Defects Res Part A 103:597–602

Goruppi I, Arévalo S, Gander R, Molino J-A, Oria M, Carreras E, Peiro J-L (2016) Role of intraluminal bowel echogenicity on prenatal ultrasounds to determine the anatomical level of intestinal atresia. J Matern Fetal Neonatal Med. https://doi.org/10.3109/

14767058.2016.1163677

Grosfeld JL (2006) Jejunal atresia and stenosis. In: Grosfeld JL, O'Neill JA, Fonkalsrud EW, Coran AG (eds) Pediatric surgery, 6th edn. Mosby Elsevier, Philadelphia, pp 1269–1287

Guerin F, Podevin G, Petit T, Lopez M, de Lagausie P, Lardy H, Bonnard A, Becmeur F, Philippe P, Larroquet M, Sapin E, Kurzenne JY, le Mandat A, Francois-Fiquet C, Gaudin J, Valioulis I, Morisson-Lacombe G, Montupet P, Demarche M (2012) Outcome of alimentary tract duplications operated on by minimally invasive surgery: a retrospective multicenter study by the GECI (Groupe d'Etude en Coeliochirurgie Infantile). Surg Endosc 26:2848–2855

Hall NJ, Eaton S, Seims A, Leys CM, Densmore JC, Calkins CM, Ostlie DJ, St Peter SD, Azizkhan RG, von Allmen D, Langer JC, Lapidus-Krol E, Bouchard S, Piché N, Bruch S, Drongowski R, MacKinlay GA, Clark C, Pierro A (2014) Risk of incomplete pyloromyotomy and mucosal perforation in open and laparoscopic pyloromyotomy. J Pediatr Surg 49:1083–1086

Hennessey I, John R, Gent R, Goh DW (2014) Utility of sonographic assessment of the position of the third part of the duodenum using water instillation in intestinal malrotation: a single-center retrospective audit. Pediatr Radiol 44:387–391

Holschneider A, Hutson J, Pena A, Bekhit E, Chatterjee S, Coran A, Davies M, Georgeson K, Grosfeld J, Gupta D, Iwai N, Kluth D, Martucciello G, Moore S, Risto R, Durham Smith E, Sripathi DV, Stephens D, Sen S, Ure B, Grasshoff S, Boemers T, Murphy F, Soylet Y, Dubbers M, Kunst M (2005) Preliminary report on the international conference for the development of standards for the treatment of anorectal malformations. J Pediatr Surg 40:1521–1526

How HYA, Harris BJ, Pietrantoni M et al (2000) Is vaginal delivery preferable to elective caesarean delivery in fetuses with a known ventral wall defect? Am J Obstet Gynecol 182:1527

Khalil BA, Morabito A, Bianchi A (2010) Transanoproctoplasty: a 21-year review. J Pediatr Surg 45:1915–1919

Kilbride KE, Cooney DR, Custer MD (2006) Vacuum-assisted closure: a new method for treating patients with giant omphalocele. J Pediatr Surg 41:212–215

Kimura K, Mukohara N, Nishijima E (1990) Diamond-shaped anastomosis for duodenal atresia: an ecperience with 44 patients over 15 years. J Pediatr Surg 25:977

Klein MD (2006) Congenital defects of the abdominal wall. In: Grosfeld JL, O'Neill JA, Fonkalsrud EW, Coran AG (eds) Pediatric surgery, 6th edn. Mosby Elsevier, Philadelphia, pp 1157–1171

Kluth D (2010) Embryology of anorectal malformations. Semin Pediatr Surg 19:201–208

Kulaylat AN, Hollenbeak CS, Engbrecht BW, Dillon PW, Safford SD (2015) The impact of children's hospital designation on outcomes in children with malrotation. J Pediatr Surg 50:417–422

Laje P, Flake AW, Scott Adzick N (2010) Prenatal diagnosis and postnatal resection of intraabdominal enteric duplications. J Pediatr Surg 45:1554–1558

Lelli Chiesa PL (1993) Malrotazioni intestinali. In: Lima M, Dòmini R (eds) Chirurgia delle Malformazioni digestive. Piccin, Padova, pp 279–288

Lund DP (2006) Alimentary tract duplications. In: Grosfeld JL, O'Neill JA, Fonkalsrud EW, Coran AG (eds) Pediatric surgery, 6th edn. Mosby Elsevier, Philadelphia, pp 1389–1395

Macedo M, Martins JL, Freitas Filho LG (2004) Sacral ratio and fecal continence in children with anorectal malformations. BJU Int 94:893–894

MacKinlay GA, Barnhart DC (2008) Laparoscopic pyloromyotomy. In: Bax KMA, Georgeson KE, Rothenberg SS, Valla JS, Yeung CK (eds) Endoscopic surgery in infants and children, 2nd edn. Springer Verlag, Berlin/Heidelberg, pp 281–288

Marine MB, Karmazyn B (2014) Imaging of malrotation in the neonate. Semin Ultrasound CT MRI 35:555–570

Noblett HR (1969) Treatment of uncomplicated meconium ileus by gastrographin enema: a preliminary report. J Pediatr Surg 4:190–197

Oldham KT, Arca MJ (2006) Atresia, stenosis and other obstructions of the colon. In: Grosfeld JL, O'Neill JA, Fonkalsrud EW, Coran AG (eds) Pediatric surgery, 6th edn. Mosby Elsevier, Philadelphia, pp 1493–1497

Parmentier B, Peycelon M, Muller C-O, El Ghoneimi A, Bonnard A (2015) Laparoscopic management of congenital duodenal atresia or stenosis: a single-center early experience. J Pediatr Surg 50:1833–1836

Peña A, Levitt MA (2006) Anorectal malformations. In: Grosfeld JL, O'Neill JA, Fonkalsrud EW, Coran AG (eds) Pediatric surgery, 6th edn. Mosby Elsevier, Philadelphia, pp 1566–1590

Pinar OK, Aksoy T, Bozkurt MF, Orhan D (2009) Detection of ectopic gastric mucosa using 99mTc perthecnetate: review of the literature. Ann Nucl Med 23:97–105

Rossi F (1993) Malformazioni ano-rettali. In: Dòmini R, Lima M (eds) Chirurgia delle Malformazioni digestive. Piccin, Padova, pp 367–404

Scherer LR III (2006) Peptic ulcer and other conditions of the stomach. In: Grosfeld JL, O'Neill JA, Fonkalsrud EW, Coran AG (eds) Pediatric surgery, 6th edn. Mosby Elsevier, Philadelphia, pp 1225–1241

Schier F (2008) Laparoscopic treatment of Meckel's diverticulum. In: Bax KMA, Georgeson KE, Rothenberg SS, Valla JS, Yeung CK (eds) Endoscopic surgery in infants and children, 2nd edn. Springer Verlag, Berlin/Heidelberg, pp 281–288

Schuster SR (1986) Omphaloceles and gastroschisis. In: Welch KJ, Randolph JG, Ravitch MM, O'Neill JA, Rowe MI (eds) Rob & Smith's pediatric surgery, 4th edn. Year Book Medical Publishers, Chicago, pp 740–763

Schwartz MZ (1995) Gastroschisis. In: Spitz L, Coran AG (eds) Rob & Smith's pediatric surgery, 5th edn. Chapman & Hall Medical, London/Glasgow/Weinheim/New York/Tokyo/Melbourne/Madras, pp 249–255

Schwartz MZ (2006) Hypertrophic pyloric stenosis. In: Grosfeld JL, O'Neill JA, Fonkalsrud EW, Coran AG (eds) Pediatric surgery, 6th edn. Mosby Elsevier, Philadelphia, pp 1215–1224

Shalaby MS, Kuti K, Walker G (2013) Intestinal malrotation and volvulus in infants and children. BMJ 347:f6949.

https://doi.org/10.1136/bmj.f6949 (Published 26 Nov 2013)

Short SS, Grant CN, Merianos D, Haydel D, Ford HR (2014) A case of congenital pyloric atresia with dystrophic epidermolysis bullosa. Pediatr Surg Int 30:681–684

Skandalakis JE et al (1994) The small intestines. In: Skandalakis JA, Gray SW (eds) Embryology for surgeons, 2nd edn. Williams & Wilkins, Baltimore, p 184

Smith S (2006) Disorders of intestinal rotation and fixation. In: Grosfeld JL, O'Neill JA, Fonkalsrud EW, Coran AG (eds) Pediatric surgery, 6th edn. Mosby Elsevier, Philadelphia, pp 1342–1357

Snyder CL (2006) Meckel's diverticulum. In: Grosfeld JL, O'Neill JA, Fonkalsrud EW, Coran AG (eds) Pediatric surgery, 6th edn. Mosby Elsevier, Philadelphia, pp 1304–1312

Sokol H, Seksik P, Wendum D, Bellanger J, Parc Y, Cosnes J, Beaugerie L (2009) Gastrointestinal bleeding diagnosed using video capsule endoscopy. Meckel's diverticulum. Gut 58(9):1206, 1290

Spitz L (1995) Malrotation. In: Spitz L, Coran AG (eds) Rob & Smith's operative surgery – pediatric surgery, 2nd edn. Chapman & Hall, London/New York, pp 341–347

Tan KC, Bianchi A (1986) Circumumbilical incision for pyloromyotomy. Br J Surg 73(5):399

van der Steeg HJJ, Schmiedeke E, Bagolan P, Broens P, Demirogullari B, Garcia-Vazquez A, Grasshoff-Derr S, Lacher M, Leva E, Makedonsky I, Sloots CEJ, Schwarzer N, Aminoff D, Schipper M, Jenetzky E, van Rooij IALM, Giuliani S, Crétolle C, Holland Cunz S, Midrio P, de Blaauw I (2015) European consensus meeting of ARM-Net members concerning diagnosis and early management of newborns with anorectal malformations. Tech Coloproctol 19:181–185

Van der Zee DC, Bax KMA (2008) Laparoscopic treatment of duodenal and jejunal atresia and stenosis. In: Bax KMA, Georgeson KE, Rothenberg SS, Valla JS, Yeung CK (eds) Endoscopic surgery in infants and children, 2nd edn. Springer Verlag, Berlin/Heidelberg, pp 293–297

Weber TR (1995) Omphalocele/exomphalos. In: Spitz L, Coran AG (eds) Rob & Smith's pediatric surgery, 5th edn. Chapman & Hall Medical, London/Glasgow/Weinheim/New York/Tokyo/Melbourne/Madras, pp 239–248

Xiniasa I, Mavroudia A, Fotoulakib M, Tsikopoulosa G, Kalampakasb A, Imvriosa G (2012) Wireless capsule endoscopy detects Meckel's diverticulum in a child with unexplained intestinal blood loss. Case Rep Gastroenterol 6:650–659

Ziegler MM (2006) Meconium ileus. In: Grosfeld JL, O'Neill JA, Fonkalsrud EW, Coran AG (eds) Pediatric surgery, 6th edn. Mosby Elsevier, Philadelphia, pp 1289–1303

83 罕见的新生儿外科急症

Mario Messina，Francesco Molinaro，and Rossella Angotti
郑继翠　翻译，王斌　审校

目录

摘要

　　过去十几年中，新生儿外科急症模式发生改变受到了多种因素的影响。产前筛查的增加和新生儿三级护理中心的发展改变了这些紧急情况的临床处理方法。事实上，导致消化道急症的大多数情况并不常见，在专科中心进行治疗可以使医疗资源和专业知识适当集中。并发症相对比较常见，尤其是在早产儿或低出生体重婴儿群体内。

　　文献中尚不能界定这些罕见的新生儿外科急症是常见还是罕见。

83.1　要点

- 新生儿胃穿孔与高死亡率相关，尤其是早产儿和低出生体重儿。

- 胃肠减压量多，腹胀，胆汁性呕吐，无法正常排胎粪，这些典型的临床症状，提示新生儿肠梗阻。
- 腹部平片可用于确诊肠梗阻或肠穿孔。
- 胃肠减压、补充液体和纠正电解质紊乱及外科手术是新生儿急腹症的治疗方案。

83.2　背景

　　过去十几年中，新生儿外科急症模式发生改变受到多种因素的影响。产前筛查的增加和新生儿三级护理中心的发展改变了临床上处理这些急腹症的处理方法。事实上，导致消化道急症的大多数情况并不常见，在专科中心进行治疗可以使医疗资源和专业知识适当集中。并发症相对比较常见，尤其是在早产儿或低出生体重婴儿群体内（Filston 1998）。

胃肠道急症的症状可能不显著,包括烦躁或喂养不耐受,也可能比较显著,如伴有胆汁性或非胆汁性呕吐,腹胀和休克。新生儿期呕吐要始终警惕是一个病理性改变。从轻微的病毒性胃肠炎到严重的胃食管反流,可能很难区分危及生命的病因。初始症状可能是非特异性的,对于那些没有典型临床症状的新生儿来讲,病史也没有很多的诊断意义。早期诊断,辅助诊断手段,和及时的外科干预,以及最佳的术前和术后护理是提高新生儿存活率所必需的(Filston 1998)。本章中,我们仅解释罕见的新生儿胃肠道急症的病理。问题是如何界定"罕见疾病"。在欧洲,当某种疾病的发病率低于 1/2 000 时,该种疾病被定义为罕见。在美国,当某种疾病在任何特定时间内影响不到 20 万美国人时则被界定为罕见。在欧盟,一种罕见的疾病可能只影响少数患儿,而另外一种则可能影响多达 245 000 的患者。在欧盟,6 000 多种罕见疾病中,可能有 3 000 万人仅受其中一种疾病的影响。

百分之八十的罕见病具有遗传特性,其他的罕见病则可能是因感染(细菌或病毒)、过敏、环境因素,或退化和增殖性因素所致。

百分之五十的罕见病影响儿童。

如果我们将这一概念延伸至新生儿外科,会发现大部分畸形可以定义为罕见病,因为这些疾病在高于 1~2 000 名新生儿中发病。因此,在罕见的新生儿外科急症中,定义哪些是常见的,哪些是不常见的很重要,以便将讨论的重点仅仅放在不常见的疾病上。在文献中,对于这些罕见的新生儿外科急症没有人能够界定其是常见还是罕见的。

与其他文献报道相比,我们列出本系列文献,目的是说明哪些急症(尽管罕见)在新生儿中可以被视为常见或不常见。

83.3 发病率、病因学和病理生理学

表 83.1 介绍了新生儿外科消化道急症的主要病因。根据文献回顾性分析,将其分为常见和不常见两类,并分析确定他们是否导致肠梗阻或肠穿孔(Raffensperger et al. 1970;Lim et al. 1994)。我们根据新生儿时期两个典型临床表现肠梗阻和肠穿孔,进行数据分析。

表 83.1 新生儿外科消化道急症。本表列出了新生儿急腹症的主要病因,并详细说明了常见和不常见的病因

常见	不常见
梗阻	
肠旋转不良(十二指肠梗阻,肠扭转,内疝)	胃重复畸形,急性胃扭转
十二指肠闭锁,狭窄,或环状胰腺	先天性幽门闭锁
空肠闭锁或狭窄	十二指肠重复畸形
回肠闭锁或狭窄	十二指肠前门静脉
单纯性胎粪塞	囊状肠重复畸形伴肠扭转
胎粪塞伴肠穿孔	结肠闭锁
胎粪塞综合征	结肠重复畸形伴扭转
先天性巨结肠	功能性肠梗阻
药物性肠梗阻	假性肠梗阻
肥厚性幽门狭窄	肠神经元发育不良
梅克尔憩室	
穿孔	
坏死性小肠结肠炎	自发性肠穿孔
梅克尔憩室	
其他	
血管瘤,淋巴管瘤,消化道血管畸形	新生儿阑尾炎 Littre 疝

83.3.1 消化道梗阻

消化道梗阻是新生儿最常见的外科急症。新生儿消化道梗阻的发病率约为 1/1 000~1/500 活产婴。约 50% 的新生儿消化道梗阻为肠闭锁或肠狭窄。尽管有些报道认为空回肠闭锁更为常见(De la Hunt 2006),但十二指肠闭锁和空肠闭锁的发病率大致相等。先天性幽门闭锁罕见,由 Calder 在 1749 年首次报道。先天性幽门闭锁通常是单发病变,预后良好,但也可伴发其他畸形,如伴发其他畸形,会影响最终预后(Messina et al. 2002)。结肠闭锁在临床上罕见(Puri 2003)。

肠重复畸形是一种罕见的先天性畸形,可以引起如同肿块(压迫)所致的肠梗阻或肠扭转。消化道重复畸形的发病率为 1/4 500。胃重复畸形占消化道重复畸形的 8%,大约是 17/1 000 000 活产婴。由囊性肠重复畸形所致的肠扭转会引起肠穿孔。针

对不同位置和大小的肠重复畸形需要特定的诊断方法和手术治疗。通过产前超声筛查和腹腔镜辅助切除病变，对不复杂的肠重复畸形进行早期诊断和治疗，防止肠梗阻/穿孔的发生（Messina et al. 2003）。

病理生理学：近端消化道梗阻，如十二指肠闭锁或幽门闭锁，会导致大量液体丢失，这些液体含高钾、高氯、高氢离子，如不及时纠正液体损失，会引起低氯性代谢性碱中毒。远端消化道梗阻有两种途径的液体和电解质丢失，呕吐以及滞留在扩张肠袢。液体移位和血容量不足会导致严重脱水、少尿、代谢性酸中毒和周围灌注不足。长时间肠梗阻会导致肠蠕动改变、液体及气体集聚，及细菌过度繁殖。严重的新生儿腹胀会影响膈肌功能，从而继发呼吸性酸中毒。随着血容量损失的增加，血流改变可能导致肠缺血和肠坏死（De la Hunt 2006）。

83.3.2　消化道穿孔

胃肠穿孔是新生儿，特别是早产儿的一种灾难性疾病。

自发性消化道穿孔位于胃、十二指肠、小肠或结肠。自发性消化道穿孔只是偶尔遇到，因此其确切的发病率尚不清楚。男婴发病多于女婴，其比例约为4∶1。新生儿胃穿孔是一个公认的疾病，但其他位置的自发性消化道穿孔罕见，往往被错误地归因于其他疾病的一个进展过程（如坏死性小肠结肠炎）（Grosfeld et al. 1996）。

新生儿胃穿孔是一种罕见的，病因不明的，但致命性的疾病。

新生儿胃穿孔与高死亡率相关，尤其是在早产儿人群中。低出生体重儿的死亡率也有增高趋势（Touloukian 1973）。

病理生理学：几乎所有的自发性消化道穿孔归因于缺血性坏死。穿孔是"选择性循环缺血"的最终结局，"选择性循环缺血"是新生儿对缺氧、生理性应激和休克的一种防御机制。微栓塞现象也可能起到一定作用。生理性应激（缺氧、低血容量等）时，血液被选择性从肠系膜血管分流到更为重要的心脏和大脑中。局部肠系膜缺血可进展为微血管血栓形成，继而导致肠壁坏死、穿孔。尽管缺血可能是自发性消化道穿孔的潜在病因，但其他因素（如细菌定植、高渗食物、新生儿免疫系统不成熟等）也可能在自发性消化道穿孔发病过程中起到一定作用。吲哚美辛也可能在自发性胃肠道穿孔中起一定的作用，尤其是在早产儿中，就像它在坏死性小肠结肠炎的病因学中所起的作用一样。新生儿穿孔的危险因素还包括所有引起严重胎儿窘迫的病因（胎盘早剥\急诊剖宫产等）（Grosfeld et al. 1996）。

即使许多作者认为自发性胃穿孔是由于分娩时急性腹内压升高所致（Touloukian 1973），实际上胃壁缺血、下丘脑机制、过多的胃酸胃蛋白酶溃疡和先天性肌壁缺陷都可能导致自发性胃穿孔。

83.3.3　其他

新生儿急性阑尾炎是一种罕见的疾病，其发病率和死亡率高。新生儿急性阑尾炎的严重性是由于其在早产儿中更容易发生，穿孔率增加，并迅速发展为腹膜炎，且诊断和干预延迟。虽然阑尾炎在围产期可能作为一个孤立事件发生，但在许多情况下，它与其他病理状态有一定相关性，包括早产、腹股沟斜疝等。新生儿急性阑尾炎的表现与坏死性小肠结肠炎相同，容易误诊（Van Veenendaal et al. 2004）。

Littre疝最初由Rinke在1841年提出，当时定义为"疝囊中有梅克尔憩室"。在并发症出现之前，一般很难与其他类型的斜疝区别。这在任何年龄阶段都是少见的，一般是意外被发现的，但在新生儿中绝对是例外。潜在的手术风险与梅克尔憩室的存在有关（Messina et al. 2005）。

83.4　临床表现

83.4.1　消化道梗阻

产前超声检查可以很容易发现近端梗阻性病变，这些病变会导致近端肠管扩张，过度肠蠕动，典型的十二指肠闭锁的"双泡"征。远端肠梗阻不太可能引起羊水过多，但有时扩张肠袢表现为无回声团块。

在孕期羊水过多的情况下，有四个临床表现提示新生儿肠梗阻：胃肠减压量多、腹胀、胆汁性呕吐、胎粪排出异常。这些临床表现的存在与否在很大程度上取决于胃肠梗阻的程度。如想避免呼吸道感染和败血症的并发症，早期发现肠梗阻是必须的（Raffensperger et al. 1970；Lim et al. 1994）。

胃肠减压量多：对于早产儿和有羊水过多史的

婴儿,经常会生后经鼻或口放置胃管。如果胃初始减压量 >50ml 或含有胆汁,则需要考虑是否有胃肠道梗阻。

腹胀:腹胀在出生时可能并不明显,但随着时间的推移,由于摄入的气体积聚在梗阻近端,而出现腹胀。腹胀出现的时间、程度和特征性表现可提示梗阻水平。胃在几小时内扩张可导致上腹部膨隆,提示有胃或十二指肠梗阻的可能。12~24 小时内逐渐出现全腹胀,则提示有消化道远端梗阻的可能。

胆汁性呕吐:健康的新生儿餐后呕吐是正常的,但足月新生儿出现胆汁性呕吐是不正常的。早产儿(<35 周)偶尔会因幽门括约肌不成熟或功能不佳而出现胆汁性呕吐,但仍需排除消化道近端梗阻。脓毒症合并麻痹性肠梗阻也可导致胆汁性呕吐。如果病变位于近端或完全性梗阻,则在分娩后不久就开始呕吐,但如果梗阻位于远端或不完全性梗阻,呕吐可能会延迟出现。

胎粪排出异常:正常的新生儿通常会在生后 12 小时内(24 小时内几乎全部)排出大量黏稠、暗绿色、有光泽的胎粪。无胎粪排出或胎粪排出延迟提示有消化道梗阻,但消化道近端梗阻的新生儿胎粪可排出正常。回肠闭锁或远端小肠梗阻的新生儿可在生第一天排出胎粪,所以生后有胎粪排出并不能排除肠梗阻的可能性。早产儿通常会有胎粪排出延迟。大约 20% 的早产儿在生后 48 小时内不会有胎粪排出。

此外,查体时发现腹壁有肠型和肠蠕动波也提示可能有肠梗阻。如果直肠小而未被使用,如远端肠梗阻,检查时可能会感到紧绷。嗜睡和肌张力低下是肠梗阻和败血症的晚期症状。腹壁颜色改变和淤斑提示有肠穿孔和 / 或坏死(De la Hunt 2006)。

83.4.2　消化道穿孔

大多数婴儿可立即出现穿孔症状。事实上,如果发生自发性胃肠道穿孔,婴儿会在出生后第一周(通常为生后 4~5 天)出现突然的腹胀,心动过速、血容量不足和全身灌注不良。严重气腹时,呼吸功能受损,则需紧急气管插管。腹部明显膨隆、叩诊呈鼓音,出现这些典型表现的婴儿通常存在气腹。新生儿自发性胃肠穿孔的临床过程可能与 NEC 或其他穿孔相关疾病相似(Grosfeld et al. 1996)。

83.5　诊断

在罕见疾病引起的紧急情况下,诊断可能很困难,但有可能成为研究肠梗阻或穿孔的临床依据。

对于梗阻,腹部立侧位 X 线片用来明确诊断。吞下的空气作为造影剂,有助于描述梗阻程度。一个正常的新生儿生后就开始吸入空气,并在 30 分钟内空气进入近端小肠。吸入的气体通常在 3~4 小时内到达结肠,6~8 小时后到达直肠,并可被识别。正常新生儿的立位腹部平片中应该没有气 - 液平(Steves and Ricketts 1987)。

当存在完全性梗阻时,气体无法进入远端肠道,则肠道的其余部分在平片上显示为没有气体。肠管近端至完全梗阻处扩张。肠的多个扩张肠管结构,并在立位腹平片上表现为"阶梯式"的气 - 液平,是远端肠梗阻最常见的表现。然而,气 - 液平并不是由胎粪性肠梗阻引起的远端肠梗阻的特征。部分梗阻如狭窄,可允许少量空气通过梗阻水平,但肠远端至扩张性肠段的充气不足很容易被确定为异常。进行腹部平片检查,要注意是否有腹腔内和 / 或囊性钙化灶,以确定是否有宫内穿孔所致的胎粪性腹膜炎。

钡剂或胃肠造影剂对比灌肠检查可能有助于鉴别远端肠梗阻的原因(回肠闭锁、胎粪性肠梗阻、先天性巨结肠、胎粪栓塞等),对于胎粪性肠梗阻或胎粪塞也有治疗作用。上消化道钡餐检查通常没有那么有用,除非为了明确是否有肠旋转异常。上消化道对照检查用于那些无法通过腹部平片确诊的部分消化道梗阻病例(Rosser et al. 1982)。在疑似穿孔的情况下,禁止行造影检查,腹部立侧位平片上显示游离气体,可明确穿孔的诊断。如果最初无法证明是否有消化道穿孔,但仍高度怀疑有穿孔存在时,则需要进行系列的腹部平片检查(Grosfeld et al. 1996)。

其他的实验室评估包括血液培养、血液白细胞和血小板计数、动脉血气和血清 pH,尤其是在阑尾炎的情况下需要进行以上实验室检查。

83.6　治疗

本章未针对导致新生儿肠梗阻的各种情况的具体治疗策略和手术注意事项进行阐述。然而,任何可疑的新生儿梗阻的初始治疗均包括放置鼻胃管以进行胃肠减压和防止呕吐 / 误吸。应迅速进行液体复苏和纠正电解质紊乱,恢复循环血容量,以备可能需要的手术干预。大多数新生儿梗阻性病变需要手术治疗,一旦液体复苏充分就应该开始手术。如果预计会进行肠吻合,则需要围手术期使用静脉抗生素(De la Hunt 2006)。

如果出现临床和放射学上的穿孔征象,进行诊断性检查的同时应尽快开始治疗。通过积极的液体复苏、静脉抗生素、纠正酸碱紊乱和胃肠减压,可以预防病情的迅速恶化。呼吸功能障碍的婴儿需要气管插管和机械辅助通气支持。对于严重危及生命的呼吸系统损害的婴儿,气腹内大量气体的排出对其呼吸功能恢复是有帮助的。手术探查是必要的。尽管在多达 10% 的情况下,穿孔部位已自发封闭并且无法识别,但仍可以识别出穿孔部位。手术治疗取决于婴儿的生理状况和剖腹探查术中的发现(即穿孔部位、组织状况、污染情况等),常进行的手术方案包括穿孔直接修补,切除病变部位进行肠造瘘,切除病变部位直接吻合,引流等。术中尽可能排除穿孔部位远端的梗阻(Weinberg et al. 1989)。微创手术在新生儿梗阻或穿孔中的作用目前还不清楚。如果没有任何严重的梗阻或穿孔症状,微创手术可作为罕见腹部畸形的替代治疗方法。

83.7 预后

由外科医生、麻醉医生、新生儿科医生、放射科医生、心脏病专家、妇产科医生、护士、物理治疗师及其他在处理极小的婴儿方面经验丰富的卫生专业人员组成的多学科专家团队将使预后达到最佳状态。

新生儿消化道梗阻或穿孔的预后因病因而异。总体存活率一般较好,但常常受到各种相关伴发畸形或疾病的影响(Raffensperger et al. 1970;Lim et al. 1994)。

早产、伴发其他畸形及诊断的延迟会对预后产生不利影响(Weinberg et al. 1989;Angotti et al. 2014)。

参考文献

Angotti R, Bulotta AL, Ferrara F, Molinaro F, Cerchia E, Meucci D, Messina M (2014) Uncommon surgical emergencies in neonatology. Pediatr Med Chir 36(5–6):99

De la Hunt MN (2006) The acute abdomen in the newborn. Semin Fetal Neonatal Med 11:191–197

Filston HC (1998) Other causes of intestinal obstruction. In: O'Neill JA Jr et al (eds) Pediatric surgery, 5th edn. Mosby, St. Louis, pp 1215–1221

Grosfeld JL et al (1996) Gastrointestinal perforation and peritonitis in infants and children: experience with 179 cases over ten years. Surgery 120:650

Lim CT, Yip CH, Chang KW (1994) Meconium ileus – a rare cause of neonatal intestinal obstruction in Malaysia. Singapore Med J 35(1):74–76

Messina M, Ferruci D, Meucci D, Buonocore G, Di Maggio G (2002) Neonatal intestinal occlusion due to duodenal duplication in association with malformed gallbladder sludge. Biol Neonate 81:210–212

Messina M, Ferrucci E, Garzi A, Meucci D, Buonocore G (2003) A rare case of neonatal ileo-cecal valve stenosis due to covered iliac perforation. Biol Neonate 83:69–72

Messina M, Ferrucci E, Meucci D, Di Maggio G, Molinaro F, Buonocore G (2005) Littre's hernia in newborn infants: report of two cases. Pediatr Surg Int 21:485–487

Puri P (2003) Duplications of the alimentary tract. In: Puri P (ed) Newborn surgery. Arnold, London, pp 479–488

Raffensperger JG, Seeler RA, Moncada R (1970) Intestinal obstruction in the newborn. In: Raffensperger JG et al (eds) The acute abdomen in infancy and childhood. JB Lippincott Company, Philadelphia, pp 1–19

Rosser SB, Clark CH, Elechi EN (1982) Spontaneous neonatal gastric perforation. J Pediatr Surg 17:390–394

Steves M, Ricketts RR (1987) Pneumoperitoneum in the newborn infant. Am Surg 53(4):226–230

Touloukian RJ (1973) Gastric ischemia: the primary factor in neonatal perforation. Clin Pediatr 12:219

Van Veenendaal M, Plötz FB, Nikkels PG, Bax NM (2004) Further evidence for an ischemic origin of perforation of the appendix in the neonatal period. J Pediatr Surg 39(8):e11–e12

Weinberg G, Kleinhaus S, Boley SJ (1989) Idiopathic intestinal perforations in the newborn: an increasingly common entity. J Pediatr Surg 24:1007–1008

胎粪塞综合征

84

Mario Messina, Rossella Angotti, and Francesco Molinaro

杨少波　翻译，王斌　审校

目录

摘要

胎粪塞综合征是新生儿暂时性结肠梗阻比较常见的一种诱因，特征是胎粪排出延迟（大于24~48小时），合并因黏稠的黏液堵塞肠管所致的肠管扩张。发病率为1/1 000。临床表现与远端肠梗阻的表现相同。大多数婴儿在生后24~36小时内出现症状。胎粪塞综合征的临床和影像学表现可与其他疾病相混淆，因此，诊断比较困难。胎粪塞综合征的治疗采用保守治疗，以某种方式刺激直肠或结肠。在许多病例中，单纯直肠指检或插入直肠温度计产生足够的刺激而诱发肠蠕动，促使胎粪排空。在其他病例中，水溶性对比灌肠检查可诱发胎粪排出。

84.1　要点

胎粪塞综合征是新生儿暂时性结肠梗阻比较常见的一种诱因。胎粪塞综合征被认为诊断为新生儿胎粪排出延迟（大于24~48小时），合并因梗阻所致的肠管扩张。胎粪塞综合征的治疗方法是保守治疗。

84.2　定义

胎粪塞综合征一词首先于1956年被Clatworthy报道，用来描述因浓缩的胎粪引起的结肠梗阻（Clatworthy et al. 1956）。它是新生儿暂时性结肠梗阻比较常见的一种诱因（Burge and Drewett 2004），特征是胎粪排出延迟（大于24~48小时），合并肠管扩张。在胎粪塞综合征新生儿，黏稠的黏液堵塞结肠导致梗阻（图84.1）。胎粪塞综合征发病率为1/1 000（Al-Salem et al. 2014）。

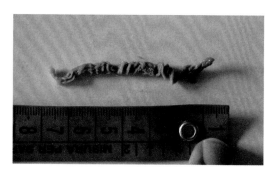

图 84.1　女婴,4 天,胎粪塞综合征

84.3　病因和发病机制

胎粪塞综合征的病因尚不清楚,发病机制尚未明确。一些学说曾被提出,但关于发病机制最主要的假设是它是一种暂时性结肠功能不成熟。该假设认为不成熟的肠神经系统导致无效的肠蠕动和过量的水分吸收,产生胎粪塞致结肠梗阻(Coppola 2014)。

84.4　并发症

胎粪塞综合征在约 80% 的病例中是一种独立的疾病。通常发生在其他方面都正常的早产儿,但偶有合并一种潜在疾病。以下疾病按照发生频率从高到低排序如下(Al-Salem et al. 2014;Coppola 2014):

1)Hirschsprung 病和囊性纤维化发生在约 40% 的病例。

2)低血糖症 / 母亲妊娠糖尿病发生在 40%~50% 的病例。母亲妊娠糖尿病诱发新生儿低血糖症,通过激活自主神经系统和胰高血糖素释放影响肠道活动。众所周知胰高血糖素释放可以降低左半结肠活动。新生儿低血糖症也可以刺激交感和副交感自主神经系统。副交感神经刺激致其分布范围的肠道活动增强,分布范围止于脾区,而交感神经刺激导致活动减弱。

3)高镁血症 / 惊厥的母亲:出生于硫酸镁治疗惊厥的母亲的婴儿因有高镁血症,可以导致肠道功能低下。

4)母亲药物史(精神方面的):母体妊娠晚期用药,如有抗副交感神经作用的精神病药物,可渗入胎盘影响胎儿,导致肠道功能低下。

5)脓毒血症:可导致肠道功能低下,与胎粪塞综合征相似。

84.5　临床表现

临床表现与远端肠梗阻相同。大多数婴儿在生后 24~36 小时出现症状。症状包括:

1)无胎粪排出(延迟至大于 48 小时)。但是,对于早产儿胎粪排出,48 小时应该延长,因在这些新生儿胎粪排出可能延迟数天或数周。在伴有梗阻症状如腹胀和呕吐的话,胎粪塞综合征可被认为是鉴别诊断之一。

2)腹胀。

3)胆汁性呕吐。

4)喂养困难。

84.6　鉴别诊断

胎粪塞综合征的临床和影像学表现可与其他疾病相混淆,因此,诊断比较困难。需要与胎粪塞综合征相鉴别诊断的主要疾病如下:

1)胎粪性肠梗阻:这是一个胎粪排出延迟或无胎粪排出常见的原因。在这种疾病情况下,稠厚的胎粪阻塞小肠而不是结肠,导致小直径的结肠称为微小结肠。故胎粪停滞的部位在两个不同的位置:在胎粪性肠梗阻,致回肠梗阻伴远端小肠扩张和微小结肠,而在胎粪塞综合征胎粪停滞在结肠。胎粪性肠梗阻也认为可能导致肠穿孔、小肠扭转、肠闭锁和胎粪性腹膜炎(Lim et al. 1994)。

2)左半小结肠综合征:这是一种短暂的结肠疾病,在过去,被认为是胎粪塞综合征的同义词。现已众所周知它们是两种不同的结肠功能性梗阻疾病。新生儿左半小结肠综合征以在结肠脾区或其附近结肠管径突然变小为特征。大多数新生儿左半小结肠综合征患儿是足月或接近足月儿,出生体重正常。但是,在数天内或更为常见一至数月内(左半小结肠综合征),两种疾病均有自愈性(Mees et al. 1986)。

3)Hirschsprung 病 / 神经节:众所周知在这种疾病患儿主要的问题是神经节细胞缺如,尽管其可能是胎粪塞综合征患儿的一个潜在状态。

4)肛门闭锁 / 肛门直肠畸形:这些患儿可被临床诊断。

5)回肠闭锁:尽管临床表现相同被纳入鉴别诊断,但腹部 X 线片检查通常能辨别。

84.7　诊断

体格检查:腹部膨隆,触诊腹软,有时可触及肠襻(Keckler et al. 2008)。胃管吸出物是胆汁性的。

腹部 X 线片:前后位摄片包括仰卧和水平位视图(左侧卧或水平侧)显示多个扩张肠段,通常很难辨别扩张的是小肠还是结肠(图 84.2)。作直立位腹部平片,虽然新生儿很少有必要,则无气液平面,且在大多数病例中结肠无气体。如果气体从下面引入直肠(如直肠检查),可能会看到直肠气体影。在这种情况下,直肠内胎粪可能误认为一个小的骶前肿块。但如果气体完全包绕胎粪块,显示出粪块轮廓,可提示正确的诊断。如果蠕动促使气体从小肠进入结肠与胎粪混合,可能出现颗粒或多泡状影,与肠壁囊样积气症和坏死性小肠结肠炎(necrotizing enterocolitis,NEC)的表现相似。如果生后 12 小时内看到泡状影,应考虑胎粪塞综合征,但如果出现在 12~18 小时后,则 NEC 更有可能。NEC 主要发生在早产儿(Pilling and Steiner 1981)。

对比灌肠:对比灌肠既诊断又治疗。应采用水溶性对比剂,因穿孔和渗漏的风险很大钡剂溢出会导致腹膜炎。同时,钡剂堆积在结肠肠腔会导致梗阻。对比灌肠显示出稠厚的胎粪塞阻塞结肠和远端肠管(图 84.3)。水溶性对比剂灌肠可帮助冲洗

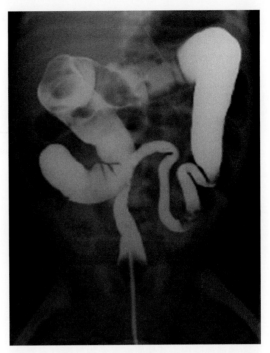

图 84.3　男婴,1 天,对比灌肠造影显示微小结肠(左侧)和扩张的近端肠管。在扩张的远端结肠和正常管径变小的结肠之间移行段明显

胎粪促进排出,有一定治疗作用(Burge and Drewett 2004;Swischuk 1968)。

氯化汗液测定:该测定用来排除或确诊胎粪塞综合征并发的囊性纤维化。但该测定的主要局限性在于新生儿的体重至少 3kg(Burge and Drewett 2004;Swischuk 1968)。

直肠吸引活检:该检查也是必要的,因一些胎粪塞综合征患儿患有 Hirschsprung 病,该病确诊依赖直肠活检发现神经节细胞缺如(Burge and Drewett 2004;Swischuk 1968)。

84.8　治疗

胎粪栓塞的治疗采用保守方法,包括以某种方式刺激直肠或结肠。大多数患儿单纯直肠指检或插入直肠温度计可产生足够的刺激诱发肠管蠕动而促进胎粪排出。其他患儿水溶性造影剂灌肠检查可诱发胎粪排出。使用这些造影剂检查需要密切关注患儿的水电解质平衡(Burke et al. 2002;Swischuk 1997;Rescorla and Grosfeld 1993)。采用保守治疗后,通常数小时内可完全减压。但在一些婴儿,首次对比剂灌肠无治疗作用,可采用连续直肠灌洗(可使

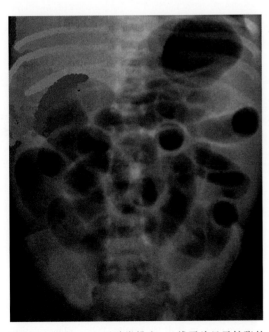

图 84.2　男婴,1 天,无胎粪排出。X 线平片显示扩张的肠管

用乙酰半胱氨酸,可减少稠厚的分泌物)。如果无效,对比灌肠可能需 2~3 天才起效。罕见情况下,这些患儿需外科方法处理。

84.9 对比灌肠技术

灌肠应关注新生儿的体温稳定。使用毛毯和灯给患儿保暖,对比剂应加热至体温。使用最少的润滑剂将一根小口径软橡胶导管(10~14F)置入直肠。在合适的位置固定住导管,同时紧紧地用胶布固定。一些影像学专家采用 Foley 球囊(5mL)帮助造影剂残留。但直至开始注射小剂量对比剂在 X 线透视下显示直肠的合适管径后,才能使球囊膨胀。该球囊不膨胀的首次注射也可用来评估 Hirschsprung 病患儿可能的低位移行区域。

因结肠的内在容积可能比较小,在作者的研究所里,采用手持注射器注射造影剂,仔细和几乎连续不断地透视监视。其他研究者采用低容量容器,比如静脉输液袋,通过重力作用注入。使全部结肠显影,既能最大化灌肠的治疗效果又能辨别盲肠的位置。在可能有胎粪性肠梗阻的患儿应细心尝试使对比剂反流入末端回肠。结肠充满造影剂且获得合适的平片后,拔出导管,无需尝试帮助排空结肠。让患儿自行排出造影剂可解除胎粪梗阻。灌肠后反应通常强烈且有治疗效果,胎粪立刻排出,肠管扩张消失。在一些患儿,临床症状仍然存在,可能需要二次治疗性灌肠。

84.10 外科手术

很少有胎粪塞综合征需要外科手术。但在该病外科手术的主要目的是扩张肠管的临时减压,这意味着一个暂时的回肠造瘘。最简单的手术方法是 Mikulicz 提出的回肠双腔造口术,即两个肠管被靠边置于腹壁。该方法快速且避免行腹内吻合。相似的暂时回肠造瘘方法是采用皮桥(图 84.4),简单易行但需要更好的麻醉效果。

此后更多的方法被提出:远端回肠造口近远端端侧吻合术(Bishop-Koop),即所谓的"远端烟囱肠造口术"。该术式包括一个近端肠管末端和至少离切口端 3~5cm 的远端肠管侧壁的 R-Y- 吻合。远端肠管的开口用作回肠造口。该术式的一种变异术式需裁剪出有角的近端肠管与远端肠管行斜行吻合。

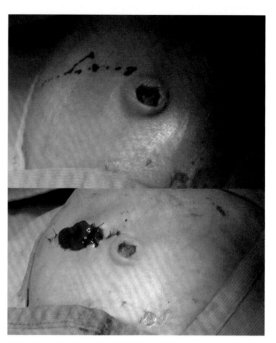

图 84.4 男婴,1 天,行手术治疗。采用皮桥暂时性回肠造瘘(术中所见)

近端烟囱肠造口术即所谓的 Santulli 术,包括近端回肠造口和端侧回肠吻合。远端回肠末端与近端侧壁吻合,近端肠管末端用作肠造口。该术式促进近端小肠冲洗和减压。通常 7~12 天后,当肠内容物能顺利排出时,采用端端吻合关闭造口。

84.11 预后

若无潜在疾病存在,预后良好(Fuchs and Langer 1998)。

参考文献

Al-Salem H (2014) Meconium plug syndrome. In: An illustrated guide to pediatric surgery. Springer International Publishing, Switzerland, pp 195–197

Burge D, Drewett M (2004) Meconium plug obstruction. Pediatr Surg Int 20:108–110

Burke MS, Ragi JM, Karamanoukian HL, Kotter M, Brisseau GF, Borowitz DS, Ryan ME, Irish MS, Glick PL (2002) New strategies in nonoperative management of meconium ileus. J Pediatr Surg 37:760–764

Clatworthy HW Jr, Howard WH, Lloyd J (1956) The meconium plug syndrome. Surgery 39(1):131–142

Coppola CP (2014) Meconium plug syndrome and meconium ileus. In: Pediatric surgery. Springer International Publishing, Switzerland, pp 183–185

Fuchs JR, Langer JC (1998) Long-term outcome

after neonatal meconium obstruction. Pediatrics 101:4–7

Keckler SJ, St Peter SD, Spilde TL, Tsao K, Ostlie DJ, Holcomb GW 3rd, Snyder CL (2008) Current significance of meconium plug syndrome. J Pediatr Surg 43(5):896–898

Lim CT, Yip CH, Chang KW (1994) Meconium ileus-a rare cause of neonatal intestinal obstruction in Malaysia. Singap Med J 35(1):74–76

Mees WJ, Kramer PP, Bax NM (1986) The small left colon in newborn infants. Tijdschr Kindergeneeskd 54(5):143–147

Pilling DW, Steiner GM (1981) The radiology of meconium ileus equivalent. Br J Radiol 54(643): 562–565

Rescorla FJ, Grosfeld JL (1993) Contemporary management of meconium ileus. World J Surg 17(3):318–325

Swischuk LE (1968) Meconium plug syndrome: a cause of neonatal intestinal obstruction. Am J Roentgenol Radium Ther Nucl Med 103(2):339–346

Swischuk LE (1997) Imaging of the newborn, infant, and young child, 4th edn. Lippincott, Williams & Wilkins, Philadelphia

85 新生儿先天性巨结肠

Girolamo Mattioli, Maria Grazia Faticato, Alessio Pini Prato and Vincenzo Jasonni

黄焱磊　翻译, 王斌　审校

目录

摘要

先天性巨结肠于 1886 年 Harald Hirschsprung 首次描述,是新生儿肠梗阻最常见原因之一。发病率约 1/5 000,以男性为主。该病是由于源自成神经细胞的神经嵴细胞异常迁移导致远端肠管肠壁神经系统的神经节先天性缺如。症状包括从新生儿期的肠梗阻到年长儿童的慢性进展性便秘。较常见的严重并发症是小肠结肠炎。诊断先天性巨结肠的金标准是直肠吸引活检。治疗是手术切除无神经节细胞肠管,将正常肠管拖至肛门。

85.1　要点

- 先天性巨结肠是新生儿肠梗阻最常见原因之一。
- 确定先天性巨结肠患者染色体 10q11.2 上存在 RET 原癌基因突变。
- 先天性巨结肠相关小肠结肠炎是该疾病最严重的并发症。
- 诊断先天性巨结肠的金标准是直肠吸引活检。

- 腹腔镜辅助经直肠内拖出术(Soave-Georgeson 术)是治疗新生儿和婴幼儿先天性巨结肠的方法。

85.2　引言

尽管对先天性巨结肠(Hirschsprung's disease, HSCR)偶发病例的报道可以追溯到 17 世纪,但首先报道并精确描述的是一名丹麦儿科医生,名叫 Sir Harald Hirschsprung,他在 1886 年的柏林儿科大会上详细描述了两例 HSCR 患儿的特征。

HSCR 是新生儿肠梗阻最常见原因之一。该疾病主要是由于源自成神经细胞的神经嵴细胞迁移或分化障碍所导致的发育中肠管肌间神经节细胞缺如。HSCR 又称为先天性巨结肠或肠管无神经节细胞症,分别代表了肠管严重扩张和肌间神经节细胞缺如。大部分患儿在婴幼儿期就出现症状,早期的诊断是很重要的,可以避免并发症。HSCR 整体预后良好,正确的治疗可以使大部分患者术后都有正常的生活(Holschneider and Puri 2000)。

85.3 病因和发病机制

HSCR 是由于孕周 5~12 周时源自成神经细胞的神经嵴细胞移行障碍所导致的,表现为远端肠管不同程度的肠壁肌间神经丛和黏膜下神经丛的神经节细胞缺如。这种内在的神经支配被称为"肠道迷你大脑"或远端肠管肠壁神经系统(enteric nervous system, ENS),主要功能为协调运动、免疫功能和肠内分泌。ENS 发育异常会导致功能性肠梗阻,从而诱发先天性巨结肠相关小肠结肠炎(Hirschsprung-associated enterocolitis, HAEC)的发生,HAEC 是 HSCR 最严重的并发症。

HSCR 的发病机制目前尚不清楚,最近的研究表明肠道微生物群是引起 HAEC 的病因,且在HSCR 的发病过程中起着重要作用(Frykman et al. 2015)。

病变肠管从齿状线(肛管为生理性无神经节细胞区)延伸至累及病变的肠管近端,病变肠管长度不一。将病变累及结肠脾曲的命名为典型的或直肠乙状结肠型 HSCR,此类临床上最常见,占 80%。病变累及超过脾曲但限于结肠的为长段型巨结肠,占 10%。病变累及整个结肠(通常至少累及末端回肠 5~7cm)的命名为全结肠型无神经节细胞症或超长 HSCR,占 10%。病变累及整个肠道的极为少见,即使肠外营养、创新的外科技术和小肠移植可提高其生存率(Holschneider and Puri 2000; Coran and Teitelbaum 2000; Loening Baucke and Kimura 1999; Ruttenstock and Puri 2009),但几乎无法存活。

散在病例的高分布、临床表现的变异性、不完全性别依赖的外显性以及同胞复发风险的变量差异都提示 HSCR 可能为复杂性的遗传性疾病。1994 年,染色体 10q11.2 位点上的 RET 原癌基因突变被证实不仅发生在 HSCR 患者,也发生在不同疾病如多发性内分泌肿瘤 2A 型、2B 型和散在的家族性甲状腺髓样癌。自那以后,近 50% 的家族性和 10%~15%的散在性 HSCR 被证实 RET 酪氨酸激酶活性消失(Parisi and Kapur 2000; Stewart and von Allmen 2003; Eng 1996; Romeo et al. 1994)。目前还发现的与HSCR 敏感性相关的其他 8 个基因有 *GDNF*、*EDN3*、*EDNRB*、*NRTN*、*ECE1*、*PHOX2B*、*SOX10* 和 *ZFHX1B*。其中,GNDF 属于 RET 信号通路。

可累及所有系统和器官的相关畸形的多发存在也证实了强大的基因背景。可以合并或不合并综合征。HSCR 合并 Down 综合征(21-三体)是最常见的染色体异常,约占所有 HSCR 患者的 10%。其他还有先天性中枢性低通气综合征(Ondine's course)、Waardenburg-Shah 综合征、Bardet-Biedl 综合征、Mowat-Wilson 综合征和 Goldberg-Shprintzen 症等。不合并综合征的也有累及神经、心血管、泌尿生殖、胃肠、骨骼、代谢和色素沉着。HSCR 合并的相关畸形有先天性耳聋、屈光异常或视力损害、脑积水、膀胱憩室、梅克尔憩室、肛门闭锁、室间隔缺损、肾发育不良、隐睾和神经母细胞瘤。近来证据表明相关畸形的发生率在某种程度上被低估了,实际上孤立的HSCR 不合并畸形是比较罕见的(Amiel et al. 2008; Tomita et al. 2003; Pini Prato et al. 2009, 2013)。

85.4 临床方面

HSCR 是先天性疾病,可家族性发病,也可散在发病。发病率约 1/5 000,种族间发病率差异显著,白种人、非洲裔美国人和亚洲人分别为 1.5/10 000、2.1/10 000 和 2.8/10 000。以男性为主,男女之比约4:1。家族性发病并不罕见,患典型 HSCR 的男性同胞和女性同胞的患 HSCR 发生率分别占 3%~5%和 1%,而在全结肠型 HSCR 的患儿中同胞发生HSCR 的发病率可显著升高,高达 12.4%~33%。

临床症状可从新生儿期的肠梗阻变化到较大儿童的慢性持续性便秘(表 85.1)。虽然胎粪排出延迟长期以来被认为是 HSCR 的典型症状,但在近来的一份超过 100 个患儿的回顾性资料中发现,仅 64%的 HSCR 患儿在出生后 24 小时内未排胎粪(Pini Prato et al. 2008a)。超过 90% 的 HSCR 患儿在 1 岁前出现症状,如排便困难、胃食欲缺乏、持续性腹胀。功能性结肠梗阻和蠕动亢进会引起"爆破样"粪便排出,这在婴幼儿 HSCR 中常见。直肠检查可显示肛门括约肌紧和"爆破样"气粪排出。小部分患者可能到很晚才出现症状。较大儿童的常见症状有慢性持续性便秘、反复粪便潴留、发育差和营养不良。1/3 的 HSCR 患者不表现为便秘,而是表现为与HSCR 相关的小肠结肠炎,这是严重且可怕的并发症,临床表现为"爆破样"腥臭稀便、腹胀和随着而来的脓毒症或低血容量性休克。HAEC 仍然有很高的发病率,需要及时行肠造口术,死亡率为 5%~50%(Khan et al. 2003; Hackam et al. 1998; Pini Prato et al. 2008b, 2011)。

表 85.1　HSCR 临床症状和发生率

临床症状（$N=112$）（Pini Prato 2008b）	发生率 /%
新生儿期和婴幼儿期	
腹胀	94
排便困难	92
未排胎粪	63
肠梗阻	61
发育差	42
小肠结肠炎	35
较大儿童	
无污粪或充盈性失禁（Hackam 1998）	96
慢性便秘（1 岁前出现症状）	96
进行性腹胀	85
粪便阻塞	49
发育差	27

虽然临床症状与无神经节细胞肠管的长度没有密切关系，但长段型 HSCR 和全结肠型 HSCR 往往临床症状更重、预后更差。整个肠管无神经节细胞是罕见的，存活概率极低（Pini Prato et al. 2008b，2011；Menezes et al. 2008）。

如果患儿年龄小于 1 岁，主诉胎粪排出延迟，发育差，没有充盈性失禁或污粪，体格检查时肛管括约肌紧、直肠壶腹部空虚，有以上这些典型的临床症状，可以考虑 HSCR。可以先通过灌肠、应用轻泻药、饮食调理来缓解症状，但之后症状又反复出现。与新生儿期 HSCR 症状相似的疾病有囊性纤维化、胎粪栓综合征、左小结肠综合征、肠闭锁、肛门直肠畸形、早产儿肠神经系统发育不成熟、甲状腺功能减退症、肠神经发育不良症和慢性假性肠梗阻（Khan et al. 2003；Martucciello et al. 2005）。

85.5　诊断

诊断 HSCR 的金标准是直肠吸引活检（Pini Prato et al. 2007）。该操作安全、无痛，可在门诊做。必须在齿状线上 1、3、5cm 处多处取材，标本应该包含充足的黏膜下层有助于正确地评估 ENS 发育情况。采用组织化学和酶组织化学染色技术如乙酰胆碱酯酶、α- 萘酯酶、NADPH- 黄递酶、琥珀酸、乳酸脱氢酶和一氧化氮合酶用于评估神经功能，甲苯胺蓝或苏木精和曙红染色用于大体组织学检查。诊断标准包括黏膜下层粗大的副交感神经干和神经节细胞缺如、固有层乙酰胆碱酯酶活性增强（Bruder and Meier Ruge 2010）。

出生后一个月做的直肠吸引活检诊断准确率接近 100%，但要注意只有部分的新生儿或早产儿才可能符合以上所有的诊断标准。为了提高 HSCR 的诊断率，可以应用一个名叫 Solo-RBT 的新型工具在床边施行安全的直肠吸引活检，既可以用于新生儿，也可用于成人患者。我们报道了应用 Solo-RBT 来施行活检的 389 例患儿中并发症（出血、穿孔）的发生率低于 1%（Martucciello et al. 2001；Pini Prato et al. 2001，2006）。影像学检查也有助于诊断 HSCR。腹部平片可以显示小肠或近端结肠扩张。全结肠型 HSCR 患儿在刚出生后几个月内的钡剂灌肠造影检查通常显示结肠扩张不明显，因此早期很难确诊。在肠管开始扩张后，结肠的病变段会表现为"正常"，而病变段近端的结肠会扩张。钡剂灌肠造影检查可能会显示移行段（从无神经节细胞区过渡到有正常神经节细胞区的这段肠管），约 10% 的患儿移行段肠管中无神经节细胞（Proctor et al. 2003）。图 85.1 是一个 HSCR 患儿的钡剂灌肠造影。肛管测压（直肠球囊扩张）会显示在直肠扩张时肛门内括约肌松弛反射缺如。钡剂灌肠造影和肛管测压在诊断 HSCR 的敏感性和特异性方面是相似的，只能作为辅助诊断方法，直肠吸引活检和组织化学检查是确诊 HSCR 的唯一方法（图 85.2）。钡剂灌肠用于预测无神经节细胞肠管的长度，从而制定相应的手术方法。

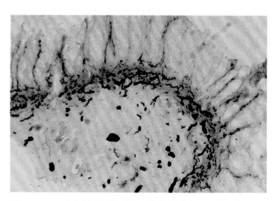

图 85.1　一个新生儿先天性巨结肠的直肠吸引活检，乙酰胆碱酯酶染色显示黏膜下神经节细胞缺如、粗大神经干和固有层乙酰胆碱酯酶活性增强

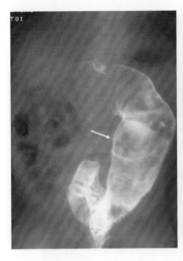
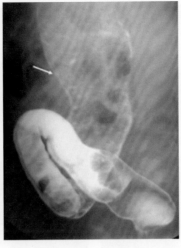

图 85.2　一个 2 月龄患儿的钡剂灌肠显示降结肠扩张（白箭头），这片子没有清晰显示无神经节细胞和有正常神经节细胞肠管的区域

85.6　治疗

HSCR 一旦确诊，必须行手术治疗。术前连续的直肠灌肠有助于结肠减压和预防小肠结肠炎，这治疗本质上就是非侵入性的临时结肠造口以便于扩张肠管减压。对于肠管不扩张的典型的 HSCR 患儿，可以尝试一期根治手术。如果患儿有 HAEC 或是全结肠型 HSCR，或有严重扩张的肠管，那么可以先行减压性肠造口术（或者是结肠造口，或者是回肠造口）有利于扩张肠管恢复。治疗 HSCR 有几个手术方法。手术时必须注意：①必须彻底切除无神经节细胞肠管，包括到括约肌区域的直肠；②术中必须靠浆肌层活检和组化染色检查来确认有正常神经节细胞的肠管，以避免解剖上粗略估计和盲目拖出；③为了正确判断吻合位置和考虑相关的神经节细胞减少症或肠神经发育不良的可能性，术中要求有经验的病理学家作评估；④外科医师必须有丰富的手术经验以利于达到更好的手术效果、减少并发症的发生。可以经直肠内、直肠后、直肠周围（分别为 Soave 术、Duhamel 术和 Swenson 术）彻底切除无神经节细胞肠管，术式选择取决于手术医生。自 1991年以来，我们对许多患儿进行了手术治疗，分别采用了 Soave、Duhamel 或 Swenson 术式，结果显示术后疗效相似（Pini Prato et al. 2008a）。腹腔镜微创技术的出现改变了手术入路，HSCR 治疗方法也随之改变（Mattioli et al. 2008；Langer et al. 2003；Ekema et al. 2003）。目前最常用的是 Soave-Georgeson 术式，体现了经直肠内拖出和微创手术的优势（图 85.3~ 图85.5）（Ekema et al. 2003）。

我们对施行 Soave-Georgeson 术和 Soave-Boley术（传统剖腹手术）的患儿进行术后疗效比较，结果显示术后疗效（并发症、排便功能、控便能力等方面）相似，但前者住院时间缩短、创口更美观。

近年来在儿科手术中引进了机器人技术，但我们的治疗结果表明机器人辅助手术可能只对受 HSCR 该疾病影响的老年患者起作用（Mattioli et al. 2017）。

总之，腹腔镜辅助经直肠内拖出术（即 Soave-Georgeson 术）既适用于新生儿期 HSCR，也适用于婴幼儿期 HSCR。

85.7　预后

HSCR 死亡率较低，在术前发生严重 HAEC 时更容易死亡（Pini Prato et al. 2011）。虽然主要发生在新生儿或婴幼儿，但也有报道成人死于严重 HAEC 引起的继发感染。HSCR 手术后疗效满意。尽管整体效果良好，但有作者报道在长期随访中发现问题的发生率高于预期。不管采用哪种术式，小肠结肠炎、便秘、发育差、污粪和便失禁是最常见的问题（Pini Prato et al. 2008a，b；Mattioli et al. 2008）。尤其各种报道显示污粪和便失禁以及来自父母的批评对患儿的社会心理方面造成严重影响，从而影响生活质量（Pini Prato et al. 2008a，b；Menezes et al. 2008）。

治疗以上这些问题有许多方法，如保守治疗、药物治疗、神经调节和外科手术，外科手术有括约肌后切开术或肛门内括约肌切除术（Ng et al. 2015）。推

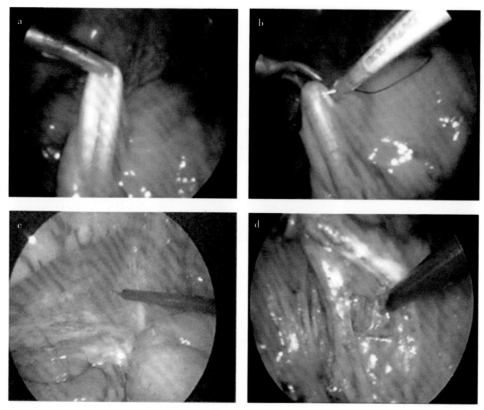

图 85.3　Soave-Georgeson 术腹腔镜下照片:(a) 识别扩张肥厚结肠段,浆肌层活检位置;(b) 浆肌层活检确认有正常神经节细胞肠管;(c) 从无神经节细胞直肠段开始(新生儿其实是透明肠系膜);(d) 在进行肛周操作前完全游离肠系膜

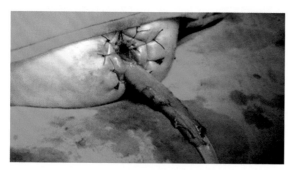

图 85.4　Soave-Georgeson 术:腹腔镜下游离预切除肠段肠系膜后经肛门直肠将无神经节细胞肠段拖出

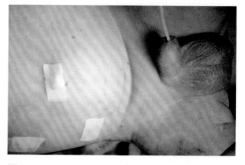

图 85.5　Soave-Georgeson 术:最终的婴儿腹部美观图片

荐的另一种治疗方法是在肛门内括约肌注射肉毒杆菌毒素,旨在引起肛门内括约肌的可逆性松弛(Han-Geurts et al. 2014)。

典型 HSCR(即病变累及直肠乙状结肠)的术后疗效几乎不能与超长型 HSCR(即全结肠型无神经节细胞症)相比,因为后者往往预后更差。HSCR 的术后疗效可以从整个儿童期观察至青春期或成年期,其整体疗效随时间增长逐渐改善。

112 例 HSCR 患者中,典型 HSCR 和全结肠型 HSCR 的并发症(包括残留的括约肌失弛缓症、狭窄、粘连、漏、术后便秘和小肠结肠炎)发生率分别为 15%、60%,这证实无神经节细胞肠管的长度显著影响了术后疗效。长期随访整体功能效果良好。典型 HSCR 患儿中 85%、全结肠型 HSCR 患儿中 69% 控便能力良好。典型 HSCR 患儿中 80%、全结肠型 HSCR 患儿中 55% 心理自我接受评分良好,其自我感觉都是极好的到好的,分别高达 98% 和 100%。典型 HSCR 患儿中 75%、全结肠型 HSCR 患儿中 18% 外观美观。整体良好的预期是合理的,但仍有一部分患儿有持续的问题出现(Pini Prato et al. 2008a)。

在再手术病例中,如果根治手术时有经验的手术医师和病理科医师一起协作,那么长期随访结果与一期手术病例相似。本组研究中因各种原因施行再次手术的患儿术后疗效与行一期拖出术的患儿无显著差异。这使得手术医师对再手术患者术后疗效有着乐观的期待,但这也表明为了患儿达到最佳术后疗效,建议集中护理。

参考文献

Amiel J, Sproat-Emison E, Garcia-Barcelo M, Lantieri F, Burzynski G, Borrego S, Pelet A, Arnold S, Miao X, Griseri P, Brooks AS, Antinolo G, de Pontual L, Clement-Ziza M, Munnich A, Kashuk C, West K, Wong KK, Lyonnet S, Chakravarti A, Tam PK, Ceccherini I (2008) Hirschsprung disease, associated syndromes and genetics: a review. J Med Genet 45(1):1. https://doi.org/10.1136/jmg.2007.053959

Bruder E, Meier-Ruge WA (2010) Twenty years diagnostic competence center for Hirschsprung's disease in Basel. Chirurg 81(6):572. https://doi.org/10.1007/s00104-010-1924-4

Coran AG, Teitelbaum DH (2000) Recent advances in the management of Hirschsprung's disease. Am J Surg 180(5):382. https://doi.org/10.1016/S0002-9610(00)00487-6

Ekema G, Falchetti D, Torri F, Merulla VE, Manciana A, Caccia G (2003) Further evidence on totally transanal one-stage pull-through procedure for Hirschsprung's disease. J Pediatr Surg 38(10):14577064

Eng C (1996) Seminars in medicine of the Beth Israel hospital, Boston. The RET proto-oncogene in multiple endocrine neoplasia type 2 and Hirschsprung's disease. N Engl J Med 335(13):943. https://doi.org/10.1056/NEJM199609263351307

Frykman PK, Nordenskjöld A, Kawaguchi A, Hui TT, Granström AL, Cheng J, Tang J, Underhill DM, Iliev I, Funari VA, Wester T, HAEC Collaborative Research Group (HCRG). Characterization of bacterial and fungal microbiome in children with Hirschsprung disease with and without a history of enterocolitis: a multicenter study. Worcester: Reeta Prusty Rao, Worcester Polytechnic Institute, 2015, 10(4). https://doi.org/10.1371/journal.pone.0124172

Hackam DJ, Filler RM, Pearl RH (1998) Enterocolitis after the surgical treatment of Hirschsprung's disease: risk factors and financial impact. J Pediatr Surg 33(6):9660207

Han-Geurts IJ, Hendrix VC, de Blaauw I, Wijnen MH, van Heurn EL (2014) Outcome after anal intrasphincteric Botox injection in children with surgically treated Hirschsprung disease. J Pediatr Gastroenterol Nutr 59(5):604. https://doi.org/10.1097/MPG.0000000000000483

Holschneider AM, Puri P (2000) Hirschsprung's disease and allied disorders, 2nd edn. Harwood Academic Publishers, Amsterdam

Khan AR, Vujanic GM, Huddart S (2003) The constipated child: how likely is Hirschsprung's disease? Pediatr Surg Int 19(6):439. https://doi.org/10.1007/s00383-002-0934-9

Langer JC, Durrant AC, de la Torre L, Teitelbaum DH, Minkes RK, Caty MG, Wildhaber BE, Ortega SJ, Hirose S, Albanese CT (2003) One-stage transanal soave pullthrough for Hirschsprung disease: a multicenter experience with 141 children. Ann Surg 238(4):569. https://doi.org/10.1097/01.sla.0000089854.00436.cd

Loening-Baucke V, Kimura K (1999) Failure to pass meconium: diagnosing neonatal intestinal obstruction. Am Fam Physician 60(7):10569507

Martucciello G, Favre A, Torre M, Pini Prato A, Jasonni V (2001) A new rapid acetylcholinesterase histochemical method for the intraoperative diagnosis of Hirschsprung's disease and intestinal neuronal dysplasia. Eur J Pediatr Surg 11(5):300. https://doi.org/10.1055/s-2001-18557

Martucciello G, Pini Prato A, Puri P, Holschneider AM, Meier-Ruge W, Jasonni V, Tovar JA, Grosfeld JL (2005) Controversies concerning diagnostic guidelines for anomalies of the enteric nervous system: a report from the fourth international symposium on Hirschsprung's disease and related neurocristopathies. J Pediatr Surg 40(10):1527. https://doi.org/10.1016/j.jpedsurg.2005.07.053

Mattioli G, Pini Prato A, Giunta C, Avanzini S, Della Rocca M, Montobbio G, Parodi S, Rapuzzi G, Georgeson K, Jasonni V (2008) Outcome of primary endorectal pull-through for the treatment of classic Hirschsprung disease. J Laparoendosc Adv Surg Tech A 18(6):869. https://doi.org/10.1089/lap.2007.0223

Mattioli G, Pio L, Leonelli L, Razore B, Disma N, Montobbio G, Jasonni V, Petralia P, Pini PA (2017) A provisional experience with robot-assisted soave procedure for older children with Hirschsprung disease: back to the future? J Laparoendosc Adv Surg Tech A 25:546. https://doi.org/10.1089/lap.2016.0337

Menezes M, Pini Prato A, Jasonni V, Puri P (2008) Long-term clinical outcome in patients with total colonic aganglionosis: a 31-year review. J Pediatr Surg 43(9):1696. https://doi.org/10.1016/j.jpedsurg.2008.01.072

Ng J, Ford K, Dalton S, McDowell S, Charlesworth P, Cleeve S (2015) Transanal irrigation for intractable faecal incontinence and constipation: outcomes, quality of life and predicting non-adopters. Pediatr Surg Int 31(8):729. https://doi.org/10.1007/s00383-015-3735-7

Parisi MA, Kapur RP (2000) Genetics of Hirschsprung disease. Curr Opin Pediatr 12(6):11106284

Pini Prato A, Martucciello G, Jasonni V (2001) Solo-RBT: a new instrument for rectal suction biopsies in the diagnosis of Hirschsprung's disease. J Pediatr Surg 36(9):11528606

Pini-Prato A, Martucciello G, Jasonni V (2006) Rectal suction biopsy in the diagnosis of intestinal dysganglionoses: 5-year experience with Solo-RBT in 389 patients. J Pediatr Surg 41(6):1043. https://doi.org/

10.1016/j.jpedsurg.2006.01.070

Pini-Prato A, Avanzini S, Gentilino V, Martucciello G, Mattioli G, Coccia C, Parodi S, Bisio GM, Jasonni V (2007) Rectal suction biopsy in the workup of childhood chronic constipation: indications and diagnostic value. Pediatr Surg Int 23(2):117. https://doi.org/10.1007/s00383-006-1845-y

Pini Prato A, Gentilino V, Giunta C, Avanzini S, Parodi S, Mattioli G, Martucciello G, Jasonni V (2008a) Hirschsprung's disease: 13 years' experience in 112 patients from a single institution. Pediatr Surg Int 24 (2):175. https://doi.org/10.1007/s00383-007-2089-1

Pini Prato A, Gentilino V, Giunta C, Avanzini S, Mattioli G, Parodi S, Martucciello G, Jasonni V (2008b) Hirschsprung disease: do risk factors of poor surgical outcome exist? J Pediatr Surg 43(4):612. https://doi.org/10.1016/j.jpedsurg.2007.10.007

Pini Prato A, Musso M, Ceccherini I, Mattioli G, Giunta C, Ghiggeri GM, Jasonni V (2009) Hirschsprung disease and congenital anomalies of the kidney and urinary tract (CAKUT): a novel syndromic association. Medicine (Baltimore) 88(2):83. https://doi.org/10.1097/MD.0b013e31819cf5da

Pini Prato A, Rossi V, Avanzini S, Mattioli G, Disma N, Jasonni V (2011) Hirschsprung's disease: what about mortality? Pediatr Surg Int 27(5):473. https://doi.org/10.1007/s00383-010-2848-2

Pini Prato A, Rossi V, Mosconi M, Holm C, Lantieri F, Griseri P, Ceccherini I, Mavilio D, Jasonni V, Tuo G, Derchi M, Marasini M, Magnano G, Granata C, Ghiggeri G, Priolo E, Sposetti L, Porcu A, Buffa P, Mattioli G (2013) A prospective observational study of associated anomalies in Hirschsprung's disease. Orphanet J Rare Dis 8:184. https://doi.org/10.1186/1750-1172-8-184

Proctor ML, Traubici J, Langer JC, Gibbs DL, Ein SH, Daneman A, Kim PC (2003) Correlation between radiographic transition zone and level of aganglionosis in Hirschsprung's disease: implications for surgical approach. J Pediatr Surg 38(5):775. https://doi.org/10.1016/jpsu.2003.50165

Romeo G, Ronchetto P, Luo Y, Barone V, Seri M, Ceccherini I, Pasini B, Bocciardi R, Lerone M, Kääriäinen H, Martucciello G (1994) Point mutations affecting the tyrosine kinase domain of the RET proto-oncogene in Hirschsprung's disease. Nature 367(6461):377. https://doi.org/10.1038/367377a0

Ruttenstock E, Puri P (2009) A meta-analysis of clinical outcome in patients with total intestinal aganglionosis. Pediatr Surg Int 25(10):833. https://doi.org/10.1007/s00383-009-2439-2

Stewart DR, von Allmen D (2003) The genetics of Hirschsprung disease. Gastroenterol Clin N Am 32(3):14562576

Tomita R, Ikeda T, Fujisaki S, Shibata M, Tanjih K (2003) Upper gut motility of Hirschsprung's disease and its allied disorders in adults. Hepato-Gastroenterology 50(54):14696442

新生儿胃肠炎与顽固性腹泻病

86

Andrea De Luca and Giacomo Zanelli

付惠玲　高红艳　翻译，刘曼玲　审校

目录

摘要

胃肠炎仍然是全世界儿童发病和死亡的主要原因，尽管通过实施有效措施使全球死亡率明显下降，但仍有许多工作要做。在新生儿期，某些保护性因素（母乳喂养、尽量减少接触受污染的水和食品、母体被动免疫）通常会使胃肠炎的发生率降低。在这一时期，各种病原的致病概率与其他年龄组有所不同，但轮状病毒和大肠埃希菌属仍是主要病因。病原体通过受污染的产道、工具、物品或看护者的手等途径造成感染。从急性、自限性疾病到危及生命的复杂感染，临床表现可能差异较大。脱水评估和快速纠正是管理胃肠炎的基础。对有全身症状、严重脱水或有血便的病例可以考虑应用抗生素。新生儿腹泻发生主要是急性胃肠道感染所致，但应与其他疾病相鉴别，如严重的先天性疾病。

86.1 要点

- 由于胃肠炎对婴幼儿的发病率和死亡率产生重大影响，因此成为全球性公共卫生问题。
- 一些保护性因素，如纯母乳喂养等，通常可以降低新生儿胃肠道感染的风险。
- 轮状病毒和大肠埃希菌等致病菌株是儿童胃肠炎的主要病原体，可能也包括新生儿在内。
- 口服或静脉补液治疗是所有胃肠道感染管理的主要手段。
- 现在已达成共识，认为改善供水安全、保证环境卫生和个人卫生对于预防腹泻性疾病至关重要。

86.2 引言

　　胃肠炎是一种胃肠道感染疾病，表现为腹泻，伴或不伴有呕吐。通常都是急性和自限性的，是世界范围内 5 岁以下儿童发病和死亡的主要原因。感染可能会是一个持续过程（病程 >14 天），从而导致吸收不良和功能丧失。本章将介绍新生儿胃肠炎的流行病学、病因、临床表现及预防。

86.3 流行病学

　　据估计，全球每年约 70 万儿童死于感染性腹泻，而且主要集中在 2 岁以下儿童（Fischer Walker et al. 2013；Bhutta et al. 2013；WHO 2015）。尽管全球儿童腹泻病发生率相似（2.7 次 / 人 / 年），但死亡主要集中在中低收入国家（东南亚和非洲），这与已知的相关危险因素，如贫困、营养不良、医疗设备短缺、维生素缺乏症等有关（Fischer Walker et al. 2013）。虽然过去二十几年实施了有效措施使全球死亡率显著降低，但由于腹泻导致的死亡人数仍然很高（其实大多是可预防的），还有大量的工作需要进行（Bhutta et al. 2013）。最紧迫的问题是要在最贫困地区实施有效措施，解决因冲突或灾难造成的人口大规模流离失所以及气候变化对传染病传播造成的影响（Bhutta et al. 2013；Hershey et al. 2011；Carlton et al. 2015）。由于某些保护性因素（母乳喂养、尽量减少接触污染的水和食品、母体被动免疫），新生儿胃肠炎的发生率通常会降低。尽管如此，据估计每年有近 17 000 名新生儿死于胃肠炎（WHO 2015；O'Ryan et al. 2011）。低出生体重、早产、胃酸浓度低是该年龄段公认的导致严重胃肠道感染的危险因素（O'Ryan et al. 2011）。

86.4 病因学

　　许多微生物都可导致胃肠炎，它们的流行程度可能以地理区域而异（图 86.1）（Kotloff et al. 2013）。

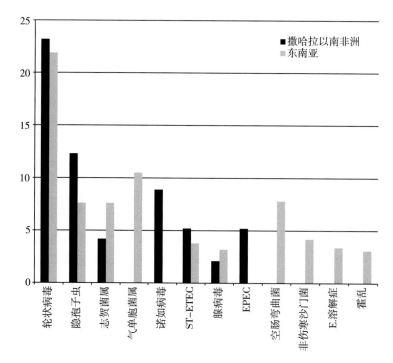

图 86.1　与不同地区 0~1 月龄婴儿的中度至重度腹泻病显著相关的病原体调整后的归因分数（以总发作的加权百分比表示）（参考并改编自 Kotloff et al 研究 2013）。注：ST, 热稳定肠毒素；ETEC, 产毒性大肠埃希菌；EPEC, 致病性大肠埃希菌；NT, 非伤寒

发病机制可概括为"非炎症性"和"炎症侵袭性"腹泻,结合临床表现,也可定义为"水样便"和"血便"腹泻(表86.1)。新生儿期致病的病原体不同于其他年龄组患儿。接下来本章节将介绍主要病因。

表86.1 病因与腹泻综合征的相关性

腹泻综合征类型	
非炎症性	炎症性
水样泻	血便(痢疾)
霍乱弧菌	志贺菌
大肠埃希菌(产毒大肠埃希菌、致病性大肠埃希菌、黏附 - 聚集性大肠埃希菌)	大肠埃希菌(侵袭性大肠埃希菌、出血性大肠埃希菌)
病毒(轮状病毒等)	非伤寒 - 沙门菌[a]
贾第鞭毛虫	空肠弯曲菌[a]
隐孢子虫	难辨梭状芽孢杆菌[a]
	耶尔森菌
	溶组织性阿米巴虫

[a] 特定肠道感染不一定仅归为单一类型的腹泻综合征。一些病原体可同时引起两种腹泻(水样泻或血便)。

86.4.1 轮状病毒

在全球范围内,小于 5 岁因腹泻住院的患儿中有高于 40% 是因轮状病毒感染所致(Ciccarelli et al. 2013)。这种微生物被认为是导致胃肠炎最常见的病原,也是脱水死亡的主要原因之一(O'Ryan et al. 2011;Kotloff et al. 2013)。它是一种至少有 3 种血清型(A、B、C)的 RNA 病毒,其中血清型 A 最常见。新生儿感染轮状病毒的情况可能比以前所认识的更加常见,其中大部分感染是无症状的。病毒潜伏期很短(1~3 天),这导致了会在幼托机构暴发。致病机制是病毒感染导致肠绒毛中部或上皮成熟细胞受累,可能以乳糖酶作为受体进入细胞。黏膜表面改变导致水样泻。早产儿(小于 32 周)乳糖酶的减少是这类患者的感染概率较低的原因。新生儿可通过产道被感染,但最常见的传播途径是医护人员的手部导致婴儿之间的传播。空气传播的可能性仍存在争议。轮状病毒相关的脑膜脑炎、瑞氏综合征、新生儿小肠结肠炎、川崎病等也已有报道(O'Ryan et al. 2011)。

86.4.2 其他病毒

在新生儿病区由诺如病毒、腺病毒导致的院内暴发已有报道,包括水样泻在内的临床表现与其他年龄组相似。其他种类病毒(肠道病毒、博卡病毒、星状病毒、杯状病毒、冠状病毒)可能与新生儿胃肠炎有相关性,但它们的作用和发病频率尚不清楚(O'Ryan et al. 2011;Steiner and Guerrant 2010)。

86.4.3 大肠埃希菌属

大肠埃希菌在健康新生儿出生早期快速定植于肠道,从而构成了一生中主要的肠道需氧菌群。然而一些致病菌株通过不同的机制引发腹泻。致病性大肠埃希菌作为发展中国家儿童腹泻的主要病原之一,且与 0~11 月龄婴儿死亡密切相关,因此被认为是全球性问题(O'Ryan et al. 2011;Kotloff et al. 2013)。虽然出生 6 个月后发病率更高,但新生儿暴发已有报道(O'Ryan et al. 2011)。感染通过受污染产道或其他成年携带者水平传播。这种疾病由多种遗传毒力因子介导且变异大,但通常表现为非血性腹泻(O'Ryan et al. 2011)。产毒性大肠埃希菌产生两种类型肠毒素(不耐热肠毒素和耐热肠毒素),从而导致类似于霍乱毒素诱导的肠黏膜分泌反应。在发展中国家,它被认为是重要的病原体和导致中度至重度腹泻病的常见病因;已观察到有新生儿暴发(O'Ryan et al. 2011;Kotloff et al. 2013)。肠聚集性大肠埃希菌的血清型表现为典型的黏附聚集性,会在资源有限的国家中引发婴幼儿和儿童持续性腹泻(Ciccarelli et al. 2013)。它的发病率要比以前认识的更高,已多次报道幼托机构的暴发(O'Ryan et al. 2011)。侵袭性大肠埃希菌类似志贺菌通过侵袭小肠上皮细胞的方式引起腹泻,从而产生痢疾样综合征,临床表现可能比志贺菌腹泻轻。但人们对新生儿的流行病学了解甚少(O'Ryan et al. 2011)。在大多数发达国家中,产志贺毒素的大肠埃希菌已被认为是新兴的胃肠道病原体。产志贺毒素的大肠埃希菌特殊亚型——肠出血型,产生以血便为特征的临床综合征。它在儿童中已有发病,但新生儿仍不确定(O'Ryan et al. 2011)。最具毒性的肠出血型是 $O_{157}:H_7$ 亚型,它具有动物源性,可通过受污染的食物传播,其危险性与溶血性尿毒综合征的出现有关(O'Ryan et al. 2011)。

86.4.4　志贺菌

志贺菌分为 4 个种类,是发展中国家儿童感染胃肠炎最常见病原之一(Kotloff et al. 2013)。质粒编码侵袭性毒素的产生导致典型的痢疾样临床表现。其发病高峰期在 4 岁之前,新生儿病例罕见。新生儿感染者的母亲有时是携带者,一半以上新生儿病例发生在出生后 3 天内,这与分娩过程中粪口传播有关(O'Ryan et al. 2011)。新生儿疾病症状轻,但仍可能发生并发症。

86.4.5　沙门菌

多种非伤寒 - 沙门菌可引起胃肠炎。许多动物是携带者,人类通过食用受污染的肉、奶或与宠物接触而被感染。发病机制与引起痢疾的微生物侵袭能力有关,类似于志贺菌或其他病原体。虽然发病高峰在 6 个月至 4 岁,但新生儿感染相对常见。在新生儿中,传播途径以分娩过程中母亲传播为主,幼托机构内受污染的物品和看护者可能也是传染源,从而导致该疾病流行。肠道外并发症也较常见(O'Ryan et al. 2011)。

86.4.6　弯曲杆菌属

食用受污染食品(包括未经巴氏消毒的牛奶、家禽和污染水)易发生弯曲杆菌感染。农场动物和宠物是其来源。空肠弯曲菌会引起水样泻或痢疾样疾病,通常较大婴儿和儿童易受累,但新生儿感染也有报道。在新生儿围产期感染后,梭状芽孢杆菌可引起菌血症和脑膜炎(O'Ryan et al. 2011)。

86.4.7　嗜水气单胞菌

嗜水气单胞菌广泛分布于动物和环境中。作为腹泻病病因,其致病机制一直备受争议。有证据似乎证明了其在新生儿期作为病原体发病的机制(O'Ryan et al. 2011;Kotloff et al. 2013)。它通常由毒素产物介导产生水样泻。

86.4.8　其他细菌

其他细菌性病原体也能引起胃肠炎(霍乱弧菌、难辨梭状芽孢杆菌、耶尔森菌),但在新生儿期很少见(O'Ryan et al. 2011)。

86.4.9　寄生虫

某些寄生虫,例如肠内贾第鞭毛虫、组织溶性阿米巴虫,特别是隐孢子虫是导致儿童腹泻的常见原因(O'Ryan et al. 2011;Kotloff et al. 2013)。但在较大儿童中临床表现较明显,它与高流行地区的病菌感染有关,这些地区的新生儿护理或个人及环境卫生条件通常较差(O'Ryan et al. 2011)。

86.5　传播途径

引起胃肠炎的病原体通过粪 - 口途径传播。大部分情况下,患者的粪便是主要的传染源,有可能直接传染给他人,也可能通过污染水或周围环境传染给他人。其他微生物(沙门菌、弯曲杆菌)定植于不同动物的肠道,感染风险主要与食用受污染的食品有关。在资源有限的环境中,这些传播方式通常会重合,并且由于人口过密、卫生条件差、安全饮用水不足、有效的废物处理设备缺乏及健康教育不足等因素,使得胃肠道感染蔓延加剧(Bhutta et al. 2013;O'Ryan et al. 2011)。新生儿可能通过不同的途径感染病原体:出生早期通过受污染的产道,特别是在医院接触到受污染的工具、物品或牛奶,以及通过看护者的手部被感染(O'Ryan et al. 2011;Ciccarelli et al. 2013)。轮状病毒感染的高传染性导致人们推测其也可能通过悬浮颗粒经由呼吸途径传播(O'Ryan et al. 2011)。

86.6　临床表现

急性胃肠炎的临床表现特征是腹泻发作,可能伴随呕吐。根据世界卫生组织的定义,腹泻是指每天排泄 3 次或 3 次以上稀糊或稀水样便,或者个体排便次数明显超过平日习惯频率(WHO 2014)。在新生儿期,腹泻可能很难定义,因为婴儿(尤其是母乳喂养者)排便次数相对频繁,呈稀糊状,并且个体差异很大(Ciccarelli et al. 2013)。因此,在诊断新生儿胃肠炎时,应考虑新生儿之前的排便习惯和自身情况。通常,新生儿胃肠炎是急性自限性疾病,临床表现为轻度至中度。病原体可在肠道中定植,但不引起肠道疾病。微生物的毒性、数量和机体个体因素（例如早产、低出生体重、营养不良等）会影响患病风险和疾病严重程度。临床表现可能差异很大，一些伴随症状可能有发热、呕吐、拒食、脱水、腹胀和嗜睡。在胃肠炎的治疗中，评估患儿脱水程度和腹泻类型（水样便或血便）至关重要，这与是否存在侵袭性病原体有关。无论何种病因，儿童脱水的风险都很高，都可能迅速导致低血容量性休克和死亡。某些细菌感染也可能引起肠内和肠外并发症（表86.2）（Bhutta et al. 2013；O'Ryan et al. 2011；Ciccarelli et al. 2013）。值得注意的是，虽然新生儿腹泻通常由急性胃肠道感染引起，但应考虑与其他几种疾病进行鉴别诊断（表86.3）。特别要强调的是，腹泻可能是严重的全身性细菌或病毒感染的临床症状之一。在高发病地区或患儿营养不良时，多次腹泻发作可能会引起慢性腹泻，影响儿童的生长发育，发育迟缓可能会在以后导致功能丧失。此外，在胃肠炎急性发作后，由于继发性双糖酶缺乏引起的持续性腹泻并不少见（O'Ryan et al. 2011；Ciccarelli et al. 2013）。

表86.2　细菌性肠炎的主要肠外并发症

并发症
败血症和感染性休克
局部细菌感染
脑膜炎
骨髓炎
肺炎
抽搐
溶血性尿毒综合征
弥散性血管内凝血
尿路感染

表86.3　新生儿腹泻的鉴别诊断和顽固性腹泻病的病因
（参考并改编自 Ciccarelli et al. 2013）

代谢或解剖疾病	炎症和免疫疾病
继发性感染后双糖酶缺乏症	牛奶蛋白不耐受性
先天性双糖酶缺乏症	大豆蛋白不耐受性
囊性纤维化病	区域性肠炎
先天性葡萄糖 - 半乳糖吸收不良	溃疡性结肠炎

续表

代谢或解剖疾病	炎症和免疫疾病
先天性失氯性腹泻	先天性巨结肠（Hirschsprung 病）
先天性 Na^+/H^+ 交换泵缺乏	小肠淋巴管扩张症
先天性胆汁酸吸收不良	先天性微绒毛萎缩病
先天性肠激酶缺乏症	自身免疫性肠病
舒瓦克曼综合征	湿疹血小板减少伴免疫缺陷综合征（Wiskott-Aldrich 综合征）
生理性胰淀粉酶缺乏症	胸腺发育不全症
肠病性肢端皮炎	HIV 甲状旁腺功能减退症
沃尔曼病	甲状旁腺功能亢进症
脂蛋白血症	其他
肾上腺皮质功能不全	肠上皮发育不良
肠激素分泌过多	病毒或细菌来源的全身感染
转钴胺素 II 蛋白缺乏症	光疗高胆红素血症
遗传性酪氨酸血症	家族性自主神经失调症
蛋氨酸吸收不良综合征	家族性肠病
	药物性腹泻
	坏死性小肠结肠炎

86.7　诊断

在新生儿急性腹泻的病例中，胃肠道感染的可能性很高。因此，评估与其他具有类似症状患者的接触史很重要。如果不是纯母乳喂养，要考虑是否接触了受污染的水。急性腹泻的诊断以脱水程度、临床表现的严重程度及鉴别诊断为基础（O'Ryan et al. 2011；Ciccarelli et al. 2013）。病因诊断基于粪便中微生物（或其毒素）的检测结果，但在轻型胃肠炎病例中，由于其自限性，病因诊断也不是必需的。在更严重病例中，除了补液以外，确定病因很重要，这样可以使抗生素治疗更有效。就病因诊断而言，尤其在经济条件和诊断资源有限的国家，水样便和血便的临床鉴别很重要，以便可以对侵袭性病原体行经验性抗生素治疗（表86.1）。为此，镜检粪便中的黏液和脓细胞可能有用。关于微生物实验室诊断，需要重点强调的一点是粪便标准细菌培养不能鉴别致病大肠埃希菌株，需要在检测中心进行更复杂的鉴别诊断。对于某些病原体（例如耶尔森氏菌、气单胞菌），必须告知实验室是否需要使用常规工作流程之外的特定培养基或测定法。如果出现血便或沙门菌感染，根据临床指征进行血液和脑脊液培养，以排除播散性感染的可能。通过快速乳胶凝集试验或酶联免疫吸附试验可在粪便中检测到引起胃肠炎的主要病毒（轮状病毒和腺病毒）。产毒艰难梭状芽孢杆菌的诊断基于粪便普通抗原和毒素基因（常用聚合酶链反应法）的联合检测。通过聚合酶链反应法或核酸扩增技术，也有助于其他病毒病因（诺如病毒、肠病毒、冠状病毒等）和细菌病原体分型（如大肠杆菌）的诊断。针对可疑的肠道寄生虫感染，特别是在高发病地区，可通过反复检测粪便寄生虫进行诊断（O'Ryan et al. 2011；Ciccarelli et al. 2013）。

86.8　治疗

脱水可能是儿童胃肠炎的主要并发症。因此，评估脱水程度是治疗所有腹泻的基础。根据世界卫生组织目前的推荐，口服补液疗法是治疗轻、中度脱水患儿由于腹泻引起的体液及电解质丢失的替代疗法（Ciccarelli et al. 2013；WHO 2014）。尽管口服补液疗法的疗效已被证实，但仍未得到充分应用（Piescik-Lech et al. 2013）。不同的口服补液盐配方可通过低渗透压（210~250mOsm/L）和不同浓度的钠、糖和其他电解质获取（Ciccarelli et al. 2013）。目前提高口服补液盐配方的口感和疗效的努力仍在继续（Piescik-Lech et al. 2013）。如果患者不能进食或持续呕吐，可考虑通过鼻胃管行口服补液治疗。如果患者口服补液治疗失败或严重脱水，可以选择静脉补液治疗（参见第 87 章）。中、重度脱水、血便或有全身症状的婴幼儿建议住院治疗。由于肠内营养对肠道功能的恢复有利，因此强烈建议持续母乳喂养，而是否停用配方奶粉还存在争议（WHO 2014；Piescik-Lech et al. 2013）。腹泻常伴随锌的大量流失，补锌能够降低儿童腹泻的持续时间和严重程度。在缺锌或中度营养不良患病率较高的地区，补锌可能对 6 个月及以上的儿童有益。因此世界卫生组织建议对患胃肠炎的儿童补充锌（WHO 2014），此外目前证据不支持对 6 个月以下的婴幼儿补锌（Ciccarell et al. 2013）。虽然应用益生菌（鼠李糖乳杆菌和布拉酵母菌）、抑制分泌药（消旋卡多曲）和止吐药（恩丹西酮）已显示出对儿童胃肠炎的治疗效果，但尚无足够

的数据推荐新生儿使用（Bhutta et al. 2013；Ciccarelli et al. 2013；Piescik-Lech et al. 2013；Freedman et al. 2013）。通常情况下，新生儿胃肠炎临床表现轻微且呈自限性，不需要抗生素治疗。经验性抗生素治疗仅用于有全身症状且严重脱水或血便的新生儿。抗生素的使用对于某些致病菌（致病性大肠埃希菌、产肠毒素大肠埃希菌等）仍有争议，对于其他致病菌（肠出血性大肠埃希菌）是禁忌，对于侵袭性病原体（沙门菌、弯曲杆菌、志贺杆菌）或其他微生物（霍乱弧菌、艰难梭菌）则推荐使用。由于抗生素耐药性在许多肠道病原菌中广泛传播，因此建议对抗生素的敏感性进行评估（O'Ryan et al. 2011）。

86.9　防控措施

考虑到大部分胃肠炎传播途径的特点，每次腹泻病感染控制的基础是对患者隔离和加强卫生措施。目前，对感染性疾病的预防，尤其是腹泻病，在改善供水安全、保证环境卫生和个人卫生的重要性上已达成共识（Bhutta et al. 2013）。众所周知，纯母乳喂养可以预防肠道感染并防止暴露于环境污染（O'Ryan et al. 2011；Ciccarelli et al. 2013）。多项研究证实，母乳喂养在对抗胃肠炎感染的过程中可起到保护作用。母乳中的抗菌物质，如乳铁蛋白、溶菌酶、吞噬细胞和特殊的免疫球蛋白等，起到了保护作用。母乳喂养还可促进肠道益生菌菌群形成，可竞争性抑制致病菌生长（O'Ryan et al. 2011；Ciccarelli et al. 2013）。某些引起胃肠炎的传染病可通过接种疫苗预防。虽然轮状病毒和霍乱弧菌疫苗在安全性和有效性方面已显示出明显的积极作用，但这些疫苗是在新生儿期之后才接种的（Bhutta et al. 2013；Ciccarelli et al. 2013）。基于数学模型的最新研究表明，到 2025 年，通过实施有效的腹泻防治措施（个人及环境卫生、母乳喂养、补锌、接种疫苗、适当及时的治疗）可将全球小儿胃肠炎导致的死亡减少 54%。如果这些主要循证干预措施的覆盖率可扩大到至少 80%，免疫接种的覆盖率可扩大到至少 90%，则到 2025 年，5 岁以下儿童的腹泻死亡可减少 95%（Bhutta et al. 2013）。

86.10　难治性腹泻病

难治性腹泻病是从患儿出生开始就需要胃肠外

营养补给的严重持续性腹泻。排除由复发性感染或双糖酶缺乏引起的急性胃肠炎，目前难治性腹泻病被认为是一种复杂而多样的综合征，包括与绒毛萎缩以及功能性或免疫肠道改变相关的多种遗传性疾病（见表86.3）。为了确定诊断，必须进行组织病理学分析和分子分析。这些病例必须在专门的机构进行治疗（Terrin et al. 2012）。

参考文献

Bhutta ZA, Das J, Walker N et al (2013) Interventions to address deaths from childhood pneumonia and diarrhoea equitably: what works and at what cost? Lancet 381:1417–1429

Carlton EJ, Woster AP, DeWitt P et al (2015) A systemic review and meta-analysis of ambient temperature and diarrhoeal diseases. Int J Epidemiol 2016 Feb; 45(1):117–30. https://doi.org/10.1093/ije/dyv296. Epub 2015 Nov 13

Ciccarelli S, Stolfi I, Caramia G (2013) Management strategies in the treatment of neonatal and pediatric gastroenteritis. Infect Drug Resist 6:133–161

Civardi E, Tzialla C, Baldanti F et al (2013) Viral outbreaks in neonatal intensive care units: what we do not know. Am J Infect Control 41:854–856

Fischer Walker CL, Rudan I, Liu L et al (2013) Global burden of childhood pneumonia and diarrhoea. Lancet 381:1405–1416

Freedman S, Ali S, Oleszczuk M et al (2013) Treatment of acute gastroenteritis in children: an overview of systematic reviews of interventions commonly used in developed countries. Evid Based Child Health 8:1123–1137

Hershey CL, Doocy S, Anderson J et al (2011) Incidence and risk factors for malaria, pneumonia and diarrhea in children under 5 in UNHCR refugee camps: a retrospective study. Confl Heal 5:24

Kotloff K, Nataro JP, Blackwelder WC et al (2013) Burden and etiology of diarrhoeal disease in infants and young children in developing countries (the Global Enteric Multicenter Study, GEMS): a prospective, case-control study. Lancet 382:209–222

O'Ryan M, Nataro JP, Cleary TG (2011) Microorganism responsible for neonatal diarrhea. In: Klein R (ed) Infections of the fetus and newborn infants, 7th edn. Elsevier Saunders, Philadelphia, pp 359–418

Piescik-Lech M, Shamir R, Guarino A et al (2013) Review article: the management of acute gastroenteritis in children. Aliment Pharmacol Ther 3:289–303

Steiner TS, Guerrant RL (2010) Principles and syndromes of enteric infections. In: Mandell Douglas and Bennett's principles and practices of infectious diseases, 7 edn. Elsevier Churchill Livingston, Philadelphia, pp 1335–1351

Terrin G, Tomaiulo R, Passariello A (2012) Congenital diarrheal disorders: un update diagnostic approach. Int J Mol Sci 13:4168–4185

Tzialla C, Civardi E, Borghesi A et al (2011) Emerging viral infections in neonatal intensive care unit. J Matern Fetal Neonatal Med 24:156–158

WHO (2014) Integrated management of childhood illness. Chart Booklet. www.who.int. Accessed 29 Feb 2016

WHO (2015) Global Health Observatory (GHO). Child Health. www.who.int. Accessed 29 Feb 2016

87

新生儿腹泻后的补液

Carlo V. Bellieni

张岚　翻译，刘曼玲　审校

目录

摘要

腹泻可威胁婴儿的健康和生命。口服补液不只是单纯饮水，但通过适当的口服补液大多数脱水儿童不需要肠道外治疗就可以得到成功救治，因此应当对患儿进行快速诊断以评估是否需要开始补液治疗和适当的补液途径。本章节阐述了一种识别脱水程度和适当补液（静脉或口服）的简单方法。同时还会讨论其他选择，如昂丹司琼和益生菌。

87.1　要点

- 钠吸收是口服补液治疗中吸收水分的主要步骤；目前已经提出几种类型的钠共同转运体，葡萄糖是最常用的钠协同转运蛋白。

- 患有胃肠炎的婴儿在胃肠炎发作时可能会突然出现严重的液体丢失，足以引起低血容量性休克，需要静脉治疗：本文中提出的"红旗标志"对判断这种风险指标较为有用。

- 5- 羟色胺受体拮抗剂昂丹司琼在腹泻的治疗中得到越来越多的应用，但对其起到的作用了解甚少。

87.2　引言

患腹泻的婴儿会大量失水，医生面临的主要问题是选择补液的液体和决定最佳的给药方式。液体应能迅速从肠腔吸收，盐和其他成分的组合可以最大限度地提高这种效果。口服补液盐（oral rehydrating solution，ORS）和适当恢复喂养的方案联合使用称为口服补液治疗。即使疾病过程中仍有持续的液体丢失，通过肠道进行正确的补液仍可促进液体吸收。水的被动转运是由电解质和营养物质产生的跨细胞渗透压梯度完成的，这就是为什么水不能单独有效地用于口服补液的原因。然而通过适当的 ORS 治疗，大多数脱水患儿可以成功地补液，而无需采取肠胃外静脉疗法（或在必要时进行骨内注射）。这里我们将看到建议何时、如何以及在哪些情况下进行静脉补液。口服补液、锌治疗、持续喂养和使用抗生素治疗某些腹泻菌株（霍乱、志贺氏杆菌和隐孢子虫病）是治疗腹泻的有效策略（Das et al. 2014）。与对照组相比，益生菌在减少急性轮状病毒腹泻持续时间方面具有积极作用（Ahmadi et al.

2015）。急性腹泻治疗不推荐使用益生菌（Guarino et al. 2014）。

87.3 肠内补液的机制

ORS 有效的主要机制是钠和葡萄糖分子在肠刷状缘的耦合转运，该过程被称为协同转运。有机分子的吸收促进了小肠中钠离子的吸收，继而促使了水分子的快速吸收。蛋白质钠葡萄糖协同转运蛋白 1 促进了跨腔膜转运；一旦进入肠上皮细胞，通过 Na$^+$/K$^+$-ATP 酶提升的梯度，基底外侧膜中的 2 型葡萄糖转运蛋白可以促进葡萄糖向血液中的转运（Curran 1960）。即使在严重腹泻患者中，这种机制也保持完整（Pierce et al. 1968）。这就是为什么 ORS 总的来说应包含确定比例的水、钠和葡萄糖或另一种协同转运蛋白的原因。

87.4 肠内补液的种类

尽管已经提出了不同类型钠的协同转运蛋白（如氨基酸或谷物），但葡萄糖是最常用的一种（Bhan et al. 1994；Fontaine et al. 2000）。表 87.1 中详细列出了一些 ORS 的组成。高浓度的协同转运蛋白会增加溶液的渗透压，并且可能会减少而不是促进钠和水向血液中的转运（McInerny et al. 2009）。较低渗透压的溶液最适合作为腹泻治疗的口服溶液，但葡萄糖与钠的比例需维持为 1∶1 或 2∶1（Fleisher et al. 2006）。ORS 通常含有 20mmol/L 的钾和 10~30mmol/L 的柠檬酸盐或碳酸氢盐形式的碱（见表 87.1）

（Centers for Disease Control and Prevention 2003）。为了减少世界上最弱势儿童患腹泻死亡的人数，2004 年 5 月世界卫生组织和联合国儿童基金会发表了一项联合声明（Clinical management of acute diarrhoea 2004）。这个声明建议对以前的 ORS 配方进行两个简单且廉价的调整：一个是使用新的低渗透压浓度配方，减少对静脉补液的需求并缩短病程（UNICEF 2001）；另一个是补锌治疗 10~14 天，可缩短病程、降低疾病严重程度以及治疗后 2~3 个月内发生继发感染的可能性（Zinc Investigators' Collaborative Group 2000；Baqui et al. 2002）。据估计，通过补锌和补充 ORS 方案的全面推广，可以阻止四分之三的腹泻死亡（Jones et al. 2003；Fischer Walker et al. 2009）。尽管益处明显（Liberato et al. 2015），但低渗透压 ORS 和锌在腹泻治疗中的广泛应用进展甚微（Fischer Walker et al. 2009）。

世界卫生组织最初研发了一种由葡萄糖 111mmol/L、钠 90mmol/L、钾 20mmol/L、氯 80mmol/L 和碳酸氢盐 30mmol/L 组成的 ORS 溶液（Centers for Disease Control and Prevention 2003）。然而，在发达国家，病毒性肠胃炎是引起腹泻的常见原因，并且盐分丢失较少。由于高渗透压降低了肠道钠和水的吸收，而不是增加，因此原来的世界卫生组织 ORS 溶液中的钠含量被认为过高，关于使用这种 ORS 溶液出现高钠血症已有报道（Duggan et al. 2004）。2002 年，世界卫生组织提出了一种新的 ORS 溶液，由葡萄糖 75mmol/L、钠 75mmol/L、钾 20mmol/L、氯 65mmol/L 和枸橼酸 10mmol/L 组成（World Health Organization 2002），这样可以保持 1∶1 的钠／葡

表 87.1　世界卫生组织 ORS 溶液及部分其他 ORS 溶液成分

（Liberato et al. 2015；World Health Organization 2002；Koletzko and Osterrieder 2009；Munos et al. 2010）

溶液	渗透压 Osm/L	葡萄糖 mmol/L	钠 mmol/L	氯 mmol/L	钾 mmol/L	基液 mmol/L
WHO（1975）	311	111	90	80	20	30（碳酸氢钠）
ESPGHAN Guidelines（1977）	200~250	74~111	60	60	20	10（枸橼酸）
WHO（2002）	245	75	75	65	20	10（枸橼酸）
Dicodral（Dicofarm）	205	104	30	41	20	10（碳酸氢钠）
Dicodral 60（Dicofarm）	221	90	60	37	20	14（枸橼酸）
Dioralyte（Sa-nofiAventis）	240	90	60	60	20	10（枸橼酸）
Electrolade（Thomson & Ross）	251	111	50	40	20	30（碳酸氢钠）
Pedialyte（Abbott）	250	139	45	35	20	10（枸橼酸）
Rapolyte（KoGEN）	250	110	60	50	20	10（枸橼酸）

萄糖摩尔比,这对于钠的有效协同转运至关重要。与之前的配方相比,渗透压由 311mOsm/L 降低到 245mOsm/L。

含复合碳水化合物(来自大米或胡萝卜)的 ORS 应当仅在婴儿已经进食固体食物的情况下给予,因此不应给 4 个月以下的婴儿使用(Koletzko and Osterrieder 2009)。

当各国启动腹泻病控制计划以推广 ORS 时,在确保得到治疗和实现高覆盖率方面面临困难,其中部分原因是生产能力不足。为了改善腹泻初期的体液供应以防止发生脱水,腹泻病控制计划提倡额外补充液体和自制溶液,例如大米水和糖盐溶液(统称为家用补液的推荐);评估家用补液的推荐对控制腹泻死亡率有效性的证据不足(Munos et al. 2010)。

87.5 评估脱水程度以决定液体疗法的类型

治疗小儿腹泻的主要问题之一是给药方式。为此,根据通过一系列临床体征计算出的失水量,将脱水分为轻度、中度和重度。静脉补液是最后的治疗方法(脱水 >10%)。由于很难评估这 3 种程度之间的界限,近来建议将脱水程度简化为两种(轻度脱水和重度脱水)(National Collaborating Centre for Women's and Children's Health 2009)。

英国指南开发小组(The British Guideline Development Group,GDG)提出了一种新的简便的临床评估方案(表 86.2),该方案将患者症状分为无临床症状的脱水、有临床症状的脱水和临床休克(National Collaborating Centre for Women's and Children's Health 2009;Khanna et al. 2009)。最后一种情况需要进行特殊的紧急处理——大剂量的静脉补液。当患者被确定有 3 种情况之一后,可以通过一个简单的流程图帮助确定所需的补液类型。GDG 的分类是有用的,因为婴儿在胃肠炎发作时可能会出现严重的液体丢失,足以引起低血容量性休克,需要在出现任何脱水体征(如黏膜干燥或皮肤充盈减少)前进行静脉治疗。然而,一些体征在不同程度的脱水中均常见,脱水和休克都可能导致不同程度的意识状态的变化,因此 GDG 认为在无法确定时,安全的方法是将其认为存在休克进行治疗(National Collaborating Centre for Women's and Children's Health 2009)。出现"红旗标志"症状时(反应能力改变、眼窝凹陷、心动过速、呼吸急促、皮肤充盈减少)应提醒临床医生有发展为休克的风险(表87.2)。出现这种"红旗标志"症状的儿童需要仔细观察并密切监视。例如心动过速(红旗标志)如果随着时间的推移而恶化将更加危险,会有临床恶化和休克的严重风险。

脱水的婴儿通常需要接受 ORS 治疗,有"红旗标志"症状和 / 或病情恶化的婴儿需要在医院接受仔细观察,而疑似或确定有休克的婴儿则需要在医院进行紧急静脉治疗(表 87.3)。GDG 认为对脱水和休克症状和体征的识别需要大量的专业知识,因此临床医生需要接受培训和不断积累经验,以确保具备评估胃肠炎患儿的能力。

表 87.2　国家妇女与儿童健康合作中心(2009)脱水患者评估

脱水程度逐渐加重————————————————➤

	无临床症状的脱水	有临床症状的脱水	临床休克
症状(远程和面对面评估)	一般状态正常	出现不适或恶化	—
	精神反应正常	精神反应改变(如烦躁、嗜睡)	意识水平降低
	尿量正常	尿量减少	—
	肤色不变	肤色不变	皮肤苍白或花斑
	四肢温暖	四肢温暖	四肢厥冷
体征(面对面评估)	精神反应正常	精神反应改变(如烦躁、嗜睡)	意识水平降低
	肤色不变	肤色不变	皮肤苍白或花斑
	四肢温暖	四肢温暖	四肢厥冷
	眼窝不凹陷	眼窝凹陷	—

续表

体征(面对面评估)	黏膜湿润(饮水除外)	黏膜干燥("张口呼吸"除外)	—
	心率正常	心动过速	心动过速
	呼吸正常	呼吸急促	呼吸急促
	脉搏正常	脉搏正常	脉搏减弱
	毛细血管再充盈时间正常	毛细血管再充盈时间正常	毛细血管再充盈时间延长
	皮肤弹性正常	皮肤弹性下降	—
	血压正常	血压正常	低血压(休克失代偿)

表 87.3　液体管理(National Collaborating Centre for Women's and Children's Health 2009)

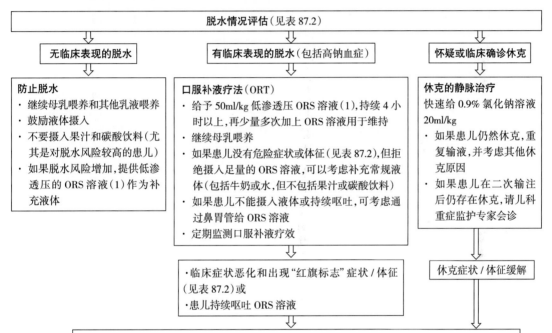

脱水情况评估(见表 87.2)

无临床表现的脱水

防止脱水
- 继续母乳喂养和其他乳液喂养
- 鼓励液体摄入
- 不要摄入果汁和碳酸饮料(尤其是对脱水风险较高的患儿)
- 如果脱水风险增加,提供低渗透压的 ORS 溶液(1)作为补充液体

有临床表现的脱水(包括高钠血症)

口服补液疗法(ORT)
- 给予 50ml/kg 低渗透压 ORS 溶液(1),持续 4 小时以上,再少量多次加上 ORS 溶液用于维持
- 继续母乳喂养
- 如果患儿没有危险症状或体征(见表 87.2),但拒绝摄入足量的 ORS 溶液,可以考虑补充常规液体(包括牛奶或水,但不包括果汁或碳酸饮料)
- 如果患儿不能摄入液体或持续呕吐,可考虑通过鼻胃管给 ORS 溶液
- 定期监测口服补液疗效

· 临床症状恶化和出现"红旗标志"症状 / 体征(见表 87.2)或
· 患儿持续呕吐 ORS 溶液

怀疑或临床确诊休克

休克的静脉治疗
快速给 0.9% 氯化钠溶液 20ml/kg
- 如果患儿仍然休克,重复输液,并考虑其他休克原因
- 如果患儿在二次输注后仍存在休克,请儿科重症监护专家会诊

休克症状 / 体征缓解

静脉补液
- 使用等渗溶液(2),用于弥补和维持体液不足
- 对于最初休克的患儿,增加 100ml/kg;对于最初无休克的患儿,增加 50ml/kg,以满足维持液体需求
- 监测临床反应
- 自补液开始,定期监测血浆钠、钾、尿素、肌酐和葡萄糖,必要时改变液体成分或给药速度
- 一旦知道血浆钾水平,应考虑静脉补充钾
- 如有可能,继续母乳喂养
- 如果出现高钠血症:
  - 紧急咨询专家关于液体管理的建议
  - 使用等渗溶液(2)进行补液及维持补液
  - 缓慢补充液体不足(一般超过 48 小时)
  - 将血浆钠浓度降至每小时 0.5mmol/L 以下

在静脉补液过程中,尽早尝试、逐步引入 ORS。如果耐受,停止静脉补液并使用 ORS 完成补液

1　240~250mOsm/L(见表 87.1)。
2　例如 0.9% 氯化钠或 0.9% 氯化钠加 5% 葡萄糖。

87.6 营养方式

可以通过鼻胃管向无法喝水的新生患儿给予ORS。如果患儿持续呕吐，通过鼻胃管持续输注可提高耐受性。GDG（National Collaborating Centre for Women's and Children's Health 2009）建议对疑似或确诊的休克患儿通过快速静脉输注 20ml/kg 的 0.9% 氯化钠溶液进行治疗。如果患儿在第一次输液后仍存在休克，应再次进行静脉快速输注，每次输注 20ml/kg 的 0.9% 氯化钠溶液，并考虑除脱水外，其他可能的休克原因。如果快速静脉滴注可以缓解休克症状/体征，则应开始静脉输液补充水分。为了缓解液体不足并保持缓解状态（如果患儿在就诊时没有出现高钠血症），应使用等渗溶液，例如 0.9% 氯化钠或 0.9% 氯化钠加 5% 葡萄糖。对于怀疑或确诊休克的患儿，需要尽快进行快速大剂量静脉输注，增加 100ml/kg 的补液以维持液体需求，并监测临床反应；对于没有休克的患儿，应增加 50ml/kg 的补液来补充和维持液体，并监测临床反应；首先应测量血浆钠、钾、尿素、肌酐和葡萄糖，并定时监测液体成分和给药速度并加以改变。必要时，一旦知道血浆钾水平，应考虑静脉补充钾。如果患儿患有高钠血症脱水需要静脉输液治疗：

- 使用等渗溶液，例如 0.9% 氯化钠或 0.9% 氯化钠加 5% 葡萄糖，以缓解液体不足并保持缓解状态。
- 缓慢补充液体不足，一般超过 48 小时。
- 经常监测血浆钠浓度，目标是降低到每小时 0.5mmol/L 以下（National Collaborating Centre for Women's and Children's Health 2009）。

2014 年 ESPGHAN 关于急性胃肠炎管理指南（Guarino et al. 2014）在很大程度上补充了英国国家卫生和临床技术优化研究所（National Institute for Health and Care Excellence，NICE）2009 年发布的相关指南（National Collaborating Centre for Women's and Children's Health 2009）。表 87.4 指出了两者的差异（Whyte et al. 2015）。

87.7 进一步治疗

腹泻是 5 岁以下儿童死亡的主要原因之一，对中低收入国家的儿童造成的影响尤其严重。口服补液治疗腹泻可解决脱水问题并减少腹泻相关死亡。世界卫生组织控制腹泻病计划始于 1978 年，尽

表 87.4 ESPGHAN 2014 儿童急性胃肠炎补液指南和 NICE 2009 指南比较（Whyte et al. 2015）

	ESPGHAN 2014	NICE 2009
首要补液疗法	标准低渗透压 ORS。快速补液 20ml/kg/h，2~4 小时，之后口服补液或连续输注葡萄糖溶液，这对于绝大多数需要住院治疗患者的初始补液是足够的	标准的低渗透压口服给药剂量为 50ml/kg，首次持续 4 小时以上用于治疗和维持补液
休克的管理	0.9% NaCl 或乳酸林格液 20ml/kg，必要时重复两次（共 60ml/kg），然后继续维持补液	0.9% NaCl 或 0.9% NaCl 加 5% 葡萄糖液 20ml/kg，之后按 100ml/kg 维持补液

管在过去 40 年中全球 ORS 的获取率已大大提高，但 ORS 的使用率却停滞不前（Lenters et al. 2013）。在发展中国家，盐酸恩丹西酮在胃肠炎患儿中的使用正在迅速增加，然而对其所起的作用了解甚少（Freedman et al. 2014）；由于其可能引发肝病或 QT 间期延长，因此应谨慎使用，（Freedman et al. 2014）。恩丹西酮和益生菌可能会改善小儿年龄段的患者预后，因此需要采取适当的策略将口服恩丹西酮最佳地整合到临床实践中，以最大程度地发挥其潜在的益处（Schnadower et al. 2015）。尽管益生菌是一个很好的选择，但将现有数据推广到门诊病患的治疗仍然存在挑战（Schnadower et al. 2015）。

参考文献

Ahmadi E, Alizadeh-Navaei R, Rezai MS (2015) Efficacy of probiotic use in acute rotavirus diarrhea in children: a systematic review and meta-analysis. Caspian J Int Med 6(4):187–195

Baqui AH, Black RE, El Arifeen S, Yunus M, Chakraborty J, Ahmed S et al (2002) Effect of zinc supplementation started during diarrhoea on morbidity and mortality in Bangladeshi children: community randomised trial. BMJ 325:1059. https://doi.org/10.1136/bmj.325.7372.1059

Bhan MK, Mahalanabis D, Fontaine O, Pierce NF (1994) Clinical trials of improved oral rehydration salt formulations: a review. Bull World Health Organ 72:945–955

Centers for Disease Control and Prevention (2003) Managing acute gastroenteritis among children: oral rehydration, maintenance, and nutritional therapy. MMWR 52 (No. RR-16)

Clinical management of acute diarrhoea (WHO/FCH/CAH/04.07) (2004) Geneva & New York: World Health Organization & United Nations Children's Fund. Available online at the following URL: http://www.emro.who.int/cah/pdf/who_unicef_statement.pdf

Curran PF (1960) Na, Cl, and water transport by rat ileum in vitro. J Gen Physiol 43:1137–1148

Das JK, Salam RA, Bhutta ZA (2014) Global burden of childhood diarrhea and interventions. Curr Opin Infect Dis 27(5):451–458

Duggan C, Fontaine O, Pierce NF et al (2004) Scientific rationale for a change in the composition of oral rehydration solution. JAMA 291:2628–2631

Fischer Walker CL, Fontaine O, Young MW, Black RE (2009) Zinc and low osmolarity oral rehydration salts for diarrhoea: a renewed call to action. Bull World Health Organ 87(10):780–786

Fleisher GR, Ludwig S, Henretig FM (2006) Textbook of pediatric emergency medicine. Lippincott Williams and Wilkins, Philadelphia, p 238, available at the following URL: http://books.google.it/books?id=oA7qSOvYZxUC&dq=Gary+Robert+Fleisher,+Stephen+Ludwig,+Fred&printsec=frontcover&source=bl&ots=Pcac8KFq8z&sig=HO6MVj8pHT0o6St0SDvBlRpTs8k&hl=it&ei=nmwuS5C6AYn7_AaurMiMCQ&sa=X&oi=book_result&ct=result&resnum=1&ved=0CAoQ6AEwAA#v=snippet&q=rehydration&f=false

Fontaine O, Gore SM, Pierce NF (2000) Rice-based oral rehydration solution for treating diarrhoea. Cochrane Database Syst Rev 2:CD001264

Freedman SB, Hall M, Shah SS, Kharbanda AB, Aronson PL, Florin TA, Mistry RD, Macias CG, Neuman MI (2014) Impact of increasing ondansetron use on clinical outcomes in children with gastroenteritis. JAMA Pediatr 168(4):321–329

Guarino A, Ashkenazi S, Gendrel D, Lo Vecchio A, Shamir R, Szajewska H, European Society for Pediatric Gastroenterology, Hepatology, and Nutrition, European Society for Pediatric Infectious Diseases (2014) European Society for Pediatric Gastroenterology, Hepatology, and Nutrition/European Society for Pediatric Infectious Diseases evidence-based guidelines for the management of acute gastroenteritis in children in Europe: update 2014. J Pediatr Gastroenterol Nutr 59(1):132–152

Jones G, Steketee RW, Black RE, Bhutta ZA, Morris SS (2003) How many child deaths can we prevent this year? Lancet 362:65–71. https://doi.org/10.1016/S0140-6736(03)13811-1

Khanna R et al (2009) Diarrhoea and vomiting caused by gastroenteritis in children under 5 years: summary of NICE guidance. BMJ 338:b1350

Koletzko S, Osterrieder S (2009) Acute infectious diarrhea in children. Dtsch Arztebl Int 106(33):539–548, Available at the following URL: http://www.ncbi.nlm.nih.gov/pmc/articles/PMC2737434/pdf/Dtsch_Arztebl_Int-106-0539.pdf

Lenters LM, Das JK, Bhutta ZA (2013) Systematic review of strategies to increase use of oral rehydration solution at the household level. BMC Public Health 13(Suppl 3):S28

Liberato SC, Singh G, Mulholland K (2015) Zinc supplementation in young children: a review of the literature focusing on diarrhoea prevention and treatment. Clin Nutr 34(2):181–188

McInerny TK et al (2009) Textbook of pediatric care. American Academy of Pediatrics, Elk Grove Village, p 2657

Munos MK, Walker CL, Black RE (2010) The effect of oral rehydration solution and recommended home fluids on diarrhoea mortality. Int J Epidemiol 39(Suppl 1):i75–i87

National Collaborating Centre for Women's and Children's Health (2009) Diarrhoea and vomiting caused by gastroenteritis. Diagnosis, assessment and management in children younger than 5 years. Available at the following URL: www.nice.org.uk/nicemedia/pdf/CG84FullGuideline.pdf

Pierce NF, Banwell JG, Rupak DM et al (1968) Effect of intragastric glucose-electrolyte infusion upon water and electrolyte balance in Asiatic cholera. Gastroenterology 55:333–343

Schnadower D, Finkelstein Y, Freedman SB (2015) Ondansetron and probiotics in the management of pediatric acute gastroenteritis in developed countries. Curr Opin Gastroenterol 31(1):1–6

UNICEF (2001) Reduced osmolarity oral rehydration salts (ORS) formulation. In: Report from a meeting of experts jointly organized by the World Health Organization and United Nations Children's Fund. New York

Whyte LA, Al-Araji RA, McLoughlin LM (2015) Guidelines for the management of acute gastroenteritis in children in Europe. Arch Dis Child Educ Pract Ed 100(6):308–312

World Health Organization (2002) Oral rehydration salts (ORS): a new reduced osmolarity formulation. World Health Organization, Geneva

Zinc Investigators' Collaborative Group (2000) Therapeutic effects of oral zinc in acute and persistent diarrhea in children in developing countries: pooled analysis of randomized controlled trials. Am J Clin Nutr 72:1516–1522

88 新生儿坏死性小肠结肠炎

Sarah Bajorek and Josef Neu

雷宏涛 翻译,刘曼玲 张勤 审校

目录

▌摘要

坏死性小肠结肠炎 150 多年前首次被描述,但对其发病机制和治疗方法的研究是近 40 年才得到重视并取得快速进展的(Obladen Neonatology 2009;96(4):203-210)。坏死性小肠结肠炎具有爆发性的进展过程,通常可以在 24 小时内从出现最初症状进展到死亡或重症状态。目前,坏死性小肠结肠炎没有明确的定义。坏死性小肠结肠炎病理生理过程复杂多样,肠坏死常见于早产儿。这种复杂性和定义不明确,导致我们对这种疾病最常见形式的发病机制的理解混乱。理解最常见的形式"经典坏死性小肠结肠炎"以及能够区分其他原因导致的称为"坏死性小肠结肠炎"的肠道损伤性疾病对诊断、预防及治疗是非常重要的。集中研究经典型坏死性小肠结肠炎的发病机制非常必要。我们还需要找到可以无创获得的、灵敏度和特异度高的、可预测疾病严重程度的生物标志物,从而早识别、早预防、早治疗坏死性小肠结肠炎。本章将综述当前坏死性小肠结肠炎的观点,包括诊断、发病机制、预防和治疗方案,还强调了未来研究的潜在方向。

88.1 要点

• 尽管进行了大量研究,坏死性小肠结肠炎仍然是早产儿、低出生体重儿发病和死亡的主要原因。

- 虽然发病机制尚不清楚，但有几个因素被认为参与了早产儿坏死性小肠结肠炎的发病，包括肠道屏障发育不良、免疫功能不成熟和细菌定植异常。
- 有许多易感因素会增加坏死性小肠结肠炎的发生概率，包括抗生素和 H2 受体拮抗剂。已发现遗传因素也可能是诱因之一，但它们与坏死性小肠结肠炎的明确联系仍有待进一步证实。
- 典型的坏死性小肠结肠炎有多种不同的表现形式，可以是以喂养不耐受和腹胀为表现的隐匿性发病，也可以表现为在数小时内迅速进展，导致多系统器官衰竭甚至死亡。
- 防止坏死性小肠结肠炎的最有效的方法是亲母母乳喂养。
- 需要进一步研发更具代表性的动物和干细胞模型，并开发用于诊断和监测坏死性小肠结肠炎进展的生物标志物。

88.2 影响 / 重要性

坏死性小肠结肠炎（necrotizing enterocolitis，NEC）是新生儿重症监护室（neonatal intensive care unit，NICU）患者中与胃肠道相关的发病和死亡的最常见原因，尤其影响早产儿和低出生体重儿（Guthrie et al. 2003）。根据大数据统计，NEC 在美国极低出生体重儿的患病率约为 7%（Holman et al. 2006）。对 511 个中心的数据回顾分析表明，根据出生体重，NEC 的病死率在 16%~42%（Fitzgibbons et al. 2009）。这些数据表明，NEC 的绝对风险和死亡率随着出生体重的增加而降低（Fitzgibbons et al. 2009）。在存活的 NEC 患者中，许多有长期并发症，包括神经发育不良和短肠综合征（short bowel syndrome，SBS）（Hintz 2005a）。据估计，在美国，NEC 占新生儿医疗支出的近 20%，每年花费超过 50 亿美元（Bisquera et al. 2002）。

尽管在新生儿救治方面有许多研究和进展，NEC 的发病率、患病率和病死率并没有改变。一些人认为这是因为救治了更小和更危重的新生儿。一些国家，如瑞典，以前认为 NEC 的患病率极低；然而，最近的研究表明，随着越来越小的新生儿存活率的增加，NEC 的发病率呈增加趋势（Ahle et al. 2013）。NEC 患病率缺乏改善的另一个可能原因是对其发病机制的认识仍然不足，因此预防和治疗的

手段缺乏。因为在疾病完全进展之前，先兆症状往往轻微，所以 NEC 的诊断比较困难。因此，在典型的症状表现出来、疾病进入进展阶段之前，诊断可能过于积极导致诊断扩大化。

88.2.1 历史背景

1978 年首次提出 NEC 常用的 Bell 分期标准和治疗计划，随后进行了修改，以排除喂养不耐受或脓毒性肠梗阻患者（Bell et al. 1978；Walsh and Kliegman 1986）。这一分期标准有许多局限性，包括不能区分 NEC 和自发性肠穿孔（spontaneous intestinal perforation，SIP）。因为表现为没有肠壁积气的气腹，SIP 可类似于 NEC 被按上述分期标准归为Ⅲ-B 期。然而，SIP 已被证明是一种不同的疾病，通常在出生后的第一周内发病，组织学表现明显不同，发病率和病死率也较低（Chan et al. 2012，2014；Torrazza et al. 2014）。

由于目前 NEC 的诊断性"定义"很容易与脓毒性肠梗阻、SIP 和足月儿的 NEC 混淆，因此建议开发和使用新的分类方法（Guthrie et al. 2003；Gordon 2009；Gordon et al. 2012；Neu and Walker 2011）。临床数据集已经开始用于区分 SIP 和 NEC，这提高了它们在描述疾病方面的效用并使临床数据对研究更有用。其他分类标准试图更好的描述经典 NEC 以与其他疾病区别。有分类标准提议将需外科手术的 NEC 单独列出以获得单纯的 NEC 数据（Guthrie et al. 2003；Neu and Walker 2011）。然而这种方法会将由于先天性肠道异常、心脏病、红细胞增多症及常发生于足月儿重度围产期窒息（Ostlie et al. 2003；Maayan-Metzger et al. 2004）所致的肠道损伤，与常发生于极低出生体重早产儿中的经典 NEC 混在一起。重要的是要明白，所谓的"NEC"并不都是同一种疾病，因此治疗和预防可能有所不同。

88.2.2 发病机制 / 经典 NEC 的病因

88.2.2.1 动物模型

为研究 NEC 的发病机制，建立了动物模型。早期的大鼠 NEC 模型由 Pitt 和 Barlow 教授开发，规定了配方奶喂养、低氧和低体温条件（Barlow et al. 1974）。该模型已广泛应用于 NEC 发病机制的研究。其他大鼠模型包括缺氧和低体温后复氧以强化

肠道损伤(Le Mandat Schultz et al. 2007)。这个模型也被改良用于小鼠实验(Jilling et al. 2006)。另一种大鼠模型是通过夹闭肠系膜上动脉然后再灌注建立(Hammerman et al. 2002)。还有模型通过对啮齿动物潘氏细胞的化学消融建立(McElroy et al. 2013)。仔猪也被用于 NEC 的研究,因为它们与人类肠道生理学方面有很多相似之处(Sangild et al. 2013)。然而,仔猪通常在达到妊娠期的 90% 后才能存活,并且仔猪与人类在免疫球蛋白转移、出生时肠道功能性闭合[*]方面仍然存在显著差异(Sangild et al. 2000)。因此,仔猪仍然是一种次优的用于研究 NEC 的动物模型。目前关于 NEC 发病机制的研究大多是通过这些模型进行的。因此,有人担心这些动物模型不能代表经典的人类"早产"NEC 的病理生理学改变。尽管它们可能有相同的终点,即肠坏死,但它们可能导致对 NEC 实际病理生理过程的误解。一个需要强调的事实:大多数早产儿出生后不久并不会发生 NEC,经典 NEC 与围产期窒息或其他主要已知的易感因素无关。因为大多数动物的黏膜免疫系统不同于人类早产儿,寻找人类早产 NEC 的良好模型是困难的,但仍然需要继续。尽管还存在一些缺点,最近人类干细胞肠道组织生长技术的发展,对于更好地了解和模拟 NEC 发展过程和发现潜在的治疗策略是一个显著的进步(Afrazi et al. 2014)。

88.2.2.2 早产

NEC 最常发生于早产儿,因此早产是新生儿"经典"NEC 公认的危险因素(Lin and Stoll 2006)。由于 NEC 几乎不发生于宫内,因此认为其发病机制与后天因素有关,包括喂养、血流动力学改变、药物治疗和肠道菌群改变(Huda et al. 2014)。肠道蠕动是预防细菌过度生长的关键机制,但在早产儿中肠道运动功能失调。缺乏运动增加了潜在致病菌暴露于未成熟肠表面的时间。肠道发育未成熟体现在 IgA 缺乏、中性粒细胞功能下降、巨噬细胞活化功能差、细胞因子的产生和功能不平衡以及肠道防御功能低下(Huda et al. 2014)。

88.2.2.3 未充分发育的肠道屏障

研究表明,约 30% 的新生儿 NEC 继发血培养阳性的败血症,这被认为是由于肠道细菌移位进入了体循环(Kazez et al. 1997)。这些患儿血液中常见的微生物包括大肠埃希氏菌、肠杆菌和克雷伯菌,偶尔还有凝固酶阴性葡萄球菌(Potoka et al. 2002)。细菌通过已经损伤并且发育不良的肠上皮细胞移位可能造成感染。自由基的产生被认为是对本已脆弱的组织造成损害的原因。

肠上皮细胞包含体内增殖最快的细胞,在肠腔和具有高度免疫活性的上皮黏膜下组织之间起屏障作用。据推测,相对松散的紧密连接造成早产儿的肠道屏障功能不全,使细菌可以进入固有层。随着细菌移位,细菌产生的毒素也随之进入体循环(Gatt et al. 2006)。与炎症相关的一氧化氮的产生会改变紧密连接,使细菌移位更容易。细胞间紧密连接蛋白也受到其他各种因素的影响,从而导致通透性增加(Anand et al. 2007)。这些微生物和毒素与上皮下巨噬细胞、树突状细胞和未分化淋巴细胞的相互作用,导致了与高水平的促炎细胞因子和趋化因子相关的超免疫反应,进而影响包括肺、肝和脑在内的许多其他器官。

88.2.2.4 不成熟的免疫功能

新生儿胃肠道对先天免疫和获得性免疫的各个方面都至关重要。胃肠道的天然免疫功能包括紧密连接、管腔内分泌物、消化酶、黏液蛋白等防御屏障。位于利伯肠腺窝的潘氏细胞能够识别细菌的存在,在先天免疫中发挥重要作用(Elphick 2005)。一旦发现细菌,潘氏细胞分泌抗菌肽,包括溶菌酶和肠内 α-防御素,导致细菌溶解(Kazez et al. 1997)。最近的研究揭示了潘氏细胞在 NEC 中的作用,并发现在有 NEC 的早产儿中肠内防御素(由潘氏细胞分泌)的水平增加(Salzman et al. 1998,2007)。

胃肠道相关淋巴组织主要存在于小肠远端(MacDonald 2003;Sedda et al. 2014)。这种淋巴组织的激活是由炎症介质通过上皮和其他细胞受体激活的。脂多糖是革兰氏阴性菌释放的内毒素,

---

[*]译者注:肠道关闭(gut closure),与出生后肠道针对大分子和病原细菌的屏障功能的发育成熟过程有关。参考文献:T, Vukavić. Timing of the gut closure. Journal of Pediatric Gastroenterology and Nutrition,1984,3(5):700-3. Jean-Pierre Molès, Breastmilk cell trafficking induces microchimerism-mediated immune system maturation in the infant. Pediatric Allergy and Immunology,2018,29(2):133-143.

是 Toll 样受体 4 的配体(Jilling et al. 2006;Leaphart et al. 2007)。肠上皮细胞上的 Toll 样受体通过释放细胞因子和趋化因子(干扰素 -γ、IL-6、IL-8、IL-12、IL-18、TNF-α)来启动肠道炎症级联反应(Otte et al. 2004)。TLR4 的激活被认为是 NEC 发病的主要原因,因为它的表面密度在妊娠后半期增加,直到足月前获得性免疫成熟,TLR4 被下调,并从黏膜细胞表面主动清除(Otte et al. 2004)。脂多糖信号转导是通过激活核转录因子 -κB(nuclear transcription factor-κB,NF-κB)的转录来实现的,NF-κB 可诱导白介素 -1(IL-1)、IL-6、趋化因子、TNF 和血小板活化因子(plateletactivating factor,PAF)等多种细胞因子的转录,这些细胞因子均被证实能刺激炎症反应(Hawiger 2001)。与成熟的上皮细胞相比,未成熟的上皮细胞对 TNF-α 刺激会有更多的 NF-κB 活化和细胞因子释放(Kilpinen et al. 1996)。PAF,一种白细胞功能的介质,具有血小板聚集功能,也被报道可上调 TLR4 的表达(Soliman et al. 2010)。PAF 在循环和肠腔水平增加与 NEC 相关(Soliman et al. 2010)。早产儿生后粪便中的 PAF 先降低,肠内喂养开始后升高(Soliman et al. 2010)。TLR4、NF-κB、TNF 和 PAF 活性增加和相互作用被认为可导致与 NEC 相关的超免疫反应。

88.2.2.5 细菌定植

四十几年前,文献中首次描述了细菌与 NEC 的联系(Santulli et al. 1975)。自此以后,人们做了很多研究,以更好地了解细菌定植与 NEC 之间的关系。虽然有许多细菌与 NEC 的发病有关,但还没有发现一种符合 Koch 关于 NEC 病因假说的特异性病原体(Falkow 2004)。确切地讲,NEC 病变之前,肠道微生物群的生态发生了"失调"或致病性改变(Claud and Walker 2001)。

长期以来,人们一直认为胎儿生长在无菌的子宫环境中,出生后才有细菌定植。最近的研究表明,宫内环境确实不是无菌的(Ben-Amor et al. 2005;DiGiulio 2008)。胎粪,婴儿的初始大便,是婴儿还在子宫时由脱落的肠细胞形成的。最近的一项研究表明,胎粪也不是无菌的,将胎粪微生物群与其他部位微生物群进行了比较,发现它与羊水的最相似(Ardissone et al. 2014)。目前,正在研究宫内微生物群和受干扰的正常微生物群的作用,以及与未成熟宿主肠道黏膜免疫系统的相互作用,特别是研

究宫内微生物群对早产和包括 NEC 在内的其他疾病状态的作用。

分娩后,随着肠内喂养的开始,肠道微生物群在种类和数量上都迅速扩张。婴儿的肠道微生物状态与年长的儿童不同在于他们的细菌种类较少;然而,这个年龄组婴儿之间的差异明显高于成人之间的差异(Yatsunenko et al. 2012)。此外,在 NICU 环境下的早产儿与健康足月儿的微生物群也不同(Björkström et al. 2009)。早产儿随着年龄的增长,其微生物群会发生变化,不同 NICU 中的婴儿的微生物群存在差异(Taft et al. 2014)。

与配方奶喂养的新生儿相比,母乳喂养的新生儿的粪便中含有的细菌种类不同(Wang et al. 2015)。与配方奶喂养的婴儿相比,母乳喂养的婴儿的拟杆菌、变形杆菌比例更高,厚壁菌的比例更低(Donovan et al. 2012)。配方奶粉喂养的新生儿肠道定植的往往是放线菌及厚壁菌,包括梭菌和葡萄球菌这些已知的引起发病的微生物(Donovan et al. 2012)。这种种群的差异与疾病之间的确切关系仍不清楚。

在 NEC 进展之前,已经发现粪便中的微生物多样性丧失,肠球菌种类缺乏(Stewart 2015)。同时发现肠壁积气与梭状芽孢杆菌的存在有一定的相关性(Smith et al. 2011)。一项研究发现,NEC 患者在发病前 1 周至 72 小时内出现变形杆菌菌群失调和大量繁殖,厚壁菌门菌群减少(Mai et al. 2011)。Claud 等人(2013)的研究也证明了这一点。这表明 NEC 不是由单种微生物引起的,更可能是由微生物群通过激活 TLR4 或代谢产物启动炎症级联反应引起的。

88.2.2.6 抗生素对肠道菌群的影响

由于对败血症的关注,在 NICU 给早产儿使用抗生素是一种常见的做法。几十年前 Goldmann 等研究表明,新生儿在 NICU 中抗生素暴露 3 天后致病菌会过度生长(Goldmann et al. 1978)。最近有研究表明,NEC 的发生率和病死率与抗生素暴露时间有关(Cotten et al. 2009;Alexander et al. 2011)。然而,在这些研究中,尚不清楚是最初的疾病程度导致抗生素使用量的增加,还是抗生素使用量的增加导致疾病程度的加重。抗生素暴露对肠道微生物多样性的影响在治疗结束后几个月仍可以观察到,并且已经显示出长期的影响(Fouhy et al. 2012)。因此,有必要重新考虑早产儿常规使用抗生素的问题。

88.2.2.7　H2 受体拮抗剂的影响

早产儿胃酸分泌有限，在早产儿中因为 NEC 而使用的 H2 受体拮抗剂可进一步减少胃酸分泌（Hyman et al. 1985；Athalye Jape et al. 2013）。在早产人群中，H2 拮抗剂过去曾用于治疗可能是因胃食管反流以及全肠外营养（total parenteral nutrition，TPN）引起的呼吸暂停和心动过缓。一些研究表明，使用 H2 拮抗剂与 NEC 和败血症的发病率增加有关（Cucchiara et al. 1993；Orenstein et al. 2003，2005）。据认为，H2 拮抗剂可提高胃液 pH，降低胃液杀菌作用，从而促进潜在致病菌过度增殖（Gupta et al. 2013）。这些是 NICU 中最广泛被滥用的药物，它们的常规使用已被禁止（Ho et al. 2015）。

88.2.2.8　局部缺血

回肠末端和近端结肠是 NEC 发生的常见部位，也是灌注的分水岭区域。肠黏膜表面易受灌注和缺氧缺血损伤的影响（Colgan and Taylor 2010）。大多数发生肠坏死的足月新生儿有导致缺血的病症，例如红细胞增多症、出生窒息、换血和先天性心脏病（Colgan and Taylor 2010）。大的动脉导管未闭的早产儿肠道灌注减少，NEC 风险增加（Bor et al. 1988）。由此可以得出这样的病理生理学观点：肠血流量不足和随后的再灌注损伤可能导致这类婴儿的 NEC 发生。

88.2.2.9　红细胞输注

一些研究者认为红细胞输注可能会增加婴儿患 NEC 的风险（Singh et al. 2011；Mally et al. 2006）。然而，其他的研究不支持输血是 NEC 的病因（Josephson et al. 2010；Agwu 2005）。据认为这种关系可能是：一个有 NEC 倾向的婴儿可能需要更多的红细胞输注，输血的影响可能不是 NEC 的原因。NEC 与红细胞输注的因果关系有待进一步探讨。

88.2.2.10　遗传

双胎妊娠研究支持 NEC 风险可能有遗传因素（Bhandari 2006）。然而，没有单一基因被发现是导致 NEC 的原因。一些研究观察到 *TLR4* 基因及其产物与 NEC 没有关联。然而，*TLR4* 下游 NF-κB1 的变体与 NEC 有关（Sampath et al. 2011）。有人认为多重基因突变可能使婴儿更易患 NEC。

88.2.3　临床表现 / 临床诊断

经典的 NEC 与早产有关并且在矫正胎龄 29~31 周高发（Gordon et al. 2014）。因此，出生在极低胎龄（如 24 周）的婴儿比出生在较晚胎龄（如 28 周）的婴儿更可能在之后发生 NEC。NEC 可能是一个缓慢进展的过程，最初表现为喂养不耐受和腹胀，随后出现呕吐、血便、体温不稳定、嗜睡、呼吸暂停和心动过缓。然而，NEC 常常进展迅速，在发病后几个小时内导致多系统器官衰竭或死亡。疾病的爆发性进展决定了预测性诊断试验和预防是改善结果的关键，而不是治疗策略。

NEC 常见于肠的特定部位，通常是回肠末端或近端结肠。据认为，回肠末端和近端结肠常受累是因为它们是灌注的分水岭，容易缺血。这些也是与肠道相关淋巴样组织最密切相关的区域，因此极易发生炎症损伤。NEC 受累的肠道可以不连续，也可累及整个肠道，称为"全肠 NEC"。全肠 NEC 通常累及广泛，只有不到 25% 长度的肠道未受累（Huda et al. 2014）。

88.2.4　实验室检查

与 NEC 相关的实验室检查结果多种多样，而且大多数都不能区分 NEC、喂养不耐受和败血症。然而，有一些实验室发现已被证明有助于临床医生评估 NEC 的严重程度，包括代谢性酸中毒、中性粒细胞减少、分叶性中性粒细胞左移、血小板减少、高血糖和低钠血症。血小板减少与预后不良相关。喂养不耐受婴儿的单核细胞绝对计数下降也可能与 NEC 有关（Remon et al. 2014）。这些初步检查发现需要在更大的研究中重现。把一些实验室检查结合起来的评分系统已经被用于预测 NEC 手术的时机和类型（Hutter et al. 1976；Sola et al. 2000）。然而，这些系统的有效性仍然存在问题。

88.2.5　生物标志物

生物标志物是一种分子或生物指标，可以客观地评估疾病的状态或对干预的反应。许多研究都在寻找能区分 NEC 与其他类似疾病的生物标志物。一个好的生物标志物的标准应该是敏感性特异性均高，可以监测疾病，并预测结局。有许多对胃肠道非特异性生物标志物,包括 C 反应蛋白(C-reactive protein,CRP)、降钙素原、细胞因子、TGF-β、α 间抑制蛋白和血清淀粉样蛋白,已经被研究用于诊断 NEC(表 88.1)。

临床上常用的 CRP 对 NEC 敏感性高但特异性不足,而且对炎症反应延迟(Ng et al. 1997;Pourcyrous 2005)。降钙素原不能区分 NEC 与非 NEC 患者(Turner et al. 2007)。最近发现,在发生 NEC 的早产儿中,转化生长因子(TGF)-β 从出生起就降低了(Maheshwari et al. 2014)。出生后第一天的低水平(定义为低于 1 380pg/mL)与 NEC 的发生有关,准确率为 64%(Stoll et al. 2013)。

细胞因子、细胞信号分子,也被作为疾病的早期生物标志物来研究,以更好地了解病理生理和判断预后。在患有 NEC 的早产儿中检测到血清 IL-1β、IL-1 受体拮抗剂、IL-6、IL-10、CXCL5、IL-8/CXCL8、CCL2、CCL3 和神经营养因子 -4 升高(Edelson et al. 1999;Harris et al. 2005;Ng et al. 2010;Torrazza et al. 2013)。NEC 患儿血浆 IL-8/CXCL8、上皮源性中性粒细胞趋化因子 -78/CXCL5、IL-10 水平均高于脓毒

血症患儿(Ng et al. 2010)。IL-8/CXCL8 水平与 NEC 的程度、需要外科肠切除术及 NEC 患儿 60 天内死亡率相关(Edelson et al. 1999;Ng et al. 2010)。

一些生物标志物包括肠脂肪酸结合蛋白、载脂蛋白原 C Ⅱ 和血清淀粉样蛋白 A(serum amyloid A,SAA)已经被证明可以区分喂养不耐受和 NEC(Maury 1985;He 2002;Badolato 1994;Arnon et al. 2005)。较低水平的 α 间抑制物蛋白(inter-α inhibitor protein)可以将 NEC 与喂养不耐受区分开来(Ng et al. 2010)。然而,脓毒血症患者的 α 间抑制物蛋白浓度也会降低,因此它不能鉴别 NEC 和脓毒血症。与脓毒血症患儿相比,NEC 患儿 SAA 水平更低(Arnon et al. 2005)。SAA 是一个比 CRP 或 IL-6 更好的生物标志物,因为它表现出了对全身炎症的早期、敏感和可持续的反应(Maury 1985;He 2002;Badolato 1994;Arnon et al. 2005)。

88.2.6 胃肠道特异性生物标志物

除了上述非特异性生物标志物外,目前正在

表 88.1 胃肠道非特异性生物标志物

胃肠道非特异性生物标志物	说明	用途及局限性	参考文献
CRP	细菌感染急性期反应物及"晚期"生物标志物	CRP 广泛应用于 NEC 的检测,在其他炎症性疾病中也会升高 敏感性高但无特异性。而且在炎症反应后 12~18 小时后才会上升,因此会延迟诊断	(Ng et al. 1997;Pourcyrous 2005)
降钙素原	细菌感染急性期反应物	PCT 血浓度低于脓毒症患儿,NEC 与非 NEC 婴儿无差异	(Turner et al. 2007)
细胞因子和趋化因子(IL-1RA、6、IL-8、IL-10、IL-12、IL-18、IP-10、TNF-α)	早期炎症介质	在发生与 NEC 进展、预后不良和死亡率增加相关的促炎性反应时增加。然而,可由多种炎症原因引发,从而丧失特异性。还需要进一步研究	(Maheshwari et al. 2014;Benkoe et al. 2014;Stoll et al. 2013;Edelson et al. 1999;Harris et al. 2005;Ng et al. 2010;Torrazza et al. 2013)
转化生长因子 TGF-β	具有多种细胞功能的蛋白质,包括细胞生长、增殖、细胞死亡和凋亡	最近发现出生后第一天的低水平与 64% 的 NEC 发生有关	(Maheshwari et al. 2014)
血清淀粉样蛋白 A(SAA)	由促炎细胞因子诱导的急性期反应物,可被脂多糖激发肝脏合成	与脓毒血症患儿相比,NEC 患儿 SAA 水平更低。它是一个比 CRP 或 IL-6 更好的生物标志物,因为它表现出了对全身炎症的早期、敏感和可持续的反应	(Maury 1985;He 2002;Badolato 1994;Arnon et al. 2005)

CRP,C 反应蛋白。

研究一些胃肠道特异性生物标志物,以帮助诊断 NEC(表 88.2 和表 88.3)。在 NEC 患儿血浆中紧密结合蛋白 Claudin-3、肝脂肪酸结合蛋白(liver fatty acid-binding protein,L-FABP)和肠脂肪酸结合蛋白(intestinal fatty acid-binding protein,I-FABP)水平升高(Thuijls et al. 2010;Aydemir et al. 2011;Derikx 2010;Lieberman et al. 1997;Ng et al. 2013;Pelsers et al. 2005;Voganatsi et al. 2001;Konikoff and Denson 2006;Zoppelli et al. 2012;Yoon et al. 2014;Bin-Nun et al. 2014;Däbritz et al. 2012;Tepas et al. 2006)。L-FABP 主要在肝细胞中表达,也在肠黏膜肠上皮细胞中表达,而 I-FABP 主要在小肠和大肠的成熟肠上皮细胞中表达。L-FABP 和 I-FABP 在肠黏膜损伤(包括肠缺血和 NEC)患者的血浆和尿液中的浓度升高(Aydemir et al. 2011;Derikx 2010;Lieberman et al. 1997)。Claudin-3 是一种肠紧密连接蛋白。据报道,NEC 患儿的尿和血清 Claudin-3 水平升高。然而它的敏感性和特异性不如 I-FABP(Ng et al. 2013;Pelsers et al. 2005)。粪钙卫蛋白(S100A9)是人中性粒细胞的胞质蛋白复合物,被用作炎症生物标志物(Voganatsi et al. 2001)。其粪便浓度在各种感染和炎症过程中增加,并已用于区分炎症性肠病和肠易激综合征(Konikoff and Denson 2006)。它已经被研究是否可用于早产儿 NEC 的诊断;但是它有较大的个

体内和个体间的变异性(Zoppelli et al. 2012;Yoon et al. 2014;Bin-Nun et al. 2014)。粪钙粒蛋白(S100A12)是一种参与钙依赖性信号转导的蛋白质,对中性粒细胞活性具有调节作用。它可能是预测疾病严重程度的有用指标。但它也有较大个体间和个体内的变异性(Däbritz et al. 2012)。尽管人们对炎症和肠黏膜损伤在 NEC 病理生理学中的作用越来越了解,但尚未发现一种可用于临床的敏感性和特异性均好的早期诊断生物标志物。

88.2.7 放射学检查

目前,NEC 的诊断大多采用临床标准和腹部平片。肠胀气或肠壁积气(图 88.1),历来是 NEC 的诊断标志,但如没有穿孔致气腹或临床状态恶化等其他迹象,它并不表示需要手术干预。如果空气位于黏膜下层,可以呈现囊泡样表现;如果空气位于浆膜下层,则呈现为线样征。平片也可显示门静脉积气(图 88.3)或固定扩张的肠襻。气腹(图 88.4)可能在腹部平片上显示为"橄榄球征"(图 88.1 和图 88.2),代表肠穿孔,通常是要求立即手术干预的放射学表现。

放射学检查有几个局限性。在肠穿孔的婴儿中,相当一部分(50%~60%)的平片上可能没有气腹

表 88.2 胃肠道特异性生物标志物

胃肠道特异性生物标志物	说明	用途及局限性	参考文献
肠脂肪酸结合蛋白(I-FABP)	在小肠和大肠的成熟肠细胞中特异表达的一种细胞内蛋白质	据报道,新生儿 NEC 患者尿和血浆中 I-FABP 浓度升高,可能预示疾病的严重程度。需要进行更大规模的试验	(Lieberman et al. 1997;Ng et al. 2013;Pelsers et al. 2005)
肝脂肪酸结合蛋白(L-FABP)	一种主要在肝细胞中表达,也在肠黏膜肠上皮细胞中表达的蛋白质	据报道,新生儿 NEC 患者尿和血浆中 L-FABP 浓度升高,可能预示疾病的严重程度。需要进行更大规模的试验	(Ng et al. 2013;Pelsers et al. 2005)
粪钙卫蛋白(S100A9)	活化白细胞释放的抗菌蛋白异二聚体复合物	在患有 NEC 的早产儿中,粪钙卫蛋白似乎增加。不能预测疾病的严重程度。不需要血清。POC 测试正在研究中。具有广泛的体内及不同个体间差异	(Voganatsi et al. 2001;Konikoff and Denson 2006;Zoppelli et al. 2012;Yoon et al. 2014;Bin-Nun et al. 2014)
粪钙粒蛋白 C(吞噬细胞特异性 S100A12)	参与钙依赖信号转导的蛋白质,对中性粒细胞活性有调节作用	与粪钙卫蛋白相似的生化特性,可作为胃肠道炎症的标志。可能是预测疾病严重程度的有用指标。然而,存在很大个体间和个体内的变异	(Däbritz et al. 2012)

NEC,坏死性小肠结肠炎。

表 88.3　诊断方法

方法	优点	局限性	参考文献
X 线摄影	目前检测 NEC 的方法 被广泛理解 / 接受	后期才有改变，成像需要时间。阅片者对诊断 NEC 存在较大主观差异	（Faingold et al. 2005）
多普勒超声检查	能更好地显示门静脉气体 多普勒超声可以测量血流速度 多普勒超声可以观察最初充血、随后缺血和肠壁变薄的进展	肠道中空气的伪影可能影响显像效果 操作者的水平差异	（Oh et al. 2010；Błaż 2014）
近红外光谱	持续监测内脏或肠系膜组织的氧状态 无创性 低成本	应用于早产儿时监测的最佳位置确定比较困难 已在与心脏手术相关的足月新生儿 NEC 中进行了评估 在早产儿 NEC 中的试验还没有进行	（DeWitt et al. 2014）
呼出气氢动态监测	测量结果与吸收障碍和肠道细菌的异常生长有关 发现那些被诊断为 NEC 的患儿呼出气氢测定浓度都有所增加 可能用于早期检测 NEC	基于多个患者和喂养因素的变异性以及校准，获取高质量样本有技术难度 导致细菌过度生长的其他原因可能会混淆数据 阳性预测值不高	（Ian et al. 1987；Cheu 1990）
计算机辅助听诊	监测胃排空和肠蠕动 已经对其他婴儿群体进行了研究	肠鸣音信号的复杂性 没有用于早产儿 NEC 的数据 传感器对早产儿来说不够小	（Tomomasa et al. 1999）
电子鼻（eNose）	分析粪便挥发性有机化合物（VOCs）。能够在症状出现前 2~3 天预测 NEC 无创，不使用血清	需要进行更大规模的多中心验证研究。种族、族群和性别的特征需要研究	（De Meij et al. 2015）

NEC，坏死性小肠结肠炎。

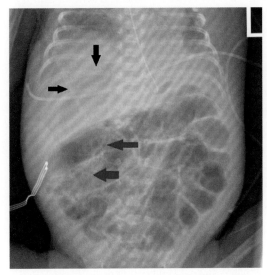

图 88.1　黑色箭头表示气腹。"橄榄球征"描绘了在腹部的游离气体及镰状韧带轮廓。红色箭头表示肠壁积气（肠壁内气体）。（经 Dr. Catalina Bazacliu，MD 许可使用）

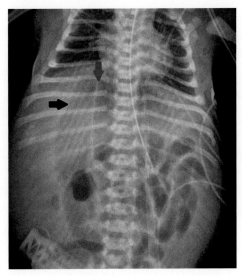

图 88.2　黑色箭头指向"橄榄球征"，红色箭头指向镰状韧带。（经 Dr. Jonathan Williams，MD 许可使用）

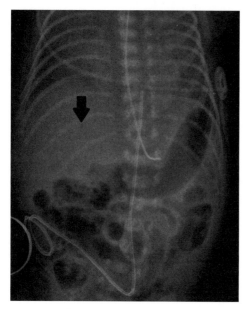

图 88.3　黑色箭头表示门静脉积气（肝胆管树状分支内的空气）。（经 Dr. Jonathan Williams 许可使用）

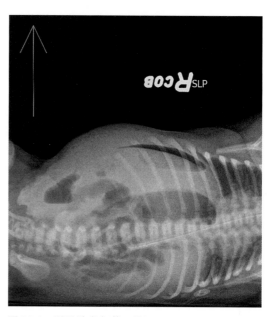

图 88.4　膈下游离气体。（经 Dr. Jonathan Williams, MD 许可使用）

（Faingold et al. 2005）。另外，在利用平片诊断 NEC 上，阅片者之间也存在主观差异（Rehan et al. 1999）。在平片上出现一个征象与 NEC 的严重程度没有可靠的相关性（Tam et al. 2002）。然而，一个结合放射学检查结果的评分系统，杜克腹部评估量表已经开发出来（Coursey et al. 2008）。这是一个 10 分量表，0 代表正常的气体模式，10 代表气腹。研究表明，杜克腹部评估量表评分的增加与疾病严重程度的加重相关（Coursey et al. 2008）。这有几个实际应用的局限性，很难在临床实践中使用。

88.2.8　其他诊断方法

　　腹部超声正被研究作为诊断和监测 NEC 的一种手段。超声的优点包括便于进行，可以在床边进行，并且是无创的（Oh et al. 2010；Błaż 2014）。拥有有经验的超声医师和放射科医师的机构已经证明，超声在检测 NEC 中坏死肠的敏感性和特异性得到了提高，这已被术中发现和组织学标本所证实（Błaż 2014）。然而，超声检查有局限性，包括操作者水平差异、肠道气体使图像模糊，以及不能在临床不稳定或有腹部压痛的新生儿中进行超声检查。

　　近红外光谱技术是一种利用 650~950nm 的近红外光无创地探测血红蛋白浓度和氧合的技术。它被用来测量大脑、肌肉和其他组织中血红蛋白的氧合，并检测由损伤或疾病引起的变化。最近的一项研究表明，在一组单心室先天性心脏病的婴儿中，它可能有助于评估发生 NEC 的风险（DeWitt et al. 2014）。然而，这是否也适用于早产儿发生 NEC 的评估尚待确定。近红外光谱技术的一些优点是无创性和相对较低的成本。然而也有局限性，包括寻找最佳的监测位置和技术局限性，例如探头故障。

　　正在研究的其他无创性技术用于潜在的 NEC 早期检测和监测，包括胃压计 / 黏膜 pH 值、呼出气氢监测、计算机辅助听诊和粪便挥发性化合物分析（Ian et al. 1987；Cheu 1990；Tomomasa et al. 1999；De Meij et al. 2015）。呼出气氢监测可检测肠道细菌的异常生长和吸收障碍（Ian et al. 1987）。呼出气氢增加与之后发生 NEC 相关（Cheu 1990）。然而，其他原因的吸收障碍和不同的肠道食物摄入可能会导致错误结果。计算机辅助听诊可以监测胃排空和蠕动（Tomomasa et al. 1999）。这需要持续监测，而且肠道声音信号非常复杂。一种有趣的新技术称为电子鼻，它分析粪便中的挥发性有机化合物，已经被证明能够在症状出现之前检测出可能发生 NEC 的患者（De Meij et al. 2015）。这项技术能够在 NEC 诊断前 2~3 天识别出婴儿，并且能够区分 NEC 和败血症。目前正在更深入地研究评估这项技术。

88.2.9 治疗

88.2.9.1 内科治疗

目前尚无证据表明NEC有特效的治疗方法，因此治疗主要是支持治疗。包括禁食、胃减压（使用大口径的Replogle管）、液体复苏、纠正酸中毒、贫血和血小板减少症，以及开始使用广谱抗生素来覆盖潜在的病原体，包括革兰氏阳性菌、革兰氏阴性菌和厌氧菌。目前还不清楚NEC的最佳抗菌治疗方法。一项随机对照试验将42名NEC患儿分别给予氨苄西林和庆大霉素、克林霉素或不给予治疗。克林霉素不影响病死率和肠穿孔发生率，但肠狭窄增加（Faix et al. 1988）。一项大型回顾性队列研究表明，抗厌氧菌治疗对仅需保守治疗的NEC婴儿没有生存获益（Autmizguine et al. 2014）。然而，抗厌氧菌治疗对需外科治疗的NEC婴儿可降低死亡率（Autmizguine et al. 2014）。有必要密切监测病人的病情，包括连续的血气、血常规和腹部X线片。保守治疗通常指需要7~10天的禁食（NPO）及抗生素应用；然而，疗程并未仔细研究。

88.2.9.2 外科治疗

低出生体重儿NEC中30%~50%病例需要手术治疗（Blakely et al. 2005）。当怀疑有肠坏死或穿孔时，必须进行手术治疗。对于一些腹膜炎或持续性血小板减少的患儿，尽管进行了最大限度的保守治疗，如果患儿临床病情持续恶化，应该考虑手术治疗（Blakely et al. 2005）。当发现气腹时，应尽快手术。手术方法包括剖腹探查术和腹腔引流术。2001年及2011年进行的meta分析表明，这两种手术方法结局的差异无法评估（Basani et al. 1996；Moss et al. 2001）。此外，这些病情复杂患儿的手术时机仍然没有得到充分的研究。

88.2.10 并发症

急性NEC恢复后最常见的延迟并发症是肠狭窄的形成。肠狭窄发病率可能高达36%（Horwitz et al. 1995）。如前所述，最近的随机对照试验表明，针对厌氧菌应用抗生素（克林霉素）和肠狭窄的发生存在相关性（Faix et al. 1988）。如果形成肠狭窄，患者会出现腹胀、喂养不耐受和部分性肠梗阻。狭窄通常可以通过回顾对比研究确定。

发生NEC并进行肠切除的婴儿中约有8%患有SBS，相关病死率为38%（Cole et al. 2008）。据估计，仅一名SBS儿童的5年总费用就将近150万美元（Spencer et al. 2008）。短肠是指小肠长度过短，导致肠功能衰竭（营养素、水及电解质吸收不足），这些患者营养吸收不良导致营养不良和发育受限。因为剩余肠的长度不足，他们可能需要非常长期的肠外营养，以提供营养促进生长。长期使用TPN的常见并发症之一是TPN相关胆汁淤积。NEC复发相对少见，发生率约为6%（Stringer et al. 1993）。

对于SBS患儿，已经应用了一些治疗方法来帮助保护和改善剩余肠道的功能。如自体胃肠重建手术，包括延长和剪裁术和连续横向肠成形术（Jones et al. 2010；Sudan et al. 2007）。获得完整肠内喂养能力的主要预测因素是剩余小肠的最终长度（Goulet et al. 2005）。如果最终长度小于40cm，则肠外营养（parenteral nutrition，PN）依赖的可能性很高。这些外科治疗的最新进展为SBS患者提供了希望。

NEC术后SBS患者如果出现胆汁淤积及其他与肠外营养依赖相关的并发症，可考虑肠移植（Vennarecci et al. 2000）。已有NEC导致的SBS患儿，肠移植后长期生存的相关报道。2007年接受肠移植的18岁以下患者中，1年和5年的移植存活率分别为69.2%和53.8%（Smith et al. 2014）。

88.2.10.1 远期结局

长期的临床结局取决于NEC的严重程度。一般来说，需要外科手术的NEC患儿手术时发育得越成熟，胎龄越大，体重越大，则存活率越高。在需要手术的NEC中，出生胎龄≤30周的病死率为53%（Laddet al. 1998）。

NEC引起的炎症会影响其他器官系统，如发育中的大脑。Sonntag等报道了一组极低出生体重的NEC幸存者，在12个月和20个月时有显著的神经发育落后（Sonntag et al. 2000）。一项大型回顾性队列研究显示，与仅接受保守治疗的患者相比，接受手术治疗的NEC患者有更多的脑室周围白质软化症、支气管肺发育不良和生长迟缓（Hintz 2005b）。

88.2.11 预防

88.2.11.1 母乳喂养

预防极低出生体重儿NEC的最具保护性措施

是亲母母乳喂养（Meier and Bode 2013）。与配方奶粉相比，亲母母乳在降低 NEC 发生率方面明显有益（Sullivan et al. 2010；Lucas and Cole 1990）。母乳中含有多种微生物，有可能每个母亲母乳中的微生物群落对自己的孩子来说都是个体化的。已有两项 meta 分析表明，使用捐赠母乳可以降低 NEC 的风险（Boyd et al. 2007；Quigley and McGuire 2014）。然而，这些 meta 分析纳入的研究质量差异较大，在早期的一些研究中是否使用了严格的 NEC 标准值得怀疑。

母乳中含有许多生物活性成分，包括抗原特异性抗体（IgA、IgM 和 IgG）、白细胞、酶、乳铁蛋白、生长因子、激素、低聚糖、多不饱和脂肪酸、核苷酸、干细胞和特异性糖蛋白。所有这些，以及通过抑制 NF-κB 抑制超免疫反应的效果，都被认为可以降低 NEC 的风险（Minekawa et al. 2004；Hanson et al. 2003）。然而，母乳喂养并不能预防所有的 NEC。斯堪的纳维亚国家常规母乳喂养新生儿，最近的报告显示 NEC 的发病率增加（可能是由于救治胎龄 22~25 周的新生儿数量增加）。这些超早产儿的 NEC 发生率约为 13%（Ahle et al. 2013）。需要进一步的研究来阐明母乳中抗 NEC 的成分，以及捐赠母乳是否能预防 NEC。

88.2.11.2　目前正在研究的其他预防方法

喂养策略

对 NEC 的担忧是极低出生体重儿延迟肠内喂养的主要因素。开始肠内喂养的最佳时机及其与 NEC 的关系尚不清楚。一项 meta 分析比较了早期和延迟的肠内喂养（>4 天），没有发现 NEC 减少。然而，延迟的肠内喂养与较长地达到全肠内喂养时间相关（Morgan and Young 2014）。另一项研究提示，越晚开始肠内喂养，婴儿患病率越高，这可能与这些婴儿的肠道炎症发生率更高有关（Konnikova et al. 2015）。

益生菌

益生菌是活的微生物，被认为可降低早产儿 NEC 发病率（Hunter et al. 2012）。研究显示罗伊氏乳杆菌 DSM 17938 可以使体重 <1 500g 的早产儿喂养不耐受和住院时间减少（Rojas et al. 2012）。前瞻性随机对照试验的多个 meta 分析表明，益生菌可降低极低出生体重（<1 500g）新生儿的 NEC 发病率（Wang et al. 2012）。到目前为止，没有一项研究

显示，出生体重不足 1 000g 婴儿的 NEC 发病率有所下降。此外，对纳入这些 meta 分析中的随机对照试验的质量进行严格审核发现，没有足够的数据来推荐益生菌。只有两项纳入的研究被归类为高水平的证据，两项研究均未显示益生菌优于安慰剂（Mihatsch et al. 2012；Rouge et al. 2009）。自那时起，澳大利亚和新西兰的一项多中心双盲安慰剂对照试验（ProPrem）表明，在极低出生体重儿（<1 500g）中，NEC 显著降低（从 4.4% 降至 2%），但对病死率（4.9%~5.1%）无影响（Jacobs et al. 2013）。然而，仔细观察后发现，对超低出生体重儿（<1 000g）的 NEC 没有影响。英国 PIPs 试验旨在评估短双歧杆菌 BBG-001 对预防早产儿晚发性败血症、NEC 和死亡的有效性和安全性（Costeloe n.d.）。共有 24 家医院 1 315 名 23~31 周的新生儿纳入了这项随机对照试验。早期结果显示，NEC、晚发性败血症或死亡均无明显下降（Costeloe n.d.）。

关于益生菌的研究有一些问题值得关注（Abrahamsson et al. 2014）。一个是许多研究使用不同浓度的益生菌株。另一个是益生菌的副作用，特别是败血症，这在婴儿中已经有报道（Jenke et al. 2011；Salminen et al. 2004；De Groote et al. 2005；Lin et al. 2008）。在接受含有双歧杆菌和乳酸杆菌的益生菌治疗的患者中发现了败血症（Jenke et al. 2011；Salminen et al. 2004；De Groote et al. 2005；Lin et al. 2008）。一项随机对照试验显示，在体重小于 750 克的新生儿中，益生菌组败血症的发生率较高（Lin et al. 2008）。此外，最近美国疾病控制中心召回了一种名为 ABC Dophilus 粉的产品，这种产品含有乳酸双歧杆菌、嗜热链球菌和鼠李糖乳杆菌，该产品引发早产儿毛霉菌病，进一步引起 NEC 致死病例（CDC n.d.）。关于常规使用益生菌是否可以预防 NEC 目前尚无定论，因此 AAP 不建议常规使用益生菌（Thomas and Greer 2010）。

88.2.12　营养补充

88.2.12.1　乳铁蛋白

乳铁蛋白是几种营养补充剂中的一种，已有对于其预防性应用是否可以预防 NEC 的研究。一项 meta 分析显示，与安慰剂相比，对照组早产儿患 NEC（Bell Ⅱ 期或更高）的风险更低（Mohan and Abrams 2015）。然而，该 meta 分析中包含的研究质量较低。

一项多中心随机临床试验（Elfin）正在进行中，以进一步研究乳铁蛋白预防性补充是否有效（Lactoferrin immunoprophylaxis for very preterm infants 2012）。

88.2.12.2 精氨酸

精氨酸是一氧化氮合成的前体，一氧化氮在维持正常胃肠功能和黏膜完整性中发挥重要作用（Konturek and Konturek 1995）。研究发现在患有NEC 的婴儿中血浆精氨酸水平降低，这提示补充精氨酸可能减少肠道损伤，并且可能是一种潜在的预防性治疗方法（Amin et al. 2002；Shah 2004）。目前精氨酸常规用药方案的大型多中心随机对照试验尚未开展。

88.2.13 展望

将 NEC 分为具有明显不同病理生理学特征的亚型需要达成共识，并应用于临床实践，以便对 NEC 的每个亚型进行研究。更具代表性的动物模型、人类干细胞衍生组织的使用、在宿主出现反应的 NEC 发生之前对微生物群的评估，有助于阐明经典 NEC 的发病机制和病理生理学。需要开发可用于临床的诊断标志物，既能诊断也能监测 NEC。随着对经典（早产）NEC 病理生理学的进一步了解，目前正在探索更有针对性的治疗方案。为了更好地理解、治疗和预防我们称之为"NEC"的各种疾病，还需要做更多的研究。

参考文献

Abrahamsson T, Rautava S, Moore A, Neu J, Sherman P (2014) The time for a confirmative necrotizing enterocolitis probiotics prevention trial in the extremely low birth weight infant in North America is now! J Pediatr 2:(165). https://doi.org/10.1016/j.jpeds.2014.05.012

Afrazi A, Branca MF, Sodhi CP et al (2014) Toll-like receptor 4-mediated endoplasmic reticulum stress in intestinal crypts induces necrotizing enterocolitis. J Biol Chem 289(14):9584–9599. https://doi.org/10.1074/jbc.m113.526517

Agwu JC (2005) In a preterm infant, does blood transfusion increase the risk of necrotizing enterocolitis? Arch Dis Child 90(1):102–103. https://doi.org/10.1136/adc.2004.051532

Ahle M, Drott P, Andersson RE (2013) Epidemiology and trends of necrotizing enterocolitis in Sweden: 1987–2009. Pediatrics 132(2):e443–e451. https://doi.org/10.1542/peds.2012-3847

Alexander VN, Northrup V, Bizzarro MJ (2011) Antibiotic exposure in the newborn intensive care unit and the risk of necrotizing enterocolitis. J Pediatr 159(3):392–397. https://doi.org/10.1016/j.jpeds.2011.02.035

Amin HJ, Zamora SA, McMillan DD et al (2002) Arginine supplementation prevents necrotizing enterocolitis in the premature infant. J Pediatr 140(4):425–431. https://doi.org/10.1067/mpd.2002.123289

Anand RJ, Leaphart CL, Mollen KP, Hackam DJ (2007) The role of the intestinal barrier in the pathogenesis of necrotizing enterocolitis. Shock 27(2):124–133. https://doi.org/10.1097/01.shk.0000239774.02904.65

Ardissone A, De La Cruz D, Davis-Richardson A et al (2014) Meconium microbiome analysis identifies bacteria correlated with premature birth. Plos One 9(3): e90784

Arnon S, Litmanovitz I, Regev R et al (2005) Serum amyloid A protein is a useful inflammatory marker during late-onset sepsis in preterm infants. Biol Neonate 87(2):105–110. https://doi.org/10.1159/000081979

Athalye-Jape G, Rao S, Patole S, More K (2013) Association of inhibitors of gastric acid secretion and higher incidence of necrotizing enterocolitis in preterm very Low-birth-weight infants. Am J Perinatol 30(10):849–856. https://doi.org/10.1055/s-0033-1333671

Autmizguine J, Hornik CP, Benjamin DK et al (2014) Anaerobic antimicrobial therapy after necrotizing enterocolitis in VLBW infants. Pediatrics 135(1): e117–e125. https://doi.org/10.1542/peds.2014-2141

Aydemir C, Dilli D, Oguz SS et al (2011) Serum intestinal fatty acid binding protein level for early diagnosis and prediction of severity of necrotizing enterocolitis. Early Hum Dev 87(10):659–661. https://doi.org/10.1016/j.earlhumdev.2011.05.004

Badolato R (1994) Serum amyloid A is a chemoattractant: induction of migration, adhesion, and tissue infiltration of monocytes and polymorphonuclear leukocytes. J Exp Med 180(1):203–209. https://doi.org/10.1084/jem.180.1.203

Barlow B, Santulli T, Heird W, Pitt J, Blanc W, Schullinger J (1974) An experimental study of acute neonatal enterocolitis – the importance of breast milk. J Pediatr Surg. 5(9):587–595

Basani L, Simmer K, Samnakay N, Deshpande G (1996) Peritoneal drainage versus laparotomy as initial surgical treatment for perforated necrotizing enterocolitis or spontaneous intestinal perforation in preterm low birth weight infants. Cochrane Database Syst Rev. https://doi.org/10.1002/14651858.cd006182.pub2, Rao SC

Bell MJ, Ternberg JL, Feigin RD et al (1978) Neonatal necrotizing enterocolitis. Ann Surg 187(1):1–7. https://doi.org/10.1097/00000658-197801000-00001

Ben-Amor K, Heilig H, Smidt H, Vaughan EE, Abee T, de Vos WM (2005) Genetic diversity of viable, injured, and dead fecal bacteria assessed by fluorescence-activated cell sorting and 16S rRNA gene analysis. Appl Environ Microbiol 71(8):4679–4689. https://doi.org/10.1128/aem.71.8.4679-4689.2005

Benkoe T, Reck C, Pones M et al (2014) Interleukin-8 predicts 60-day mortality in premature infants with necrotizing enterocolitis. J Pediatr Surg 49(3):385–389.

https://doi.org/10.1016/j.jpedsurg.2013.05.068

Bhandari V (2006) Familial and genetic susceptibility to major neonatal morbidities in preterm twins. Pediatrics 117(6):1901–1906. https://doi.org/10.1542/peds.2005-1414

Bin-Nun A, Booms C, Sabag N, Mevorach R, Algur N, Hammerman C (2014) Rapid fecal calprotectin (FC) analysis: point of care testing for diagnosing early necrotizing enterocolitis. Am J Perinatol 32 (04):337–342. https://doi.org/10.1055/s-0034-1384640

Bisquera JA, Cooper TR, Berseth CL (2002) Impact of necrotizing enterocolitis on length of stay and hospital charges in very low birth weight infants. Pediatrics 109 (3):423–428. https://doi.org/10.1542/peds.109.3.423

Björkström MV, Hall L, Söderlund S, Håkansson EG, Håkansson S, Domellöf M (2009) Intestinal flora in very low-birth weight infants. Acta Paediatr 98(11):1762–1767. https://doi.org/10.1111/j.1651-2227.2009.01471.x

Blakely M, Lally K, McDonald S, et al (2005) Postoperative outcomes of extremely low birth-weight infants with necrotizing enterocolitis or isolated intestinal perforation: a prospective cohort study by the NICHD Neonatal Research Network. Ann Surg 6(241). http://www.ncbi.nlm.nih.gov/pubmed/?term=blakely+ml+postoperative+outcomes+of+extremely+low+birth-weight+infants+with+necrotizing. Accessed 28 Sept 2015.

Błaż W (2014) Usefulness of ultrasound examinations in the diagnostics of necrotizing enterocolitis. Pol J Radiol 79:1–9. https://doi.org/10.12659/pjr.890539

Bor M, Verloove-Vanhorick SP, Brand R, Ruys JH (1988) Patent ductus arteriosus in a cohort of 1338 preterm infants: a collaborative study a. Paediatr Perinat Epidemiol 2(4):328–336. https://doi.org/10.1111/j.1365-3016.1988.tb00227.x

Boyd CA, Quigley MA, Brocklehurst P (2007) Donor breast milk versus infant formula for preterm infants: systematic review and meta-analysis. Arch Dis Child Fetal Neonatal Ed 92(3):F169–F175. https://doi.org/10.1136/adc.2005.089490

CDC. 128- moved: fatal gastrointestinal mucormycosis in an infant|fungal disease. http://www.cdc.gov/fungal/rhizopus-investigation.html. Accessed 19 Sept 2015.

Chan KYY, Leung FWL, Lam HS et al (2012) Immunoregulatory protein profiles of necrotizing enterocolitis versus spontaneous intestinal perforation in preterm infants. PLoS One 7(5):e36977. https://doi.org/10.1371/journal.pone.0036977, Neu J, ed

Chan KYY, Leung KT, Tam YH et al (2014) Genome-wide expression profiles of necrotizing enterocolitis versus spontaneous intestinal perforation in human intestinal tissues. Ann Surg 260(6):1128–1137. https://doi.org/10.1097/sla.0000000000000374

Cheu HW (1990) Breath hydrogen excretion in the premature neonate. Arch Pediatr Adolesc Med 144(2):197. https://doi.org/10.1001/archpedi.1990.02150260077032

Claud EC, Walker WA (2001) Hypothesis: inappropriate colonization of the premature intestine can cause neonatal necrotizing enterocolitis. FASEB J 15:1398–1403

Claud EC, Keegan KP, Brulc JM et al (2013) Bacterial community structure and functional contributions to emergence of health or necrotizing enterocolitis in preterm infants. Microbiome 1:20

Cole CR, Hansen NI, Higgins RD, Ziegler TR, Stoll BJ (2008) Very low birth weight preterm infants with surgical short bowel syndrome: incidence, morbidity and mortality, and growth outcomes at 18 to 22 months. Pediatrics 122(3):e573–e582. https://doi.org/10.1542/peds.2007-3449

Colgan SP, Taylor CT (2010) Hypoxia: an alarm signal during intestinal inflammation. Nat Rev Gastroenterol Hepatol 7 (5):281–287. https://doi.org/10.1038/nrgastro.2010.39

Costeloe K (2016) Probiotics in preterm infants: the PiPS trial. In: Hot topics in neonatology

Cotten CM, Taylor S, Stoll B et al (2009) Prolonged duration of initial empirical antibiotic treatment is associated with increased rates of necrotizing enterocolitis and death for extremely low birth weight infants. Pediatrics 123(1):58–66. https://doi.org/10.1542/peds.2007-3423

Coursey CA, Hollingsworth CL, Gaca AM, Maxfield C, DeLong D, Bisset G (2008) Radiologists' agreement when using a 10-point scale to report abdominal radiographic findings of necrotizing enterocolitis in neonates and infants. Am J Roentgenol 191(1):190–197. https://doi.org/10.2214/ajr.07.3558

Cucchiara S, Minella R, Iervolino C et al (1993) Omeprazole and high dose ranitidine in the treatment of refractory reflux oesophagitis. Arch Dis Child 69(6):655–659. https://doi.org/10.1136/adc.69.6.655

Däbritz J, Jenke A, Wirth S, Foell D (2012) Fecal phagocyte-specific S100A12 for diagnosing necrotizing enterocolitis. J Pediatr 161(6):1059–1064. https://doi.org/10.1016/j.jpeds.2012.06.003

De Groote MA, Frank DN, Dowell E, Glode MP, Pace NR (2005) Lactobacillus rhamnosus GG bacteremia associated with probiotic use in a child with short gut syndrome. Pediatr Infect Dis J 24(3):278–280. https://doi.org/10.1097/01.inf.0000154588.79356.e6

De Meij TGJ, van der Schee MPC, Berkhout DJC et al (2015) Early detection of necrotizing enterocolitis by fecal volatile organic compounds analysis. J Pediatr 167(3):562–567. https://doi.org/10.1016/j.jpeds.2015.05.044, e1

Derikx JP (2010) Non-invasive markers of gut wall integrity in health and disease. World J Gastroenterol 16(42):5272. https://doi.org/10.3748/wjg.v16.i42.5272

DeWitt AG, Charpie JR, Donohue JE, Yu S, Owens GE (2014) Splanchnic near-infrared spectroscopy and risk of necrotizing enterocolitis after neonatal heart surgery. Pediatr Cardiol 35(7):1286–1294. https://doi.org/10.1007/s00246-014-0931-5

DiGiulio DB, Romero R, Amogan HP et al (2008) Microbial prevalence, diversity and abundance in amniotic fluid during preterm labor: a molecular and culture-based investigation. PLoS One 3(8):e3056. https://doi.org/10.1371/journal.pone.0003056, Fisk NM

Donovan SM, Wang M, Li M, Friedberg I, Schwartz SL, Chapkin RS (2012) Host-microbe interactions in the neonatal intestine: role of human milk oligosaccharides. Adv Nutr (Bethesda, Md) 3:450S–455S

Edelson MB, Bagwell CE, Rozycki HJ (1999) Circulating Pro- and counterinflammatory cytokine levels and severity in necrotizing enterocolitis. Pediatrics 103(4):

766–771. https://doi.org/10.1542/peds.103.4.766

Elphick DA (2005) Paneth cells: their role in innate immunity and inflammatory disease. Gut 54(12):1802–1809. https://doi.org/10.1136/gut.2005.068601

Faingold R, Daneman A, Tomlinson G et al (2005) Necrotizing enterocolitis: assessment of bowel viability with color doppler US1. Radiology 235(2):587–594. https://doi.org/10.1148/radiol.2352031718

Faix RG, Polley TZ, Grasela TH (1988) A randomized, controlled trial of parenteral clindamycin in neonatal necrotizing enterocolitis. J Pediatr 112 (2):271–277. https://doi.org/10.1016/s0022-3476(88)80069-6

Falkow S (2004) Opinion: Molecular Koch's postulates applied to bacterial pathogenicity – a personal recollection 15 years later. Nat Rev Microbiol 2(1):67–72. https://doi.org/10.1038/nrmicro799

Fitzgibbons SC, Ching Y, Yu D et al (2009) Mortality of necrotizing enterocolitis expressed by birth weight categories. J Pediatr Surg 44(6):1072–1076. https://doi.org/10.1016/j.jpedsurg.2009.02.013

Fouhy F, Guinane CM, Hussey S et al (2012) High-throughput sequencing reveals the incomplete, short-term recovery of infant gut microbiota following parenteral antibiotic treatment with ampicillin and gentamicin. Antimicrob Agents Chemother 56(11): 5811–5820. https://doi.org/10.1128/aac.00789-12

Gatt M, Reddy BS, Macfie J (2006) Review article: bacterial translocation in the critically ill – evidence and methods of prevention. Aliment Pharmacol Ther 25(7): 741–757. https://doi.org/10.1111/j.1365-2036.2006.03174.x

Goldmann DA, Leclair J, Macone A (1978) Bacterial colonization of neonates admitted to an intensive care environment. J Pediatr 93(2):288. https://doi.org/10.1016/S0022-3476(78)80523-X

Gordon PV (2009) Understanding intestinal vulnerability to perforation in the extremely low birth weight infant. Pediatr Res 65(2):138–144. https://doi.org/10.1203/pdr.0b013e31818c7920

Gordon P, Christensen R, Weitkamp J-H, Maheshwari A (2012) Mapping the new world of necrotizing enterocolitis (NEC): review and opinion. E-J Neonatol Res 4: 145–172

Gordon PV, Clark R, Swanson JR, Spitzer A (2014) Can a national dataset generate a nomogram for necrotizing enterocolitis onset? J Perinatol 34(10):732–735. https://doi.org/10.1038/jp.2014.137

Goulet O, Baglin-Gobet S, Talbotec C et al (2005) Outcome and long-term growth after extensive small bowel resection in the neonatal period: a survey of 87 children. Eur J Pediatr Surg 15(2):95–101. https://doi.org/10.1055/s-2004-821214

Gupta RW, Tran L, Norori J et al (2013) Histamine-2 receptor blockers alter the fecal microbiota in premature infants. J Pediatr Gastroenterol Nutr 56: 397–400

Guthrie SO, Gordon PV, Thomas V, Thorp JA, Peabody J, Clark RH (2003) Necrotizing enterocolitis among neonates in the United States. J Perinatol 23(4):278–285. https://doi.org/10.1038/sj.jp.7210892

Hammerman C, Goldschmidt D, Caplan MS et al (2002) Protective effect of bilirubin in ischemia-reperfusion injury in the rat intestine. J Pediatr Gastroenterol Nutr 35(3):344–349. https://doi.org/10.1097/00005176-200209000-00020

Hanson LÅ, Korotkova M, Telemo E (2003) Breast-feeding, infant formulas, and the immune system. Ann Allergy Asthma Immunol 90(6):59–63. https://doi.org/10.1016/s1081-1206(10)61662-6

Harris MC, D'Angio CT, Gallagher PR, Kaufman D, Evans J, Kilpatrick L (2005) Cytokine elaboration in critically ill infants with bacterial sepsis, necrotizing enterocolitis, or sepsis syndrome: correlation with clinical parameters of inflammation and mortality. J Pediatr 147(4):462–468. https://doi.org/10.1016/j.jpeds.2005.04.037

Hawiger J (2001) Innate immunity and inflammation: a transcriptional paradigm. Immunol Res 23 (2-3):099–110. https://doi.org/10.1385/IR:23:2-3:099

He R (2002) Serum amyloid A induces IL-8 secretion through a G protein-coupled receptor, FPRL1/LXA4R. Blood 101(4):1572–1581. https://doi.org/10.1182/blood-2002-05-1431

Hintz SR (2005) Neurodevelopmental and growth outcomes of extremely low birth weight infants after necrotizing enterocolitis. Pediatrics 115(3):696–703. https://doi.org/10.1542/peds.2004-0569

Ho T, Dukhovny D, Zupancic JA, Goldmann DA, Horbar JD, Pursley DM (2015) Choosing wisely in newborn medicine: five opportunities to increase value. Pediatrics 136:e482–e489

Holman RC, Stoll BJ, Curns AT, Yorita KL, Steiner CA, Schonberger LB (2006) Necrotising enterocolitis hospitalisations among neonates in the United States. Paediatr Perinat Epidemiol 20(6):498–506. https://doi.org/10.1111/j.1365-3016.2006.00756.x

Horwitz JR, Lally KP, Cheu HW, David Vazquez W, Grosfeld JL, Ziegler MM (1995) Complications after surgical intervention for necrotizing enterocolitis: a multicenter review. J Pediatr Surg 30(7):994–999. https://doi.org/10.1016/0022-3468(95)90328-3

Huda S, Chaudhery S, Ibrahim H, Pramanik A (2014) Neonatal necrotizing enterocolitis: clinical challenges, pathophysiology and management. Pathophysiology 21(1):3–12. https://doi.org/10.1016/j.pathophys.2013.11.009

Hunter C, Dimaguila MAV, Gal P et al (2012) Effect of routine probiotic, lactobacillus reuteri DSM 17938, use on rates of necrotizing enterocolitis in neonates with birthweight < 1000 grams: a sequential analysis. BMC Pediatr 12(1):142. https://doi.org/10.1186/1471-2431-12-142

Hutter JJ, Hathaway WE, Wayne ER (1976) Hematologic abnormalities in severe neonatal necrotizing enterocolitis. J Pediatr 88(6):1026–1031. https://doi.org/10.1016/s0022-3476(76)81069-4

Hyman PE, Clarke DD, Everett SL et al (1985) Gastric acid secretory function in preterm infants. J Pediatr 106(3): 467–471. https://doi.org/10.1016/s0022-3476(85)80682-x

Ian W, Garstin H, Boston VE (1987) Sequential assay of expired breath hydrogen as a means of predicting necrotizing enterocolitis in susceptible infants. J Pediatr Surg 22(3):208–210. https://doi.org/10.1016/s0022-3468(87)80329-9

Jacobs S, Tobin J, Opie G (2013) Probiotic effects on late-onset sepsis in very preterm infants: a randomized controlled trial. Pediatrics 132(6):X9–X9. https://doi.org/10.1542/peds.2013-1339d

Jenke A, Ruf E-M, Hoppe T, Heldmann M, Wirth S (2011) Bifidobacterium septicaemia in an extremely low-birthweight infant under probiotic therapy. Arch Dis Childhood Fetal Neonatal Ed 97(3):F217–F218. https://doi.org/10.1136/archdischild-2011-300838

Jilling T, Simon D, Lu J et al (2006) The roles of bacteria and TLR4 in rat and murine models of necrotizing enterocolitis. J Immunol 177(5):3273–3282. https://doi.org/10.4049/jimmunol.177.5.3273

Jones BA, Hull MA, Kim HB (2010) Autologous intestinal reconstruction surgery for intestinal failure management. Curr Opin Organ Transplant 15(3):341–345. https://doi.org/10.1097/mot.0b013e328338c2c0

Josephson CD, Wesolowski A, Bao G et al (2010) Do red cell transfusions increase the risk of necrotizing enterocolitis in premature infants? J Pediatr 157(6):972–978. https://doi.org/10.1016/j.jpeds.2010.05.054, e3

Kafetzis DA, Skevaki C, Costalos C (2003) Neonatal necrotizing enterocolitis: an overview. Curr Opin Infect Dis 16(4):349–355. https://doi.org/10.1097/00001432-200308000-00007

Kazez A, Küçükaydin N, Küçükaydin M, Kontaş O, Okur H, Doğan P (1997) A model of hypoxia-induced necrotizing enterocolitis: the role of distension. J Pediatr Surg 32(10):1466–1469. https://doi.org/10.1016/s0022-3468(97)90564-9

Kilpinen S, Henttinen T, Lahdenpohja N, Hulkkonen J, Hurme M (1996) Signals leading to the activation of NF-kappaB transcription factor are stronger in neonatal than adult T lymphocytes. Scand J Immunol 44(1):85–88. https://doi.org/10.1046/j.1365-3083.1996.d01-277.x

Konikoff MR, Denson LA (2006) Role of fecal calprotectin as a biomarker of intestinal inflammation in inflammatory bowel disease. Inflamm Bowel Dis 12(6):524–534. https://doi.org/10.1097/00054725-200606000-00013

Konnikova Y, Zaman MM, Makda M, D'Onofrio D, Freedman SD, Martin CR (2015) Late enteral feedings are associated with intestinal inflammation and adverse neonatal outcomes. PLoS One 10: e0132924

Konturek SK, Konturek PC (1995) Role of nitric oxide in the digestive system. Digestion 56(1):1–13. https://doi.org/10.1159/000201214

(2012) Lactoferrin immunoprophylaxis for very preterm infants. Arch Dis Childhood Fetal Neonatal Ed. 98(1): F2–F4. https://doi.org/10.1136/archdischild-2011-301273

Ladd AP, Rescorla FJ, West KW, Scherer L, Engum SA, Grosfeld JL (1998) Long-term follow-up after bowel resection for necrotizing enterocolitis: factors affecting outcome. J Pediatr Surg 33(7):967–972. https://doi.org/10.1016/s0022-3468(98)90516-4

Le Mandat Schultz A, Bonnard A, Berrebi D et al (2007) Expression of TLR-2, TLR-4, NOD2 and pNF-kB in a neonatal rat model of necrotizing enterocolitis. PLoS One 2(10):e1102. https://doi.org/10.1371/journal.

pone.0001102, Gold J, ed

Leaphart CL, Cavallo J, Gribar SC et al (2007) A critical role for TLR4 in the pathogenesis of necrotizing enterocolitis by modulating intestinal injury and repair. J Immunol 179(7):4808–4820. https://doi.org/10.4049/jimmunol.179.7.4808

Lieberman JM, Sacchettini J, Marks C, Marks WH (1997) Human intestinal fatty acid binding protein: report of an assay with studies in normal volunteers and intestinal ischemia. Surgery 121(3):335–342. https://doi.org/10.1016/s0039-6060(97)90363-9

Lin PW, Stoll BJ (2006) Necrotising enterocolitis. Lancet 368(9543):1271–1283. https://doi.org/10.1016/s0140-6736(06)69525-1

Lin H, Hsu C, Chen H, et al (2008) Oral probiotics prevent necrotizing enterocolitis in very low birth weight preterm infants: a multicenter, randomized, controlled trial. Pediatrics 4(122). https://doi.org/10.1542/peds.2007-3007

Lucas A, Cole TJ (1990) Breast milk and neonatal necrotising enterocolitis. Lancet 336(8730-8731):1519–1523. https://doi.org/10.1016/0140-6736(90)93304-8

Maayan-Metzger A, Itzchak A, Mazkereth R, Kuint J (2004) Necrotizing enterocolitis in full-term infants: case–control study and review of the literature. J Perinatol 24(8):494–499. https://doi.org/10.1038/sj.jp.7211135

MacDonald TT (2003) The mucosal immune system. Parasite Immunol 25(5):235–246. https://doi.org/10.1046/j.1365-3024.2003.00632.x

Maheshwari A, Schelonka RL, Dimmitt RA et al (2014) Cytokines associated with necrotizing enterocolitis in extremely-low-birth-weight infants. Pediatr Res 76(1): 100–108. https://doi.org/10.1038/pr.2014.48

Mai V, Young CM, Ukhanova M et al (2011) Fecal microbiota in premature infants prior to necrotizing enterocolitis. PLoS One 6(6):e20647. https://doi.org/10.1371/journal.pone.0020647, Chakravortty D

Mally P, Golombek SG, Mishra R et al (2006) Association of necrotizing enterocolitis with elective packed red blood cell transfusions in stable, growing, premature neonates. Am J Perinatol 23(08):451. https://doi.org/10.1055/s-2006-951300

Maury CPJ (1985) Comparative study of serum amyloid a protein and C-reactive protein in disease. Clin Sci 68(2):233–238. https://doi.org/10.1042/cs0680233

McElroy SJ, Underwood MA, Sherman MP (2013) Paneth cells and necrotizing enterocolitis: a novel hypothesis for disease pathogenesis. Neonatology 103:10–20

Meier PP, Bode L (2013) Health, nutrition, and cost outcomes of human milk feedings for very low birthweight infants. Adv Nutr: Int Rev J 4(6):670–671. https://doi.org/10.3945/an.113.004457

Mihatsch WA, Braegger CP, Decsi T et al (2012) Critical systematic review of the level of evidence for routine use of probiotics for reduction of mortality and prevention of necrotizing enterocolitis and sepsis in preterm infants. Clin Nutr 31(1):6–15. https://doi.org/10.1016/j.clnu.2011.09.004

Minekawa R, Takeda T, Sakata M, Hayashi M (2004) Human breast milk suppresses the transcriptional regulation of IL-1 -induced NF- B signaling in human intestinal cells. AJP: Cell Physiol 287(5):C1404–C1411. https://doi.org/10.1152/ajpcell.00471.2003

Mohan P, Abrams SA (2015) Oral lactoferrin for the prevention of sepsis and necrotizing enterocolitis in premature infants. Cochrane Database Syst Rev. https://doi.org/10.1002/14651858.CD007137

Morgan J, Young L (2014) Delayed introduction of progressive enteral feeds to prevent necrotising enterocolitis in very low birth weight infants. Cochrane Database Syst Rev. https://doi.org/10.1002/14651858.cd001970.pub5, McGuire W

Moss LR, Dimmitt RA, Henry MCW, Geraghty N, Efron B (2001) A meta-analysis of peritoneal drainage versus laparotomy for perforated necrotizing enterocolitis. J Pediatr Surg 36(8):1210. https://doi.org/10.1053/jpsu.2001.25764

Neu J, Walker WA (2011) Necrotizing enterocolitis. N Engl J Med 364(3):255–264. https://doi.org/10.1056/nejmra1005408

Ng PC, Cheng SH, Chui KM et al (1997) Diagnosis of late onset neonatal sepsis with cytokines, adhesion molecule, and C-reactive protein in preterm very low birthweight infants. Arch Dis Childhood Fetal Neonatal Ed 77(3):F221–F227. https://doi.org/10.1136/fn.77.3.f221

Ng PC, Ang IL, Chiu RWK et al (2010) Host-response biomarkers for diagnosis of late-onset septicemia and necrotizing enterocolitis in preterm infants. J Clin Investig 120(8):2989–3000. https://doi.org/10.1172/jci40196

Ng EWY, Poon TCW, Lam HS et al (2013) Gut-associated biomarkers L-FABP, I-FABP, and TFF3 and LIT score for diagnosis of surgical necrotizing enterocolitis in preterm infants. Ann Surg 258(6):1111–1118. https://doi.org/10.1097/sla.0b013e318288ea96

Oh S, Young C, Gravenstein N, Islam S, Neu J (2010) Monitoring technologies in the neonatal intensive care unit: implications for the detection of necrotizing enterocolitis. J Perinatol 30(11):701–708. https://doi.org/10.1038/jp.2010.9

Orenstein SR, Shalaby TM, Devandry SN et al (2003) Famotidine for infant gastro-oesophageal reflux: a multi-centre, randomized, placebo-controlled, withdrawal trial. Aliment Pharmacol Ther 17(9):1097–1107. https://doi.org/10.1046/j.1365-2036.2003.01559

Orenstein S, Gremse D, Pantaleon C, Kling D, Rotenberg K (2005) Nizatidine for the treatment of pediatric gastroesophageal reflux symptoms: an open-label, multiple-dose, randomized, multicenter clinical trial in 210 children. Clin Ther 27(4):472–483. https://doi.org/10.1016/j.clinthera.2005.04.008

Ostlie DJ, Spilde TL, St Peter SD et al (2003) Necrotizing enterocolitis in full-term infants. J Pediatr Surg 38(7):1039–1042. https://doi.org/10.1016/s0022-3468(03)00187-8

Otte J-M, Cario E, Podolsky DK (2004) Mechanisms of cross hyporesponsiveness to toll-like receptor bacterial ligands in intestinal epithelial cells☆. Gastroenterology 126(4):1054–1070. https://doi.org/10.1053/j.gastro.2004.01.007

Pelsers MMAL, Hermens WT, Glatz JFC (2005) Fatty acid-binding proteins as plasma markers of tissue injury. Clin Chim Acta 352(s 1–2):15–35. https://doi.org/10.1016/j.cccn.2004.09.001

Potoka DA, Upperman JS, Nadler EP et al (2002) NF-kB inhibition enhances peroxynitrite-induced enterocyte apoptosis. J Surg Res 106(1):7–14. https://doi.org/10.1006/jsre.2002.6423

Pourcyrous M (2005) C-reactive protein in the diagnosis, management, and prognosis of neonatal necrotizing enterocolitis. Pediatrics 116(5):1064–1069. https://doi.org/10.1542/peds.2004-1806

Quigley M, McGuire W (2014) Formula versus donor breast milk for feeding preterm or low birth weight infants. https://doi.org/10.1002/14651858.CD002971.pub3

Rehan VK, Seshia MMK, Johnston B, Reed M, Wilmot D, Cook V (1999) Observer variability in interpretation of abdominal radiographs of infants with suspected necrotizing enterocolitis. Clin Pediatr 38(11):637–643. https://doi.org/10.1177/000992289903801102

Remon J, Kampanatkosol R, Kaul RR, Muraskas JK, Christensen RD, Maheshwari A (2014) Acute drop in blood monocyte count differentiates NEC from other causes of feeding intolerance. J Perinatol 34(7):549–554. https://doi.org/10.1038/jp.2014.52

Rojas MA, Lozano JM, Rodriguez VA et al (2012) Prophylactic probiotics to prevent death and nosocomial infection in preterm infants. Pediatrics 130(5):e1113–e1120. https://doi.org/10.1542/peds.2011-3584

Rouge C, Piloquet H, Butel M-J et al (2009) Oral supplementation with probiotics in very-low-birth-weight preterm infants: a randomized, double-blind, placebo-controlled trial. Am J Clin Nutr 89(6):1828–1835. https://doi.org/10.3945/ajcn.2008.26919

Salminen MK, Rautelin H, Tynkkynen S et al (2004) Lactobacillus bacteremia, clinical significance, and patient outcome, with special focus on probiotic L. rhamnosus GG. Clin Infect Dis 38(1):62. https://doi.org/10.1086/380455

Salzman NH, Polin RA, Harris MC et al (1998) Enteric defensin expression in necrotizing enterocolitis. Pediatr Res 44(1):20–26. https://doi.org/10.1203/00006450-199807000-00003

Salzman NH, Underwood MA, Bevins CL (2007) Paneth cells, defensins, and the commensal microbiota: a hypothesis on intimate interplay at the intestinal mucosa. Semin Immunol 19(2):70–83. https://doi.org/10.1016/j.smim.2007.04.002

Sampath V, Le M, Lane L et al (2011) The NFKB1 (g.-24519delATTG) variant is associated with necrotizing enterocolitis (NEC) in premature infants. J Surg Res 169(1):e51–e57. https://doi.org/10.1016/j.jss.2011.03.017

Sangild PT, Petersen YM, Elnif J, Schmidt MH, Buddington RK, Burrin DG (2000) Premature and term newborn pigs differ in their intestinal responses to parenteral and enteral nutrition. Gastroenterology 118(4):A76. https://doi.org/10.1016/s0016-5085(00)82381-1

Sangild PT, Thymann T, Schmidt M, Stoll B, Burrin DG, Buddington RK (2013) Invited review: the preterm pig as a model in pediatric gastroenterology. J Anim Sci 91:4713–4729

Santulli T, Schullinger J, Heird W, Gongaware R, Wigger J

(1975) Acute necrotizing enterocolitis in infancy: a review of 64 cases. Pediatrics 55(3):376–387

Sedda S, Marafini I, Figliuzzi MM, Pallone F, Monteleone G (2014) An overview of the role of innate lymphoid cells in gut infections and inflammation. Mediators Inflamm 2014:1–7. https://doi.org/10.1155/2014/235460

Shah P (2004) Arginine supplementation for prevention of necrotising enterocolitis in preterm infants. Cochrane Database Syst Rev. https://doi.org/10.1002/14651858.CD004339.pub2

Singh R, Visintainer PF, Frantz ID et al (2011) Association of necrotizing enterocolitis with anemia and packed red blood cell transfusions in preterm infants. J Perinatol 31(3):176–182. https://doi.org/10.1038/jp.2010.145

Smith B, Bodé S, Petersen BL et al (2011) Community analysis of bacteria colonizing intestinal tissue of neonates with necrotizing enterocolitis. BMC Microbiol 11(1):73. https://doi.org/10.1186/1471-2180-11-73

Smith JM, Skeans MA, Horslen SP et al (2014) OPTN/SRTR 2012 annual data report: intestine. Am J Transplant 14(S1):97–111. https://doi.org/10.1111/ajt.12582

Sola MC, Del Vecchio A, Rimsza LM (2000) Evaluation and treatment of thrombocytopenia in the neonatal intensive care unit. Clin Perinatol 27(3):655–679. https://doi.org/10.1016/s0095-5108(05)70044-0

Soliman A, Michelsen KS, Karahashi H et al (2010) Platelet-activating factor induces TLR4 expression in intestinal epithelial cells: implication for the pathogenesis of necrotizing enterocolitis. PLoS One 5(10):e15044. https://doi.org/10.1371/journal.pone.0015044, Unutmaz D, ed

Sonntag J, Grimmer I, Scholz T, Metze B, Wit J, Obladen M (2000) Growth and neurodevelopmental outcome of very low birthweight infants with necrotizing enterocolitis. Acta Paediatr (Oslo, Norway : 1992) 5(89):528–532

Spencer AU, Kovacevich D, McKinney-Barnett M et al (2008) Pediatric short-bowel syndrome: the cost of comprehensive care. Am J Clin Nutr 88(6):1552–1559. https://doi.org/10.3945/ajcn.2008.26007

Stewart C (2015) Early gut microbiome and polymicrobial infection. Encycl Metagenomics pp. 143–150. https://doi.org/10.1007/978-1-4899-7475-4_798

Stoll B, Cismowski M, Hamrick S, Bhatia A (2013) Cytokine levels in the preterm infant with neonatal intestinal injury. Am J Perinatol 31(06):489–496. https://doi.org/10.1055/s-0033-1353437

Stringer MD, Brereton RJ, Drake DP, Kiely EM, Capps SNJ, Spitz L (1993) Recurrent necrotizing enterocolitis. J Pediatr Surg 28(8):979–981. https://doi.org/10.1016/0022-3468(93)90496-8

Sudan D, Thompson J, Botha J et al (2007) Comparison of intestinal lengthening procedures for patients with short bowel syndrome. Ann Surg 246(4):593–604. https://doi.org/10.1097/sla.0b013e318155aa0c

Sullivan S, Schanler RJ, Kim JH et al (2010) An exclusively human milk-based diet is associated with a lower rate of necrotizing enterocolitis than a diet of human milk and bovine milk-based products. J Pediatr 156(4):562–567. https://doi.org/10.1016/j.jpeds.2009.10.040

Taft DH, Ambalavanan N, Schibler KR et al (2014) Intestinal microbiota of preterm infants differ over time and between hospitals. Microbiome 2(1):36. https://doi.org/10.1186/2049-2618-2-36

Tam AL, Camberos A, Applebaum H (2002) Surgical decision making in necrotizing enterocolitis and focal intestinal perforation: predictive value of radiologic findings. J Pediatr Surg 37(12):1688–1691. https://doi.org/10.1053/jpsu.2002.36696

Tepas JJ, Sharma R, Hudak ML, Garrison RD, Pieper P (2006) Coming full circle: an evidence-based definition of the timing and type of surgical management of very low-birth-weight (<1000 g) infants with signs of acute intestinal perforation. J Pediatr Surg 41(2):418–422. https://doi.org/10.1016/j.jpedsurg.2005.11.041

Thomas DW, Greer FR (2010) Probiotics and prebiotics in pediatrics. Pediatrics 126:1217–1231

Thuijls G, Derikx JPM, van Wijck K et al (2010) Non-invasive markers for early diagnosis and determination of the severity of necrotizing enterocolitis. Ann Surg 251(6):1174–1180. https://doi.org/10.1097/sla.0b013e3181d778c4

Tomomasa T, Takahashi A, Nako Y et al (1999) Analysis of gastrointestinal sounds in infants with pyloric stenosis before and after pyloromyotomy. Pediatrics 104(5):e60–e60. https://doi.org/10.1542/peds.104.5.e60

Torrazza M, Li N, Young C et al (2013) Pilot study using proteomics to identify predictive biomarkers of necrotizing enterocolitis from buccal swabs in very low birth weight infants. Neonatology 104(3):234. https://doi.org/10.1159/000353721

Torrazza RM, Li N, Neu J (2014) Decoding the enigma of necrotizing enterocolitis in premature infants. Pathophysiology 21(1):21–27. https://doi.org/10.1016/j.pathophys.2013.11.011

Turner D, Hammerman C, Rudensky B et al (2007) Low levels of procalcitonin during episodes of necrotizing enterocolitis. Dig Dis Sci 52(11):2972–2976. https://doi.org/10.1007/s10620-007-9763-y

Vennarecci G, Kato T, Misiakos E, et al (2000) Intestinal transplantation for short gut syndrome attributable to necrotizing enterocolitis. Pediatrics 2(105):587–595

Voganatsi A et al (2001) Mechanism of extracellular release of human neutrophil calprotectin complex. J Leukoc Biol 70(1):130–134

Walsh M, Kliegman R (1986) Necrotizing enterocolitis: treatment based on staging criteria. Pediatr Clin North Am 33(1):179–210

Wang Q, Dong J, Zhu Y (2012) Probiotic supplement reduces risk of necrotizing enterocolitis and mortality in preterm very-low-birth-weight infants: an updated meta-analysis of 20 randomized, controlled trials. J Pediatr Surg 47(1):241–248. https://doi.org/10.1016/j.jpedsurg.2011.09.064

Wang M, Li M, Wu S, Lebrilla C, Chapkin R, Ivanov I, Donovan S (2015) Fecal microbiota composition of breast-fed infants is correlated with human milk oligosaccharides consumed. J Pediatr Gastroenterol Nutr 60(6):825. https://doi.org/10.1097/MPG.0000000000000752

Yatsunenko T, Rey F, Manary M, et al (2012) Human gut microbiome viewed across age and geography. Nature 7402(486). http://www.ncbi.nlm.nih.gov/pubmed/

22699611. Accessed 28 Sept 2015

Yoon JM, Min J, Yi J et al (2014) Fecal calprotectin concentration in neonatal necrotizing enterocolitis. Korean J Pediatr 57(8):351. https://doi.org/10.3345/kjp.2014.57.8.351

Zoppelli L, Güttel C, Bittrich H-J, Andrée C, Wirth S, Jenke A (2012) Fecal calprotectin concentrations in premature infants have a lower limit and show postnatal and gestational age dependence. Neonatology 102(1):68–74. https://doi.org/10.1159/000337841

89 新生儿坏死性小肠结肠炎的外科治疗

Nigel J. Hall and Agostino Pierro
朱海涛　翻译，郑珊　王斌　审校

目录

摘要

坏死性小肠结肠炎患儿的外科手术指征仍然存在广泛争议。许多坏死性小肠结肠炎病例通过强化内科治疗后能够好转，但同时仍有近 50% 患儿可进展为重症坏死性小肠结肠炎而需要外科手术干预。由于对外科手术指征缺乏共识，因此对于治疗坏死性小肠结肠炎患儿的最佳手术方式仍存争议。外科手术方式的选择主要取决于最初肠道病变范围及患儿临床病情是否稳定。除了在急性发病期需要手术治疗以外，一些坏死性小肠结肠炎患儿会在经过内科保守治疗或前期外科手术干预后出现远期并发症，这时也需要外科手术干预。对这些预后情况的清晰认知，在指导家属以及评价治疗的有效性方面起到很重要的作用。

89.1　要点

- 许多坏死性小肠结肠炎患儿通过强化内科治疗后病情能够好转，但同时仍有近 50% 患儿可进展为重症坏死性小肠结肠炎而需要外科手术干预。

- 对于最佳的手术时机和手术方式目前仍然存在争议。

- 外科手术方式的选择主要取决于最初肠道病变范围及患儿临床病情是否稳定。

- 坏死性小肠结肠炎病死率与疾病的严重程度，患儿成熟度及伴发畸形相关。

- 一些坏死性小肠结肠炎患儿会在经过内科保守治疗或前期外科手术干预后出现远期并发症，这些并发症也需要外科手术干预。

89.2 引言

尽管许多坏死性小肠结肠炎（necrotizing enterocolitis，NEC）患儿通过强化内科治疗后病情能够好转，但仍有近50%的患儿会发展为重症NEC而需要外科手术干预（Kosloske 1985）。针对这部分患儿的治疗，对于小儿外科医生仍具挑战，目前有关NEC最适当的手术时机以及手术方案仍没有达成共识。除了在急性发病期需要手术治疗以外，一些NEC患儿会在经过内科保守治疗或前期外科手术干预后出现远期并发症，而这些并发症通常亦需要外科手术干预。

有关NEC患儿的手术指征仍有很大争议。表89.1总结了相关文献报道的手术指征。英国一项对小儿外科医生的问卷调查显示，NEC的手术指征包括气腹（45%）、临床症状恶化（37%）以及肠梗阻（18%）（Rees et al. 2005）。最广泛接受的手术指征是气腹，但是这种征象即使在发生肠穿孔的患儿中也不总是显而易见。NEC急性发病期的其他绝对手术指征包括经严格内科治疗无效、病情持续恶化的患儿，需要持续性正性肌力药物治疗、继发于肠穿孔的腹部包块或者脓肿形成。近年来，腹部超声已经应用于探查坏死肠管。虽然这项技术对于操作者有很大的依赖性，但是所获得的信息对于判断内科保守治疗是否有效及是否需要开腹手术有很大帮助（Yikilmaz et al. 2014）。

与NEC外科干预指征缺乏共识相似，对于NEC患儿的理想外科治疗方案同样未达共识。在决定手术治疗方案的时候需要将体重以及临床状态等因素综合考虑，这样即使是极低出生体重患儿仍可耐受手术（Anveden-Hertzberg and Gauderer 2000）。NEC患儿的手术方案包括腹腔引流术（primary peritoneal drainage，PPD）及开腹手术。开腹手术的基本原则包括控制败血症，切除坏死肠段和尽可能多地保留有活性的肠段（Fasoli et al. 1999；Pierro 1997；Albanese and Rowe 1998）。基于这些原则，从患儿的临床稳定情况以及肠管病变范围等方面考虑，不同的外科手术方式相继出现（表89.2）。开腹手术时，根据肠管病变的范围可分为局灶型（病变仅局限于单一肠段）、多发型（病变累及2处及以上肠管，50%以上的小肠可存活）和广泛型（累及大部分的小肠和大肠，存留有活力的肠段不足25%）（Fasoli et al. 1999）。

表89.1　NEC患儿的手术指征

绝对手术指征
气腹
严格内科治疗后病情仍进行性恶化
腹部包块并伴有持续性肠梗阻或者败血症
肠狭窄
相对手术指征
腹部包块
进展的腹部触痛、腹胀和/或腹壁颜色异常
肠穿孔伴有持续性肠梗阻和/或败血症
门静脉积气

表89.2　进展期NEC的手术方式

腹腔引流术
开腹手术
病变肠管切除、肠造口术
病变肠管切除、一期肠吻合术
近端空肠造口术
"钳夹与放回"技术

89.3 腹腔引流术

20世纪70年代，Marshall和Ein等首先提出了对于血流动力学不稳定、伴有肠穿孔的极低出生体重儿，应先行PPD，病情稳定后再行开腹手术（Ein et al. 1977；Marshall 1975）。最初对无法耐受开腹手术的NEC患儿采取这种方式，是希望通过引流气体和肠内容物达到缓解腹腔间室综合征和感染等临床症状的目的，继而提高患儿对开腹手术的耐受能力。随后有报道提倡将PPD作为体重小于1 500g NEC患儿的根治手术方法，而不需要后续的开腹手术。实际上有一些报道也提出了PPD可能优于开腹手术的观点。近期有2项随机化研究针对极低出生体重NEC患儿是采用PPD还是开腹手术进行了探讨，详见表89.3（Moss et al. 2006；Rees et al. 2008）。

两项研究结果均未发现两种不同手术方式对于患儿预后有重大的影响。然而，其中一项随机化研究的作者提倡将开腹手术作为根治手术方案，因为研究发现虽然不同组别之间的预后并没有很大的差异，但74%的患儿在PPD术后仍需要进行补救性的开腹手术（Rees et al. 2008）。

表 89.3　比较 NEC 穿孔患儿开腹手术与 PPD 的临床随机对照试验

研究	纳入标准	病例数	主要结局	作者结论
Moss et al. 2006(2006)	<1 500g	PPD 55 Lap 62	死亡率、术后 90 天时 PN 依赖性及住院天数无差异	手术方式对预后无影响
Rees et al. 2008(2008)	<1 000g	PPD 35 Lap 34	生存率、术后 1 个月及 6 个月时机械通气率与 PN 依赖性,住院天数无差异。74% 的患儿在 PPD 术后仍需要进行补救性的开腹手术	推荐早期开腹手术

PPD,腹腔引流术;Lap,开腹手术;PN,肠外营养。

89.4　病变肠管切除与肠造口术

切除 NEC 病变肠管能够有效减少肠道菌群移位、纠正患儿败血症的状态。传统观点认为在切除病变肠管以后将肠管末端外置更安全,因为腹膜炎的存在、肠壁的炎症以及肠管血供减少均是影响 NEC 患儿吻合口愈合的危险因素(Andreasyan et al. 2007)。此外,肠造口术有利于远端肠管在后续再吻合手术之前得到功能恢复及充分的肠道休息(Fasoli et al. 1999)。但是这种方法也存在一些缺点,肠造口术后通常无法建立有效的肠内喂养难以达到理想的体重增长(Bethell et al. 2016)。肠造口出量过多易导致脱水和电解质紊乱,需要重视早期肠造口关闭,以避免慢性水电解质紊乱情况的发生。肠造口术同时存在肠造口狭窄、肠管脱垂以及造口周围皮肤溃烂等并发症。此外,肠造口关闭术需要二次麻醉,通常在患儿存活并且急性期完全恢复后再进行。如果患儿存在代谢或者生理问题手术可能需要提前进行。有文献报道 NEC 肠造口术后并发症发生率为 68%(O'Connor and Sawin 1998)。由于高并发症发生率,促使研究者在确定开腹手术作为外科治疗 NEC 的基本原则的基础上寻找其他可替代的治疗措施,避免反复手术及肠造口相关并发症。因此,在确保患儿安全的前提下,许多医学中心首选病变肠管切除与一期肠吻合术。

89.5　病变肠管切除与一期肠吻合术

病变肠管切除、一期吻合术的优势在于能够避免二次手术操作。采用这种手术方案需要考虑肠吻合术后可能出现的并发症,特别是吻合口漏和后期吻合口狭窄。过去这种手术方式被认为极具冒险性,因为在腹膜炎存在、肠壁炎症以及肠壁血供减少的

情况下,吻合口不愈合、发生吻合口漏的风险极高,但是目前这种方法也已经被广泛接受。一些中心进行相关的回顾性研究,分析比较接受肠管切除一期吻合术的患儿与行肠造口术的患儿的治疗及预后情况。最初仅选择局灶性病变以及一般状况良好的患儿进行一期吻合术,后续一些研究发现对于重症及极低出生体重 NEC 患儿(Hall et al. 2005),甚至在多发性病变的 NEC 病例中,病变肠管切除与一期吻合术也是有效的(Pierro 1997)。

尽管仍有一部分文献报道并没有充分证据提示在 NEC 患者中,病变肠管切除后采取肠造口术或者一期肠吻合术较其他手术方式有优势存在。目前正在进行的比较 NEC 患儿接受肠管切除术后一期肠吻合术与肠造口术的临床随机对照试验将有助于明确最佳的外科手术策略(STAT Trial 2012)。

89.6　广泛型病变的手术治疗

前面所探讨的手术方法是针对一个或多个局灶性病变的 NEC 病例。对于多发广泛型病变的患儿,采取多处病变肠管切除和肠吻合术可能更适合,但需要充分考虑肠管切除边缘的活力情况。而病变累及大部分胃肠道的 NEC 患儿面临严重困难,对于这一类患儿的治疗方案仍然存在很大争议,手术原则难以决定。考虑到病变累及肠管的长度,很难完全切除坏死肠管,因为需要保留足够的肠管长度以维持生命。基于广泛型病变的 NEC 患儿通常生命体征不稳定、病情危重,一些外科医生会放弃进一步的治疗。然而,近来为稳定患儿生命体征以及改善消化道功能而采用的一些技术方法时有报道,但由于疾病的严重性,尽管采用这些辅助方法,死亡率依旧很高。

89.6.1 近端空肠造口术

Martin 和 Neblett(1981)对 10 例广泛型病变 NEC 患儿的治疗进行报道,首先提出高位空肠造口术(Thyoka et al. 2011;Sugarman and Kiely 2001)。这项技术使得病变肠管得以减压以及去功能化,但并没有切除病变部分,导致菌群移位持续存在。一旦患儿从急性发病期恢复,即可进行二次开腹手术重建肠道,目的是尽可能保留较长的肠管长度。二次手术时间(4~6 周)一般早于择期造口关闭术,因为这类患儿只有在获得某种形式的肠道连续性才能存活。在大部分小肠均累及的 NEC 病例中可采用这种方法,但需要充分考虑到相关并发症的高发病率以及高死亡率。

89.6.2 "钳夹与放回"技术

这个技术遵循外科原则,同样避免肠造口。对于存在广泛肠坏死的 NEC 患儿,Vaughan 等(1996)提倡切除所有丧失活力或者穿孔的肠管、灌洗受污染的腹腔、钳夹残余肠管的末端、将剩余肠管回纳腹腔内。在 48~72 小时后进行二次探查(second-look)术,如条件允许,可行肠吻合术。在他们的报道中,3 例 NEC 患儿均存活(Vaughan et al. 1996)。Molik 等在后续的一项研究中,4 例患儿采用这种技术,其

中 1 例死亡,3 例在二次探查时行肠造口术(Molik et al. 2001)。Ron 等报道 13 例患儿采用这项手术技术,其中只有 6 例长期存活,所有病例均存在广泛的外科相关性并发症。但是,所有病例均获得全量肠内营养(Ron et al. 2009)。

89.7 笔者倾向的手术方案

笔者针对 NEC 患儿倾向的手术治疗方案在图89.1 中详细描述。对仅累及一小段小肠或大肠的局灶型病例,通常行肠切除与一期肠吻合术,但如果围手术期患儿病情不稳定或者远端肠管不健康,则选择在病变肠管处行肠造口术。

对于多发型病变(50% 以上肠管有活力)有多种手术方案。如果能够确定 NEC 病变远端肠管有活力且不引起严重出血的情况下,可行肠管切除及一个或者多个肠吻合术(通常不多于 2 个吻合口)。当存在以下情况时,可行肠造口术(切除或者不切除肠管)、近端空肠造口术或者"钳夹与放回"技术:(a) 无法确定 NEC 病变远端肠管活力;(b) 远端肠管活力可疑;(c) 探查远端肠管过程中引起严重出血;(d) 患儿围手术期病情不稳定。在这些情况下,切除或者不切除病变肠管的肠造口术是首选的外科手术方式。如果该手术方法可能导致大部分肠管被切除,为了尽可能保留肠管长度,我们倾向于选择

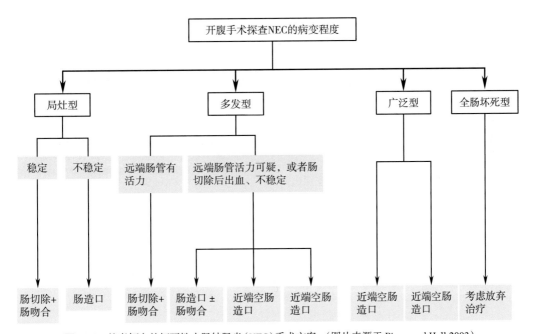

图 89.1 笔者倾向的坏死性小肠结肠炎(NEC)手术方案。(图片来源于 Pierro and Hall 2003)

"钳夹与放回"技术。如果游离 NEC 累及肠管导致明显出血，则倾向于行高位空肠造口术。

对于广泛型病变患儿（累及 75% 以上的小肠和结肠），有两个方案可供选择：(a) 当肠管切除会引起严重的出血或者损失过多小肠长度时，可行近端空肠造口术；(b) 为保留尽可能多的肠段、避免短肠综合征，可尝试"钳夹与放回"技术。对于全肠坏死型的患儿则考虑关腹、放弃治疗。

89.8　外科手术预后

针对 NEC 患儿采用哪一种治疗方案最合适，评价标准在于这种外科治疗方案对患儿的预后情况如何。NEC 的死亡率与疾病的严重程度、患儿的成熟度以及伴发畸形相关。在一项纳入 83 例进展期 NEC 患儿的研究中，入组患儿均进行开腹手术，总体死亡率为 30%。死亡原因包括多器官功能衰竭（n=10），败血症（n=14）和先天性心脏畸形（n=1）（Fasoli et al. 1999）。广泛型病变患儿的死亡率（67%）高于局灶型（12%）和多发型（30%）病变的患儿。当死亡率是 NEC 患儿最重要的预后指标时，存活的 NEC 患儿并发症发生率也是十分重要的预后指标。

多达 30% 患儿可发生 NEC 后肠狭窄（Phad et al. 2014），好发于结肠，可累及多个肠段，可再发 NEC，亦可发生在造口远端的肠管中。NEC 后肠狭窄应首选狭窄肠管切除及一期肠吻合术。

除了与肠吻合及肠造口相关的外科性并发症外，其他的中远期并发症包括短肠综合征（影响 23% 存活 NEC 患儿）（Cikrit et al. 1986）、长期静脉营养相关胆汁淤积症以及肠道吸收功能紊乱。更重要的是，目前认为 NEC 患儿比非 NEC 早产儿发生神经系统发育迟滞的风险更高，接受外科干预治疗患儿比接受内科保守治疗患儿的发生率更高（Hintz et al. 2005；Rees et al. 2007）。

对这些预后情况的清晰认知，在指导家属以及评价治疗的有效性方面起到很重要的作用。在设计随机对照试验来评价一种外科治疗方法是否较另外一种更为有效时，除了死亡率，我们也需要将这些并发症的发生情况，特别是对神经系统发育的影响作为评价的指标。

参考文献

Albanese CT, Rowe MI (1998) Necrotizing Enterocolitis. In: O'Neill JA Jr, Rowe MI, Grosfeld JL, Fonkalsrud EW, Coran AG (eds) Pediatric Surgery, vol 2, 5th edn. Mosby, St Louis, pp 1297–1332

Andreasyan K, Ponsonby AL, Dwyer T, Dear K, Cochrane J (2007) Infant feeding and childhood atopy: does early introduction of non-milk fluids matter? Pediatr Allergy Immunol 18(3):250–257. https://doi.org/10.1111/j.1399-3038.2006.00509.x

Anveden-Hertzberg L, Gauderer MW (2000) Surgery is safe in very low birthweight infants with necrotizing enterocolitis. Acta Paediatr 89(2):242–245

Bethell G, Kenny S, Corbett H (2016) Enterostomy-related complications and growth following reversal in infants. Arch Dis Child Fetal Neonatal Ed. https://doi.org/10.1136/archdischild-2016-311126

Cikrit D, West KW, Schreiner R, Grosfeld JL (1986) Long-term follow-up after surgical management of necrotizing enterocolitis: sixty-three cases. J Pediatr Surg 21(6):533–535

Ein SH, Marshall DG, Girvan D (1977) Peritoneal drainage under local anesthesia for perforations from necrotizing enterocolitis. J Pediatr Surg 12(6):963–967

Fasoli L, Turi RA, Spitz L, Kiely EM, Drake D, Pierro A (1999) Necrotizing enterocolitis: extent of disease and surgical treatment. J Pediatr Surg 34(7):1096–1099

Hall NJ, Curry J, Drake DP, Spitz L, Kiely EM, Pierro A (2005) Resection and primary anastomosis is a valid surgical option for infants with necrotizing enterocolitis who weigh less than 1000 g. Arch Surg 140(12):1149–1151

Hintz SR, Kendrick DE, Stoll BJ, Vohr BR, Fanaroff AA, Donovan EF, Poole WK, Blakely ML, Wright L, Higgins R (2005) Neurodevelopmental and growth outcomes of extremely low birth weight infants after necrotizing enterocolitis. Pediatrics 115(3):696–703

Kosloske AM (1985) Surgery of necrotizing enterocolitis. World J Surg 9(2):277–284

Marshall DG (1975) Peritoneal drainage under local anesthesia for necrotizing enterocolitis perforation. In: January 1975. Winnipeg, Manitoba

Martin LW, Neblett WW (1981) Early operation with intestinal diversion for necrotizing enterocolitis. J Pediatr Surg 16(3):252–255

Molik KA, West KW, Rescorla FJ, Scherer LR, Engum SA, Grosfeld JL (2001) Portal venous air: the poor prognosis persists. J Pediatr Surg 36(8):1143–1145

Moss RL, Dimmitt RA, Barnhart DC, Sylvester KG, Brown RL, Powell DM, Islam S, Langer JC, Sato TT, Brandt ML, Lee H, Blakely ML, Lazar EL, Hirschl RB, Kenney BD, Hackam DJ, Zelterman D, Silverman BL (2006) Laparotomy versus peritoneal drainage for necrotizing enterocolitis and perforation. N Engl J Med 354(21):2225–2234

O'Connor A, Sawin RS (1998) High morbidity of enterostomy and its closure in premature infants with necrotizing enterocolitis. Arch Surg 133(8):875–880

Phad N, Trivedi A, Todd D, Lakkundi A (2014) Intestinal strictures post-necrotising enterocolitis: clinical profile and risk factors. J Neonatal Surg 3(4):44

Pierro A (1997) Necrotizing enterocolitis: pathogenesis and treatment. Br J Hosp Med 58(4):126–128

Pierro A, Hall N (2003) Surgical treatment of infants with necrotizing enterocolitis. Semin Neonatol 8(3): 223–232

Rees CM, Hall NJ, Eaton S, Pierro A (2005) Surgical strategies for necrotising enterocolitis: a survey of practice in the United Kingdom. Arch Dis Child Fetal Neonatal Ed 90(2):F152–F155. https://doi.org/10.1136/adc.2004.051862

Rees CM, Pierro A, Eaton S (2007) Neurodevelopmental outcomes of neonates with medically and surgically treated necrotizing enterocolitis. Arch Dis Child Fetal Neonatal Ed 92(3):F193–F198

Rees CM, Eaton S, Kiely EM, Wade AM, McHugh K, Pierro A (2008) Peritoneal drainage or laparotomy for neonatal bowel perforation? A randomized controlled trial. Ann Surg 248(1):44–51

Ron O, Davenport M, Patel S, Kiely E, Pierro A, Hall NJ, Ade-Ajayi N (2009) Outcomes of the "clip and drop" technique for multifocal necrotizing enterocolitis. J Pediatr Surg 44 (4):749–754. doi:S0022–3468(08)00825–7 [pii]; https://doi.org/10.1016/j.jpedsurg.2008.09.031

STAT Trial (2012) http://www.isrctn.com/ISRCTN01700960

Sugarman ID, Kiely EM (2001) Is there a role for high jejunostomy in the management of severe necrotising enterocolitis? Pediatr Surg Int 17(2–3):122–124

Thyoka M, Eaton S, Kiely EM, Curry JI, Drake DP, Cross KM, Hall NJ, Khoo AK, De Coppi P, Pierro A (2011) Outcomes of diverting jejunostomy for severe necrotizing enterocolitis. J Pediatr Surg 46(6):1041–1044. https://doi.org/10.1016/j.jpedsurg.2011.03.024

Vaughan WG, Grosfeld JL, West K, Scherer LR III, Villamizar E, Rescorla FJ (1996) Avoidance of stomas and delayed anastomosis for bowel necrosis: the 'clip and drop-back' technique. J Pediatr Surg 31(4):542–545

Yikilmaz A, Hall NJ, Daneman A, Gerstle JT, Navarro OM, Moineddin R, Pleasants H, Pierro A (2014) Prospective evaluation of the impact of sonography on the management and surgical intervention of neonates with necrotizing enterocolitis. Pediatr Surg Int 30(12):1231–1240. https://doi.org/10.1007/s00383-014-3613-8

新生儿血液病和免疫系统疾病概论

90

Robert D. Christensen
董莹　康华　翻译,刘曼玲　张勤　审校

目录

摘要

　　成人血液医学值的正常范围是通过从大量健康的成人志愿者中抽取血样来确定的。对于新生儿来说这种方法是不可取的。因此,新生儿血液学采用了"参考范围"的概念,即由实验室检查结果的第5至第95百分位数的数值组成,这些数值是从某些临床原因采血的新生儿所进行的全血细胞计数而来。新生儿的各项血细胞计数必须按照基于胎龄和生后日龄的参考范围来解读。判断血液学检测值是否正常或异常,需要了解其他因素,如所涉及的某种特定疾病、所提供的重症监护支持等级、采血的解剖部位(静脉、动脉、毛细血管)。本章包括了血红蛋白、红细胞比容、红细胞指数、网织红细胞计数、中性粒细胞和嗜酸性粒细胞浓度、血小板计数和平均血小板体积的参考范围。因为通常是在不完全正常的受试者身上进行的,骨髓穿刺或活检的参考值无法获得。

90.1　要点

- 新生儿血液学检测值的"正常范围"一般无法获得。相反,新生儿血液学使用"参考范围"。
- "参考范围"涉及红细胞、白细胞和血小板。
- 骨髓穿刺或活检有助于提供其他无法获得的信息。

90.2　参考范围的概念

　　新生儿血液学检测值的"正常范围"一般是无法获得的。这是因为建立这样的范围时,血液不是来自健康的新生儿,而成人是来自健康的成年志愿者。相反,新生儿血液学使用"参考范围"。这个范围指的是实验检测数据的5%~95%的范围内,而这个实验检测数据来自与该实验有最小病理相关因素的新生儿,或者是对于这个实验数据不可能造成显著影响的新生儿。参考范围概念的前提是这些值接近正常范围,尽管它们是由于临床原因而不是从健康志愿者那里获得的。

　　定义新生儿血液学的参考范围是复杂的,因为从足月婴儿获得的范围通常不适用于早产儿,而从低出生体重早产儿获得的范围可能与从极低出生体重早产儿获得的范围非常不同。例如,对于一个胎龄24周出生2小时的新生儿,静脉红细胞比容为38%是在参考范围内,但对于一个足月新生儿而言,这一数值过低。

　　在定义新生儿血液学参考范围时遇到的另一个问题是,因为患病新生儿病情不稳定,即使他们的数值可能在参考范围内,也不能作为理想的参考值。比如,对于出生于胎龄24周,现在4周大的新生儿来说,24%的静脉红细胞比容是正常的,因为它高于第5百分位的最低值。然而,如果这样的患者发生医院感染,进展为低氧血症和心动过速,并且使用呼吸机时,24%的红细胞比容对于患者的最佳治疗而言过低。更高的红细胞比容可能促进更好的组织氧合、心率减慢,并允许更好的热量利用以促进生长。

因此,即使是一个数值在参考范围内,不能代表它对于临床情况是最合适的。

　　确定某一特定血液学值是否正常或异常,往往需要了解新生儿的胎龄,获得样本的日龄(分娩后几小时),是否存在某些特定疾病,重症监护支持等级以及采血的解剖部位(静脉、动脉、毛细血管)。有时需了解其他相关因素的信息,例如是否发生了延迟脐带结扎或在分娩后"捋或挤压"脐带。本章描述了已收集的用于新生儿血液学和免疫学的参考范围,并提供了在解释这些限制时避免误解所需的信息。

90.3　红细胞

90.3.1　血红蛋白浓度

　　血液中血红蛋白的浓度和红细胞比容是所有临床实验室检测中最常见的。血红蛋白可以通过人工或自动化技术来量化。世界卫生组织批准的标准血红蛋白测定方法简单,但重复性高(International Committee for Standardization in Haematology 1978)。它涉及血液中几种形式血红蛋白的转换,包括氧合血红蛋白、碳氧血红蛋白以及血液中极少量的其他血红蛋白,到一种单一的复合物,采用分光光度计检测的血红蛋白氰化物。在很大程度上,血红蛋白和红细胞比容是同一生物变量的不同测量结果。但是,血红蛋白是个直接的检测指标,而红细胞比容是计算出来的数值,正如后面还要解释的,某些特定情况下更推荐使用血红蛋白检测方法。

　　胎龄22~42周新生儿出生当天血红蛋白值的参考范围(Jopling et al. 2009)如图90.1所示。与参考范围概念一致,图表中并没有包括那些母亲前置胎盘、胎盘早剥、任何产前出血或者在出生时诊断出血的新生儿的数值。没有性别差异。过期产婴儿的血红蛋白浓度不高于足月分娩儿,除非发生了慢性低氧血症。

　　胎龄35~42周的患儿血红蛋白在出生后的前28天的参考范围见图90.2所示。胎龄29~34周患儿见图90.3。报告中没有包括<29周患儿的血红蛋白值,因为几乎所有患儿都接受过重复采血和输注红细胞,因而干扰了血红蛋白参考范围。

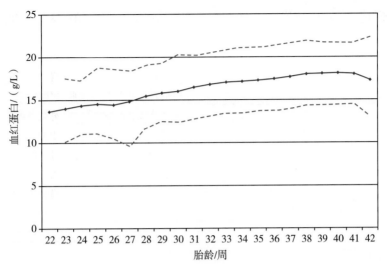

图 90.1　胎龄 22~42 周出生当天血红蛋白浓度的参考范围（n=24 416）。实线表示平均值,虚线表示 5% 和 95% 的参考范围。（经同意转载自 Jopling et al. 2009）

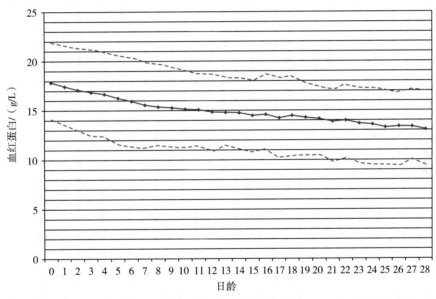

图 90.2　胎龄 35~42 周新生儿出生后 28 天内血红蛋白浓度的参考范围。实线表示平均值,虚线表示 5% 和 95% 的参考范围。（经同意转载自 Jopling et al. 2009）

90.3.2　红细胞比容（红细胞压积）

　　1929 年,Maxwell M. Wintrobe 博士描述了一个他称之为红细胞比容的临床实验室测试（Wintrobe 1929）。这项试验是通过在一个被称为红细胞比容的特殊设计的玻璃管中离心血液。最初,"红细胞比容"是测量中使用的管的名称,而不是测量本身。不过,用法后来改变了,红细胞比容一词现在通常表示测量,而且术语红细胞压积已很少被使用。

　　红细胞比容是红细胞占血样的比例。红细胞比容的单位通常以百分比或十进制分数表示［红细胞(L)/ 血液(L)］。由于新生儿和幼儿在整个血液循环中没有 1 升的血液,儿童医院的实验室有时会选择将红细胞比容表示为 1 个百分比,而不是 L/L。

　　最初,经过标准化离心后,直接从试管中读取红细胞比容试验的结果,即红细胞占总血柱高度的比例。虽然这是一个非常简单的概念,但这个测试是临床医学的一个重要进步。它非常成功,并得到了广泛的应用,这可能是因为结果是可重复的、在患者

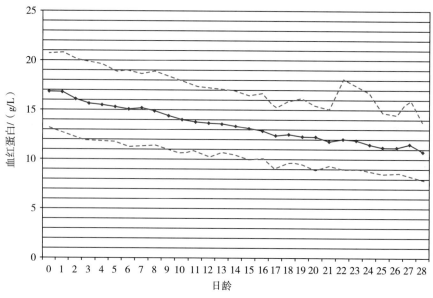

图 90.3　胎龄 29~34 周新生儿出生后 28 天内血红蛋白浓度参考范围。实线表示平均值,虚线表示 5% 和 95% 的参考范围。(经同意转载自 Jopling et al. 2009)

的诊疗中是非常有用的,而且因为测试可以在没有复杂或昂贵的仪器的情况下进行。随后对红细胞比容试验进行了改良,允许使用微量血,从而使其适用于新生儿。在被描述用于测试成年人十年后,Waugh 等报道,正常婴儿的红细胞比容高于正常成人,平均为 51.3%(Waugh et al. 1939)。

大多数医院实验室不再使用离心法测定红细胞比容;相反,采用孔径阻抗仪器计算红细胞比容。这是通过电子测量平均红细胞体积,并将这个数字乘以同样是通过电子测量的红细胞浓度。红细胞的平均体积乘以每微升的红细胞数,产生每微升的红细胞体积或红细胞比容。其他类型的细胞计数器,使用激光光学计算红细胞比容,将红细胞通过激光产生的光脉冲的大小与该细胞的体积相关联。

许多新生儿学家注意到,当单个新生儿使用手工和电子方法测定红细胞比容时,两者之间存在着稳定的差异,而这种差异在测试年长的孩子和成年人时通常不会发生。新生儿红细胞比容手测法往往略高于自动化检测的压积。其原因是在手工红细胞比容检测中血浆捕获现象。当血液离心时,少量的血浆总是在红细胞之间"被困",略微提高了红细胞比容值。在大多数情况下,捕获血浆的数量是微不足道的,通常在血浆体积的 1%~3% 范围内,这是由放射性碘血清白蛋白标记实验确定的(Smock and Perkins 2014)。然而,在红细胞比容很高的样品中,

当细胞离心时,更多的血浆被捕获。由于足月新生儿的红细胞比容高于成人,这种额外的血浆捕获倾向于使手工红细胞比容比自动计算值更高(不受等离子体捕获陷阱的影响)。在现代新生儿学中很少使用手工红细胞比容,但在任何仍然这样做的新生儿重症监护室中,手工红细胞比容值和自动红细胞比容值之间的这种差异应该被知晓。

妊娠 22~42 周新生儿出生当天的红细胞比容参考范围(Jopling et al. 2009)如图 90.4 所示。与血红蛋白一样,没有性别差异。胎龄 35~42 周患儿出生后 28 天内红细胞比容的参考范围如图 90.5 所示。胎龄 29~34 周患儿出生后 28 天内红细胞比容的参考范围如图 90.6 所示。

红细胞比容,如血红蛋白和红细胞计数,通常在出生后的前 4 小时增加。这种增加,如图 90.7 所示,可能不会发生在早产儿中。Gairdner 等首次报道了出生后几小时红细胞比容持续增加,并推测这是通过胎盘输血使血管内血液浓度升高的结果(Gairdner et al. 1952)。在早产儿中不存在这种情况,可能是由于早期实验室检查抽血损失血液或缺乏胎盘输血(因为希望迅速把患儿交给新生儿科)。

90.3.3　红细胞计数

红细胞计数是指血液中红细胞的数量,通常以

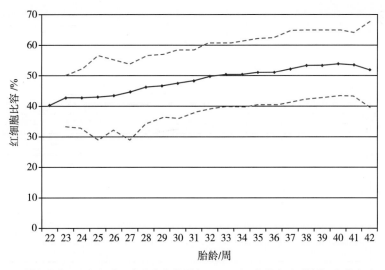

图 90.4 妊娠 22~42 周出生当日血红细胞比容的参考范围(n=25 464)。实线表示平均值,虚线表示 5% 和 95% 的参考范围。(经同意转载自 Jopling et al. 2009)

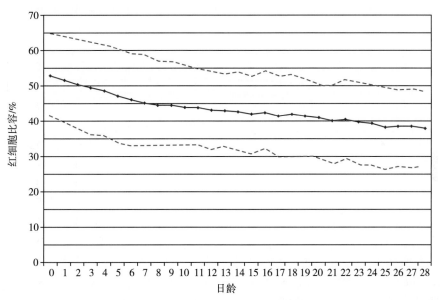

图 90.5 胎龄 35~42 周新生儿出生后 28 天红细胞比容的参考范围。实线表示平均值,虚线表示 5% 和 95% 的参考范围。(经同意转载自 Jopling et al. 2009)

每微升的细胞或每升的细胞表示。传统的红细胞计数方法是使用显微镜观察计数室的红细胞个数,但现代方法使用电子粒子计数器,比以前的方法采集到更多的细胞。

90.3.4 红细胞指数

除了设计红细胞比容,Wintrobe 博士还介绍了红细胞指数的概念,并描述了它们的计算方法。实际上每个血常规都包含了这些指数的报告。计算红

细胞指数的原始手工测量方法已被自动化仪器所取代,自动化仪器提供更精确和可重复的测量。这些指数可以为新生儿科医生提供其他方法无法获得的宝贵信息。

红细胞平均体积(mean corpuscular volume, MCV)是测量循环中红细胞的平均大小,以飞升(fl, 10^{-15}L)为单位。大多数现代自动细胞计数器,使用激光光学或孔径阻抗的方法,直接测量红细胞 MCV。然而,如最初所描述的,MCV 是在测量出红细胞比容和红细胞计数后用公式计算出来的:

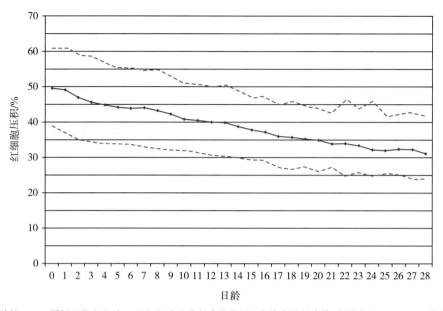

图 90.6　胎龄 29~34 周新生儿出生后 28 天红细胞比容的参考范围。实线表示平均值，虚线表示 5% 和 95% 的参考范围。（经同意转载自 Jopling et al. 2009）

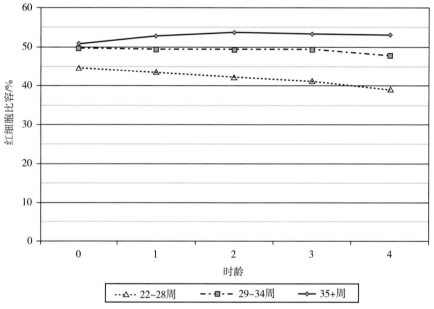

图 90.7　出生后 4 小时内红细胞比容的参考范围（n=23 534）。根据不同胎龄分成 3 组。（经同意转载自 Jopling et al. 2009）

MCV（fl）= 红细胞比容（L/L）× 1 000/ 红细胞计数（×10^{12}/L）

红细胞平均血红蛋白量（mean corpuscular hemoglobin，MCH）是测量循环红细胞中血红蛋白数量的指标，以皮克（pg，10^{-12}g）为单位，计算公式如下：

MCH（pg）= 血红蛋白（g/L）/ 红细胞计数（×10^{12}/L）

红细胞平均血红蛋白浓度（mean corpuscular hemoglobin concentration，MCHC）是测量循环红细胞中血红蛋白浓度的指标，以每分升红细胞中血红蛋白的克数为单位（g/dl）：

MCHC（g/dl）= 血红蛋白（g/dl）/ 红细胞比容（L/L）

胎龄 22~42 周新生儿 MCV 和 MCH 的参考范围（Christensen et al. 2008）如图 90.8 所示。类似于

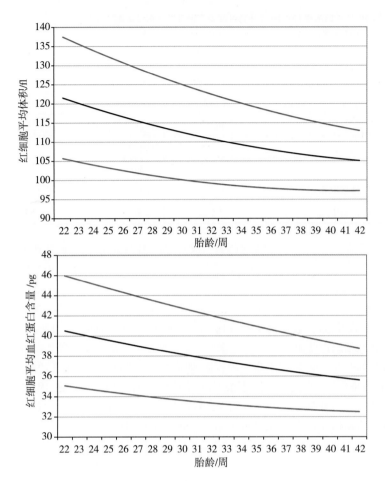

图 90.8　胎龄 22~42 周新生儿出生后第一天红细胞平均体积（MCV）和红细胞平均血红蛋白量（MCH）的参考范围。下一行显示第 5 百分位数，中线显示平均值，上一行显示第 95 百分位数。（经同意转载自 Christensen et al. 2008）

胎龄 22~24 周的极早产新生儿，妊娠 22~24 周的胎儿，其红细胞远大于成人。当早产新生儿接受红细胞输注时，MCV 和 MCH 立即下降，因为供体的 MCV 和 MCH 远低于其自身。到出生后 3~4 个月，MCV 和 MCH 已降至正常成人水平（88 ± 8fl）。此后，MCV 继续下降，在第 4~6 个月达到最低点，然后在出生 1 年后增加到成人值。当新生婴儿 MCV 小于 94fl 时，应考虑 a- 地中海贫血或缺铁性贫血。尽管中非新生儿的红细胞比容略低，但红细胞指数与世界其他地区新生儿的红细胞指数无明显差异（Scott-Emuakpor et al. 1985）。

与 MCV 和 MCH 不同，MCHC 在妊娠期或分娩后不发生变化（Christensen et al. 2015）。MCHC 的参考范围为 34 ± 1g/dl，适用于所有年龄（Christensen et al. 2008）。MCHC 升高可作为遗传性球形红细胞增多症的有效筛查。Michaels 和同事比较了 112 名遗传性球形红细胞增多症尚未行脾切除术的儿童与 112 名健康儿童的自动 MCHC 测量结果（Michaels

et al. 1997），发现在遗传性球形红细胞增多症儿童的 MCHC 为 35.9g/dl，明显高于对照组（34.3g/dl，$P<0.001$）。相似的，遗传性球形红细胞增多症新生儿的 MCHC 也较高（表 90.1）。

除了红细胞指数外，红细胞分布宽度（red cell distribution width，RDW）和血红蛋白分布宽度（hemoglobin distribution width，HDW）通常在自动全血细胞计数仪中能显示出来。RDW 是衡量红细胞大小均匀性的指标，HDW 是衡量红细胞血红蛋白均匀性的指标。RDW 是以百分比表示的，这意味着红细胞超出（较小或更大）标准的红细胞数量的百分比。一个升高的 RDW 值反映了红细胞大小差异的异常。缺铁的情况下，在红细胞指数或浓度发生任何其他变化之前，RDW 即开始增加。HDW 以克 / 分升（g/dl）表示，是提供红细胞内血红蛋白浓度差异的指标。RDW 提供了一个红细胞大小不等的数值评估，而 HDW 提供了对色素不均的数值评估。

表 90.1　新生儿红细胞平均血红蛋白浓度（MCHC）升高可能提示遗传性球形红细胞增多症。
数值显示为均值和 95% 可信区间或均值 ±SD（当数值太少不足以计算可信区间时）

	N	MCHC/（g/dl）
出生后 <12 小时内没有输血（液）新生儿	17 624	34.0（33.0～35.1）
Coombs 试验阴性的黄疸新生儿	1 592	34.4（33.2～35.5）
Coombs 试验阳性的黄疸新生儿	363	34.7（33.3～36.0）
遗传性球形红细胞增多症的新生儿	15	36.9 ± 0.7
P（Coombs 阳性对比 Coombs 阴性新生儿）		<0.001
P（遗传性球形红细胞增多症 vs Coombs 阴性新生儿）		<0.001
P（遗传性球形红细胞增多症 vs Coombs 阳性新生儿）		<0.001

90.3.5　网织红细胞计数

当红系前体细胞在骨髓内无性繁殖成熟时，其细胞核固缩并被挤压（通常在晚幼红细胞阶段），之后红细胞被释放到血液中。细胞质细胞器，如核糖体、线粒体和高尔基复合体，一般在红细胞达到血循环后还存在一段时间。体外染色如新亚甲基蓝和亮甲酚蓝可使这些细胞器中的核酸染色（新亚甲基蓝是一种显色较好的化学染色，常规亚甲基蓝染色网织红细胞效果不佳）。循环中含细胞器并有蓝染网的红细胞称为网织红细胞（Smock and Perkins 2014）。网织红细胞一般在循环中存在 24 小时或更短时间，随后失去细胞器，不能再如网织红细胞一样被染色。红细胞中网状组织（即核酸）的数量随着成熟而减少；因此，在最年轻的网织红细胞中，网状组织是密集的，而在最老的红细胞中，只发现一些分散的线。网织红细胞平均比成熟红细胞大 20%（Killman 1964）。电镜扫描显示，网织红细胞一般不是像成熟红细胞那样的双凹圆盘状。

新生儿科医生通常会要求做网织红细胞计数来评估红细胞生成能力，因为高网织红细胞计数意味着红细胞生成增加，而 0 的计数意味着有效红细胞生成水平低。网织红细胞至少可以有 3 种不同的报告形式，这有时会造成困惑：（a）百分比；（b）绝对值；（c）校正值。未成熟的网织红细胞占比（IRF）越来越为新生儿学专家所接受（Christensen et al. 2016）。

网织红细胞百分比是指被染色的网织红细胞占红细胞的百分比。这种方法的一个明显局限是它没有考虑到红细胞绝对数量的差异。例如，两个新生儿的网织红细胞计数均有可能是 5%，新生儿科医生可能会认为这两个患儿具有相似的红细胞生成能力。然而，第一种是贫血，红细胞计数为 $2 \times 10^6/\mu l$，另一个不贫血，红细胞计数为 $4 \times 10^6/\mu l$。贫血的患儿的网织红细胞数量（$5\% \times 2 \times 10^6/\mu l$ 或 100 000 网织红细胞 /μl 血液）实际上只有正常患儿（$5\% \times 4 \times 10^6/\mu l$ 或 200 000 网织红细胞 /μl 血液）的一半。如果不能认识到这个问题，就会给新生儿科医生一种错觉，即贫血患儿红细胞生成正在增加。有报道网织红细胞计数绝对值越来越受欢迎，因为，尽管红细胞比容存在差异，但它能更清楚地比较各组之间有效的红细胞生成能力（见图 90.9）。

第三种报告网织红细胞的方法是使用一或两个校正值。一种校正方法是红细胞比容。网织红细胞百分比调整为标准红细胞比容，通常为 45%（0.45L/L），校正如下：

校正网织红细胞计数 = 患者的网织红细胞计数（%）× 患者的红细胞比容（L/L）/0.45（L/L）

这一校正适合新生儿患者，并为评估有效红细胞生成能力提供了更好的框架，因为它将所有值标准化为标准红细胞比容。另一种类型的校正有时是针对移位网织红细胞。这一校正解释了这样的观察结果，尽管网织红细胞通常在血液循环中只存活 1 天，但在红细胞生成增多的过程中，甚至更幼稚的网织红细胞也可以从骨髓释放到血液中。这些过早地从骨髓释放到血液中的移位网织红细胞，在失去细胞器之前如果在血液中存活超过 1 天，就会导致网织红细胞计数很高的错觉。当网织红细胞在循环中存活 2 天而不是 1 天时，网织红细胞移位的校正是通过将报告的百分比减少一半来实现的。为了应用这个校正值，需假设移位的程度与促红细胞生成素刺激骨髓的强度相关。检查者认为血液中红细胞比容正常时网织红细胞成熟时间为 1 天，中度减少时

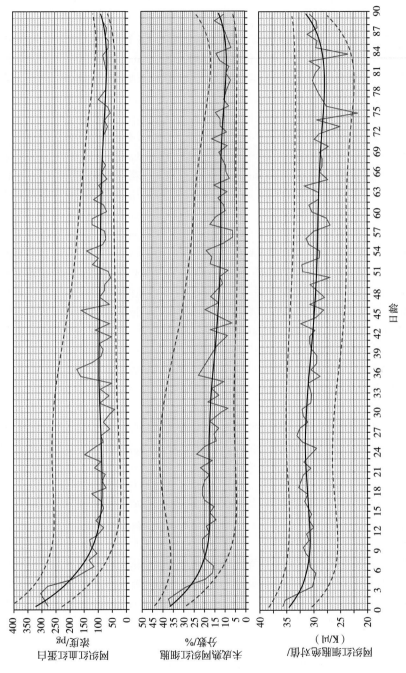

图90.9 网织红细胞绝对值的参考范围/μl血（上框图）、未成熟网织红细胞红细胞红蛋白浓度（下框图）。在这3种情况下，上（95%）和下（5%）参考范围由虚线表示，中位数由实线表示

1.5 天,明显减少时 2 天。在红细胞比容为 20% 的情况下,医生认为有明显的促红细胞生成素作用,导致不成熟的移位网织红细胞可存活 2 天:

校正网织红细胞计数 = 患者的网织红细胞计数(%)/2.0

移位网织红细胞计数校正值很少被新生儿专家使用。只有当贫血是由于出血或溶血时,对移位的网织红细胞的校正才是合适的,因为这是基于贫血时红细胞的生成已经增加了的假设。如果贫血是红细胞生成减少所致,移位网织红细胞计数校正值则是无效的。由于红细胞生成量低被认为是早产儿贫血的常见原因,使用这种校正值可能会产生误导。

未成熟网织红细胞分数(immature reticulocyte fraction,IRF)是网织红细胞比例的一种度量,具有强烈的网状染色(Christensen et al. 2016)。设定了一个阈值,高于该阈值的网织红细胞染色分数反映网织红细胞较"年轻"。因此,高 IRF 被用作红细胞快速生成的参数。因而,经促红细胞生成素治疗后,IRF 可能增加;相反,输红细胞后,IRF 可能下降。

出生当天,正常足月儿的网织红细胞计数为 4%~7%,网织红细胞绝对值为 200 000~400 000/μl (Christensen et al. 2016)。早产儿网织红细胞数目略高,数值为 6%~10%,绝对值为 400 000~550 000/μl 是常见的。在健康的新生儿中,网织红细胞水平在生命的头几天明显下降,至第四天,网织红细胞可以是 0~1%。图 9 显示了网织红细胞绝对值、IRF 和网织红细胞血红蛋白含量的参考范围(Christensen et al. 2016)。后者正成为衡量铁是否充足的常用方法。

90.3.6 红细胞形态学

将红细胞悬浮于准备液中,Zipursky 列举了足月、早产儿和成人红细胞的各种形态(Zipursky et al. 1983)。他观察到婴儿红细胞的异质性很大,尤其是早产儿。虽然成人红细胞的 78% 是圆盘状,但新生儿红细胞只有 40% 是这种形状。新生儿红细胞的形态异常也通过其他方法被报道。例如,干涉对比显微术显示大约 2.6% 的健康成人的红细胞表面有凹点或坑。相比之下,在足月儿大约 25% 的细胞或早产儿大约一半的红细胞表面有凹点(Pearson et al. 1978)。人们认为,这些凹坑是细胞质空泡,代表脾脏或网状内皮系统功能低下。

90.3.7 采样部位

新生儿红细胞比容、血红蛋白浓度和红细胞浓度根据获得样本的血管来源而有所不同,这在一定程度上是可以预测的(表 90.2)(Oettinger and Mills 1949;Mollision 1951;Oh and Lind 1966;Moe 1967;Linderkamp et al. 1977)。通常,当刺破毛细血管床获取样本时,红细胞值高于从动脉、静脉,或留置动脉、静脉导管获取的样本(即更浓缩)。取样的静脉、动脉或毛细血管床的特定解剖部位似乎不影响结果。例如,从股静脉获得的值与从头皮静脉获得的值是相似的(Linderkamp et al. 1977),从脐动脉获得的值相当于桡动脉获得的值。同样,如果毛细血管床的灌注相似,例如从脚跟、脚趾或手指获得的值也相等(Linderkamp et al. 1977)。

一般说来,从新生儿灌注不良的肢体获得的毛细血管血液是不良来源的标本,会导致临床决策的偏差。这种来源的红细胞值比同时获得的静脉或动脉血高 15%(范围 5%~25%)。毛细血管红细胞比容高于静脉或动脉红细胞比容的量,在个别情况下无法准确预测,但一般来说,它似乎随着肢体的灌注而变化。

当从皮肤灌注不良的新生儿中获得全血细胞计数(complete blood count,CBC)时,解释这一结果的新生儿医生应该意识到,与从动静脉比较,从毛细血管采样获取的红细胞比容信息更少且可重复性差(Oh and Lind 1966;Lindercamp et al. 1977)。发现胎龄越小的新生儿在毛细血管和静脉血液中的红细胞比容差异越大(见表 90.2)。在从毛细血管采血前给四肢加温,可使毛细血管和静脉血红细胞比容有更好的相关性(Oh and Lind 1966;Moe 1967;Linderkamp et al. 1977)。然而,当新生儿医生认为动态检测红细胞比容的一系列变化很重要时,同样重要的是要保持采血部位一致(比如都是静脉或都是动脉)。当比较同一患病新生儿的一系列红细胞比容时,每次采样部位的记录是非常有意义的。

90.3.8 与分娩有关的血液采样

在足月儿中用导管和洗脱血液的技术可以从胎盘血管中抽出约 100ml 的血液(Turner et al. 1992)。在脐带结扎后,脐静脉胎盘端的直接静脉穿刺通常产生的血液有些偏少(50~60ml)。脐带和胎盘内的

表 90.2 采血部位对新生儿红细胞比容或血液血红蛋白浓度的影响

作者	年代	解剖位置的比较	平均差值
Valquist	1941	毛细血管与股静脉	毛细血管高出 10%
Oettinger and Mills	1949	大脚趾与颈内静脉	毛细血管增加 21%
Mollision	1951	毛细血管与静脉	毛细血管高出 5%
Oh and Lind	1966	足跟与头皮或股静脉	毛细血管高出 15%[a]
Moe	1967	胎儿红细胞增多症患者;足跟与脐血管	毛细血管高出 25%
Linderkamp	1977	毛细血管与脐血管	毛细血管高出 10%~21%
Rivera and Rudolph	1982	足跟与肘前静脉	毛细血管高出 12%~20%
Thurlbeck and McIntosh[b]	1987	足跟与脐动脉置管	毛细血管高出 15%

UAC,脐动脉导管。

[a] 加温足跟,毛细血管红细胞比容仅高 5%。

[b] 早产儿,胎龄 24~32 周,伴有呼吸窘迫。

血液约占胎儿整个循环血量的三分之一。通常情况下,足月儿分娩后,会发生胎盘输血,随着 PO_2 的增加,脐动脉收缩,阻止新生儿血液回流到胎盘(Vain et al. 2014)。

90.4 白细胞

1972 年版的《霍尔特儿科学》(*Holt's Pediatrics*)指出"血液计数对诊断新生儿败血症的帮助相对较小"(Barnett and Einhorn.1972)。这是当时流行的学说,当最初的 B 族链球菌感染被报道时,没有提到这些新生儿的血液白细胞计数或细胞计数的差异。新生儿中性粒细胞计数的极端变异性以及中性粒细胞与感染的存在之间明显缺乏相关性,因此,认为对于新生儿来说,CBC 不是一种有用的检测方法,在 Xanthou(1970)、Zipursky 等(1976)、Akenzua 等(1974)、Manroe 等(1979)的出版物发表后,对新生儿 CBC 效用的看法开始改变。这些报告显示感染的新生儿中性粒细胞浓度与未感染的新生儿相比有差异,他们指出,中性粒细胞减少,伴随着在总中性粒细胞(分段中性粒细胞、带中性粒细胞和间充质细胞 / 杆状和晚幼粒细胞)中,高比例的未成熟中性粒细胞(分叶状中性粒细胞和杆状中性粒细胞 / 带和间充质细胞),在脓毒症新生儿中尤为常见。

90.4.1 采样部位

从脐动脉导管(或其他动脉)采集血样检测的中性粒细胞浓度低于同时从静脉穿刺或毛细血管的采样(Christensen and Rothstein 1979)。动脉的数值往往是静脉或末梢的 75% 左右。适度哭泣后,白细胞计数增加到基线的 115% 左右,但是对于分类计数没有变化。在实验动物中,观察到动脉的中性粒细胞计数可较低(Chervenick et al. 1968)。原因似乎与动脉和毛细血管或静脉血流动力学差异有关。动脉血液的脉冲式流动似乎将更大的细胞"推向"血管周围,而白细胞和红细胞在毛细血管和静脉循环中的混合则更均匀。

90.4.2 新生儿白细胞计数

1979 年,Manroe 等公布了新生儿血液中中性粒细胞浓度的参考范围以及循环中未成熟(非分段)中性粒细胞的比例(图 90.10 和图 90.11)。他们报道了胎龄 26~44 周和出生体重 660~5 000g 的新生儿的数值(Manroe et al. 1979)。数据来源于 1974 年到 1976 年,当时极低出生体重儿(very low birth weight,VLBW)的存活率为 42%(而 10 年后为 79%)。该报道是一个里程碑;新生儿科医生第一次有把握地确定患者血液中的中性粒细胞计数是低、正常或高(Manroe et al. 1979)。

在高海拔地区的新生儿,如科罗拉多州(Maynard et al. 1993)、犹他州(Schmutz et al. 2008)及新墨西哥州(Carballo et al. 1991)的新生儿重症监护室中性粒细胞计数高于近海平面(达拉斯)地区的报道(Manroe et al. 1979;Mouzinho et al. 1994)。图

90.12 显示了高海拔地区新生儿中性粒细胞的参考范围。图 90.13 显示了高海拔和海平面范围叠加,用来直接比较差异。

90.4.3　早产儿白细胞计数

一些研究表明,Manroe 报道的正常值可能不适用于 VLBW 儿。其中最早为 Coulombel 等报道的 132 名新生儿出生后最初 12 小时的自动全血细胞计数仪(Coulombel et al. 1979)。血液有时从毛细血管样本中获得,有时从脐静脉或动脉导管中获得。

所有 132 名新生儿都有获得 CBC 的临床原因,尽管这份报告排除了那些有培养阳性细菌感染证据的新生儿,研究人员仍观察到胎龄与血液中中性粒细胞浓度成反比关系。

1982 年,Lloyd 及 Oto 报道了 24 个胎龄小于 33 周早产儿的连续白细胞计数(Lloyd and Oto 1982),他们观察到血中性粒细胞计数范围低于 Manroe 报道的范围。1994 年,Mouzinho 等报道了从 193 个 VLBW 获得的 1 799 份血液白细胞不同的计数结果。排除围产期和 / 或新生儿并发症的新生儿后,显示正常 VLBW 新生儿的值,并与 Manroe 参考范围进

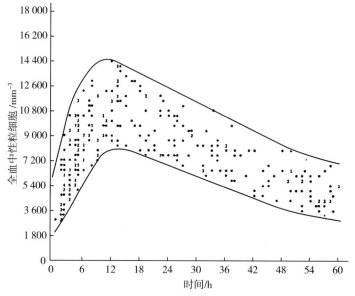

图 90.10　Manroe 图表:得克萨斯州及达拉斯正常新生儿中性粒细胞浓度的参考范围,在出生后的前 60 小时。点表示单个数值,数字表示同一数值的个数。(经同意转载自 Manroe et al. 1979)

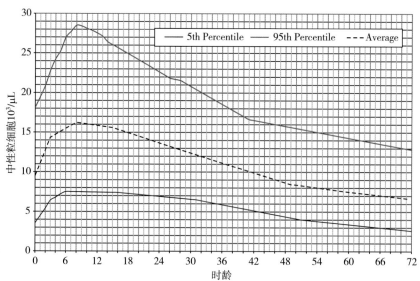

图 90.11　足月及近足月儿(胎龄 >36 周)出生后 72 小时血中性粒细胞浓度的参考范围。本分析共使用了 12 149 个数值。第 5 百分位数、平均值和第 95 百分位数如图所示。(经同意转载自 Schmutz et al. 2008)

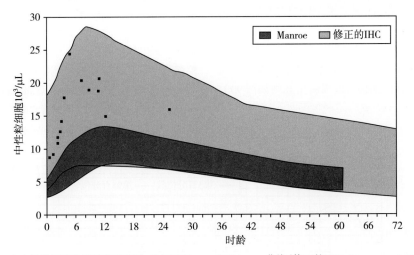

图 90.12 血中性粒细胞浓度的参考范围，叠加了 Manroe 和 Schmutz 曲线（修正的 IHC，Intermountain Healthcare）

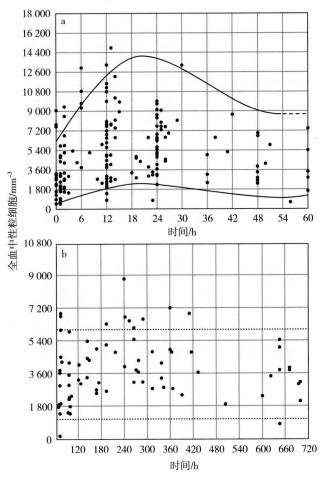

图 90.13 极低出生体重儿中性粒细胞绝对值参考范围，点表示单个数值。（经同意转载自 Mouzinho et al. 1994）

行比较（图90.14）。胎龄较小的新生儿与胎龄较大的新生儿相比，血液中中性粒细胞的参考范围显著不同。VLBW新生儿有与较大胎龄新生儿相同的中性粒细胞绝对计数上限，但其下限边界明显低于较大胎龄新生儿。胎龄28~36周的新生儿参考范围如图90.14所示。胎龄<28周新生儿则如图90.15所示。

90.4.4 嗜酸性粒细胞

嗜酸性粒细胞增多在新生儿重症监护室并不罕见。在生长中的早产儿，非特异性轻度的嗜酸性粒细胞增多是非常普遍的，以至于需将其称为"早产儿嗜酸性粒细胞增多症"（Calhoun et al. 2000; Sullivan and Calhoun 2007）。尽管它的发生相对频繁，但这一现象的原因和意义还不清楚。

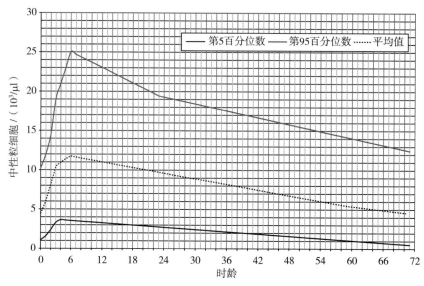

图90.14　胎龄28~36周新生儿出生后72h血中性粒细胞计数的参考范围。本分析共使用了8 896个数值。第5百分位数、平均值和第95百分位数如图所示。（经同意转载自Schmutz et al. 2008）

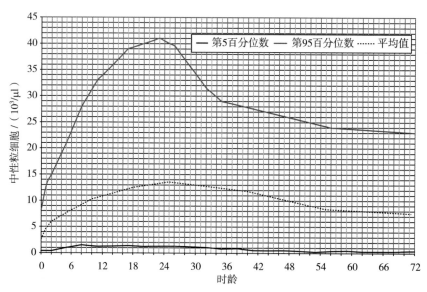

图90.15　胎龄<28周新生儿出生后72小时血中性粒细胞计数参考范围。本分析共使用了8 896个数值。第5百分位数、平均值和第95百分位数如图所示。（经同意转载自Schmutz et al. 2008）

血液中嗜酸性粒细胞的浓度可以增加到很高，而同时其他白细胞的浓度不会增加。这证明了一种独特的控制机制。血液中嗜酸性粒细胞浓度的调节机制将在第96章中详述，这里提供的资料仅涉及嗜酸性粒细胞的参考范围。

在相对较少的研究中，已经尝试了确定新生儿血液中嗜酸性粒细胞的正常范围。Medoff和Barbero（1950）报道在生命的最初12小时内，血嗜酸性细胞绝对值在20~850/μl。根据这份报道，出生第一天的嗜酸性粒细胞增多症被定义为血嗜酸性细胞绝对值超过850/μl。Xanthou报道，到第5天，嗜酸性粒细胞的浓度比第一天大得多，值为100~2 500/μl（Xanthou 1972）。到第5天，如果计数超过2 500/μl，就可诊断嗜酸性粒细胞增多症。我们小组使用多家医院健康系统中80 000多名新生儿的电子CBC记录，为新生儿提供参考范围（图90.16，Christensen et al. 2010）。如图90.17所示嗜酸性粒细胞的血液浓度在胎龄22~42周内逐渐增加。如图90.18所示出生后第一个月的参考范围略有增加，出生时的95%值约为1 200/μl，1个月为1 500/μl。

根据Medoff和Xanthou的报道，嗜酸性粒细胞绝对计数在生后第1天小于20/μl，在出生5天后小于100/μl定义为嗜酸性粒细胞减少。然而，接受重症监护的新生儿很少诊断嗜酸性粒细胞减少，因为许多明显正常的新生儿没有进行嗜酸性粒细胞的检测。与这一说法相反，Burell建议应将新生儿完全缺乏嗜酸性粒细胞视为异常（Burell 1952）。我们的发现（Christensen et al. 2010）与该结论一致。Burell发现，在发育不良并随后死亡的婴儿中，完全没有嗜酸性粒细胞是常见的。Burell报道，在死亡当天，通常完全没有血液嗜酸性粒细胞。Bass报道，在细菌感染的情况下，血液嗜酸性粒细胞浓度迅速下降（Bass 1975）。

将嗜酸性粒细胞增多症定义为血液浓度超过700/μl（嗜酸细胞增多症有时用于成人医学），Gibson等（1979）发现约75%的早产儿发生嗜酸性粒细胞增多。这可能是因为700/μl是新生儿参考范围内的一个值。他们报道，早产儿嗜酸性粒细胞增多通常发生在一个合成代谢的时期。这种合成状态和伴随的嗜酸性粒细胞增多通常出现在生命的第二或第三周，嗜酸性粒细胞增多持续数日，有时持续数周。Portuguez Molavasi报道在接受重症监护护理的新生儿中，有35%的新生儿至少经历过一次嗜酸性粒细胞增多（定义为绝对嗜酸性粒细胞计数 >1 000/μl）（Portuguez Molavasi et al. 1980）。Craver报道，脑室出血后数周，脑脊液中可见嗜酸性粒细胞，但这一发现的意义尚不清楚，且这一发现与血液嗜酸性粒细胞计数无关。

90.5　血小板

90.5.1　采样部位

Thurlbeck及McIntosh（1987）报道从脐动脉、静

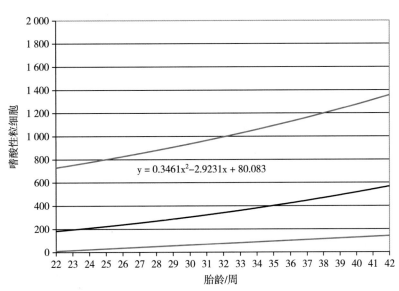

图90.16　胎龄22~42周出生时嗜酸性粒细胞浓度的参考范围。第5百分位数、平均值和第95百分位数如图所示。（经同意转载自Christensen et al. 2010）

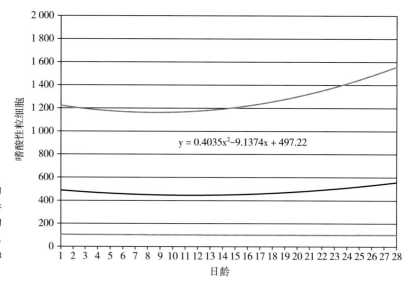

图 90.17 出生后 28 天内的新生儿嗜酸性粒细胞浓度参考范围。第 5 百分位数、平均值和第 95 百分位数如图所示。（经同意转载自 Christensen et al. 2010）

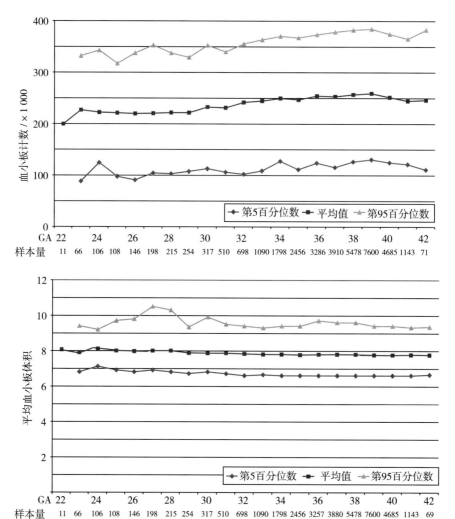

图 90.18 为血小板在出生后 28 天的血浓度参考范围。第 5 百分位数、平均值和第 95 百分位数如图所示。（经同意转载自 Christensen et al. 2010）

脉或足跟采样的血标本血小板计数无差异。因此，与中性粒细胞和红细胞的情况不同，用于血小板计数的血样来源于什么部位似乎并不重要。在此基础上，从最方便的部位采样进行新生儿血小板计数是常见的做法。

90.5.2 出生当日血小板计数和平均血小板体积的参考范围

在成人中，血小板计数的参考范围为150 000/μl~450 000/μl。这一范围已被用于定义新生儿血小板减少和血小板增多症（Wiedmeier et al. 2009）。然而，数据表明情况更为复杂。胎龄22~42周出生时血小板计数的参考范围如图90.19所示。对于胎龄>29周的新生儿而言，血小板计数低至100 000/μl是正常的，>350 000/μl则为增高。血小板浓度在22~42周之间逐渐升高，但平均血小板体积（MPV）没有这种变化。MPV平均为8fl，范围约为7~9.5fl

（Wiedmeier et al. 2009）。

出生后，血小板计数逐渐增加。如图90.19上半部分所示出生后90天内的参考范围出现了明显波动。我们推测，第一个波动是血小板生成素（也许还有其他巨核造血刺激剂）在出生后激增的结果。随着出生后血小板计数的增加，MPV增加（如图90.20的下半部所示）。出生后2周，平均血小板体积的参考范围约为7.5~12fl。但到生后1个月或2个月血小板体积下降至出生水平。MPV与RDW一样，是衡量循环中不同大小血小板分布情况的指标。

90.5.3 网状血小板、血小板分布宽度、血小板压积和未成熟血小板分数

有关血小板特性的其他信息有时可以用于血小板减少新生儿的管理。相对较新的测试包括网状血小板计数，这需要使用流式细胞仪，血小板分布宽度和血小板压积，可在常规血细胞分析仪（Beckman-

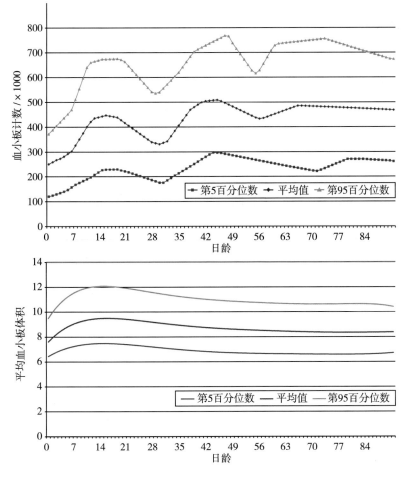

图90.19 胎龄22~42周新生儿出生当天血小板计数（上半部）和平均血小板体积（下半部）的参考范围。第5百分位数、平均值和第95百分位数如图所示。（经同意转载自Wiedmeier et al. 2009）

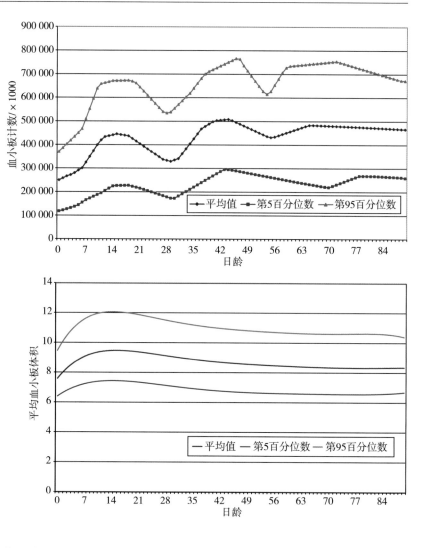

图90.20 出生后90天血小板计数（上半部）和平均血小板体积（下半部）的参考范围。第5百分位数、平均值和第95百分位数如图所示。（经同意转载自Wiedmeier et al. 2009）

Coulter）上进行，而未成熟血小板分数（immature platelet fraction，IPF），可在其他血液学分析仪上进行（Sysmex Inc.）。

新合成的血小板通常比循环中数天的血小板具有更高的核糖核酸含量。用噻唑橙进行RNA染色后，可通过流式细胞仪分析识别这些新产生的血小板。这类血小板被称为网状血小板，以反映其与网织红细胞的相似性（Peterec et al. 1996）。在健康足月新生儿和低出生体重儿的循环血小板中，3%~5%被认为是网状血小板（表90.3）。Peterec等（1996）报道，胎龄<30周的新生儿儿网状血小板百分比约为足月婴儿的两倍，但是变异很大（8.8%±5.10%）。

表90.3 正常婴儿和健康成年男子骨髓中抽吸出的有核细胞计数的差异

细胞类型	足月新生儿[%（平均值±SD）]	健康成人[%（平均值,95%CI）]
有核红系		
原成红细胞	0.1 ± 0.1	0.6;0.1~1.1
早幼红细胞	0.2 ± 0.2	1.4;0.4~2.4
中幼红细胞	13.1 ± 6.8	21.6;13.1~30.1
晚幼红细胞	0.7 ± 0.7	2.0;0.3~3.7
中性粒细胞		

续表

细胞类型	足月新生儿[%（平均值 ±SD）]	健康成人[%（平均值,95%CI）]
前骨髓细胞	0.8 ± 0.9	3.3;1.9~4.7
髓细胞	3.9 ± 2.9	12.7;8.5~16.9
后髓细胞	19.4 ± 4.8	15.9;7.1~24.7
杆状中性粒细胞	28.9 ± 7.6	12.4;9.4~15.4
分叶的中性粒细胞	7.4 ± 4.6	7.4;3.8~11.0
髓系 / 红系比率	4.3 : 1	3.1 : 1;1.1~5.2 : 1
嗜酸性粒细胞	2.7 ± 1.3	3.1;1.1~5.2
嗜碱性粒细胞	0.1 ± 0.2	0.1
单核细胞	0.9 ± 0.9	0.3;0.0~0.6
淋巴细胞	14.4 ± 5.5	16.2;8.6~23.8
巨核细胞	0.1 ± 0.1	0.1
浆细胞	0.0 ± 0.1	1.3;0.0~3.5
未分化的原幼细胞	0.3 ± 0.3	0.9;0.1~1.7
未知的受损细胞	6.0 ± 3.2	

转载自 Rosse et al. 1977 以及 Shapiro and Bassen 1941 的足月新生儿数据。

Joseph 等观察到成人（n=18）网状血小板百分比有轻微增高,但显著高于正常新生儿（n=42）。他们发现出生方式对于网状血小板的数量没有影响。

IPF 是一种类似于网织红细胞计数的指标。在成人中,IPF 指数从 0.5%（下限）到 3%（上限）不等（Jung et al. 2010）。新生儿 IPF 参考范围通常更宽,在出生后的第 1 周略有增加（Cremer et al. 2010）。出生时低参考范围约 4%,高参考范围约 11%。在第 7 天,参 考 范 围 为 5.5%（低 限）至 13.5%（高限）。这与第 1 周 MPV 增加相对应（Wiedmeier et al. 2009）可能是由于出生后血小板产量增加。感染的新生儿往往血小板计数较低,但 IPF 不一定增加。这提示了新生儿感染时巨核细胞造血系统反应不良（Cremer et al. 2013）。

90.6 骨髓

骨髓抽吸或活检偶可提供有用的其他手段否则无法获得的信息。在持续血细胞减少的情况下,新生儿科医生可能需要有关造血状态的信息。例如,持续的血小板减少可能是血小板产生减少或血小板破坏或利用增加的结果。骨髓检查有时有助于鉴别这些情况,因为在血小板生成减少的情况下骨髓中含有少量巨核细胞,但在血小板利用增加的情况下,巨核细胞的比例会增加。

新生儿抽取的骨髓常被外周血稀释,这可能导致对造血状态的误判。这一局限可以通过提取尽可能少的骨髓样本来最小化,从而不会导致血液过度稀释样本,也可使用骨髓活检技术（Sola et al. 1999）。

从新生儿任何部位的骨骼都可以找到骨髓。我们发现胫骨近端扁平部分是一个简单可靠的取髓部位,因为这个部位很容易固定,标志很明显,皮肤和骨骼之间的组织量很小。右手操作者用戴着手套的左手牢牢握住胫骨,而右手用来准备和铺无菌巾,然后注射 1% 利多卡因进行局部麻醉。利多卡因（通常是 0.1ml,没有肾上腺素）皮下注射,在注射部位停留几秒,然后将针头推进到骨骼上,再注射 0.1ml 到骨膜中。几分钟后,操作者右手拿着 19 号针管,0.5 英寸的针头（奥斯古德骨髓针装有套管针）,谨慎扭转,使穿刺针通过在左拇指和示指之间明确标记的麻醉骨膜。针头对准胫骨中间进入骨髓腔。在正确的位置固定好针头,回抽时,骨髓就被抽入注射器内。

如果需要对骨髓细胞进行显微镜下分析,只需几滴骨髓。如果需要流式细胞术、核型分析或造血祖细胞培养,就需要更多的细胞,有时需要吸出高达

0.25ml 的骨髓。从非常小的早产儿中抽吸超过这个量的骨髓，基本上总会导致骨髓吸收大量的外周血，并出现样本稀释，这样就很难解释临床问题。

关于新生儿骨髓活检的资料很少。尽管用活检标本比用吸出标本能更准确地评估细胞性的问题，但是我们发现即使在新生儿重症监护室里最小的早产儿也通过对抽吸方法的改进获得了骨髓穿刺针活检的成功（Sola et al. 1999）。操作人员感觉到奥斯古德针穿透胫骨皮质后，抽出管芯（套管针），然后将空心针推进 3~5mm 到骨髓腔内。在没有针芯的情况下推进针头，一小部分骨髓进入针头。然后将注射器连接到针毂上，并施加最小吸力约 1 秒。这一过程有助于确保少量骨髓活检标本在针内。然后，拔出注射器和穿刺针，重新插入管芯将骨髓从针中推出。骨髓可以放置入固定液，随后切片和染色，或者是被涂到盖玻片上。

骨髓不同细胞计数的预期结果见表 90.3。1941年和 1952 年的研究使用了从正常新生儿获得的骨髓抽吸物，但这种做法不再被允许。虽然，新生儿骨髓有核细胞浓度的正常值是可获得的，但没有得到从 1952 年以来设计的实验室检测的正常值（如造血祖细胞的浓度）（Rosse et al. 1977；Shapiro and Bassen 1941）。在现代实践中，仅在有临床指征的情况下或者患儿参加了一项需要骨髓样本研究时才进行骨髓穿刺。因此，这些受试者并非严格意义上的正常受试者，其结果不应被视为正常值。

参考文献

Akenzua GI, Hui IT, Milner R et al (1974) Neutrophil and band counts in the diagnosis of neonatal infection. Pediatrics 54:38–42

Barnett HL, Einhorn AH (1972) Pediatrics, 15th edn. Appleton-Century-Crofts, New York, p 597

Bass DA (1975) Behavior of eosinophil leukocytes in acute inflammation. II Eosinophil dynamics during acute inflammation. J Clin Invest 56:870–879

Burell JM (1952) A comparative study of the circulating eosinophil levels in babies. Arch Dis Child 27:337

Calhoun DA, Sullivan SE, Lunøe M et al (2000) Granulocyte-macrophage colony-stimulating factor and interleukin-5 concentrations in premature neonates with eosinophilia. J Perinatol 20:166–171

Carballo C, Foucar K, Swanson P et al (1991) Effect of high altitude on neutrophil counts in newborn infants. J Pediatr 119:464–646

Chervenick PA, Boggs DR, Marsh JC et al (1968) Quantitative studies of blood and bone marrow neutrophils in normal mice. Am J Physiol 215:353–360

Christensen RD, Rothstein G (1979) Pitfalls in the interpretation of leukocytes counts of newborn infants. Am J Clin Pathol 72:608–611

Christensen RD, Jopling J, Henry E et al (2008) The erythrocyte indices of neonates, defined using data from over 12,000 patients in a multihospital healthcare system. J Perinatol 28:24–28

Christensen RD, Jensen J, Maheshwari A et al (2010) Reference ranges for blood concentrations of eosinophils and monocytes during the neonatal period, defined using data from over 80,000 records in a multihospital healthcare system. J Perinatol 30:540–545

Christensen RD, Yaish HM, Gallagher PG (2015) A pediatrician's practical guide to diagnosing and treating hereditary spherocytosis in neonates. Pediatrics 135:1107–1114

Christensen RD, Henry E, Bennett ST et al (2016) Reference intervals for reticulocyte parameters of infants during their first 90 days after birth. J Perinatol 36:61–66

Coulombel L, Dehan M, Tehernia G et al (1979) The number of polymorphonuclear leukocytes in relation to gestational age in the newborn. Acta Paediatr Scand 68:709–711

Craver RD (1996) The cytology of cerebrospinal fluid associated with neonatal intraventricular hemorrhage. Pediatr Pathol Lab Med 16:713–719

Cremer M, Weimann A, Schmalisch G et al (2010) Immature platelet values indicate impaired megakaryopoietic activity in neonatal early-onset thrombocytopenia. Thromb Haemost 103:1016–1021

Cremer M, Weimann A, Szekessy D et al (2013) Low immature platelet fraction suggests decreased megakaryopoiesis in neonates with sepsis or necrotizing enterocolitis. J Perinatol 33:622–626

Gairdner D, Marks J, Bosco JD (1952) Blood formation in infancy: the normal bone marrow. Arch Dis Child 27:128–133

Gibson JG Jr, Vaucher Y, Corrigan JJ (1979) Eosinophilia in premature infants: relationship to weight gain. J Pediatr 95:99–101

International Committee for Standardization in Haematology (1978) Recommendations for reference method for haemoglobinometry in human blood. J Clin Pathol 31:139–143

Jopling J, Henry E, Wiedmeier SE, Christensen RD (2009) Reference ranges for hematocrit and blood hemoglobin concentration during the neonatal period: data from a multihospital healthcare system. Pediatrics 123: e333–e377

Joseph MA, Adams D, Maragos J et al (1966) Flow cytometry of neonatal platelet RNA. J Pediatr Hematol Oncol 18:277–281

Jung H, Jeon HK, Kim HJ, Kim SH (2010) Immature platelet fraction: establishment of a reference interval and diagnostic measure for thrombocytopenia. Korean J Lab Med 30:451–459

Killman SA (1964) On the size of normal human reticulocytes. Acta Med Scand 176:529–533

Linderkamp O, Versmold HT, Strohhacker I et al (1977) Capillary-venous hematocrit differences in newborn infants. 1. Relationship to blood volume, peripheral blood flow and acid-base parameters. Eur J Pediatr 127:9–14

Lloyd BW, Oto A (1982) Normal values for mature and immature neutrophils in very preterm babies. Arch Dis Child 57:233–235

Manroe BL, Weinberg AG, Rosenfeld CR et al (1979) The neonatal blood count in health and disease. 1. Reference values for neutrophilic cells. J Pediatr 95:89–98

Maynard EC, Reed C, Kircher T (1993) Neutrophil counts in newborn infants at high altitude. J Pediatr 122:990–991

Medoff HS, Barbero GJ (1950) Total blood eosinophil counts in the newborn period. Pediatrics 6:737–760

Michaels LA, Cohen AR, Zhao H et al (1997) Screening for hereditary spherocytosis by use of automated erythrocyte indexes. J Pediatr 130:957–960

Moe PJ (1967) Umbilical cord blood and capillary blood in the evaluation of anemia in erythroblastosis fetalis. Acta Paediatr Scand 56:391–394

Mollision PL (1951) Blood transfusion in clinical medicine, 3rd edn. Blackwell, Oxford

Mouzinho A, Rosenfeld CR, Sanchez PJ et al (1994) Revised reference ranges for circulating neutrophils in very-low-birth-weight neonates. Pediatrics 94:76–82

Oettinger L Jr, Mills WE (1949) Simultaneous capillary and venous hemoglobin determinations in the newborn infant. J Pediatr 35:362–365

Oh W, Lind J (1966) Venous and capillary hematocrit in newborn infants and placental transfusion. Acta Paediatr Scand 55:38–48

Pearson HA, McIntosh S, Ritchey AK et al (1978) Developmental aspects of splenic function in sickle cell diseases. Blood 53:358–365

Peterec SM, Brennan SA, Tinder EM et al (1996) Reticulated platelet values in normal and thrombocytopenic neonates. J Pediatr 12(9):269–274

Portuguez-Molavasi A, Cote-Boileau T, Aranda JV (1980) Eosinophilia in the newborn, possible role in adverse drug reactions. Pediatr Res 14:537

Rosse C, Kraemer MJ, Dillon TL et al (1977) Bone marrow cell populations of normal infants: the predominance of lymphocytes. J Lab Clin Med 89:1228–1240

Schmutz N, Henry E, Jopling J, Christensen RD (2008) Expected ranges for blood neutrophil concentrations of neonates: the Manroe and Mouzinho charts revisited. J Perinatol 28:275–281

Scott-Emuakpor AB, Okolo M, Omene JA et al (1985) Normal hematological values of the African neonate. Blut 51:11–18

Shapiro LM, Bassen FA (1941) Sternal marrow changes during first week of life. Am J Med Sci 202:341–350

Smock LJ, Perkins SL (2014) Examination of the blood and bone marrow. In: Greer JP, Arber DA, Glader B, List AF, Means RT Jr, Paraskevas F, Rodgers GM (eds) Wintrobe's clinical hematology. Lippincott, Williams & Wilkins, Philadelphia, pp 3–5

Sola MC, Rimsza LM, Christensen RD (1999) A bone marrow biopsy technique suitable for use in neonates. Br J Haematol 107:458–460

Sullivan SE, Calhoun DA (2007) Eosinophilia in the neonatal intensive care unit. Clin Perinatol 27:603–622

Thurlbeck SM, McIntosh N (1987) Preterm blood counts vary with sampling site. Arch Dis Child 62:74–75

Turner CW, Luzins J, Hutcheson C (1992) A modified harvest technique for cord blood hematopoietic stem cells. Bone Marrow Transplant 10:89–91

Vain NE, Satragno DS, Gorenstein AN et al (2014) Effect of gravity on volume of placental transfusion: a multicenter, randomized, non-inferiority trial. Lancet 384:235–240

Waugh TF, Merchant FT, Maugham GB (1939) Blood studies on newborn; determination of hemoglobin, volume of packed red cells, reticulocytes and fragility of erythrocytes over 9 day period. Am J Med Sci 198:646–652

Wiedmeier SE, Henry E, Sola-Visner MC et al (2009) Platelet reference ranges for neonates, defined using data from over 47,000 patients in a multihospital healthcare system. J Perinatol 29:130–136

Wintrobe MM (1929) A simple and accurate hematocrit. J Lab Clin Med 15:287

Xanthou M (1970) Leukocyte blood picture in healthy full term and premature babies during the neonatal period. Arch Dis Child 45:242–249

Xanthou M (1972) Leucocyte blood picture in ill newborn babies. Arch Dis Child 47:741–746

Zipursky A, Palko J, Milner R et al (1976) The hematology of bacterial infections in premature infants. Pediatrics 57:839–853

Zipursky A, Brown E, Palko J et al (1983) The erythrocyte differential count in newborn infants. Am J Pediatr Hematol Oncol 5:45–51

91 新生儿凝血病理生理和凝血因子缺陷

Paola Saracco and Rodney P. A. Rivers
王瑾　翻译，王斌　审校

目录

缩略词

VWF	von Willebrand factor	血管性血友病因子
aPTT	activated partial thromboplastin time	部分凝血活酶时间
PT	prothrombin time	凝血酶原时间
PK	plasma kallikrein	血浆激肽释放酶
HMWK	high molecular weight kininogen	高分子量激肽原
P	phospholipid,	磷脂
TF	tissue factor	组织因子
TFPI	tissue factor pathway inhibitor	组织因子途径抑制剂
TAFI	thrombin-activatable fibrinolysis inhibitor	凝血酶激活纤溶抑制剂
TAFIa	activated thrombinactivatable fibrinolysis inhibitor	活化的凝血酶激活纤溶抑制剂
TM	thrombomodulin	血栓调节蛋白
EPCR	endothelial protein C receptor	内皮蛋白 C 受体
PC	protein C	蛋白 C
APC	activated protein C	活化蛋白 C
TT	thrombin time	凝血酶时间
AT	antithrombin	抗凝血酶
tPA	tissue plasminogen activator	组织型纤溶酶原激活物
GP	collagen	胶原蛋白
TG	Thrombin Generation	凝血酶的产生
PAI-1	plasminogen activator inhibitor-1	纤溶酶原激活物抑制剂 -1
α_2-AP	α_2-antiplasmin	α_2- 抗纤溶酶
FPB	fibrinopeptide B	纤维蛋白肽 B
FPA	fibrinopeptide A	纤维蛋白肽 A
TEG	thromboelastography	血栓弹力成像
PFA	platelet function analyzer	血小板功能分析仪
EM	electron microscopy	电子显微镜
DIC	disseminated intravascular coagulation	弥散性血管内凝血
IVH	intraventricular hemorrhage	脑室内出血
ICH	intracranial hemorrhage	颅内出血
ECH	extracranial hemorrhage	颅外出血
VWD	von Willebrand disease	血管性血友病
FFP	fresh frozen plasma	新鲜冷冻血浆
VK	vitamin K	维生素 K
EACA	e-aminocaproic acid	e- 氨基化合物结合酸
VKDB	vitamin K deficiency bleeding	维生素 K 缺乏出血
PZ	protein Z	蛋白质 Z
PIVKA	proteins induced by vitamin K absence	维生素 K 缺乏诱导蛋白
PhQ	phylloquinone	对苯二酚
IM	intramuscular injection	肌内注射
VLBW	very low birth weight	极低出生体重
HIE	hypoxic ischemic encephalopathy	新生儿缺氧缺血性脑病
TH	therapeutic hypothermia	治疗性亚低温
CPB	cardiopulmonary bypass	心肺循环分流
PCC	prothrombin complex concentrate	凝血酶原复合物浓缩剂

摘要

新生儿的止血系统是动态发育的,不同于儿童,更不同于成人。新生儿与成人止血的差异主要表现为:

- 血小板的功能存在显著性差异。
- 血管性血友病因子(VWF)活性增加,使出血时间缩短。
- 许多促凝血剂和抑制剂水平随着孕周变化。
- 促凝剂和抑制剂储备减少。
- 纤溶功能相对受损。
- 这种新生儿止血病理影响新生儿出血性或血栓性事件的诊断和处理。实验室诊断应用结合年龄分析并使用合适的参考范围。

91.1 要点

- 新生儿的止血系统是动态发育的,与成人相比主要区别是促凝和抑制剂储备减少,血小板功能改变,纤溶受损。这种新生儿止血病理影响新生儿出血性或血栓性事件的诊断和处理。

- 出血障碍可能危及生命,需要快速评估。实验室诊断应用结合年龄分析并使用合适的参考范围。
- 并不是所有的止血成分都能通过常规筛查评估,常规检查在这些高危人群预测出血的敏感性和特异性并非最佳。血栓弹力成像(TEG)和血栓弹性法是一种功能测试,能提供止血系统全面评估,可更好地评估新生儿的出血和出血风险。
- 还应开发标准化的出血评估工具,以便记录临床出血,并在输血试验中为临床止血结局预见性描述出血模式。
- 探讨现有止血剂在治疗和预防获得性出血方面的作用。

91.2 引言

新生儿的止血系统是动态发育的,与大龄儿童不同和成年人更有很大的不同。主要的区别是促凝剂和抑制剂储备减少、血小板功能改变和纤溶受损。然而,这样的止血系统对保护健康新生儿出血和血栓形成都有作用。凝血酶生成和成人相同。两者相同的是,正常的筛查检测结果不等同于凝血功能正常。

止血分为**原发性**(血管损伤部位的黏附、活化和血小板聚集),**继发性**(凝血因子激活致使形成共价交联纤维蛋白能够稳定血小板血栓),以及**三期止血或纤维蛋白溶解**(激活纤溶途径触发血凝块破碎以维持或恢复血流)。形成凝血系统的止血成分的主要职能是在血管损伤部位限制出血。内皮下成纤维细胞表现出较强的 TF 蛋白染色和 TF mRNA 杂交,包绕毛细血管的周细胞也是如此。这些 TF 来源物质起着"止血包膜"的作用,当暴露到血液中则触发止血。

经典的凝血常规全面评估这些途径的每个成分,包括活化的部分凝血活酶时间(APTT)、凝血酶原时间(PT)、纤维蛋白原和血小板计数。APTT、PT 和纤维蛋白原水平可分别衡量内源性、外源性以及共同通路凝血途径的指标。

包括抑制剂通路和纤维蛋白溶解在内的凝血阶段总结在上一版第 99 章(具体见图 91.1~ 图 91.6)。

91.3 新生儿的发育性止血和凝血检查

91.3.1 发育性止血

止血发育的演变来自对胎儿(Holmberg et al. 1974)和不同孕周和不同纠正胎龄的新生儿血浆检查(Barnard et al. 1979;Jensen et al. 1973;Salonvaara et al. 2004)的研究。大部分凝血蛋白到妊娠 10 周可被检测到;有些显示与分子构架差异相关的功能变化。随着孕周增加的相关变化最初报告于 20 世纪 70 年代,已被称为发育性止血,一个由 Andrew 等(1987)定义的术语。宫内止血系统的成熟反映了早产儿和足月新生儿之间的凝血差异(表 91.1)。

表 91.1 新生儿凝血与大龄儿童 / 成人比较

	早产儿 vs 足月新生儿	新生儿 vs 大龄儿童 / 成人
原发止血		
血小板计数		相同
血小板功能	降低	增加
VWF 水平	降低	高
VWF 大型多聚体		高
凝血因子		
Ⅱ , Ⅶ , Ⅸ , Ⅹ	低	低
Ⅴ	低	相同或低
Ⅷ	高	相同或高
Ⅺ	低	低
Ⅻ	低	低
纤维蛋白原水平	相同	相同
凝血调节		
AT	低	低
PC	低	低
总蛋白 S	低	低
游离蛋白 S		高
APCR 生成		减少
游离 TFPI		低
纤维蛋白溶解		
纤维蛋白原水平	低	低
纤维蛋白原功能	NA	降低
tPA	相同	
α₂- 抗纤维蛋白溶酶	低	高
α₂-M	相同	低
PAI	相同	高

APCR,激活 PC 抵抗;TFPI,组织因子途径抑制剂。

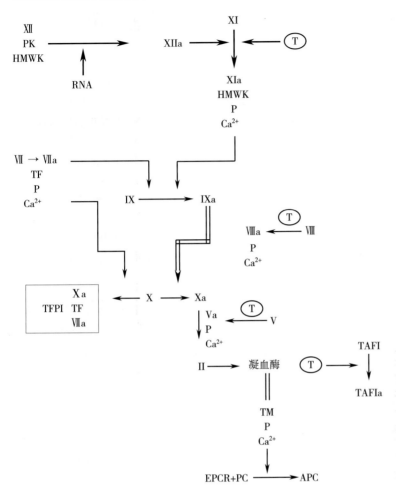

图 91.1　凝血激活途径说明了 X 因子激活的内源性途径重要性,一旦 TFPI 复合物形成阻断了最初激活的 TF 途径。PK 血浆激肽释放酶,HMWK 高分子量激肽原。P,磷脂;TF,组织因子;TFPI,组织因子途径抑制剂;TAFI,凝血酶激活纤溶抑制剂;TAFIa,活化的凝血酶激活纤溶抑制剂;TM,血栓调节蛋白;EPCR,内皮蛋白 C 受体;PC,蛋白 C;APC,激活的蛋白 C

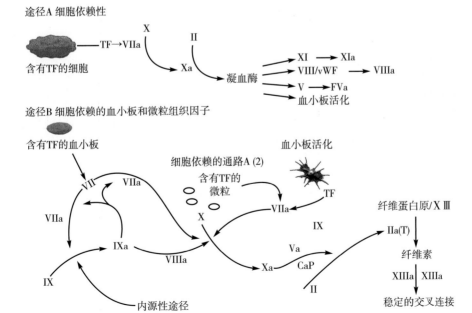

图 91.2　凝血激活途径。血小板、微粒组织因子(TF)和膜参与的启动膜联激活途径 A 及随后的扩增内源途径 B

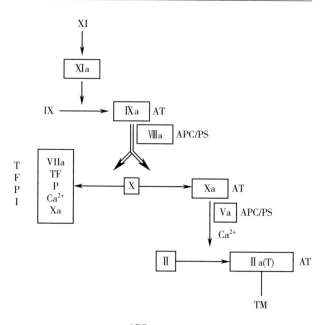

图 91.3 凝血途径的调节:促凝抑制效应。与凝血酶调节蛋白结合,以抑制凝血酶生成和终止凝血酶活性的部位。TF-因子Ⅶa复合体的生理抑制剂是TFPI。一旦该通路的因子X激活被阻断,因子Ⅸa-Ⅷa复合体或内源性通路成为因子X激活的主要途径。在终止阶段,游离凝血酶与TM和大量的AT结合,失去其促凝和血小板活化的活性。AT,抗凝血酶,APC,活性蛋白C;PS,蛋白S;TFPI,组织因子途径抑制剂;TM,血栓调节蛋白

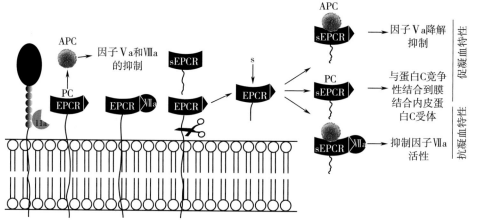

图 91.4 促凝/内皮细胞中的 EPCR 和 TM。血栓调节蛋白、内皮结合蛋白 C 受体和释放的血浆 EPCR 在下调凝血酶生成中的作用。TM,血栓调节蛋白;APC,激活蛋白 C;EPCR,内皮蛋白 C 受体;sEPCR,可溶性内皮蛋白 C 受体;PC,蛋白 C

91.3.2　凝血因子

因子Ⅴ、因子Ⅷ、纤维蛋白原和血小板计数在妊娠 24 周时接近成人水平,而接触因子(因子XI、因子XII、高分子量激肽原和激肽释放酶原)以及维生素 K(VK)依赖因子(Ⅱ、Ⅶ、Ⅸ 和 X)降低,到妊娠 28 周时约占成人水平的 20%,到足月时达到 50%。这些发育性变化的生理原因可能源于促凝血蛋白在其他生理系统中的作用,如血管生成、炎症和伤口修复(Ignjatovic et al. 2011)。

因子 XIII 显示没有明显的妊娠孕周依赖性,妊娠 30 周至足月都为成人水平的 50%~75%,出生后 3 周达到成人水平。出生时因子Ⅷ水平向较高水平倾斜。纤维蛋白原水平随后继续上升。凝血酶时间(TT)延长,即使采取措施预防体外受"胎儿"形式纤维蛋白原所致的纤维蛋白原溶解法,TT 还是延长的。

VWF 的水平在出生时就增加了;VWF 以比正常大的多聚体存在,促进血小板黏附方面也表现出更高的活性。出生后的前 3 个月,这一水平持续上升。对新生儿 ADAMTS-13 有限研究得出了不同的结果,和成人等同或水平降低都有报道。

91.3.3　抗凝蛋白

与成人相比,抗凝血蛋白水平在出生时降低。

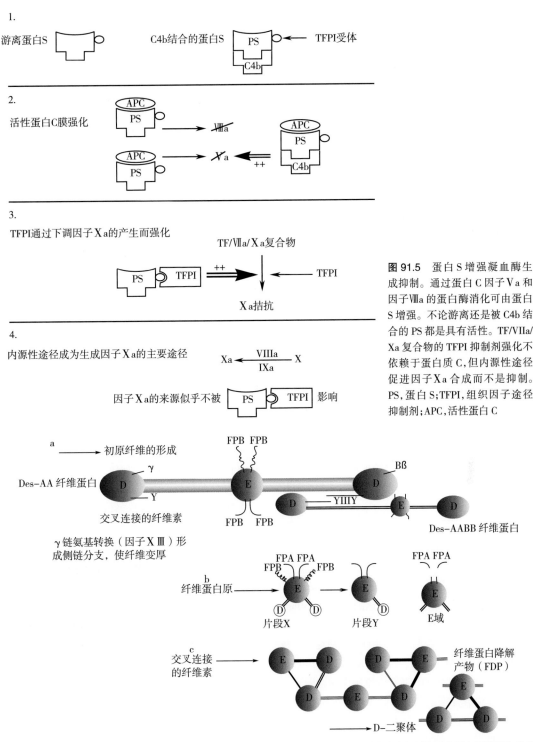

图 91.5　蛋白 S 增强凝血酶生成抑制。通过蛋白 C 因子 V a 和因子Ⅷa 的蛋白酶消化可由蛋白 S 增强。不论游离还是被 C4b 结合的 PS 都是具有活性。TF/VIIa/ Xa 复合物的 TFPI 抑制剂强化不依赖于蛋白质 C，但内源性途径促进因子 X a 合成而不是抑制。PS，蛋白 S；TFPI，组织因子途径抑制剂；APC，活性蛋白 C

图 91.6　由凝血酶去除纤维蛋白肽 A 后的可溶性纤维蛋白和原纤维形成示意图。纤溶酶降解纤维蛋白原和纤维蛋白的产物。（a）加长为纤维蛋白单体（可溶性）。（b）纤溶酶原降解。（c）纤维蛋白降解。FPB，纤维蛋白肽 B；FPA，纤维蛋白肽 A

孕 30 周前抗凝血酶（AT）占成人的 30%，足月时上升到 50%。蛋白 C（PC）以胎儿形式存在，但功能似乎不受影响；成人水平的 50% 左右存在，出生后缓慢增长，直到十几岁才达到成人水平。

　　蛋白质 S 水平出生时降低，但因为没有 C4b 结合蛋白，使存在的 PS 是有活性的。它与 PC 的相互

作用可能受 α_2-M 水平的影响(Cvirn et al. 2002)。游离 TFPI 也降到成人水平的 50%~65%。

91.3.4　纤溶蛋白

纤溶酶原水平也低于成年人,显示纤维蛋白溶解减少。新生儿所有主要的纤溶蛋白都显示年龄相关的浓度变化(Andrew et al. 1992)。各成分的显著变化发生在出生之后。不论足月还是早产儿,脐带血的组织型纤溶酶原激活物(tPA)和纤溶酶原激活物抑制剂 -1(PAI-1)水平低于成年人水平,而出生当日 tPA、尿激酶型纤溶酶原激活物和 PAI-1 暂时性高于成人水平。孕 28 周时纤溶酶原水平约为成年人的 20%,足月时达 50%,到 6 个月时上升到正常成人范围,其中 α_2- 抗纤溶酶(α_2-AP)水平在足月时占成年人的 80%。胎儿纤溶酶原主要以两种糖的形式存在,甘露糖和唾液酸含量增加显示出比成人形式慢的激活动力学。功能上较少与细胞受体很好结合,由此形成的纤维蛋白溶酶的酶活性较低。足月时平均 α_2-AP 水平约为成人的 80%。两种胎儿纤溶酶亚型的抑制剂 α_2-AP(纤溶酶抗纤溶酶复合物)比成人纤溶酶变异慢。其他主要的纤维蛋白溶酶抑制剂是 α_2-M 和 α_1- 抗胰蛋白酶。尽管健康新生儿出生一天后纤溶酶抗纤溶酶复合物水平升高起源于出生时纤溶酶原激活物的产生增加,血浆抑制中纤维蛋白溶解占主导地位。

91.3.5　新生儿血小板

人类胎儿在受孕后 5 周出现新生血小板,胎儿期逐渐增加,到孕早期 3 个月末达到平均值 150/nl。孕 30 周以下,第 5 百分位线血小板值为 104 200/μl,晚期早产儿和足月儿为 123 100/μl。平均血小板体积与成人(7~9fl)相似,平均为 8fl(范围 7~9.5fl)(Wiedmeier et al. 2009)。循环中原始巨核细胞和成熟巨核细胞数量增加。循环前体与骨髓和血液中血小板计数成比例。新合成的血小板具有较高的 RNA 含量,可通过流式细胞仪鉴定。在没有血小板减少的新生儿中,这一比例与成人相似。

促血小板生成素可在所有妊娠孕周新生儿的血浆中检测到。足月儿的水平与成人基线水平(140pg/ml)相似,范围较大。据报道,早产儿中水平更高。

新生儿血小板的活化反应减弱;新生儿血小板

功能的各个方面已得到多次回顾(Israels et al. 2003;Saxonhouse and Manco-Johnson,2009)。血小板黏附蛋白受体、GP1a/GPII(胶原蛋白)、GP1b/GPIX/GPV(VWF)和 GPIIb/GPIIa(纤维蛋白原、纤维连接蛋白、VWF)均存在于胎儿和脐带血血小板上,其受体浓度与成人血小板相似。α_2- 肾上腺素能受体的数量约为成人血小板的一半,这不是由于儿茶酚胺在脐血中占据受体所致。到 2 月龄时,水平与成年血小板相似。对血栓素类似物的反应减弱不是受体减少的结果,而是下游信号减弱的结果。

91.3.6　止血的实验室评估

出血性疾病可能危及生命,快速评估是必要的。因此,需要便于迅速诊断和治疗的实验室检查。

91.3.7　PT 和 aPTT

并非所有的止血成分都能通过常规的筛查测试被评估,因此和孕周及生后年龄相符的"正常"测试结果不等于止血正常。

使用强激活剂的常规试验,如 PT 和 APTT 试验只显示凝血途径的缺陷;并没有提供关于促凝血剂和抑制剂浓度之间的平衡如何影响新生儿凝血酶的产生(TG)的信息。

早期用强激活法进行 TG 的研究发现,新生儿血浆 TG 约占成人峰值的 30%~50%,其低反应性是由于新生儿体内因子 II 水平较低所致。通过操纵 TFPI、AT、PC 等抑制剂的水平,并以可溶性血栓调节蛋白激活 PC,低浓度脂化 TF 为激活剂对 TG 的影响已被研究。脐带来源血浆中的 TG 由于较快的因子 X 活化而提前启动,与成人血浆中产生的凝血酶相当,游离凝血酶含量约为成人值的 90%。还发现 APC 对延长凝血时间的作用大于 AT(Cvirn et al. 2002;Cvirn et al. 1999)。

91.3.8　血栓弹力成像 / 血栓弹性测量

TEG 和旋转血栓弹性计量(ROTEM)是全血凝血功能检测方法,能全面评价凝血系统,反映凝血因子、细胞成分和酶之间的复杂相互作用,并反馈维持血凝块形成和溶解之间平衡的机制。这项功能测试可以快速评估动力学变化,血凝块形成速率,凝块强度,和小样本(0.3ml)的全血中凝块稳定性。如果说并不是优于常规凝血试验,但至少这项试验用于评估新生儿出血和出血风险是有可比性的(Radicioni et al. 2012)。试验变量为:R,凝块时间(纤维蛋白形成起始时间);K,凝块动力学(特异性凝块强度达到20mm所需时间);α,α角(纤维蛋白积聚和交联导致凝块形成的速率);MA,最大幅度(凝块的最终强度);纤维蛋白溶解或凝块破碎速率(达到MA后30分钟的幅度);CI,凝血指数(源于R、K、α和MA的线性计算结果)。与大龄儿童和成人相比,新生儿的R和K值一般较低,而裂解率和CI值较高。

91.3.9 血小板功能测试

血小板功能分析仪100(PFA):新生儿的关闭时间短于成人。

聚集计量学:一般情况下,聚集到各种激动剂是减少的。这些差异在来自早产儿的血小板中更明显。一份声称在全血实验中使用更多生理刺激的报告对这些发现与体内止血的相关性提出了质疑。以胶原和内源性凝血酶混合物作为刺激,新生儿和成人标本的最大聚集时间和聚集起始时间相似(Cvirn et al. 2009)。这一结果归因于新生儿血液中凝血酶的快速生成,可能为新生儿"异常"短的出血时间提供了一种解释。对 ristoetin 反应的增加反映了新生儿VWF水平的升高和功能的增强。

流式细胞术:足月和<30周胎龄早产儿的血小板在刺激后降低了活化标志物水平。早产儿刺

激后 P-选择素的表达与妊娠孕周成比例进一步降低。由于受体介导的转导途径的功能降低,减少了激动剂诱导的颗粒成分在足月和早产儿血小板中分泌(Baker-Groberg et al. 2016)。电子显微镜(EM):用全贴式 EM 计数富钙血小板致密颗粒,可发现胎儿和新生儿血小板密度颗粒明显减少。这一发现强调了在诊断新生儿致密颗粒缺乏症时考虑发育因素的重要性(Urban et al. 2017)。

91.3.10 新生儿的参考范围

多年来,许多不同的技术被用于记录凝块形成的终点,已发表的参考数据可能不适用于目前正在讨论的新生儿报告结果(Hathaway and Corrigan 1991)。此外,新生儿凝血试验的参考范围因实验室分析仪和试剂系统而异,在比较不同实验室的结果时必须考虑到这一点。国际血栓塞和止血学会的围产和儿科止血小组委员会发布了关于实验室报告儿童止血试验样本的共识建议(Ignjatovic et al. 2012)。

其希望参考范围将从大的医疗中心产生,以便其他使用类似仪器和试剂的中心在遇到异常结果时能够咨询他们。凝血因子分析和筛查试验需要用胎龄和调整后纠正年龄范围来理解。

目前已经建立了早产儿和足月儿血小板计数、凝血筛查试验、凝血和抗凝蛋白的年龄参考范围(Neary et al. 2015;Attard et al. 2013)(表91.2和表91.3),最近在新生儿中制定了 TEG 参数的参考范围(Sewell et al. 2017)。

表 91.2　新生儿孕周 <28 周(<28/40GA;n=62)和孕周 >28 周(>28/40GA;n=44)相比较

中位数(范围)	GA<28/40	GA>28/40	P
PT/s	18.1(12.9~28.5)	16.9(12.3~25.5)	0.02
aPTT/s	87.2(53.7~139.3)	72.6(43.6~101.1)	0.000 1
纤维蛋白原/(g/L)	1.4(0.7~3.8)	1.3(0.8~4.0)	0.88

表 91.3　胎龄 30~36 周早产儿和足月儿的大致凝血参考范围,凝血和抗凝蛋白

检测或水平	胎龄 30~36 周早产儿,第 1 天	胎龄 30~36 周早产儿,30 天	足月儿第 1 天
PT/s	10.6~16.2	10.0~13.6	14.4~16.4
aPTT/s	27.5~79.4	26.9~62.5	34.3~44.8
纤维蛋白原/(g/L)	1.5~3.25	1.50~4.14	1.92~3.74
PFA-100 胶原蛋白/ADP 闭合时间/s			40~92

检测或水平	胎龄 30~36 周早产儿,第 1 天	胎龄 30~36 周早产儿,30 天	足月儿第 1 天
VWF/(U/ml)	0.78~2.10	0.66~2.16	0.50~2.87
因子 Ⅱ/(IU/ml)	0.20~0.77	0.36~0.95	0.41~0.69
因子 Ⅴ/(IU/ml)	0.41~1.44	0.48~1.56	0.64~1.03
因子 Ⅶ/(IU/ml)	0.21~1.13	0.21~1.45	0.52~0.88
因子 Ⅷ/(IU/ml)	0.50~2.13	0.50~1.99	1.05~3.29
因子 Ⅸ/(IU/ml)	0.19~0.65	0.13~0.80	0.35~0.56
因子 Ⅹ/(IU/ml)	0.11~0.71	0.20~0.92	0.46~0.67
因子 Ⅺ/(IU/ml)			0.07~0.41
因子 Ⅻ/(IU/ml)			0.43~0.8
AT/(IU/ml)	0.39~0.87	0.48~1.08	0.58~0.9
α_2- 巨球蛋白 /(IU/ml)	0.95~1.83	1.06~1.94	0.95~1.83
PC 凝固 /(IU/ml)	0.17~0.53	0.21~0.65	0.24~0.40
蛋白 S/(凝固;IU/ml)	0.12~0.60	0.33~0.93	0.28~0.47

91.4 新生儿出血性疾病

出血性疾病可危及生命,需要快速评估。因此需要检查可以进行快速诊断和治疗。获取详细的家族史是当务之急。当有阳性家族史时,新生儿患有获得性缺陷疾病的潜在危险,需了解是否该缺陷在新生儿期可诊断,还是需要规划 6 个月以上后续随访检查才能得到诊断。对轻微的先天缺陷,这一点可能特别需要关注。对使用华法林、抗惊厥药或抗结核药物母亲所生的婴儿应进行筛查,因药物有对 VK 抑制的影响。临床背景极其重要,通常暗示了可能的病因。认识弥散性血管内凝血(DIC)相关情况也很重要。

提示新生儿原发性凝血障碍的出血部位包括穿刺部位(足跟采血、筛查或免疫接种处)、胃肠道、脐部残端、颅外出血(ECH)、脑室内出血(IVH)及肺出血。

91.4.1 出血评估工具

特别是在早产儿和足月儿的重症监护室,应开发标准化的出血评估工具以记录临床出血,并以评估在输血试验中出血发生率和前瞻性描述出血模式为次要目的。经修改的世界卫生组织为新生儿重症监护室设置开发的出血评分,包括记录所有临床出血事件的部位、严重程度和持续时间,并对出血进行分类为无、轻度、中度、重度和严重出血(新生儿出血评估工具 neonatal bleeding assessment tool,NeoBat)(Venkatesh et al. 2013)。

91.4.2 实验室检查

筛查试验应包括 PT、活化的部分凝血活酶和混合时间、凝血酶 - 钙时间、纤维蛋白原水平,以及全血计数和血小板计数。在一些纤维蛋白原血症患儿钙化血凝酶时间异常。如果怀疑 DIC,D- 二聚体或纤维蛋白降解产物测定可能有价值。可能需要测量所涉及系统的各个成分,但抗原水平不一定必须等同于生物功能。血小板功能可用血小板功能评估分析器评估关闭时间。足月和早产儿的血小板糖蛋白表达已完全发育;通过流式细胞技术,可以查明受体表达的缺乏状态。检查患儿家长的血小板功能可能有助于诊断。

在 DIC 的无序蛋白水解中,如果按顺序进行常规测试,预计将显示 FV 和 FⅧ降低,而代谢性肝脏疾病或 VK 缺乏中,它们是恒定的,除非失血和休克触发 DIC。ADAMTS-13、FXⅢ 和 α_2-AP 缺乏在常规检查中无法检出。FXⅢ 应在凝血酶 / 钙活化后通过测定其转谷氨酰胺酶活性来评估(Karimi et al. 2009)。

91.4.3 遗传性凝血障碍疾病

对于血友病患者来说，出生是第一个止血的挑战，但异常出血一般很罕见；然而可能发生严重脑出血，较易发生于产钳或真空吸引分娩助产的分娩。当有未曾被怀疑出血体质的婴儿需要接受手术，会有相当大的威胁。这些风险使问题复杂化，或是危及生命的出血，或是来自输血浆等血制品的输血传播感染。免疫刺激导致抑制剂的形成尤其令人担心。最近一项对新生儿凝血因子产品的核定因素指标的回顾审查近期出版（Punzalan and Gottschall 2016）。

91.4.3.1 血友病

有出血迹象的健康足月新生儿，或单独存在的临界或延迟的 APTT 值可能是某种类型的血友病表现。除此血管性血友病（VWD）以外，血友病占所有遗传性出血性疾病的95%以上。因为血友病在新生儿期受累，已由 Chalmers 等（2011）及 Kulkarni 和 Soucie（2011）综述。

3种类型分别由3种不同因子缺陷所致：血友病 A（因子Ⅷ缺乏症）、B（因子Ⅸ缺乏症）和 C（因子Ⅺ缺乏症）。血友病 A 和 B 在临床上无法鉴别，两者都会引起不同严重程度的出血。聚合酶链反应技术可对产前携带者进行检查，检测血友病 A 的分子基因研究已由 Goodeve（2008）综述。因子Ⅷ和Ⅸ的基因存在于 X 染色体，而因子Ⅺ在 4 号染色体。因此，一名有异常出血症状男性，除 APTT 延长外其他筛查试验正常，应该警惕并进行因子Ⅷ和Ⅸ缺陷的筛查。这两种类型在有表型的女孩中也有描述。

因子Ⅺ缺乏导致严重出血较少见，但在所有有出血症状且 APTT 异常的新生儿中都应该考虑到这一点；这是一个常染色体隐性疾病。即使是因子Ⅷ或Ⅸ严重缺乏症（因子Ⅷ<1%）在出生第一周出血也是不常见。

提高 TF 的利用度，同时降低 TFPI 和 AT 水平，结合通过 α_2-M 的 PS 抑制剂，可解释为什么新生儿出血原因中血友病罕见。一项回顾性研究显示，穿刺出血（16%）和包皮环切手术后出血（30%）最常见；曾有报道两个新生儿发生了源于肝脏血肿的失血性休克。颅内出血（ICH）罕见，不推荐择期剖宫产手术预防其发生。该主题曾由 Ljung（2008）综述。瑞典的研究显示真空胎吸与 ECH 显著相关，占69%的 16 例头颅出血和这项操作有关系。约50%的血友病患儿出生时都没有在产前被怀疑。头颅血肿和帽状腱膜下出血的 ECH 类型可导致患儿大量失血，也可能同时伴有临床上并未怀疑的 ICH。

一般不提倡对已明确的血友病病例预防性治疗。推荐 ICH 的筛查。如果确诊了 ICH，治疗应持续 2~3 周，维持前 7 天内浓度达 100%，疗程后阶段维持 50% 以上。因为剖宫产不能消除 ICH 风险，一般推荐已知携带者进行正常阴道分娩。Street 等人已对携带者和患病婴儿的管理进行综述（2008）。已知或疑似的妊娠孕母，胎儿诊断不明的情况下，应该获得脐带血样本进行诊断，肌内注射 VK 应暂缓。如果确诊，应进行口服 VK 预防，出院前完善头颅超声检查。避免包皮环切手术。因为Ⅲ型 VWD 和低因子Ⅷ水平相关，应在所有因子Ⅷ的活性低于10%婴儿中测定 VWF 抗原。正常新生儿的因子Ⅸ水平可能低至 15IU/dl。严重和中度缺乏状态可能可被发现，但轻微的很难和那些未受累的孩子区别，除非有基因诊断的可能，否则需要等孩子长大进一步评估。

出血的处理

对于血友病 A 的患者，一线治疗及预防出血是重组因子Ⅷ（rFⅧ）和血友病 B 是 rFⅨ。治疗出血的方法已由 Kulkarni、Lusher（2001）和 Ljung（2008）。或者也可以用一种经单克隆纯化的病毒灭活血浆衍生产品。只有当没有浓缩剂可用时，才应用血浆。最新获批准的延长了半衰期的产品在 1~18 岁患者中进行研究，但新生儿中还没有（Powell, 2015）。

有限的新生儿药代动力学数据显示因子Ⅷ的半衰期缩短。成年人 rFⅧ 的半衰期为 11~17 小时，但新生儿的半衰期可能短到 6 小时。成人中的分布体积仅限于血浆体积，因此每次 1IU/kg 的输注可提高血浆浓度 2%。分布体积在新生儿是增加的。在此基础上，曾计算得首剂 50~60IU/kg 输注，然后 8~12 小时按 25~30IU/kg 输注可将因子Ⅷ提高到成人水平。

预防使用以减少分娩创伤导致出血后果的提议存在争议，而且缺乏基于循证的指南。早产儿中，对因子Ⅷ缺乏，还有一个因子Ⅸ缺乏进行预防已经有报道。感染发生过程中因子Ⅷ增加到每日两次，到每日 50IU/kg。

新生儿抗体（抑制剂）形成是很少见的。所涉及遗传和非遗传危险因素已有人进行综述（Peyvandi and Makris 2017）。尽管抑制剂发展的风险已是一个值得关注的问题，一些证据指出早期预防性治疗可降低抑制剂发展的风险。

91.4.3.2　血管性血友病

这种男性和女性都可受累的出血性疾病是由 VWF 质或量的缺乏引起。它是最常见的遗传性出血性疾病,患病率为 0.8%~1.3%;大多数情况下,以一种常染色体显性遗传的模式遗传。基于循证的诊疗常规近期已由美国国立心肺血液研究所专家小组发表(Nichols et al. 2008)。

主要有 3 种类型 VWD:Ⅰ型,有部分定量缺陷,最常见;Ⅱ型,是一种定性 VWF 缺陷;Ⅲ型,实际上是一种完全的 VWF 缺乏。出血倾向是通常是轻度的,因为新生儿水平是在高分子量多聚体形式下升高的,新生儿时期出血是不常见。但是,这个疾病Ⅲ型可能表现为浅表黏膜出血;VWD 的这一类型曾有报道 ICH 发生。当 VWD 伴有相关的血小板减少,如在Ⅱb 类型或更严重Ⅲ型,很可能发生出血。

Ⅲ型 VWD 诊断是通过发现 FⅧ水平、VWF 抗原和瑞斯托菌素辅因子活性均降低。VWF 多聚体也可能消失。当存在血小板减少时,应排除 IIb 型。因为新生儿的正常水平是升高的,其他 VWD 类型只有通过分子诊断技术明确(Laffan et al. 2014)。

处理

新生儿的一线治疗是病毒灭活处理后的 VWF/FⅧ浓缩制剂。一种重组 VWF 已经进入成人三期临床试验。建议的负荷剂量为 30~60U/kg 后续维持剂量为每间隔 12~48 小时 20~40U/kg。当意识到有再出血的风险,应维持谷浓度水平 >50IU/dl 3~5 天。

因为有诱发低钠血症的危险,新生儿禁用去氨加压素。IIb 型疾病相关的出血可能需要血小板替代输注。

91.4.3.3　罕见的遗传性出血疾病

这类疾病最近又被作为主题综述,并制定了诊疗指南(Peyvandi et al. 2009,2012;Peyvandi and Menegatti,2016)。它们通常是常染色体隐性遗传为特征,严重出血的个例通常是纯合子,或是复合杂合突变。

91.4.3.4　纤维蛋白原疾病

数量和质量缺陷包括无纤维原血症和低纤维原血症(常染色体隐性遗传)和异常纤维原血症(常染色体显性遗传)。已有文献综述(deMoerloose and Neerman-Arbez,2009),应该在新生儿年龄组中被诊断。无纤维蛋白原血症和较严重的低纤维原血症最常表现为脐带出血;然而,黏膜出血也有发生,无纤维蛋白原血症中 ICH 也有报道。当纤维蛋白原含量在 0.5g/L 以上不会有明显出血。

凝血试验结果异常后进一步追问调查,或筛查时发现家族史背景,可发现诊断纤维蛋白原异常病例。他们与出血和血栓性疾病有关,但不太可能发生于新生儿。出生时纤维蛋白原水平在正常成人范围。在无纤维蛋白原血症中,PT、APTT、和 TCaT 均明显延长,功能和抗原检测试验中纤维蛋白原水平是无法检测的。在低纤维蛋白原血症中,纤维蛋白原范围为 0.20~0.80g/L,通过上述试验的延长程度来确定。TCaT 和 TT 是最可能发现异常纤维蛋白酶原血症的检测项目,抗原性水平高于功能分析中提示的水平。

处理

病毒灭活的纤维蛋白原浓缩物是治疗由于无纤维原血症或低纤维原血症导致的出血时的选择。尽管建议将有出血的新生儿水平提高到 1g/L(Kulkarni and Lusher,2001),最低 0.5g/L 被认为是止血必要的。半衰期为 3~5 天,允许不需要频繁给药,年龄早期的预防给药一般每 7~14 天给一次保持水平在 0.5g/L 以上。浓缩物没有的时候,冷沉淀或新鲜冷冻血浆(FFP)可以提供纤维蛋白原,但存在较大病毒传播和容量超负荷的风险。可考虑使用纤维蛋白胶和抗纤溶剂替代。一般不建议在无纤维蛋白原血症常规进行初级预防。在严重出血后如 ICH,二级预防的目标旨在保持 0.5g/L 以上的水平被认为是合理的(Bolton-Maggs et al. 2004)。

91.4.3.5　因子Ⅱ、Ⅶ、Ⅹ、Ⅺ、Ⅻ和 V/Ⅷ联合缺陷

这些缺陷中的每一个都会导致终身的出血性疾病;VK 相关的先天性异常已作为一个主题被综述(Girolami et al. 2008)。以上都是与新生儿出血性素质有关。伊朗一个大型研究中,ICH 和因子Ⅶ及因子Ⅹ缺乏最具有关性。因子Ⅱ缺乏(Lancellotti and De Cristofaro 2009)、因子 V(Asselta and Peyvandi 2009)、因子Ⅶ(Mariani and Bernardi 2009)、因子Ⅹ(Menegatti and Peyvandi 2009),因子Ⅺ(Duga and Salomon,2009)和因子Ⅻ(Karimi et al. 2009)每一个都在近期作为综述主题(Peyvandi and Menegatti,2016;Peyvandi et al. 2016)。

如上所述,不论足月儿还是随妊娠孕周递增的早产儿,因子Ⅱ、Ⅶ、Ⅹ和Ⅺ水平与成人相比是降低

的。尽管严重的缺乏状态在新生儿中是可以诊断的，那些有较高水平值得婴儿可能需要后续重新测试并获得杂合子的分子诊断而明确。不能测定的因子Ⅱ是无法存活的，从未有过在活产婴儿中的报道。

因子Ⅴ缺乏时，出血的严重程度趋势是多变的，归因于已发现的共存的TFPI的水平降低。出生时因子Ⅴ可达正常成人水平，纯合和杂合缺乏状态通常在新生儿期都可得到诊断。因子Ⅺ严重缺乏与出血严重程度谱有关，一些纯合子状态也几乎是无症状的。因子Ⅻ缺乏症，虽然会导致APTT延长，但不引起临床出血。应该注意的是，符合孕周的正常APTT不一定能排除内在因子缺乏，因为高水平FⅧ可使存在其他因子缺乏患儿的APTT正常化。

处理

正如上文所建议，有特定凝血因子浓缩物（如因子Ⅶ、Ⅺ）应在可用时使用；或者，可考虑凝血酶原复合物浓缩物（如因子Ⅱ和Ⅹ）。

因子Ⅶ缺乏可使用血浆衍生的因子Ⅶ浓缩物，剂量为10~30IU/kg每周两次或用rFⅦa，剂量为15~25μg/kg，每3~6小时一次。

因子Ⅴ替代需要使用病毒式灭活FFP 15~20ml/kg之后5ml/kg每12小时一次，可将水平提高到15IU/dl。严重出血后因子Ⅴ水平应保持到25%。

因子Ⅹ缺乏症用含有因子Ⅹ的FFP或凝血酶原复合物浓缩物治疗，尽管因子Ⅱ、Ⅶ和Ⅸ的高水平浓缩物构成血栓栓塞风险；人因子Ⅸ和Ⅹ的冻干浓缩物（FX P Behring，德国）已上市，可能被证实对治疗这一疾病有效。

91.4.3.6 因子XⅢ缺乏

严重缺乏症常见于新生儿期脐带残端出血、血肿和ICH（Naderi et al. 2014）。因此尽早诊断很重要，因为每月输注因子XⅢ浓缩物或者冷沉淀可以预防这种并发症（见下文），因子XⅢ的半衰期约30天。任何凝血筛查试验都不涉及因子XⅢ的参与，必须使用功能分析专门检测。

新生儿以因子XⅢ水平3IU/dl以下诊断，应开始病毒灭活的预防性替代方案进行治疗，血浆提取的因子XⅢ浓缩液。因子XⅢ分布受限于血浆容量。每输注一次1IU/kg可提高血浆浓度2%。治疗目标是保持治疗谷水平>3IU/dl。这需要起始每4周10IU/kg输注后续监测。冷沉淀和FFP中也存在因子XⅢ。

91.4.3.7 遗传合并VK缺陷因子病

这是一种罕见的常染色体隐性遗传病，突变影响到γ-谷氨酰羧化酶或VK环氧酶复合物所致。严重受累者，可能发生新生儿脐带出血和ICH，都曾有报道。但表型可能是各异的，受累的患者可有包括骨骼和心脏发育在内的多种表现（Watzka et al. 2014）。

PT和APTT的时间长短不一取决于功能缺陷的程度。病情可能难以从VK缺乏分辨，因为可能随着VK的使用起一些作用。分子研究可能是必需的。应使用VK，后续持续使用VK作为预防。对于那些对VK没有反应的患者，可使用FFP和凝血因子浓缩物。

91.4.3.8 纤溶缺乏症

PAI-1和α₂-AP的遗传缺陷（常染色体隐性）罕见；它们可以引起严重出血。可以是使用优球蛋白凝块溶解时间进行筛查。

91.4.3.9 PAI-1缺乏症

不可控制的PAI-1缺乏相关的纤维蛋白溶解可引起ICH。面对筛查试验正常的婴儿，如优球蛋白凝块溶解时间很短需要考虑。现有对活性测量和抗原检测的实验方法相对不敏感使诊断该缺乏症变得困难。替代治疗为使用FFP与e-氨基化合物结合酸（EACA）作为纤溶抑制剂。替代治疗后使用每6小时剂量为50~100mg/kg口服的EACA可保持血块稳定性。阿尔法1-AT缺陷只能用FFP替代治疗，EACA可用于控制过度纤溶。

91.4.4 获得性凝血障碍

最常见的出血原因（以及新生儿血栓）是后天获得的，尤其是危重的早产儿更可能发生后天获得性凝血障碍如DIC，一种由缺氧或细菌感染等多种病因诱发的疾病，导致凝血激活和凝血蛋白和血小板消耗，以及纤维蛋白分解。DIC的主要处理方法是处理潜在病因，并提供适当的成分支持。

91.4.4.1 肝功能不全和肝衰竭

急性新生儿肝衰竭是不是常见疾病，相关症状有凝血障碍，直接高胆红素血症和低白蛋白血症。五大主要原因包括：宫内感染、败血症、血液病、先天性遗传代谢病及原发性肝病。肝病可影响多种凝血蛋白的合成。促凝剂和抗凝剂水平可能会减少，导致出血倾向或是血栓倾向。因子 V 和Ⅷ水平比较有助于评估肝功能不全，因为两者在出生时都应该达到成人水平，而因子 V 是唯一完全依赖于肝脏合成的。异常凝血激活可使因子Ⅷ降低。血小板和纤维蛋白原输注无反应提示有消耗。除非肝衰竭可以逆转，否则由此引起的出血特质很可能会致命。

91.4.4.2　维生素 K 缺乏出血（VKDB）

维生素 K（VK）依赖蛋白

肝细胞中前体分子的羧化过程中，VK 被氧化成环氧化物，并通过氧化还原途径循环，以其还原的氢醌形式，在 g-羧化反应中重复使用（图 91.7）。止血过程中，两类 VK 依赖蛋白是可识别的，一类是促凝剂，因子Ⅱ、Ⅶ、Ⅸ和 X，另一类是抗凝剂：蛋白质 C（PC）、蛋白质 S（PS）和蛋白质 Z。因子Ⅱ、Ⅶ、Ⅸ和 X 的丝氨酸蛋白酶结构域以及 PC 在特定肽键断裂后才能发挥功能。但 PS 和蛋白质 Z 都不是丝氨酸蛋白酶。所有依赖于谷氨酸的 g-羧化残留物保留其生物活性。在缺乏足够 VK 的情况下，还原羧化与活性减少有关。一旦 VK 可被利用，肝脏微粒体的前体分子可用作 g-羧化酶的底物立即起作用。前体分子作为维生素 K 缺乏诱导蛋白（PIVKA）释放到循环中。如果 PIVKA Ⅱ 的半衰期为 70 小时，即使在 VK 使用之后，其测定可用于诊断之前的 VK 缺乏。

第一个发表了 50 个病例的作者把此命名为新生儿出血症，Townsend 确定了四个关键特征将受累患儿与血友病鉴别：发病早，通常在出生 2~3 天，一个时间自限的过程，缺乏家族史，以及足够的喂养可扭转这种状况对诊断很重要。1999 年更名是由国际血栓塞和止血学会儿科 / 围产委员会建议，改为 VKDB 表示了其特定的病因，将其发病年龄扩大到包括超过 4 周的新生儿（Sutor et al. 1999）。认识到晚发型特别危险的情况，导致广泛采用各种预防性方案。在 VK 缺乏症中，谷氨酸因子Ⅱ、Ⅶ、Ⅸ和 X 的残基是可变的，不完全 γ-羧化。它们的测定被用来检测 VK 缺乏的程度。脐带血 PIVKA Ⅱ 水平随孕周而变，近足月和妊娠并发先兆子痫时不断增加。

成人与新生儿每克肝脏含量的差异惊人（McCarthy et al. 1986）。在新生儿尸检材料中，直到出生年龄大约 14 天，都没有检测到维生素 K_2 对苯二酚；成年人中，它占总肝 VK 的 75%~97%。新生儿似乎完全依赖于充足的 VK_1。强化配方的牛乳奶粉是 1971 年由美国儿科学会推荐的，并继续维持在 55~60μg/L 左右。母乳中，VK 的主要形式是对苯二酚（PhQ），其次是 PhQ-4。初乳中 PhQ 的平均浓度约为 2μg/L，成熟母乳中 PhQ 约 1μg/L。即使每天摄入 200ml/kg，曾有评估估计孩子每天的 VK 获得量也不到 1μg。在一项报道中，新生儿出生后最初几天，不对母乳喂养的孩子进行配方奶补充，结果 VKDB 发生率为每 1 200 名活产儿中就有 1 例发生（表 91.4）。

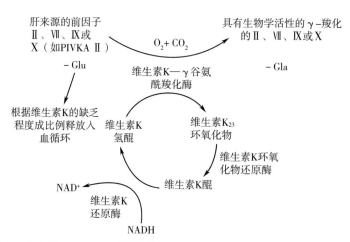

图 91.7　维生素 K（VK）——代谢和依赖因子。由 VK 引起的 PIVKA 蛋白缺乏或抑制

表 91.4 新生儿和成人肝脏 VK₁ 和 K₂ 值。新生儿和成人肝脏中的 VK 浓度和总值。括号中的值是中位数（数据来自（McCarthy et al. 1986））

	VK₁/(ng/g)	总 VK₁/μg	总 VK₁ 和 K₂/μg
成人	1.1~21.3(5.4)	1.7~38.3(7.8)	33~330
足月新生儿	0.1~8.8(0.1)	0.02~0.91(0.09)	0.02~0.91
早产新生儿	0.3~6.0(1.4)	0.02~0.91(0.09)	0.02~0.91

母乳喂养和配方奶粉喂养婴儿 VK 摄入量差异的影响在对 PIVKA Ⅱ 检测的影响如表 91.5 所示。PIVKA Ⅱ 仅存在于母乳喂养组。MK-4 似乎是母体中 PhQ 合成的。每天给予使用抗惊厥药物的母亲 20mg VK 连续 14 天对新生儿有保护作用，之前新生儿早期出血是一个明确的特征。出生时给予肌内注射（IM）VK₁（0.5~1.0mg）可在 24~48 小时提高肝脏浓度 1 000~5 000 倍，到 6 天时是 1.4μg/g；到 28 天时，水平仍然比出生时测得的水平高出约 200 倍。没有证据表明新生儿 VK₁ 的提供增强了依赖性因子的蛋白合成，因此早产儿中妊娠孕周决定了 VK 依赖凝血因子水平较低，出生后的 VK 给药只能防止非活动性出血的发生。凝血因子替代是达到改善止血的唯一途径。

表 91.5 母乳 - 和配方奶粉喂养婴儿的 PIVKA Ⅱ 的测定值。两组婴儿血浆样品的免疫分析

		月龄		
		1	2	3
母乳喂养	数量	62	44	32
维生素 K：2.1μg/ml	PIVKA Ⅱ +ve	3	4	2
配方奶喂养	数量	43	48	45
维生素 K：50μg/ml	PIVKA Ⅱ +ve	0	0	0

PIVKA 由维生素 K 缺乏或抑制诱导的蛋白。
+ ve，阳性。
数据来自 Widdershoven et al. 1986。

VKDB，由 Lane 和 Hathaway 于 1985 年描述分为三种类型，在 1999 年被国际血栓和出止血学会的儿科 / 围产分会接受采纳，包括分成为特发性和继发性的形式（Sutor et al. 1999）。继发性原因中脂肪吸收不良的原因常得不到诊断，如胆汁淤积、胆道闭锁、A1- 抗胰蛋白酶缺乏和囊性纤维病，以及未意识到地给予母亲或婴儿的药物（华法林、抗惊厥药和抗结核药剂）的作用。

早期的 VKDB 被定义为在出生后最初 24 小时由于 VK 缺乏而出血；它通常是由于母亲服用药物引起的，这些药物干扰了 VK 的代谢，但也有可能是由于导致母体脂肪吸收不良的情况引起的。

经典的 VKDB 发生在第 2 和第 7 天之间，被认为是特发性的，但往往起源于未能建立足够的早期母乳喂养（von Kries et al. 1987）。

晚发 VKDB 将出血时间从第 8 天延长到 6 个月（Sutor et al. 1999）。发病高峰在 3~8 周。它几乎都发生在纯母乳喂养的婴儿。胆汁盐分泌受损，伴有肝功能检查轻度异常，导致 VK 吸收不良，这一系列往往是有牵连的。虽然警示性出血可能是一个特征，但许多病例发生 ICH。在一项调查中，63% 的病例被发现严重的 ICH。在随访中，其中约 40% 有远期不良神经系统预后。母乳中 VK 含量相对较低是导致 VKDB 的原因，缺乏合成 VK2 的肠道菌群，以及早产儿有功能的 VK 环氧化物循环不足。生活在工业化国家的母亲母乳中各种化学物质可能起着酶诱导剂的作用，干扰了醌的代谢。

VKDB 的诊断标准为 PT≥控制值的 4 倍，加上以下至少一项：

（a）正常或升高的血小板计数，正常纤维蛋白原，无纤维蛋白降解产物

（b）VK 使用后 PT 值恢复正常

（c）PIVKA（通常因子 Ⅱ）水平高于正常控制值水平

一个可能的病例：超过年龄范围的 PT 和 APTT 延长，加上上述情形之一。

使用 PIVKA 测定可能有助于鉴别 VKDB 和非意外损伤的病例，因为视网膜出血，通常被考虑为是 NAI 的特征表现，这已经在 VKDB 有过描述。

VKDB 的治疗

缓慢静脉注射 1~2mg Konakion 可以完全纠正小于 6 月龄的缺乏。没有静脉通路情况下，可以采用皮下注射途径。更高的剂量有指征用于逆转华法林拮抗剂。静脉注射剂量使用 20 分钟内就可检测到凝血因子水平的增加，数值在 2 小时内上升到接近正常水平。严重出血需要凝血因子替代和应

用 VK,直到可以确诊。使用剂量为 15ml/kg 的 FFP 或凝血酶原复合物浓缩物,从成人数据推断的剂量为 50 单位 /kg 体重,但这些剂量需要时间才能到达,VK 给药不应延迟。剂量在 90μg/kg 的 rFⅦa 还能有效治疗危及生命的出血。

VKDB 的预防

对经典和晚发 VKDB 的发病率调查已经有系统综述(Puckett and Offringa 2000)进行了评估,并由 Shearer(2009)进行了综述。英国一项调查显示几乎所有的晚发病例是母乳喂养婴儿,他们没有接受 VK 或只接受单剂口服。作者评论说,父母拒绝预防变得更成问题。

维生素 K 预防的功效

单次 IM 注射 0.5~1.0mg 叶绿醌比单一或大多数多种口服剂量方案有更好预防效果。持久药效不是通过静脉或口服给药来实现的。倾向口服方案是由 Golding 等(1990)和 Golding 等(1992)发起的,将儿童癌症与 IM 注射 VK 关联,白血病风险可能增加一倍联系起来。随后对许多调查数据的综述得出结论,没有令人信服的证据表明任何途径 VK 使用会影响到儿童的癌症风险,但不能完全排除影响(Parker et al. 1998;Pasmore et al. 1998)。

许多口服方案被发现并不能预防所有迟发型 VKDB 病例。然而,丹麦方案是使用上市的 Konakion Cremophor 制剂,为出生时 2mg 剂量,然后每周给药 1mg,为期 3 个月,结果为期 7.5 年的调查没有发病病例报道。美国的一项随机研究中,67 名婴儿分两组,出生时、7 天和 30 天口服 2mg 的 Konakion MM,其疗效至少与出生时肌内注射 1mg 的一组相同。对于胆汁淤积症的婴儿,口服 Konakion MM 不可预测其是否吸收。生物利用度和口服给药方案遵嘱情况仍是受关注的。在美国,单次 IM 注射 0.5~1.0mg PQ 仍然是推荐的预防措施。小剂量口服方案应持续 3 个月。

早产儿中,维生素 K 环氧还原酶活性的降低与先前常规肠外 VK 剂量存在肝超载的证据有关。在最近的一项试验中,在 <32 周胎龄婴儿使用不同剂量方案进行了比较,0.2mg 静脉注射或 0.5mg 肌内注射导致 VK_1 2,3- 环氧积聚,而没有发生在 0.2mg 肌内注射。这种保护持续了近 3 周,然后需要额外补充(Clarke et al. 2006)。一个在出生时已经接受肌内注射 VK 的早产儿在第一个月内有延长的 PT,不太可能是源于 VK 缺乏。所有迟发型出血的婴儿

都需要进行相关的疾病检测。VKDB 的重要性也体现在对这个题目进行了连续多次的综述(Pichler and Pichler 2008;Van Winckel,2009;Sankar et al. 2016)和警报性报道(Schulte et al. 2014)。最近的由 ESPGHAN 营养委员会针对 VKDB 的倡议文件(Mihatsch et al. 2016)提出以下建议:

1. 所有新生儿应接受 VK 预防。

2. VK 预防和给药方式应记录在案。

3. 父母在被充分告知后仍拒绝使用应该记录在案。

4. 为了用药的有效性和可靠性,肌内用药为首选途径。

5. 健康新生儿应在出生时接受 1mg VK_1 的 IM 注射,或在出生、4~6 天及 4~6 周时接受 3×2mg 口服,或出生时口服 2mg,每周一次 1mg 口服维持 6 个月。

6. 如婴儿有呕吐或反流,在 1 小时内将药物吐出,允许采取口头医嘱,重复口服剂量是合理的。

7. 口服途径不适宜于早产儿,或身体状况不好的婴儿和新生儿,胆汁淤积或肠道吸收受损,或不能口服 VK,或那些母亲在服用干扰 VK 代谢的药物的婴儿。

未来的研究主题是:(a)强有力的 VKDB 国家监测数据,这需要准确记录策略方案和实施程序;(b)用于补充的每个单剂 VK 的产品功效和质量控制;(c)未来的研究需要比较多剂口服剂量和肌内注射 VK 的功效及安全性,并评估早产儿的最佳剂量。

脑室内出血(IVH)

极低出生体重(VLBW)的未成熟止血系统对新生儿 IVH 发生的影响尚不清楚。早产儿和 VLBW 新生儿发生 IVH 的风险高,特别是在出生的第一周,因为他们的脑血管系统不成熟。早产和 VLBW 新生儿高出血倾向也可导致风险增加。严重级别的 IVH 显示与 ELBW 婴儿凝血严重紊乱一致(Piotrowski et al. 2010)。

目标在于预防或治疗 IVH,针对凝血系统(VK、血浆、重组 FⅦa、凝血酶原复合物浓缩物)的疗法作用目前尚有争议(Kuperman AA IVH in preterm infants coagulation perspective Semin thromb Hemostas 2011,p. 37)。过去几十年发表的研究没有明确回答用止血剂预防是否能降低 IVH 以及 IVH 相关的死亡率的问题。药物、剂量和干预时间的差异性,以及确实以前的报道中没有使用成像模式,排除任何

确定的结论。是时候重新评估不成熟的凝血和 IVH 之间的关系，并谨慎和彻底地研究现有可用的止血剂对潜在 IVH 治疗和预防的作用。

新生儿缺氧缺血性脑病（HIE）和治疗性亚低温（TH）对 HIE 的治疗

HIE 是新生儿发病率和死亡率的重要原因，常见多器官功能障碍。止血的受阻可以发生于缺血损伤、全身性缺氧，急性失血，或 DIC。初始止血功能障碍在中重度 HIE 新生儿中非常普遍，并与高输液负担和出血风险增加（高达 69%）有关（Pakvasa et al. 2017）。

此外，治疗性亚低温（TH）减缓凝血级联的酶活性，导致凝血检查的常规评估构成指标时间延长（Forman et al. 2014）。

因此，建立基于循证的用于 TH 期间管理出凝血异常的常规，可以优化医疗保健，并有助于更好的预后。在高危人群中常规使用的凝血试验预测出血，并未表现出最佳的敏感性和预测特异性；TEG，一种全面止血状态的功能测定，可以在温度-调节的条件下进行，可以改进在这些有出血风险新生儿的评估和治疗方法。还需要进一步研究来评估输血实践，比较冷沉淀和 FFP 输注对中重度 HIE 新生儿出血风险的影响及其他预后的影响。

91.5　使用血浆和浓缩凝血因子的指征

91.5.1　血浆

在新生儿实践中，血浆主要用于减少未出血患者中意识到的出血风险（预防）；其他用途包括作为体量扩充、凝血试验结果异常的出血、术中出血和败血症相关的出凝血障碍疾病。目前尚不清楚哪些新生儿被认为有很高的出血风险，或积极血浆输注可能有助于控制出血，到目前为止，研究的总体质量和包括婴儿的数量非常有限。最近的一个综述（Keir and Stanworth 2016）提出了以下建议：

1. 目前没有证据支持对凝血试验相关的异常预防性使用血浆，对临床意义上严重出血的预测用途是有限的。

2. 没有足够证据支持推荐血浆作为单一容量替代，或常规用于预防新生儿 IVH。

3. 我们支持以下情况下治疗性使用血浆：存在活动性出血时，或有严重出血风险患儿侵入性手术

前，或那些通过 PT 或 APTT 显著高于同孕周和出生后年龄的正常参考范围而定义的凝血功能异常。

91.5.2　重组因子 VIIa

重组因子 VIIa（rFVIIa）被认为可在内皮损伤部位诱导凝血酶产生。在新生儿中，rFVIIa 是最常用的说明书指征外用药，特别当用于治疗或预防顽固性或危及生命的出血。然而，大多数研究［包括关于预防 ICH 或行体外膜肺期间进行心肺循环分流（CPB）时出血的研究］没有证据表明 rFVIIa 对新生儿出血的疗效，并且可能有更高的血栓发生率（Witmer et al. 2011）。因此，rFVIIa 的使用应限于对顽固性出血的抢救治疗，主要是在 CPB 期间。

91.5.3　凝血酶原复合物浓缩剂

凝血酶原复合物浓缩剂（PCC）含有 VK-依赖的凝血因子和来自人类血浆的集合。已有含 3 个因子（Ⅱ、Ⅸ、Ⅹ）和 4 个因子（Ⅱ、Ⅶ、Ⅸ、Ⅹ）的 PCC 可用。

新生儿出血和先天性凝血因子缺乏或 VK-依赖因子抑制剂都是 PCC 使用指征。PCC 在预防和治疗新生儿 IVH 方面的作用仍有待进一步研究探索。

91.5.4　纤维蛋白原浓缩物

纤维蛋白原浓缩物获准在先天性纤维蛋白原缺乏症患者出血时使用。尚没有关于在新生儿使用纤维蛋白原浓缩物的研究。新生儿因获得性低纤维蛋白原血症使用 CPB 预防及处理出血需要进一步研究。

参考文献

Andrew M, Paes B, Milner R et al (1987) Development of the human coagulation system in the full-term infant. Blood 70(1):165–172

Andrew BM, Vegh P, Johnston M, Bowker J, Ofosu F, Mitchell L (1992) Maturation of the hemostatic system during childhood. Blood 80(8):1998–2005

Asselta R, Peyvandi F (2009) Factor V deficiency. Semin Thromb Hemost 35(4):382–389. https://doi.org/10.1055/s-0029-1225760

Attard C, van der Straaten T, Karlaftis V, Monagle P,

Ignjatovic V (2013) Developmental haemostasis: age-specific differences in the quantity of haemostatic proteins. J Thromb Haemost 11(10). https://doi.org/10.1111/jth.12372

Baker-Groberg SM, Lattimore S, Recht M, McCarty OJT, Haley KM (2016) Assessment of neonatal platelet adhesion, activation, and aggregation. J Thromb Haemost 14(4):815–827. https://doi.org/10.1111/jth.13270

Barnard DR, Simmons MA, Hathaway WE (1979) Coagulation studies in extremely premature infants. Pediatr Res 13(12):1330–1335

Bolton-Maggs PHB, Perry DJ, Chalmers EA et al (2004) The rare coagulation disorders – review with guidelines for management from the United Kingdom Haemophilia Centre Doctors' Organisation. Haemophilia 10(5): 593–628. https://doi.org/10.1111/j.1365-2516.2004.00944.x

Chalmers EA, Williams M, Brennand J, Liesner R, Collins P, Richards M (2011) Guideline on the management of haemophilia in the fetus and neonate. Br J Haematol 154(2):208–215. https://doi.org/10.1111/j.1365-2141.2010.08545.x

Clarke P, Mitchell SJ, Wynn R et al (2006) Vitamin K prophylaxis for preterm infants: a randomized, controlled trial of 3 regimens. Pediatrics 118(6): e1657–e1666. https://doi.org/10.1542/peds.2005-2742

Cvirn G, Gallistl S, Muntean W (1999) Effects of antithrombin and protein C on thrombin generation in newborn and adult plasma. Thromb Res 93(4):183–190

Cvirn G, Gallistl S, Koestenberger M, Kutschera J, Leschnik B, Muntean W (2002) Alpha 2-macroglobulin enhances prothrombin activation and thrombin potential by inhibiting the anticoagulant protein C/protein S system in cord and adult plasma. Thromb Res 105(5):433–439

Cvirn G, Kutschera J, Wagner T et al (2009) Collagen/endogenous thrombin-induced platelet aggregation in cord versus adult whole blood. Neonatology 95(2): 187–192. https://doi.org/10.1159/000155613

Duga S, Salomon O (2009) Factor XI deficiency. Semin Thromb Hemost 35(04):416–425. https://doi.org/10.1055/s-0029-1225764

Forman KR, Diab Y, Wong ECC, Baumgart S, Luban NLC, Massaro AN (2014) Coagulopathy in newborns with hypoxic ischemic encephalopathy (HIE) treated with therapeutic hypothermia: a retrospective case-control study. BMC Pediatr 14(1):277. https://doi.org/10.1186/1471-2431-14-277

Girolami A, Scandellari R, Scapin M, Vettore S (2008) Congenital bleeding disorders of the vitamin K-dependent clotting factors. Vitam Horm 78:281–374. https://doi.org/10.1016/S0083-6729(07)00014-3

Golding J, Paterson M, Kinlen LJ (1990) Factors associated with childhood cancer in a national cohort study. Br J Cancer 62(2):304–308

Golding J, Greenwood R, Birmingham K, Mott M (1992) Childhood cancer, intramuscular vitamin K, and pethidine given during labour. BMJ 305(6849):341–346

Goodeve A (2008) Molecular genetic testing of hemophilia A. Semin Thromb Hemost 34(6):491–501. https://doi.org/10.1055/s-0028-1103360

Hathaway W, Corrigan J (1991) Report of scientific and standardization subcommittee on neonatal hemostasis. Normal coagulation data for fetuses and newborn infants. Thromb Haemost 65(3):323–325

Holmberg L, Henriksson P, Ekelund H, Astedt B (1974) Coagulation in the human fetus. Comparison with term newborn infants. J Pediatr 85(6):860–864

Ignjatovic V, Mertyn E, Monagle P (2011) The coagulation system in children: developmental and pathophysiological considerations. Semin Thromb Hemost 37(7): 723–729. https://doi.org/10.1055/s-0031-1297162

Ignjatovic V, Kenet G, Monagle P (2012) Developmental hemostasis: recommendations for laboratories reporting pediatric samples. J Thromb Haemost 10(2):298–300. https://doi.org/10.1111/j.1538-7836.2011.04584.x

Israels SJ, Rand ML, Michelson AD (2003) Neonatal platelet function. Semin Thromb Hemost 29 (4):363–372. https://doi.org/10.1055/s-2003-42587

Jensen AH, Josso F, Zamet P, Monset-Couchard M, Minkowski A (1973) Evolution of blood clotting factor leves in premature infants during the first 10 days of life: a study of 96 cases with comparison between clinical status and blood clotting factor levels. Pediatr Res 7(7):638–644. https://doi.org/10.1203/00006450-197307000-00007

Karimi M, Bereczky Z, Cohan N, Muszbek L (2009) Factor XIII deficiency. Semin Thromb Hemost 35(4): 426–438. https://doi.org/10.1055/s-0029-1225765

Keir AK, Stanworth SJ (2016) Neonatal plasma transfusion: an evidence-based review. Transfus Med Rev 30(4): 174–182. https://doi.org/10.1016/j.tmrv.2016.07.001

Kulkarni R, Lusher J (2001) Perinatal management of newborns with haemophilia. Br J Haematol 112(2):264–274. https://doi.org/10.1046/j.1365-2141.2001.02362.x

Kulkarni R, Soucie JM (2011) Pediatric hemophilia: a review. Semin Thromb Hemost 37(07):737–744. https://doi.org/10.1055/s-0031-1297164

Laffan M, Lester W, O'Donnell J et al (2014) The diagnosis and management of von Willebrand disease: a United Kingdom Haemophilia Centre Doctors Organization guideline approved by the British Committee for Standards in Haematology. Br J Haematol 167(4):453–465. https://doi.org/10.1016/j.virol.2008.08.028.Macropinocytosis

Lancellotti S, De Cristofaro R (2009) Congenital prothrombin deficiency. Semin Thromb Hemost 35(04): 367–381. https://doi.org/10.1055/s-0029-1225759

Ljung RCR (2008) Intracranial haemorrhage in haemophilia A and B. Br J Haematol 140(4):378–384. https://doi.org/10.1111/j.1365-2141.2007.06949.x

Mariani G, Bernardi F (2009) Factor VII deficiency. Semin Thromb Hemost 35(4):400–406. https://doi.org/10.1055/s-0029-1225762

McCarthy PT, Shearer MJ, Crampton O (1986) Vitamin K content of human liver at different ages. Rec Adv New Dev Hemostaseol Haemost 16:84. https://doi.org/10.1002/j.1552-4604.1988.tb03106.x

Menegatti M, Peyvandi F (2009) Factor X deficiency. Semin Thromb Hemost 35(4):407–415. https://doi.org/10.1055/s-0029-1225763

Mihatsch WA, Braegger C, Bronsky J et al (2016) Prevention of vitamin K deficiency bleeding in newborn infants: a position paper by the ESPGHAN committee on nutrition. J Pediatr Gastroenterol Nutr 63(1):123–129. https://doi.org/10.1097/MPG.0000000000001232

de Moerloose P, Neerman-Arbez M (2009) Congenital fibrinogen disorders. Semin Thromb Hemost 35(04): 356–366. https://doi.org/10.1055/s-0029-1225758

Naderi M, Dorgalaleh A, Alizadeh S et al (2014) Clinical manifestations and management of life-threatening bleeding in the largest group of patients with severe factor XIII deficiency. Int J Hematol 100(5):443–449. https://doi.org/10.1007/s12185-014-1664-1

Neary E, McCallion N, Kevane B et al (2015) Coagulation indices in very preterm infants from cord blood and postnatal samples. J Thromb Haemost 13(11): 2021–2030. https://doi.org/10.1111/jth.13130

Nichols WL, Hultin MB, James AH et al (2008) Von Willebrand disease (VWD): evidence-based diagnosis and management guidelines, the National Heart, Lung, and Blood Institute (NHLBI) expert panel report (USA). Haemophilia 14(2):171–232. https://doi.org/10.1111/j.1365-2516.2007.01643.x

Pakvasa MA, Winkler AM, Hamrick SE, Josephson CD, Patel RM (2017) Observational study of haemostatic dysfunction and bleeding in neonates with hypoxic-ischaemic encephalopathy. BMJ Open 7(2):e013787. https://doi.org/10.1136/bmjopen-2016-013787

Parker L, Cole M, Craft AW, Hey EN (1998) Neonatal vitamin K administration and childhood cancer in the north of England: retrospective case-control study. BMJ 316(7126):189–193

Passmore SJ, Draper G, Brownbill P, Kroll M (1998) Case-control studies of relation between childhood cancer and neonatal vitamin K administration. BMJ 316 (7126):178–184

Peyvandi F, Makris M (2017) Inhibitor development in haemophilia. Haemophilia 23:3–3. https://doi.org/10.1111/hae.13145

Peyvandi F, Menegatti M (2016) Treatment of rare factor deficiencies in 2016. Hematology 2016(1):663–669. https://doi.org/10.1182/asheducation-2016.1.663

Peyvandi F, Palla R, Menegatti M, Mannucci PM (2009) Introduction: rare bleeding disorders: general aspects of clinical features, diagnosis, and management. Semin Thromb Hemost 35(4):349–355. https://doi.org/10.1055/s-0029-1225757

Peyvandi F, Bolton-Maggs PH, Batorova A, De Moerloose P (2012) Rare bleeding disorders. Haemophilia 18 (Suppl. 4):148–153. https://doi.org/10.1111/j.1365-2516.2012.02841.x

Peyvandi F, Garagiola I, Biguzzi E (2016) Advances in the treatment of bleeding disorders. J Thromb Haemost 14(11):2095–2106. https://doi.org/10.1111/jth.13491

Pichler E, Pichler L (2008) The neonatal coagulation system and the vitamin K deficiency bleeding – a mini review. Wien Med Wochenschr 158(13–14):385–395. https://doi.org/10.1007/s10354-008-0538-7

Piotrowski A, Dabrowska-Wojciak I, Mikinka M et al (2010) Coagulation abnormalities and severe intraventricular hemorrhage in extremely low birth weight infants. J Matern Fetal Neonatal Med 23(7):601–606. https://doi.org/10.1080/14767050903229614

Powell JS (2015) Longer-acting clotting factor concen-trates for hemophilia. J Thromb Haemost 13(Suppl 1): S167–S175. https://doi.org/10.1111/jth.12912

Puckett RM, Offringa M (2000) Prophylactic vitamin K for vitamin K deficiency bleeding in neonates. Offringa M, ed. Cochrane Database Syst Rev (4):CD002776. https://doi.org/10.1002/14651858.CD002776

Punzalan RC, Gottschall JL (2016) Use and future investigations of recombinant and plasma-derived coagulation and anticoagulant products in the neonate. Transfus Med Rev 30(4):189–196. https://doi.org/10.1016/j.tmrv.2016.07.002

Radicioni M, Mezzetti D, Del Vecchio A, Motta M (2012) Thromboelastography: might work in neonatology too? J Matern Fetal Neonatal Med 25(Suppl 4):18–21. https://doi.org/10.3109/14767058.2012.714996

Salonvaara M, Riikonen P, Vahtera E, Mahlamäki E, Heinonen K, Kekomäki R (2004) Development of selected coagulation factors and anticoagulants in preterm infants by the age of six months. Thromb Haemost 92(4):688–696. https://doi.org/10.1160/TH03-12-0769

Sankar MJ, Chandrasekaran A, Kumar P, Thukral A, Agarwal R, Paul VK (2016) Vitamin K prophylaxis for prevention of vitamin K deficiency bleeding: a systematic review. J Perinatol 36(Suppl 1):S29–S35. https://doi.org/10.1038/jp.2016.30

Saxonhouse MA, Manco-Johnson MJ (2009) The evaluation and management of neonatal coagulation disorders. Semin Perinatol 33(1):52–65. https://doi.org/10.1053/j.semperi.2008.10.007

Schulte R, Jordan LC, Morad A, Naftel RP, Wellons JC, Sidonio R (2014) Rise in late onset vitamin K deficiency bleeding in young infants because of omission or refusal of prophylaxis at birth. Pediatr Neurol 50(6): 564–568. https://doi.org/10.1016/j.pediatrneurol.2014.02.013

Sewell EK, Forman KR, Wong ECC, Gallagher M, Luban NLC, Massaro AN (2017) Thromboelastography in term neonates: an alternative approach to evaluating coagulopathy. Arch Dis Child Fetal Neonatal Ed 102(1):F79–F84. https://doi.org/10.1136/archdischild-2016-310545

Shearer MJ (2009) Vitamin K deficiency bleeding (VKDB) in early infancy. Blood Rev 23(2):49–59. https://doi.org/10.1016/j.blre.2008.06.001

Street AM, Ljung R, Lavery SA (2008) Management of carriers and babies with haemophilia. Haemophilia 14(Suppl. 3):181–187. https://doi.org/10.1111/j.1365-2516.2008.01721.x

Sutor AH, von Kries R, Cornelissen EA, McNinch AW, Andrew M, Vitamin K (1999) Deficiency bleeding (VKDB) in infancy. ISTH pediatric/perinatal subcommittee. International society on thrombosis and haemostasis. Thromb Haemost 81(3):456–461

Urban D, Pluthero FG, Christensen H et al (2017) Decreased numbers of dense granules in fetal and neonatal platelets. Haematologica 102(2):e36–e38. https://doi.org/10.3324/haematol.2016.152421

von Kries R, Becker A, Göbel U (1987) Vitamin K in the newborn: influence of nutritional factors on acarboxy-prothrombin detectability and factor II and VII clotting activity. Eur J Pediatr 146(2):123–127

Van Winckel M, De Bruyne R, Van De Velde S, Van Biervliet S (2009) Vitamin K, an update for the paediatrician. Eur J Pediatr 168(2):127–134. https://doi.org/10.1007/s00431-008-0856-1

Venkatesh V, Curley A, Khan R et al (2013) A novel approach to standardised recording of bleeding in a high risk neonatal population. Arch Dis Child Fetal Neonatal Ed 98(3):F260–F263. https://doi.org/10.1136/archdischild-2012-302443

Watzka M, Geisen C, Scheer M et al (2014) Bleeding and non-bleeding phenotypes in patients with GGCX gene mutations. Thromb Res 134(4):856–865. https://doi.org/10.1016/j.thromres.2014.07.004

Widdershoven J, Motohara K, Endo F, Matsuda I, Monnens L (1986) Influence of the type of feeding on the presence of PIVKA-II in infants. Helv Paediatr Acta 41(1–2):25–29

Wiedmeier SE, Henry E, Sola-Visner MC, Christensen RD (2009) Platelet reference ranges for neonates, defined using data from over 47,000 patients in a multihospital healthcare system. J Perinatol 29(2):130–136. https://doi.org/10.1038/jp.2008.141

Witmer CM, Huang Y-S, Lynch K, Raffini LJ, Shah SS (2011) Off-label recombinant factor VIIa use and thrombosis in children: a multi-center cohort study. J Pediatr 158(5):820–825.e1. https://doi.org/10.1016/j.jpeds.2010.10.038

新生儿血栓风险

92

Molinari Angelo Claudio and Paola Saracco
王瑾　翻译,王斌　审校

目录

缩略词

ArT	Arterial thrombosis	动脉血栓形成
CSVT	Cerebral sinovenous thrombosis	大脑静脉窦血栓形成
CVL	Central venous line	中心静脉置管
ETP	Endogenous thrombin potential	内源性凝血酶电位
FⅧ	Coagulation factor Ⅷ	凝血因子Ⅷ
FVL	Factor V Leiden (prothrombotic polymorphism of FV)	凝血因子V Leiden 突变(促血栓凝血因子V多态性)
FX	Coagulation factor X	凝聚因子X
PAP	Plasmin-alpha$_2$-antiplasmin complex	纤溶酶-α_2-抗纤溶酶合体
PC	Protein C (natural anticoagulant)	蛋白C(天然抗凝剂)
PE	Pulmonary embolism	肺栓塞
PLG	Plasminogen	纤溶酶原
PS	Protein S (natural anticoagulant cofactor of PC)	蛋白S(蛋白质C的天然抗凝剂辅助因子)
PVT	Portal vein thrombosis	门静脉血栓

RVT	Renal vein thrombosis	肾静脉血栓形成
TAT	Thrombin-antithrombin complex	凝血酶 - 抗凝血酶复合物
TE	Thromboembolic events	血栓栓塞事件
TF	Tissue factor	组织因子
TFPI	Tissue factor pathway inhibitor	组织因子途径抑制剂
TM	Thrombomodulin	血栓调节蛋白
UAC	Umbilical artery catheterization	脐动脉置管
UVC	Umbilical vein catheter	脐静脉导管
VWF	Von Willebrand factor	血管性血友病因子

摘要

在儿科年龄阶段，出生后最初几周血栓并发症发生率最高，血栓栓塞主要受累于危重症新生儿。众所周知，尽管出生后最初几个月促凝因子水平较低，但新生儿表现出完善的止血功能；这可能是低水平生理性血栓抑制剂（蛋白C、蛋白质S和抗凝血酶）达到平衡所致。

其他一些病理生理学见解可以帮助了解可能导致新生儿经历血栓栓塞并发症过程的病理情况。近年来，遗传性血栓形成条件已被广泛研究，但其在新生儿中造成血栓的作用仍有争论。此外，在危重新生儿，特别是早产儿，几种获得性围产期和医源性因素都可能导致凝血和纤溶障碍，导致血栓形成。留置中心静脉、心脏疾病及红细胞增多症，肾脏疾病如先天性肾病综合征和新生儿溶血性尿毒综合征、围产期窒息、糖尿病母亲婴儿、脱水、败血症、坏死性小肠结肠炎，急性呼吸窘迫综合征和体外膜肺导致凝血酶生成增加和随后血栓形成。

92.1 要点

- 新生儿是儿童中发生血栓栓塞事件（TE）的最大群体，这归因于他们发育止血系统的特殊性。
- 鉴于不同年龄段的血浆因子浓度有很大区别，对于新生儿科医生来说，详细了解发育性止血非常重要，可以对发生 TE 的新生儿实验室结果进行适应药理学的结果解释和处理。
- 凝血实验室应专门针对自身的测试系统制定与新生儿年龄相关的参考范围。没有这一前提，不可能对新生儿和儿童疑似出血或凝血障碍做出准确

诊断和管理。

- 根据一项来自加拿大、美国和欧洲的国际注册报告，新生儿症状性血栓（不包括脑卒中）在新生儿重症监护病房入院病人中发生率为 2.4/1 000；97 起登记事件中有 64 起（66%）是静脉血栓。德国一项全国范围的两年前瞻性登记中，临床有表现的新生儿 TEs（包括脑卒中）的发生率为 5.1/100 000 活产儿；76% 是静脉事件。
- 动脉血栓形成（ArT）约占所有新生儿 TEs 的 50%，主要是医源性并发症，与股动脉、外周动脉和脐动脉置管有关。
- 登记数据和病例研究表明，大多数有症状的新生儿 TEs，特别是自发事件（即与导管无关），与多种血栓前止血缺陷和 / 或血栓前缺陷联合环境或临床状态有关。
- 大量的临床和环境条件，如使用中心置管、心脏疾病和红细胞增多症、肾脏疾病，如先天性肾病综合征和新生儿溶血性尿毒症综合征、围产期窒息、糖尿病母亲婴儿、脱水、败血症、坏死性小肠结肠炎、急性呼吸窘迫综合征、体外膜肺导致凝血酶升高和随后的血栓形成。
- 内皮、凝血和纤溶系统在新生儿中被激活；它可能发生在出生分娩期间，这是由于机械应激、循环适应和短期缺氧状态造成的。
- 置管留置已被确定为发生动静脉系统血栓事件的最重要获得性危险因素，自发非导管相关血栓事件相对较少见。
- 国际血栓和止血学会的围产 / 儿科止血小组委员会建议，应对发生血栓的儿科患者（无论是否有危险因素）进行全面的遗传血栓前特征检验。

92.2 引言

健康新生儿的止血系统，虽然不成熟，但一般是平衡的；另一方面，危重症新生儿，特别是早产儿，大量获得性围产期和医源性情况可能导致凝血和纤溶紊乱，导致血栓形成。然而，获得性血栓前疾病在新生儿血栓形成中的贡献仍然很难确定。目前很少有关于母体或胎儿基因对胎儿和新生儿血栓风险影响的数据。由于发育性凝血系统的独特特点，新生儿在儿科患者中发展为 TEs 的风险最高（Andrew 1995；Stein et al. 2004；Chalmers 2006）。

最近，基于国家和国际登记注册的几项研究

（Andrew et al. 1994；Nowak-Gottl et al. 1997a；Schmidt and Andrew 1995；van Ommen et al. 2001）评估了儿童和新生儿血栓形成的各危险因素的作用，强调了不同儿童年龄和成人年龄之间的差异。然而，遗传性和获得性血栓前疾病在新生儿血栓栓塞性疾病发病机制中的作用仍没有明确，目前还没有用于血栓新生儿的筛查工具相关建议的明确共识。

本章的目的是概述目前有关发育性止血系统的知识，以及遗传、获得性围产期和母体血栓前危险因素的作用，以及新生儿系统性动静脉血栓形成和中枢神经系统血栓事件如大脑静脉窦血栓形成（CSVT）和动脉缺血性脑梗方面的临床和实验室研究。

92.3 新生儿生理性血栓风险

92.3.1 新生儿止血系统的发育

止血系统是一个动态发育的系统，从妊娠第一个月（Manco-Johnson 2005）开始，贯穿婴儿期和幼儿早期，与成人有很大的不同。

92.3.1.1 凝血蛋白的合成

在正常新生儿中，凝血因子 II、凝血因子 VII、因子 IX、凝血因子 X（FX）、凝血因子 XI、激肽释放酶原、高分子量激肽原、肝素辅助因子 II 和纤溶酶原（PLG）的水平均约为成人水平的 50%，而凝聚因子 V、凝血因子 VIII（FVIII）、血管性血友病因子（VWF）、凝血因子 XIII 和纤维蛋白原更接近成人价值，有时更高。出生 6 个月之前达不到成人血浆浓度。然而，新生儿期，凝血蛋白 C（PC）和蛋白质 S（PS）以及抗凝血酶的维生素 K- 依赖抑制剂也减少，抵消了新生儿血浆凝血潜能的降低。事实上，足月儿 AT 和 PC 的浓度都降低到成人值的 30% 左右，早产儿甚至更低（Andrew et al. 1987，1988，1990；Albisetti 2003；Monagle et al. 2006）。

92.3.1.2 因子 VIII、血管性血友病因子和 ADAMTS-13

VWF 和因子 VIII 的平均水平正常或略有增加，并且存在具有超大 VWF 多聚体的 VWF 分子性质异常是常见的现象（Fukui et al. 1979；Tsai et al. 2002；Hellstrom Westas et al. 2005）。

内皮细胞活化后，储存在 Weibel-Palade 体中的 VWF 以超大型多聚体形式释放，这些多聚体有利于血小板功能和血栓的形成。VWF 多分子的大小由 ADAMTS 家族的一种特定蛋白酶（一种具有血栓素基序崩解素和金属蛋白酶）调节，该蛋白酶已被命名为 ADAMTS-13（Perutelli and Molinari 2007）。

发现新生儿的平均 ADAMTS-13 水平明显低于健康儿童。在进一步的研究中，早产儿的平均 ADAMTS-13 水平低于足月儿，ADAMTS-13 与胎龄和出生体重呈正相关（Kavakli et al. 2002）。

92.3.1.3 内皮和血小板

尽管血管性血友病因子的高水平表达通常会使血小板功能总体正常，但新生儿内皮细胞和血小板的反应性通常低于成人。

与成人相比，新生儿的血小板反应性较低，已有报道胶原 ADP 和肾上腺素引起血小板低聚集。然而，由于 VWF 高分子量多聚体的高水平，增强了瑞斯托菌素诱导的凝集已被证明（Israels et al. 1990；Michelson 1998；Andrew et al. 2000）。此外，在新生儿中发现了较高的血小板激活率（Schmugge et al. 2003），有中心静脉置管（CVL）的新生儿更多见（Schmugge et al. 2007）。

新生儿血栓调节蛋白（TM）、凝血酶 -AT 复合物（TAT）、D- 二聚体和等离子体 -α_2- 抗原素复合物（PAP）等活化标志物的浓度明显升高。出生后最初 12 天，显示 TM、TAT 和 PAP 持续下降，而内皮素、VWF 和 D- 二聚体的浓度没有变化（Knofler et al. 1998）。

92.3.1.4 纤溶

尽管组织纤溶酶原激活物（t-PA）增加，但新生儿 PLG 血浆水平和活性较低，PLG 激活物抑制剂（PAI）浓度增加（Andrew et al. 1987，1988，1990；Albisetti 2003；Monagle et al. 2006）；此外，发现足月新生儿有功能失调的 PLG，不易被链激酶和尿激酶激活（Benavent et al. 1984）。

92.3.1.5 凝血酶激活与生成

在新生儿中，毛细血管伤口中很快产生凝血酶，且与成人一样强烈，因此支持少量组织因子（TF）在体外凝血激活所获得的数据（Muntean et al. 2004）与成人相比，少量脂化 TF 的激活导致新生儿凝血时间缩短，激活 FX 和凝血酶的快速生成，这是由于低组织因子途径抑制剂（TFPI）和 AT 的共同作用（Cvirn et al. 2003）；此外，由于脐带血中 TFPI 和 AT 的浓度各约为成人值的 50%，新生儿凝血酶的产生较成人快（Fritsch et al. 2006）。最近的一项研究，109 名足月新生儿的无 TM 内源性凝血酶电位（ETP）超过成人参考范围下限的 30%，55 名早产儿是 49%，该发现与在这一情况下促凝剂水平降低是一致的。修改实验加入 TM，足月儿和早产儿 ETP 分别恢复到成人参考范围区间的 97% 和 100%（Tripodi et al. 2008）；此外，和孕 30~38 周健康新生儿血浆相比，孕 30~38 周危重症新生儿血浆中发现凝血酶抑制作用受损（Shah et al. 1992）。

92.3.1.6 新生儿凝血实验室检查的相关问题

考虑到不同年龄组血浆因子浓度间显著差异，详细了解止血的发育情况对于新生儿科 / 监护医生来说是至关重要的，有助于采用适应药理学的处理方法，并对 TE 新生儿实验室测试结果进行解释（Monagle et al. 2006）。最近，Andrew 等（1987,1988,1990）第一次大规模研究以来，确定了年龄相关的凝血蛋白的数值变化，结果清楚地表明，新生儿和儿童凝血检测参考范围的绝对值随分析仪和试剂系统而不同。在本研究中，作者还首次提出了 TFPI、D- 二聚体和 ETP 年龄相关的范围（Monagle et al. 2006）。

因此，凝血实验室应制定专门针对自己的测试系统的与年龄相关的参考范围。没有这一基础，对疑似出血或凝血障碍的新生儿和儿童作出准确诊断和管理是不可能的。

其他危险因素，如先天性血栓倾向或危重疾病，必须与新生儿止血的不成熟性分开考虑。

92.4 新生儿血栓栓塞症的其他危险因素

92.4.1 母体血栓形成和妊娠危险因素

目前很少有关于母体血栓形成（血栓前状态多态性、血脂异常、抗磷脂抗体）和产前妊娠风险（妊娠糖尿病、妊娠高血压 - 先兆子痫、宫内生长受限）影响的数据，显示对胎儿和新生儿血栓风险的影响。

在妊娠期，母体和胎儿循环系统共存，通过胎盘相互作用。血栓形成与胎盘梗死、围产期梗死和新生儿梗死之间的关系，最常见机制被认为是已在文献中报道的胎儿栓塞（Adams-Chapman et al. 2002;

Burke and Tannenberg 1995;Redline et al. 1998）。

妊娠本身是一种血栓前状态，因为在妇女中，向血栓前反应的转变被认为是妊娠过程中晚期和妊娠结束后进展（维生素 K 依赖凝血因子 II、凝血因子 VII 和 FX 水平增加;TAT 水平增加;内皮激活水平增加，循环 VWF、FVIII 和可溶性 TM 水平升高;甘油三酯和 LP（a）水平升高;游离和总 PS 水平降低;激活的 PC 敏感性比值降低）（Clark 2003）。然而，在妊娠过程中和刚结束妊娠的产妇血栓通常发生于存在其他危险因素的情况（即高龄产妇、剖宫产、高血压、妊娠糖尿病、感染、子痫前期 / 子痫、抗磷脂综合征和遗传性血栓倾向）。其中一些母体因素也可能导致胎盘梗死从而导致胎儿随后的脑梗死。

子痫前期可能导致凝血的内皮激活。妊娠糖尿病导致母亲的血管损伤，可预测胎盘血栓形成和梗死的风险。绒毛膜羊膜炎的情况下，胎盘发炎的血管会导致局部血栓形成、血管痉挛和梗死，妊娠期间母亲的脓毒症也可能导致弥散性血管内凝血（DIC），导致胎盘血栓形成和梗死。母亲吸烟可能导致血管痉挛和 / 或内皮激活，导致胎盘损伤和生长迟缓，母亲使用可卡因可导致血管收缩倾向并导致胎盘梗死。此外，母亲多药使用史的新生儿中观察到了血小板增多症。分娩时，胎盘 - 胎儿输血可能导致红细胞增多症（Golomb 2003）。妊娠期抗磷脂综合征的特点是存在自身抗体，和复发性胎儿流产和严重并发症，如子痫前期、胎儿生长迟缓或胎盘功能不全（Heilmann et al. 2003）相关。

对 2007 年之前关于抗磷脂抗体亲所生婴儿的文献回顾中，报告过 16 名围产期血栓形成的婴儿。血栓在动脉（13/16），主要是脑卒中（8/16）。左肾静脉血栓形成的胎儿水肿，与仅用于儿童的狼疮抗凝药物有关。产前（子痫前期和 / 或宫内发育迟缓）或围产期（窒息、脓毒症、动脉或静脉置管和先天性血栓形成倾向）是 APL 的其他危险因素（4 项中 1 项），评估 14 个婴儿中就会有 9 个存在这些情况。5 名足月婴儿中发现 APL 是唯一一危险因素，他们中 4 例患有脑梗，有 1 例患有肾血栓。血清中含有 APL 的 11 名婴儿中，有 1 名 APS 新生儿发现孩子及母亲有相同抗体（狼疮抗凝剂或 aCL IgG）存在，而其他血栓形成婴儿只在其母亲血液中发现 APL。

92.4.1.1 环境和医源性改变

新生儿内皮、凝血和纤溶系统被激活;可能发生在出生过程中,源于机械应激、循环适应和短期缺氧状态(Knofler et al. 1998)。

将健康新生儿凝血酶的产生和抑制进行比较。对50例呼吸衰竭需要机械通气的新生儿和40例健康新生儿在出生第一天进行了研究。从40名孕周30~38周健康新生儿中取8个血浆池与孕周30~38周的30名患病新生儿的6个血浆池进行比较。此外还对20例孕周小于30周新生儿的4个血浆池进行了研究。凝血酶的产生在孕周30~38周的健康和患病新生儿是相似的。然而,与孕周30~38周的健康新生儿血浆相比,孕30~38周患病新生儿血浆中凝血酶抑制作用有受损(4.37±0.22 vs 5.21±0.21nmol;$P<0.05$)(Shah et al. 1992)。

胎龄26~32周的极低出生体重儿(VLBW<1 500g)中显示,联合止血缺陷包括某些促凝剂、抗凝剂(抗凝血酶,PC)和纤溶系统(PLG)成分减少。其中16例健康;28例患有RDS,24例患败血症。止血缺陷在RDS组更严;然而,更常发现败血症组患儿的TAT和/或PAP值增加(91.8% vs 17.9%)。分别有34.8%和28.6%的婴儿显示出D-二聚体增加(Aronis et al. 1998)。

分娩方式(自发阴道分娩vs择期剖宫产)已被证明能够改变PS、PC和AT的水平;从41例连续收集的健康新生儿、18例阴道分娩(平均胎龄39.7±0.8周)和23例择期剖宫产(平均胎龄38.5±0.7周)的脐带血中收集血浆,检测AT活性、PC抗原和活性、总和游离PS抗原、F1浓度和PLG活性。经阴道分娩出生比剖宫产分娩新生儿的脐血中,PC抗原水平和AT活性增加均有统计学意义(41.3±9.4 vs 33.9±7.2 和 58.5±10 vs 48.4±12.7;$P<0.01$),而游离PS则显著降低(分别为36.8±11.6 vs 46.4±12.5;$P<0.05$)。与剖宫产新生儿相比,阴道分娩新生儿脐血中PLG和F1升高,但差异无统计学意义(Franzoi et al. 2002)。在小部分有CVL的新生儿中,血小板活化,以及与VWF结合的血小板显著增加已有记载(Schmugge et al. 2007)。

92.5　新生儿非中枢神经系统血栓事件

92.5.1　流行病学和血栓部位

据加拿大、美国和欧洲的国际注册机构报道,新生儿症状性血栓(不包括脑卒中)在新生儿重症监护病房发生率为2.4/1 000;97例登记病例中有64例(66%)是静脉血栓(Schmidt and Andrew 1995)。德国一个前瞻性的两年全国记录中,临床有表现的新生儿TEs(包括脑事件)发生率为5.1/100 000活产儿;76%是静脉血栓(Nowak-Gotl et al. 1997a)。

新生儿的动脉和静脉非中枢神经系统血栓可位于多个解剖部位(即静脉事件——四肢深静脉、胸腔内血管、肺、肾静脉、肝静脉、上下腔静脉、门静脉、右心内、肠系膜静脉、视网膜静脉;动脉事件——主动脉、左心内、肾动脉、肠系膜动脉和肢端动脉)。

92.5.1.1　静脉系统性血栓

新生儿肾静脉血栓形成(RVT)是婴儿期最常见的非导管相关血栓。曾有报道新生儿重症监护病房收治人中发生为0.5/1 000;按德国登记注册,发生率为2.2/100 000活产儿(Bokenkamp et al. 2000)。足月新生儿中,通常发生于出生3天内;7%出现在宫内,据报道男性占多数(Kuhle et al. 2004;Lau et al. 2007)。

CVL相关静脉血栓(VT)通常与留置中心静脉导管有关。和成人相比,新生儿上肢血栓形成的发生率较高,这由于CVL在上静脉系统中的放置密切相关(Ross et al. 1989)。

新生儿门静脉血栓(PVT)继发于脐静脉置管的留置。一项回顾性分析报道,133例婴儿(除5例外都是新生儿)患有PVT,住院发病率为3.6/1 000;73%的婴儿有脐静脉置管,其中一半置管位置不恰当(Morag et al. 2006)。

新生儿期PE的发生率尚不清楚,但因为临床特征通常细微,或被潜在肺部疾病所掩盖,可能被低估。在回顾性尸检中,报道发生率为14%(Sanerkin et al. 1966)。

92.5.1.2　动脉系统血栓

动脉系统血栓(ArT)几乎占所有新生儿TEs的50%,主要是医源性并发症,与股动脉、外周动脉和脐动脉置管有关。

报道的脐动脉置管相关TE发生率很大程度受到可选择的诊断试验的影响。仅按症状的TE研究报告发病率为1%~3%,而使用超声和血管造影的研究报告发病率分别为14%~35%和64%。在尸检系列报道中,发病率为9%~28%(Andrew 2000)。自发非导管相关的ArT在新生儿期不常见,且最常涉及主动脉。据报道死亡率约为 33%（Monagle et al. 2000）。

92.5.1.3 心内血栓形成

涉及右心房的静脉心内血栓常发生在有 CVL 的新生儿，但没有文献报道发病率数据。涉及右心室的血栓不常见。左心内血栓（心房和心室）都罕见，通常发生在有潜在危险因素的儿童，如先天性心脏病、心血管手术或心律失常（Berman et al. 1991；John et al. 2007；Marsh et al. 1988）。

92.5.1.4 系统性血栓形成的其他特殊风险因素 遗传性血栓形成

目前，新生儿的动静脉系统性血栓事件中，易血栓倾向的作用仍然难确定；另一方面，中心静脉导管留置的存在被明确地认定为最重要的危险因素。

Manco-Johnson 等在新生儿中没有发现血栓形成与导管相关事件之间的相关性（Manco-Johnson et al. 1999），这与 Nowak-Gottl 等之前公布的数据形成对比，他们发现一组婴儿和儿童（从新生儿到 18 岁）中检测到遗传性易栓因子的高发病率，都有导管相关事件（NowakGottl et al. 1997c）。

一组德国研究人员报道，脂蛋白（a）是新生儿和儿童血栓形成的危险因素（Nowak-Gottl et al. 1997b，1999），但这一发现在其他群体研究中没有得到证实。荷兰的登记中，年龄较大的儿童（21%，95% CI 8%~34%）的血栓形成率高于新生儿（6%，95% CI 0~16%）（van Ommen et al. 2001），在 Revel-Vilk 等的研究中，新生儿和大龄儿童血栓蛋白遗传变异总频率相似（13%）（Revel-Vilk et al. 2003）。

Kosch 等调查了 RVT 中血栓危险因素的患病率：这项研究证明了遗传性危险因素和其之间的显著联系，特别是凝血因子 V Leidon 突变（FVL）和 Lp（a）（Kosch et al. 2004）。

登记数据和案例研究表明，大多数有症状的新生儿 TES，特别是自发性血栓（例如导管无关），和多种止血血栓缺陷或血栓缺陷联合环境或临床条件有关。因此，国际血栓学会的围产和儿科止血小组委员会建议，应对血栓儿童患者（无论危险因素）进行完整的血栓遗传特征检测（Manco Johnson et al. 2002）。

92.5.2 获得性危险因素

CVL 的存在已被确定为发生动静脉系统血栓事件的最重要的获得性危险因素，自发的非导管相关血栓事件相对不常见。新生儿重症监护病房的新生儿可能有脐动脉置管（UAC）和脐静脉置管（UVC）以及其他的静脉置管。这些会导致内皮壁损伤和凝血级联反应激活。一项大型前瞻性研究，对 148 名脐动静脉置管的新生儿，通过二维超声连续筛查腹主动脉和下腔静脉的血栓。有 UAC 置管婴幼儿中检测到腹主动脉血栓的占 32.3%，有 UVC 置管婴幼儿中检测到下腔静脉小血栓的占 4.1%。与 UVC 相比，和腹主动脉血栓形成相关的唯一一显著危险因素是 UAC 的存在，UAC 在位的持续时间更长（Boo et al. 1999）。加拿大和荷兰登记注册中，除肾静脉血栓外，导管相关血栓事件分别占 TEs 的 89% 和 94%（Schmidt and Andrew，1995；van Ommen et al. 2001）。

中心置管也是涉及右心房血栓形成一个公认的危险因素。其他已确定的心内血栓事件危险因素是先天性心脏病（如主动脉缩窄）、心脏手术和 ECMO（John et al. 2007；Marsh et al. 1988；Cohen et al. 1995）。

围产期窒息、早产、脱水和母体糖尿病是 RVT 确定的危险因素。然而，Lau 等最近的综述（2007）现有所有关于静脉血栓形成的文献，271 例患者（不到三分之一）中有围产期窒息病史，而脱水和孕母糖尿病甚至更不常见。三分之一（28%）的患者是在妊娠 36 周之前。

许多临床和环境条件，如使用中心置管、心脏疾病和红细胞增多症、肾脏疾病如先天性肾病综合征和新生儿溶血性尿毒症综合征、围产期窒息、糖尿病母亲婴儿、脱水、败血症、坏死性小肠结肠炎、急性呼吸窘迫综合征，以及体外膜肺导致凝血酶生成增加和随后的血栓形成（Nowak-Gotl et al. 2003）。

92.5.3 临床检查

新生儿血管意外的临床表象非常多变，并且在很大程度上取决于血栓或栓子的位置和大小。多变的表现可从单一症状或无症状到危及生命或肢体的急性事件；由于几个右向左（如静脉动脉）分流在新生儿仍开放，在新生儿这个特定时期要考虑到即使没有先天性心脏病，也不能排除反常血栓。

92.5.3.1 动脉血栓形成

动脉血管事件几乎都与中心或外周动脉的动脉置管直接相关。这强调了对有动脉通路儿童进行细致临床观察的必要性。明显的体征包括四肢或躯干缺血,远离导管部位苍白或肢端寒冷,脉搏微弱或消失(脉氧仪也会显示这一点),血压下降或测量不到血压。有脐动脉置管的婴儿出现坏死性小肠结肠炎迹象,如喂养不耐受、胆汁样胃潴留、血便和肠壁积气,应警惕疑似肠系膜动脉梗死。对 UAC 置管儿童肾功能衰竭的诊断全套中应包括肾动脉的多普勒血流检测,以避免漏诊肾动脉血栓。血压升高也可能暗示肾灌注减少。

一些报道新生儿主动脉血栓形成模拟主动脉缩窄,上下肢体血压读数有明显差异;因此,任何通过上肢测量诊断高血压的患儿,诊断检查中应进行上下肢体血压的测量(Kenny and Tsai-Goodman 2007)。

92.5.3.2 静脉血栓形成

肢体肿胀、疼痛,以及发绀或过度充血颜色,应警惕静脉血栓。

肾静脉血栓形成

RVT 可伴有腹部肿块、血尿或蛋白尿;因此,这些症状应敲响警钟,特别是在有早产、窒息、危重症、腹股沟 CVL 以及性别为男性等危险因素的新生儿中(Kuhle et al. 2004)(Bokenkamp et al. 2000)。

门静脉血栓形成

肝功能受损、肝脾大的表现应引起对 PVT 的怀疑;然而,只有大约 10% 的 PVT 儿童会出现急性临床症状(Morag et al. 2006)。下腔静脉血栓形成可出现类似肾静脉阻塞的体征(血尿,腹膜后肿块);然而,当下腔静脉受影响时,这些症状双侧发生。此外,双下肢可出现水肿,如果血流严重受损,患儿可能处于呼吸窘迫状态,可能出现高血压。

肺栓塞

新生儿期,PE 是个罕见事件。大比例通气 / 灌注失衡、氧合困难和右心衰竭症状应引起对 PE 的怀疑,特别是在患有先天性心脏病的婴儿中。文献报道的少数病例中,通过肺灌注扫描或血管造影证实了 PE 的诊断(Moreno-Cabral and Breitweser 1983;Gamillscheg et al. 1997;Feldman et al. 2005)。

92.6 新生儿中枢神经系统血栓事件

92.6.1 流行病学和血栓部位

92.6.1.1 新生儿动脉缺血性脑卒中

最近,缺血性围产期卒中(IPS)被重新定义为一组异质性疾病,这组疾病是在胎儿生命的 20 周到出生 28 天之间,通过神经影像学或神经病理学检查证实,动脉或脑静脉血栓形成或栓塞继发脑血流的局灶性中断;此外,进一步推荐根据胎龄(胎儿缺血性脑卒中)或出生后年龄(新生儿缺血性脑卒中并推测围产期缺血性脑卒中)的 3 个亚类用于诊断(Raju et al. 2007)。

新生儿中,IPS 肯定会漏诊,而往往在几个月大的时候,出现发育落后症状之后,才被诊断出来。加拿大儿科缺血性脑卒中登记报告的发病率为 93/100 000 活产儿,只有 25% 发生在足月出生的儿童(de Veber and the Canadian Pediatric Ischemic Stroke Study Group)。其他研究中,发病率估计在 24/10 000~35/10 000 活产儿和 1/3 000~1/4 000 活产儿之间(Chalmers 2005;Estan and Hope 1997)。

典型的分布是大脑中动脉,通常左而侧然后右侧,小动脉受累也会发生。

92.6.1.2 大脑静脉窦血栓形成

与动脉缺血性脑卒中相似,新生儿 CSVT 的发病率被低估。在加拿大儿科缺血性卒中登记册中,新生儿占登记 CSVT 的 45%,每年发生率为 41/100 000 活产儿。早产儿和足月新生儿受影响,男性患病率略高。有脑室内出血(IVH)的足月新生儿中,潜在的 CSVT 有记录的为 31%,当有丘脑出血时更有可能发生(Monagle et al. 2000)。最敏感的血管结构是上矢状窦和外侧窦(DeVeber et al. 2001)。

92.6.1.3 脑血栓形成的特殊附加危险因素
遗传性血栓倾向

虽然人们对血栓倾向在儿童缺血性脑卒中病因学中的潜在作用有相当大的兴趣,但很少有专门针对新生儿的研究。Kurnik 等(2003)在论文中报道了新生儿期出现症状性动脉缺血性脑卒中儿童的最大队列研究:59% 的新生儿发现了遗传性易血栓状态。Gunther 等(2000)代表德国儿童脑卒中研究小组调查了 91 名新生儿脑卒中患者和 182 名年龄和性别匹配的健康对照组高水平 Lp(a)、FVL 突变、血栓前突变因子 G20210A 变异、亚甲基四氢叶酸还原酶 T677T 基因型、天然抗凝剂缺乏和抗心磷脂抗体的患病率,发现 62/91 脑卒中患者(68.1%)至少有一项易血栓危险因素,而对照组为 44 名(24.2%)(概率比 6.70)。

英国的一项队列研究中,新生儿 MRI 证实 24 名围产期脑梗死婴儿中,有 10 名(42%)至少有一项易血栓危险因素(Mercuri et al. 2001)。易血栓危险因素的存在,特别是 FVL 的存在与围产期脑梗死后不良预后显著相关。Golomb 等(2001)代表加拿大儿童脑卒中研究发现在 14/22(64%)围产期动脉缺血性脑卒中发现易血栓异常,最常见的异常是抗心磷脂抗体的存在;这个系列中,大多数易血栓缺陷是短暂的。

关于新生儿 CSVT 血栓倾向异常发生率的大型研究数据很少。尚没有发表的病例对照研究。加拿大登记中,20% 的新生儿 CSVT 患者发现血栓倾向性疾病(DeVeber et al. 2001)。

Curry 和同事调查 60 对围产期动脉卒中母婴,血栓倾向危险因素的患病率;该研究支持围产期动脉卒中的多因素病因,并强调了母体和婴儿血栓倾向的作用。在 51 名母亲中有 28 名(55%)和 60 名儿童中有 30 名(50%)发现血栓倾向危险因素。41 对(68%)母亲、孩子或两者中至少有一项异常(Curry et al. 2007)。

92.6.2　获得性风险因素

围产期缺血性脑卒中的获得性危险因素的实际发生率尚不清楚,因为大多数研究缺乏合适的对照组。到目前为止,只发表了两项病例对照研究。在 Wu 的研究中(Wu et al. 2004),妊娠 36 周出生新生儿动脉缺血性脑卒中显著相关的产前危险因素是子痫前期(OR:3.6;95%CI:1.1~11.4)和宫内生长受限(OR:5.3;95%CI:1.5~18.6)。脑卒中新生儿也有较高的分娩并发症风险,如紧急剖宫产(OR:6.8;95%CI:2.7~16.6),5 分钟 Apgar<7(OR:23.6;95%CI:4.1~237)和出生时复苏(OR:4.5;95%CI:1.6~12.3)。Estan(Estan and Hope 1997)报道病例(12 名 32 周及以上出生新生儿)比对照组在出生时需要辅助通气复苏的可能性更大(OR:7.0;95%CI:1.04~53.5),但 5 分钟 Apgar 评分并没有不同。2004 年,一项小

型研究表明,缺氧新生儿的生理抗凝剂显著减少(El et al. 2004)。

只有一个基于医院的病例对照研究调查缺血性脑卒中早产儿(27~36 周)产前和围产期的危险因素。

双胎输血综合征、胎心异常和低血糖已被报道为没有明确产妇危险因素的脑卒中患儿的独立危险因素。随着胎龄增加,受累大脑中动脉的分支发生变化(Benders et al. 2007)。

产前妊娠风险(感染、糖尿病、高血压)、围产期并发症、窒息、脱水、败血症、感染和心脏病都被报告为大脑静脉窦血栓形成的单一或相关风险。然而,据报道,这类特发性事件的发生率在大龄儿童更高(DeVeber et al. 2001;Fitzgerald et al. 2006)。

92.6.2.1　临床调查

与成人的临床情况相比,新生儿脑卒中通常不会出现偏瘫。新生儿中枢神经系统 TE 的主要临床症状是惊厥和嗜睡。缺血性脑卒中和静脉窦血栓的诊断可以通过开放的囟门进行脑超声,随后头颅磁共振成像(MRI)检查(Saracco et al. 2009)。

92.7　新生儿血栓的实验室检查

对疑似血栓新生儿的初步实验室检查应包括全血计数以及凝血筛查,以确定凝血酶原时间、凝血酶时间和活化部分凝血活酶时间。

D- 二聚体　D- 二聚体,作为急性期反应,在所有感染或全身炎症反应综合征患者中都会升高,几乎所有危重新生儿中都会是呈现阳性。相反,大多数患者中 D- 二聚体阴性可能相对准确地排除血栓,包括新生儿。然而,这需要大型临床研究来证实。

血小板　几乎所有新生儿,出生后血小板数量减少。然而,血小板计数的突然和严重下降应该引起警惕。虽然新生儿血小板减少的鉴别诊断很广泛,包括自身和异体抗体以及药物和消耗性影响,血小板减少仍然是微循环(败血症情况下)或大循环血栓最敏感的指标之一。

血栓倾向检查　目前的证据并不能解决血栓倾向性检查问题,但对任何有重大 TE 事件的新生儿进行逐步的血栓倾向检查是合理的。限制这种方法的原因是所需血量。这在早产儿或贫血婴儿中尤为重要,对他们来说,不能耐受过度失血。因此,这类

评估应在有经验的三级医疗中心进行，配备有参考可循的实验室，和可靠的转诊中心。一些凝血因子和抗凝蛋白的生理减少可能导致实验室检查难以解释，因此需要等待到婴儿期复查以确认缺陷（即超过 6 个月或在早产儿更延后）（Williams et al. 2002）。由于对所有患有 TEs 的新生儿进行广泛的血栓倾向疾病的筛查费用昂贵得令人望而却步，有针对性筛查可能更有效。

临床上有显著自发性 TE 或缺血性皮肤病变情况时，必须寻找 PC 和 PS 的纯合子缺乏症，因为 PC 缺陷的针对性治疗方案是可行的。在其余情况下，从最常见危险因子开始的逐步检测方法可能是合理的。检测天然抗凝剂以寻找杂合子缺陷应在 6 月龄后进行。受 TE 事件影响的基于蛋白质的检测，必须生后 3~6 个月重复，之后才能作出明确诊断。如果有输注抗凝剂，那么基于蛋白质的分析应该在停止抗凝剂使用后 14~30 天进行。基于 DNA 的检测不受急性血栓事件的影响，也不受治疗的影响；Lp（a）浓度在出生第一年往往会增加，如果初始值较低，则应在 8~12 个月重复，特别是在白人个体中。

如果新生儿遗传性血栓倾向结果阳性，可提供父母双方检测［FVL 和血栓前突变因子 G20210A 突变，LP（a），天然抗凝剂］；如果筛查阴性，建议对围产期卒中新生儿进行母亲的检测（Roach et al. 2008）。所有这些测试都应在非急性环境中进行，因为它们无助于患儿支持管理决策，而只用于父母本人和未来妊娠再生孩子可能面临风险的咨询。然而，在保健系统主要由保险公司负责的国家，家庭成员应仔细了解这类筛查可能产生的后果（即潜在的保险问题），可能不会给接受筛查的个人带来潜在的特定益处。

92.7.1 血栓倾向检测

初步实验室检测
抗磷脂抗体全套
抗心磷脂抗体与狼疮
抗凝剂（IgG，IgM）
纤维蛋白原蛋白 C 活性和蛋白 S 活性
抗凝血酶活性测定

续表
因子 V Leiden 凝血酶原 G20210A
同型半胱氨酸脂蛋白（a）
其他实验室检测
因子Ⅷ活性和因子Ⅸ活性
因子 X 活性
纤溶酶原活性
肝素辅助因子 Ⅱ 活性

参考文献

Adams-Chapman I, Vaucher YE, Bejar RF et al (2002) Maternal floor infarction of the placenta: association with central nervous system injury and adverse neurodevelopmental outcome. J Perinatol 22 (3):236–241, Ref Type: Pamphlet

Albisetti M (2003) The fibrinolytic system in children. Semin Thromb Hemost 29:339–348

Andrew M (1995) Developmental hemostasis: relevance to hemostatic problems during childhood. Semin Thromb Hemost 21:341–356

Andrew M (2000) Arterial thromboembolic complication in pediatric patients. In: Andrew M, Monagle PT, Brooker LA (eds) Thromboembolic complications during infancy and childhood. B.C. Decker, Hamilton, pp 165–199

Andrew M, Paes B, Milner R et al (1987) Development of the human coagulation system in the full-term infant. Blood 70:165–172

Andrew M, Paes B, Milner R et al (1988) Development of the human coagulation system in the healthy premature infant. Blood 72:1651–1657

Andrew M, Paes B, Johnston M (1990) Development of the hemostatic system in the neonate and young infant. Am J Pediatr Hematol Oncol 12:95–104

Andrew M, David M, Adams M et al (1994) Venous thromboembolic complications (VTE) in children: first analyses of the Canadian Registry of VTE. Blood 83:1251–1257

Andrew M, Monagle PT, Brooker LA (2000) Developmental hemostasis: relevance to thromboembolic complications in pediatric patients. In: Andrew M, Monagle PT, Brooker LA (eds) Thromboembolic complications during infancy and childhood. B.C. Decker, Hamilton/ Lewiston

Aronis S, Platokouki H, Photopoulos S et al (1998) Indications of coagulation and/or fibrinolytic system activation in healthy and sick very-low-birth-weight neonates. Biol Neonate 74:337–344

Benavent A, Estelles A, Aznar J et al (1984) Dysfunctional plasminogen in full term newborn – study of active site of plasmin. Thromb Haemost 51:67–70

Benders MJ, Groenendaal F, Uiterwaal CS et al (2007) Maternal and infant characteristics associated with perinatal arterial stroke in the preterm infant. Stroke 38:1759–1765

Berman W Jr, Fripp RR, Yabek SM et al (1991) Great vein and right atrial thrombosis in critically ill infants and children with central venous lines. Chest 99: 963–967

Bokenkamp A, von KR, Nowak-Gottl U et al (2000) Neonatal renal venous thrombosis in Germany between 1992 and 1994: epidemiology, treatment and outcome. Eur J Pediatr 159:44–48

Boo NY, Wong NC, Zulkifli SS, Lye MS (1999) Risk factors associated with umbilical vascular catheter-associated thrombosis in newborn infants. J Paediatr Child Health 35:460–465

Burke CJ, Tannenberg AE (1995) Prenatal brain damage and placental infarction – an autopsy study. Dev Med Child Neurol 37:555–562

Chalmers EA (2005) Perinatal stroke – risk factors and management. Br J Haematol 130:333–343

Chalmers EA (2006) Epidemiology of venous thromboembolism in neonates and children. Thromb Res 118:3–12

Clark P (2003) Changes of hemostasis variables during pregnancy. Semin Vasc Med 3:13–24

Cohen RS, Ramachandran P, Kim EH, Glasscock GF (1995) Retrospective analysis of risks associated with an umbilical artery catheter system for continuous monitoring of arterial oxygen tension. J Perinatol 15:195–198

Curry CJ, Bhullar S, Holmes J et al (2007) Risk factors for perinatal arterial stroke: a study of 60 mother-child pairs. Pediatr Neurol 37:99–107

Cvirn G, Gallistl S, Leschnik B, Muntean W (2003) Low tissue factor pathway inhibitor (TFPI) together with low antithrombin allows sufficient thrombin generation in neonates. J Thromb Haemost 1:263–268

de Veber GA, the Canadian Pediatric Ischemic Stroke Study Group (2000) Canadian pediatric ischemic registry: analysis of children with arterial ischemic stroke. (abstract). Ann Neurol 48:514

DeVeber G, Andrew M, Adams C et al (2001) Cerebral sinovenous thrombosis in children. NEngl J Med 345:417–423

El BA, Hussein HA, bou-Elew HH, bdel Kader MS (2004) Study of protein C, protein S, and antithrombin III in hypoxic newborns. Pediatr Crit Care Med 5:163–166

Estan J, Hope P (1997) Unilateral neonatal cerebral infarction in full term infants. Arch Dis Child Fetal Neonatal Ed 76:F88–F93

Feldman JP, Feinstein JA, Lamberti JJ, Perry SB (2005) Angiojet catheter-based thrombectomy in a neonate with postoperative pulmonary embolism. Catheter Cardiovasc Interv 66:442–445

Fitzgerald KC, Williams LS, Garg BP et al (2006) Cerebral sinovenous thrombosis in the neonate. Arch Neurol 63:405–409

Franzoi M, Simioni P, Luni S et al (2002) Effect of delivery modalities on the physiologic inhibition system of coagulation of the neonate. Thromb Res 105:15–18

Fritsch P, Cvirn G, Cimenti C et al (2006) Thrombin generation in factor VIII-depleted neonatal plasma: nearly normal because of physiologically low antithrombin and tissue factor pathway inhibitor. J Thromb Haemost 4:1071–1077

Fukui H, Takase T, Ikari H et al (1979) Factor VIII procoagulant activity, factor VIII related antigen and von Willebrand factor in newborn cord blood. Br J Haematol 42:637–646

Gamillscheg A, Nurnberg JH, exi-Meskishvili V et al (1997) Surgical emergency embolectomy for the treatment of fulminant pulmonary embolism in a preterm infant. J Pediatr Surg 32:1516–1518

Golomb MR (2003) The contribution of prothrombotic disorders to peri- and neonatal ischemic stroke. Semin Thromb Hemost 29:415–424

Golomb MR, MacGregor DL, Domi T et al (2001) Presumed pre- or perinatal arterial ischemic stroke: risk factors and outcomes. Ann Neurol 50:163–168

Gunther G, Junker R, Strater R et al (2000) Symptomatic ischemic stroke in full-term neonates : role of acquired and genetic prothrombotic risk factors. Stroke 31: 2437–2441

Heilmann L, von Tempelhoff GF, Pollow K (2003) Antiphospholipid syndrome in obstetrics. Clin Appl Thromb Hemost 9:143–150

Hellstrom-Westas L, Ley D, Berg AC et al (2005) VWF-cleaving protease (ADAMTS13) in premature infants. Acta Paediatr 94:205–210

Israels SJ, Daniels M, McMillan EM (1990) Deficient collagen-induced activation in the newborn platelet. Pediatr Res 27:337–343

John JB, Cron SG, Kung GC, Mott AR (2007) Intracardiac thrombi in pediatric patients: presentation profiles and clinical outcomes. Pediatr Cardiol 28:213–220

Kavakli K, Canciani MT, Mannucci PM (2002) Plasma levels of the von Willebrand factor-cleaving protease in physiological and pathological conditions in children. Pediatr Hematol Oncol 19:467–473

Kenny D, Tsai-Goodman B (2007) Neonatal arterial thrombus mimicking congenital heart disease. Arch Dis Child Fetal Neonatal Ed 92:F59–F61

Knofler R, Hofmann S, Weissbach G et al (1998) Molecular markers of the endothelium, the coagulation and the fibrinolytic systems in healthy newborns. Semin Thromb Hemost 24:453–461

Kosch A, Kuwertz-Broking E, Heller C et al (2004) Renal venous thrombosis in neonates: prothrombotic risk factors and long-term follow-up. Blood 104:1356–1360

Kuhle S, Massicotte P, Chan A, Mitchell L (2004) A case series of 72 neonates with renal vein thrombosis. Data from the 1-800-NO-CLOTS Registry. Thromb Haemost 92:729–733

Kurnik K, Kosch A, Strater R et al (2003) Recurrent thromboembolism in infants and children suffering from symptomatic neonatal arterial stroke: a prospective follow-up study. Stroke 34:2887–2892

Lau KK, Stoffman JM, Williams S et al (2007) Neonatal renal vein thrombosis: review of the English-language literature between 1992 and 2006. Pediatrics 120: e1278–e1284

Manco-Johnson MJ (2005) Development of hemostasis in the fetus. Thromb Res 115(Suppl 1):55–63

Manco-Johnson MJ, Sifontes M, Nuss R (1999) Coagulation abnormalities in neonatal catheter related thrombosis. (Abstract). Thromb Haemost 82(suppl):384

Manco-Johnson MJ, Grabowski EF, Hellgreen M et al (2002) Laboratory testing for thrombophilia in pediatric patients. On behalf of the Subcommittee for

Perinatal and Pediatric Thrombosis of the Scientific and Standardization Committee of the International Society of Thrombosis and Haemostasis (ISTH). Thromb Haemost 88:155–156

Marsh D, Wilkerson SA, Cook LN, Pietsch JB (1988) Right atrial thrombus formation screening using two-dimensional echocardiograms in neonates with central venous catheters. Pediatrics 81:284–286

Mercuri E, Cowan F, Gupte G et al (2001) Prothrombotic disorders and abnormal neurodevelopmental outcome in infants with neonatal cerebral infarction. Pediatrics 107:1400–1404

Michelson AD (1998) Platelet function in the newborn. Semin Thromb Hemost 24:507–512

Monagle P, Adams M, Mahoney M et al (2000) Outcome of pediatric thromboembolic disease: a report from the Canadian Childhood Thrombophilia Registry. Pediatr Res 47:763–766

Monagle P, Barnes C, Ignjatovic V et al (2006) Developmental haemostasis. Impact for clinical haemostasis laboratories. Thromb Haemost 95:362–372

Morag I, Epelman M, Daneman A et al (2006) Portal vein thrombosis in the neonate: risk factors, course, and outcome. J Pediatr 148:735–739

Moreno-Cabral RJ, Breitweser JA (1983) Pulmonary embolectomy in the neonate. Chest 84:502–504

Muntean W, Leschnik B, Baier K et al (2004) In vivo thrombin generation in neonates. J Thromb Haemost 2:2071–2072

Nowak-Gottl U, von KR, Gobel U (1997a) Neonatal symptomatic thromboembolism in Germany: two year survey. Arch Dis Child Fetal Neonatal Ed 76:F163–F167

Nowak-Gottl U, Debus O, Findeisen M et al (1997b) Lipoprotein (a): its role in childhood thromboembolism. Pediatrics 99:E11

Nowak-Gottl U, Dubbers A, Kececioglu D et al (1997c) Factor V Leiden, protein C, and lipoprotein (a) in catheter-related thrombosis in childhood: a prospective study. J Pediatr 131:608–612

Nowak-Gottl U, Junker R, Hartmeier M et al (1999) Increased lipoprotein(a) is an important risk factor for venous thromboembolism in childhood. Circulation 100:743–748

Nowak-Gottl U, Kosch A, Schlegel N (2003) Neonatal thromboembolism. Semin Thromb Hemost 29:227–234

Perutelli P, Molinari AC (2007) von Willebrand factor, von Willebrand factor-cleaving protease, and shear stress. Cardiovasc Hematol Agents Med Chem 5:305–310

Raju TN, Nelson KB, Ferriero D, Lynch JK (2007) Ischemic perinatal stroke: summary of a workshop sponsored by the National Institute of Child Health and Human Development and the National Institute of Neurological Disorders and Stroke. Pediatrics 120:609–616

Redline RW, Wilson-Costello D, Borawski E et al (1998) Placental lesions associated with neurologic impairment and cerebral palsy in very low-birth-weight infants. Arch Pathol Lab Med 122:1091–1098

Revel-Vilk S, Chan A, Bauman M, Massicotte P (2003) Prothrombotic conditions in an unselected cohort of children with venous thromboembolic disease. J Thromb Haemost 1:915–921

Roach ES, Golomb MR, Adams R et al (2008) Management of stroke in infants and children: a scientific statement from a Special Writing Group of the American Heart Association Stroke Council and the Council on Cardiovascular Disease in the Young. Stroke 39:2644–2691

Ross P Jr, Ehrenkranz R, Kleinman CS, Seashore JH (1989) Thrombus associated with central venous catheters in infants and children. J Pediatr Surg 24:253–256

Sanerkin NG, Edwards P, Jacobs J (1966) Pulmonary thrombo-embolic phenomena in the newborn. J Pathol Bacteriol 91:569–574

Saracco P, Parodi E, Fabris C et al (2009) Management and investigation of neonatal thromboembolic events: genetic and acquired risk factors. Thromb Res 123: 805–809

Schmidt B, Andrew M (1995) Neonatal thrombosis: report of a prospective Canadian and international registry. Pediatrics 96:939–943

Schmugge M, Rand ML, Bang KW et al (2003) The relationship of von Willebrand factor binding to activated platelets from healthy neonates and adults. Pediatr Res 54:474–479

Schmugge M, Bang KW, Blanchette VS et al (2007) Platelet activation and von Willebrand factor binding to platelets in newborn infants with central venous lines. Acta Haematol 117:145–148

Shah JK, Mitchell LG, Paes B et al (1992) Thrombin inhibition is impaired in plasma of sick neonates. Pediatr Res 31:391–395

Stein PD, Kayali F, Olson RE (2004) Incidence of venous thromboembolism in infants and children: data from the National Hospital Discharge Survey. J Pediatr 145:563–565

Tripodi A, Ramenghi LA, Chantarangkul V et al (2008) Normal thrombin generation in neonates in spite of prolonged conventional coagulation tests. Haematologica 93(8):1256–1259

Tsai HM, Sarode R, Downes KA (2002) Ultralarge von Willebrand factor multimers and normal ADAMTS13 activity in the umbilical cord blood. Thromb Res 108:121–125

van Ommen CH, Heijboer H, Buller HR et al (2001) Venous thromboembolism in childhood: a prospective two-year registry in The Netherlands. J Pediatr 139:676–681

Williams MD, Chalmers EA, Gibson BE (2002) The investigation and management of neonatal haemostasis and thrombosis. Br J Haematol 119:295–309

Wu YW, March WM, Croen LA et al (2004) Perinatal stroke in children with motor impairment: a population-based study. Pediatrics 114:612–619

93 凝血功能障碍：血小板功能障碍

Antonio Del Vecchio

甘火群　余小河　翻译，岳少杰　王斌　审校

目录

摘要

血小板具有初级止血作用，其功能受血小板数量和状态的影响。在新生儿中，血小板数在 450 000/L~600 000/L 的中等程度升高并不罕见；血小板减少也很常见，尤其是病情严重的新生儿。血小板减少但是没有凝血功能障碍的患儿应及时检查有无肝大、脾大、先天性畸形以及败血症的临床表现。血小板减少可能是血小板破坏增多所致。常见的病因有不伴弥散性血管内凝血的全身感染，局部肾静脉血栓、附着在留置管道或者体外膜肺循环管道中的血栓，胎盘功能不足和围产期缺氧，特别是早产儿中常见。

在免疫性血小板减少症中，自身抗体、同种抗体或药物所致抗体均可与血小板膜结合，使血小板功能发生障碍。这些机制可以解释多种临床综合征，包括新生儿同种免疫性血小板减少症，输血后紫癜和自身免疫性血小板减少症，常见于患特发性血小板减少性紫癜、系统性红斑狼疮、淋巴增殖性疾病或甲状腺功能亢进孕母所生新生儿。大多血小板减少病例是由于巨核细胞减少或巨核细胞产血小板功能受损，如在先天性无巨核细胞性血小板减少征、血小板减少无桡骨综合征和染色体异常。血小板功能异常可以是获得性的（由于孕母或新生儿使用药物、一

氧化氮或体外膜肺治疗），也可以是遗传性的，遗传性血小板功能障碍在新生儿期无临床表现。血小板疾病的诊断有赖于实验室检查。治疗主要是输注血小板。

93.1 要点

- 血小板的产生及其功能对初步止血有重要作用，新生儿血小板的反应性与胎龄相关。
- 除了在止血和血栓形成中的作用外，血小板在炎症和免疫反应中也有重要作用。新生儿尤其是早产儿，其血小板的产生和功能的变化会影响他们的免疫反应。
- 血栓弹力成像的使用为新生儿凝血与孕龄的关系提供了全面的测量方法。血栓弹力成像参数可作为早产儿临床出血的预测指标。

93.2 引言

　　血小板具有初步止血作用，其功能受血小板数量和状态的影响。血小板由骨髓巨核细胞胞质脱落所产生，在循环的血流中呈无细胞核的盘状形，寿命为7~10天。血小板的平均直径约为1.5μm，是红细胞直径的20%。血小板从骨髓释放出来后即进入血液循环，绝大部分储存于脾脏。有人认为新生的血小板储存于脾的原因是体积大，通过脾索需较长时间。脾脏是血小板的储藏库，含有约三分之一的血小板，在运动或注射肾上腺素后这些血小板可进入循环。除了脾脏，肺脏也会储留少部分血小板，约占总数的10%~15%，这些血小板在运动或注射肾上腺素后也会进入循环（Sola and Christensen 2000）。

　　血小板黏附在血管损伤部位，产生生物介质，释放颗粒内容物，形成多细胞聚集体，成为血浆凝固反应的核心。当内皮连续性被破坏时，血小板黏附在暴露的基膜胶原上，并从光滑的圆盘变为多刺的球体，通过膜糖蛋白Ⅰb（glycoprotein Ⅰb，GPⅠb）复合物与内皮下结合的血管性血友病因子（von Willebrand factor，vWf）相互作用（血小板黏附）。随后，它们分泌和释放促凝物质，如腺苷5'-二磷酸腺苷（adenosine 50-diphosphate，ADP），并从花生四烯酸合成血栓素A2。血小板黏附在血管壁后引发更多的血小板聚集，导致止血栓的形成。血小板糖蛋白Ⅱb-Ⅲa（platelet glycoprotein Ⅱb-Ⅲa，GPⅡb-

Ⅲa）复合物介导血小板-血小板之间相互作用（血小板聚集），形成初级止血栓，使出血停止（初级止血）。

　　血小板还为凝血瀑布反应中的凝血因子相互作用和激活提供了大量的磷脂表面。凝血系统的酶和辅助因子及纤维蛋白网使初级止血进一步稳定（二次止血）。总体而言，血小板有助于保持血管的完整性（Handin 2003）。

　　血小板除了在止血和血栓形成中的经典作用外，最近的研究还发现它们在炎症和免疫反应中也起着重要作用（Li et al. 2012）。血小板产生各种促炎细胞因子，如IL-1β、P-选择素、CD40L、转化生长因子-β、血小板反应蛋白-1、促进白细胞和血小板之间的相互作用。此外，血小板表面的具有各种功能的toll样受体，可识别入侵的微生物，激活固有免疫和止血的相互作用（Semple and Freedman 2010）。此外，活化的血小板可影响B细胞的分化和增殖，决定生发中心的形成和抗体的产生（Elzey et al. 2005）。此外，血小板可能在宿主防御、即获得性免疫中也起着重要作用。血小板可主动结合循环中的革兰氏阳性细菌，并提呈给脾CD8α⁺树突状细胞，使具有杀菌作用的CD8⁺T细胞增殖（Verschoor et al. 2011）。因此，血小板功能缺陷不仅影响止血，而且理论上来说对固有性免疫反应和获得性免疫反应均会产生不利影响。

93.3 新生儿血小板的功能

　　新生儿的止血系统在出生后几周到几个月内逐渐成熟。血小板具有血浆凝血因子作用的特点。然而，由于难以获得足够的血量进行凝聚试验，因此，有关新生儿血小板功能的资料很少。大多数有关新生儿血小板功能的研究主要来自足月新生儿的脐血样本，这不能准确地反映新生儿出生后几小时到几天内血小板的功能（Haley et al. 2014）。

　　胎儿早期血小板表面就存在GPⅠb表达，妊娠18~26周胎儿血小板GPⅠb的表达高于成人。新生儿血浆中vWf的含量高于成人，其中功能性高分子量vWf的比例高，使血小板黏附增强。在新生儿期，这种血小板黏附增强可降低正常新生儿血小板活化低下所致的出血，但不能降低患病新生儿出血的风险。

　　妊娠早期血小板即表达GPⅡb/Ⅲa，妊娠27周与血小板结合的纤维蛋白原的含量与成人相似。研究诱导剂对新生儿血小板黏附和聚集功能的影响很难，且经常得到相反的结果。通过测定血小板对多种生理性激动剂的反应，发现新生儿期血小板功能低下（Sola and Christensen 2000；Kuhne and Imbach，1998）。最近用流式细胞仪分析新生儿脐带血和外周血，证明出生后最初几天内足月和早产新生儿的血小板对凝血酶、胶原蛋白、ADP 和 U46619（一种稳定的血栓素 A_2 类似物）表现出普遍的低反应性。出生后在 5~9 天血小板反应性才能达成人正常水平。因此，出生 10 天后血小板仍呈低反应性提示血小板功能异常。

新生儿血小板低反应的机制尚未被阐明，以前认为是分娩过程中血小板活化和脱颗粒所致，但最近对血小板活化标志物的研究结果不支持这一理论（Blanchette and Rand 1997）。新生儿血小板低反应性与多种因素有关，包括磷脂代谢和血栓烷产生相对不足，GPⅡb-Ⅲa 激活调节不同，钙动员和细胞内信号转导、血小板颗粒分泌和聚集受损（Rajasekhar et al. 1997；Hezard et al. 2002）。新生儿血小板的反应性与胎龄有关，并是止血系统成熟的标志，新生儿血小板这种暂时的低反应性可能是一种发育正常现象，有助于避免出生时应激对凝血系统带来的不利影响（Sola and Christensen 2000）。

某些母源性疾病可能影响新生儿血小板的功能。妊娠期高血压（pregnancy-induced hypertension，PIH）母体新生儿可出现血小板减少和血小板功能受损。PIH 也可以激活母体血小板。PIH 对血小板的影响与下列因素有关：钙代谢及血小板膜糖蛋白表达的变化，血浆 β- 血栓球蛋白释放增加，一氧化氮生物利用度变化等（El Haouari and Rosado 2009）。PIH 母体新生儿血小板表面 P 选择素和 CD63、GPⅡb-Ⅲa 和 CD9 表达下降（Kuhne et al. 1996；Strauss et al. 2010a）。

动物实验发现，妊娠糖尿病，由于母体高血糖所引起的胎儿高胰岛素血症，与血小板功能受损有关。其可能机制是抑制血小板活化因子合成、降低血小板活化因子含量，并减少血栓素的合成（Strauss et al. 2010a；Del Vecchio et al. 2015）。

93.4　临床表现

与成人或年长儿相比，新生儿的止血系统尚不

成熟，功能储备能力低。尽管如此，新生儿止血系统总体处于平衡状态，足月儿出血发生率相对较低（Sola and Christensen 2000；Kuhne and Imbach 1998）。然而，如果存在其他危险因素，如早产、窒息或感染，新生儿止血系统很容易出现紊乱，迅速出现严重的出血。

要注意区分是血小板功能异常还是血小板 - 血管壁相互作用异常所致出血，尤其是血小板计数正常的出血（如瘀斑、紫癜、黏膜出血）患儿（Sola and Christensen 2000）。确定血小板功能障碍类型和原因以提供适当的治疗。

93.5　血小板功能障碍的类型

93.5.1　血小板增多症

新生儿常出现血小板计数 450 000/μl~600 000/μl 中度增高，但罕见 >600 000/μl。尚未发现血小板增多症所致的不良结果。许多早产儿在生后 4~6 周出现血小板计数中度增高，此时早产儿贫血也最严重（Sutor 1995；Dame and Sutor 2005）。

早产儿应用重组红细胞生成素治疗研究发现，开始出现血细胞比容和网织红细胞数量增加，随后出现缺铁。铁缺乏和铁蛋白水平下降伴随着明显血小板增多。众所周知，年长儿铁缺乏会导致血小板增多症（Halperin et al. 1990），但在使用重组红细胞生成素治疗前，没有发现新生儿重症监护室（neonatal intensive care unit，NICU）新生儿有这种现象。

非常小的婴儿，尤其是感染患儿，存在继发性血小板增多症。使用抗生素，如头孢曲松、氨曲南、亚胺培南、西司他汀、头孢噻肟和头孢他啶等治疗也可引起新生儿血小板增多症。新生儿血小板增多不会导致疾病发生、也不需要治疗（Dame and Sutor 2005）。

低出生体重儿早期血清促血小板生成素水平的升高随后的血小板增多症有关（Matsubara et al. 2001）。唐氏综合征患儿在生后 6 周至 1 岁左右时偶尔会出现血小板计数轻度升高，先天性肾上腺皮质增生症（congenital adrenal hyperplasia，CAH）患儿可出现血小板增多症（Kivivouri et al. 1996）。CAH 患儿的血红蛋白、血细胞比容和红细胞计数正常，但白细胞和血小板计数则显著升高，这可能是骨髓前

体细胞应激反应所致，与败血症时骨髓前体细胞应激反应类似。通常 CAH 患儿治疗有效后血小板增多症消失（Gasparini et al. 1996）。胃食管反流患儿和母亲使用美沙酮的新生儿偶尔也会出现血小板增多症，但其原因和意义尚不清楚。

93.5.2 血小板减少症

血小板减少症是新生儿最常见的血液系统问题之一，新生儿重症监护室 22%~35% 患儿及 50% 早产儿会出现血小板减少症。新生儿血小板减少症的发生率，因人群和血小板减少定义的不同而有很大差异。新生儿血小板正常范围与儿童和成年人相似（150 000/μl~450 000/μl），尽管不同的医学中心，大部分欧洲，认为血小板正常值最低值为 100 000/μl。胎儿血小板计数随胎龄的增加而呈线性增加，早产儿血小板计数略低于足月儿。最近的数据建议将血小板计数小于同胎龄和生后同龄血小板计数范围的第 5 百分位者诊断为血小板减低症。小于 32 周早产儿的第 5 百分位为 104 000/μl，晚期早产儿和足月儿的第 5 百分位为 120 000/μl（Wiedmeier et al. 2009）。血小板减少症分为：血小板计数 100 000/μl~150 000/μl 为轻度，50 000/μl~100 000/μl 为中度，<50 000/μl 为重度。

血小板减少症根据发生的时间不同分为早发型（生后 72 小时以内）和晚发型（>72 小时）。早发型血小板减少症常与胎儿宫内条件有关，多继发于胎盘功能不全和胎儿缺氧，宫内生长受限，或母亲高血压。由此引起的新生儿血小板减少症通常为轻度到中度，呈有自限性，一般不需要治疗。早产儿和足月儿晚发型血小板减少症最常见的原因是败血症和新生儿坏死性小肠结肠炎（necrotizing enterocolitis，NEC），这些原因所致血小板减少症非常严重和持久，常需要治疗（Sola-Visner et al. 2009）。

免疫性血小板减少症通常为重症（血小板<50 000/μl），出血的风险明显增加。新生儿血小板减少可以无症状或表现出现下面症状：瘀点、黑便、血尿、气道内血性分泌物和穿刺部位的出血。其他的临床症状是脑室出血或肺出血（Murray 2002）。

无凝血功能异常的血小板减少症患儿应及时检查有无肝大、脾大、先天性疾病和/或败血症的症状。

应询问患儿母亲的血小板计数、血液涂片细胞形态、用药史和感染性疾病的证据。应排除父母是否近亲结婚和/或家庭成员有无血液疾病（Bussel and Corrigan 1995）。新生儿血小板减少症主要的机制：血小板生成减少、血小板破坏增加或血小板隔离（Sola and Rimsza 2002）。

93.5.2.1 血小板生成减少所致的血小板减少症

新生儿血小板减少症患儿可能同时宫内生长受限和 PIH。胎盘功能不全和/或胎儿缺氧都可以导致血小板的生成减少（Watts et al. 1999）。在生后第一天血小板计数正常或稍低（150 000/μl~200 000/μl）及轻度血小板减少症（100 000/μl~150 000/μl）新生儿，血浆促血小板生成素浓度均增高。出生后通常会出现血小板计数下降，在生后 4~5 天达到最低值，一般在生后 7~10 天恢复到 150 000/μl 以上。如果没有并发症，最低点血小板很少低于 50 000/μl，也无明显的出血风险。这些患儿通常不需要输注血小板或其他治疗（Murray 2002）。

大多数血小板生成减少是由于巨核细胞减少或巨核细胞生成血小板受损。先天性巨核细胞缺失血小板减少症是一种罕见的骨髓巨核细胞缺失或几近缺失的疾病，有发生再生障碍性贫血的危险。已证实为血小板生成素受体基因上双链终止点突变。因此，患者血浆中血小板生成素水平显著升高。X 染色体连锁遗传和常染色体隐性遗传均有报道。目前唯一的治疗方法是骨髓移植（Geddis 2009；MacMillan et al. 1998）。

血小板减少伴桡骨缺如综合征（thrombocytopenia-absent radii，TAR）是一种常染色体隐性遗传疾病，伴有巨核细胞减少性血小板减少症、双侧桡骨缺如、大拇指功能正常。骨髓显示巨核细胞减少、缺失或未成熟。无血小板生成素基因突变。TAR 可能还伴有先天性心脏病、肾脏疾病、下肢缺陷和其他血液系统异常，如类白血病反应、嗜酸性粒细胞增多和贫血。90% 的患儿在生后 4 个月内出现症状性血小板减少症，常表现为消化道出血或颅内出血。TAR 患儿血小板生成素受体正常，血小板生成素水平升高，提示可能因细胞内信号转导通路对促血小板生成素无反应所致血小板生成减少（Geddis 2009）。

范科尼贫血是一种常染色体隐性遗传疾病，常伴有骨骼系统和泌尿生殖系统的异常，患儿可出现全血细胞减少。需要注意的是，有 25% 的患儿中无发育畸形，当出现血小板减少、贫血和白细胞减少时虽无发育畸形，也应考虑该诊断。

Noonan 综合征一种罕见的常染色体显性遗传疾病，具有面部异常、先天性心脏病、骨骼异常和生殖器畸形（Bader-Meunier et al. 1997），也发现存在骨髓增生异常或多种止血功能异常相关的血小板减少症。Alport 综合征一种先天性肾炎和神经性耳聋的遗传性疾病，可伴有血小板减少症和巨大血小板。Wiskott-Aldrich 综合征一种罕见的性连锁隐性遗传疾病，伴有血小板减少、湿疹、严重出血倾向、及由于细胞和体液免疫功能受损而反复出现感染。其恶性肿瘤，如淋巴瘤的发病率增加。患儿的血小板数量少、寿命短、体积小为正常血小板的一半，血小板聚集能力低下。总体预后很差，治疗方法为骨髓移植（Bussel and Corrigan 1995）。

血小板减少还存在于其他染色体异常疾病中。例如，87% 的 18- 三体综合征、54% 的 13- 三体综合征、31% 的特纳综合征和 28% 的 21- 三体综合征的婴儿可出现血小板减少症（Sola and Christensen 2000）。

93.5.2.2 血小板破坏增多所致的血小板减少 免疫性血小板减少

自身抗体、同种抗体或药物相关抗体可与血小板膜结合使血小板受损，导致网状内皮系统的吞噬细胞清除血小板。抗血小板抗体与血小板膜上抗原结合或与血小板上 Fc 受体结合成免疫复合物，引起血小板的免疫破坏。这种免疫性的血小板破坏见于多种临床综合征，包括新生儿同种免疫性血小板减少症（neonatal alloimmune thrombocytopenia, NAIT）、自身免疫性血小板减少症和输血后紫癜。

NAIT 类似于新生儿溶血病，与新生儿溶血病不同的是，它常发生在第一胎，在妊娠期间不做筛查。NAIT 是母体同种免疫性血小板抗体经胎盘至胎儿所致，这些抗体是针对来自父系而母系缺乏的遗传血小板的抗原。当父母亲血小板型不相容时，母体会对来自父系遗传的血小板抗原产生免疫应答。父系特异性血小板抗原为纯合子者所有胎儿血小板上均有表达，若为杂合子则 50% 的新生儿会发生同型免疫血小板减少症（Bussel and SolaVisner 2009；Williamson et al. 1998；Curtis 2015；Zdravic et al. 2016）。

孕早期胎儿血小板就有抗原表达，孕中期母体所产生的抗体通过胎盘与在儿血小板上的抗原结合，导致严重的胎儿血小板减少。孕母常无出血史、血小板计数正常。NAIT 常由抗 HPA-1a 抗体引起，但也可由其他抗原所致抗体引起（Williamson et al. 1998）。

同种免疫性血小板减少症的严重程度无法预测。然而，某些临床特征是 NAIT 的特点，如出生时出现严重的血小板减少（血小板计数 20 000~50 000/μl），并在生后最初几天血小板继续减少，随后在生后 1~4 周出现回升。10%~15% 患儿出现颅内出血；至少有一半的患儿在宫内开始发病，10% 的患儿死亡，20% 出现神经系统后遗症。产前治疗如经皮脐带穿刺采血样，孕母使用静脉注射免疫球蛋白（intravenous immunoglobulin, IVIG）治疗阻断该病的自然病程，目前仍有争议。NAIT 比新生儿期其他凝血障碍更易出现颅内出血。健康孕母所生新生儿在出生后几小时内出现紫癜和 / 或瘀点，无弥散性血管内凝血（disseminated intravascular coagulation, DIC）或败血症表现的严重血小板减少时要考虑该病。患儿的血常规除血小板严重减少外，其他的通常正常的（Bussel and Sola-Visner 2009）。

血小板的减少通常由血小板破坏增多所致，很少与血小板产生减少有关，还可能存在血小板功能缺陷（Roberts et al. 2008）。快速提高重症 NAIT 患儿血小板的治疗方法是输注母体血小板或与孕母 HPA 匹配的血小板，因随机输注其他人的血小板通常血小板数量只会短暂提高或不增高。母体的血小板通常需清洗以去除血浆，因为血浆中含有抗血小板抗体。可使用 IVIG 提高新生儿血小板数量，但输注 24~72 小时内血小板数量上升并不明显（Bussel and Sola-Visner, 2009）。

自身免疫性血小板减少症发生于患有特发性血小板减少性紫癜（idiopathic thrombocytopenic purpura, ITP）、系统性红斑狼疮、淋巴增生性疾病或甲状腺功能亢进的母亲所生的新生儿。母体自身抗体与母体和胎儿的血小板结合，导致血小板破坏（Roberts et al. 2008）。在母亲患有 ITP 或系统性红斑狼疮的患儿病例中，约 10% 发生血小板减少，其中约 1% 发生颅内出血。母亲没有 ITP 或其他自身免疫性疾病的病史，但母亲血小板计数略有下降，在分娩后恢复正常。孕妇自身免疫性血小板减少性紫癜可导致胎儿或新生儿出现中度或重度血小板减少，且母体疾病的严重程度和母体血小板计数通常与新生儿血小板计数相关（Velat et al. 1998）。

患有自身免疫性疾病的母亲所生的新生儿至少

在生后第一周应监测血小板计数。常见的临床表现包括轻度到中度的血小板减少、瘀点或瘀斑。颅内出血是罕见的。血小板减少持续 1~2 个月，随后恢复正常。

患有活动性 ITP 的孕妇所生的第一个婴儿血小板减少的严重程度通常可以预测下一个婴儿血小板减少的严重程度。由于 IgG 抗体能通过母乳传递的，因此建议对母亲患有 ITP 且母乳喂养的新生儿进行血小板监测，Bussel 报道了 1 例有严重血小板减少的新生儿在停止母乳喂养后其病情缓解了（Bussel and Sola-Visner 2009；Bussel 1997）。

对受母体 ITP 影响的婴儿的治疗可能包括 IVIG 或类固醇，或 IVIG 与类固醇联合使用、血小板输注或换血（Sola and Christensen 2000）。

感染

新生儿全身感染时即使未发生 DIC，也常伴有血小板减少。血小板减少症的诊断标准不同，与新生儿败血症相关的血小板减少症发生率的报道不同，若新生儿血小板减少诊断标准为血小板计数低于 150 000/μl，其发生率为 80%；若为血小板计数低于 100 000/μl，则发生率为 55%~65%。

感染所致的新生儿血小板减少症的常见机制是：病原体及其产物直接破坏、免疫反应介导的破坏，此外，血小板黏附于受损血管内皮下层使血小板减少（Sola-Visner et al. 2008）。

25% 新生儿细菌性败血症患儿发生血小板减少，常在感染 36~48 小时后发生血小板减少，细菌感染所致血小板减少症常为中度，罕见有出血。由于这些患者可能需要输注血小板，建议监测血小板计数。败血症改善 5~7 天后血小板计数恢复正常（Zipursky and Jaber 1978）。最近在成人的研究证实，血小板参与先天性固有免疫反应和后天获得性免疫反应：血小板对恶性疟原虫的反应有赖于血小板的活化（McMorran et al. 2009），原发性慢性自身免疫性血小板减少症患者其长期感染的风险明显升高（Nørgaard et al. 2011）。

新生儿尤其是早产儿，血小板的产生和功能的异常可影响其免疫反应（Saxonhouse and Sola 2004；Bednarek et al. 2009），血小板减少和血小板功能紊乱可能是其感染易感性增加的原因。

真菌败血症是极低出生体重儿中一个常见的问题，常与血小板减少症有关。与细菌感染引起的血小板减少症不同，真菌败血症所致血小板减少常比较严重，其血小板计数低于 50 000/μl。对伴有血小板减少考虑临床败血症的极低出生体重儿推荐在等待血培养结果同时进行抗真菌治疗（Manzoni et al. 2006）。

血小板减少症在先天性病毒感染中很常见。所有引起 TORCH 感染的病毒、柯萨奇病毒 B、EB 病毒、腺病毒和埃可病毒都能引起血小板减少。其机制很可能是由于先天性病毒感染常伴有网状内皮细胞功能亢进和脾大，从而导致血小板破坏增多、产生减少和从血液循环中清除加速。也有报道这与巨核细胞空泡化有关（Sola et al. 2000；Manzoni 2015）。

弥散性血管内凝血（DIC）

DIC 是一种止血功能障碍，是内皮损伤后机体正常凝血机制的不恰当激活，继发于严重的细菌感染、病毒感染、低体温、休克、缺氧、肾静脉血栓、NEC、胎粪或羊水吸入等疾病。所有这些疾病过程都因内皮细胞的破坏而变得复杂，导致组织因子和细胞因子的释放，凝血和纤溶的过度激活，最终导致凝血因子消耗（Edstrom et al. 2000）。

DIC 患儿血小板计数和纤维蛋白原水平降低，凝血酶原时间和部分凝血活酶时间延长，纤维蛋白降解产物升高。DIC 常表现为消化道出血、血尿、静脉穿刺点出血或有创操作部位出血、肺出血和颅内出血。新生儿 DIC 的治疗成功与否取决于正确的诊断、原发疾病的治疗，和维持血小板计数大于 50 000/μl、纤维蛋白原浓度大于 1g/L 及凝血酶原时间在生理范围内。

坏死性小肠结肠炎

在 NEC 中血小板减少很常见。血小板计数常减少到 30 000~60 000/μl，且输注血小板后血小板值维持在正常范围也超过 1~2 天，提示 NEC 时存在血小板的消耗增加（Sola and Christensen 2000）。

窒息

胎盘功能不全可能与早产儿早发型血小板减少有关，围产期缺氧与严重和长期的血小板减少有关。但这些婴儿的血小板降低不是 DIC 所致或血小板的值未达到 DIC 诊断的标准。缺氧所致的血小板计数减少可能是缺氧对巨核祖细胞直接损伤所致（Saxonhouse et al. 2006；Christensen et al. 2015）。

用于改善严重的围产期窒息新生儿神经发育的亚低温治疗，可使血小板激活和及血小板表面抗原组成的明显变化，导致它们迅速从血液循环中被去除（Oncel et al. 2013）。

血栓形成

血小板减少有时可见于肾静脉局部血栓的新生儿，有留置导管或体外膜肺（extracorporeal membrane oxygenation，ECMO）治疗的新生儿，因血小板黏附于导管壁上也可出现血小板的减少。目前尚不清楚血小板减少是由血小板黏附和聚集形成血栓所致，还是由于血管表面已形成的血栓导致血小板消耗所致。

一些患病的新生儿出现血小板减少，并没有任何其他的凝血缺陷，与心脏瓣膜血栓有关。一些新生儿，血小板聚集在肺毛细血管中释放一些引起肺血管收缩的物质，从而引起肺动脉高压（Edstrom et al. 2000）。

卡萨巴赫-梅里特综合征（Kasabach-Merritt Syndrome）

巨大血管瘤中的血小板消耗可引起血小板减少。这些血管肿瘤通常是单个的，可能在内脏器官、头部、颈部、躯干或四肢。血小板被血管瘤的异常内皮所捕获，使血小板计数常低于 50 000/μl。这些血小板减少的患儿有些有 DIC 的实验室证据，有些没有。建议的治疗方法包括类固醇、γ- 干扰素、血管瘤的全部或部分切除术、或血管瘤的栓塞或放射治疗（Clapp et al. 2001）。

母体和胎儿药物相关性血小板减少

母 - 婴药物相互作用所产生的血小板减少，被认为是由免疫反应所致，药物 - 半抗原复合物所产生的抗体与血小板抗原有交叉反应。已有报道孕妇服用奎宁、卡马西平、苯妥英和丙戊酸可引起新生儿血小板减少（Bussel and Corrigan 1995）。也报道母亲使用噻嗪类利尿剂引起新生儿血小板减少症，这可能是由于药物引起胎儿骨髓巨核细胞减少所致胎儿血小板生成受损，但母亲并没有血小板减少症。体外研究已经证明了母亲使用氨苄西林和呋塞米可引起血小板减少（Sola and Christensen 2000）。

93.6　血小板功能障碍

血小板功能障碍是一大类罕见疾病，患儿出现皮肤黏膜大量出血，但血小板计数正常。血小板功能障碍分为遗传性血小板功能障碍或获得性血小板功能障碍两种。

93.6.1　遗传性血小板功能障碍

大多数遗传性血小板功能障碍在新生儿期不会出现出血，但在新生儿期后会出现出血现象。遗传性血小板功能障碍很罕见，但由于其诊断困难，其发生率可能被低估了。表 93.1 是主要的血小板黏附、聚集和分泌缺陷相关疾病。

Glanzmann 血小板无力症是一种在新生儿期即可出现症状的遗传性血小板功能障碍。为糖蛋白 IIb/IIIa 复合物缺乏所致血小板对正常刺激不发生聚集（除了瑞斯西丁素）的一种先天性疾病，为常染色体隐性遗传。显微镜下血小板的外观和血小板计数正常（Nair et al. 2002）。尽管输注血小板有效，但患者经常产生抗血小板抗体，因此，仅在严重出血或需要手术的情况下输注血小板。一些患儿可输注重组 VIIa 因子代替血小板输注（Poon 2007）。

Bernard-Soulier 综合征是一种血小板糖蛋白 I b 缺乏的先天性遗传病，为常染色体隐性遗传。该蛋白通过 VW 蛋白介导血小板与血管内皮下成分最初的相互作用。该病会导致严重的出血。血小板对瑞斯西丁素的刺激不产生聚集反应。血小板计数低，但血小板体积大，通常与红细胞大小相当。与 Glanzmann 血小板无力症一样，血小板输注会使机体产生抗糖蛋白抗体，急性出血时应考虑使用重组因子 VII a 作为替代治疗。

May-Hegglin 综合征是以血小板巨大为特征的良性疾病。巨大的血小板也见于变异的 Alport 综合征。血小板分泌异常所致的血小板功能障碍可导致轻度至中度出血。这类疾病包括灰色血小板综合征、致密颗粒缺乏、白细胞异常色素减退综合征（Chediak-Higashi 综合征）和 Hermansky-Pudlak 综合征（Sola and Christensen 2000）。

93.6.2　获得性血小板功能障碍

获得性血小板功能障碍很常见。孕妇或新生儿服用药物可导致原发性止血缺陷。孕妇服用的阿司匹林可通过胎盘，对环氧化酶可产生不可逆的抑制作用，影响血小板的寿命，引起出血时间增加。产前 5 天内孕妇服用阿司匹林，可引起所生新生儿发生胃肠道出血、黑便或头颅血肿（Sola and Christensen 2000）。

常用于动脉导管未闭的药物吲哚美辛和布洛

表93.1 遗传性血小板功能障碍

吸附缺陷	聚集缺陷	分泌缺陷
Bernard–Soulier综合征血小板表面糖蛋白复合物GPⅠb-Ⅸ-V的表达缺乏或减少	Glanzmann血小板无力症血小板GPⅡb-Ⅲa(纤维蛋白原受体)异常→血小板之间及血小板与受损血管底层组织不能黏附	血小板异常颗粒(α,δ,α+δ) α:灰色血小板综合征,Quebec血小板异常,Jacobsen-Paris-Trousseau综合征 δ:储蓄池的异常,Hemansky-Pudlak综合征,Chediak-Higashi综合征,Wiskott-Aldrich综合征 α和δ联合缺乏症
"血小板型"血管性血友病(伪血管性血友病)血小板GPIbα缺陷→增加了对正常vWF的亲和力→与静息状态下的血小板上最大的vWF多聚体结合并将其从血液循环中清除→血小板减少和粘连缺陷	纤维蛋白原缺乏症血小板和凝血异常(合并出血障碍)	信号转导和分泌异常 膜磷脂释放花生四烯酸受损 环氧合酶缺乏("阿司匹林样疾病") 血栓素合成酶缺乏症 血栓素A2受体异常
胶原受体缺陷血小板GPⅥ、GPⅠa-Ⅱa(胶原受体)异常→黏附和胶原诱导的血小板聚集缺陷	纤维蛋白原缺乏症血小板和凝血异常(合并出血障碍)	

芬,可干扰环氧合酶的功能。这些药物可短暂地影响血小板的功能,一般持续约24小时。服用布洛芬治疗新生儿动脉导管未闭,其对血小板栓形成及出血时间的明显低于吲哚美辛(Sheffield et al. 2009; Del Vecchio et al. 2002)。一氧化氮使cGMP增加,也可降低血小板的功能。早产儿吸入一氧化氮,可延长出血时间,降低血小板聚集,抑制血小板对内皮细胞的黏附,使脑室内出血的风险增加(Cheung et al. 1997)。

ECMO常用于治疗新生儿持续性肺动脉高压、胎粪吸入和先天性膈疝。已经证实,使用ECMO的患儿伴有血小板功能受损和血小板减少。在使用ECMO期间,尽管输注血小板,血小板功能障碍仍然持续存在,停用ECMO治疗8小时后,血小板功能恢复正常(Sola and Christense 2000)。

血小板功能障碍还可出现于高胆红素血症和光疗的患儿,尽管在这种情况下的健康新生儿中尚未见出血的报道(Sola and Christensen 2000)。

尿毒症和/或肾功能衰竭也可引起新生儿血小板功能障碍。这些患儿最常见的症状是消化道出血,且出血时间常常明显延长。内皮细胞产生过多的一氧化氮抑制血小板功能,可能是尿毒症患者出血的原因。由于输注红细胞或使用促红细胞生成素治疗只能部分缓解出血时间延长和止血异常,提示血红蛋白不能阻断过量的一氧化氮合成是引起血小板功能异常的原因之一。另一种解释是血小板在红细胞的推动下到达损伤血管的内皮下,血管损伤后红细胞释放ADP激活血小板。因此,血细胞比容较低时可能导致出血时间延长(Sola et al. 2001)。

93.7 新生儿血小板功能的评估

血小板功能检测的主要目的是确定异常出血的原因。由于难以获得足够的血量进行这类研究,因此,很难对新生儿血小板功能进行全面评估(Watts et al. 1999)。特别是血小板活化的聚集测定法和流式细胞检测,但是下面列出的其他各种研究,可能是有帮助的。

93.7.1 实验室检查

93.7.1.1 外周血涂片

外周血涂片检查可用于评估血小板聚集或血小板与中性粒细胞的黏附(血小板卫星现象)、血小板的大小(Bernard-Soulier综合征)或血小板颗粒(灰色血小板综合征)。

93.7.1.2 血小板聚集测定

血小板聚集测定法是在血小板与ADP、肾上腺素、胶原蛋白和凝血酶、瑞斯西丁素等激动剂反应前后,检测血小板悬浮液的透光度。聚集测定法有助于诊断血管性血友病、Glanzmann血小板无力症或储存池疾病。采用这些方法,发现新生儿血小板的聚集特性明显低于成人血小板(Israels et al. 1990; Louden et al. 1994)。这些差异在早产儿的血小板中更为明显(Israels et al. 1997)。由于该方法缺乏合适新生儿的参考值和技术使用限制,这一方法在新生儿临床中很少应用(Halimeh et al. 2010)。

93.7.1.3　流式细胞术

流式细胞术是测定新生儿血小板活化的准确方法。分析所需的血量很少(5~100μl)。流式细胞术是使用针对血小板活化标记如 p-选择素和暴露在糖蛋白 IIb/IIIa 复合物上的纤维蛋白原结合位点的单克隆抗体,检测血小板表面的糖蛋白。来自脐带血或新生儿血标本的流式细胞术证实,在生后前几天内,新生儿血小板呈低反应性(Rajasekhar et al. 1997)。由于该方法的设备和试剂费用高,需要合格的实验室技术人员,测试所需时间长,缺乏适合胎龄和生后日龄新生儿的参考值,因此不建议常规使用此方法。

93.7.1.4　血小板相关的免疫球蛋白 G

已开发出测定血小板 IgG 的检测方法。在血小板减少的新生儿中,它可提示血小板破坏和血小板存活率降低。血小板相关的免疫球蛋白升高可在多种血小板减少相关的疾病中观察到,使得该检测法对特定疾病(如 ITP)的诊断价值有限。

93.7.1.5　出血时间

出血时间,即标准浅表皮肤切口止血所需的时间,测定血小板血栓形成所需时间,血小板血栓是血小板与受损血管内皮下结构相互作用而形成(Del Vecchio and Sola 2000;Del Vecchio 2002)。它是临床常用的检验方法,用于定量或定性评估血小板疾病或微血管缺陷。但它在新生儿中的诊断价值存在争议,因为这一检验方法在新生儿中的应用经验有限,且检验结果高度依赖于操作人员的水平。血小板计数正常的出血时间延长提示血小板功能障碍。在血小板计数低于 75 000~100 000/μl 时,出血时间延长程度与血小板减少症的严重程度是成正比(Del Vecchio 2002)。

93.7.1.6　血小板功能分析仪 100

血小板功能分析仪 100 是一种体外评估剪切应力下原发性止血的方法,该方法通过体外定量测量全血中的血小板黏附、活化和聚集来模拟原发止血过程。血小板功能分析仪 100 使用一次性的测试盒,试剂盒含有一层涂有胶原蛋白和 ADP(Col/ADP 膜)或胶原蛋白和肾上腺素(Col/Epi 膜)的膜,模拟暴露的内皮下。将 0.8ml 含柠檬酸的血标本放入杯中,并通过小孔吸入。剪切应力和膜中的激动剂激活血小板引起血小板聚集。终点为闭合时间,即血小板聚集物堵塞了小孔而导致血流停止,这是衡量血小板止血的一个指标(Saxonhouse and Sola 2004)。与出血时间相似,新生儿的闭合时间明显短于成人和健康儿童。该仪器的优点是简单、重复性好。

93.7.1.7　血栓弹力成像(TEG)和旋转血栓弹力图

血栓弹力成像(thromboelastography,TEG)是一种利用少量的全血样本来评估血栓形成和降解过程的床旁检测设备。TEG 分析血栓形成的起始、血栓的实际硬度和纤维蛋白溶解,反映有凝血因子、细胞成分和酶参与的复杂凝血过程。

实际上,TEG 在单个试验中提供了一个凝血过程的全面测量。

最近有报道使用 TEG 和旋转血栓弹力图评估新生儿血栓的形成(Chan et al. 2007;Radicioni et al. 2012;Strauss et al. 2010b),早产儿和足月儿的血栓形成参数与胎龄的关系。Edwards 等确立了足月儿和早产儿脐血中旋转血栓弹力图血栓形成参数的参考值(Edwards et al. 2008)。此外,最近有报道称,一些 TEG 参数可以预测亚低温治疗的新生儿临床出血。

93.7.1.8　平均血小板体积

平均血小板体积(mean platelet volume,MPV)是指血液循环中血小板平均大小。当骨髓产生血小板增多时,血小板的平均体积增大。血小板减少的新生儿,MPV 增大可作为骨髓产生血小板增多的间接指标。

93.7.1.9　网织血小板计数

网织血小板,类似于网织红细胞,在成熟和衰老过程中丢失其 RNA 的含量。因网织血小板在血液循环中仅存在 24 小时,所以它是测量血小板产生和周转的极好指标。这些新产生的血小板可以用流式细胞仪识别,足月新生儿网织血小板占循环中血小板的 3%~5%。血小板产生增加,会使网织血小板的百分比增加（Saxonhouse et al. 2004）。

93.7.1.10 骨髓活检

大多数血小板疾病不需要做骨髓活检。骨髓活检提供了有关血小板生成状态的重要信息，这是其他方法无法做到的。当新生儿血小板减少需要评估骨髓巨核细胞质量时，骨髓活检是特别有效的。与直接从新生儿骨髓中抽取细胞不同，骨髓活检保留了骨髓的基本结构；而骨髓抽取细胞可能会引起骨髓样本被外周血稀释，使得结果解释有限。骨髓活检使用 19 号半英寸的 Osgood 针从婴儿的胫骨获取骨髓凝块，从而评估骨髓的细胞和结构（Sola et al. 1999）。

93.8 治疗

93.8.1 血小板输注

血小板输注是目前大多数新生儿血小板减少唯一有效的特异性治疗方法。由于缺乏指导血小板输注指征的具体证据，全世界新生儿血小板输注存在很大的差异（Christensen 2002；Del Vecchio et al. 2001）。大约 75% 血小板减少的新生儿病情轻微且短暂，不需要治疗。然而，在 20%~25% 的病例中，为了治疗或降低出血的风险，需要一次或多次输注血小板。危重患者，大多数血小板输注是用于预防出血，而不是治疗出血，输血小板指征为血小板小于 40 000~50 000/μl。目前尚不清楚 NICU 中有多少血小板输注是不必要的，或者带来的风险大于益处（Christensen 2002；Del Vecchio et al. 2008）。

Baer 和他的同事报告了 NICU 中血小板输注的数量可以预测死亡率，表明多次输注血小板可能是有害的。由于血小板输注存在风险，因此避免不必要的血小板输注是有益的（Baer et al. 2007）。改进血小板输注治疗需要确定新生儿血小板计数的安全下限、危重新生儿血小板输血策略以及改进与严重血小板减少症的相关治疗方法。为了避免不必要的输注，Christensen 等提出了基于血小板质量（血小板计数乘以 MPV）的血小板输注指南。在使用指南的初步研究中发现，可减少血小板输注，且不增加出血风险（Gerday et al. 2009；Christensen et al. 2008）。

虽然血小板计数和 / 或血小板质量是血小板输注的指标，但有证据强烈表明除血小板减少程度外，

还有其他因素可决定出血风险（Sparger et al. 2015）。

虽然没有科学证据指导新生儿血小板输注的治疗，但每个 NICU 应采用与其治疗相适应的指南并严格遵守（Josephson et al. 2009；Christensen et al. 2008）。一般情况下，对没有出血的血小板减少新生儿，临床状况稳定者血小板 <20 000/μl、临床状况不稳定者血小板 <50 000/μl 时应输注血小板。有明显出血的血小板减少症新生儿，血小板计数应保持在 >50 000~100 000/μl，进行有创性操作者应 >50 000/μl（Murray et al. 2002；Strauss 2008）。

93.8.2 血小板生成素

大多数新生儿血小板减少症是由于巨核细胞生成和血小板生成不足所致。作为血小板输注的替代方法，使用血小板生长因子，如重组血小板生成素和白细胞介素 -11 等可能是有用的。为了减少血小板输注，使用新的促血小板生成素，如罗米司亭和艾曲波帕等药物也可考虑用于新生儿血小板减少的治疗，虽然新生儿对这些药物的反应以及它们的非造血作用尚未阐明（Sallmon et al. 2010）。实际上，在老年患者应用很有前景的血小板生成因子，因其可能潜在的毒性，使它们不能应用于早产儿。

93.8.3 其他治疗

重组激活Ⅶ因子已被成功地用于治疗婴儿期各种危及生命的出血，但在临床治疗有效的情况下，可能潜在的副作用，特别是血栓形成，尚不清楚。IVIG 用于治疗免疫性血小板减少症。常规用于同族免疫性和自身免疫性新生儿血小板减少症的糖皮质激素，通常与 IVIG 联合使用，现在也不常用了。IVIG 的用法分 400mg/kg/d，连续 3~5 天或 1 000mg/kg，使用 1 天。

参考文献

Bader-Meunier B, Tchernia G, Mielot F (1997) Occurrence of myeloproliferative disorders with Noon syndrome. J Pediatr 130:885–889

Baer VL, Lambert DK, Henry E et al (2007) Do platelet transfusions in the NICU adversely affect survival? Analysis of 1600 thrombocytopenic neonates in a multi-hospital healthcare system. J Perinatol 27:790–796

Bednarek FJ, Bean S, Barnard MR, Frelinger AL, Michelson AD (2009) The platelet hyporeactivity of extremely low birth weight neonates is age-dependent. Thromb Res 124:42–45

Blanchette VS, Rand ML (1997) Platelet disorders in newborn infants: diagnosis and management. Semin Perinatol 21:53–62

Bussel JB (1997) Immune thrombocytopenia in pregnancy: autoimmune and alloimmune. J Reprod Immunol 37:35–61

Bussel JB, Corrigan JJ (1995) Platelet and vascular disorders. In: Miller DR, Baehner RL (eds) Blood diseases of infancy and childhood. Mosby, St. Louis, pp 866–923

Bussel JB, Sola-Visner M (2009) Current approaches to the evaluation and management of the fetus and neonate with immune thrombocytopenia. Semin Perinatol 33:35–42

Chan KL, Summerhayes RG, Ignjatovic V, Horton SB, Monagle PT (2007) Reference values for kaolin-activated thromboelastography in healthy children. Anesth Analg 105:1610–1613

Cheung PY, Salas E, Schulz R (1997) Nitric oxide and platelet function: implications for neonatology. Semin Perinatol 21:409–417

Christensen RD (2002) Advances and controversies in neonatal ICU platelet transfusion practice. Adv Pediatr Infect Dis 55:255–269

Christensen RD, Paul DA, Sola-Visner MC, Baer VL (2008) Improving platelet transfusion practices in the neonatal intensive care unit. Transfusion 48: 2281–2284

Christensen RD, Baer VL, Yaish HM (2015) Thrombocytopenia in late preterm and term neonates after perinatal asphyxia. Transfusion 55:187–196

Clapp DW, Shannon KM, Phibbs RH (2001) Hematologic problems. In: Klaus MH, Fanaroff AA (eds) Care of the high risk neonate. Saunders, Philadelphia, pp 447–479

Curtis BR (2015) Recent progress in understanding the pathogenesis of fetal and neonatal alloimmune thrombocytopenia. Br J Haematol 171:671–682

Dame C, Sutor AH (2005) Primary and secondary thrombocytosis in childhood. Br J Haematol 29:165–177

Del Vecchio A (2002) Use of the bleeding time in the neonatal intensive care unit. Acta Paediatr Suppl 91:82–86

Del Vecchio A, Sola MC (2000) Performing and interpreting the bleeding time in the neonatal intensive care unit. Clin Perinatol 27:643–654

Del Vecchio A, Sola MC, Theriaque DW et al (2001) Platelet transfusions in the neonatal intensive care unit: factors predicting which patients will require multiple transfusions. Transfusion 41:803–808

Del Vecchio A, Sullivan SE, Christensen RD et al (2002) Indomethacin prolongs the bleeding time in neonates significantly more than ibuprofen. Pediatr Res 51:466A

Del Vecchio A, Latini G, Henry E, Christensen RD (2008) Template bleeding times of 240 neonates born at 24 to 41 weeks gestation. J Perinatol 28:427–431

Del Vecchio A, Motta M, Romagnoli C (2015) Neonatal platelet function. Clin Perinatol 42:625–638

Edstrom CS, Christensen RD, Andrew M (2000) Developmental aspects of blood hemostasis and disorders of coagulation and fibrinolysis in the neonatal period. In: Christensen RD (ed) Hematologic problems of the neonate. Saunders, Philadelphia, pp 239–271

Edwards RM, Naik-Mathuria BJ, Gay AN, Olutoye OO,

Teruya J (2008) Parameters of thromboelastography in healthy newborns. Am J Clin Pathol 130:99–102

El Haouari M, Rosado JA (2009) Platelet function in hypertension. Blood Cells Mol Dis 42:38–43

Elzey BD, Grant JF, Sinn HW, Nieswandt B, Waldschmidt TJ, Ratliff TL (2005) Cooperation between platelet-derived CD154 and CD4+ T cells for enhanced germinal center formation. J Leukoc Biol 78:80–84

Gasparini N, Franzese A, Argenziano A (1996) Thrombocytosis in congenital adrenal hyperplasia at diagnosis. Clin Pediatr 35:267–269

Geddis AE (2009) Congenital amegakaryocytic thrombocytopenia and thrombocytopenia with absent radii. Hematol Oncol Clin North Am 23:321–331

Gerday E, Baer VL, Lambert DK et al (2009) Testing platelet mass versus platelet count to guide platelet transfusions in the neonatal intensive care unit. Transfusion 49:2034–2039

Haley KM, Recht M, McCarty OJ (2014) Neonatal platelets: mediators of primary hemostasis in the developing hemostatic system. Pediatr Res 76:230–237

Halimeh S, Gd A, Sander A, Edelbusch C, Rott H, Thedieck S et al (2010) Multiplate whole blood impedance point of care aggregometry: preliminary reference values in healthy infants, children and adolescents. Klin Padiatr 222:158–163

Halperin DS, Washer P, Lacourt G (1990) Effects of recombinant human erythropoietin in infants with the anemia of prematurity: a pilot study. J Pediatr 116:779–786

Handin RI (2003) Blood platelets and the vessel wall. In: Nathan DG (ed) Hematology of infancy and childhood. Saunders, Philadelphia, pp 1457–1474

Hezard N, Amory C, Leroux B, Schlegel N, Potron G, Nguyen P (2002) Platelet hyporeactivity in healthy children remains beyond the neonatal period. Blood 100:69a

Israels SJ, Daniels M, McMillan EM (1990) Deficient collagen-induced activation in the newborn platelet. Pediatr Res 27:337–343

Israels SJ, Odaibo FS, Robertson C, McMillan EM, McNicol A (1997) Deficient thromboxane synthesis and response in platelets from premature infants. Pediatr Res 41:218–223

Josephson CD, Su LL, Christensen RD et al (2009) Platelet transfusion practices among neonatologists in the United States and Canada: results of a survey. Pediatrics 123:278–285

Kivivuori SM, Rajantie J, Siimes MA (1996) Peripheral blood cell counts in infants with Down's syndrome. Clin Genet 49:15–19

Kühne T, Imbach P (1998) Neonatal platelet physiology and pathophysiology. Eur J Pediatr 157:87–94

Kuhne T, Ryan G, Blanchette V, Semple JW, Hornstein A, Mody M (1996) Platelet-surface glycoproteins in healthy and preeclamptic mothers and their newborn infants. Pediatr Res 40:876–880

Li C, Li J, Li Y, Lang S, Yougbare I, Zhu G et al (2012) Crosstalk between platelets and the immune system: old systems with new discoveries. Adv Hematol 2012:384685

Louden KA, Broughton Pipkin F, Heptinstall S, Fox SC, Tuohy P, O'Callaghan C et al (1994) Neonatal platelet reactivity and serum thromboxane B2 production in whole blood: the effect of maternal low-dose aspirin. Br J Obstet Gynaecol 101:203–208

MacMillan ML, Davies SM, Wagner JE (1998) Engraftment of unrelated donor stem cells in children with familial amegakaryocytic thrombocytopenia. Bone Marrow Transplant 21:735–737

Manzoni P (2015) Hematologic aspects of early and late-onset sepsis in preterm infants. Clin Perinatol 42:587–595

Manzoni P, Arisio R, Mostert M et al (2006) Prophylactic fluconazole is effective in preventing fungal colonization and fungal systemic infections in preterm neonates: a single-center, 6-year, retrospective cohort study. Pediatrics 117:22–32

Matsubara K, Baba K, Nigami H (2001) Early elevation of serum thrombopoietin levels and subsequent thrombocytosis in healthy preterm infants. Br J Haematol 115:963–968

McMorran BJ, Marshall VM, de Graaf C, Drysdale KE, Shabbar M, Smyth GK et al (2009) Platelets kill intraerythrocytic malarial parasites and mediate survival to infection. Science 323:797–800

Murray NA (2002) Evaluation and treatment of thrombocytopenia in the neonatal intensive care unit. Acta Paediatr Suppl 438:74–81

Murray NA, Howarth LJ, McCloy MP et al (2002) Platelet transfusion in the management of severe thrombocytopenia in neonatal intensive care unit patients. Transfus Med 12:35–41

Nair S, Ghosh K, Kulkarni B et al (2002) Glanzmann's thrombasthenia: updated. Platelets 13:387–393

Nørgaard M, Jensen AØ, Engebjerg MC, Farkas DK, Thomsen RW, Cha S et al (2011) Long-term clinical outcomes of patients with primary chronic immune thrombocytopenia: a Danish population-based cohort study. Blood 117:3514–3520

Oncel MY, Erdeve O, Calisici E, Oguz SS, Canpolat FE, Uras N, Dilmen U (2013) The effect of whole-body cooling on hematological and coagulation parameters in asphyxic newborns. Pediatr Hematol Oncol 30:246–252

Poon MC (2007) The evidence for the use of recombinant human activated factor VII in the treatment of bleeding patients with quantitative and qualitative platelet disorders. Transfus Med Rev 21:223–236

Radicioni M, Mezzetti D, Del Vecchio A, Motta M (2012) Thromboelastography: might work in neonatology too? J Matern Fetal Neonatal Med 25(Suppl 4):18–21

Rajasekhar D, Barnard MR, Bednarek FJ, Michelson AD (1997) Platelet hyporeactivity in very-low-birth-weight neonates. Thromb Haemost 77:1002–1007

Roberts I, Stanworth S, Murray NA (2008) Thrombocytopenia in the neonate. Blood Rev 22:173–186

Sallmon H, Gutti RK, Ferrer-Marin F, Liu ZJ, Sola-Visner MC (2010) Increasing platelets without transfusion: is it time to introduce novel thrombopoietic agents in neonatal care? J Perinatol 30:765–769

Saxonhouse MA, Sola MC (2004) Platelet function in term and preterm neonates. Clin Perinatol 31:15–28

Saxonhouse MA, Sola MC, Pastos KM et al (2004) Reticulated platelet percentages in term and preterm neonates. J Pediatr Hematol Oncol 26:797–802

Saxonhouse MA, Rimsza LM, Stevens G et al (2006) Effects of hypoxia on megakaryocyte progenitors obtained from the umbilical cord blood of term and preterm neonates. Biol Neonate 89:104–108

Semple JW, Freedman J (2010) Platelets and innate immunity. Cell Mol Life Sci 67:499–511

Sheffield MJ, Schmutz N, Lambert DK et al (2009) Ibuprofen lysine administration to neonates with a patent ductus arteriosus: effect on platelet plug formation assessed by in vivo and in vitro measurements. J Perinatol 29:39–43

Sola MC, Christensen RD (2000) Developmental aspects of platelets and disorders of platelets in the neonatal period. In: Christensen RD (ed) Hematologic problems of the neonate. Saunders, Philadelphia, pp 273–309

Sola MC, Rimsza LM (2002) Mechanisms underlying thrombocytopenia in the neonatal intensive care unit. Acta Paediatr Suppl 438:66–73

Sola MC, Rimsza LM, Christensen RD (1999) A bone marrow biopsy technique suitable for use in neonates. Br J Haematol 107:458–460

Sola MC, Del Vecchio A, Rimsza LM (2000) Evaluation and treatment of thrombocytopenia in the neonatal intensive care unit. Clin Perinatol 27:655–679

Sola MC, Del Vecchio A, Edwards TJ et al (2001) The relationship between hematocrit and bleeding time in very low birth weight infants during the first week of life. J Perinatol 21:368–371

Sola-Visner M, Saxonhouse MA, Brown RE (2008) Neonatal thrombocytopenia: what we do and don't know. Early Hum Dev 84:499–506

Sola-Visner M, Sallmon H, Brown R (2009) New insights into the mechanisms of nonimmune thrombocytopenia in neonates. Semin Perinatol 33:43–51

Sparger K, Deschmann E, Sola-Visner M (2015) Platelet transfusion in the neonatal intensive care unit. Clin Perinatol 42:613–623

Strauss RG (2008) How I transfuse red blood cells and platelets to infants with the anemia and thrombocytopenia of prematurity. Transfusion 48:209–217

Strauss T, Maayan-Metzger A, Simchen MJ, Morag I, Shenkmean B, Kuint J, Kenet G (2010a) Impaired platelet function in neonates born to mothers with diabetes or hypertension during pregnancy. Klin Padiatr 222:154–157

Strauss T, Levy-Shraga Y, Ravid B, Schushan-Eisen I, Maayan-Metzger A, Kuint J, Kenet G (2010b) Clot formation of neonates tested by thromboelastography correlates with gestational age. Thromb Haemost 103:344–350

Sutor AH (1995) Thrombocytosis in childhood. Semin Thromb Hemost 21:330–339

Velat AS, Caulier MT, Devos P (1998) Relationships between severe neonatal thrombocytopenia and maternal characteristics in pregnancies associated with autoimmune thrombocytopenia. Br J Haematol 103:397–401

Verschoor A, Neuenhahn M, Navarini AA, Graef P, Plaumann A, Seidlmeier A et al (2011) A platelet-mediated system for shuttling blood-borne bacteria to CD8α+ dendritic cells depends on glycoprotein GPIb and complement C3. Nat Immunol 12:1194–1201

Watts TL, Murray NA, Roberts IAG (1999) Thrombopoietin has a primary role in the regulation of platelet production in preterm babies. Pediatr Res 46:28–32

Wiedmeier SE, Henry E, Sola-Visner MC, Christensen RD (2009) Platelet reference ranges for neonates, defined using data from over 47,000 patients in a multihospital healthcare system. J Perinatol 29:130–136

Williamson L, Hackett G, Rennie J (1998) The natural history of fetomaternal alloimmunization to the platelet specific antigen HPA-1A as deter-mined by antenatal screening. Blood 92:2280–2287

Zdravic D, Yougbare I, Vadasz B, Li C, Marshall AH, Chen P, Kjeldsen-Kragh J, Ni H (2016) Fetal and neonatal alloimmune thrombocytopenia. Semin Fetal Neonatal Med 21:19–27

Zipursky A, Jaber HM (1978) The haematology of bacte-rial infection in newborn infants. Clin Haematol 7:175–193

新生儿贫血

94

Robert D. Christensen and Robin K. Ohls
殷荣 翻译

目录

摘要

贫血是指血细胞比容、血红蛋白浓度及循环血中红细胞计数的病理性减少。新生儿血细胞比容和血红蛋白浓度的参考范围和新生儿年龄相关。新生儿红细胞的生存时间较儿童和成人短，参考区间的下限是 9g/dl 左右，称为生理性贫血。新生儿红细胞有红细胞外膜和独特的代谢特征，与成人略有不同，抗原表达也有不同。母婴血型不合引起的同种免疫性溶血，是新生儿溶血性黄疸最常见的原因。新生儿异种免疫的独特表现是血细胞比容和血红蛋白减少和胆红素升高。出血性疾病引发胎儿或新生儿贫血根据发生的时间，分为产前，围产期和产后。"早期"和"晚期"红细胞生成素应用预防和治疗早产儿贫血，减少早产儿输血，对神经发育有益。本章回顾了胎儿期和新生儿期导致贫血的常见病理情况，并总结了相应的临床治疗路径。

94.1 要点

- 各种病理机制造成胎儿和新生儿期间的贫血。
- 胎儿和新生儿期发育中促红细胞生成素除了促进红细胞生长以外还有其他的生物学作用。
- 新生儿一般应用"参考范围"代替成人医学中常用的"正常范围"。
- 新生儿红细胞膜和成人略有不同。新生儿红细胞也有独特的代谢性特征。
- 胎儿和新生儿贫血的病因包括红细胞膜或细胞代谢的异常、免疫介导溶血性疾病、出血、先天性感染和红细胞增殖障碍性疾病。
- 新生儿红细胞输注指征值得慎重考虑。

94.2 引言

贫血是指血细胞比容、血红蛋白(hemoglobin,

Hb）浓度及循环血中红细胞计数的病理性减少（Kling 2013）。作为量化血液输氧能力的生物学变量，这3项实验室指标的意义相似。然而，这3项指标均不能切实地评估组织的需氧量是否被充分地满足。事实上，新生儿输氧至组织的能力不足通常不是贫血导致的，而是肺部病理变化导致的摄氧能力下降所致。本章回顾了新生儿期贫血的常见病理情况，并总结了相应的临床治疗路径。

94.3　胎儿期与新生儿期的促红细胞生成素

在生命早期的胎儿与新生儿发育阶段，促红细胞生成素（erythropoietin, Epo）并不仅仅作为促红细胞生长因子，它还有生物学作用（Lundby and Olsen 2011）。Epo在羊水中浓度为25~40mU/ml，是羊水的成分之一。一个正常人类胎儿每天吞咽羊水200~300ml/kg，其中Epo约10~15U/kg/d（Juul 2000; Juul et al. 2001）。Epo不通过人类胎盘，因此羊水中的Epo并非来自孕母的血液循环。在第二到第三产程，羊水主要来源于胎儿的尿液，少量来源于胎儿气道涌出的肺液、胎盘以及胎膜。然而，羊水中的Epo并非来源于胎儿尿液（Brace et al, 2006）。出生前胎儿的肾脏产生很少量的Epo，而且新生儿的第一次尿液标本中通常也检测不到Epo（Juul 2000）。通过原位杂交和免疫组化的方法，检测到羊水中的Epo主要来自于母亲：即蜕膜和羊膜的间充质细胞及内皮细胞（Juul et al. 2001）。

初乳和母乳中也有Epo，浓度为10~20mU/ml，母乳中Epo的水平与母亲血液中Epo的浓度并无关联（Juul 2000; Brace et al. 2006; Li et al. 2013）。事实上，在泌乳的前几周，母亲血清中的Epo浓度下降，而母乳中的Epo浓度上升，母乳喂养一年或更久时间，母乳中Epo达到最高水平。母乳中的Epo似乎来自乳腺上皮细胞（Juul 2000; Juul et al. 2000; Kling 2002）。

人类羊水、初乳及母乳中的Epo，相对来说能免于胎儿及新生儿消化道内蛋白水解酶的作用。进入消化道的Epo与肠上皮细胞微绒毛肠腔面的Epo受体相结合，作为肠上皮细胞的生长和发育因子，而不是经消化道直接吸收入血。用脱Epo的配方奶喂养实验动物，发现其肠道微绒毛发育迟缓，这一现象可通过肠饲重组Epo补救，而这一补救效应又能被抗

Epo抗体阻断（Juul et al. 2001）。前期实验结果示用重组Epo喂养早产儿，可保护早产儿免于发生喂养不耐受和新生儿坏死性小肠结肠炎（El-Ganzoury et al. 2014）。

发育中的中枢神经细胞可产生Epo，在胎儿脑脊液（cerebrospinal fluid, CSF）中Epo浓度较高（McPherson and Juul 2008; Dame et al. 2001; Fauchere et al. 2008; Juul et al. 1997, 1999）。胎龄越小的早产儿，Epo在CSF中的浓度越高，而数年之后通常低于1mU/ml（Juul et al, 1997）。Epo受体在人类胎儿神经元上表达（Li et al, 1996; Juul et al. 1998a, b, 2004），而至少有少量静脉途径给予的重组Epo会通过血脑屏障进入CSF中（Juul et al. 2004; Nguyen et al. 2004）。Epo是一种神经保护剂（Nguyen et al. 2004; Beirer et al. 2006; Fauchere et al. 2015）。缺氧情况下，Epo在大脑中的产生迅速增加，并且当Epo与神经元上的受体相结合后，会激活神经元的抗凋亡活性。临床上使用重组Epo作为神经保护剂是目前的一个研究热点。

肝脏是胎儿产生Epo的主要场所。孕中期，肾脏产生的Epo仅占总量的5%。Epo生成场所从肝脏转移到肾脏的机制尚不明确，但可能与转录激活因子如缺氧诱导因子、肝核因子-4的表达进程有关（Ohls 2002a; Zhao et al. 2006）；或者与启动子或增强子区域的甲基化进展有关。另外，这一转变可能与GATA转录因子，尤其是GATA-2和GATA-3有关，后两者是Epo基因转录的负调节因子。

94.4　新生儿红细胞的参考范围

"参考范围"通常作为成人"正常范围"在新生儿学的替代词。两者的差别在于：参考范围是通过临床获得的检测结果构建的，而不是通过健康志愿者的检测结果得出的。为了得到更为接近正常范围的参考范围，参考范围只能来源于极小病理状态的患者，或患有明确与所测项目无关疾病的患者。例如，新生儿血细胞比容的参考范围需排除来自存在以下临床问题的新生儿的数据，这些临床问题已知会影响血细胞比容，如输注浓缩红细胞、患有溶血性疾病以及已知贫血或红细胞增多的患者（Henry and Christensen 2015; Jopling et al. 2009; Christensen et al. 2009）。出生当天血细胞比容与Hb的参考范围见图94.1。

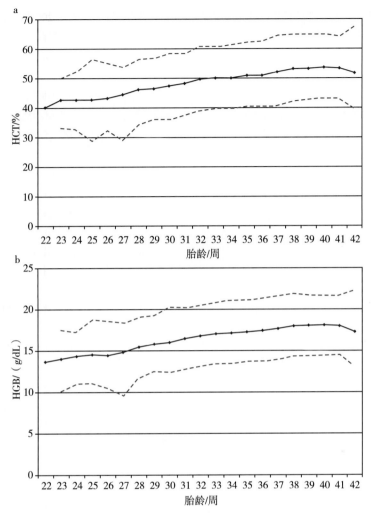

图 94.1 血细胞比容（HCT）参考范围（a）和血红蛋白 9HGB 参考范围（b）。参考范围从出生开始，随胎龄改变。（经许可引自 Jopling et al 2009）

胎儿循环中的红细胞特征类似于成人的"应激性红细胞增高状态"。这些特征包括红细胞大小不等、形态异常，巨红细胞，以及有核红细胞。骨髓造血细胞密度在胎儿期相对较高。出生时，有核骨髓细胞内红系前体占 30%~65%，粒系占 45%~75%（Christensen 2013）。出生时粒/红系的比值约为 1.5：1。骨髓造血细胞在出生后逐渐减少，在 1~3 个月达到成人正常密度。最初，骨髓细胞的减少归因于红细胞生成速度的迅速下降。在生后 1 周，红系仅占有核细胞的 8%~12%，且粒/红系的比例上升为 6：1。直到 3 月龄粒系/红系前体的比值达到成人水平。淋巴细胞的比例和绝对值在生后 2 个月内上升，到 3 月龄时可达有核细胞的 50%。早产儿骨髓穿刺液的分类计数与足月儿相似（Christensen 2013）。

新生儿毛细血管中 Hb 浓度和血细胞比容比静脉血中高 5%~10%（Christensen 2013）。该差异在刚出生时最高，逐渐下降直到 3 月龄消失。早产儿、低血压、低血容量与酸中毒的患儿这一差异最大（Oettinger and Mills 1949；Linderkamp 1977）。

出生时网织红细胞约占红细胞总数的 5%，范围在 4%~7%（Christensen 2013）。出生后 90 天内的网织红细胞绝对计数，不成熟网织红细胞的百分比以及网织红细胞的含量见图 94.2。

在出生第 1 天，外周血涂片中可观察到有核红细胞（nucleated red blood cells，NRBC），占红细胞总数约 0.1%（500 个正常红细胞 /mm³）（Christensen 2013；Buonocore et al. 1999；Perrone et al. 2005；

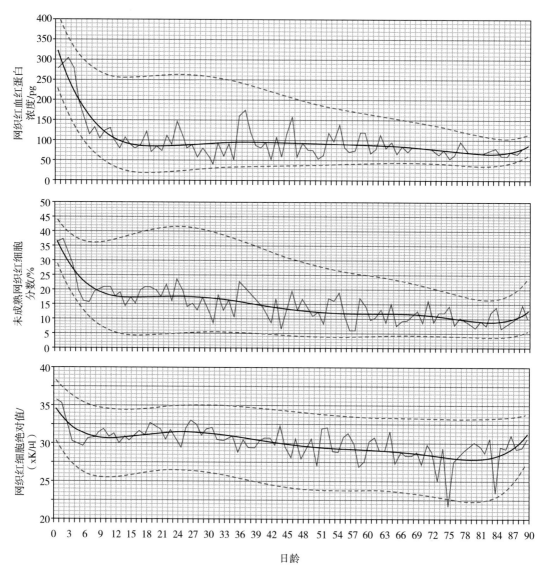

图 94.2 出生后 90 天内网织红细胞绝对值（retic）、不成熟网织红细胞比值（IRF）和网织红细胞血红蛋白（retic He pg）的含量

Christensen et al. 2011）。若没有间歇性或慢性缺氧，通常 3 日龄以后，循环中不会有 NRBC，NRBC/μl 血中的参考范围随着胎龄的变化，见图 94.3。

红细胞形态以大细胞和形态异常为特征。主要是靶形红细胞和口形红细胞。高铁红细胞含量（3.2%）也高于成人正常值（0.1%）(Zipursky 1983；Christensen et al. 2014a)。

测量胎儿和新生儿的循环红细胞容积有难度。Mock 等使用非辐射的方法，采用流式细胞仪，来计数经体内生物素标记的红细胞，以评估 1 300g 以下新生儿的血细胞比容与循环红细胞容积的相关性，发现静脉血细胞比容值与循环红细胞容积密切相关

（r=0.907；P<0.000 1）(Mock et al. 2001；Strauss et al. 2003）。

新生儿红细胞存活时间较儿童和成人短。用 51Cr 测得足月儿红细胞寿命约为 60~80 天 (Pearson and Vertrees 1961)，用 59Fe 测得其为 45~70 天 (Pearson 1967)。用 [14C] 氰酸盐标记法研究羊胎儿的红细胞，发现其寿命为 64±6 天 (Brace et al. 2000)。胎儿期平均红细胞寿命在 35~107 天呈线性增长，从孕中期的 97 天到足月时的 136 天。输注到成人体内的新生儿红细胞存活时间短 (Pearson 1967)，提示新生儿红细胞寿命短是其内在因素造成的。成人红细胞在新生儿体内存活时间正常，进一

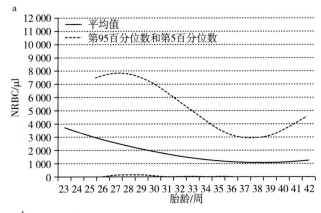

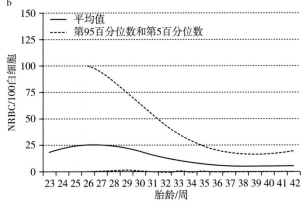

图 94.3 有核红细胞（NRBC）浓度随胎龄的参考范围。图中上下虚线代表第 95 百分位数和第 5 百分位数，中线代表平均值。上图单位是 NRBC/μl，下图单位是 NRBC/100 白细胞。（来源于 Christensen et al. Neonatal reference ranges for blood concentrations of nucleated red blood cells. Neonatology 2010）

步支持了这一推论（Brace et al. 2000）。新生儿红细胞的寿命频率是非参数分布的，因为大多数细胞在达到平均寿命之前就被破坏了。红细胞寿命短的现象，与红细胞生成率为正常成人的 3~5 倍的现象是一致的。

从相对缺氧的宫内突然进入富含氧的环境，激发的反应对红细胞生成有深远的影响（图 94.4）。出生后前 2 个月内，在婴儿发育过程中的任何时候，最高和最低浓度的 Hb 都可能出现。出生时 Epo 水平通常高于正常成人范围，并在生后立即下降（Ruth et al. 1990）。到生后 24 小时，Epo 下降到正常成人水平，并在 1 月内维持此水平。Epo 下降后，骨髓红系前体（Kling et al. 1996）及网织红细胞计数均随之下降。

新生儿出生后几天内 Hb 和血细胞比容迅速下降，无法单纯用红细胞生成减少解释，考虑存在急性暂时轻度的溶血过程。出生后几天内的正常生理性的溶血可以由出生后 1 周内呼出一氧化碳（carbon monoxide, CO）的增多来证实。血红素代谢成为胆红素时会释放 CO，出生后几天至几周会检测呼出 CO 的增高，证实出生后几周内发生迅速的血红素的降解（Maisels and Kring 2006；Christensen et al. 2015a）。

红细胞寿命短和生成减少，生理性溶血，以及随着生长而出现的血容量扩张，共同导致了 Hb 浓度的进行性下降，2 月龄时其平均浓度达 11g/dl（Christensen 2013）。此年龄婴儿的 Hb 正常下限为 9g/dl。这一低值称为生理性贫血，与明显的窒息无关，且补充营养不能纠正。在生后 4~8 周网织红细胞上升后，Hb 浓度趋于稳定。此后，Hb 浓度上升到 12.5g/dl 的均值，并维持在整个婴儿期和儿童早期（Christensen 2013）。

足月儿的胎盘和脐带含 75~125ml 的血（30~40ml/kg），或约胎儿血容量的 1/4~1/3。出生后脐动脉迅速收缩，但脐静脉仍是扩张的，血流会顺应重力流动。新生儿置于比胎盘低的位置，则可在 1 分钟内接收胎盘一半的血量（30~50ml，或 10~15ml/kg）。相对的，若新生儿置于高位，每分钟会失血 20~30ml（Linderkamp 1978，1992）。但是最近来自阿根廷研究认为新生儿的位置和胎盘输血无关（Vain et al. 2014）。早期断脐的新生儿血容量均值为 72ml/kg，而延迟断脐者为 93ml/kg。

Linderkamp 等比较了早断脐（10 秒内）和延迟断脐（3 分钟）的足月儿，在生后 5 天内的血液黏稠度、血细胞比容、血浆黏稠度、红细胞聚集、红细胞变形能力（Linderkamp 1978，1992）。早断脐的胎盘残留血量，从 52+8ml/kg 下降到断脐后的 15+4ml/kg。延迟断脐的新生儿血容量比早断脐者高 50%。

延迟断脐可使胎盘血输入早产儿体内。延迟断脐 30~60 秒预计可输注 10ml/kg 血量，并证实可减少脑室内出血和晚发性败血症（Aladangady et al. 2006；Mercer et al. 2006；Strauss et al. 2008）。极低出生体重（very low birth weight，VLBW）（<1 500g）儿分娩时，延迟脐带结扎或更快速的脐带挤压可提高 24 小时 Hb 和血细胞比容的水平，降低出生后低血压、早期输血和脑室内出血的风险（Baer et al. 2011a，

b）。其他研究也证实，收入 NICU 的 VLBW 儿，从终将要丢弃的脐带中获得血样做实验室检查，24 小时 Hb 和血细胞比容升高，降低出生后低血压的风险（Christensen et al. 2014b；Baer et al. 2013）。

94.4.1　红细胞膜异常或细胞代谢异常导致的胎儿和新生儿贫血

新生儿的红细胞膜与成人的有些细小差别（Ruef and Linderkamp 1999）。新生儿红细胞内血影蛋白二聚体比例与成人相当，但含更多免疫活性肌球蛋白（Matovcik 1986）。两者红细胞脂肪的

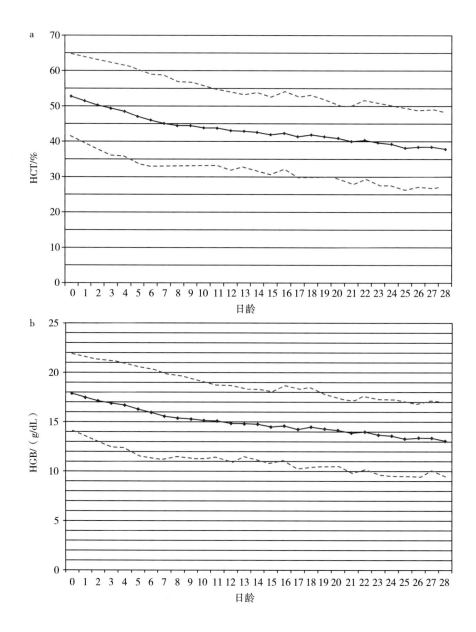

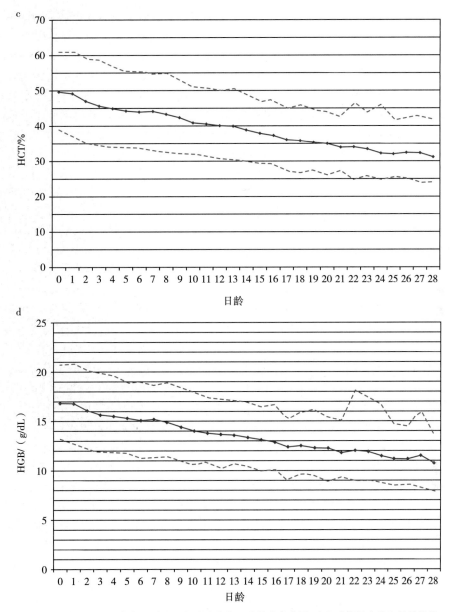

图94.4 出生后1个月内的血红蛋白(HGB)和血细胞比容(HCT)的参考范围。(a) 晚期早产儿和足月儿的HCT;(b) 晚期早产儿和足月儿的HGB;(c) 早产儿的HCT;(d) 早产儿的HGB。(经许可引自Jopling et al 2009)

含量和分布在有些方面也不同。总脂肪、磷脂、胆固醇在新生儿红细胞表面增多到超出成人的比例(Linderkamp 1986)。

新生儿细胞表面抗原也不同于成人。A、B、S和Lutheran抗原含量较低,地高辛的膜受体是成人的2.5倍,胰岛素受体表达也较高,可能与细胞表面积大有关(Linderkamp 1986)。红细胞的可变形性与粘弹性特征是正常的(Linderkamp 1986;Bautista et al. 2003),但穿过小孔径过滤器的能力不足。这可能归

因于红细胞体积较大。早产儿红细胞的渗透脆性与足月儿的相似或略低。然而,早产儿可能有一小部分细胞更易溶血,导致他们更可能发生溶血性黄疸。

新生儿的红细胞有独特的代谢特征(Oski and Komazawa 1975;Oski and Smith 1968;Barretto et al. 1995)。某种程度上来说,这些特征可通过低龄和红细胞体积大来解释。新生儿很多糖酵解酶活性增强,在量级上相当于高网织红细胞的成人水平。这一现象归因于新生儿葡萄糖和半乳糖消耗多,ATP水

平高。

2,3-DPG 浓度在红细胞孵化过程中迅速降低，显然是由加速的细胞破坏造成的（Soubasi et al. 2000）。早产儿的 2,3-DPG 浓度比足月儿的低。该浓度随着胎龄增加而上升。Epo 可以增加 2,3-DPG 的浓度，进而使氧解离曲线右移（van Zoeren-Grobben et al. 1997）。

磷酸戊糖途径的两个关键酶——葡萄糖 -6- 磷酸脱氢酶和 6- 磷酸葡萄糖酸脱氢酶的活性，因平均红细胞寿命年龄短而明显增加。磷酸戊糖途径对氧化刺激物的反应是正常的，谷胱甘肽下降的程度相当于或高于成人（van Zoeren-Grobben et al. 1997）。然而，新生儿红细胞内谷胱甘肽不稳定，生成的 Heinz 小体和高铁血红蛋白增多，都反映出细胞对氧化剂诱导损伤的易感性。虽然新生儿红细胞谷胱甘肽过氧化物酶和谷胱甘肽合成酶的水平低，但这两个酶的缺陷与临床上红细胞对氧化应激的易感性之间，尚无明确的相关性。

尽管红细胞的 ATP 水平在出生时升高，但在孵化过程中迅速下降。脐血细胞摄取被标记的正磷酸较成人血细胞慢，延迟了 ATP 和 2,3-DPG 对磷酸盐的利用（Barretto et al. 1995；Soubasi et al. 2000）。

脐血含 3 种 Hb：HbF（$\alpha_2\gamma_2$）、HbA（$\alpha_2\beta_2$）和 HbA2（$\alpha_2\delta_2$）。HbF 为主，占 50%~85%。因此，β 链异常的血红蛋白病在新生儿期不会引起临床问题，如镰状细胞病和 β- 地中海贫血。G-γ/A-γ 的比值在出生时为 3:1，而在成人期是 2:3（Bard 2000；Bard et al. 2001）。HbA 占出生时 Hb 的 15%~40%。HbA2 在出生时含量非常低（平均占比 0.3%），但之后逐渐上升，5 月龄时达到成人水平（2%~3%）。相对于成人值，出生时游离红细胞原卟啉水平高，且在 6 个月内保持上升状态。

HbF 出生时的水平受很多因素影响，最主要的是胎龄。HbF 含量在早产儿体内较高，而在过期产儿体内较低（van Zoeren-Grobben et al. 1997）。经历宫内缺氧的新生儿 HbF 水平更高。溶血性疾病与较低的 HbF 水平有关。这些现象并不是由 β 链与 δ 链合成比的差异造成，而是与胎儿晚期生成的更年轻的红细胞有关。从合成 γ 链转变为合成 β 链的过程对环境因素不敏感，而似乎是发育进程设定的。宫内输血或新生儿换血都不会影响 β 和 δ 链的合成率。量化特异的球蛋白 mRNA 的研究报道，（G）γ 球蛋白 mRNA 占总 γ 球蛋白 mRNA 的比值约 66%，并持续到（G）γ 球蛋白与（A）γ 球蛋白的 mRNA 比例出现变化时，即受孕后 44 周。成人的不成熟红细胞中，（G）γ 球蛋白 mRNA 占总 γ 球蛋白 mRNA 的 20%~74%。

HbF 的氧结合力较 HbA 高（Bard 2000）。脐血中氧饱和度 50% 时的氧分压为 19~21mmHg，比正常成人低 6~8mmHg。胎儿氧离曲线左移是由于 HbF 与 2,3-PDG 结合力低。氧离曲线的位置取决于红细胞内 HbA 和 2,3-PDG 的含量。随着 HbA 比例的增加，氧离曲线在约 4~6 个月移动到与成人相当的位置。HbF 的氧亲和力高，有利于氧气从母亲到胎儿的运输。

HbF 抗酸洗脱。这一性质构成了其化学定量的基础。不同于 HbA，HbF 不会从酸性缓冲液浸润的固定血涂片上洗脱（van Zoeren-Grobben et al. 1997）。这一特点有利于对 HbA 和 HbF 做鉴别染色，该技术广泛地用于测定 HbF 在红细胞内的分布，以及检测母亲循环中的胎儿细胞，即 Kleihauer Behke 染色。

当新生儿出现 Coombs 试验阴性的溶血性黄疸，需要考虑红细胞膜结构异常或代谢异常等遗传性疾病。北欧血统的新生儿在出生第 1 天出现溶血性黄疸且 Coombs 试验阴性，需要考虑到遗传性球形红细胞增多症（hereditary spherocytosis，HS）或遗传性椭圆形红细胞增多症（hereditary elliptocytosis，HE）（Christensen and Henry 2010；Christensen et al. 2014c，2015b，c）。HS 的患病率约 1/2 000 活产儿，HE 约为 1/3 000 活产。HS 的新生儿易出现高 MCHC 值，如图 94.5（Christensen et al. 2015b）。而东南亚的新生儿出现 Coombs 试验阴性的黄疸并伴有某种程度的 HE，则要考虑东南亚卵形红细胞增多症。这些疾病可以通过外周血涂片上特征性的红细胞形态异常来明确（Christensen et al. 2015c）。这类疾病都涉及到红细胞骨架构成物的基因突变，如表 94.1 和图 94.6 所示。

新生儿血红蛋白病的大面积筛查项目似乎是成功的（Christensen et al. 2014d）。例如，布鲁塞尔在 10 年中对超过 100 000 名新生儿进行了血红蛋白病的筛查。64 例确诊为镰状细胞病，6 例为重型 β- 地中海贫血，4 例为 HbC 病，2 例为 HbH 病（Gulbis et al. 2006）。

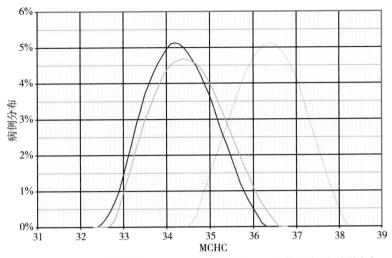

图 94.5 遗传性球形红细胞增多症的新生儿体内红细胞平均血红蛋白含量（MCHC）水平升高。图中显示 MCHC 在 3 种导致溶血性黄疸的疾病中的分布：(a) Coombs 阴性黄疸；(b) Coombs 阳性黄疸；(c) 遗传性球形红细胞增多症。经许可引自 Christensen and Henry 2010

表 94.1 常见红细胞形态异常导致的 Coombs 试验阴性的新生儿溶血性疾病

缺陷蛋白	疾病	发病率	遗传方式	严重度
锚蛋白	球形红细胞增多症	40%~65%	显性	轻到中度
带 3 蛋白	球形红细胞增多症	20%~35%	显性	轻到中度
	东南亚卵形红细胞增多症	20%~35%	显性	轻到中度
β- 血影蛋白	球形红细胞增多症	15%~30%	显性	轻到中度
α- 血影蛋白	球形红细胞增多症	<5%	隐性	重度
蛋白 4.2	球形红细胞增多症	<5%（日本）	隐性	轻到中度
蛋白 4.1	椭圆形红细胞增多症		显性	轻到中度

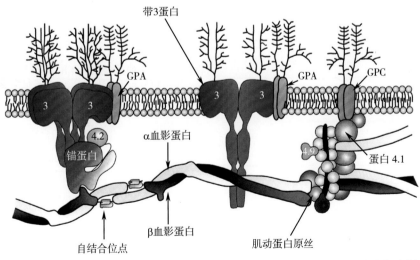

图 94.6 红细胞膜结构示意图。显示了与先天性红细胞形态异常相关的亚单位，在基因缺陷时会导致新生儿溶血性黄疸。(经许可引自 Gallagher，PG. Disorders of erythrocyte metabolism and shape. In Hematologic Problems of the Neonate. Christensen RD editor，WB Saunders Co，2000)

94.4.2 免疫介导的溶血性疾病导致的胎儿和新生儿贫血

表 94.2 列出了多种胎儿和新生儿溶血性疾病。胎儿胆红素通过胎盘清除，并通过母亲的肝脏代谢（Stevenson et al. 2004）。因此，胎儿溶血性疾病根本上不会表现为出生时严重的黄疸。然而，出生后亚铁血红素的代谢产物必须通过新生儿肝脏代谢，这过程受到新生儿胆红素有效代谢能力的限制。这一限制部分归因于细胞质连接蛋白受体缺乏，部分归因于二磷酸尿苷葡萄糖醛酸转移酶活性低（Stevenson et al. 2004；Bhutani et al. 2005）。

表 94.2 新生儿溶血的病因

A. 免疫性疾病
1. Rh（抗 -D）血型不合
2. ABO 血型不合
3. 其他血型不合——Duffy，Kell，Jka，MNS，Vw
4. 母亲自身免疫性溶血性贫血
B. 红细胞酶缺陷
1. G6PD 缺乏症
2. 丙酮酸激酶缺乏症
3. 己糖激酶缺乏症
4. 葡萄糖磷酸异构酶缺乏症
5. 嘧啶 5' 核苷酸酶缺乏症
C. 红细胞膜异常
1. 遗传性球形红细胞增多症
2. 遗传性椭圆形 / 卵形红细胞增多症（东南亚卵形红细胞增多症）
3. 其他膜异常疾病
D. 感染
E. 血红蛋白缺陷
1. α 地中海贫血
2. γ 地中海贫血
F. 血管病性溶血
1. 动静脉畸形
2. 海绵状血管瘤
3. 弥散性血管内凝血
4. 大血管血栓
5. 严重瓣膜狭窄

续表

G. 其他原因
1. 半乳糖血症
2. 甲状腺功能减退
3. 溶酶体贮积症

在世界范围内，母 - 胎血型不合所致的同型免疫性溶血是最常见的新生儿溶血性黄疸的病因。宫内早期阶段，胎儿红细胞上的 Rh、ABO、MN、Kell、Duffy 和 Vel 系统的抗原发育良好（Geifman-Holtzman et al. 1997）。这些抗原在孕 5~7 周出现，并在之后的宫内发育期持续存在。其他抗原，比如 Lutheran 和 XgA 系统发育更为缓慢，但在出生时已存在；而 Lewis 抗原是生后出现的。2 岁时，红细胞抗原已发展成会持续终身的模式（Geifman-Holtzman et al. 1997）。尽管 A 和 B 抗原在宫内早期就出现了，A 和 B 型同族凝集素却在妊娠中、晚期出现（Lipitz et al. 1998）。到孕 30~34 周，约 1/2 胎儿体内可测出抗 -A 和抗 -B 抗体。

对 Kell 抗原的同种异体免疫反应会伴有独特的新生儿检查结果。包括低网织红细胞计数、低 Hb 浓度以及升高的胆红素（Weiner and Widness 1996）。这是由于抗 -Kell 抗体可与红系祖细胞结合，减少红细胞的产生（Vaughan et al. 1998）。

抗 -C 抗体滴度特别高与新生儿溶血性疾病有关（Kozlowski et al. 1995）。然而，孕期常规筛查抗 -C 抗体滴度并非必要，因为抗体滴度不能精确反映应溶血性疾病的严重度（van Dijk et al. 1995；May-Wewers et al. 2006）。

94.4.3 出血导致的胎儿和新生儿贫血

导致胎儿和新生儿贫血的出血性疾病，病因按产前、围产期和产后分类，内容见表 94.3。

表 94.3 胎儿和新生儿出血的病因

A. 产前
1. 胎 - 胎输血
2. 胎 - 母输血
3. 创伤导致出血进入脐带、胎盘、羊水
B. 围产期
1. 前置胎盘

续表

2. 胎盘早剥
3. 前置血管
4. 脐带帆样置入
5. 脐带绕颈
6. 剖宫产时损害或切开脐带或胎盘
7. 分娩时脐带撕裂
C. 产后
1. 帽状腱膜下出血
2. 头颅血肿
3. 出生后内脏创伤
4. 肺出血
5. 颅内出血
6. 医源性失血

产前出血

大约 400 例妊娠就有 1 例胎母输血（fetal to maternal hemorrhage，FMH），量约 30ml 或更多；2 000 例妊娠中有 1 例 FMH 等于或超过 100ml（Kosasa et al. 1993）。少量的 FMH 很常见。可能 75% 的妊娠过程中，有 0.01~0.1ml 的胎儿血进入到母体循环。流产过程中胎儿血也会输入到母亲体内。这一现象见于约 2% 的自然流产和 4%~5% 的人工流产（Giacoia 1997）。母血行 Kleihauer Betke 染色，可评估红细胞中 Hb 的酸洗脱情况（Huissoud et al. 2009）。HbF 较成人 Hb 抗酸洗脱能力更强。因此母亲细胞会呈无色（称为血影细胞），而胎儿来源的任何红细胞都呈现粉色。如果母亲红细胞中 HbF 增高（如镰状细胞病、地中海贫血及遗传性 HbF 持续存在），就会出现假阳性。当母亲 O 型血，而新生儿 A、B 或 AB 型血时，诊断 FMH 也会困难。因为胎儿细胞会被抗 -A 和抗 -B 抗体迅速从母亲循环中清除，而不出现在 Kleihauer Betke 染色上。

严重的 FMH 可以通过胎儿活动减少和胎儿正弦曲线心率模式在产前察觉（Huissoud et al. 2009；Lopriore et al. 1995）。Giacoia 回顾性地研究了这两个变量与 FMH 严重度的相关性（Giacoia 1997）。134 例胎儿中，17 例在 24 小时到 7 天的时间范围内出现胎儿活动缺失。在这些胎儿中，6 例存活，5 例死产，5 例在新生儿期死亡。21 例报道有正弦曲线心率模式，其中 40% 的病例有胎儿活动减少。

FMH 输血量大于 200ml 与小于 200ml 之间无显著差异。母亲创伤后会有严重的 FMH（Huissoud et al. 2009）。Intermountain Healthcare（美国犹他州最大的医疗服务商）进行更大型的研究，发现 FMH 发病率为 1/9 160 活产儿，67% 的受累患儿 Hb<7g/dl（Christensen et al. 2012）。出生后 Hb 越低，预后越差，Hb<5g/dl 以及胎龄 <35 周出生，患儿的死亡或重要伤残率几乎达 100%（Christensen et al. 2012）。

严重 FMH 后的新生儿，会非常苍白、心动过速、气促，但一般不会有明显的呼吸窘迫，也很少需要供氧。他们的 Hb 浓度会低至 4~6g/dl，且因为低灌注导致严重的代谢性酸中毒。一旦患儿稳定，就可排除其他原因导致的苍白。有窒息或溶血导致的慢性贫血的新生儿也会苍白。这些疾病可以通过临床症状和体征与急性出血进行鉴别。慢性失血通常没有休克症状。窒息的新生儿苍白、疲软，并可能外周循环不佳；其 Hb 水平正常，但可能因弥散性血管内凝血和内出血而下降。表 94.4 列出改善 FMH 患儿预后的措施。

胎 - 胎输血是单绒毛膜双胎妊娠的一个并发症，发生率占这些妊娠的 5%~30%（Dennis and Winkler 1997；Dommergues et al. 1995）。本病因胎盘血管吻合，导致血液从一个胎儿输入到另一个胎儿。围产期死亡率达 70%，甚至更高。约 70% 单合子双胎妊娠是单绒毛膜胎盘。尽管这类妊娠的胎盘均有血管吻合，但不是都会发生胎 - 胎输血。

急性胎 - 胎输血通常两胎儿大小相似，但 Hb 浓度相差超过 5g/dl（Dennis and Winkler 1997；Dommergues et al. 1995）。慢性胎 - 胎输血中，供血胎儿出现进行性加重的贫血和生长迟缓，而受血胎儿出现红细胞增多症、巨大儿，有时会发生高血压。两者均会发生胎儿水肿；供血胎儿因严重贫血而水肿，受血胎儿因充血性心力衰竭和血容量过多而水肿。因血容量、肾血流和排尿量的显著差异，供血胎儿通常羊水过少，而受血胎儿羊水增多。

慢性胎 - 胎输血可以通过连续的产前超声来诊断，诊断依据包括胎儿心脏增大，两胎间不一致的羊水生成量，及胎儿生长相差 >20%。经皮取脐血样本，可确定是否 Hb 相差超过 5g/dl。出生后，供血儿可能需要输血，并出现神经病变、严重贫血导致的水肿、生长迟缓、充血性心力衰竭及低血糖。受血儿通常病情更重，出现肥厚型心肌病、充血性心力衰竭、红细胞增多症、高黏血症、呼吸困难，低血

表 94.4　提高胎母输血（FMH）贫血患儿的预后推荐质量改进方案

可以改进方面	推荐改进方法
产科医生高度怀疑 FMH	如果母亲主诉胎动减少，需要考虑 FMH 的诊断，行非压力监测或胎儿生理性评估。如果胎儿心律监测不正常，需考虑 FMH 的诊断
母亲血样检测：Kleihauer-Betke 试验或流式细胞仪检测母血中的胎儿红细胞	在分娩医院提供 FMH 测试。阳性检测结果直接告知 NICU 主管医生
妇产科医生快速清楚和新生儿医生沟通，FMH 是可能的诊断	产科主管医生告知新生儿主管医生可能有 FMH 的病例
如果考虑急性 FMH，通知血库备血	如果新生儿出生后 Hgb<10g/dl，考虑 FMH 的诊断，立即告知血库，需要紧急备血

钙和低血糖等问题。神经系统评估和影像学检查是必要的，因为双胎都发生产前神经系统病变的风险是 20%~30%。宫内一胎死亡后，另一胎神经系统病变的发生率是 20%~25%。神经系统病变包括多发性脑梗死、低血压导致的低灌注综合征及脑室周围白质软化。建议对胎-胎输血综合征的存活儿都进行长期神经系统随访（Dennis and Winkler 1997；Dommergues et al. 1995）。

胎-胎输血的产前治疗包括密切的监护，羊水穿刺减量术以降低子宫的扩张，延长妊娠。有些学者主张对水肿胎儿行选择性减胎术，一些研究也发现这一措施能使更健康的胎儿存活（De Lia et al. 1995）。在一些妊娠期进行激光消融术切断血管桥，使存活率提高了 50%，大约 70% 的妊娠有至少 1 个胎儿存活（Ville et al. 1995；van Heteren et al. 1998）。然而，留存胎儿不伴并发症的生存率大约为 50%。Supski 等对 140 例胎-胎输血的治疗手段与妊娠结局的相关性进行了 Meta 分析（Supski et al. 2002）。研究发现羊水减量术、胎儿镜检术、羊膜中隔造口术及密切观察等方法，在改善妊娠结局方面无差异。

出血

多种产科并发症可以导致出血，如前置胎盘、胎盘早剥、剖宫产时胎盘切开或撕裂及脐带脱垂。当胎儿严重失血进入胎盘，称为胎儿-胎盘出血。胎盘异常，如多叶胎盘、胎盘绒毛膜血管瘤，也会导致围产期出血（Kramer et al. 1997）。

1 000 个活产儿有 3~6 例胎盘早剥。胎盘早剥的危险因素包括胎膜早破、严重的胎儿生长受限、绒毛膜羊膜炎、高血压、糖尿病、吸烟和高龄产妇（Kramer et al. 1997）。其发病率随着胎龄降低而增加。本病导致的新生儿死亡率为 0.8/1 000~2.0/1 000 活

产儿，或为严重胎盘早剥的新生儿的 15%~20%。

既往有剖宫产史和多次妊娠史的孕妇，发生前置胎盘的风险增高（McMahon et al. 1997），本病即部分或全部的胎盘位于宫颈口之上。吸烟者发生前置胎盘的风险升高 2.6~4.4 倍（Chelmow et al. 1996）。前置血管（置于宫颈内口之上的异常血管）的产前诊断可通过经阴道彩色多普勒超声来确定，如果出现产前或产时出血需考虑本病。虽然本病不常见（1/3 000 例分娩），但其围产期新生儿死亡率很高，如果分娩前未诊断，死亡率 33%~100%（Chen and Konchak 1998）。

胎盘早剥或前置胎盘情况下的新生儿可能贫血，但也可能出现缺氧和缺血的症状。绝大多数胎盘早剥或前置胎盘的出血源于母亲，但新生儿也会有一定程度的出血。因此，当发现或怀疑围产期出血时，需在出生时及 12 小时或之后检测新生儿 Hb。对母血行 Kleihauer Betke 染色，可以确定是否有胎儿出血进入母体。对有出血的母亲进行超声监测，可以发现胎盘异常。

牵拉过短或异常的脐带导致的脐带破裂多发生在胎儿侧。脐带血管瘤，脐静脉曲张，以及脐带囊肿会使脐带脆弱。脐带感染（脐带炎）也会导致脐带脆弱，而增加破裂的风险。急产的新生儿因脐带破裂导致出血的风险亦会增高。

脐带血肿很少发生（1/6 000~1/5 000 妊娠），可导致胎儿失血及围产期新生儿死亡。脐带血肿压迫脐静脉可能导致胎儿宫内死亡。经皮脐动脉采血可能导致脐带血肿。超声可以诊断宫内脐带血肿（Chen and Konchak 1998；Deans and Jauniaux 1998）。

脐带附着处的绒毛膜血管破裂会发生羊膜下血肿。大多数羊膜下血肿是由于牵拉正常的或过短的

脐带造成,到产后才会发现。

脐带帆状附着指脐带插入胎盘远端的绒毛膜中。这种情况的发生率占妊娠的 0.5%~2.0%(Benirschke 1994)。没有 Wharton 胶质保护,血管更易撕裂。异常血管在没有牵拉或创伤的情况下也可能撕裂,不管是中央附着的还是旁中央附着的。这种情况下的胎儿死亡率非常高,主要是因为常规超声很难发现(Eddleman et al. 1992)。

出生后出血

分娩过程中会发生胎儿失血进入胎盘。事实上,一部分血液从胎儿进入胎盘是新生儿低水平贫血的一个很常见的原因。对足月儿来说,胎儿与胎盘连接的脐带中含有约 120ml/kg 的血量。分娩后,断脐前,这部分血液多数情况下不是流向新生儿方向,就是相反方向。胎儿-胎盘出血可见于出生后将新生儿置于明显高于胎盘的情况。此外,当有很紧的脐带绕颈时,新生儿可能失血达 20% 血容量;脐带绕颈导致血液从脐动脉泵入胎盘,而脐静脉壁薄易受压迫,导致胎盘的血很难通过脐静脉流入新生儿体内。

如图 94.7,出生前、后失血都可能进入帽状腱膜下。这种情况多见于需要负压吸引或者产钳助产的情况。帽状腱膜下出血可能是危及生命的,必须尽早识别,以降低显著的发病率和死亡率。这种出血见于桥静脉撕裂后,血液沉积在颅骨的帽状腱膜和骨膜的缝隙之间。帽状腱膜下的空间从眶下缘到颅底,可以容纳相当于新生儿全部的血容量(Kilani and Wetmore 2006;Uchil and Arulkumaran 2003)。

凝血障碍或窒息等危险因素会导致帽状腱膜下血肿的形成,但负压吸引助产是导致其产生的危险因素。当新生儿头部出现可触及的液性区域,同时

伴有低血容量时,需考虑诊断本病(Teng and Sayre 1997)。治疗包括补充血容量和控制出血。有报道帽状腱膜下出血导致失血。一个推荐的方法是监测头围,头围每增加 1cm,约失血 40ml(Chadwick et al. 1996)。负压吸引助产时间的长短被认为是头皮损伤最好的预测因素,其次是第二产程的时长,及负压吸引器未置于正中位置(最佳位置)的情况。在报道帽状腱膜下出血的病例中,80%~90% 有负压吸引或器械助产史(Teng and Sayre 1997;Chadwick et al. 1996)。限制高危婴儿负压吸引助产的频率和时长可能降低帽状腱膜下出血的发生率。

生后 24 小时内的非黄疸新生儿出现贫血,可能提示出血。出血可以是可见,如头颅血肿,也可能是隐匿的。臀位分娩可能与肾脏、肾上腺或脾脏出血进入腹膜后间隙有关。巨大儿如糖尿病母亲婴儿在分娩中也会出血。严重脓毒症也可能导致软组织和内脏出血。

肾上腺出血除了导致贫血,还可能因肾上腺功能受损而导致循环衰竭。肾上腺出血发病率约 1.7/1 000 分娩(Felc 1995)。肾上腺出血也会影响周围器官。有报道肾上腺出血的新生儿伴有小肠梗阻和肾功能不全(Pinto and Guignard 1995)。超声检查发现钙化或囊性肿块可诊断肾上腺出血。超声下见实体肿块可以鉴别出肾静脉血栓。偶尔两种情况可发生在同一患儿身上。

新生儿肝脏容易出现医源性破裂,发病率和死亡率高(Davies 1997)。本病可能直到出现肝破裂和腹腔积血时才有症状。足月儿和早产儿都会出现肝破裂(Emma et al. 1992),且与心肺复苏过程中的胸外按压损伤有关。尽管有报道手术治疗可以挽救一些新生儿,但本病死亡率仍然很高(Emma et al.

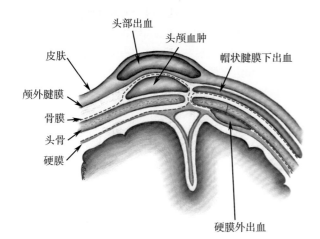

头部出血
头颅血肿
皮肤
帽状腱膜下出血
颅外腱膜
骨膜
头骨
硬膜
硬膜外出血

图 94.7 新生儿头皮和头骨的示意图,标明产时或产后液体或血液会聚集的 4 个解剖腔隙:①头部出血;②头颅血肿;③帽状腱膜下出血;④硬膜外出血。(引自 E-Medicine,WebMD,Microsoft Corporation)

1992）。

脾破裂可能由于出生创伤导致，或髓外造血如胎儿成红细胞增多症引起的脾膨胀导致。脾破裂的临床症状包括腹胀、腹部颜色异常、阴囊水肿及皮肤苍白；不过这些症状也可见于肾上腺出血或肝出血（Davies 1997；Emma et al. 1992；Miele et al. 1997）。

新生儿期出血的更少见病因包括胃肠道血管瘤（Nagaya et al. 1998）、皮肤血管畸形、软组织出血，如巨大骶尾部肌畸胎瘤。胎儿卵巢囊肿可出现隐匿性腹腔内出血，通常是良性的，可自行吸收。有一例胎儿卵巢内自然出血导致贫血的病例，通过宫内输血得到控制（Abolmakarem et al. 2001）。

94.4.4　先天性感染导致的胎儿和新生儿贫血

新生儿细菌性败血症可以通过溶血、弥散性血管内凝血、出血等导致贫血。一些导致新生儿败血症的微生物产生的溶血性内毒素，会加速红细胞破坏，常常造成微血管病性溶血（Berkowitz et al. 1990）。

先天性病毒感染也会导致溶血性贫血。先天梅毒可以出现溶血性贫血症状。即便有严重感染，首次梅毒产前筛查也可能是阴性的，称为前带效应（Berkowitz et al. 1990），即用于检测的血清中有高于最佳量的抗体，抑制了阳性梅毒反应素试验的凝絮反应。对于非免疫性胎儿水肿的患儿，需要反复检测稀释血清的非梅毒螺旋体抗原试验，以避免漏诊血清梅毒试验阴性的梅毒孕妇。

感染微小病毒 B19 的胎儿和新生儿可能出血严重的贫血、水肿、死胎（de Jong et al. 2006）。本病通常表现为再生障碍性贫血，但也可出现溶血性贫血。病毒在红系祖细胞中复制，导致红细胞发育不良。胎儿水肿时宫内输血可以有效治疗。也有报道宫内给胎儿输注高 B19 IgG 滴度的丙种球蛋白治疗有效（Matsuda et al. 2005）。

其他与新生儿贫血有关的胎儿感染包括疟疾和 HIV。先天性疟疾在美国很少见，主要在疟疾患者移民增多的大城市。在某些非洲国家，先天性疟疾发病率占新生儿的 20%（Runsewe-Abiodun et al. 2006）。先天性 HIV 感染通常没有症状。服用齐多夫定的孕妇，其新生儿会发生再生障碍性贫血，因该药会抑制胎儿红细胞生成（Shah et al. 1996）。

94.4.5　早产和其他再生障碍性疾病造成的贫血

很多原因会减少胎儿或新生儿红细胞生成。缺乏合适的或足够的骨髓环境（骨骼石化症），缺少特异性的营养物质或其递质（如铁、叶酸、维生素 B_{12}、钴胺传递蛋白 II 缺陷），以及缺少特异性的生长因子（如 Epo 产生减少，或 Epo 受体异常）都是可能的病因。

早产儿贫血

32+6 周之前的新生儿会出现暂时性的特异性的贫血，即早产儿贫血。生后 1~2 周内，在 NICU 因采血继发的贫血是常见的。然而，过了这一阶段，有时可以看到第二次贫血；表现为正细胞、正色素、再生障碍性贫血，血清 Epo 浓度明显低于有相似程度贫血的成人（Brown et al. 1984）。这种贫血对补充铁剂、叶酸或维生素 E 无反应。少数贫血的早产儿没有症状，而其他早产儿的症状可以通过输血改善。这些贫血相关症状包括心动过速，奶嘴喂养后很快出现疲劳，体重不升，需氧浓度增加，呼吸暂停，心动过缓，以及血乳酸浓度上升。

早产儿贫血时血清 Epo 不会明显上升，其原因尚不明确。事实上，Epo 生成是增加的，但其血清浓度未上升。早产儿的红系祖细胞对 Epo 敏感（Shannon et al. 1987；Rhondeau et al. 1988），而其他促红细胞生长因子似乎是正常的（Ohls et al. 1990）。

早产儿贫血的分子和细胞学机制尚不明确。已有的解释包括胎儿 Hb 向成人 Hb 的转化，红细胞寿命短，体质量迅速增加导致血液的稀释（Donato 2005）。早产儿造血是依赖于肝脏产生的 Epo（宫内 Epo 的主要来源），还是肾脏产生的 Epo，抑或两者共同产生的 Epo，尚不明确。不考虑造成早产儿贫血的机制，外源性 Epo 摄入能有效地加快红细胞生成（Ohls 2002b）。一项 meta 分析，评估"迟用"Epo 预防和治疗早产儿贫血的效果，发现可减少早产儿输血的需要（Aher and Ohlsson 2014a，b）。此外，有报道重组 Epo 能改善神经系统的发育（Bierer et al. 2006；Ohls et al. 2004，2014a，b，2015；Juul 2004）。

在贫血的早产儿中进行的长效 Epo 达贝泊汀的药代动力学研究发现，因其用药频次更少，更经济，可能是重组 Epo 治疗早产儿贫血的一个很有吸引力的替代药物（Warwood et al. 2005，2006a，b；Patel and Ohls 2015）。经皮下或静脉注射后，达贝泊汀在新生儿体内的终末半衰期明显短于成人（表 94.5）。静脉用药与皮下注射一样有效。

表 94.5 皮下或静脉给药后达贝泊汀在成人、儿童和新生儿体内的终末半衰期

	皮下注射	静脉注射
成人	49 小时	25 小时
儿童	43 小时	22 小时
新生儿	22 小时	10 小时

其他再生障碍性贫血以及相关综合征

再生障碍性贫血在新生儿期很少见，但在早产儿贫血中却例外地常见（表 94.6）。Diamond-Blackfan 综合征可在出生时诊断，但通常在 2~3 月龄才会被发现。至少 10%~15% 的 Diamond-Blackfan 综合征患儿出生时有贫血（Gazda and Sieff 2006；Lipton and Ellis 2009），且有报道严重贫血伴胎儿水肿的病例。Aase 综合征是一种伴有骨骼异常的先天性再生障碍性贫血综合征（Aase and Smith 1969），有时被定义为 Diamond-Blackfan 综合征的一种变异。先天性纯红细胞再生障碍性贫血是很少见的疾病，表现为无

效造血，巨成红细胞贫血，以及在电镜下看到的核膜和胞质的特征性异常。Fanconi 贫血在新生儿期几乎从不表现出来。这一常染色体隐性疾病，以骨髓造血异常和其他先天性异常为特征，包括皮肤异常色素沉着，胃肠道畸形，肾脏和上肢畸形（Landmann et al. 2004）。

骨骼石化症涉及破骨障碍，导致骨髓腔减小（Charles and Key 1998；Fasth 2009）。在这些患者中会观察到与再生障碍性贫血相关的发育延迟，眼部受累，神经系统退行性病变。本病主要通过干细胞移植治疗，但是患者对清髓后的移植后并发症很敏感，降低强度的预处理方案可能对降低并发症有帮助。

Pearson 综合征是一种会进展到全血细胞的先天性再生障碍性贫血，且会影响外分泌胰腺、肝脏和肾脏（Pearson et al. 1979）。这些患者新生儿期可以表现出症状，但典型者在婴儿后期发病。表现为发育不良和血细胞减少。骨髓检查可在红系和粒系前体中发现特征性的空泡，含铁血黄素沉着，环形铁粒幼红细胞。本综合征是由线粒体 DNA 大段缺失导致的（van den Ouweland et al. 2000；Manea et al. 2009）。

表 94.6 先天性贫血相关的综合征

综合征	表型特征	基因型特征
腺苷脱氨酶缺乏症	自身免疫性溶血性贫血，红细胞腺苷酸脱氨酶活性减弱	AR；20q13.11
先天性红细胞生成障碍性贫血	Ⅰ型（少见）：类巨幼红细胞增生，见核间染色质桥；Ⅱ型（最常见）：遗传性成红细胞多核畸形，酸化血清试验阳性（HEMPAS），抗 -i 抗体所致溶血增加；Ⅲ型：成红细胞多核畸形（"巨大有核红细胞"），巨红细胞症	Ⅰ型：15q15.1-q15.3；Ⅱ型：20q11.2；Ⅲ型：15q21
Diamond-Blackfan 综合征	激素敏感型再生不良性贫血，通常 5 月龄后表现为巨红细胞性贫血	AR；也有偶发突变的 AD；19q13.2，8p23.3-p22
先天性角化不良症	再生障碍性贫血，通常发病于 5~15 岁	X- 连锁隐性遗传，X q28；部分为 AD
Fanconi 全血细胞减少症	激素敏感型再生不良性贫血，网织红细胞减少症，部分巨红细胞，红细胞寿命缩短。细胞对 DNA 交联剂高度敏感	AR，多基因受累：互补基团；A 型：16q24.3；B 型：Xp22.3；C 型：9q22.3；D2 型：3p 25.3；E 型：6p22-p21；F 型：11p15；G 型：9p13
遗传性出血性毛细血管扩张综合征	出血性贫血	AD，9q34.1

续表

综合征	表型特征	基因型特征
骨骼石化症	骨髓抑制导致再生不良性贫血；髓外造血	AR：16p13，11q 13.4-q13.5；AD：1p21；致死：破骨细胞减少
Pearson 综合征	再生障碍性铁粒幼细胞贫血，骨髓细胞空泡化	多脏器细胞质内的线粒体 DNA 重排；X-连锁或 AR
Peutz-Jeghers 综合征	慢性失血导致的缺铁性贫血	AD，19p13.3
伴 α 地中海贫血 X 连锁智力低下（ATR-X 和 ATR-16）综合征	ATR-X：低色素、小细胞贫血；轻型的血红蛋白 H 病；ATR-16：更严重的蛋白 H 病和贫血	ATR-X：X- 连锁隐性遗传，Xq13.3；ATR-16：16p13.3，α- 球蛋白位点缺失

AD，常染色显性遗传；AR，常染色体隐性遗传；RBC，红细胞。

94.5 新生儿期输注红细胞的相关问题

新生儿输血的最佳策略制定才刚刚起步（Widness et al. 2005）。预防 VLBW 早产儿早期贫血可以采用延迟脐带结扎或脐带挤压的方法，或者 VLBW 出生后采血应用脐带中的血，而不是直接从新生儿抽血（Bell et al. 2005）。指南制定降低 VLBW 早产儿的医源性血液的丢失，以及选择性应用 Epo，都是预防后期输血的方法。这些策略都将在下文简述。

一个尚未确定的最基本的问题是，在 NICU 中 Hb 应该保持在什么水平。具体地说，不确定的是，需要将 NICU 患儿的 Hb 保持在与宫内水平相持平（通常需要多次输血），或是允许 Hb 下降到一定的低值以避免或减少输血。不少研究试图确定 NICU 患者的最佳 Hb 范围，但是结果不一。在一项单中心研究中，Bell 等将 100 名出生体重 <1 300g（平均出生体重为 956g）的新生儿分为血细胞比容高范围组和低范围组。在低范围组的患儿接受更少的输血（平均每名患者 2 次额外的输血），但发生脑实质内出血或脑室周围白质软化的可能性更高（Kirpalani et al. 2006）。与之相反的，对 451 名超低出生体重儿（平均出生体重 770g）的多中心 PINT 研究（Premature Infants in Need of Transfusion），发现低血细胞比容组的新生儿输血更少，且两组神经系统预后相似（Whyte et al. 2009）。Iowa 队列的长期随访研究发现，采用严格输血指针的新生儿神经发育结果更佳（Nopoulos et al. 2011；McCoy et al. 2011）。

在过去 20 年中有很多新生儿输血指南，也有进行中的研究试图确定早产儿和足月儿的最佳红细胞输注方案。表 94.7 是犹他大学和 Intermountain 医疗机构在制定的输血策略。当考虑给早产儿输血时，如果不是急性失血导致的血细胞比容降低，则需考虑该患儿是否有即刻提高组织供氧的需求。如果需要，则予输注浓缩红细胞。如果没有急需提高输氧力的需求，则可以考虑给予红细胞生长因子和其他合适的药物。刺激红细胞造血的过程需要至少 1 周才能明显提高网织红细胞计数，其间 Hb 浓度也可能有些微提高，需要持续观察患儿贫血的相关症状。

表 94.7 Intermountain 医疗机构 / 犹他大学制定新生儿红细胞输注指南

新生儿状态	指征	治疗
ECMO，发绀型心脏病 PPHN	Hgb<12g/dl 或 Hct<36%	15~20ml/kg 输注 2~4 小时
呼吸机或 CPAP	Hgb<10g/dl 或 Hct<30%	
氧气支持	Hgb<8g/dl 或 Hct<24%	
空气下平稳	Hgb<7g/dl 或 Hct<21%	

该指南提供的输血"指征"是一般意义上输血的获益大于风险。指南并不强制低于此标准的新生儿都要输血，指南只是建议如果在上述的情况下，需要考虑是否输血。任何血制品的输注，都需要清楚写明输血的原因。

在早产儿中，减少输注红细胞的一个方法是，在生后 3 周后给低血细胞比容的患儿予以重组 Epo（Ohls et al. 2009，2013，2014a，b；Patel and Ohls 2015）。重组 Epo 确实能促进这些患儿的红细胞生成，尽管联合叶酸、铁剂、维生素 E、维生素 B_{12} 的疗效可能优于单用重组 Epo。Haiden 及其同事对

<800g 的早产儿,在 Epo、铁剂、维生素 E 和叶酸的治疗方案基础上,皮下注射维生素 B_{12} 21mg/kg/ 周,取得了很好的疗效(38% 的患儿未输血)(Haiden et al. 2006)。当限制医源性失血时,这一疗法对超低出生体重儿显得很有效。

另外一个减少患儿输血的方法是延迟结扎脐带。即使是延迟 30 秒也能增加铁含量,减少输血,并可能改善神经系统预后(Christensen et al. 2014d,e;Rabe et al. 2004,2009)。还有一种减少或延迟 ELWB 早期输注红细胞的方法,是采脐血而非新生儿血样行初次实验室检查(Baer et al. 2013)。收入 NICU 的超低出生体重儿初次采血的检查,包括查血培养、全血细胞计数,定血型及交叉配血,代谢性疾病筛查,血气分析,以及电解质和血糖检测。有时其他检查如凝血功能也在入院时或稍后进行。做这些 NICU 基线检查的血量大概为 4~5ml 或更多。事实上,一名 400~500g 的新生儿可能因此失去 10% 的全身血量。注意出生后几天内的采血量也可以减少 NICU 中早期输血。

在生后一到两周内输血主要是补充实验室检查造成的失血。采用最小血量的检查方法可以减少早期输血。这些方法包括床旁监护仪,床旁分析仪,以及着意用最少血量做必需的检查(Christensen et al. 2014d;Widness et al. 2005;Henry et al. 2015)。

参考文献

Aase JM, Smith DW (1969) Congenital anemia and triphalangeal thumbs: a new syndrome. J Pediatr 74:471–474

Abolmakarem H, Tharmaratnum S, Thilaganathan B (2001) Fetal anemia as a consequence of hemorrhage into an ovarian cyst. Ultrasound Obstet Gynecol 17:527–528

Aher SM, Ohlsson A (2014a) Early versus late erythropoietin for preventing red blood cell transfusion in preterm and/or low birth weight infants. Cochrane Database Syst Rev 4:CD004863

Aher SM, Ohlsson A (2014b) Late erythropoietin for preventing red blood cell transfusion in preterm and/or low birth weight infants. Cochrane Database Syst Rev 9:CD004868

Aladangady N, McHugh S, Aitchison TC et al (2006) Infant's blood volume in a controlled trial of placental transfusion at preterm delivery. Pediatrics 117:93–98

Baer VL, Lambert DK, Henry E, Snow GL, Butler A, Christensen RD (2011a) Among very-low-birth-weight neonates is red blood cell transfusion an independent risk factor for subsequently developing a severe intraventricular hemorrhage? Transfusion 51:1170–1178

Baer VL, Lambert DK, Henry E, Snow GL, Christensen RD (2011b) Red blood cell transfusion of preterm neonates with a Grade 1 intraventricular hemorrhage is associated with extension to a Grade 3 or 4 hemorrhage. Transfusion 51:1933–1939

Baer VL, Lambert DK, Carroll PD, Gerday E, Christensen RD (2013) Using umbilical cord blood for the initial blood tests of VLBW neonates results in higher hemoglobin and fewer RBC transfusions. J Perinatol 33: 363–365

Bard H (2000) Fetal and neonatal hemoglobin structure and function. In: Christensen RD (ed) Hematologic problems of the neonate. WB Saunders, Philadelphia

Bard H, Peri KG, Gagnon C (2001) Changes in the G gamma- and A gamma-globin mRNA components of fetal hemoglobin during human development. Biol Neonate 80:26–29

Barretto OC, Nonoyama K, Deutsch AD, Ramos J (1995) Physiological red cell, 2,3-diphosphoglycerate increase by the sixth hour after birth. J Perinat Med 23:365–369

Bautista ML, Altaf W, Lall R, Wapnir RA (2003) Cord blood red cell osmotic fragility: a comparison between preterm and full-term newborn infants. Early Hum Dev 72:37–46

Beirer R, Peceny MC, Hartenberger CH, Ohls RK (2006) Erythropoietin concentrations and neurodevelopmental outcome in preterm infants. Pediatrics 118:635–640

Bell EF, Strauss RG, Widness JA et al (2005) Randomized trial of liberal versus restrictive guidelines for red blood cell transfusion in preterm infants. Pediatrics 115: 1685–1691

Benirschke K (1994) Obstetrically important lesions of the umbilical cord. J Reprod Med 39:262–272

Berkowitz K, Baxi L, Fox HE (1990) False-negative syphilis screening: the prozone phenomenon, nonimmune hydrops, and diagnosis of syphilis during pregnancy. Am J Obstet Gynecol 163:975–977

Bhutani VK, Donn SM, Johnson LH (2005) Risk management of severe neonatal hyperbilirubinemia to prevent kernicterus. Clin Perinatol 32:125–139

Bierer R, Peceny MC, Hartenberger CH, Ohls RK (2006) Erythropoietin concentrations and neurodevelopmental outcome in preterm infants. Pediatrics 118:e635–e640

Brace RA, Langendorfer C, Song TB, Mock DM (2000) Red blood cell life span in the ovine fetus. Am J Physiol Regul Integr Comp Physiol 279:R1196–R1204

Brace RA, Cheung CY, Davis LE, Gagnon R, Harding R, Widness JA (2006) Sources of amniotic fluid erythropoietin during normoxia and hypoxia in fetal sheep. Am J Obstet Gynecol 195:246–254

Brown MS, Garcia JF, Phibbs RH et al (1984) Decreased response of plasma immunoreactive erythropoietin to "available oxygen" in anemia of prematurity. J Pediatr 105:793–798

Buonocore G, Perrone S, Gioia D et al (1999) Nucleated red blood cell count at birth as an index of perinatal brain damage. Am J Obstet Gynecol 181:1500–1505

Chadwick LM, Pemberton PJ, Kurinczuk JJ (1996) Neonatal subgaleal haematoma: associated risk factors, complications and outcome. J Paediatr Child Health 32:228–232

Charles JM, Key LL (1998) Developmental spectrum of children with congenital osteopetrosis. J Pediatr 132: 371–374

Chelmow D, Andrew DE, Baker ER (1996) Maternal cigarette smoking and placenta previa. Obstet Gynecol 87(5 Pt 1):703–706

Chen KH, Konchak P (1998) Use of transvaginal color Doppler ultrasound to diagnose vasa previa. J Am Osteopath Assoc 98:116–117

Christensen RD (2013) Reference ranges in neonatal hematology. In: deAlarcon PA, Werner EJ, Christensen RD (eds) Neonatal hematology, 2nd edn. Cambridge, UK: Cambridge University Press, pp 404–406

Christensen RD, Henry E (2010) Hereditary spherocytosis in neonates with hyperbilirubinemia. Pediatrics 125: 120–125

Christensen RD, Henry E, Jopling J, Wiedmeier SE (2009) The CBC: reference ranges for neonates. Semin Perinatol 33:3–11

Christensen RD, Henry E, Andres RL, Bennett ST (2011) Reference ranges for blood concentrations of nucleated red blood cells in neonates. Neonatology 99:289–294

Christensen RD, Lambert DK, Baer VL, Richards DS, Bennett ST, Ilstrup SJ, Henry E (2012) Severe neonatal anemia from fetomaternal hemorrhage: report from a multihospital health-care system. J Perinatol 33:429–434

Christensen RD, Yaish HM, Lemons RS (2014a) Neonatal hemolytic jaundice: morphologic features of erythrocytes that will help you diagnose the underlying condition. Neonatology 105:243–924

Christensen RD, Baer VL, Lambert DK, Ilstrup SJ, Eggert LD, Henry E (2014b) Association, among very-low-birthweight neonates, between red blood cell transfusions in the week after birth and severe intraventricular hemorrhage. Transfusion 54:104–108

Christensen RD, Nussenzveig RH, Yaish HM, Henry E, Eggert LD, Agarwal AM (2014c) Causes of hemolysis in neonates with extreme hyperbilirubinemia. J Perinatol 34:616–619

Christensen RD, Carroll PD, Josephson CD (2014d) Evidence-based advances in transfusion practice in neonatal intensive care units. Neonatology 106: 245–253

Christensen RD, Baer VL, Gerday E, Sheffield MJ, Richards DS, Shepherd JG, Snow GL, Bennett ST, Frank EL, Oh W (2014e) Whole-blood viscosity in the neonate: effects of gestational age, hematocrit, mean corpuscular volume and umbilical cord milking. J Perinatol 34:16–21

Christensen RD, Lambert DK, Henry E, Yaish HM, Prchal JT (2015a) End-tidal carbon monoxide as an indicator of the hemolytic rate. Blood Cells Mol Dis 54:292–296

Christensen RD, Yaish HM, Gallagher PG (2015b) A pediatrician's practical guide to diagnosing and treating hereditary spherocytosis in neonates. Pediatrics 135: 1107–1114

Christensen RD, Agarwal AM, Nussenzveig RH, Heikal N, Liew MA, Yaish HM (2015c) Evaluating eosin-5-maleimide binding as a diagnostic test for hereditary spherocytosis in newborn infants. J Perinatol 35:357–361

Dame C, Juul SE, Christensen RD (2001) The biology of erythropoietin in the central nervous system and its neurotrophic and neuroprotective potential. Biol Neonate 79:228–235

Davies MR (1997) Iatrogenic hepatic rupture in the newborn and its management by pack tamponade. J Pediatr Surg 32:1414–1419

de Jong EP, de Haan TR, Kroes AC (2006) Parvovirus B19 infection in pregnancy. J Clin Virol 36:1–7

De Lia JE, Kuhlmann RS, Harstad TW et al (1995) Fetoscopic laser ablation of placental vessels in severe previable twin-twin transfusion syndrome. Am J Obstet Gynecol 172(4 Pt 1):1202–1208

Deans A, Jauniaux E (1998) Prenatal diagnosis and outcome of subamniotic hematomas. Ultrasound Obstet Gynecol 11:319–323

Dennis LG, Winkler CL (1997) Twin-to-twin transfusion syndrome: aggressive therapeutic amniocentesis. Am J Obstet Gynecol 177:342–347

Dommergues M, Mandelbrot L, Delezoide AL et al (1995) Twin-to-twin transfusion syndrome: selective feticide by embolization of the hydropic fetus. Fetal Diagn Ther 10:26–31

Donato H (2005) Erythropoietin: an update on the therapeutic use in newborn infants and children. Expert Opin Pharmacother 6:723–734

Eddleman KA, Lockwood CJ, Berkowitz GS et al (1992) Clinical significance and sonographic diagnosis of velamentous umbilical cord insertion. Am J Perinatol 9:123–126

El-Ganzoury MM, Awad HA, El-Farrash RA, El-Gammasy TM, Ismail EA, Mohamed HE, Suliman SM (2014) Enteral granulocyte-colony stimulating factor and erythropoietin early in life improves feeding tolerance in preterm infants: a randomized controlled trial. J Pediatr 165:1140–1145

Emma F, Smith J, Moerman PH (1992) Subcapsular hemorrhage of the liver and hemoperitoneum in premature infants: report of 4 cases. Eur J Obstet Gynecol Reprod Biol 44:161–164

Fasth A (2009) Osteopetrosis – more than only a disease of the bone. Am J Hematol 84:469–470

Fauchère JC, Dame C, Vonthein R et al (2008) An approach to using recombinant erythropoietin for neuroprotection in very preterm infants. Pediatrics 122:375–382

Fauchère JC, Koller BM, Tschopp A, Dame C, Ruegger C, Bucher HU, Swiss Erythropoietin Neuroprotection Trial Group (2015) Safety of early high-dose recombinant erythropoietin for neuroprotection in very preterm infants. J Pediatr. https://doi.org/10.1016/j.jpeds.2015.02.052

Felc Z (1995) Ultrasound in screening for neonatal adrenal hemorrhage. Am J Perinatol 12:363–366

Gazda HE, Sieff CA (2006) Recent insights into the pathogenesis of Diamond-Blackfan anaemia. Br J Haematol 135:149–157

Geifman-Holtzman O, Wojtowycz M, Kosmos E et al (1997) Female alloimmunization with antibodies known to cause hemolytic disease. Obstet Gynecol 89:272–275

Giacoia GP (1997) Severe fetomaternal hemorrhage: a review. Obstet Gynecol Surv 52:372–380

Gulbis B, Ferster A, Cotton F (2006) Neonatal haemoglobinopathy screening: review of a 10-year programme in Brussels. J Med Screen 13:76–78

Haiden N, Klebermass K, Cardona F (2006) A randomized, controlled trial of the effects of adding vitamin B12 and folate to erythropoietin for the treatment of anemia of prematurity. Pediatrics 118:180–188

Henry E, Christensen RD (2015) Reference intervals for CBC parameters of neonates. Clin Perinatol 42:3

Henry E, Christensen RD, Sheffield MJ, Eggert LD, Carroll PD, Minton SD, Lambert DK, Ilstrup SJ (2015) Why do four NICUs using identical RBC transfusion guidelines have different gestational age-adjusted RBC transfusion rates? J Perinatol 35:132–136

Huissoud C, Divry V, Dupont C et al (2009) Large fetomaternal hemorrhage: prenatal predictive factors for perinatal outcome. Am J Perinatol 26:227–233

Jopling J, Henry E, Wiedmeier SE, Christensen RD (2009) Reference ranges for hematocrit and blood hemoglobin concentration during the neonatal period: data from a multihospital health care system. Pediatrics 123: e333–e337

Juul SE (2000) Nonerythropoietic roles of erythropoietin in the fetus and neonate. Clin Perinatol 27:527–541

Juul SE (2004) Recombinant erythropoietin as a neuroprotective treatment: in vitro and in vivo models. Clin Perinatol 31:129–142

Juul SJ, Li Y, Christensen RD (1997) Erythropoietin is present in the cerebrospinal fluid of neonates. J Pediatr 130:428–433

Juul SJ, Li Y, Anderson DK, Christensen RD (1998a) Erythropoietin and erythropoietin receptor in the developing human central nervous system. Pediatr Res 43:40–47

Juul SE, Yachnis AT, Christensen RD (1998b) Tissue distribution of erythropoietin and erythropoietin receptor in the developing human fetus. Early Hum Dev 52:235–239

Juul SE, Stallings SA, Christensen RD (1999) Erythropoietin in the cerebrospinal fluid of neonates who sustained CNS injury. Pediatr Res 46:543–548

Juul SE, Zhao Y, Dame JB et al (2000) Origin and fate of erythropoietin in human milk. Pediatr Res 48: 600–607

Juul SE, Ledbetter DJ, Joyce AE et al (2001) Erythropoietin acts as a trophic factor in neonatal rat intestine. Gut 49:182–189

Juul SE, McPherson RJ, Farrell F et al (2004) Erythropoietin concentrations in cerebrospinal fluid of nonhuman primates and fetal sheep following high-dose recombinant erythropoietin. Biol Neonate 85:138–144

Kilani RA, Wetmore J (2006) Neonatal subgaleal hematoma: presentation and outcome – radiological findings and factors associated with mortality. Am J Perinatol 23:41–48

Kirpalani H, Whyte RK, Andersen C et al (2006) The Premature Infants in Need of Transfusion (PINT) study: a randomized, controlled trial of a restrictive (low) versus liberal (high) transfusion threshold for extremely low birth weight infants. J Pediatr 149:301–307

Kling PJ (2002) Roles of erythropoietin in human milk. Acta Paediatr Suppl 91:31–35

Kling PJ (2013) Anemia of prematurity and erythropoietin therapy. In: de Alarcon PA, Werner EJ, Christensen RD (eds) Neonatal hematology, 2nd edn. Cambridge, UK:

Cambridge University Press, pp 37–46

Kling PJ, Schmidt RL, Roberts RA et al (1996) Serum erythropoietin levels during infancy: associations with erythropoiesis. J Pediatr 128:791–796

Kosasa TS, Ebesugawa I, Nakayama RT et al (1993) Massive fetomaternal hemorrhage preceded by decreased fetal movement and a nonreactive fetal heart rate pattern. Obstet Gynecol 82:711–714

Kozlowski CL, Lee D, Shwe KH et al (1995) Quantification of anti-c in haemolytic disease of the newborn. Transfus Med 5:37–42

Kramer MS, Usher RH, Pollack R et al (1997) Etiologic determinants of abruptio placentae. Obstet Gynecol 89:221–226

Landmann E, Bluetters-Sawatzki R, Schindler D, Gortner L (2004) Fanconi anemia in a neonate with pancytopenia. J Pediatr 145:125–127

Li Y, Juul SE, Morris-Winman JA et al (1996) Erythropoietin receptors are expressed in the central nervous system of mid-trimester human fetuses. Pediatr Res 40:376–381

Li Y, Xiao Z, Yan J, Li X, Wang Q, Zhu H, Pan J, Zhu X, Wang J, Feng X (2013) Urine erythropoietin level is associated with kidney and brain injury in critically ill neonates. Neonatology 104:87–94

Linderkamp O (1977) Capillary-venous hematocrit differences in newborn infants. Eur J Pediatr 127:9–15

Linderkamp O (1978) The effect of intra-partum and intra-uterine asphyxia on placental transfusions in premature and full-term infants. Eur J Pediatr 127:91–99

Linderkamp O (1986) Deformability and intrinsic material properties of neonatal red blood cells. Blood 67:1244

Linderkamp O, Nelle M, Kraus M, Zilow EP (1992) The effect of early and late cord-clamping on blood viscosity and other hemorheological parameters in full-term neonates. Acta Paediatr 81:745–750

Lipitz S, Many A, Mitrani-Rosenbaum S et al (1998) Obstetric outcome after RhD and Kell testing. Hum Reprod 13:1472–1475

Lipton JM, Ellis SR (2009) Diamond-Blackfan anemia: diagnosis, treatment, and molecular pathogenesis. Hematol Oncol Clin North Am 23:261–282

Lopriore E, Vandenbussche FP, Tiersma ES et al (1995) Twin-to-twin transfusion syndrome: new perspectives. J Pediatr 127:675–680

Lundby C, Olsen NV (2011) Effects of recombinant human erythropoietin in normal humans. J Physiol 589: 1265–1271

Maisels MJ, Kring E (2006) The contribution of hemolysis to early jaundice in normal newborns. Pediatrics 118:276–279

Manea EM, Leverger G, Bellmann F (2009) Pearson syndrome in the neonatal period: two case reports and review of the literature. Pediatr Hematol Oncol 31:947

Matovcik LM (1986) Myosin in adult and neonatal human erythrocyte membranes. Blood 67:1668

Matsuda H, Sakaguchi K, Shibasaki T et al (2005) Intrauterine therapy for parvovirus B19 infected symptomatic fetus using B19 IgG-rich high titer gammaglobulin. J Perinat Med 33:561–563

May-Wewers J, Kaiser JR, Moore EK et al (2006) Severe neonatal hemolysis due to a maternal antibody to the low-frequency Rh antigen C(w). Am J Perinatol

23:213–217

McCoy TE, Conrad AL, Richman LC, Lindgren SD, Nopoulos PC, Bell EF (2011) Neurocognitive profiles of preterm infants randomly assigned to lower or higher hematocrit thresholds for transfusion. Child Neuropsychol 17:347–367

McMahon MJ, Li R, Schenck AP et al (1997) Previous cesarean birth. A risk factor for placenta previa? J Reprod Med 42:409–412

McPherson RJ, Juul SE (2008) Recent trends in erythropoietin-mediated neuroprotection. Int J Dev Neurosci 26:103–111

Mercer JS, Vohr BR, McGrath MM et al (2006) Delayed cord clamping in very preterm infants reduces the incidence of intraventricular hemorrhage and late-onset sepsis: a randomized, controlled trial. Pediatrics 117:1235–1242

Miele V, Galluzzo M, Patti G et al (1997) Scrotal hematoma due to neonatal adrenal hemorrhage: the value of ultrasonography in avoiding unnecessary surgery. Pediatr Radiol 27:672–674

Mock DM, Bell EF, Lankford GL, Widness JA (2001) Hematocrit correlates well with circulating red blood cell volume in very low birth weight infants. Pediatr Res 50:525–531

Nagaya M, Kato J, Niimi N et al (1998) Isolated cavernous hemangioma of the stomach in a neonate. J Pediatr Surg 33:653–654

Nguyen AQ, Cherry BH, Scott GF, Ryou MG, Mallet RT (2014) Erythropoietin: powerful protection of ischemic and post-ischemic brain. Exp Biol Med (Maywood) 239:1461–1475

Nopoulos PC, Conrad AL, Bell EF, Strauss RG, Widness JA, Magnotta VA, Zimmerman MB, Georgieff MK, Lindgren SD, Richman LC (2011) Long-term outcome of brain structure in premature infants: effects of liberal vs restricted red blood cell transfusions. Arch Pediatr Adolesc Med 165:443–450

Oettinger L, Mills WB (1949) Simultaneous capillary and venous hemoglobin determinations in newborn infant. J Pediatr 35:362–369

Ohls RK (2002a) Erythropoietin and hypoxia inducible factor-1 expression in the mid-trimester human fetus. Acta Pediatr 91(Suppl A 38):27–32

Ohls RK (2002b) Erythropoietin treatment in extremely low birth weight infants: blood in versus blood out. J Pediatr 140:3–6

Ohls RK (2009) Why, when and how should we provide red cell transfusions to neonates? In: Ohls RK, Yoder MC (eds) Hematology, immunology and infections disease. Saunders Elsevier, Philadelphia, pp 44–57

Ohls RK (2013) Why study erythropoietin in preterm infants? Acta Paediatr 102:567–568

Ohls RK, Liechty KW, Turner MC et al (1990) Erythroid "burst promoting activity" in the serum of patients with the anemia of prematurity. J Pediatr 116:786–789

Ohls RK, Ehrenkranz RA, Das A (2004) Neurodevelopmental outcome and growth at 18 to 22 months' corrected age in extremely low birth weight infants treated with early erythropoietin and iron. Pediatrics 114:1287–1291

Ohls RK, Christensen RD, Kamath-Rayne BD, Rosenberg A, Wiedmeier SE, Roohi M, Lacy CB, Lambert DK, Burnett JJ, Pruckler B, Schrader R,

Lowe JR (2014a) A randomized, masked, placebo-controlled study of darbepoetin alfa in preterm infants. Pediatrics 132:e119–e127

Ohls RK, Kamath-Rayne BD, Christensen RD, Wiedmeier SE, Rosenberg A, Fuller J, Lacy CB, Roohi M, Lambert DK, Burnett JJ, Pruckler B, Peceny H, Cannon DC, Lowe JR (2014b) Cognitive outcomes of preterm infants randomized to darbepoetin, erythropoietin, or placebo. Pediatrics 133:1023–1030

Ohls RK, Christensen RD, Widness JA, Juul SE (2015) Erythropoiesis stimulating agents demonstrate safety and show promise as neuroprotective agents in neonates. J Pediatr. https://doi.org/10.1016/j.jpeds.2015.03.054

Oski FA, Komazawa M (1975) Metabolism of the erythrocytes of the newborn infant. Semin Hematol 12:49

Oski FA, Smith C (1968) Red cell metabolism in the premature infant. III. Apparent inappropriate glucose consumption for cell age. Pediatrics 41:473

Patel S, Ohls RK (2015) Darbepoetin administration in term and preterm neonates. Clin Perinatol. https://doi.org/10.1016/j.clp.2015.04.016

Pearson HA (1967) Life-span of the fetal red blood cell. J Pediatr 70:166–171

Pearson HA, Vertrees KM (1961) Site of binding to chromium-51 by hemoglobin. Nature 189:1019–1021

Pearson HA, Lobel JS, Kocoshis SA et al (1979) A new syndrome of refractory sideroblastic anemia with vacuolization of marrow precursors and exocrine pancreatic dysfunction. J Pediatr 95:976–984

Perrone S, Vezzosi P, Longini M et al (2005) Nucleated red blood cell count in term and preterm newborns: reference values at birth. Arch Dis Child Fetal Neon Ed 90: F174–F175

Pinto E, Guignard JP (1995) Renal masses in the neonate. Biol Neonate 68:175–184

Rabe H, Reynolds G, Diaz-Rossello J (2004) Early versus delayed umbilical cord clamping in preterm infants. Cochrane Database Syst Rev CD003248

Rabe H, Alvarez JR, Lawn C (2009) A management guideline to reduce the frequency of blood transfusion in very-low-birth-weight infants. Am J Perinatol 26:179–183

Rhondeau SM, Christensen RD, Ross MP et al (1988) Responsiveness to recombinant human erythropoietin of marrow erythroid progenitors from infants with the "anemia of prematurity". J Pediatr 112:935–940

Ruef P, Linderkamp O (1999) Deformability and geometry of neonatal erythrocytes with irregular shapes. Pediatr Res 45(1):114–119

Runsewe-Abiodun IT, Ogunfowora OB, Fetuga BM (2006) Neonatal malaria in Nigeria – a 2 year review. BMC Pediatr 6:19

Ruth V, Widness JA, Clemons G, Raivio JO (1990) Postnatal changes in serum immunoreactive erythropoietin in relation to hypoxia before and after birth. J Pediatr 116:950–954

Shah M, Li Y, Christensen RD (1996) Effects of perinatal zidovudine on hematopoiesis: a comparison of effects on progenitors from human fetuses versus mothers. AIDS 10:1239–1247

Shannon KM, Naylor GS, Torkildson JC et al (1987) Circulating erythroid progenitors in the anemia of prematurity. N Engl J Med 31:728–733

Soubasi V, Kremenopoulos G, Tsantali C et al (2000) Use

of erythropoietin and its effects on blood lactate and 2, 3-diphosphoglycerate in premature neonates. Biol Neonate 78:281–287

Stevenson DK, Wong RJ, DeSandre GH, Vreman HJ (2004) A primer on neonatal jaundice. Adv Pediatr 51:263–288

Strauss RG, Mock DM, Johnson K et al (2003) Circulating RBC volume, measured with biotinylated RBCs, is superior to the Hct to document the hematologic effects of delayed versus immediate umbilical cord clamping in preterm neonates. Transfusion 43:1168–1172

Strauss RG, Mock DM, Johnson KJ et al (2008) A randomized clinical trial comparing immediate versus delayed clamping of the umbilical cord in preterm infants: short-term clinical and laboratory endpoints. Transfusion 48:658–665

Supski DW, Gurushanthaiah K, Chasen S (2002) The effect of treatment of twin-twin transfusion syndrome on the diagnosis-to-delivery interval. Twin Res 5:1–4

Teng FY, Sayre JW (1997) Vacuum extraction: does duration predict scalp injury? Obstet Gynecol 89:281–285

Uchil D, Arulkumaran S (2003) Neonatal subgaleal hemorrhage and its relationship to delivery by vacuum extraction. Obstet Gynecol Surv 58:687–693

Vain NE, Satragno DS, Gorenstein AN, Gordillo JE, Berazategui JP, Alda MG, Prudent LM (2014) Effect of gravity on volume of placental transfusion: a multicentre, randomised, non-inferiority trial. Lancet 384(9939):235–240

van den Ouweland JM, de Klerk JB, van de Corput MP et al (2000) Characterization of a novel mitochondrial DNA deletion in a patient with a variant of the Pearson marrow-pancreas syndrome. Eur J Hum Genet 8:195–203

van Dijk BA, Dooren MC, Overbeeke MA (1995) Red cell antibodies in pregnancy: there is no "critical titre". Transfus Med 5:199–202

van Heteren CF, Nijhuis JG, Semmekrot BA et al (1998) Risk for surviving twin after fetal death of co-twin in twin-twin transfusion syndrome. Obstet Gynecol 92:215–219

van Zoeren-Grobben D, Lindeman JH, Houdkamp E et al (1997) Markers of oxidative stress and antioxidant activity in plasma and erythrocytes in neonatal respiratory distress syndrome. Acta Paediatr 86: 1356–1362

Vaughan JI, Manning M, Warwick RM et al (1998) Inhibition of erythroid progenitor cells by anti-Kell antibodies in fetal alloimmune anemia. N Engl J Med 338:798–803

Ville Y, Hyett J, Hecher K et al (1995) Preliminary experience with endoscopic laser surgery for severe twin-twin transfusion syndrome. N Engl J Med 332:224–227

Warwood TL, Ohls RD, Wiedmeier SE et al (2005) Single-dose darbepoetin administration to anemic preterm neonates. J Perinatol 25:725–730

Warwood TL, Ohls RK, Lambert DK et al (2006a) Intravenous administration of darbepoetin to NICU patients. J Perinatol 26:296–300

Warwood TL, Ohls RK, Lambert DK et al (2006b) Urinary excretion of darbepoetin after intravenous vs. subcutaneous administration to preterm neonates. J Perinatol 26:636–639

Weiner CP, Widness JA (1996) Decreased fetal erythropoiesis and hemolysis in Kell hemolytic anemia. Am J Obstet Gynecol 174:547–551

Whyte RK, Kirpalani H, Asztalos EV, Andersen C, Blajchman M, Heddle N, LaCorte M, Robertson CM, Clarke MC, Vincer MJ, Doyle LW, Roberts RS, PINTOS Study Group (2009) Neurodevelopmental outcome of extremely low birth weight infants randomly assigned to restrictive or liberal hemoglobin thresholds for blood transfusion. Pediatrics 123:207–213

Widness JA, Madan A, Grindeanu LA (2005) Reduction in red blood cell transfusions among preterm infants: results of a randomized trial with an in-line blood gas and chemistry monitor. Pediatrics 115:1299–1306

Zhao W, Kitidis C, Fleming MD, Lodish HF, Ghaffari S (2006) Erythropoietin stimulates phosphorylation and activation of GATA-1 via the PI3-kinase/AKT signaling pathway. Blood 107:907–915

Zipursky A (1983) The erythrocyte differential count in newborn infants. Am J Pediatr Hematol Oncol 5:45–52

95 胎儿和新生儿水肿

Gennaro Vetrano and Mario De Curtis
殷荣　翻译

目录

摘要

　　胎儿水肿是一种严重的临床状态,指胎儿存在至少两处体腔异常的液体聚集。胎儿水肿表现为腹腔积液、胸腔积液、心包积液或皮肤水肿。它的临床表现还包括羊水过多或胎盘水肿。Potter 首先将非免疫性胎儿水肿和免疫性水肿区分开。目前 90% 胎儿水肿是由非免疫性胎儿水肿引起。胎儿水肿形成的基本机制是组织间液的产生和淋巴回流的不平衡。胎儿水肿的产前诊断主要依靠胎儿超声发现胎儿或胎盘的液体聚集。胎儿水肿的管理对胎儿医学专家和新生儿专家来说是极大的挑战,胎儿水肿的死亡率仍旧较高。

95.1　要点

- 胎儿水肿是一种严重的临床状态,指胎儿存在至少两处体腔异常的液体聚集
- 非免疫性水肿占胎儿水肿的 90%

- 胎儿水肿基本机制是组织间液的产生和淋巴回流的不平衡
- 胎儿水肿的主要病因是血液疾病,心血管疾病和感染性疾病,遗传异常,肿瘤和特发性疾病
- 胎儿水肿的管理对胎儿医学和新生儿专家来说是极大的挑战,胎儿水肿的死亡率仍旧较高
- 胎儿水肿是危重的临床状态,诊断即使稍有延迟,都可能耽误及时进行干预措施,甚至危及生命

95.2　引言

　　胎儿水肿(hydrops fetalis,HF)是严重的临床状态,指胎儿存在至少两处体腔异常的液体聚集。HF 表现为腹腔积液、胸腔积液、心包积液或皮肤水肿(图 95.1)。它的临床表现还包括羊水过多或胎盘水肿。Potter 首先将非免疫性胎儿水肿(nonimmune hydrops fetalis,NIHF)和免疫性水肿区分开(Potter 1943)。

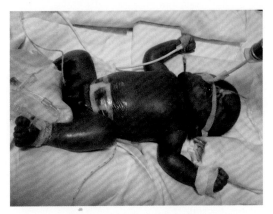

图 95.1　非免疫性水肿早产儿

95.3　流行病学

过去 Rh 溶血症等血液疾病是胎儿和新生儿免疫性水肿的主要病因。目前 HF 中 90% 是非免疫性水肿，活产儿的患病率 1/3 800~1/1 500（Santolaya et al. 1992；Warsof 1986）。HF 在东南亚较为常见，泰国非免疫性水肿的主要病因为同种 α 地中海贫血或者 Bart 水肿，发病率为 1/1 500~1/500（Suwanrath-Kengpol et al. 2005；Abrams et al. 2007）。虽然到目前为止 HF 的产前诊断超声技术大大提高，但是 HF 的围生期死亡率仍然很高。

95.4　发病机制

HF 的基本机制是组织间液的产生和淋巴回流

的不平衡。胎儿体内液体的聚集来源于（a）心衰、（b）贫血、（c）淋巴受阻和（d）血浆渗透压减低。胎儿对组织间液积聚较为敏感，因为它有更大的毛细血管通透性、组织间质间室顺应性高，以及由于淋巴回流受损而导致的静脉压力升高（Abrams et al. 2007；Apkon 1995）。临床和动物实验显示中心静脉压升高，对 HF 的形成有重要的作用（Shinbane et al. 1997）。中心静脉压升高提高毛细血管静水压和降低淋巴回流，造成水肿和积液（Moise et al. 1992）。白蛋白是维持胶体渗透压的主要血浆蛋白，它在肝脏合成受损，导致毛细血管通透性增加（Abrams et al. 2007；Apkon 1995）。低蛋白血症在 HF 中常见，但是临床和动物的研究发现，低蛋白血症不是触发 HF 的主要原因（Pasman et al. 2006）。

95.5　病因

尽管我们已经知道免疫性水肿的病因，但是在出生前后进一步研究 NIHF，提高我们对其病因的认识。大型的临床病例研究和系统综述报道产前将近 60% 的 NIHF 能找到病因（Santo et al. 2011），加上新生儿期进一步检查，85% 的 NIHF 能发现病因（Bellini et al. 2009）。HF 是各种病因造成的非特异性的终末状态。它的病因可以分为 6 大类：血液疾病、心血管疾病、感染疾病、遗传异常、肿瘤和特发性。表 95.1 总结 HF 的病因。

表 95.1　胎儿水肿的病因

血液疾病	遗传性疾病
同种免疫性溶血（免疫性水肿）（成红细胞增多）	遗传代谢病
Rh 溶血（最常见 D，也有 C，c，E，e）	糖原累积病Ⅳ型
Kell	溶酶体贮存病
ABO	甲状腺功能减退和升高
其他	其他
其他溶血性疾病	遗传性综合征
葡萄糖磷酸异构酶缺乏	染色体异常
丙酮酸激酶缺乏症	Beckwith-Wiedemann 综合征（11p15- 三体）
G-6-PD 缺乏症	Cri-du-chat 综合征（染色体 4 和 5）
红细胞生成障碍	10- 三体（嵌合型）
Diamond-Blackfan 综合征	13- 三体
白血病（常和唐氏综合征或努南综合征相关）	15- 三体
α 地中海贫血（Bart 血红蛋白病）	18- 三体

续表

血液疾病	遗传性疾病
微小病毒 B19 　其他 胎儿出血 　胎盘下出血 　胎母出血 　胎胎输血 　同种免疫性胎儿血小板减少 　其他	21- 三体（唐氏综合征） Turner 综合征（45，X） 其他

心血管疾病	肿瘤和其他
心脏结构异常 　左室流出道异常 　右室流出道异常 　其他血管异常 非结构性异常 　静脉回流受阻 　室上速 　先天性心脏阻滞 卵圆孔或动脉导管产前关闭 心肌炎 特发性动脉钙化或高钙血症	胸腔内肿瘤或肿块 腹部肿瘤或肿块 其他疾病 　胎盘绒毛膜癌 　胎盘绒毛膜血管瘤 　囊性淋巴管瘤 　肠套叠 　胎粪性腹膜炎 　脑室内畸胎瘤 　骶尾部畸胎瘤

感染性疾病	特发性
微小病毒 B19 巨细胞病毒（CMV） 梅毒 单纯疱疹病毒 弓形虫感染 乙型肝炎 腺病毒感染 解脲支原体 柯萨奇病毒 B 李斯特单核细胞增多症	

95.6　诊断

　　孕妇如果合并羊水过多、严重贫血、毒血症或同种免疫性疾病，需要进一步的调查。HF 的产前诊断是通过产前超声，发现胎儿或胎盘的液体聚集。液体的异常积聚常常在至少一个体腔中（腹水、胸腔积液或心包积液），同时合并皮肤水肿（>5mm），或者液体在两个体腔积聚但不合并皮肤水肿（Mahony et al. 1984；Romero et al. 1988）。腹水是指胎儿腹腔至少有 50ml 的液体（Holzgreve et al. 1984）。羊水过多和胎盘增厚（典型的定义为胎盘的厚度在孕中期大于等于 4cm，或在孕晚期大于 6cm（Lee et al. 2012；Hoddick et al. 1985）。羊水过少是非免疫性水肿胎

儿恶化指标（Fleischer et al. 1981）。胎儿大脑中动脉多普勒检查，可以评估胎儿贫血的情况。NIHF 胎儿如果是由严重贫血引起，大脑中动脉的流速将明显增快（Mari et al. 2000）。

　　NIHF 的孕妇可能出现镜像综合征，也称为 Ballantyne 综合征。这是一种不常见的并发症，孕妇和胎儿一样，"镜像"地出现水肿。镜像综合征可能是先兆子痫的一种表现形式，90% 表现为水肿，60% 高血压和 40% 蛋白尿（Braun et al. 2010）。

　　HF 进一步的检查，集中在发现潜在的病因。第一步采集母亲的详细病史，特别是遗传代谢性疾病、糖尿病、贫血、感染源暴露和用药史。第二步包括详细的胎儿和母亲超声检查。第三步在获得母亲疾病

的结果后,系统性地检查胎儿,包括侵入性检查,如绒毛穿刺、羊水穿刺、脐带穿刺和积液取样。如果母亲血液结果和超声结果未能发现病因,胎儿侵入性检查是必要的。推荐的 HF 产前检查见表 95.2。

表 95.2 胎儿水肿的产前评估

母亲病史
年龄,孕产史
遗传或代谢性疾病
近期感染或接触
孕期药物应用
母亲实验室检查
全血细胞计数
血型,Rh,Coombs 实验
Kleihauer-Betke 染色
梅毒、TORCH 和微小病毒 B19
GBS 和李斯特细菌培养
孕妇三联检查
口服糖耐量实验
其他还包括:
代谢性检查
血红蛋白电泳
G6PD,丙酮酸激酶
自身免疫性疾病筛查(红斑狼疮,抗 Ro 和 La)
超声检查
发现解剖学异常
评估水肿和积液的程度
评估双胎妊娠
多普勒血流检测
羊水穿刺
染色体核型
培养或 TORCH 的 PCR 检查,微小病毒
羊水中 a-胎儿蛋白
限制内切酶(地中海贫血)
卵磷脂-鞘磷脂比例,磷脂酰甘油
评估肺的成熟度
胎儿血标本
染色体核型
全血细胞计数
血型,血红蛋白电泳
血生化,白蛋白,血气

续表

培养或 TORCH 的 PCR 检查,微小病毒
代谢性检查(Tay-Sacks,Gaucher,GM1,神经节苷脂贮积病)
胎儿积液标本
培养或 TORCH 的 PCR 检查,微小病毒
蛋白含量
细胞计数和细胞学

如果 HF 的病因产前未诊断,在出生后需要进一步检查。血液检查和胎儿期的相似:血型,包括 Rh,Coomb 实验,全血细胞计数,染色体核型,代谢和生化检查,如果有指征,行血红蛋白电泳。结构异常可以行骨骼放射性检查和超声检查。遗传咨询较为有用,特别是讨论 HF 是否会复发。宫内或新生儿死亡的病例,尸体解剖是必须的。

95.7 治疗

HF 管理对胎儿医学和新生儿专家都是极大的挑战。HF 患儿情况危急,诊断稍有延迟,可能就阻止患儿接受干预措施,甚至危及患儿的生命(Desilets et al. 2013)。

合并有 HF 的孕妇,如果产前无刺激胎心监护(nonstress test,NST)和胎儿生物物理特征(biophysical profile,BPP)异常,应该收治在三级医院(表 95.3)。住院后继续确定 HF 的病因。34 周后可以分娩。羊水穿刺显示胎儿肺部成熟,或者胎儿病情恶化,都是提早分娩的指征。如果有产科适应证或母亲因为镜像综合征出现病情变差,也需要及时分娩(Van Selm et al. 1991;Norton et al. 2015)。

表 95.3 住院保守治疗

患者住院:
胎儿皮肤增厚
心包积液
无刺激胎心监护(NST)无反应
胎儿生理性参数(BPP)小于等于 6
胎动减少
胎龄小于 32~34 周
如果可能,治疗潜在病因

续表

| 产前激素 |
| 观察生长和积液量 |
| 每 2~3 天进行 NST 和 BPP 检测 |

HF 死亡率高，准确诊断后才可以开始正确的治疗。父母双方都需要参与，因为 HF 的相关异常是严重的，甚至是致死的。此外侵入性的胎儿检查和选择性的早产存有异议。所以需要妇产科医生，胎儿医学和新生儿专家团队会诊，选择最佳的分娩时机，团队中还需要包括儿外科医生，心血管医生和心血管外科医生。文献中对 HF 的治疗有不同的方法，但是没有设计合理的临床试验给临床医生提供足够循证医学的依据。HF 可能会自行消失。但是治理主要集中在矫正潜在的病理生理学问题，包括胎儿输血来纠正贫血（无论何种病因），药物治疗心律失常，纠正或降低体腔占位性因素，缓解心脏静脉回流或淋巴回流，或者采用措施停止胎儿的血液流失（无论何种病因）（Watson and Campbell 1986；Muller-Hansen et al. 1998；Jones 1995）。

严重贫血胎儿的标准治疗是胎儿腹腔输注红细胞。它是风险较低的治疗方法，但是目前仍缺乏随机对照临床研究的确切证据。这个方法已经成功治疗严重的同种免疫妊娠，纠正贫血。特例是妊娠已经接近临产，分娩的风险才比宫内输血的风险要低（Norton et al. 2015）。其他报道过的输血途径包括经皮脐静脉、肝内脐静脉输血、脐动脉和心内输血。其他的方法目标是母亲、胎儿和新生儿。母亲的治疗包括血浆置换及给予异丙嗪和糖皮质激素。胎儿治疗包括部分交换输血、胎儿静脉输注 IgG、血小板输注和给予粒细胞集落刺激因子。α 地中海贫血的治疗包括新生儿干细胞移植（Carr et al. 1995）。但是新的治疗技术比较胎儿腹腔输血有更高的风险性，所以需要谨慎使用。

高度血管化的肿瘤和急性、大量的胎胎输血是危及生命的疾病，可能需要高风险性治疗。在治疗胎儿骶尾部肿瘤、高度血管化的腹部、胸部或胎盘肿瘤，因为存在大量的动静脉分流，所以可以采用减瘤手术、止血手术、光凝和射频消融手术来治疗。

双胎输血综合征的治疗，至今仍是未解决问题。输血治疗供血者，未显示有益的证据；受血者很少采用减容量或结合输血和减容量方法，或不能矫正已

经恶化的病理生理改变。此外，双胞胎中受影响胎儿的胎死腹中后，先前正常存活的胎儿会出现水肿（Mahone et al. 1993）。

胎儿心律失常的治疗，包括不采取措施、药物治疗和立即分娩。因为胎儿心律失常引起的 NIHF，需要给母亲抗心律失常药物治疗，除非患儿的胎龄接近足月或者母亲产科并发症，不能应用心律失常药物。另一方面，如果胎儿合并缓慢型心律失常导致胎儿水肿，宫内治疗大多处于研究状态，在研究机构外，尚不推荐（Norton et al. 2015）。

如果胎儿已经成熟，最简单的方式是分娩受累患儿，出生后治疗心律失常。常用的药物包括地高辛、呋塞米、氟卡奈德、维拉帕米、胺碘酮、丙洛尔、普鲁卡因胺、奎尼丁、腺苷、索他洛尔、特布他林、皮质类固醇、免疫球蛋白等。联合用药也很常见。但是药物的选择还是经验性的和任意的，仍需要进一步的临床研究证据支持（Strasburger et al. 1986；Simpson and Sharland 1998）。

占位性肿块的治疗取决于肿块的性质和治疗中心的常规。如果不能立即分娩患儿，可以做减瘤手术或切除手术。胸腔积液、心包积液和腹水可以进行单次穿刺或多次引流。也有报道胎儿手术矫正潜在畸形。成功或失败的案例均有报告。没有证据证明其中一种方法好于另一种方法（Wesolowski and Piazza 2008）。

胎儿水肿的出生后管理对新生儿医生也是挑战。分娩后的治疗取决于患儿的原发疾病。新生儿复苏需要熟练的团队（新生儿医生、护士、呼吸治疗师、放射和超声技师）以及恰当的复苏设备（McMahan and Donovan 1995；American Heart Association 2006）。在新生儿复苏室可能需要立即的胸腔穿刺，心包穿刺或腹腔穿刺治疗，保证患儿的正常的呼吸循环功能。脐动静脉置管监测和治疗动脉血压、血气分析异常、静脉压、红细胞比容和代谢异常。与母亲交叉配血的红细胞悬液或全血可用来部分换血，矫正新生儿严重的贫血，甚至是因为非免疫性因素引起的胎儿水肿。肺表面活性物质和机械通气治疗肺表面活性物质的缺乏和肺发育不全，这些症状可能与水肿相关。新生儿输液量需要应用估计的体重（干重）（例如采用胎龄的第 50 百分位的体重）并且限制液体（如 40~60ml/kg/d）直到水肿消退。血管活性药物的支持（如多巴胺）提高患儿的心输出量（Mascaretti et al. 2003；Teixeira et al. 2008）。

如果胎儿或新生儿死亡,NIHF 的患儿必须行进一步检查。遗传咨询、临床照片和胎儿 X 线片用来评估胎儿可能的畸形或骨骼发育不全。尸体解剖强烈推荐。其他治疗包括保存胎儿的血液、组织、DNA 和羊水组织。胎盘检查(显微镜和组织学)主要集中在发现肿瘤、胎儿贫血、感染和代谢性疾病(Desilets et al. 2013)。

95.8 预后

胎儿水肿的死亡率报道不同。有些报道如果胎儿存在结构异常或者胎儿水肿的病因不详,死亡率接近 100%。大多数病例报道,死亡率在 60%~90% 之间,尽管较前已经有大幅改善(Abrams et al. 2007)。由于结构性心脏病引起的 NIHF 的预后较差,胎儿和新生儿的死亡率高达 92%,大多数是因为严重的心脏缺损导致宫内充血性心力衰竭(Randenberg 2010)。可治疗的胎儿水肿,例如胎儿心律失常或微小病毒 B19 引起的,预后较好(Bonvicini et al. 2011)。但是如果先天性感染(微小病毒)发生较早,例如在孕中期(<20 周),胎儿预后较差(lamont et al. 2011)。

快速性心律失常,产前抗心律失常药物应用,改善患儿预后。但心律失常如果出现在孕 24 周之前,预后较差。如果心律失常出现较晚,可以获益于早期分娩和新生儿期治疗(McCoy et al. 1995)。

虽然特发性 NIHF 发生复发概率较低,但是在有些 NIHF 的病例中,复发率达到 25%,遗传咨询是胎儿水肿患儿管理的重要环节(Norton et al. 2015)。

Czernik 等报道,在活产婴儿中,NIHF 的新生儿死亡率高达 60%。对时间趋势的研究表明,在过去二十几年中,胎儿水肿的死亡率并没有提高。除了目前的研究样本量小之外,随着时间的推移,对存活率仍旧缺乏改善的解释可能是,更严重的病例现在更多地在产前诊断并转到三级中心,所以更多的胎儿水肿患者被救治(Czernik et al. 2011)。

参考文献

Abrams ME, Meredith KS, Kinnard P, Clark RH (2007) Hydrops fetalis: a retrospective review of cases reported to a large national database and identification of risk factors associated with death. Pediatrics 120(1):84–89

American Heart Association (2006) 2005 American Heart Association (AHA) guidelines for cardiopulmonary resuscitation (CPR) and emergency cardiovascular care (ECC) of pediatric and neonatal patients: pediatric basic life support. Pediatrics 117(5):e989–e1004

American Pregnancy Association (2006) Fetal Non-Stress Test (NST). http://www.americanpregnancy.org/prenataltesting/non-stresstest.html

Apkon M (1995) Pathophysiology of hydrops fetalis. Semin Perinatol 19:437

Bellini C, Hennekam RC, Fulcheri E et al (2009) Etiology of nonimmune hydrops fetalis: a systematic review. Am J Med Genet A 149A:844–851

Bonvicini F, Puccetti C, Salfi NC et al (2011) Gestational and fetal outcomes in B19 maternal infection: a problem of diagnosis. J Clin Microbiol 49:3514–3518

Braun T, Brauer M, Fuchs I, Czernik C, Dudenhausen JW, Henrich W, Sarioglu N (2010) Mirror syndrome: a systematic review of fetal associated conditions, maternal presentation and perinatal outcome. Fetal Diagn Ther 27:191–203

Bullard KM, Harrison MR (1995) Before the horse is out of the barn: fetal surgery for hydrops. Semin Perinatol 19(6):462–473. Review

Carr S et al (1995) Intrauterine therapy for homozygous alpha-thalassemia. Obstet Gynecol 85:876

Czernik C, Proquitté H, Metze B, Bührer C (2011) Hydrops fetalis: has there been a change in diagnostic spectrum and mortality? J Matern Fetal Neonatal Med 24:258–263

Désilets V, Audibert F et al (2013) Investigation and management of non-immune fetal hydrops. J Obstet Gynaecol Can 35(10):923–936

Fleischer AC et al (1981) Hydrops fetalis: sonographic evaluation and clinical implications. Radiology 141:163

Hoddick WK, Mahony BS, Callen PW, Filly RA (1985) Placental thickness. J Ultrasound Med 4:479–482

Holzgreve W, Curry CJ, Golbus MS, Callen PW, Filly RA, Smith JC (1984) Investigation of nonimmune hydrops fetalis. Am J Obstet Gynecol 150:805

Jones DC (1995) Nonimmune fetal hydrops: diagnosis and obstetrical management. Semin Perinatol 19(6):447–461

Lamont RF, Sobel JD, Vaisbuch E et al (2011) Parvovirus B19 infection in human pregnancy. BJOG 118:175–186

Lee AJ, Bethune M, Hiscock RJ (2012) Placental thickness in the second trimester: a pilot study to determine the normal range. J Ultrasound Med 31:213–218

Mahone PR, Sherer DM, Abramowicz JS, Woods JR Jr (1993) Twin-twin transfusion syndrome: rapid development of severe hydrops of the donor following selective feticide of the hydropic recipient. Am J Obstet Gynecol 169(1):166–168

Mahony BS, Filly RA, Callen PW, Chinn DH, Golbus MS (1984) Severe nonimmune hydrops fetalis: graphic evaluation. Radiology 151:757

Manning F (1999) Fetal biophysical profile. Obstet Gynecol Clin North Am 26(4):557–577

Mari G, Deter RL, Carpenter RL et al (2000) Noninvasive diagnosis by Doppler ultrasonography of fetal anemia due to maternal red-cell alloimmunization; Collaborative Group for Doppler Assessment of the Blood Velocity in Anemic Fetuses. N Engl J Med 342:9–14

Mascaretti RS, Falcão MC, Silva AM, Vaz FA, Leone CR (2003) Characterization of newborns with nonimmune hydrops fetalis admitted to a neonatal intensive care unit. Rev Hosp Clin Fac Med Sao Paulo 58(3): 125–132. Epub 2003 Jul 22

McCoy MC, Katz VL, Gould N, Kuller JA (1995) Non-immune hydrops after 20 weeks' gestation: review of 10 years' experience with suggestions for management. Obstet Gynecol 85(4):578–582

McMahan MJ, Donovan EF (1995) The delivery room resuscitation of the hydropic neonate. Semin Perinatol 19(6):474–482

Moise KJ Jr, Carpenter RJ Jr, Hesketh DE (1992) Do abnormal Starling forces cause fetal hydrops in red blood cell alloimmunization? Am J Obstet Gynecol 167(4 Pt 1):907–912

Muller-Hansen I, Hackeloer BJ, Kattner E (1998) Pre- and postnatal diagnosis and treatment of hydrops fetalis-an interdisciplinary problem. Z Geburtshilfe Neonatol 202(1):2–9

Norton ME, Chauhan SP, Dashe JS (2015) Society for maternal-fetal medicine (SMFM) clinical guideline #7: nonimmune hydrops fetalis. Am J Obstet Gynecol 212(2):127–139. https://doi.org/10.1016/j.ajog.2014.12.018. Epub 2014 Dec 31. Review

Pasman SA, Meerman RH, Vandenbussche FP, Oepkes D (2006) Hypoalbuminemia: a cause of fetal hydrops? Am J Obstet Gynecol 194(4):972–975

Potter EL (1943) Universal edema of the fetus unassociated with erythroblastosis. Am J Obstet Gynecol 46:130

Randenberg AL (2010) Nonimmune hydrops fetalis part II: does etiology influence mortality? Neonatal Netw 29:367–380

Romero R et al (1988) Nonimmune hydrops fetalis. In: Romero R et al (eds) Prenatal diagnosis of congenital anomalies. Appleton & Lange, Norwalk, p 414

Rubod C, Houfflin V, Belot F, Ardiet E, Dufour P, Subtil D, Deruelle P (2006) Successful in utero treatment of chronic and massive fetomaternal hemorrhage with fetal hydrops. Fetal Diagn Ther 21(5):410–413

Santo S, Mansour S, Thilaganathan B et al (2011) Prenatal diagnosis of non-immune hydrops fetalis: what do we tell the parents? Prenat Diagn 31:186–195

Santolaya J, Alley D, Jaffe R, Warsof SL (1992) Antenatal classification of hydrops fetalis. Obstet Gynecol 79:256

Shinbane JS, Wood MA, Jensen DN et al (1997) Tachycardia-induced cardiomyopathy: a review of animal models and clinical studies. J Am Coll Cardiol 29(4):709–715

Simpson JM, Sharland GK (1998) Fetal tachycardias: management and outcome of 127 consecutive cases. Heart 79(6):576–581

Strasburger JF, Huhta JC, Carpenter RJ Jr et al (1986) Doppler echocardiography in the diagnosis and management of persistent fetal arrhythmias. J Am Coll Cardiol 7(6):1386–1391

Suwanrath-Kengpol C, Kor-anantakul O, Suntharasaj T, Leetanaporn R (2005) Etiology and outcome of non-immune hydrops fetalis in southern Thailand. Gynecol Obstet Invest 59:134–137

Teixeira A, Rocha G, Guedes MB, Guimarães H (2008) Newborn with nonimmune hydrops fetalis – the experience of a tertiary center. Acta Med Port 21(4):345–350. Epub 2008 Oct 24

Van Selm M et al (1991) Maternal hydrops syndrome: a review. Obstet Gynecol Surv 46:785

Warsof S, Nicolaides K, Rodecket CL (1986) Immune and non-immune hydrops. Obstet Gynecol 29:533

Watson J, Campbell S (1986) Antenatal evaluation and management in nonimmune hydrops fetalis. Obstet Gynecol 67(4):589–593

Wesolowski A, Piazza A (2008) A case of mediastinal teratoma as a cause of nonimmune hydrops fetalis, and literature review. Am J Perinatol 25(8):507–512

新生儿期白细胞生理及异常表现

96

Kurt R. Schibler

目录

96.1　要点 ··· 1147
96.2　胎儿和新生儿白细胞生理 ······························· 1148
　96.2.1　介绍 ·· 1148
96.3　白细胞异常 ·· 1150
　96.3.1　病因和发病机制 ··· 1150
　96.3.2　临床方面 ··· 1156
　96.3.3　鉴别诊断 ··· 1157
　96.3.4　预后 ··· 1158
　96.3.5　治疗 ··· 1158
参考文献 ·· 1161

摘要

白细胞在宿主防御微生物入侵过程中起着重要的作用。在胎儿和新生儿时期，白细胞生理是独特的，且在新生儿早期中性粒细胞计数变化是相当大的。新生儿，特别是早产儿，中性粒细胞的产生和功能都是不成熟的，且在外周血中招募成熟中性粒细胞的能力也有限。因此这个年龄的感染也更具有挑战性。新生儿白细胞最常见的异常通常是数量异常，如中性粒细胞减少症、中性粒细胞增多症和类白血病反应。吞噬性白细胞数量缺陷的同时也可能伴随着质的变化。根据潜在的数量变化规律对白细胞异常进行分类可以为受累婴儿的诊断和治疗提供有用的参考。当对新生儿白细胞异常进行评估时，有必要认识到这些异常中有些是常见的，而其他异常是罕见的。如果中性粒细胞减少持续超过 5 天，则需进一步评估，特别是当中性粒细胞计数小于 500 个 /μl 时。由于新生儿免疫系统的不成熟，应及早
治疗以预防严重后果产生。按照白细胞异常的病因和临床特征的严重性来决定治疗手段（抗生素、粒细胞输注、静脉注射免疫球蛋白或粒细胞 - 集落刺激因子的使用）。本章将着重介绍新生儿免疫系统的特点并强调白细胞异常的最常见原因及主要治疗手段。

96.1　要点

- 胎儿和新生儿的白细胞生理是独特的。

- 新生儿时期可能出现各种白细胞异常，它们有着不同的病因、发病机制和临床特征。因此鉴别诊断是很有必要的。

- 治疗方式包括抗生素、粒细胞输注、免疫球蛋白、粒细胞集落刺激因子和粒细胞巨噬细胞集落刺激因子。

96.2　胎儿和新生儿白细胞生理

96.2.1　介绍

96.2.1.1　动力学

中性粒细胞循环池反映了骨髓中中性粒细胞前体和成熟中性粒细胞，以及循环中性粒细胞和已活化迁移到组织的中性粒细胞之间的动态平衡。骨髓是出生后主要的造血器官。在骨髓中，多能造血干细胞和祖细胞可产生中性粒细胞前体细胞。这些前体细胞在粒细胞集落刺激因子（granulocyte colony-stimulating factor，G-CSF）和粒细胞巨噬细胞集落刺激因子（granulocytemacrophage colony-stimulating factor，GM-CSF）等生长因子的作用下成熟。因此，骨髓中包含了未成熟的中性粒细胞池和储存的已成熟的中性粒细胞。中性粒细胞从骨髓中移出后，进入外周血液循环，经历短暂的数小时后转移到组织中。

据估计，外周血中性粒细胞数在总中性粒细胞池中约占5%。据成人中性粒细胞分布研究估计，每千克体重约有10亿中性粒细胞，其中20%在骨髓前体细胞池，75%在骨髓储存池，3%位于边缘血管池，2%在循环血中（Luchman-Jones and Schwartz 2002）。每天每千克体重约有15亿中性粒细胞产生。中性粒细胞的寿命包括骨髓中约9天，血液中3~6小时，组织中1~4天。

原始粒细胞、早幼粒细胞、中幼粒细胞统称为中性粒细胞增殖池，因为这些细胞仍保留着细胞分裂的能力。随着中性粒细胞前体细胞的成熟，他们失去了进行细胞分裂的能力。包括晚幼粒细胞、杆状核中性粒细胞、成熟的分叶中性粒细胞在内的有丝分裂后的细胞被称为中性粒细胞储存池（neutrophil storage pool，NSP）。中性粒细胞从NSP中释放以维持循环及边缘中性粒细胞池的平衡。成人循环池中约有 0.3×10^9 的中性粒细胞/kg体重（Luchtman-Jones and Schwartz 2002）。

成人有较大的NSP，可迅速增加循环中性粒细胞以应对感染（Maheshwari and Christensen 2004）。相反，新生儿的NSP相对较小（Maheshwari and Christensen 2004）。可利用的有丝分裂后中性粒细胞池的这些差异限制了新生儿应对感染挑战的能力。人循环中性粒细胞浓度在妊娠期间期相对较低，但在足月后逐渐升高。分娩后循环中性粒细胞计数升高得更多。Manroe和他的同事描述了正常足月产婴儿出生后第一个28天的中性粒细胞数范围（Manroe et al. 1979）。他们描述了中性粒细胞计数升高的过程，并在生后12~24小时到达高峰，此时中性粒细胞浓度波动在7 800~14 500个细胞/μl。随后中性粒细胞计数下降并在72小时后稳定在1 750个细胞/μl的较低值。Mouzihno和他的同事后来为极低出生体重儿（very low birth weight，VLBW）的血中性粒细胞设定了一个参考范围（Mouzinho et al. 1994）。正常中性粒细胞的上限与足月儿的相似。中性粒细胞减少症生后12小时的参考值大约在2 000个细胞/μl左右，并在生后48小时前稳定在1 000个细胞/μl。

健康成人正常循环单核细胞计数估计在300~450个单核细胞/mm³。外周血单核细胞数在3~6天内呈周期性变化（Douglas and Yoder 1996；Trubowitz and Davies 1982）。

通过在体内用氚化胸腺嘧啶脉冲标记单核吞噬细胞，接着用放射标记的白细胞自体回输的方法，研究了成人循环单核吞噬细胞的产生和动力学。据估计骨髓中存在的前单核细胞数量在3%~5%，且其中约40%的前单核细胞在积极增生（Meuret et al. 1975）。前单核细胞的分裂周期在30~48小时间变化。这些快速分裂的细胞可达到每小时 $7 \times 10^5 ~ 7 \times 10^6$ 个细胞/kg体重的产生速度。在骨髓中成熟60个小时后，成熟的单核细胞进入血管内，在那里循环约3天（Meuret et al. 1975）。Van Furth和他的同事（van Furth et al. 1979）计算出每小时有 1.66×10^{10} 的循环单核细胞离开血管内。因此，这些研究者估计单核细胞的每天的循环量约为 0.4×10^9 个细胞。Whitelaw（Whitelaw 1972）认为整个血管内单核细胞池由边缘池和循环池组成。并且他计算出边缘池比循环池大3.3倍。其他研究者则未能证实在人体中存在这样一个单核细胞的边缘池（van Furth et al. 1979）；然而，小鼠和大鼠的实验为单核细胞边缘池的存在提供了证据（Meuret and Hoffmann 1973；van Furth and Sluiter 1986）。

考虑到组织吞噬细胞的最终去向并不明确，组织巨噬细胞动力学的分析相当困难。据称肺泡巨噬细胞从呼吸道向消化道移动，并最终在此被清除（van Furth 1992）。其他组织吞噬细胞的去向尚未明确。组织吞噬细胞来源于骨髓前体细胞。在小鼠嵌合体（Haller et al. 1979）和大鼠异种共生实验

(Parwaresch and Wacker 1984；Volkman 1966)中首次获得了巨噬细胞起源于骨髓的证据。对人体的研究证实了在动物实验中观察到的数据。在接受骨髓移植的几位患者中，肺(Thomas et al. 1976)和肝巨噬细胞(Gale et al. 1978)的分离和鉴定为这些细胞含有骨髓供者的核型提供了证据。因此，最终分化的巨噬细胞一定来自移植的骨髓。此外，男性患者接受女性供体骨髓后，包含Y体的巨噬细胞消失，肺泡巨噬细胞的半衰期约为81天。

组织巨噬细胞容积的大小是相当可观的。据估计，组织巨噬细胞的数量比骨髓腔室中细胞数量多500~1 000倍。一些器官如肺和肝脏可能具有特别大的巨噬细胞群体，占细胞总数的20%~30%。这些细胞寿命很长，据估计，在一些组织中可生存数个月(van Furth 1992；Thomas et al. 1976；Gale et al. 1978)。

96.2.1.2 功能

白细胞是宿主抵御入侵微生物的主要效应细胞。中性粒细胞一直存在于血液循环中，直到它们遇到趋化因子后才开始滚动并黏附于血管内皮细胞。最终，它们穿过内皮细胞，并在趋化刺激下移动到微生物入侵的部位。单核吞噬细胞(单核细胞、巨噬细胞和树突状细胞)主要是作为驻留在组织内的细胞发挥其固有和适应性免疫功能。中性粒细胞和单核吞噬细胞的固有功能包括吞噬调理后的微生物或表达模式识别分子识别与微生物相应的组分。通过水解酶和活性氧中间产物的释放在细胞内空泡内降解摄入的靶标。单核吞噬细胞也加工摄入的物质，并将其递呈给淋巴细胞，淋巴细胞产生局部免疫反应并启动适应性免疫功能。

96.2.1.3 与早产儿相关的白细胞功能差异

中性粒细胞从血液循环中迁出后，细胞运动可以是随机运动或是向趋化因子定向移动。与刺激无关的随机运动以相同的概率在任意方向上发生。定向迁移的能力取决于能够检测趋化分子浓度差异的感官机制，并将这些信息与细胞内的运动器联系起来。

与观察到的成人细胞相比，新生儿中性粒细胞的随机运动是正常的(Pahwa et al. 1977)。然而，许多研究表明早产和足月新生儿中性粒细胞向固定趋化刺激的定向运动是受损的(Luchtman-Jones and Schwartz 2002)。最近的研究表明，剖宫产和全身麻醉或硬膜外麻醉也可能导致早产儿中性粒细胞趋化性降低(Birle et al. 2015)。早产儿中性粒细胞的招募减少似乎是内皮细胞黏附减少所致(Nussbaum et al. 2013)。这些黏附相关能力可能与早产儿中性粒细胞 PSGL-1 和 Mac-1 表达显著降低有关。另外，极早产儿的脐静脉内皮细胞招募成人中性粒细胞的能力严重减弱，这可能是 E-selectin 和 ICAM-1 上调下降所致。胎儿和早产儿中性粒细胞募集和内皮细胞黏附相关功能受到个体发育调控。

单核吞噬细胞表现出随机和定向运动(Miller 1978)。在缺少吸引物质的情况下，单核吞噬细胞会发生随机或非定向运动。沿着趋化分子的浓度梯度的定向运动对于单核吞噬细胞有效定位感染和炎症部位至关重要。与细胞表面受体结合的趋化分子控制着这种定向运动，称为趋化性。趋化物质是通过激活补体、纤溶蛋白和激肽系统或直接由微生物产生的。在不存在浓度梯度的情况下这些趋化剂也可以加强单核吞噬细胞的随机运动。一类叫作趋化因子的促炎因子家族已被证实，并已确定其许多成员的特征(Broxmeyer and Kim 1999)。这个家族的几个成员是单核吞噬细胞的强效趋化剂。单核细胞趋化蛋白 1、巨噬细胞炎症蛋白 1 和活化调节，表达和分泌的正常 T 细胞(RANTES)是单核细胞迁移的关键调控因子。在次级淋巴趋化因子的作用下单核细胞来源的树突状细胞迁移到淋巴器官(Sozzani et al. 1999；Chan et al. 1999)。

单核吞噬细胞迁移已在脐带血和新生儿外周血中进行了检测，并与成人外周血单核细胞进行了比较。在大多数报道中，脐带血单核细胞的随机运动似乎与成人外周血单核细胞的随机运动相同(Marodi et al. 1980；Weston et al. 1977；Klein et al. 1977)。相反，一些研究者报道与成人外周血单核细胞相比脐带血和新生儿外周血的定向运动有所减少。Yegin(1983)报道单核细胞趋化性在儿童期逐渐增强，并在 5~6 岁后与成人单核细胞趋化活性相当。这些结果与其他研究者报道的脐带血和成人外周血单核细胞的趋化活性相似，但在出生后最初几天新生儿外周血单核细胞的趋化性显著降低的结果一致(Raghunathan et al. 1982)。在出生后 6 个月内，单核细胞趋化性逐渐增强，但仍低于成人外周血单核细胞活性。其他研究组报道内毒素激活的成人血清或激活的成人淋巴细胞可致脐带血单核细胞趋化性略有增加(Pahwa et al. 1977；Hawes et al. 1980)。

测试方法、患者群体及单核细胞分离的差异可能导致这些研究者报道不同的结果。

中性粒细胞通过包括补体和 IgG 抗体在内的调理素与微生物接触。吞噬细胞通过调理素与受体的相互作用完全包裹微生物。一旦新形成的液泡被内化，胞内颗粒的产物就会排入液泡（Baehner 1975；Bainton 1981）。与成人相比，新生儿颗粒动员似乎是正常的（Kjeldsen et al. 1996）。新生儿中性粒细胞颗粒具有相同含量的髓过氧化物酶和溶菌酶，但乳铁蛋白和明胶酶的量减少（Kjeldsen et al. 1996；Ambruso et al. 1984）。

在几项实验中，由成人血清提供调理素的健康足月儿中性粒细胞表现出对包括大肠杆菌、B 群链球菌、铜绿假单胞菌、沙雷菌、金黄色葡萄球菌和白色念珠菌在内的各种微生物的正常吞噬能力（McCracken and Eichenwald 1971；Harris et al. 1983；Forman and Stiehm 1969；Xanthou et al. 1975）。虽然对早产儿中性粒细胞的吞噬作用研究较少，但似乎对细菌和外来颗粒有较强的吞噬功能（McCracken and Eichenwald 1971；Forman and Stiehm 1969）。在一项研究中报道，早产儿中性粒细胞对白色念珠菌的摄取是正常的，但在其他研究中则有所下降（Xanthou et al. 1975；Bektas et al. 1990；Al-Hadithy et al. 1981）。

Schuit 和 Powell（Schuit and Powell 1980）研究了脐带血和成人外周血单核细胞吞噬的动力学。这些研究人员发现，从成人外周血中分离的单核细胞在 50 分钟内吞噬了所有聚苯乙烯颗粒。相比之下，同一时间内只有 38% 的脐血单核细胞开始吞噬。脐带血单核细胞能够在 100 分钟内摄取这些颗粒。这些研究不受血清或热灭活血清的影响。其他研究者报道，脐带血单核细胞摄取经（IgG）调理后的绵羊红细胞、金黄色葡萄球菌、大肠杆菌、化脓性链球菌、刚地弓形虫和 II 型单纯疱疹病毒的效力与成人外周血的单核细胞相当（Speer and Johnston 1984）。Marodi 和他的同事（Marodi et al. 1984）报道了脐血单核细胞对无乳链球菌的吞噬缺陷。足月脐带血的单核细胞比成人血液的单核细胞摄入的 B 族链球菌更少。其他研究表明，脐带血单核细胞对 B 族链球菌的吞噬缺陷可以通过在培养中加入黏附糖蛋白纤维连接蛋白来克服（Jacobs et al. 1985）。虽然单独的纤连蛋白不能增强吞噬作用，但通过结合纤维连接蛋白和 IgG 来预调理 B 族链球菌，可以增强脐血单核

细胞的吞噬作用。

将脐带血单核细胞来源的巨噬细胞的吞噬活性与成年血单核细胞来源的巨噬细胞进行比较。经过 10 天的培养，Speer 和他的同事确定脐带血来源的巨噬细胞对经补体调理后的金黄色葡萄球菌的摄取程度与成人血液来源的巨噬细胞相同（Speer et al. 1988）。其他研究比较了新生儿气管插管时与成人支气管肺泡灌洗时两者肺泡巨噬细胞的吞噬活性。新生儿和成年肺泡巨噬细胞相比，两者吞噬白色念珠菌的速度和数量是等同的（D'Ambola et al. 1988）。

96.3 白细胞异常

96.3.1 病因和发病机制

新生儿期观察到的主要白细胞异常包括数量异常，如中性粒细胞减少、中性粒细胞增多和类白血病反应。吞噬细胞的数量缺陷的同时也会伴随着质的异常及罕见造血系统疾病的发生。如表 96.1 所示，基于异常发生率对新生儿期白细胞异常进行分类。

表 96.1　白细胞异常发生频率

常见	中等常见	罕见
细菌和真菌感染	胎 - 胎输血	严重先天性中性粒细胞减少症（Kostmann 综合征）
母亲高血压	同种免疫	周期性中性粒细胞减少症
	Rh 溶血性疾病	Shwachman-Diamond 综合
	药物引起的	网状组织发育不全
	病毒感染（风疹、巨细胞病毒）	自身免疫性中性粒细胞减少
	类白血病反应	Chediak-Higashi 综合征
		先天性角化不良
		慢性肉芽肿病
		白细胞黏附缺陷 I 和 II 型

96.3.1.1　常见白细胞异常
感染

比较新生儿和成人对感染的造血反应的动物研究表明，中性粒细胞池供应和释放的动力学差异

造就了骨髓（Erdman et al. 1982）。这些发育差异增加了新生动物在遭受实验性感染时对骨髓储备耗尽的易感性，并最终限制了它们在这些感染的生存能力（Christensen and Rothstein 1980；Christensen 1989）。相较于非中性粒细胞减少的新生儿，中性粒细胞减少的败血症新生儿死亡率明显增高（AlMulla and Christensen 1995；Rodwell et al. 1993）。新生儿中性粒细胞的生成和功能也是不成熟的。早产儿粒细胞生成不成熟的表现为：中性粒细胞数量少，提高祖细胞增殖的能力低，败血症时中性粒细胞减少的频繁发生（Carr 2000）。新生儿中性粒细胞在信号转导、细胞表面受体上调、移动性、细胞骨架刚性、微丝收缩、氧代谢和细胞内氧化机制等方面的能力可能有所下降（Hill 1987）。在最近的研究中，用肽聚糖或者 LPS 体外激活脐血中性粒细胞，中性粒细胞对肽聚糖（革兰氏阳性细菌成分）和 LPS（革兰氏阴性成分）的体外应答增加了 CD11b、趋化性、TNF-α 和 IL-8 的产生。此外，新生儿中性粒细胞能够对细菌成分产生强烈的分子和功能应答。

与母亲高血压相关

高血压女性分娩的新生儿中有很大比例循环中性粒细胞的浓度都有所下降（Manroe et al. 1979；Mouzinho et al. 1994）。中性粒细胞动力学异常表现为中性粒细胞生成减少（Koenig and Christensen 1989a）。这得到了一些研究的支持，这些研究揭示了中性粒细胞祖细胞数量和循环的减少，NSP 相对正常，循环中没有未成熟的中性粒细胞，这个现象被称为"左移"。这种中性粒细胞减少症在伴有胎儿宫内生长受限的重度高血压孕妇中特别常见。中性粒细胞减少的原因尚不清楚，但似乎与母体药物治疗无关（Koenig and Christensen 1989a；Doron et al. 1994）。

与母亲高血压有关的中性粒细胞减少症的意义在于，非特异性的先天宿主防御功能可能受到损害。一些研究人员已经证明，与非中性粒细胞减少的婴儿相比，高血压母亲分娩的中性粒细胞减少婴儿医院感染发生率更高（Koenig and Christensen 1989a；Doron et al. 1994；Cadnapaphornchai and Faix 1992）。

96.3.1.2　中等常见白细胞异常

与 Rh 溶血病相关

严重的 Rh 胎儿成红细胞增多症一个证据充分的并发症是中性粒细胞和血小板计数的降低

（Koenig and Christensen 1989b；Zipursky 1993）。一组 20 例 Rh 致敏的婴儿中，11 例婴儿病情严重，需要多次交换输血（Koenig and Christensen 1989b）。在换血前，所有患有严重疾病的婴儿均有中性粒细胞减少。在这些婴儿中，中性粒细胞动力缺陷持续 3~5 天，而轻度疾病的婴儿中没有一例表现出中性粒细胞耗竭。

与缺氧缺血性脑病亚低温治疗相关

亚低温治疗已成为在出生后几小时内诊断为缺氧缺血性脑病的足月新生儿的护理标准（Shankaran et al. 2008；Azzopardi et al. 2009；Jacobs et al. 2011；Simbruner et al. 2010）。在一项随机、对照、多中心的新生儿缺氧缺血性脑病全身亚低温试验中，持续监测的低温组和正常体温组的总白细胞亚群和血清趋化因子水平，作为安全评估的主要结果（Jenkins et al. 2013）。低温组的循环总白细胞和白细胞亚群中位数复温前明显低于正常体温组。低温组的中性粒细胞绝对计数在复温后回升，而趋化因子与其靶向白细胞呈负相关，提示低体温可调节活化的的趋化因子和白细胞。低温组 60~72 小时的相对白细胞减少与更严重的中枢神经系统损伤相关。

新生儿同种免疫性中性白细胞减少症

新生儿同种免疫中性粒细胞减少症是由母体产生针对胎儿中性粒细胞抗原的 IgG 所致（Maheshwari and Christensen 2004）。这与 Rh 溶血性疾病相似，母体对胎儿中性粒细胞抗原的致敏导致经胎盘获得的 IgG 抗体破坏婴儿的中性粒细胞（Boxer et al. 1972）。母体致敏可能发生在妊娠期间，甚至可能发生在初产妇的胎儿（Lalezariand Radel 1974）。新生儿同种免疫中性粒细胞减少症的发病率估计每 1 000 名活产婴儿中有 0.5~2 例（Levine and Madyastha 1986）。

受影响的婴儿在出生后的最初几天出现发热且特别容易受到金黄色葡萄球菌引起的皮肤感染。乙型溶血性链球菌和大肠杆菌也与这类疾病的易感患儿的感染有关。感染的发生通常与严重的中性粒细胞减少同时出现。在血液循环中，表现出其他髓系细胞，特别是单核细胞和嗜酸性粒细胞的浓度增加。这类疾病骨髓评估的特征性表现是髓样增生，缺乏成熟的中性粒细胞和正常的红细胞和巨核细胞成分。

在母亲和婴儿的血清中检测到中性粒细胞抗体。这些抗体对患者和父亲的中性粒细胞产生应答，但对母亲的中性粒细胞无应答。几种中性粒细胞特异性抗体已被证实,其中包括最常见的人中性粒细胞同种抗原(HNA)-1、HNA-2 和 HNA-3。其他抗原靶点包括 NC1、SH、SAR、LAN、LEA、CN1 和某些 HLA 抗原。HNA-1 和 NC1 已被证实为 FcγIII 受体的同型抗原(Maheshwari and Christensen 2004)。HNA-2 是糖蛋白(glycoprotein,GP)50 上的抗原,HNA-3 与 GP75-90 上的抗原相对应。婴儿的中性粒细胞计数通常在出生后 1~5 周内恢复正常,这可能与母亲抗体的半衰期有关。

对受影响婴儿的治疗是支持性的。治疗还包括适当的抗生素治疗感染和密切的随访。预防性抗生素的使用已被证明是无效的。静脉注射免疫球蛋白(intravenous immunoglobulin,IVIG)和激素治疗并不能持续改善循环中性粒细胞计数。对于持续的极低的中性粒细胞计数少于 500 个细胞 /μl 的婴儿,可以采用 G-CSF 治疗。这种疗法通常导致循环中性粒细胞浓度产生迅速的临床反应。

新生儿自身免疫性中性粒细胞减少

新生儿自身免疫中性粒细胞减少症是由母体 IgG 自身抗体经胎盘传代直接作用于中性粒细胞抗原所致。这些婴儿的母亲可能无症状或患有系统性红斑狼疮或特发性血小板减少性紫癜引起的自身免疫性中性粒细胞减少症(autoimmune neutropeni,AIN)(Conway et al. 1987;Lalezari et al. 1986)。

药物诱发的中性粒细胞减少

大量的药物已被证实是中性粒细胞减少症发生的原因(表 96.2)。这些机制可能涉及骨髓抑制或免疫介导的破坏。包括抗炎药、抗生素、抗惊厥药、心血管药物、利尿剂和镇静剂在内的几种药物常用于产房和新生儿病房。骨髓恢复一般是在终止诱因后几天开始的。

表 96.2 药物诱发的中性粒细胞减少症示例

抗炎药	抗甲状腺药物
• 吲哚美辛 • 喷他佐辛 • 对氨基苯酚衍生药物 • 对乙酰氨基酚 • 吡唑酮衍生物 • 氨基比林 • 安乃近 • 羟基保泰松 • 保泰松	• 卡比马唑 • 甲巯咪唑 • 丙硫氧嘧啶

续表

抗生素	心血管药物
• 头孢菌素 • 克林霉素 • 庆大霉素 • 异烟肼 • 青霉素和半合成青霉素 • 利福平 • 链霉素 • 甲氧苄唑 • 万古霉素	• 卡托普利 • 丙吡胺 • 肼本达嗪 • 甲基多巴 • 普鲁卡因胺 • 普萘洛尔 • 奎尼丁

抗癫痫药	利尿剂
• 卡马西平 • 苯妥英钠 • 2- 丙戊酸钠	• 乙酰唑胺 • 氯噻酮 • 氯噻嗪 • 依他尼酸 • 氢氯噻嗪

抗抑郁药	降糖药
• 阿米替林 • 阿莫西平 • 多塞平 • 伊米帕明	• 氯磺丙脲 • 甲苯磺丁脲

抗组胺药(H₂ 抑制剂)	镇静药
• 西咪替丁 • 雷尼替丁	• 苯二氮平 • 甲丙氨酯

抗疟药	吩噻嗪类药物
• 阿莫地喹 • 氯喹 • 氨苯砜 • 乙嘧啶 • 奎宁	• 氯丙嗪 • 吩噻嗪

类白血病反应

新生儿可能会对感染有过度的应答。随着中性粒细胞计数的增加和左移的发生,外周血中性粒细胞前体的显著增加且白细胞计数超过 50 000 个细胞 /μl,这种现象被认为是一种白血病反应。新生儿严重感染后的类白血病反应常伴有中性粒细胞内的胞质空泡和毒性颗粒的出现。唐氏综合征患儿可能出现一种与感染无关的类白血病反应。

96.3.1.3 罕见白细胞异常

重度先天性中性粒细胞减少症和周期性中性粒细胞减少症

重症先天性粒细胞缺乏症(severe congenital

neutropenia,SCN）和周期性中性粒细胞减少症（cyclic neutropenia,CyN）是罕见的髓细胞生成障碍性疾病，通常由编码中性粒细胞弹性酶的基因 ELANE 的异质突变引起（Makaryan et al. 2015；Horwitz et al. 1999；Dale et al. 2000）。CSF3R、RAS 和 RUNX1 的突变与 MDS 和 AML 的进展相关，但 CyN 与 SCN 在白血病进化风险的本质差异的生物学基础尚不清楚（Beekman and Touw 2010；Link et al. 2007；Skokowa et al. 2014）。

SCN 患者的 ANC 通常低于 500 个细胞/ml，无周期性波动，骨髓显示髓系成熟停滞。CyN 的特征是在大约 21 天的时间间隔内，中性粒细胞的波动范围从近 2 000 个细胞/μl 到少于 200 个细胞/μl（Kostmann 1956）。其中性粒细胞减少期的持续时间从 3 天到 10 天不等。且 CyN 患者血液中具有短循环间期其他组成成分，如单核细胞、血小板和网状细胞也会周期性变化。在中性粒细胞减少期，值得注意的是骨髓检查会发现存在细胞发育不全或成熟停滞（Bonilla et al. 1989）。患有循环中性粒细胞减少症的个体有反复感染的病史，这些感染与循环中性粒细胞浓度降低的周期发作相关。感染的严重程度与中性粒细胞减少的程度有关。虽然周期性中性粒细胞减少通常是良性的，但还是会有多达 10% 受影响的个体因为败血症死亡。这种疾病会伴随患者一生（Dale et al. 1993）。

近期，对严重慢性中性粒细胞减少症国际注册中心的 307 例 ELANE 突变患者的数据进行了回顾，以评估突变和严重预后风险和 MDS/AML 之间的关系（Makaryan et al. 2015）。诊断是基于临床资料做出的且在所有病例中都发现了 ELANE 突变。严重慢性中性粒细胞减少症国际注册中心人群包括 40 个有 2 个或 2 个以上患病成员的家庭（CyN 20 个家庭；SCN 20 个家庭）。中性粒细胞减少的家族成员有 ELANE 突变，所有具有 ELANE 突变的成员都有中性粒细胞减少症。在 307 位患者中，只有 10 人未接受过 G-CSF 治疗。在 SCN 患者中，有 15 人死于 MDS/AML，对 G-CSF 无反应的患者中有 3 例因移植相关死亡，还有 4 人因为不明原因死亡。

在 CyN 患者中，有 8 例死亡，无 1 例死于 MDS/AML。3 例于败血症；其中两名患者未按建议使用 G-CSF，另一名患者从未接受过 G-CSF 治疗。造血移植术后 1 例死亡（除外 MDS/AML 原因）。其他 4 例死亡的原因分别是癌症（1 例）、心力衰竭（1 例）、卒中（1 例）和不明原因（1 例）。

在接受 G-CSF 治疗前，包括口腔溃疡（80%）、肺炎（49%）、脓肿（19%）、败血症（17%）、蜂窝织炎（12%）和腹膜炎（3%）在内的感染十分常见。在 97 例 SCN 特有突变的患者中，61 例（63%）报告了肺炎，而在 73 例重叠突变的患者中，31 例（42%）报告了肺炎，在 26 例仅在 CyN（$P=3 \times 10^4$）中出现突变的患者中，5 例（19%）报告了肺炎。所有患者组均出现脓肿：重叠突变 4 例（5%），CyN 4 例（15%），SCN 19 例（20%）。

经纵向随访，SCN 组严重事件（MDS/AML、干细胞移植或死亡）的发生明显高于 CyN 组（120 例 CyN 中有 8 例，187 例 SCN 中的 62 例，$P<10^4$）。随着时间的推移，在使用 G-CSF 患者中，SCN 和 CyN 对比，以及 SCN 特有突变与重叠突变患者对比严重事件的发生都有显著统计学意义（$P<10^4$）。

研究者将突变分为 5 大类：错义突变、移码、终止、内含子和缺失或插入。错义突变最常见，通过 Polyphen 2 分析预测 94% 的错义突变的蛋白结构可能受到破坏。最显著的发现是先天性移码突变患者有发生高脓肿的风险（8/17 可评估患者，47%），以及演变为 MDS/AML（6/19 患者，32%）的风险。终止密码子突变患儿白血病转化风险增加，但患者的数量相对较少。两种突变 C151Y（3/4 例）和 G214R（3/9 例）似乎有很高的白血病风险。与这些突变相关的明显高风险可能是由于交换氨基酸的大小和电荷/极性差异导致的蛋白质结构的重大变化。总之，研究表明，临床预后和周期性及先天性中性粒细胞减少患者的 ELANE 测序结果与临床重要基因型 - 表型相关。一些突变似乎与相对良好的预后相关，尤其是 P139L、IVS4+5G>A 和 S126L，而其他突变，特别是 C151Y 和 G214R，则与明显不良的预后相关。这项分析为指导临床护理和探讨这些患者中性粒细胞减少症和白血病发生的细胞和分子机制提供了有用的信息。

Shwachman-Diamond 综合征

Shwachman-Diamond 综合征（Shwachman-Diamond syndrome，SDS）是一种常染色体隐性遗传病，其发病率估计为每 50 000 名新生儿中有 1 例，其特征是无效造血、外分泌胰腺功能障碍、干骺端骨发育不全及白血病风险增加（Shwachman et al. 1964）。通常，SDS 的患者在出生后的第一年就出现腹泻和发育不良。除了胰腺功能不全外，这些患者还一致出现中性粒细胞减少。大约60%的患者营养不良,身材矮小,许多患者还出现鱼鳞病性皮疹。SDS也与其他临床表现相关,包括小头畸形、眼距增宽、视网膜色素变性、并指畸形、腭裂、牙齿发育不良、皮肤色素缺陷和心肌纤维化(Burroughs et al. 2009)。据悉,该病会向白血病演变。由于中性粒细胞减少,患者易患皮肤感染和肺炎。SDS患者的支持措施包括胰酶、抗生素、输血和输注G-CSF。唯一有效的治疗方法是骨髓移植。

Boocock及同事报道了SBDS基因的一个致病性突变,该疾病以Schwachman-Bodian-Diamond的名字命名(Boocock et al. 2003)。约有90%的SDS患者存在SBDS基因的双等位突变。SBDS基因的结构和功能尚未确定,但越来越多的证据表明该基因在核糖体生物合成和RNA加工中起着重要作用(Ganapathi et al. 2007)。SDS细胞中参与核糖体生物合成、rRNA和mRNA加工的多个基因表达异常且参与细胞生长和生存的多个核糖体蛋白基因表达减少(Rujkijyanont et al. 2009)。此外,已经证明SBDS在蔗糖梯度中与60S核糖体前体亚基共沉淀,并与60S亚基的组成部分28S rRNA结合(Ganapathi et al. 2007)。虽然这些发现为SBDS在核糖体生物合成中发挥作用提供了证据,但SBDS是一种多功能蛋白,也可能发挥非核糖体相关功能,其和临床表型相关。SBDS基因分型可用于确诊。

网状组织发育不全

网状组织发育不全,也称为先天性白细胞减少症,其特征是伴有白细胞减少的严重中性粒细胞减少症,胸腺淋巴组织和脾组织发育不全,以及无丙种球蛋白血症(Roper et al. 1985)。骨髓、脾脏和淋巴组织的组织学检查显示正常的网状结构,红核和巨核细胞正常,但髓样细胞缺乏或稀疏。这类疾病的机制尚不清楚,但端粒功能方面的缺陷十分可疑(Savage and Alter 2009)。生命早期即出现严重的细菌或者病毒感染。积极的抗生素治疗和支持性治疗是生存所必需的。G-CSF和GM-CSF治疗无效。骨髓移植仍是这种疾病的患儿唯一的长期治疗选择(Roper et al. 1985;Bertrand et al. 2002)。

先天性角化不良

先天性角化不良(dyskeratosis congenita,DKC)是由端粒生物学中的胚系细胞缺陷引起的一种遗传性骨髓衰竭综合征,经典诊断的三联征是指甲异常、网状皮肤色素沉着和口腔白斑(Savage and Alter

2009)。由于表型的异质性、皮肤黏液三联征出现的年龄不同,以及几类临床变异DKC的出现,DKC的临床诊断具有挑战性。端粒生物学关键基因发生生殖系突变所致的端粒过短的出现,是DKC及其临床变异型的共同特征。用原位杂交流式细胞术(flow FISH)检测白细胞亚群,端粒长度小于同龄的第一个百分位数,对DKC具有高度敏感性和特异性。DC患者发生三系骨髓衰竭、肺纤维化、肝脏疾病(肝硬化和纤维化)、恶性肿瘤(骨髓增生异常综合征、急性髓系白血病、头颈部和肛门生殖器鳞状细胞癌)的风险较高。

DKC可通过X连锁,常染色体显性或常染色体隐性3种形式中任意一种进行遗传(Kirwan and Dokal 2008)。DC患者新的生殖细胞突变也相对频繁,到目前为止,70%DC患者中具有可识别的生殖细胞突变。这些突变发生在负责端粒功能和修复的基因中。目前已知有9个DC相关基因(DKC1、TERT、TERC、TINF2、WRAP53、NOP10、NHP2、CTC1和RTEL1)。与常染色体显性遗传的DKC相比,表型更严重的X连锁DKC,是由编码角化不良蛋白的DKC1突变引起的(Heiss et al. 1998)。常染色体显性遗传的DKC患者在TERC中发现突变,已经在常染色体隐性遗传的DKC中发现两个家族存在TERT的突变,这表明,单独端粒酶复合物的破坏可能会导致造血功能的缺陷(Marrone et al. 2007)。虽然已明确端粒在DKC的发病机制中起着重要的作用,但核糖体缺陷也可能是其独特的病因。正在进行的研究基因型/表型相关性和基本机制的工作有望阐明端粒酶活性和受损的核糖体生物合成对DKC病理生理的真正贡献。

90%的DKC患者会发生骨髓衰竭(bone marrow failure,BMF),甚至危及生命。造血干细胞移植(Hematopoietic stem cell transplant,HSCT)是目前治疗DKC相关的BMF的唯一方法(Savage and Alter 2009)。对于那些不能或不愿接受HSCT治疗的BMF患者来说,常考虑用雄激素治疗。接受雄激素治疗的DC患者中,有50%至70%出现应答,不再依赖于红细胞和血小板输血。

I型、II型和III型白细胞黏附缺陷

白细胞黏附缺陷(leukocyte adhesion deficiency,LAD)是一组罕见的常染色体隐性疾病(Etzioni 2009)。LAD-1与中性粒细胞黏附和趋化功能缺陷有关,导致补体调理微生物的清除受损。尽管中性

粒细胞计数正常或增加,但婴儿出现脐带分离延迟和反复感染。如果婴儿出现异常严重的细菌感染,同时伴有正常或增加的循环中性粒细胞,且感染部位明显没有脓性物质,应怀疑为 LAD。

临床表现因 CD18 相对缺乏而异。CD18 是细胞表面白细胞整合素的 β_2- 亚基。这些分子参与黏附,趋化,C3bi 介导的摄取,脱颗粒和中性粒细胞呼吸爆发。通过证明中性粒细胞整合素 β_2- 亚基的严重缺乏可以确诊 LAD-1。携带者循环中性粒细胞中 β_2- 亚基水平大约 50%,而受影响个体的表达水平为 0~10%。α/β- 整合素在所有中性粒细胞表面都很常见,并组成 3 种不同的细胞表面蛋白:LFA-1 ($\alpha_1\beta_2$)、MAC-1 ($\alpha_m\beta_2$) 和 P150,95 ($\alpha_x\beta_2$)。这些整合素都会受到影响,因为它们共用的 β_2- 亚基数量减少且功能缺陷。编码 β_2- 亚基的基因已经发现了几种突变。这些突变可分为几类,无、低或正常水平 CD18mRNA 和无或含量低或大小异常的 β_2- 亚单位蛋白质前体。分子缺陷与疾病的临床严重程度有密切的基因型 - 表型相关性。

从血流移动到组织的白细胞对持续监测外来抗原以及炎症反应或组织损伤部位的白细胞快速聚集具有重要意义。白细胞与血管内皮细胞的相互作用是炎症反应中的一个关键事件,由黏附分子的几个家族介导。β_2- 整合素亚家族在白细胞迁移中的关键作用是在 I 型 LAD 被发现后确定的。

II 型 LAD 是涉及反复的细菌感染、身材矮小、严重的智力低下和 hh(Bombay) 红细胞表型的一种罕见的常染色体隐性临床综合征。尽管中性粒细胞 CD18 水平正常,并且能够摄取血清中的调理分子,受这种疾病影响的患者中性粒细胞在体外仍表现出趋化性明显减弱。这些患者的分子缺陷是由岩藻糖基转移酶基因缺陷所致,该基因负责与 AB 血型,特别是 sialyl-Lewis X 结构相关的碳水化合物连接。sialyl-Lewis X 是内皮细胞表面 E- 选择素和 P- 选择素受体识别的中性粒细胞表面配体,因此这些个体的中性粒细胞功能缺陷 (Phillips et al. 1995)。

II 型 LAD 阐明了选择素受体及其岩藻糖基配体的作用。临床上,II 型 LAD 患者不仅表现为与 I 型 LAD 中度表型相似的较轻的感染性发作,还出现严重的精神运动障碍和生长迟缓。III 型 LAD 强调了整合素激活阶段在黏附级联中的重要性。所有的造血整合素激活过程都是有缺陷的,这导致了在 I 型 LAD 中观察到的严重感染和出血问题的显著增加倾向(beta(1)、beta(2) 和 beta(3) 整合素激活缺陷)。*FERMT3(KINDLIN3)* 的突变现已被证实为 III 型 LAD 的基础 (Rognoni et al. 2016)。*FERMT3(KINDLIN3)* 的突变破坏了 KINDLIN3,后者是一种与 beta(1)-、beta(2)- 和 beta(3)- 整合素的细胞质尾部相互作用的细胞骨架蛋白,是这些异质二聚体跨膜信号传递所必需的。患有这些疾病的患者遭受威胁生命的细菌感染,严重的情况下,除非进行骨髓移植,幼儿期便会出现死亡。

Chediak-Higashi 综合征

Chediak-Higashi 综合征是一种罕见的常染色体隐性疾病,其特征是在全身多个细胞中存在巨大的胞质颗粒。该综合征影响中性粒细胞和淋巴细胞功能 (Introne et al. 1999)。溶酶体转运调节因子的突变导致 Chediak-Higashi 综合征 (Gil-Krzewska et al. 2016)。对溶酶体转运调节因子如何调控溶解颗粒胞吐的过程,我们的理解非常有限。中性粒细胞表现出异常的黏附和趋化,延迟脱颗粒,以及摄取和杀灭微生物的功能受损。这种综合征的患者是极易受到细菌感染。大多数 Chediak-Higashi 综合征患者表现为多器官淋巴组织细胞浸润,这似乎是由于缺乏自然杀伤细胞功能所致 (Ji et al. 2016)。由于感染、出血,或淋巴组织细胞浸润,死亡通常发生在生后的第一个十年。通过早期准确的诊断,骨髓移植可以有效地治疗 Chediak-Higashi 综合征的血液系统并发症 (Sanchez-Guiu et al. 2014)。

慢性肉芽肿病

慢性肉芽肿病 (chronic granulomatous disease, CGD) 是一种遗传性免疫缺陷综合征,其吞噬细胞呼吸爆发氧化酶产生的超氧化物明显减少或消失 (Roos 2016)。这种疾病的发病率约为 1/250 000,是由呼吸爆发复合体 4 个基本亚基其中一个的突变引起的。呼吸爆发过程中产生的超氧化物是许多强氧化剂的前体,这些氧化剂对消灭许多微生物病原体非常重要。大约三分之二的 CGD 病例是由编码 gp91-phox X- 连锁基因缺陷所致,gp91-phox 是细胞色素 b588 的大亚基,而细胞色素 b588 是吞噬细胞氧化酶的氧化还原中心的质膜异二聚体 (Ghosh et al. 2015)。一种罕见的常染色体隐性遗传 CGD 是由编码 p22-phox 细胞色素 b588 小亚基的基因突变引起的。其他常染色体隐性遗传的 CGD 病例是由两种分别与细胞色素 b588,p47-phox 或 p67-pho 相互作用的可溶性蛋白的基因缺陷引起的。

CGD 的临床表现在婴儿期或幼儿期便十分明显（Roos 2016, p.103）。CGD 患者反复出现化脓性细菌和真菌感染，难以治疗，往往可能危及生命。感染的常见部位是皮肤、淋巴结、肺、骨骼、肝脏和胃肠道。CGD 患者尤其容易感染金黄色葡萄球菌、各种革兰氏阴性杆菌，包括假单胞菌、沙门菌、沙雷菌和曲霉菌等真菌。这些微生物中有许多表达过氧化氢酶，它可以阻止 CGD 患者的吞噬细胞为了促进吞噬体内微生物的杀灭而产生的过氧化氢。CGD 的特点是易于发展成组织分布广泛的慢性炎性肉芽肿。

自 20 世纪 50 年代首次发现 CGD 以来，CGD 患者的预后得到了显著改善。目前的管理办法包括结合使用抗菌药物积极治疗急性感染，并在无感染期使用预防性抗生素。同时还推荐通过免疫接种来预防感染（Roos 2016）。预防性 γ- 干扰素的使用降低了严重感染的风险（The International Chronic Granulomatous Disease Cooperative Study Group 1991）。用 TNF 阻断剂抑制炎症治疗严重结肠炎病人是成功的，但这种疗法与严重的感染并发症相关（Uzel et al. 2010）。

由于 HSCT 可治愈 90% 以上的患者，因此对重度 CGD 的快速诊断至关重要（ROOS 2016；Ghosh et al. 2015）。HSCT 在疾病早期是非常成功的，但随着并发症的出现、年龄的增加和供体匹配不佳，HSCT 的效果迅速下降。

由于 CGD 的基因缺陷主要影响造血系统的细胞，因此这种疾病是针对造血干细胞的基因治疗的首选。将相关基因的功能拷贝插入造血干细胞中，应能重建循环和组织吞噬细胞中呼吸爆发氧化酶的活性，从而为该病的终生治疗提供可能。CGD 的临床试验表明，将基因转入造血干细胞和自体移植可以改善临床，对许多患者有疗效。不幸的是，CGD 和其他免疫缺陷疾病的载体相关插入突变事件使早期临床试验复杂化（Kuo and Kohn 2016）。CGD 的临床试验使用了替代的逆行或慢病毒载体构建物，这些构建物是自灭活的，它们显示了临床疗效且迄今为止没有白血病事件的发生。随着病毒载体构建、干细胞培养技术和位点特异性基因编辑平台的完善，基因治疗领域持续取得进展（Roos 2016；Ghosh et al. 2015；Kuo and Kohn 2016）。

新生儿自身免疫性中性粒细胞减少

AIN 是由于患者自身中性粒细胞的自身抗体所致的中性粒细胞破坏增加引起的一类疾病

（Veldhuisen et al. 2014）。发病率约为每 100 000 活产儿中有 1 例（Boxer et al. 1975）。原发性 AIN 与其他自身免疫性疾病如系统性红斑狼疮无关。与细小病毒 B19 和 β- 内酰胺类抗生素相关的报道提示分子模拟、内源性抗原改变、HLA 表达增强或自身反应淋巴细胞克隆的丧失抑制可能导致产生交叉反应抗体的产生。这一项与免疫应答基因相关的调查发现 HNA-1a（NA-1）自身免疫与 HLA-DR2 相关（Lyall et al. 1992）。患有这种免疫介导的中性粒细胞减少症的患者在生后前 3 年即出现多种感染。约 80% 的患者感染较轻，包括脓肿、结膜炎、肠胃炎、中耳炎、脓皮病和上呼吸道感染。剩余病例中，则易于发生严重感染，如脑膜炎、肺炎和败血症（Bux et al. 1998）。

通过检测中性粒细胞特异性抗体确诊 AIN（Farruggia 2016）。一般来说，AIN 患者不需要对中性粒细胞减少进行特殊治疗；然而，为了防止严重感染或在择期手术前增加中性粒细胞计数，一些患者已接受了皮质激素、IVIG 或 G-CSF 的治疗。皮质激素和 IVIG 增加了 50% 的患者的中性粒细胞计数，而 G-CSF 能增加所有接受治疗的患者的中性粒细胞计数（Farruggia 2016）。感染用抗生素对症治疗。反复感染的婴儿经常使用预防性抗生素治疗。

96.3.2 临床方面

根据其潜在的动力学机制对白细胞异常进行分类可以为受累婴儿的诊断和治疗提供有用的线索。全血细胞计数和白细胞分类计数通过判定左移程度或血液中未成熟粒细胞与总中性粒细胞的比率，提供了对相关动力学机制的估计。中性粒细胞减少伴随明显的左移可能是在加速中性粒细胞破坏或耗竭的动力学基础上。左移被定义为未成熟（带中性粒细胞或晚幼粒细胞）与总中性粒细胞的比率大于 0.3。相反，在血液中只观察到成熟中性粒细胞的中性粒细胞减少更有可能是中性粒细胞产生减少或过度边缘化的动力基础所致（Koenig and Christensen 1991）。

白细胞异常的多样性常可由相关的发现看出（表 96.3）。例如，一个高血压的母亲分娩的宫内生长受限的婴儿，中性粒细胞产生减少是很常见的，因为在这种情况下中性粒细胞减少很常见（Koenig and Christensen 1991）。婴儿出现中性粒细胞减少，同时

表 96.3　新生儿白细胞异常的相关发现可提示特定的疾病

相关发现	白细胞异常的分类
白化病	白细胞异常色素减退综合征
贫血和多胎	胎 - 胎输血中的供血方
蓝莓松饼疹	先天性巨细胞病毒感染
唐氏综合症	类白血病样反应
水肿	Rh 溶血病
单核细胞增多和嗜酸粒细胞增多	科斯特曼综合征(惰性白细胞综合征)
母亲有妊娠期高血压疾病	妊娠期高血压引起的白细胞减少症
母亲有中性粒细胞减少症	母亲自身免疫性白细胞减少症
全血细胞减少症	网状组织发育不全
休克	内毒素血症或脓毒症
脂肪泻	施 - 戴综合征(先天性胰腺脂肪瘤病)

母亲出现中性粒细胞减少症的现象,将促使评估母亲是否产生自身免疫抗体进而导致免疫介导的中性粒细胞破坏。中性粒细胞减少的新生儿出现脂肪泻应考虑 SDS,因为 SDS 大多数婴儿都存在这种情况(Shwachman et al. 1964)。严重且长期的中性粒细胞减少,在外周血涂片上细胞数通常少于 200 个 /ml,同时伴有单核细胞增多和嗜酸性粒细胞增多,可见于 Kostmann 综合征(Kostmann 1956)。这些婴儿的骨髓检查的特征是在中性粒细胞发育停滞在早幼粒细胞或中幼粒细胞阶段。中性粒细胞增多伴外周不成熟的髓系组分与唐氏综合征患儿的关系,需要一段时间的临床观察。在大多数情况下,中性粒细胞增多是暂时的;然而,这些婴儿需要长期随访,因为这些婴儿中多达 30% 可能在儿童期后发展为白血病(Homans et al. 1993)。中性粒细胞增多或中性粒细胞减少伴左移同时合并有休克的临床症状,将促进早期和积极的抗生素治疗和支持治疗,以及发现致病的病原体。中性粒细胞减少和"蓝莓马芬皮疹"同时出现,常提示髓外造血,有助于巨细胞病毒之类的先天性病毒感染的评估。

96.3.3　鉴别诊断

在评估白细胞异常的新生儿时,保持这样的观

点十分有益:即某些异常是常见的,而其他的则罕见。婴儿白细胞异常最常见的原因有一个明显的潜在因素。一种中性粒细胞减少症伴明显左移或不成熟的中性粒细胞比值超过 0.3~0.5 伴脓毒症,而另一种中性粒细胞减少(通常没有左移或不成熟的中性粒细胞与总中性粒细胞比值小于 0.2)发生在妊娠高血压的妇女所生的宫内发育受限的婴儿。一般来说,这些常见的中性粒细胞减少症不需要额外的诊断评估。如果患者存活,伴随败血症的中性粒细胞减少会很快消失。然而,如果败血症患儿的中性粒细胞减少持续数天,则应考虑进一步的评估。同样,在大多数伴有妊娠高血压的中性粒细胞减少病例中,中性粒细胞减少可在 5 天内消失。如果中性粒细胞减少持续超过 5 天,则应考虑进一步评估,特别是如果中性粒细胞计数小于 500 个细胞 /ml。

需要考虑实验室检查的是那些如同种免疫或自身免疫中性粒细胞减少等特定疾病的诊断。这些测试虽然不是诊断性的,却是如先天性和周期性中性粒细胞减少等罕见的中性粒细胞减少的评估所需的。获得包括中性粒细胞形态的显微镜检查在内的婴儿全血细胞计数,可用于鉴别左移,单核细胞增多,嗜酸性粒细胞增多,溶酶体融合形成胞质包涵体等特征。单核细胞增多症和嗜酸性粒细胞增多症常见于先天性中性粒细胞减少症患者,细胞质包涵体是 Chediak-Higashi 综合征的特征(Introne et al. 1999)。此外,对母亲进行全血计数以确定她的中性粒细胞浓度,对于发现母亲有免疫介导的中性粒细胞减少的自体免疫性中性粒细胞减少症的病例是有用的,因为这种疾病是胎儿被动获得的。母婴中性粒细胞抗原分型和抗中性粒细胞抗体测定应能鉴别大多数免疫介导的中性粒细胞减少症病例。

为了评估新生儿免疫介导的中性粒细胞减少症,对母亲和婴儿血液样本进行了包括两项筛查试验在内的抗体检测:(a) 中性粒细胞凝集试验;(b) 粒细胞免疫荧光试验。如果任一试验均为阳性,则进行 HLA 筛选,因为 HLA 抗体可与中性粒细胞试验发生反应,因此无法确定该抗体是中性粒细胞特异性的还是与 HLA 相关的。当这种情况发生时,应采用抗原捕获测定的另一种试验。本实验采用中性粒细胞抗原单克隆抗体固定化来区分中性粒细胞抗原特异性抗体和 HLA 抗体(Farruggia 2016;Bux 2001)。该方法可检测多个中性粒细胞抗原特异性抗体。

骨髓研究可能对排除了同种免疫和自身免疫中性粒细胞减少症的严重和长期的中性粒细胞减少症患者有用。通过对增殖髓样细胞与有丝分裂后髓样细胞的比较，骨髓抽吸或活组织检查有助于推测中性粒细胞减少的动力学机制。例如，中性粒细胞生成减少导致的中性粒细胞减少，其增殖室减少。在加速中性粒细胞的利用或破坏时，增殖室的反应是扩大增殖。此外，成熟的中性粒细胞会迅速释放到外周血中，模拟成熟停滞或有丝分裂后细胞池减少。尽管骨髓研究有助于缩小鉴别诊断，但几乎不能提供精确的诊断。例如，骨髓活检的病理特征不能完全区分产妇高血压相关的中性粒细胞减少症或 SDS 等新生儿期再生能力低下的中性粒细胞减少症。在一些情况下，骨髓中有有用的形态学线索。例如，先天性中性粒细胞减少综合征是由早幼粒细胞和其他髓系前体细胞的增大和双核所致（Gorlin 1993）。在 AIN 中，骨髓中可能含有吞噬了抗体包被的中性粒细胞的巨噬细胞。

在新生儿期的早期，中性粒细胞计数有相当大的差异，平均约有 11 000 个细胞 /μl，范围约在 6 000~26 000 细胞 /μl（Manroe et al. 1979；Schelonka et al. 1994）。在生后 12 小时，中性粒细胞数量下降到平均 5 000 细胞 /μl（范围在 1 000~10 000 细胞 /μl）。中性粒细胞增多症，定义为循环中性粒细胞绝对计数高于平均值两个标准差以上，可发生于细菌和病毒感染、应激（术后或癫痫发作后），或与溶血性贫血或免疫性血小板减少症有关。偶尔，新生婴儿对感染反应过度，WBC 总数显著增加（50 000 个细胞 /μl），外周血早期骨髓前体细胞增多，称为类白血病反应。严重感染时观察到的类白血病反应常伴有中性粒细胞内的细胞质空泡和毒性颗粒的出现。反应的持续时间从数天到数周。约 10% 患有唐氏综合征的婴儿可能具有类似于先天性白血病的一过性的类白血病反应（Homans et al. 1993）。其特征是外周血中存在成巨核细胞、肝脾肿大、多变的血小板减少、罕见的胎儿水肿和严重的肝纤维化。前面已经描述了 3 种造血谱系的异常。在大多数情况下，类白血病反应是一过性的；然而，经历了新生儿类白血病反应的唐氏综合征婴儿有多达 30% 在儿童期发生了急性巨幼细胞白血病。在有与骨髓细胞中的 21- 三体克隆相关联的 21- 三体嵌合现象的表型正常的婴儿中，也有类白血病反应的报道。

96.3.4 预后

96.3.4.1 感染

感染仍然是新生儿时期疾病和死亡的主要原因（Gladstone et al. 1990）。新生婴儿的免疫系统不成熟，因此可能不会表现出所有的感染症状，延误治疗可能导致严重疾病甚至死亡（Maheshwari and Christensen 2004）。早期使用抗生素治疗已被证明可降低新生儿期败血症的死亡率（Siegel and McCracken 1981）。早期治疗取决于对危险因素的了解、早期感染迹象的发现和实验室对该年龄组感染标志物的筛查（Philip and Hewitt 1980）。然而，感染的迹象往往是非特异性的。因此，可疑败血症通常被定义为在实验室或微生物学证据显示感染之前需要进行静脉抗生素治疗的任何临床感染问题。

虽然新生儿重症监护的进展改善了 VLBW 和极早产儿的存活率，迟发性败血症（生后 72 小时后的全身性感染）仍然是其发病率和死亡率的重要原因。迟发性败血症的发病随着出生体重和胎龄的降低而增加，有报道称约 27% 的 VLBW 婴儿出现迟发性败血症（Stoll et al. 2015）。最低出生体重的婴儿也更有可能发生多次败血症。在发展中国家，感染估计导致 30%~40% 新生儿死亡（Seale et al. 2015）。早期（垂直传播）败血症与晚期（院内感染）败血症的发病机制不同（Shane and Stoll 2014）。医院感染常与临床恶化相关，包括呼吸暂停或通气需求增加、体温不稳定、腹胀、酸中毒、嗜睡、感染性休克、坏死性小肠结肠炎、脑膜炎和死亡。坏死性小肠结肠炎和脑膜炎的并发症使婴儿未来神经损伤的风险增加（Shah et al. 2012；Tsai et al. 2016）。且迟发性败血症的死亡率仍然很高，约 7%~10%（Stoll et al. 2015）。这种风险继发于不成熟的免疫反应、未发育完全的皮肤和黏膜抗感染屏障、通过套管、导管和气管内管的大量生物入口，以及在长时间住院期间持续接触机会致病微生物。

96.3.5 治疗

96.3.5.1 抗生素

早发型新生儿败血症主要来自母亲。母婴之间的垂直传播可能发生在出生前、分娩期间或分娩时。大多数围产期获得性败血症的婴儿在出生后两天内会出现败血症的临床症状。在此之后，医院和社区获得性感染开始发挥更大的作用。早发型新生儿败血症最常见的细菌是 B 组链球菌和革兰氏阴性杆菌,特别是大肠杆菌(Stoll et al. 2011)。新生儿重症监护病房或特殊监护病房倾向于选择经验第一线抗生素治疗倾向于选择覆盖革兰氏阴性和革兰氏阳性细菌的经验性一线抗生素治疗。氨基糖苷类(如庆大霉素)和 β- 内酰胺类(如氨苄西林或青霉素)的组合是早发型新生儿败血症的首选治疗方法。

引起迟发型败血症的微生物包括革兰氏阳性和革兰氏阴性细菌以及真菌。由于细菌感染占主导地位,经验性抗生素方案重点覆盖革兰氏阳性和阴性细菌感染。依据他们靶向微生物的范围,这些抗生素可以是窄谱或广谱抗生素。发展中国家和发达国家的晚发型感染的流行病学在感染发生率、致病微生物和随后的死亡率方面有所不同。历史回顾也表明,新生儿败血症致病的主要微生物随着时间的推移而改变(Lamba et al. 2016;Mularoni et al. 2014;Greenhow et al. 2012)。

在发展中国家,从出生第一周的新生儿血培养中分离出的最常见的微生物是克雷伯菌、大肠杆菌和金黄色葡萄球菌(Zaidi et al. 2009)。在出生 1 周后,金黄色葡萄球菌、B 组链球菌、肺炎链球菌和非伤寒沙门氏菌是最常见的。肺炎链球菌在新生儿后期最常见。革兰氏阴性菌在家庭分娩的婴儿中占主导地位。世界卫生组织建议对疑似新生儿败血症进行初步治疗应使用青霉素和庆大霉素(The WHO Young Infants Study Group 1999)。该方案涵盖了大多数可能的微生物,但也存在显著的耐药性,尤其是所有病原体对复方新诺明的耐药性,以及克雷伯氏菌对庆大霉素和三代头孢菌素的耐药性,大肠杆菌中出现的耐药性也值得关注。最近的研究支持在不可能住院时使用口服阿莫西林而非注射青霉素和庆大霉素的简化抗生素方案[African Neonatal Sepsis Trial(AFRINEST)group et al. 2015a;African Neonatal Sepsis Trial(AFRINEST)group et al. 2015b]。

在发达国家,金黄色葡萄球菌曾是大多数新生儿病房中晚发型感染的原因,其他常见的分离微生物包括凝固酶阴性葡萄球菌、大肠杆菌、B 组链球菌、肺炎克雷伯菌、肠球菌、念珠菌和假单胞菌。凝血酶阴性葡萄球菌现已成为几乎所有发达国家迟发型败血症的主要原因,占 50% 以上的阳性血培养(Marchan et al. 2013)。作为皮肤共生菌,这些微生物也是常见的血培养污染物,且对于如何解释凝固酶

阴性葡萄球菌阳性的结果缺乏共识。在重症监护病房,绝大多数凝固酶阴性葡萄球菌对甲氧西林耐药,因此疑似晚发型感染的婴儿通常使用包括万古霉素在内的经验性广谱抗生素治疗(Rubin et al. 2002)。有人担心不加限制地使用万古霉素会导致耐药微生物,尤其是耐药肠球菌的出现。建议按照指南限制万古霉素的使用(Rubin et al. 2002)。常规使用它预防院内感染是不推荐的(Craft et al. 2000)。

对于化疗诱导的中性粒细胞减少症和中性粒细胞计数低于 500 个细胞 /μl 的慢性中性粒细胞减少症的儿童,建议使用一般预防性抗生素,直到重组 G-CSF 给药将中性粒细胞计数提高到 1 000 个细胞 /μl 以上(Feng et al. 2014;Ozkaynak et al. 2005)。中性粒细胞缺乏新生儿不建议广泛使用预防性抗生素。在大多数情况下,中性粒细胞减少持续时间有限且抗生素的普遍使用可能导致高抗生素耐药性细菌的出现。对于严重的中性粒细胞减少症(500 个细胞 /μl)的婴儿,可考虑给予持续数天个体化的治疗,并需要使用 G-CSF 治疗,以使中性粒细胞计数增加到 1 000 个细胞 /μl 以上。预防性抗生素也可用于对 G-CSF 治疗无反应的严重长期中性粒细胞减少症婴儿。在这种情况下,应根据当地的流行病学选择使用的确切的抗生素。

96.3.5.2 粒细胞输注

新一代有效抗生素的有效性、抗中性粒细胞减少的重组造血生长因子、感染传播的风险及适当技术的必要性是降低新生儿积极使用粒细胞输注的一些因素。最近的一项系统综述评估了作为抗生素的辅助手段粒细胞输注在治疗中性粒细胞性败血症新生儿中的作用(Pammi and Brocklehurst 2011)。该系统综述的作者发现,最近没有关于新生儿进行粒细胞输注的研究。他们发现在住院期间,与接受安慰剂或不接受粒细胞输注的患儿相比,接受粒细胞输注的败血症和中性粒细胞减少症患儿,两者所有原因的死亡率没有显著差异。

96.3.5.3 IVIG

静脉注射免疫球蛋白预防早产儿和 / 或低出生体重儿感染

医院感染仍然是早产儿和 / 或低出生体重儿(low birth weight,LBW)发病率和死亡率的重要原因。母亲免疫球蛋白在胎儿中的转运主要发生在妊娠

第九篇　血液学、免疫学和恶性肿瘤学

32 周后,而内源性合成直到出生后几个月才开始。IVIG 可提供与细胞表面受体结合的 IgG,提供调理素活性,激活补体,促进抗体依赖性细胞毒性。因此,IVIG 具有预防或改变医院感染病程的潜力。

通过对早产和 / 或 LBW(小于 2 500g 出生体重)婴儿 IVIG,安慰剂或不干预,Ohlsson 和 Lacy 对 IVIG 在预防院内感染方面的有效性和安全性进行了系统评估(Ohlsson and Lacy 2004)。这次评估囊括了在许多国家进行的 19 项研究。最近的一次试验是在 2 000 年。其中包括大约 5 000 名早产儿和 / 或 LBW 婴儿。在符合条件的研究中,每次的 IVIG 剂量从 120mg/kg 到 1g/kg 不等。此外,剂量从一剂到七剂不等。使用了几种不同的 IVIG 制剂,包括免疫球蛋白、免疫球蛋白冻干粉、Gamimmune、丙种球蛋白;IgVena,一种未命名的制剂,Venogamma 和 Gammumine-N。综合所有的研究,meta 分析表明,IVIG 治疗可使败血症减少 3%,严重感染(一次或多次)减少 4%,但与其他重要结局的发病率无关:败血症、坏死性小肠结肠炎、脑室内出血或住院时间。最重要的是,IVIG 给药不会增加任何原因或感染的死亡率。预防性使用 IVIG 不会引起任何短期严重副作用。从临床角度来看,仅小幅度降低医院感染率而没有降低死亡率或其他重要的临床结局被认为是无足轻重的。

抗葡萄球菌免疫球蛋白预防极低出生体重儿葡萄球菌感染

医院感染一直是影响早产儿和 VLBW 短期健康和长期预后的主要问题。这些感染的一半以上是葡萄球菌造成的。现已开发出针对葡萄球菌不同抗原标记的各种特异性抗体,并在动物实验中显示出良好的应用前景。

Shah 和 Kaufman 对抗葡萄球菌免疫球蛋白在预防 VLBW 葡萄球菌感染中的有效性和安全性进行了系统评价(Shah and Kaufman 2009)。3 个符合条件的研究测试了两种不同的抗葡萄球菌免疫球蛋白制品。两项研究合并使用了的通用抗葡萄球菌免疫球蛋白(INH-A21),第三项研究使用了针对 5 型和 8 型荚膜多糖抗原的抗体(Altastaph)。这些研究共招募了 2 701 例新生儿。INH-A21 与安慰剂或 Altastaph 与安慰剂在葡萄球菌感染风险或任何感染风险方面没有表现出显著差异。此外,慢性肺部疾病、动脉导管未闭、坏死性小肠结肠炎、脑室内出血、早产儿视网膜病变、或抗生素和万古霉素疗程也

未观察到显著差异。目前,不推荐使用抗葡萄球菌免疫球蛋白(INH A-21 和 Altastaph)预防早产儿或 VLBW 新生儿葡萄球菌感染。未来可能会进一步研究其他抗葡萄球菌制品的效果,如正在开发中的帕吉巴昔单抗。

用于治疗新生儿感染的静脉免疫球蛋白

Ohlsson 和 Lacy 对用以降低可疑和已证实新生儿感染引起的死亡率和发病率的 IVIG 的有效性进行了系统的评估(Ohlsson and Lacy 2015)。共有 9 项研究对 3 973 名婴儿进行了评估。这项系统评估中包含的最大的试验,即纳入了 3 493 名婴儿的 INIS 试验,其无可置疑的结果和我们的 meta 分析(n=3 973)证实,在疑似或已证实感染的婴儿住院期间其死亡率、或两岁时死亡或严重残疾方面没有降低(Inis Collaborative Group et al. 2011)。尽管基于小样本量(n=266),这一更新数据为证实浓缩 IgM 的 IVIG 不能显著降低疑似感染婴儿住院期间的死亡率提供了另一证据。不建议常规使用 IVIG 或浓缩 IgM 的 IVIG 来预防可疑或已证实的新生儿感染的死亡。且不推荐进一步的研究。

96.3.5.4　G-CSF 和 GM-CSF

在美国,食品和药物管理局批准 G-CSF 用于严重慢性中性粒细胞减少症患者、接受骨髓抑制化疗的癌症患者、接受骨髓移植的癌症患者和接受外周血造血干细胞收集的患者。G-CSF 治疗有效的新生儿中性粒细胞减少症有 Kostmann 综合征、SDS、CyN 和同种免疫中性粒细胞减少症。几乎所有患者都对 5~10μg/kg 的剂量有反应,剂量范围从每天一次到每周一次,以达到 500~1 000 个细胞 /μl 以上的中性粒细胞浓度(Corey et al. 1996)。

G-CSF 和 GM-CSF 用于治疗或者预防新生儿感染

关于新生动物和人类的一些报道表明,G-CSF 或 GM-CSF 可能对患有细菌性败血症中性粒细胞减少症的新生儿有益(Cairo et al. 1990,1991;Kocherlakota and La Gamma 1997)。Carr 和他的同事报道了一项系统评价,评估造血集落刺激因子(G-CSF 或者 GM-CSF)用于减少或预防可疑或已证实全身感染新生儿死亡率或防止全身感染高危婴儿发生院内感染的有效性和安全性(Carr et al. 2003)。从七项已发表的研究中的 meta 分析发现,没有证据表明对怀疑有全身性感染的早产儿进行 G-CSF 或

GM-CSF 治疗可降低住院早期各种因素引起的早期死亡率。最近还没有 G-CSF 或 GM-CSF 治疗早期败血症的试验。

决定是否予以一个特定的中性粒细胞减少的婴儿 G-CSF 治疗，必须进行利益和风险的个体化考虑。动物研究表明，集落刺激因子产生效果通常在接种细菌同时或者数小时内使用造血生长因子才出现。在最好的情况下，在细菌入侵后数小时内用 G-CSF 或 GM-CSF 治疗临床败血症可能不可行。面对压倒性的败血症，骨髓 NSP 可能已经耗尽，限制了对 G-CSF 或 GM-CSF 治疗的应答能力。此外，败血症和中性粒细胞减少症婴儿的循环 G-CSF 浓度升高，这表明他们的 G-CSF 受体已被内源性 G-CSF 饱和（Schibler et al. 1998）。在这种情况下，使用外源性 G-CSF 是无益的。

GM-CSF 在脓毒症预防中的应用

已经发表了 3 篇使用 GM-CSF 用于预防的研究。虽然这 3 项研究都使用 GM-CSF，但他们采用了完全不同的治疗方案，并没有使用可比较的标准来确定全身性感染的发作。对这些研究的系统回顾的结果表明，GM-CSF 预防并没有显著降低死亡率（Carr et al. 2003）。随后进行了一项试验，以证明预防性使用 GM-CSF 治疗高危中性粒细胞减少的早产儿是否能降低败血症的发病率和死亡率。这是一项单盲、多中心、随机对照试验，在 26 个中心进行，接收了 280 名孕周小于或等于妊娠 31 周（Carr et al. 2009）且出生体重低于第十百分位的早产儿。婴儿在出生后 72 小时内随机接受每天皮下注射 GM-CSF 10μg/kg，持续 5 天或标准治疗。结局的主要评估是从试验开始到 14 天的无败血症生存期。通过意向性分析的方法进行分析。在试验开始后的 11 天内，GM-CSF 组婴儿的中性粒细胞计数明显高于对照组；然而，两组中所有婴儿的无败血症生存率没有显著差异。作者的结论是，早期产后预防性 GM-CSF 治疗可纠正中性粒细胞减少，但不能减少败血症或改善极早产儿的生存和短期预后。对这一队列的 2 年和 5 年随访研究发现，对非常早产的小于胎龄儿使用 GM-CSF 治疗与 5 年内不良神经发育、一般健康或教育结果的改善无关（Marlow et al. 2013, 2015）。

总之，体外和体内的研究表明，新生儿特别容易感染，在白细胞介导的免疫中中性粒细胞数量和功能有限。髓细胞生长因子 G-CSF 和 GM-CSF 已经被报道可增加中性粒细胞数量，增强吞噬细胞功能。

目前没有足够的证据支持使用 G-CSF 或 GM-CSF 治疗已明确的全身性感染能够降低死亡率或预防性使用能够预防高危新生儿全身性感染。在新生儿中使用 G-CSF 或 GM-CSF 均未见毒性报道。在患有 SCN 或 CyN 的婴儿中，普遍认为 G-CSF 治疗是有益的。

参考文献

A controlled trial of interferon gamma to prevent infection in chronic granulomatous disease. The International Chronic Granulomatous Disease Cooperative Study Group. (1991) N Engl J Med 324(8): 509–516

African Neonatal Sepsis Trial (AFRINEST) group et al (2015a) Oral amoxicillin compared with injectable procaine benzylpenicillin plus gentamicin for treatment of neonates and young infants with fast breathing when referral is not possible: a randomised, open-label, equivalence trial. Lancet 385(9979): 1758–1766

African Neonatal Sepsis Trial (AFRINEST) group et al (2015b) Simplified antibiotic regimens compared with injectable procaine benzylpenicillin plus gentamicin for treatment of neonates and young infants with clinical signs of possible serious bacterial infection when referral is not possible: a randomised, open-label, equivalence trial. Lancet 385(9979):1767–1776

Al-Hadithy H et al (1981) Defective neutrophil function in low-birth-weight, premature infants. J Clin Pathol 34(4):366–370

AlMulla ZS, Christensen RD (1995) Neutropenia in the neonate. Clin Perinatol 22(3):711–739

Ambruso DR et al (1984) Oxidative metabolism of cord blood neutrophils: relationship to content and degranulation of cytoplasmic granules. Pediatr Res 18(11):1148–1153

Azzopardi DV et al (2009) Moderate hypothermia to treat perinatal asphyxial encephalopathy. N Engl J Med 361(14):1349–1358

Bacterial etiology of serious infections in young infants in developing countries: results of a multicenter study. The WHO Young Infants Study Group. (1999) Pediatr Infect Dis J 18(10 Suppl): S17–S22

Baehner RL (1975) Microbe ingestion and killing by neutrophils: normal mechanisms and abnormalities. Clin Haematol 4(3):609–633

Bainton DF (1981) Selective abnormalities of azurophil and specific granules of human neutrophilic leukocytes. Fed Proc 40(5):1443–1450

Beekman R, Touw IP (2010) G-CSF and its receptor in myeloid malignancy. Blood 115(25):5131–5136

Bektas S, Goetze B, Speer CP (1990) Decreased adherence, chemotaxis and phagocytic activities of neutrophils from preterm neonates. Acta Paediatr Scand 79(11):1031–1038

Bertrand Y et al (2002) Reticular dysgenesis: HLA non-identical bone marrow transplants in a series of 10 patients. Bone Marrow Transplant 29(9):759–762

Birle A et al (2015) Neutrophil chemotaxis in cord blood of term and preterm neonates is reduced in preterm neonates and influenced by the mode of delivery and anaesthesia. PLoS One 10(4):e0120341

Bonilla MA et al (1989) Effects of recombinant human granulocyte colony-stimulating factor on neutropenia in patients with congenital agranulocytosis. N Engl J Med 320(24):1574–1580

Boocock GR et al (2003) Mutations in SBDS are associated with Shwachman-Diamond syndrome. Nat Genet 33(1):97–101

Boxer LA, Yokoyama M, Lalezari P (1972) Isoimmune neonatal neutropenia. J Pediatr 80(5):783–787

Boxer LA et al (1975) Autoimmune neutropenia. N Engl J Med 293(15):748–753

Brodeur GM et al (1980) Transient leukemoid reaction and trisomy 21 mosaicism in a phenotypically normal newborn. Blood 55(4):691–693

Broxmeyer HE, Kim CH (1999) Regulation of hematopoiesis in a sea of chemokine family members with a plethora of redundant activities. Exp Hematol 27(7):1113–1123

Burroughs L, Woolfrey A, Shimamura A (2009) Shwachman-Diamond syndrome: a review of the clinical presentation, molecular pathogenesis, diagnosis, and treatment. Hematol Oncol Clin North Am 23(2):233–248

Bux J (2001) Molecular nature of granulocyte antigens. Transfus Clin Biol 8(3):242–247

Bux J et al (1998) Diagnosis and clinical course of autoimmune neutropenia in infancy: analysis of 240 cases. Blood 91(1):181–186

Cadnapaphornchai M, Faix RG (1992) Increased nosocomial infection in neutropenic low birth weight (2000 grams or less) infants of hypertensive mothers. J Pediatr 121(6):956–961

Cairo MS et al (1990) Seven-day administration of recombinant human granulocyte colony-stimulating factor to newborn rats: modulation of neonatal neutrophilia, myelopoiesis, and group B Streptococcus sepsis. Blood 76(9):1788–1794

Cairo MS et al (1991) Modulation of neonatal rat myeloid kinetics resulting in peripheral neutrophilia by single pulse administration of Rh granulocyte-macrophage colony-stimulating factor and Rh granulocyte colony-stimulating factor. Biol Neonate 59(1):13–21

Carr R (2000) Neutrophil production and function in newborn infants. Br J Haematol 110(1):18–28

Carr R, Modi N, Dore C (2003) G-CSF and GM-CSF for treating or preventing neonatal infections. Cochrane Database Syst Rev (3): CD003066

Carr R et al (2009) Granulocyte-macrophage colony stimulating factor administered as prophylaxis for reduction of sepsis in extremely preterm, small for gestational age neonates (the PROGRAMS trial): a single-blind, multicentre, randomised controlled trial. Lancet 373(9659):226–233

Chan VW et al (1999) Secondary lymphoid-tissue chemokine (SLC) is chemotactic for mature dendritic cells. Blood 93(11):3610–3616

Christensen RD (1989) Neutrophil kinetics in the fetus and neonate. Am J Pediatr Hematol Oncol 11(2):215–223

Christensen RD, Rothstein G (1980) Exhaustion of mature marrow neutrophils in neonates with sepsis. J Pediatr 96(2):316–318

Conway LT et al (1987) Natural history of primary autoimmune neutropenia in infancy. Pediatrics 79(5):728–733

Corey SJ, Wollman MR, Deshpande RV (1996) Granulocyte colony-stimulating factor and congenital neutropenia–risk of leukemia? J Pediatr 129(1):187–188

Craft AP, Finer NN, Barrington KJ (2000) Vancomycin for prophylaxis against sepsis in preterm neonates. Cochrane Database Syst Rev (2): CD001971

Dale DC, Bolyard AA, Hammond WP (1993) Cyclic neutropenia: natural history and effects of long-term treatment with recombinant human granulocyte colony-stimulating factor. Cancer Invest 11(2):219–223

Dale DC et al (2000) Mutations in the gene encoding neutrophil elastase in congenital and cyclic neutropenia. Blood 96(7):2317–2322

D'Ambola JB et al (1988) Human and rabbit newborn lung macrophages have reduced anti-Candida activity. Pediatr Res 24(3):285–290

Doron MW et al (1994) Increased incidence of sepsis at birth in neutropenic infants of mothers with preeclampsia. J Pediatr 125(3):452–458

Douglas SD, Yoder MC (1996) The mononuclear phagocyte and dendritic cell systems. In: Stiehm ER (ed) Immunological disorders in infants and children. W.B. Saunders, Philadelphia, pp 113–132

Erdman SH et al (1982) Supply and release of storage neutrophils. A developmental study. Biol Neonate 41(3–4):132–137

Etzioni A (2009) Genetic etiologies of leukocyte adhesion defects. Curr Opin Immunol 21(5):481–486

Fagerholm SC, Lek HS, Morrison VL (2014) Kindlin-3 in the immune system. Am J Clin Exp Immunol 3(1):37–42

Farruggia P (2016) Immune neutropenias of infancy and childhood. World J Pediatr 12(2):142–148

Feng X et al (2014) Prophylactic first-line antibiotics reduce infectious fever and shorten hospital stay during chemotherapy-induced agranulocytosis in childhood acute myeloid leukemia. Acta Haematol 132(1):112–117

Fong ON et al (2014) Expression profile of cord blood neutrophils and dysregulation of HSPA1A and OLR1 upon challenge by bacterial peptidoglycan. J Leukoc Biol 95(1):169–178

Forman ML, Stiehm ER (1969) Impaired opsonic activity but normal phagocytosis in low-birth-weight infants. N Engl J Med 281(17):926–931

Gale RP, Sparkes RS, Golde DW (1978) Bone marrow origin of hepatic macrophages (Kupffer cells) in humans. Science 201(4359):937–938

Ganapathi KA et al (2007) The human Shwachman-Diamond syndrome protein, SBDS, associates with ribosomal RNA. Blood 110(5):1458–1465

Ghosh S, Thrasher AJ, Gaspar HB (2015) Gene therapy for monogenic disorders of the bone marrow. Br J Haematol 171:155–170

Gil-Krzewska A et al (2016) Chediak-Higashi syndrome: lysosomal trafficking regulator domains regulate exocytosis of lytic granules but not cytokine secretion by natural killer cells. J Allergy Clin Immunol 137(4):1165–1177

Gladstone IM et al (1990) A ten-year review of neonatal sepsis and comparison with the previous fifty-year experience. Pediatr Infect Dis J 9(11):819–825

Gorlin JB (1993) The phagocyte system: structure and function. In: Natan D (ed) Haematology of infancy and childhood. W.B. Saunders, Philadelphia, p 882

Greenhow TL, Hung YY, Herz AM (2012) Changing epidemiology of bacteremia in infants aged 1 week to 3 months. Pediatrics 129(3):e590–e596

Haller O, Arnheiter H, Lindenmann J (1979) Natural, genetically determined resistance toward influenza virus in hemopoietic mouse chimeras. Role of mononuclear phagocytes. J Exp Med 150(1):117–126

Harris MC et al (1983) Phagocytosis of group B streptococcus by neutrophils from newborn infants. Pediatr Res 17(5):358–361

Hawes CS, Kemp AS, Jones WR (1980) In vitro parameters of cell-mediated immunity in the human neonate. Clin Immunol Immunopathol 17(4):530–536

Heiss NS et al (1998) X-linked dyskeratosis congenita is caused by mutations in a highly conserved gene with putative nucleolar functions. Nat Genet 19(1):32–38

Hill HR (1987) Biochemical, structural, and functional abnormalities of polymorphonuclear leukocytes in the neonate. Pediatr Res 22(4):375–382

Homans AC, Verissimo AM, Vlacha V (1993) Transient abnormal myelopoiesis of infancy associated with trisomy 21. Am J Pediatr Hematol Oncol 15(4):392–399

Horwitz M et al (1999) Mutations in ELA2, encoding neutrophil elastase, define a 21-day biological clock in cyclic haematopoiesis. Nat Genet 23(4):433–436

Inis Collaborative Group et al (2011) Treatment of neonatal sepsis with intravenous immune globulin. N Engl J Med 365(13):1201–1211

Introne W, Boissy RE, Gahl WA (1999) Clinical, molecular, and cell biological aspects of Chediak-Higashi syndrome. Mol Genet Metab 68(2):283–303

Jacobs RF et al (1985) Phagocytosis of type III group B streptococci by neonatal monocytes: enhancement by fibronectin and gammaglobulin. J Infect Dis 152 (4):695–700

Jacobs SE et al (2011) Whole-body hypothermia for term and near-term newborns with hypoxic-ischemic encephalopathy: a randomized controlled trial. Arch Pediatr Adolesc Med 165(8):692–700

Jenkins DD et al (2013) Altered circulating leukocytes and their chemokines in a clinical trial of therapeutic hypothermia for neonatal hypoxic ischemic encephalopathy. Pediatr Crit Care Med 14(8):786–795

Ji X et al (2016) Lysosomal trafficking regulator (LYST). Adv Exp Med Biol 854:745–750

Kirwan M, Dokal I (2008) Dyskeratosis congenita: a genetic disorder of many faces. Clin Genet 73(2):103–112

Kjeldsen L et al (1996) Granules and secretory vesicles in human neonatal neutrophils. Pediatr Res 40(1):120–129

Klein RB et al (1977) Decreased mononuclear and polymorphonuclear chemotaxis in human newborns, infants, and young children. Pediatrics 60(4):467–472

Kocherlakota P, La Gamma EF (1997) Human granulocyte colony-stimulating factor may improve outcome attributable to neonatal sepsis complicated by neutropenia. Pediatrics 100(1), E6

Koenig JM, Christensen RD (1989a) Incidence, neutrophil kinetics, and natural history of neonatal neutropenia associated with maternal hypertension. N Engl J Med 321(9):557–562

Koenig JM, Christensen RD (1989b) Neutropenia and thrombocytopenia in infants with Rh hemolytic disease. J Pediatr 114(4 Pt 1):625–631

Koenig JM, Christensen RD (1991) The mechanism responsible for diminished neutrophil production in neonates delivered of women with pregnancy-induced hypertension. Am J Obstet Gynecol 165(2):467–473

Kostmann R (1956) Infantile genetic agranulocytosis: agranulocytosis infantilis hereditaria. Acta Paediatr Suppl 45(Suppl 105):1–78

Kuo CY, Kohn DB (2016) Gene therapy for the treatment of primary immune deficiencies. Curr Allergy Asthma Rep 16(5):39

Lalezari P, Radel E (1974) Neutrophil-specific antigens: immunology and clinical significance. Semin Hematol 11(3):281–290

Lalezari P, Khorshidi M, Petrosova M (1986) Autoimmune neutropenia of infancy. J Pediatr 109(5):764–769

Lamba M et al (2016) Bacteriological spectrum and antimicrobial susceptibility pattern of neonatal septicaemia in a tertiary care hospital of North India. J Matern Fetal Neonatal Med 29(24):3993–3998

Levine DH, Madyastha PR (1986) Isoimmune neonatal neutropenia. Am J Perinatol 3(3):231–233

Link DC et al (2007) Distinct patterns of mutations occurring in de novo AML versus AML arising in the setting of severe congenital neutropenia. Blood 110(5): 1648–1655

Luchtman-Jones L, Schwartz AL (2002) Hematologic problems in the fetus and neonate. In: Fanaroff AA, Martin RJ (eds) Neonatal-perinatal medicine: diseases of the fetus and infant. Mosby, St. Louis, pp 1205–1206

Lyall EG, Lucas GF, Eden OB (1992) Autoimmune neutropenia of infancy. J Clin Pathol 45(5):431–434

Maheshwari A, Christensen RD (2004) Developmental granulopoiesis. In: Polin RA, Fox WW, Abman SH (eds) Fetal and neonatal physiology. Saunders, Philadelphia, pp 1388–1396

Makaryan V et al (2015) The diversity of mutations and clinical outcomes for ELANE-associated neutropenia. Curr Opin Hematol 22(1):3–11

Manroe BL et al (1979) The neonatal blood count in health and disease. I. Reference values for neutrophilic cells. J Pediatr 95(1):89–98

Marchant EA et al (2013) Neonatal sepsis due to coagulase-negative staphylococci. Clin Dev Immunol 2013:586076

Marlow N et al (2013) A randomised trial of granulocyte-macrophage colony-stimulating factor for neonatal sepsis: outcomes at 2 years. Arch Dis Child Fetal Neonatal Ed 98(1):F46–F53

Marlow N et al (2015) A randomised trial of granulocyte-macrophage colony-stimulating factor for neonatal sepsis: childhood outcomes at 5 years. Arch Dis Child Fetal Neonatal Ed 100(4):F320–F326

Marodi L, Csorba S, Nagy B (1980) Chemotactic and random movement of human newborn monocytes. Eur J Pediatr 135(1):73–75

Marodi L, Leijh PC, van Furth R (1984) Characteristics and functional capacities of human cord blood granulocytes and monocytes. Pediatr Res 18(11): 1127–1131

Marrone A et al (2007) Telomerase reverse-transcriptase homozygous mutations in autosomal recessive dyskeratosis congenita and Hoyeraal-Hreidarsson syndrome. Blood 110(13):4198–4205

McCracken GH Jr, Eichenwald HF (1971) Leukocyte function and the development of opsonic and complement activity in the neonate. Am J Dis Child 121(2):120–126

Meuret G, Hoffmann G (1973) Monocyte kinetic studies in normal and disease states. Br J Haematol 24(3): 275–285

Meuret G, Batara E, Furste HO (1975) Monocytopoiesis in normal man: pool size, proliferation activity and DNA synthesis time of promonocytes. Acta Haematol 54 (5):261–270

Miller ME (1978) Phagocytic cells. In: Miller ME (ed) Host defense in the human neonate. Grune & Stratton, New York, pp 59–71

Mouzinho A et al (1994) Revised reference ranges for circulating neutrophils in very-low-birth-weight neonates. Pediatrics 94(1):76–82

Mularoni A et al (2014) The role of coagulase-negative staphylococci in early onset sepsis in a large European cohort of very low birth weight infants. Pediatr Infect Dis J 33(5):e121–e125

Nussbaum C et al (2013) Neutrophil and endothelial adhesive function during human fetal ontogeny. J Leukoc Biol 93(2):175–184

Ohlsson A, Lacy JB (2004) Intravenous immunoglobulin for preventing infection in preterm and/or low-birth-weight infants. Cochrane Database Syst Rev (1): CD000361

Ohlsson A, Lacy JB (2015) Intravenous immunoglobulin for suspected or proven infection in neonates. Cochrane Database Syst Rev (3): CD001239

Ozkaynak MF et al (2005) Randomized comparison of antibiotics with and without granulocyte colony-stimulating factor in children with chemotherapy-induced febrile neutropenia: a report from the Children's Oncology Group. Pediatr Blood Cancer 45(3):274–280

Pahwa SG et al (1977) Cellular and humoral components of monocyte and neutrophil chemotaxis in cord blood. Pediatr Res 11(5):677–680

Pammi M, Brocklehurst P (2011) Granulocyte transfusions for neonates with confirmed or suspected sepsis and neutropenia. Cochrane Database Syst Rev (10): CD003956

Parwaresch MR, Wacker HH (1984) Origin and kinetics of resident tissue macrophages. Parabiosis studies with radiolabelled leucocytes. Cell Tissue Kinet 17(1): 25–39

Philip AG, Hewitt JR (1980) Early diagnosis of neonatal sepsis. Pediatrics 65(5):1036–1041

Phillips ML et al (1995) Neutrophil adhesion in leukocyte adhesion deficiency syndrome type 2. J Clin Invest 96(6):2898–2906

Raghunathan R et al (1982) Phagocyte chemotaxis in the perinatal period. J Clin Immunol 2(3):242–245

Rodwell RL et al (1993) Hematologic scoring system in early diagnosis of sepsis in neutropenic newborns. Pediatr Infect Dis J 12(5):372–376

Rognoni E, Ruppert R, Fassler R (2016) The kindlin family: functions, signaling properties and implications for human disease. J Cell Sci 129(1):17–27

Roos D (2016) Chronic granulomatous disease. Br Med Bull 118(1):50–63

Roper M et al (1985) Severe congenital leukopenia (retic-

ular dysgenesis). Immunologic and morphologic characterizations of leukocytes. Am J Dis Child 139(8): 832–835

Rubin LG et al (2002) Evaluation and treatment of neonates with suspected late-onset sepsis: a survey of neonatologists' practices. Pediatrics 110(4), e42

Rujkijyanont P et al (2009) Bone marrow cells from patients with Shwachman-Diamond syndrome abnormally express genes involved in ribosome biogenesis and RNA processing. Br J Haematol 145(6):806–815

Sanchez-Guiu I et al (2014) Chediak-Higashi syndrome: description of two novel homozygous missense mutations causing divergent clinical phenotype. Eur J Haematol 92(1):49–58

Savage SA, Alter BP (2009) Dyskeratosis congenita. Hematol Oncol Clin North Am 23(2):215–231

Schelonka RL et al (1994) Peripheral leukocyte count and leukocyte indexes in healthy newborn term infants. J Pediatr 125(4):603–606

Schibler KR et al (1998) A randomized, placebo-controlled trial of granulocyte colony-stimulating factor administration to newborn infants with neutropenia and clinical signs of early-onset sepsis. Pediatrics 102 (1 Pt 1):6–13

Schuit KE, Powell DA (1980) Phagocytic dysfunction in monocytes of normal newborn infants. Pediatrics 65(3):501–504

Seale AC, Obiero CW, Berkley JA (2015) Rational development of guidelines for management of neonatal sepsis in developing countries. Curr Opin Infect Dis 28 (3):225–230

Shah PS, Kaufman DA (2009) Antistaphylococcal immunoglobulins to prevent staphylococcal infection in very low birth weight infants. Cochrane Database Syst Rev (2): CD006449

Shah TA et al (2012) Hospital and neurodevelopmental outcomes of extremely low-birth-weight infants with necrotizing enterocolitis and spontaneous intestinal perforation. J Perinatol 32(7):552–558

Shane AL, Stoll BJ (2014) Neonatal sepsis: progress towards improved outcomes. J Infect 68(Suppl 1): S24–S32

Shankaran S et al (2008) Outcomes of safety and effectiveness in a multicenter randomized, controlled trial of whole-body hypothermia for neonatal hypoxic-ischemic encephalopathy. Pediatrics 122(4):e791–e798

Shwachman H et al (1964) The syndrome of pancreatic insufficiency and bone marrow dysfunction. J Pediatr 65:645–663

Siegel JD, McCracken GH Jr (1981) Sepsis neonatorum. N Engl J Med 304(11):642–647

Simbruner G et al (2010) Systemic hypothermia after neonatal encephalopathy: outcomes of neo.nEURO.network RCT. Pediatrics 126(4):e771–e778

Skokowa J et al (2014) Cooperativity of RUNX1 and CSF3R mutations in severe congenital neutropenia: a unique pathway in myeloid leukemogenesis. Blood 123(14):2229–2237

Sozzani S et al (1999) The ro le of chemokines in the regulation of dendritic cell trafficking. J Leukoc Biol 66(1):1–9

Speer CP, Johnston RB Jr (1984) Phagocyte function. In: Ogra PL (ed) Neonatal infections: nutritional and immunologic interactions. Grune & Stratton, Orlando, pp 21–36

Speer CP et al (1988) Phagocytosis-associated functions in neonatal monocyte-derived macrophages. Pediatr Res 24(2):213–216

Stoll BJ et al (2011) Early onset neonatal sepsis: the burden of group B Streptococcal and E. coli disease continues. Pediatrics 127(5):817–826

Stoll BJ et al (2015) Trends in care practices, morbidity, and mortality of extremely preterm neonates, 1993–2012. JAMA 314(10):1039–1051

Thomas ED et al (1976) Direct evidence for a bone marrow origin of the alveolar macrophage in man. Science 192 (4243):1016–1018

Trubowitz S, Davies S (1982) Pathophysiology of the monocyte-macrophage system. In: Trubowitz S (ed) The human bone marrow: anatomy, physiology, and pathophysiology. CRC Press, Boco Raton, pp 95–126

Tsai MH et al (2016) Infectious complications and morbidities after neonatal bloodstream infections: an observational cohort study. Medicine (Baltimore) 95(11):e3078

Uzel G et al (2010) Complications of tumor necrosis factor-alpha blockade in chronic granulomatous disease-related colitis. Clin Infect Dis 51(12):1429–1434

van Furth R (1992) Development and distribution of mononuclear phagocytes. In: Gallin JI (ed) Inflammation: basic principles and clinical correlates. Raven, New York, pp 325–340

van Furth R, Sluiter W (1986) Distribution of blood mono-cytes between a marginating and a circulating pool. J Exp Med 163(2):474–479

van Furth R, Raeburn JA, van Zwet TL (1979) Characteristics of human mononuclear phagocytes. Blood 54(2): 485–500

Veldhuisen B et al (2014) Molecular typing of human platelet and neutrophil antigens (HPA and HNA). Transfus Apher Sci 50(2):189–199

Volkman A (1966) The origin and turnover of mononuclear cells in peritoneal exudates in rats. J Exp Med 124(2): 241–254

Weston WL et al (1977) Monocyte-macrophage function in the newborn. Am J Dis Child 131(11): 1241–1242

Whitelaw DM (1972) Observations on human monocyte kinetics after pulse labeling. Cell Tissue Kinet 5(4): 311–317

Xanthou M et al (1975) Phagocytosis and killing ability of Candida albicans by blood leucocytes of healthy term and preterm babies. Arch Dis Child 50 (1):72–75

Yegin O (1983) Chemotaxis in childhood. Pediatr Res 17(3):183–187

Zaidi AK et al (2009) Pathogens associated with sepsis in newborns and young infants in developing countries. Pediatr Infect Dis J 28(1 Suppl):S10–S18

Zipursky A (1993) Isoimmune hemolytic disease. In: Nathan DG (ed) Hematology of infancy and childhood. WB Saunders, Philadelphia, p 65

97 新生儿先天性中性粒细胞减少症

Gaetano Chirico and Carmelita D'Ippolito
孙金峤　翻译，王斌　审校

目录

摘要

先天性中性粒细胞减少症包括多种病因引起的不同疾病，其预后也不尽相同。其主要特征表现为中性粒细胞绝对计数减少，低于 $0.5 \times 10^9/L$。中性粒细胞数量的减少使患者易发生不同程度的细菌感染，以化脓性感染最为常见。如皮肤蜂窝组织炎、深部脓肿、肺炎及败血症等。严重先天性中性粒细胞减少症的诊断依赖于患者的病史及体格检查，包括血红蛋白及血小板计数正常或接近正常伴中性粒细胞计数大幅减低，骨髓检查提示存在典型的中性粒细胞减少征象，髓样淋巴细胞分化停滞在早幼粒细胞阶段，中幼粒细胞及晚幼粒细胞极少。

典型的单基因致病的先天性中性粒细胞减少症分类主要根据是否伴随先天性或获得性免疫缺陷以及是否伴随如胰腺、中枢神经系统、心脏、肌肉及皮肤的髓外改变。

大多数的先天性中性粒细胞减少症极为罕见，发病率约为 6/100 万，一些基因突变仅在极少数家系中出现。遗传方式为单基因遗传，可以是常染色体遗传（显性或隐性）或性染色体遗传。在过去的几年里多种单基因遗传的中性粒细胞减少症得到了明确的描述。

97.1 要点

先天性中性粒细胞减少症的突出特点为中性粒细胞绝对计数低于 $0.5 \times 10^9/L$。

中性粒细胞减少症可以引起不同程度的细菌感染,尤其是化脓性感染。如皮肤蜂窝组织炎、深部脓肿、肺炎及败血症等。

严重先天性中性粒细胞减少症的诊断依赖于患者的病史及体格检查,包括血红蛋白及血小板计数正常或接近正常伴中性粒细胞计数大幅减低。

骨髓检查提示存在典型的中性粒细胞减少征象,髓样淋巴细胞分化停滞在早幼粒细胞阶段,中幼粒细胞及晚幼粒细胞极少。

典型的单基因致病的先天性中性粒细胞减少症分类主要根据是否伴随先天性或获得性免疫缺陷以及是否伴随如胰腺、中枢神经系统、心脏、肌肉及皮肤的髓外改变。

大多数的先天性中性粒细胞减少症极为罕见,发病率约为 6/100 万,一些基因突变仅在极少数家系中出现。

遗传方式为单基因遗传,可以是常染色体遗传(显性或隐性)或性染色体遗传。在过去的几年里多种单基因遗传的中性粒细胞减少症得到了明确的描述。

97.2 引言

先天性中性粒细胞减少症包括多种病因引起的不同疾病,其预后也不尽相同。其主要特征表现为中性粒细胞绝对计数(absolute neutrophil count,ANC)低于 $0.5 \times 10^9/L$。中性粒细胞减少症可以引起多种细菌感染,以化脓性感染最为常见,如皮肤蜂窝组织炎、深部脓肿、肺炎及败血症等(Welte et al. 2006)。先天性中性粒细胞减少症患者因病因不同其病原易感性也存在较大差异。诊断重症先天性粒细胞缺乏症(severe congenital neutropenia,SCN)依赖出生时或出生后的几个月的检查结果,即血红蛋白及血小板数量正常或轻度异常,且 ANC 减少(ANC计数 $<0.5 \times 10^9/L$),骨髓检查提示存在典型的中性粒细胞减少征象,髓样淋巴细胞分化停滞在早幼粒细

胞阶段,中幼粒细胞及晚幼粒细胞极少(Badolato et al. 2004)。先天性中性粒细胞减少症可能伴随先天性或获得性免疫缺陷以及如胰腺、中枢神经系统、心脏、肌肉及皮肤的髓外改变。

先天性中性粒细胞减少症均极为罕见,然而种族性中性粒细胞减少症例外。种族性中性粒细胞减少症是一种常见的先天性疾病,症状较轻,其遗传方式可能是多基因遗传。先天性中性粒细胞减少症患病率不低于 6/100 万(Dale et al. 2003);遗传方式为单基因遗传,可以是常染色体遗传(显性或隐性)或X 连锁遗传。

在过去的几年里多种单基因遗传的中性粒细胞减少症得到了明确的描述。而关于该疾病的研究仍在继续;有些基因突变极为罕见,仅在少数的家庭中发现。下表(表 97.1)将列举最常见的先天性中性粒细胞减少症病因的分类。

97.3 适应性免疫正常且无髓外表现的先天性中性粒细胞减少症

97.3.1 重症先天性粒细胞缺乏症

SCN 是一种罕见病,其特征为基因缺陷导致的慢性中性粒细胞减少。出生时的 ANC 少于 200个 /mm³,这使患者易于发生威胁生命的严重感染(Zeidler et al. 2003;Lekstrom-Himes and Gallin 2000)。

预计人群中 SCN 的发病率约为 2/100 万。患者通常在生命最初的几个月起出现反复的发热、皮肤感染、口腔炎、肺炎、肛周脓肿,这些感染贯穿患者的婴幼儿时期,并可导致患者死亡。患者可出现嗜酸性粒细胞、单核细胞增多和(或)脾肿大。患者通常具有经典的先天性中性粒细胞缺乏的表现。骨髓检查提示髓样淋巴细胞分化停滞在早幼粒细胞阶段,成熟中性粒细胞极少(Xia et al. 2009;Dale et al. 2000)。近期在基于 SCN 患者的基因研究中,发现了中性粒细胞弹性蛋白酶基因 *ELA2*(*ELANE*)的突变;这个基因的缺陷在 60%~80% 的患者中表现为常染色体显性遗传(Horwitz et al. 2007)。迄今为止,已在 SCN 患者中发现 50 余个 *EALNE* 基因突变位点(Germeshausen et al. 2013)。

ELA2 基因编码一种在早幼粒细胞 / 中幼粒细胞阶段合成的丝氨酸蛋白酶,这种蛋白酶通常存在于初级颗粒中(Horwitz et al. 2007)。初级颗粒中的

表 97.1　单基因先天性中性粒细胞减少

中性粒细胞减少症亚类	疾病名	OMIM	血液学表现	非造血系统表现	遗传方式	基因	基因的正常功能
先天性中性粒细胞减少症,无髓外表现	严重先天性中性粒细胞减少症-周期性中性粒细胞减少	202700-162800	严重和永久性成熟停滞-间歇性周期性成熟停滞	无	显性	ELANE	与 α_1 抗胰蛋白酶功能拮抗的蛋白酶活性
先天性中性粒细胞减少症伴非髓外表现	Kostmann 病	610738	成熟停滞	SNC 智力障碍,癫痫	隐性	HAX1	调控细胞凋亡
	Shwachman-Diamond 综合征	260400	轻度中性粒细胞减少症,神经营养不良,轻度恶性巨细胞增多症	胰腺外分泌功能缺乏,软骨发育不良智力低下,心肌病	隐性	SDB5	调节 RNA 表达的核糖体蛋白
	严重先天性中性粒细胞减少症	612541	成熟停滞	浅静脉可见密度增加,心脏和泌尿系统生殖器官缺陷	隐性	G6PC3	葡萄糖-6-磷酸酶复合物:催化单元
	Barth 病	302060	无成熟停滞	肥厚型心肌病生长迟缓	X-连锁	TAZ	Tafazzin:磷脂膜稳态
	Hermansky-Pudlak 综合征 2 型	608233	无成熟停滞	白化病	隐性	AP3B1	运载蛋白:ER 和 ELANE 一起参与
	中性粒细胞减少症的类皮脂瘤	604173	无成熟停滞,轻度神经营养不良	皮肤 poikiloder-mia	隐性	C16ORF57	未知
	糖原贮积病Ⅰb型	232220	无成熟停滞	低血糖,空腹乳酸酸中毒,高脂血症,肝糖原超负荷	隐性	SLC37A4	6-磷酸葡萄糖复合物:反式 ER 转运蛋白
先天性中性粒细胞减少症,无髓外造血表现并患有先天性或适应性免疫缺陷	重症先天性中性粒细胞缺乏症	202700	永久,严重或轻度的成熟停滞	淋巴细胞减少症	显性	GFI1	编码 ELA2 调节剂的转录因子
	重症先天性中性粒细胞缺乏症	300299	严重永久的成熟停滞	单血细胞减少症	X-连锁	WAS	细胞骨架肌动蛋白的调节剂
	WHIM	193670	严重永久性不成熟停滞,髓鞘炎	疣,低丙种球蛋白血症,感染和髓鞘综合征	显性	CXCR4	趋化因子受体(CXCL12)

中性粒细胞弹性蛋白酶（neutrophil elastase，NE）与衔接蛋白复合物 AP3 的结合可帮助其正确定位。AP3 可辅助跨膜蛋白从高尔基体转至溶酶体中。ELA2 中的大多数突变都去除了基于酪氨酸的 AP3μ 亚基识别序列，从而使酶无法进入颗粒中，而错误定位在膜上。有人提出，错误定位的 NE 使骨髓祖细胞产生单核细胞增多而中性粒细胞数大大减少。

造血生长因子的应用大大改善了患者的寿命和生活质量（Freedman et al. 2000）。但是，SCN 患者对 G-CSF 治疗的反应不同，通常需要逐渐增加剂量，剂量范围通常为 11~13μg/kg。此外，SCN 的 3%~5% 患者对 G-CSF 治疗无效。

最后，相当多接受 G-CSF 治疗的儿童将会发展为骨髓增生异常综合征（myelodysplastic syndrome，MDS）或急性髓样白血病（acute myeloid leukemia，AML）。G-CSF 治疗与白血病转化风险之间的确切关系仍不清楚（Rosenberg et al. 2010）。一部分 SCN 患者（即病情较严重的患者）更倾向于发展为 MDS、AML 或同时发生这两种疾病，这可能是由于暴露于其他致白血病因素，例如 7 号染色体的单体性，21 号染色体的改变，致癌基因 ras 的激活突变和 G-CSF 受体突变（Donadieu et al. 2005）。带有 ELANE、HAX1 或 WAS 突变的患者也存在转化风险（Rosenberg et al. 2008，2010；Devriendt et al. 2001）（见下文）。

根据 SCN 国际注册机构的数据，接受 G-CSF 治疗 10 年后，SCN 中恶性转化的累积发生率达 21%（Rosenberg et al. 2006）。这似乎不是治疗的直接结果；事实上，在未经 G-CSF 治疗的 SCN 患者中也存在恶性转化病例，而 CyN 或特发性中性粒细胞减少症患者在长期使用重组 G-CSF 后未显示恶变的迹象（Rosenberg et al. 2006；Germeshausen et al. 2005）。

SCN 的患者在编码 G-CSFR 胞质域的 G-CSF 受体基因区域存在突变，这些突变最初被认为是 SCN 的病因（Dong et al. 1995）。后来，这些突变被证实为与 SCN 白血病转化相关的获得性的体细胞突变（Germeshausen et al. 2001）。

根据这一发现，G-CSF 治疗为绝大多数中性粒细胞减少症患者提供了一种安全的选择，而有白血病转化风险的患者则将从造血干细胞移植中受益（Fioredda et al. 2015）。

97.3.2 周期性中性粒细胞减少症（OMIM 代码 162800）

周期性中性粒细胞减少症是常染色体显性或偶发性疾病，特征是周期性严重中性粒细胞减少症发作，中性粒细胞计数可低至 $0.2 \times 10^9/L$，通常每 21 天发生一次（Dale and Hammond 1988）。

中性粒细胞减少期持续 3~5 天，并伴有不适、发热、牙龈炎、口腔溃疡和淋巴结肿大。其他白细胞亚群、网织红细胞和血小板也有规律的波动。症状开始于生命的第一年，通常在青春期后减轻，并且通常不如 SCN 严重（Horwitz et al. 2007；Germeshausen et al. 2013；Freedman et al. 2000；Rosenberg et al. 2006，2008，2010；Donadieu et al. 2005；Devriendt et al. 2001；Germeshausen et al. 2005；Dong et al. 1995；Germeshausen et al. 2001；Fioredda et al. 2015；Dale and Hammond 1988），即使在未经治疗的患者中致命的梭菌菌血症的报道（Dale et al. 2003）。各种研究表明，周期性中性粒细胞减少症的发生是由于骨髓中细胞产生的周期性破坏（Dale et al. 2003）。研究显示 ELA2 的杂合突变是该疾病的遗传原因。周期性中性粒细胞减少症中报道的突变位于与 SCN 相关的相同基因中，但由于是在不同的外显子中导致 NE 在颗粒中的优先积累。

在这些患者的治疗中，建议使用预防性 G-CSF 治疗；它对改善外周血中性粒细胞计数并避免症状和感染非常有效（Freedman et al. 2000）。所需的 G-CSF 剂量通常低于 SNC：每天或隔天 2~3μg/kg；尚未有周期性中性粒细胞减少症患者发生 MDS 或白血病的研究报道（Freedman et al. 2000）。

97.4 先天性中性粒细胞减少症伴有先天性和适应性免疫缺陷，但无髓外造血表现

导致髓样细胞缺陷的相同基因突变也可能与先天和适应性免疫所涉及的细胞畸变有关。为明确诊断，应获得完整的白细胞计数和差异，以及淋巴细胞亚群和免疫球蛋白水平。

97.4.1 与 *GFI1* 突变相关的中性粒细胞减少（OMIM 代码 202700）

迄今为止，仅在 4 名患者中发现了这种先天性中性粒细胞减少的原因（Karsunky et al. 2002；Person et al. 2003）。临床表型不是特别一致：在一名 4 个月大的患者中诊断出严重中性粒细胞减少症和明显的单核细胞增多症，而他带有相同的突变父亲则患有程度较轻的中性粒细胞减少症。另一名在 56 岁被诊断为特发性中性粒细胞减少症的患者没有显著的感染风险。所有这些患者存在中度的淋巴细胞减少（CD3 细胞为 1~1.4G/I），记忆性细胞正常，体液免疫正常。显性遗传的杂合 *GFI1* 突变和 *ELANE* 突变一样，导致 ELANE 表达增加。

GFI1，一种转录阻遏物和剪接控制因子，在控制造血细胞的正常分化中起着重要作用（van der Meer et al. 2010）。在某些患者中，已观察到单等位基因突变，可能导致 SCN（Armistead et al. 2010；Zhuang et al. 2006）。此外，*GFI1* 突变与淋巴和髓样细胞中的畸变有关。不足为奇的是，重要的转录主开关因子的缺陷引起许多途径的调节受损，这些途径可能有助于中性粒细胞向非典型方向分化。

97.4.2 Myelocathexis 和 WHIM综合征（OMIM 代码 193670）

Myelocathexis 是一种罕见的常染色体显性遗传疾病，其特征在于中度至重度慢性中性粒细胞减少症，其原因是骨髓中成熟中性粒细胞的滞留。骨髓炎经常与低丙种球蛋白血症、白细胞减少症以及疣相关，这是公认的 WHIM 综合征的临床表现（疣，低丙种球蛋白血症，感染，骨髓软化）（Aprikyan et al. 2000），是常染色体显性遗传疾病。在 WHIM 综合征中，ANC 通常 <0.5×10^9/L，但在感染性疾病发生期间，其数目突然增加，从而导致轻度呼吸道感染反复发作的良性病程。尚未报告与感染有关的早期死亡。WHIM 综合征是由编码趋化因子受体 *CXCR4* 基因中的杂合突变引起的。表达突变的 *CXCR4* 的细胞对趋化因子的反应性增强，因此不会从骨髓释放到循环血池（Aprikyan et al. 2000）。通过使用 G-CSF 只能部分纠正 Myelocathexis 和 WHIM 相关的中性粒细胞减少（Gorlin et al. 2000）。

97.4.3 由于 Wiskott-Aldrich 综合征突变而导致的 SNC（OMIM 代码 300299）

Wiskott-Aldrich 综合征蛋白（Wiskott-Aldrich syndrome protein，WASp）的有害突变是 Wiskott-Aldrich 综合征的常见原因，该综合征是一种 X 连锁综合征，表现为免疫缺陷、湿疹和出血（Notarangelo et al. 2008）。WASp 是调节肌动蛋白丝聚合的衔接蛋白（Thrasher and Burns 2010）。缺乏 WASp 的细胞显示出有缺陷的运动和受体的离域。与 WASp 缺乏症不同，罕见的 *WAS* 突变会引起 WASp 的组成型激活，从而导致肌动蛋白多聚体增加，从而导致异常的细胞分裂（Moulding et al. 2007；Westerberg et al. 2010）。这些患者没有表现出 Wiskott-Aldrich 综合征的经典体征，而是表现为先天性中性粒细胞减少（Devriendt et al. 2001；Beel et al. 2009），伴有骨髓增生异常（Devriendt et al. 2001；Beel et al. 2009；Ancliff et al. 2006）髓样细胞凋亡增加（Devriendt et al. 2001；Moulding et al. 2007；Westerberg et al. 2010；Beel et al. 2009；Ancliff et al. 2006）和淋巴样细胞异常（Devriendt et al. 2001；Westerberg et al. 2010）。

97.5 先天性中性粒细胞减少症伴髓外造血表现

97.5.1 Kostmann 综合征（OMIM 610738）

Rolf Kostmann 在 1956 年描述了一种常染色体隐性血液病，其特征是慢性中性粒细胞减少症的 ANC 低于 500 细胞 /mm³，并且在一个频繁通婚的瑞典大家庭中早期爆发了严重的细菌感染（Kostmann 1956），后来被称为"Kostmann 综合征"。发现该综合征背后的遗传缺陷是 *HAX1* 基因的突变（Klein et al. 2007；Germeshausen et al. 2008；Kostman 1975）。它的发病率未知，但显然比 ELANE 中性粒细胞减少症要低得多，除了某些地区，例如瑞典和库尔德斯坦。1975 年，科斯特曼（Kostmann）发表了一项针对瑞典北部同一家谱的研究，结果表明与使用抗生素有关的存活率有所提高。另一方面，在第二个十年开始观察到神经系统疾病，特别是神经心理缺陷和癫痫（Carlsson and Fasth 2001）。最近对同一家系的研究对这种综合征进行了更准确的描述，其中六分之五的患者出现神经系统问题（Germeshausen et al.

2008；Kostman 1975；Carlsson and Fasth 2001）。在该综合征中发现了具有多效功能的 *HAX1* 基因突变，而对 HAX1 缺乏症的详细机制还没有完全了解。HAX1 调节线粒体内膜的电位（Klein et al. 2007；Han et al. 2010），同时也是具有许多相互作用伴侣的细胞质蛋白。例如，HAX1 与多种病毒蛋白结合。表现出仅影响亚型 A 的突变的患者具有 SCN，而没有任何进一步的神经元损伤，而同时影响两种亚型（A 和 B）的突变均与神经系统异常有关，例如发育延迟和癫痫发作（Germeshausen et al. 2008）。有时，具有 *ELANE* 突变的中性粒细胞减少症被错误地称为 Kostmann 综合征。

97.5.2　Hermansky-Pudlak 综合征 2（OMIM 代码 608233）

这种常染色体隐性疾病的特征是中性粒细胞减少，眼球白化病和中度出血性疾病（Dell'Angelica et al. 1999）。它是由编码 AP3 复合物 β_3 成分的基因突变引起的，这再次阻止了 NE（和其他蛋白质）从高尔基网络向造血细胞和黑素细胞的溶酶体转运（Dell'Angelica et al. 1999）。

G-CSF 治疗对严重中性粒细胞减少症有效。

97.5.3　Shwachman-Diamond 综合征（OMIM 代码 260400）

Shwachman-Diamond 综合征（Shwachman-Diamond syndrome，SDS）是一种罕见的多器官疾病，为常染色体隐性遗传，症状包括中性粒细胞减少、外分泌型胰腺功能不全、骨骼异常和矮小（Dror and Freedman 2002）。

这些症状在婴儿期早期就开始出现，并合并有细菌感染（肺炎，中耳炎，骨髓炎，皮肤感染，败血症），患儿由于肠道吸收不良而出现发育落后。

在所有患者中都经常观察到慢性中性粒细胞减少症，其中三分之二的中性粒细胞计数低于 $1 \times 10^9/L$。因此，尽管中性粒细胞减少症可以间断缓解，但绝不是周期性的。通常还伴有轻度贫血和血小板减少（Dror and Freedman 2002）。

细胞减少反映了造血系统的发育异常，这与细胞遗传学异常有关，可能会增加向 MDS/AML 转化的风险，这种风险中主要发生在大龄儿童中。因此，

建议在 SDS 患者中每年进行一次骨髓检查。事实上，在对 SDS 患者的随访研究表明，一些细胞遗传学改变可自发缓解。

该疾病的致病基因已被鉴定并命名为 *SDBS*。它在造血和非造血组织中均表达。SDS 患者的治疗包括补充胰腺酶和 G-CSF 的使用，这会增加 ANC 到正常水平，并在严重感染的情况下应开始治疗（Paley et al. 1991）。

97.5.4　中性粒细胞减少症与葡萄糖 -6- 磷酸酶复杂性疾病相关

Ⅰb 型糖原贮积病是由编码葡萄糖 -6- 磷酸转运蛋白的基因突变引起的（Gerin et al. 1997），患者不仅有低血糖和糖原贮积症状，同时还存在先天性中性粒细胞减少症。葡萄糖 -6- 磷酸酶是由 3 种蛋白质组成的复合物，主要结合负责糖原分解的内质网。这 3 种蛋白质中的两种与先天性中性粒细胞减少症有关：转位酶（SLC37A4）和催化蛋白 G6PC3。中性粒细胞粒细胞特别对葡萄糖代谢缺陷易感。这些分子变化与中性粒细胞减少之间的关联尚不清楚，因为糖原分解途径不是中性粒细胞通常使用的能量来源，而嗜中性粒细胞主要利用戊糖途径。这就提出了一个假设，即所涉及的蛋白质在中性粒细胞中具有不同的功能。

97.5.4.1　糖原贮积病 Ⅰb 型

它是一种代谢性疾病，其特征是肝糖原积累、对空腹的不耐受、低血糖事件和高乳酸血症，以及对感染的易感性（Ambruso et al. 2003）、类似于克罗恩病的结肠炎。这种感染的敏感性是由中性粒细胞减少症，有时是由中性粒细胞功能障碍（趋化性缺陷）引起的。中性粒细胞减少和中性粒细胞功能障碍的原因尚不清楚。

97.5.4.2　*G6PC3* 突变（OMIM 代码 612541）

具有 *G6PC3* 突变的患者（在土耳其很普遍）会受到先天性中性粒细胞减少症的影响，中性粒细胞呈重度至中度减少，典型的髓样细胞成熟停滞以及其他一些先天性异常。除心脏和泌尿生殖系统缺陷外，还可观察到面部畸形，越来越明显的浅表静脉，内耳功能障碍引起的听力障碍，内分泌功能异常或肌病症状等（Notarangelo et al. 2014）。

G6PC3 缺乏症的分子生理病理学不仅包括异常的细胞内葡萄糖稳态,还包括未折叠蛋白反应的激活和内质网应激的增加。

G6PC3 基因的突变通常是纯合的,但是也有一例复合杂合的报道(Boztug et al. 2009)。

97.5.5　伴类皮脂瘤的中性粒细胞减少症, Clericuzio 型(OMIM 代码 604173)

Clericuzio 型伴类皮脂瘤的中性粒细胞减少症是中性粒细胞减少症伴遗传性皮肤病,通常发生于生后的第一年。患儿常反复感染,尤其是肺炎。中性粒细胞减少症通常很严重。皮肤病变包括皮肤萎缩和红斑皮疹。*C16ORF57* 基因的复合突变与病理有关(Volpi et al. 2010)。Clericuzio 型最早是在纳瓦霍人中描述的。

97.5.6　巴氏(Barth)病(OMIM 代码 302060)

这种与 X 连锁的疾病会引起扩张型心肌病,以及心肌内膜纤维化(在少数情况下会导致早期死亡),肌病以及中度或重度中性粒细胞减少,有时会引起严重的感染。还可观察到涉及多种有机酸(包括 3- 甲基戊二酸)的有机酸血症。该综合征与编码 tafazzin 蛋白的 G4-5 基因突变有关,tafazzin 蛋白有助于磷脂膜稳态(Donadieu et al. 2011)。

参考文献

Ambruso DR, McCabe ER, Anderson DC et al (2003) Infectious and bleeding complications in patients with glycogen Ib. Am J Dis Child 139:691–697

Ancliff PJ, Blundell MP, Cory GO et al (2006) Two novel activating mutations in the Wiskott-Aldrich syndrome protein result in congenital neutropenia. Blood 108:2182–2189

Aprikyan A, Liles W, Park J et al (2000) Myelocatexis, a congenital disorder of severe neutropenia characterized by accelerated apoptosis and defective expression of bcl-x in neutrophil precursors. Blood 95: 320–327

Armistead PM, Wieder E, Akande O et al (2010) Cyclic neutropenia associated with T cell immunity to granulocyte proteases and a double de novo mutation in GFI1, a transcriptional regulator of ELANE. Br J Haematol 150:716–719

Badolato R, Fontana S, Notarangelo LD, Savoldi G (2004) Congenital neutropenia: advances in diagnosis and treatment. Curr Opin Allergy Clin Immunol 4:513–521

Beel K, Cotter MM, Blatny J et al (2009) A large kindred with X-linked neutropenia with an I294T mutation of the Wiskott-Aldrich syndrome gene. Br J Haematol 144:120–126

Boztug K, Welte K, Zeidler C, Klein C (2008) Congenital neutropenia syndromes. Immunol Allergy Clin North Am 28:259–275

Boztug K, Appaswamy G, Ashikov A et al (2009) A syndrome with congenital neutropenia and mutations in G6PC3. N Engl J Med 360:32–43

Carlsson G, Fasth A (2001) Infantile genetic agranulocytosis, morbus Kostmann: presentation of six cases from the original "Kostmann family" and a review. Acta Paediatr 90:757–764

Dale DC, Hammond WP (1988) Cyclic neutropenia: a clinical review. Blood Rev 2:178–185

Dale DC, Person RE, Bolyard AA et al (2000) Mutation in the gene encoding neutrophil elastase in congenital and cyclic neutropenia. Blood 96:2317–2322

Dale DC, Cottle TE, Fier CJ, Bolyard AA, Bonilla MA, Boxer LA, Cham B, Freedman MH, Kannourakis G, Kinsey SE et al (2003) Severe chronic neutropenia: treatment and follow-up of patients in the Severe Chronic Neutropenia International Registry. Am J Hematol 72:82–93

Dell'Angelica EC, Shotelersuk V, Aguilar RC et al (1999) Altered trafficking of lysosomal proteins in Hermansky-Pudlak syndrome due to mutations in the beta 3A subunit of the AP-3 adaptor. Mol Cell 3:11–21

Devriendt K, Kim AS, Mathijs G et al (2001) Constitutively activating mutation in WASP causes X-linked severe congenital neutropenia. Nat Genet 27:313–317

Donadieu J, Leblanc T, Bader Meunier B, French Severe Chronic Neutropenia Study Group et al (2005) Analysis of risk factors for myelodysplasias, leukemias and death from infection among patients with congenital neutropenia. Experience of the French Severe Chronic Neutropenia Study Group. Haematologica 90:45–53

Donadieu J, Fenneteau O, Beaupain B, Mahlaoui N, Chantelot CB (2011) Congenital neutropenia: diagnosis, molecular bases and patient management. Orphanet J Rare Dis 6:26

Dong F, Brynes RK, Tidow N, Welte K, Lowenberg B, Touw IP (1995) Mutations in the gene for the granulocyte colony-stimulating-factor receptor in patients with acute myeloid leukemia preceded by severe congenital neutropenia. N Engl J Med 333:487–493

Dror Y, Freedman MH (2002) Shwachman-Diamond syndrome. Br J Haematol 118:701–713

Fioredda F, Iacobelli S, van Biezen A, Gaspar B, Ancliff P, Donadieu J et al (2015) Stem cell transplantation in severe congenital neutropenia: an analysis from the European Society for Blood and Marrow Transplantation. Blood 126:1885–1892

Freedman MH, Bonilla MA, Fier C et al (2000) Myelodisplasia syndrome and acute myeloid leukemia in patients with congenital neutropenia receiving G-CSF therapy. Blood 96:429–436

Gerin I, Veiga-da-Cunha M, Achouri Y et al (1997) Sequence of a putative glucose 6- phosphate translocase, mutated in glycogen storage disease type

Ib. FEBS Lett 419:235–238

Germeshausen M, Ballmaier M, Welte K (2001) Implications of mutations in hematopoietic growth factor receptor genes in congenital cytopenias. Ann N Y Acad Sci 938:305–320

Germeshausen M, Schulze H, Kratz C et al (2005) An acquired G-CSF receptor mutation results in increased proliferation of CMML cells from a patient with severe congenital neutropenia. Leukemia 19:611–617

Germeshausen M, Grudzien M, Zeidler C, Abdollahpour H, Yetgin S, Rezaei N et al (2008) Novel HAX1 mutations in patients with severe congenital neutropenia reveal isoform-dependent genotype-phenotype associations. Blood 111:4954–4957

Germeshausen M, Deerberg S, Peter Y, Reimer C, Kratz CP, Ballmaier M (2013) The spectrum of ELANE mutations and their implications in severe congenital and cyclic neutropenia. Hum Mutat 34:905–914

Gorlin RJ, Gelb B, Diaz GA et al (2000) WHIM syndrome, an autosomal dominant disorder: clinical, hematological, and molecular studies. Am J Med Genet 91:368–376

Han J, Goldstein LA, Hou W et al (2010) Deregulation of mitochondrial membrane potential by mitochondrial insertion of granzyme B and direct Hax-1 cleavage. J Biol Chem 285:22461–22472

Horwitz MS, Duan Z, Korkmaz B et al (2007) Neutrophil elastase in cyclic and severe congenital neutropenia. Blood 109:1817–1824

Karsunky H, Zeng H, Schmidt T, Zevnik B, Kluge R, Schmid KW, Dührsen U, Möröy T (2002) Inflammatory reactions and severe neutropenia in mice lacking the transcriptional repressor Gfi1. Nat Genet 30:295–300

Klein C, Grudzien M, Appaswamy G, Germeshausen M, Sandrock I, Schäffer AA et al (2007) HAX1 deficiency causes autosomal recessive severe congenital neutropenia (Kostmann disease). Nat Genet 39:86–92

Kostman R (1975) Infantile genetic agranulocytosis. A review with presentation of ten new cases. Acta Paediatr Scand 64:362–368

Kostmann R (1956) Infantile genetic agranulocytosis (agranulocytosis infantilis hereditaria): a new recessive lethal disease in man. Almqvist and Wiksells Boktryckeri, Uppsala

Lekstrom-Himes JA, Gallin JI (2000) Immunodeficiency diseases caused by defects in phagocytes. N Engl J Med 343:1703–1714

Moulding DA, Blundell MP, Spiller DG et al (2007) Unregulated actin polymerization by WASp causes defects of mitosis and cytokinesis in X-linked neutropenia. J Exp Med 204:2213–2224

Notarangelo LD, Miao CH, Ochs HD (2008) Wiskott-Aldrich syndrome. Curr Opin Hematol 15:30–36

Notarangelo LD, Savoldi G, Cavagnini S, Bennato V, Vasile S, Pilotta A, Plebani A, Porta F (2014) Severe congenital neutropenia due to G6PC3 deficiency: early and delayed phenotype in two patients with two novel mutations. Ital J Pediatr 40:80

Paley C, Murphy S, Karayalcin G et al (1991) Treatmemt of neutropenia in Shwachman-Diamond syndrome (SDS) with recombinant human granulocyte colony-stimulating factor (RH-GCSF). Blood 78:3a

Person RE, Li FQ, Duan Z, Benson KF, Wechsler J, Papadaki HA, Eliopoulos G, Kaufman C, Bertolone SJ, Nakamoto B et al (2003) Mutations in proto-oncogene GFI1 cause human neutropenia and target ELA2. Nat Genet 34:308–312

Rosenberg PS, Alter BP, Bolyard AA et al (2006) The incidence of leukemia and mortality from sepsis in patients with severe congenital neutropenia receiving long-term G-CSF therapy. Blood 107:4628–4635

Rosenberg PS, Alter BP, Link DC et al (2008) Neutrophil elastase mutations and risk of leukaemia in severe congenital neutropenia. Br J Haematol 140:210–213

Rosenberg PS, Zeidler C, Bolyard AA et al (2010) Stable long-term risk of leukaemia in patients with severe congenital neutropenia maintained on G-CSF therapy. Br J Haematol 150:196–199

Thrasher AJ, Burns SO (2010) WASP: a key immunological multitasker. Nat Rev Immunol 10:182–192

van der Meer LT, Jansen JH, van der Reijden BA (2010) Gfi1 and Gfi1b: key regulators of hematopoiesis. Leukemia 24:1834–1843

Volpi L, Roversi G, Colombo EA et al (2010) Targeted next-generation sequencing appoints c16orf57 as clericuziotype poikiloderma with neutropenia gene. Am J Hum Genet 86:72–76

Welte K, Zeidler C, Dale DC (2006) Severe congenital neutropenia. Semin Hematol 43:189–195

Westerberg LS, Meelu P, Baptista M et al (2010) Activating WASP mutations associated with X-linked neutropenia result in enhanced actin polymerization, altered cytoskeletal responses, and genomic instability in lymphocytes. J Exp Med 207:1145–1152

Xia J, Bolyard AA, Rodger E et al (2009) Prevalence of mutations in ELANE, GFI1, HAX1, SBDS, WAS and G6PC3 in patients with severe congenital neutropenia. Br J Haematol 147:535–542

Zeidler C, Schwinzer B, Welte K (2003) Congenital neutropenias. Rev Clin Exp Hematol 7:72–83

Zhuang D, Qiu Y, Kogan SC, Dong F (2006) Increased CCAAT enhancer-binding protein epsilon (C/EBPepsilon) expression and premature apoptosis in myeloid cells expressing Gfi-1 N382S mutant associated with severe congenital neutropenia. J Biol Chem 281:10745–10751

98 重组集落刺激因子在严重慢性粒细胞减少症新生儿和婴儿中的治疗

Robert D. Christensen
孙金峤　翻译，王斌　审校

目录

摘要

　　中性粒细胞减少症主要表现为外周循环的中性粒细胞数量减少，局部和全身感染风险高的一类疾病。部分中性粒细胞减少症的患者表现为一过性的良性疾病状态，除了并发感染时需要抗生素治疗外，无需特殊治疗。部分中性粒细胞减少症表现严重复杂，可合并器官功能障碍或畸形等。重型慢性中性粒细胞减少症通常表现为出生时即出现中性粒细胞再生能力低下。这部分新生儿和儿童通常需要使用重组粒细胞集落刺激因子。重组粒细胞集落刺激因子的使用显著改善了这些患者的生活，提高了中性粒细胞百分比，降低了感染的发生率，延长其预期寿命。但是新生儿一过性的中性粒细胞减少（不同于重型慢性中性粒细胞减少症），在这类患儿中重组粒细胞集落刺激因子的疗效尚未得到证实。

98.1　要点

- 中性粒细胞是机体抵抗细菌感染的关键，中性粒

细胞缺乏的患者会反复发生局部和全身感染。

- 新生儿中性粒细胞减少，指的是中性粒细胞绝对计数低于 1 000/μl 或低于同年龄参考值的第 5 百分位。若中性粒细胞绝对计数小于 <500/μl，则为重型中性粒细胞减少症。

- 重型慢性中性粒细胞减少症通常表现为出生时即出现中性粒细胞再生能力低下以及严重中性粒细胞减少，重组粒细胞集落刺激因子治疗有效。

- 重组粒细胞集落刺激因子能够刺激中性粒细胞前体的增殖和分化，并缩短它们由骨髓中的贮存池释放入血的时间。

- 美国 FDA 批准的临床干预决策流程中，重组粒细胞集落刺激因子用于 NICU 中重型慢性中性粒细胞减少症的标准：若确诊为重型慢性中性粒细胞减少症则立即使用，或不确定为重型慢性中性粒细胞减少症，则仅在以下情况下开始治疗：(a) 中性粒细胞绝对计数 <500/μl 持续 2 天或更长时间；(b) 中性粒细胞绝对计数小于 1 000/μl 持续 5 天或更长时间。

98.2　新生儿中性粒细胞减少的诊断

中性粒细胞比例降低可能会引发一系列的问题：中性粒细胞的计数是否低于相应的参考范围？如果是，应该考虑哪些鉴别诊断？在这个患者中，中性粒细胞减少是一个严重的临床问题，还是无足轻重的一过性的减少？是否应该使用重组粒细胞集落刺激因子（recombinant granulocyte colony-stimulating factor，rG-CSF）？本章将重点讨论这些问题，回顾总结相关研究以及其所涉及的原理。

首先，新生儿中性粒细胞减少症的定义是什么？每微升血液中的中性粒细胞的计数也称为中性粒细胞绝对计数（absolute neutrophil count，ANC）更

为重要，而不仅仅是 WBC（每微升血液中白细胞或淋巴细胞的数量）。严格意义上说，在新生儿阶段如果 ANC 小于 1 000/μl，则诊断为中性粒细胞减少症；若 ANC 小于 <500/μl，则诊断为重症中性粒细胞减少症（Christensen et al. 2006，2015；Schmutz et al. 2008）。如果计数大于 1 000/μl，但低于相应年龄组参考值的第 5 个百分位，则可认为是在技术操作中所引起的中性粒细胞减少。如图 98.1 所示，足月分娩后 12 小时 ANC 为 3 000/μl，则是异常的低 ANC（Christensen et al. 2006，2015；Schmutz et al. 2008；Manroe et al. 1979；Mouzinho et al. 1992；Henry and Christensen 2015）。ANC 低于对应参考范围下限则提示计数异常。但是 ANC 高达 3 000/μl 会引起严

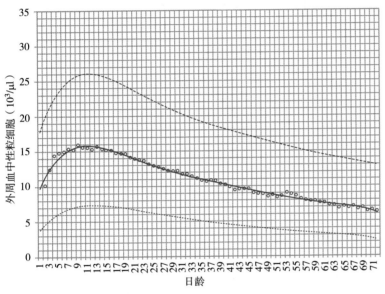

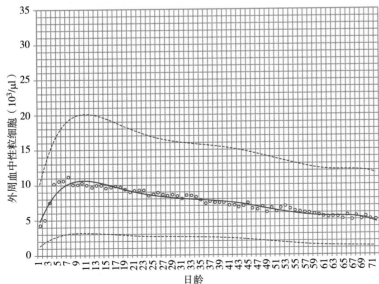

图 98.1　新生儿出生后最初 3 天内外周血中性粒细胞百分比的参考范围（第 5 百分位、中位数和第 95 百分位）。上图代表的是足月儿（胎龄≥37 周）的参考范围，下图显示的是早产儿（妊娠 28~36 周）的参考范围。（摘自 Henry 和 Christensen2015）

重的宿主防御缺陷，或使患者处于感染的高风险中的这种观点还是不确定的。因此，我们建议只有ANC 小于 1 000/µl 时才诊断为"中性粒细胞减少"。

98.3 中性粒细胞在新生儿宿主防御中的重要性

中性粒细胞是机体抵抗细菌感染的关键，中性粒细胞缺乏的患者会反复发生局部或全身感染（Maheshwari 2014）。重症慢性中性粒细胞减少症（severe chronic neutropenia，SCN）主要是指出生后表现为再生低下的中性粒细胞减少症（通常是严重的中性粒细胞减少症）（Makaryan et al. 2015）。rG-CSF的应用显著改善了这些患者的生活，提高了中性粒细胞百分比，降低了感染的发生率，延长其预期寿命（Makaryan et al. 2015）。

新生儿阶段可以诊断出 SCN（Calhoun and Christensen 1997；Fujiu et al. 2002；Saito-Benz et al. 2015）。然而，大多数患者直到几个月大后发生反复感染，表现有免疫缺陷的相关表现时，才被诊断为 SCN。在一过性新生儿中性粒细胞减少症（不同于 SCN）中，在这类患儿中 rG-CSF 的疗效仍不确定（Christensen et al. 2006；Maheshwari，2014；Christensen and Calhoun，2004）。本章将针对 rG-CSF 和 rGM-CSF 治疗中性粒细胞减少症新生儿的生物学可行性，动物研究和临床试验进行回顾总结。

98.4 重症慢性新生儿中性粒细胞减少症

Kostmann 综合征 表 98.1 中列出了中性粒细胞减少症的种类，通常也作为 SCN 综合征的一部分。SCN 最初由瑞典医生于 1956 年首次报道，故又称为 Kostmann 综合征（Kostmann，1956；Carlsson and Fasth，2001；Aprikyan et al. 2004；Horwitz et al. 2013）。SCN 患者外周血中性粒细胞通常 <200/µl，并且其骨髓象显示骨髓粒细胞增生低下、成熟障碍，多停滞在早幼粒细胞阶段。早期认为该病是常染色体隐性遗传性疾病，随后报道发现该病也可呈常染色体显性遗传。ELA2（中性粒细胞弹性蛋白酶）基因突变可引起该病（Horwitz et al. 2013）。尽管 rG-CSF 治疗能有效增加外周血中性粒细胞数量并减少发热性疾病的发生，但它对部分患者以牙龈炎等为主要临床表现的效果不佳。这可能是因为 rG-CSF 无法改善

Kostmann 综合征患者中天然抗菌肽（IL-37）的缺乏（Tirali et al. 2013）（表 98.2）。

表 98.1 新生儿和婴儿中性粒细胞减少症的分类——归为重症慢性中性粒细胞减少症

Kostmann 综合征
Shwachman-Diamond 综合征
Barth 综合征
软骨 - 毛发发育不全
周期性中性粒细胞减少症
糖原贮积病 1b 型
重症免疫性新生儿中性粒细胞减少症

表 98.2 新生儿和婴儿中性粒细胞减少症的分类——未归为重症慢性中性粒细胞减少症

妊娠高血压
严重的宫内生长受限
双胎输血综合征
Rh 溶血性疾病
细菌感染
坏死性小肠结肠炎
早产儿慢性特发性中性粒细胞减少症

Shwachman–Diamond 综合征 这种类型的 SCN 除了表现有中性粒细胞减少外，还表现有胰腺外分泌功能不全、腹泻和生长发育迟缓等。该病通常是常染色体隐性遗传病，可累及多个器官系统，如胰腺、肝脏、骨骼以及中枢神经系统。大多数患者都存在 Shwachman-Bodian-Diamond 综合征基因突变。Shwachman-Bodian-Diamond 综合征基因参与核糖体的形成过程。部分 SDS 患儿对 rG-CSF 的治疗反应良好；部分患儿则进展为骨髓衰竭，需要进行骨髓移植（Saito-Benz et al. 2015；Myers et al. 2013）。

Barth 综合征 该病为男性发病（X 连锁），通常表现有扩张型心肌病、有机酸尿症、生长迟缓、肌无力和中性粒细胞减少（Bellanne-Chantelot et al. 2004；Clarke et al. 2013）。该病的诊断主要依据典型的临床表现，尿中的 3- 甲基戊二酸显著升高，并且 3- 甲基戊二酸和 2- 乙基氢丙烯酸中度升高。通过在分子基因检测中发现 TAZ 基因突变有助于明确诊断（Clarke et al. 2013）。rG-CSF 可作为控制感染的辅助治疗，或者在严重的中性粒细胞减少情况下预防

感染。

软骨 - 毛发发育不全　这是短肢侏儒症的一种类型,常表现为头发稀疏和频繁感染。这类患者常表现为手足短胖、皮肤冗余、手足关节过度伸展,但比较典型的是肘部屈肌收缩。该病是由于 *RMRP*(RNase MRP 核糖核酸酶线粒体 RNA 加工复合体的 RNA 成分)突变所致。到目前为止,已报道大约100 多种 RMRP 突变,主要位于启动子和转录区。部分软骨 - 毛发发育不全的患者可表现有中性粒细胞减少,这些患者可受益于 rG-CSF 治疗(Crahesetal,2013;Rogler et al. 2014)。

周期性中性粒细胞减少症　该病是一种罕见的常染色体显性遗传性疾病,是由于编码中性粒细胞弹性蛋白酶基因(*ELA-2* 或 *ELANE*)突变引起的。该病的患儿的外周血中性粒细胞计数通常呈现周期性的减少,发作周期约为 21 天。发作时他们常表现为口腔溃疡,发热和细菌感染。部分患者可进展为坏疽,菌血症和感染性休克(Dale and Welte,2011)。由于该病呈周期性发作,通常几个周期后才能明确诊断,因此大多数患儿不会在新生儿期明确诊断。rG-CSF 的治疗可用于预防粒细胞低谷期,从而预防一系列感染性并发症(Dale and Welte 2011)。

糖原贮积病 1b 型　von Gierke 病是一种常染色体隐性遗传疾病,由葡萄糖 -6- 磷酸转移酶的缺乏所致,该酶可将葡萄糖 -6- 磷酸转运到内质网中完成下一步代谢。在 GSD-1b 中,6- 磷酸葡萄糖在细胞内累积。该病的新生儿患儿表现为低血糖,肝肿大,生长迟缓和中性粒细胞减少。GSD-1b 患儿常表现有反复细菌感染,口腔溃疡和炎症性肠病。在GSD-1b 的患儿中,中性粒细胞的减少似乎不是由于中性粒细胞祖细胞的成熟障碍所引起的,而是因为凋亡水平的增加和外周血中中性粒细胞迁移到炎症组织中所致,尤其是在肠道(Visser et al. 2012)。根据相关报道,维生素 E 能够提高这类患儿的中性粒细胞数量(Melis et al. 2009)。引起 GSD-1b 的基因位于 11 号染色体第 2 区第 3 带上(Chow,2001)。rG-CSF 治疗可预防反复的细菌感染,否则反复感染可加重疾病的进展。

重症免疫性新生儿中性粒细胞减少症　绝大多数重症免疫性新生儿中性粒细胞减少症是自身免疫性介导的(van den Tooren-de Groot et al. 2014;Águeda et al. 2012;Wiedl and Walter,2010),但有些是母体自身免疫性疾病所引起的(Curtis et al. 2005;

Davoren et al. 2004)。婴儿很少发生自身免疫性中性粒细胞减少,这是一种原发性自身免疫疾病(Lekjowski et al. 2003;Conway et al. 1987)。

若患儿母亲针对患儿父亲或患儿的中性粒细胞表面抗原产生相应的抗体,则新生儿通常会发生自身免疫性中性粒细胞减少症。通过随机调查,有 20% 的孕产妇的血清中存在抗中性粒细胞抗体(Bux et al. 1998)。大多数抗体对胎儿和新生儿没有影响,但是通过长期随访发现 2% 的新生儿可发展为中性粒细胞减少症。这种类型的中性粒细胞减少症通常比较严重并且持续时间长,中性粒细胞减少持续的中位时间通常是 7 周,但是最长可达 6 个月。这类患者在严重粒缺缓解前通常表现有反复感染。脐带脱落延迟和皮肤感染是最常见的感染并发症,但有时可能发生严重且威胁生命的感染。据报道,由于严重感染该病死亡率可达 5%。部分严重病例已成功接受 rG-CSF 治疗。同其他 SCN 不同,这种类型的中性粒细胞减少能够自发缓解,可以停用 rG-CSF 治疗。

当患儿母亲患有自身免疫性疾病时,母体的抗中性粒细胞抗体可通过胎盘同胎儿的中性粒细胞结合,因此这部分新生儿可表现为免疫性中性粒细胞减少症。该病的临床表现通常比自身免疫性新生儿中性粒细胞减少症轻,并且很少需要 rG-CSF 治疗(Curtis et al. 2005;Davoren et al. 2004)。

婴儿期自身免疫性中性粒细胞减少症是一种罕见的疾病,是胎儿及新生儿的原发性自身免疫性疾病(Lekjowski et al. 2003;Conway et al. 1987)。在新生儿血清中可发现中性粒细胞特异性抗体,可同患儿自身中性粒细胞发生反应,但母亲血清中未发现该抗体。该病好发于 3~30 个月大的儿童,据报道其发病率为 1∶100 000。患儿最常出现轻症感染。Bux 报告了 240 例病例,并报告说 12% 的患者表现有严重感染,包括肺炎,败血症或脑膜炎(Bux et al. 1998)。同免疫性中性粒细胞减少症相比,该病中性粒细胞减少通常持续更长的时间,中位持续时间约为 30 个月,范围为 6~60 个月。这种类型的中性粒细胞减少症通常比较严重,外周血中性粒细胞比例通常 <500/μl。rG-CSF 治疗能够增加中性粒细胞数量并减少感染并发症的发生。

药物　孕妇或新生儿服用的药物很少会导致重症慢性中性粒细胞减少症。已报道有几种药物可引起中性粒细胞短暂性下降,通常是剂量依赖性的。

根据相关报道,甲巯咪唑(用于治疗甲状腺功能亢进症)(Angelisetal, 2015)、缬更昔洛韦(治疗先天性巨细胞病毒感染)(Kimberlinetal, 2015)以及单克隆抗 TNF 抗体(用于治疗孕妇的慢性炎症性肠病)等可引起更严重和慢性的新生儿中性粒细胞减少症(Guiddir et al. 2014)。

98.5　未归类为 SCN 的新生儿中性粒细胞减少症

小于胎龄儿 / 妊娠高血压　这是重症监护病房中最常见的患有中性粒细胞减少症变异特征的人群(Mouzinho et al. 1992;Koeni and Christensen, 1989a, 1991;Sharma et al. 2009;Procianoy et al. 2010)。有三分之一出生体重小于第 10 百分位的新生儿中可表现这种类型的中性粒细胞减少症。ANC 非常低,通常 <500/μl,但中性粒细胞计数通常在出生后第一天自行上升,到生后第三天可 >1 000/μl。通常不会出现白细胞"核左移"及毒性颗粒等现象,在中性粒细胞中存在杜勒小体和空泡化。但由于该病通常是一过性的,因此这种征象不太可能发现。该病可能是因为胎盘产生中性粒细胞抑制剂从而抑制天然 G-CSF 产生引起的(Christensen et al. 2006;Tsao et al. 1999)。这种类型的新生儿中性粒细胞减少症通常表现为一过性的中性粒细胞减少,该病患儿给予 rG-CSF 能够迅速提高外周血中性粒细胞数量,但是目前还没有证据表明 rG-CSF 能够降低发病率,缩短住院时间或者减低死亡风险。

双胎输血综合征　双胎输血中的供体通常表现有中性粒细胞减少症,但受体有时会也可表现有中性粒细胞减少,但通常没有那么严重(Koenig et al. 1991)。同伴随 PIH 和 SGA 的中性粒细胞减少症一样,白细胞通常没有"左移",中性粒细胞通常也没有形态异常。这种现象通常是一过性的,在 2~3 天之内 ANC 通常会自发地升至 >1 000/μl,因此不需要 rG-CSF 治疗。

Rh 溶血性疾病　Rh 溶血性贫血的新生儿在生后第一天通常都表现有中性粒细胞减少(Koenig 和 Christensen 1989b),这种类型的中性粒细胞减少症类似于 PIH/SGA 和双胎输血的供体,可能是由于中性粒细胞产生减少所致。这种类型的中性粒细胞减少症是一过性的,通常在 1~2 天内就缓解,因此一般不需要特殊治疗。

细菌感染　目前针对新生儿感染性疾病已提出两种使用 rG-CSF 治疗策略。由于新生儿中性粒细胞减少症通常会发生严重的感染性休克,因此 rG-CSF 可用于抗生素和重症监护治疗的辅助治疗。其次,由于新生儿中性粒细胞功能特别是趋化功能尚不成熟,因此 rG-CSF 治疗可能有助于预防高危新生儿患者院内感染。目前已建立相关动物模型研究 rG-CSF 潜在的作用,并支持了之前的假设。在 Cochrane 综述中提及,Carr 等研究了 rG-CSF 的两种潜在作用(Carr et al. 2003)。他们总结了 7 项研究,分别用 rG-CSF 和安慰剂治疗感染的新生儿(Carr et al. 2003;Ahmad et al. 2002;Bedford-Russell et al. 2001;Bilgin et al. 2001;Drossou-Agakidou et al. 1998;Miura et al. 2001;Schibler et al. 1998);另外 3 项研究,分别使用 rG-CSF 与安慰剂预防感染(Gillan et al. 1994;Cairo et al. 1995, 1999)。目前还没有证据表明使用 rG-CSF 或 rGM-CSF 辅助抗生素治疗可疑全身感染的早产儿能够降低直接总死亡率。从治疗开始到第 14 天没有观察到明显的生存优势［标准 RR 0.71(95%CI 0.38, 1.33)。他们对 3 项研究中的 97 名婴儿进行了亚组分析,这些婴儿除全身感染外,在纳入研究时中性粒细胞计数低(<1 700/μl)。随访 14 天,该亚组死亡率的显著降低［RR 0.34(95%CI 0.12, 0.92);RD ≤ -0.18(95%CI ≤ -0.33, ≤ -0.03);NNT 6(95%CI 3~33)］。

3 项针对 rGM-CSF 预防性治疗的研究(Cairo et al. 1999;Carr et al. 1999;Rosenthal et al. 1996)没有显示接受 rGM-CSF 治疗的新生儿死亡率显著降低［RR 0.59(95%CI 0.24, 1.44);RD -0.03(95%CI -0.08, 0.02)］。识别败血症作为预防性研究的主要结果,但是由于对全身感染的定义不够标准,因此限制了该研究。然而,一项研究的数据表明,对中性粒细胞减少的早产儿,预防性应用 rGM-CSF 可能有助于预防感染(Rosenthal et al. 1996)。无论 rG-CSF 或 rGM-CSF 用于治疗系统感染来降低死亡率,还是用于预防高危新生儿的系统感染,Carr 等认为目前尚无足够的证据支持 rG-CSF 或 rGM-CSF 用于新生儿治疗中。该结论与其他 meta 分析和综述的结论相一致(Carr et al. 1999;Rosenthal et al. 1996;Bernstein et al. 2001;Carr and Modi, 1997, 2004;Carr 2000;Carr and Huizinga, 2000;Bracho et al. 1998;Parravicini et al. 2002;Modi and Carr 2000)。

坏死性小肠结肠炎　中性粒细胞减少症在严重

的坏死性小肠结肠炎患儿中相对比较常见（Hutter et al. 1976；Kling and Hutter，2003；Song et al. 2012）。在某些患儿中，中性粒细胞减少类似于内毒素引起的中性粒细胞减少，呈现一过性改变。一种潜在的机制可能是中性粒细胞减少汇集到肠道发炎位置（Song et al. 2012）。目前还没有针对中性粒细胞减少的坏死性小肠结肠炎患儿使用 rG-CSF 治疗的研究。

早产儿慢性特发性中性粒细胞减少症　某些早产新生儿在 4~10 周龄时会出现中性粒细胞减少，这种类型的中性粒细胞减少症通常与早产儿生后贫血自然恢复相关。中性粒细胞计数通常 <1 000/μl，但很少 <500/μl（Juul et al. 1998；Juul and Christensen 2003；Mhaskar et al. 2014）。这种现象是短暂的，持续数周到 1 个月或更长时间。该病可能是中性粒细胞再生不足所致，因为它不伴有白细胞"左移"或中性粒细胞的形态异常。该病的患者有" rG-CSF 可动员的中性粒细胞储备"的能力，这意味着如果给予 rG-CSF，中性粒细胞计数可在数小时内增加。这些患者没有明显的宿主防御缺陷，并且可以在组织器官需要时产生中性粒细胞。因此，尽管这类患者中性粒细胞减少持续数周，但这种情况可能是良性的，不需要治疗。

98.6　白细胞生长因子

G-CSF 和 GM-CSF 是天然的蛋白质，参与了髓系前体细胞增殖和分化为成熟的中性粒细胞的过程（Mhaskar et al. 2014；Shaw et al. 2015）。G-CSF 和 GM-CSF 的基因已被克隆，经纯化的重组因子大量应用于药理研究中（Mhaskar et al. 2014）。这些制剂已广泛用于成人和儿科医学中，主要用于治疗中性粒细胞减少症。它们可以缩短白血病和实体器官肿瘤化疗后以及骨髓移植后中性粒细胞减少的持续时间。

这些因子的靶细胞不同。G-CSF 特异性地针对中性粒细胞的定向祖细胞。它通过刺激其增殖和分化，增加中性粒细胞前体细胞池并缩短它们通过骨髓的时间。GM-CSF 作用于多系祖细胞，如单核细胞和中性粒细胞系的祖细胞，并增强成熟吞噬细胞的杀菌活性。

SCN 患者通常受益于 rG-CSF 的治疗。为了使外周血中性粒细胞的浓度达到 500~1 000/μl 以上，几乎所有的人对 rG-CSF 产生反应，用药剂量介于每

天至每周一次 5~10μg/kg（Zeidler et al. 2009；Shu et al. 2015）。

新生动物及人类中的相关报道为中性粒细胞减少症的临床败血症新生儿给予 rG-CSF 或 rGM-CSF 治疗提供了合理的依据。Carr 及其同事通过调查 G-CSF 或 GM-CSF 用于治疗可疑或已证实的全身性感染的有效性和安全性，以降低死亡率或预防院内感染高风险的婴儿全身性感染，总结分析 G-CSF 或 GM-CSF 用于新生儿治疗的有效性及安全性（Carr et al. 2003）。他们没有发现在疑似全身性感染的早产儿中使用 rG-CSF 或 rGM-CSF 治疗能够降低死亡率的任何实质性的证据。

表 98.3 显示了最新的五项研究，其中在 NICUs 中中性粒细胞减少症和临床败血症的新生儿死亡率很高，rG-CSF 治疗具有潜在的益处（Kuhn et al. 2009；Chaudhuri et al. 2012；Khan et al. 2012；Gathwala et al. 2012；Borjianyazdi et al. 2013）。随着其他相关调查结果的发布，这些指南将作相应的修改。

使用与 rG-CSF 试验略有不同的策略研究新生儿中 rGM-CSF 的治疗。长达 5 年的随访研究显示，在早产儿中预防性地使用 rGM-CSF 不会降低败血症或降低全因死亡率或降低发病率（Carr et al. 2009；Marlow et al. 2013，2015）。

98.7　NICU 中 RG-CSF 和 RGM-CSF 一致治疗方案

图 98.2 所示在 NICU 中关于使用 rG-CSF 治疗方案的决策流程。该流程作为 rG-CSF 的用药指南，直到积累更好的数据改变此流程为止。该流程与 FDA 批准的方案保持一致，并避免了药品说明书之外的用法。

该流程中主要问题是中性粒细胞减少症新生儿是否患有多种严重的先天性中性粒细胞减少症，对此问题有 3 个可能的答案：是、否和不确定。如果答案为"是"，则患者受益于 rG-CSF 的治疗；如果答案为"否"，则不应给予 rG-CSF。针对答案为"不确定"的患儿，如果中性粒细胞减少比较严重（ANC<500/μl，持续 2 天或更长时间）或时间延长（<1 000/μl，持续 5 天或更长时间），则接受 rG-CSF 治疗；目前针对 SCN 是否需要接受 rG-CSF 治疗还在研究中。根据表 98.4 列出的纳入标准和排除标准可以在 http://depts.washington.edu/registry/ 网站上访问 SCN 病例

表 98.3 rG-CSF 治疗新生儿败血症和中性粒细胞减少症的随机临床试验

年份	第一作者参考文献	国家	用药指标	rG-CSF 剂量	对照组	rG-CSF 组死亡率	对照组死亡率	两组治疗时间对比
2009	Kuhn (Kuhn et al. 2009)	法国	ANC<1 500/μl 至少2天,并且出生胎龄<32周	10μg/kg/d I.V.×3天	5% 葡萄糖	第二周 16% (16/102) 第四周 27% (28/102)	第二周 29% (28/98) ($P=0.03$) 第四周 30% (29/98) ($P=0.40$)	未报道
2012	Chaudhuri (Chaudhuri et al. 2012)	印度	ANC<1 500/μl 并且出现临床败血症	10μg/kg/d I.V.×3天	5% 葡萄糖	10% (4/39)	35% (14/39) ($P<0.05$)	回归(考虑死亡) ($P<0.01$)
2012	Khan (Khan et al. 2012)	孟加拉国	ANC<5 000/μl 并且出现临床败血症	10μg/kg/d S.Q. 最长可用5天	安慰剂	20% (3/15)	33% (5/15) ($P=0.68$)	未报道
2012	Gathwala (Gathwala et al. 2012)	印度	ANC<5 000/μl 并且出现临床败血症	10μg/kg/d I.V.×5天	安慰剂	15% (3/20)	35% (7/20) ($P=0.27$)	未报道
2014	Borjianyazdi (Borjianyazdi et al. 2013)	伊朗	ANC<500/μl 并且出现临床败血症	10μg/kg/d S.Q. 最长可用5天	生理盐水	4% (1/23)	0% (0/23) ($P=1.00$)	25 ± 6 vs 30 ± 7 $P=0.04$
总结						20% (39/199)	22% (55/195) ($P=0.05$ χ^2 经 Yates 校正)	不能计算

国际注册中心。我们推荐 rG-CSF 治疗的初始剂量为 10μg/kg，皮下注射，每天一次，连续 3 天。之后，根据需要调整剂量目标是将 ANC 维持至大约 1 000/μl。我们没有使用 rGM-CSF 的用药标准，因为我们发现在 NICU 患儿中使用 rGM-CSF 的证据不足。如果遵循这种方案（图 98.2），将导致 NICU 中很少使用 rG-CSF。新生儿科中使用 rG-CSF 应着眼于该用药获益最多，损失最少。

重症慢性中性粒细胞减少症包括：Kostmann 综合征，Shwachman-Diamond 综合征，周期性中性粒细胞减少症，Bart 综合征，自身免疫或同种免疫性的新生儿中性粒细胞减少症，或伴随严重和慢性中性粒细胞减少症的综合征或疾病。

针对非重症或非慢性中性粒细胞减少症，例如与 PIH、败血症或慢性特发性（轻度）中性粒细胞减少有关的中性粒细胞减少症的新生儿，不推荐使用 G-CSF 治疗。

表 98.4 重症慢性中性粒细胞减少症的筛查

纳入标准
1. 在过去 3 个月中，是否至少有 3 次检测外周血中性粒细胞计数小于 500/μl？
2. 是否有反复感染的病史？
3. 骨穿结果是否与重症慢性中性粒细胞减少一致？
4. 是否完善了细胞遗传学评估？
5. 该患者目前是否接受非格司亭的治疗？

排除标准
1. 中性粒细胞减少症是药物所引起的
2. 排除 Shwachman-Diamond 综合征和糖原贮积病 1b 型，存在血小板减少症（<50 000/μl）
3. 排除 Shwachman-Diamond 综合征和糖原贮积病 1b 型，存在贫血（Hb<8g/dl）
4. 该患儿患有骨髓增生异常综合征、再生障碍性贫血，HIV 阳性，或者其他血液疾病，类风湿关节炎，或曾接受过化疗

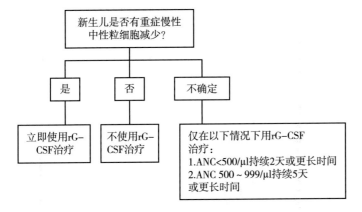

图 98.2 美国 FDA 批准 rG-CSF 用于重症慢性中性粒细胞减少症和接受骨髓移植后化疗骨髓抑制的儿童。在美国使用的 rG-CSF 由 Amgen（美国加利福尼亚州千橡市）生产，其分子量略低于天然型 G-CSF，因为它是在大肠杆菌中生产的，并且没有糖基化。它具有与天然 G-CSF 相同的氨基酸序列，只是添加了 N 端蛋氨酸，是在大肠杆菌中表达所必需的

参考文献

Águeda S, Rocha G, Ferreira F et al (2012) Neonatal alloimmune neutropenia: still a diagnostic and therapeutical challenge. J Pediatr Hematol Oncol 34:497–499

Ahmad A, Laborada G, Bussel J, Nesin M (2002) Comparison of recombinant G-CSF, recombinant human GM-CSF and placebo for treatment of septic preterm infants. Pediatr Infect Dis J 21:1061–1065

Angelis D, Kubicky RA, Zubrow AB (2015) Methimazole associated neutropenia in a preterm neonate treated for hyperthyroidism. Case Rep Endocrinol 2015:680191

Aprikyan AA, Carlsson G, Stein S et al (2004) Neutrophil elastase mutations in severe congenital neutropenia patients of the original Kostmann family. Blood 103:389

Bedford-Russell AR, Emmerson AJB, Wilkinson N et al (2001) A trial of recombinant human granulocyte colony stimulating factor for the treatment of very low birthweight infants with presumed sepsis and neutropenia. Arch Dis Child Fetal Neonatal Ed 84:F172–F176

Bellanne-Chantelot C, Clauin S, Leblanc T et al (2004) Mutations in the ELA2 gene correlate with more severe expression of neutropenia: a study of 81 patients from the French Neutropenia Register. Blood 103:4119–4125

Bernstein HM, Pollock BH, Calhoun DA, Christensen RD (2001) Administration of recombinant G-CSF to neonates with septicemia: a meta-analysis. Pediatrics 138:917–920

Bilgin K, Yaramis A, Haspolat K et al (2001) A randomized trial of granulocyte-macrophage colony-stimulating factor in neonates with sepsis and neutropenia. Pediatrics 107:36–41

Borjianyazdi L, Froomandi M, Noori Shadkam M et al (2013) The effect of granulocyte colony stimulating factor administration on preterm infant with neutropenia and clinical sepsis: a randomized clinical trial. Iran J Pediatr Hematol Oncol 3:64–68

Bracho F, Goldman S, Cairo MS (1998) Potential use of granulocyte colony-stimulating factor and granulocyte-macrophage colony-stimulating factor in neonates. Curr Opin Hematol 5:215–220

Bux J, Behrens G, Jaeger G, Welte K (1998) Diagnosis and clinical course of autoimmune neutropenia in infancy; analysis of 240 cases. Blood 91:181–186

Cairo MS, Christensen RD, Sender LS et al (1995) Results of a phase I/II trial of recombinant human granulocyte-macrophage colony-stimulating factor in very low birthweight neonates: significant induction of circulatory neutrophils, monocytes, platelets, and bone marrow neutrophils. Blood 86:2509–2515

Cairo MS, Agosti J, Ellis R et al (1999) A randomised double-blind placebo-controlled trial of prophylactic recombinant human GM-CSF to reduce nosocomial infection in very low birthweight neonates. J Pediatr 134:64–70

Calhoun DA, Christensen RD (1997) The occurrence of Kostmann syndrome in preterm neonates. Pediatrics 99:259–261

Carlsson G, Fasth A (2001) Infantile genetic agranulocytosis, morbus Kostmann: presentation of six cases from the original "Kostmann family" and a review. Acta Paediatr 90:757–764

Carr R (2000) Neutrophil production and function in newborn infants. Br J Haematol 110:18–28

Carr R, Huizinga TWJ (2000) Low sFcRIII demonstrates reduced neutrophil reserves in preterm neonates. Arch Dis Child Fetal Neonatal Ed 83:F160

Carr R, Modi N (1997) Haemopoietic colony stimulating factors for preterm neonates. Arch Dis Child 76:F128–F133

Carr R, Modi N (2004) Haemopoietic growth factors for neonates: assessing risks and benefits. Acta Paediatr Suppl 93:15–19

Carr R, Modi N, Doré CJ et al (1999) A randomised controlled trial of prophylactic GM-CSF in human newborns less than 32 weeks gestation. Pediatrics 103:796–802

Carr R, Modi N, Dore C (2003) G-CSF and GM-CSF for treating or preventing neonatal infections. Cochrane Database Syst Rev CD003066

Carr R, Brocklehurst P, Doré CJ, Modi N (2009) Granulocyte-macrophage colony stimulating factor administered as prophylaxis for reduction of sepsis in extremely preterm, small for gestational age neonates (the PROGRAMS trial): a single-blind, multicentre, randomised controlled trial. Lancet 373:226–233

Chaudhuri J, Mitra S, Mukhopadhyay D et al (2012) Granulocyte colony-stimulating factor for preterms with sepsis and neutropenia: a randomized controlled trial. J Clin Neonatol 1:202–206

Chow JY (2001) The molecular basis of type I glycogen storage diseases. Curr Mol Med 1:25–44

Christensen RD, Calhoun DA (2004) Congenital neutropenia. Clin Perinatol 31:29–38

Christensen RD, Henry E, Wiedmeier SE et al (2006) Neutropenia among extremely low birth-weight neonates: data from a multihospital healthcare system. J Perinatol 26:682–687

Christensen RD, Yoder BA, Baer VL et al (2015) Early-onset neutropenia in small for gestational age infants. Pediatrics 136:e1259–1267

Clarke SL, Bowron A, Gonzalez IL et al (2013) Barth syndrome. Orphanet J Rare Dis 12(8):23

Conway LT, Clay ME, Kline WE et al (1987) Natural history of primary autoimmune neutropenia in infancy. Pediatrics 79:728–733

Crahes M, Saugier-Veber P, Patrier S et al (2013) Foetal presentation of cartilage hair hypoplasia with extensive granulomatous inflammation. Eur J Med Genet 56:365–370

Curtis BR, Reon C, Aster RH (2005) Neonatal alloimmune neutropenia attributed to maternal immunoglobulin G antibodies against the neutrophil alloantigen HNA1c (SH): a report of five cases. Transfusion 45:1308–1313

Dale DC, Welte K (2011) Cyclic and chronic neutropenia. Cancer Treat Res 157:97–108

Davoren A, Saving K, McFarland JG et al (2004) Neonatal neutropenia and bacterial sepsis associated with placental transfer of maternal neutrophil-specific autoantibodies. Transfusion 44:1041–1046

Drossou-Agakidou V, Kanakoudi-Tsakalidou F, Taparkou A et al (1998) Administration of recombinant human granulocyte-colony stimulating factor to septic neonates induces neutrophilia and enhances the neutrophil respiratory burst and beta2 integrin expression. Results of a randomized controlled trial. Eur J Pediatr 157:583–588

Fujiu T, Maruyama K, Koizumi T (2002) Early-onset group B streptococcal sepsis in a preterm infant with Kostmann syndrome. Acta Paediatr 91:1397–1399

Gathwala G, Walia M, Bala H, Singh S (2012) Recombinant human granulocyte colony-stimulating factor in preterm neonates with sepsis and relative neutropenia: a randomized, single-blind, non-placebo-controlled trial. J Trop Pediatr 58:12–18

Gillan ER, Christensen RD, Suen Y et al (1994) A randomized, placebo-controlled trial of recombinant human granulocyte colony-stimulating factor administration in newborn infants with presumed sepsis: significant induction of peripheral and bone marrow neutrophilia. Blood 84:1427–1433

Guiddir T, Frémond ML, Triki TB et al (2014) Anti-TNF-α therapy may cause neonatal neutropenia. Pediatrics 134:e1189–e1193

Henry E, Christensen RD (2015) Reference intervals in neonatal hematology. Clin Perinatol. doi:10.1016/j.cip.2015/04/005

Horwitz MS, Corey SJ, Grimes HL, Tidwell T (2013) ELANE mutations in cyclic and severe congenital neutropenia: genetics and pathophysiology. Hematol Oncol Clin North Am 27:19–41

Hutter JJ Jr, Hathaway WE, Wayne ER (1976) Hematologic abnormalities in severe neonatal necrotizing enterocolitis. J Pediatr 88:1026–1031

Juul SE, Christensen RD (2003) Effect of recombinant granulocyte colony-stimulating factor on blood neutrophil concentrations among patients with "idiopathic neonatal neutropenia": a randomized, placebo-controlled trial. J Perinatol 23:493–497

Juul SE, Calhoun DA, Christensen RD (1998) "Idiopathic neutropenia" in very low birthweight infants. Acta Paediatr 87:963–968

Khan TH, Shahidullah M, Mannan MA, Nahar N (2012) Effect of recombinant human granulocyte colony stimulating factor (rhG-CSF) for the treatment of neonates in presumed sepsis with neutropenia. Mymensingh Med J 21:469–474

Kimberlin DW, Jester PM, Sánchez PJ et al (2015) Valganciclovir for symptomatic congenital cytomegalovirus disease. N Engl J Med 372:933–943

Kling PJ, Hutter JJ (2003) Hematologic abnormalities in severe neonatal necrotizing enterocolitis: 25 years later. J Perinatol 23:523–530

Koenig JM, Christensen RD (1989a) Incidence, neutrophil kinetics, and natural history of neonatal neutropenia associated with maternal hypertension. N Engl J Med 321:557–562

Koenig JM, Christensen RD (1989b) Neutropenia and thrombocytopenia in infants with Rh hemolytic disease. J Pediatr 114:625–631

Koenig JM, Christensen RD (1991) The mechanism responsible for diminished neutrophil production in neonates delivered of women with pregnancy-induced hypertension. Am J Obstet Gynecol 165:467–473

Koenig JM, Hunter DD, Christensen RD (1991) Neutropenia in donor (anemic) twins involved in the twin-twin transfusion syndrome. J Perinatol 11:355–358

Kostmann R (1956) Infantile genetic agranulocytosis; agranulocytosis infantilis hereditaria. Acta Paediatr 45 (Suppl 105):1–78

Kuhn P, Messer J, Paupe A et al (2009) A multicenter, randomized, placebo-controlled trial of prophylactic recombinant granulocyte-colony stimulating factor in preterm neonates with neutropenia. J Pediatr 155:324–330.e1

Lekjowski M, Maheshwari A, Calhoun DA et al (2003) Persistent perianal abcess in early infancy as a presentation of autoimmune neutropenia. J Perinatol 23:428–430

Maheshwari A (2014) Neutropenia in the newborn. Curr Opin Hematol 21:43–49

Makaryan V, Zeidler C, Bolyard AA et al (2015) The diversity of mutations and clinical outcomes for ELANE-associated neutropenia. Curr Opin Hematol 22:3–11

Manroe BL, Weinberg AG, Rosenfeld CR, Browne R (1979) The neonatal blood count in health and disease. I. Reference values for neutrophilic cells. J Pediatr 95:89–98

Marlow N, Morris T, Brocklehurst P et al (2013) A randomised trial of granulocyte-macrophage colony-stimulating factor for neonatal sepsis: outcomes at 2 years. Arch Dis Child Fetal Neonatal Ed 98:F46–F53

Marlow N, Morris T, Brocklehurst P (2015) A randomised trial of granulocyte-macrophage colony-stimulating factor for neonatal sepsis: childhood outcomes at 5 years. Arch Dis Child Fetal Neonatal Ed 100:F320–F326

Melis D, Della Casa R, Parini R et al (2009) Vitamin E supplementation improves neutropenia and reduces the frequency of infections in patients with glycogen stor-age disease type 1b. Eur J Pediatr 168:1069–1074

Mhaskar R, Clark OA, Lyman G et al (2014) Colony-stimulating factors for chemotherapy-induced febrile neutropenia. Cochrane Database Syst Rev 10: CD003039

Miura E, Procianoy RS, Bittar C et al (2001) A randomized double-masked, placebo controlled trial of recombinant granulocyte colony-stimulating factor administration to preterm infants with the clinical diagnosis of early-onset sepsis. Pediatrics 107:30–35

Modi N, Carr R (2000) Promising stratagems for reducing the burden of neonatal sepsis. Arch Dis Child Fetal Neonatal Ed 83:F150–F153

Mouzinho A, Rosenfeld CR, Sanchez PJ, Risser R (1992) Effect of maternal hypertension on neonatal neutropenia and risk of nosocomial infection. Pediatrics 90:430–435

Myers KC, Davies SM, Shimamura A (2013) Clinical and molecular pathophysiology of Shwachman-Diamond syndrome: an update. Hematol Oncol Clin North Am 27:117–128

Parravicini E, van de Ven C, Anderson L, Cairo MS (2002) Myeloid hematopoietic growth factors and their role in prevention and/or treatment of neonatal sepsis. Transfus Med Rev 16:11–24

Procianoy RS, Silveira RC, Mussi-Pinhata MM et al (2010) Sepsis and neutropenia in very low birth weight infants delivered of mothers with preeclampsia. J Pediatr 157:434–438, 438.e1

Rogler LE, Kosmyna B, Moskowitz D et al (2014) Small RNAs derived from lncRNA RNase MRP have gene-silencing activity relevant to human cartilage-hair hypoplasia. Hum Mol Genet 23:368–382

Rosenthal J, Healey T, Ellis R et al (1996) A two year follow-up of neonates with presumed sepsis treated with recombinant human G-CSF during the first week of life. J Pediatr 128:135–137

Saito-Benz M, Miller HE, Berry MJ (2015) Shwachman-Diamond syndrome in a preterm neonate. J Paediatr Child Health. doi:10.1111/jpc.12941

Schibler KR, Osborne KA, Leung LY et al (1998) A randomized placebo-controlled trial of granulocyte colony-stimulating factor administration to newborn infants with neutropenia and clinical signs of early-onset sepsis. Pediatrics 102:6–13

Schmutz N, Henry E, Jopling J, Christensen RD (2008) Expected ranges for blood neutrophil concentrations of neonates: the Manroe and Mouzinho charts revisited. J Perinatol 28:275–281

Sharma G, Nesin M, Feuerstein M, Bussel JB (2009) Maternal and neonatal characteristics associated with neonatal neutropenia in hypertensive pregnancies. Am J Perinatol 26:683–689

Shaw BE, Confer DL, Hwang W, Pulsipher MA (2015) A review of the genetic and long-term effects of G-CSF injections in healthy donors: a reassuring lack of evidence for the development of haematological malignancies. Bone Marrow Transplant 50(3): 334–340

Shu Z, Li XH, Bai XM et al (2015) Clinical characteristics of severe congenital neutropenia caused by novel ELANE gene mutations. Pediatr Infect Dis J 34: 203–207

Song R, Subbarao GC, Maheshwari A (2012) Haematological abnormalities in neonatal necrotizing enterocolitis. J Matern Fetal Neonatal Med 25(Suppl 4):22–25

Tirali RE, Yalçınkaya Erdemci Z, Çehreli SB (2013) Oral findings and clinical implications of patients with congenital neutropenia: a literature review. Turk J Pediatr 55:241–245

Tsao PN, Teng RJ, Tang JR, Yau KI (1999) Granulocyte colony-stimulating factor in the cord blood of premature neonates born to mothers with pregnancy-induced hypertension. J Pediatr 135:56–59

van den Tooren-de Groot R, Ottink M, Huiskes E, van Rossum A et al (2014) Management and outcome of 35 cases with foetal/neonatal alloimmune neutropenia. Acta Paediatr. doi:10.1111/apa.12741

Visser G, de Jager W, Verhagen LP et al (2012) Survival, but not maturation, is affected in neutrophil progenitors from GSD-1b patients. J Inherit Metab Dis 35:287–300

Wiedl C, Walter AW (2010) Granulocyte colony stimulating factor in neonatal alloimmune neutropenia: a possible association with induced thrombocytopenia. Pediatr Blood Cancer 54:1014–1016

Zeidler C, Germeshausen M, Klein C, Welte K (2009) Clinical implications of ELA2-, HAX1-, and G-CSF-receptor (CSD3R) mutations in severe congenital neutropenia. Br J Haematol 144:459–466

胎儿 - 新生儿免疫学基础与临床

99

Akhil Aaheshwari and Edmund F.La Gamma

孙金峤　翻译，王斌　审校

目录

摘要

　　与其他任何时期的免疫系统不同，新生儿免疫系统具有其独特性，新生儿免疫系统在出生后不断接受新环境中抗原的刺激，必须在保护宿主避免病原体侵犯的同时，能够耐受共生微生物及大分子物质，从而促进营养物质的吸收及利用。在这一重要的转变期间，虽然免疫系统的一些成分表现与成年人免疫系统相似，但是其他分支发育的不成熟仍使其免疫防御处于发育转变的不成熟阶段。本章主要讲述新生儿与成人在天然免疫系统及适应性免疫系统中数量上及性质上主要的不同之处，并且简要回顾黏膜免疫系统的发育。

99.1　要点

- 胎儿 - 新生儿免疫系统必须平衡宿主防御及侵入性病原的清除与对自身抗原、营养物质及共生物的耐受之间的关系。

- 新生儿期中性粒细胞功能不足，使得其防御能力（如迁移、吞噬、细胞杀伤功能）受损。

- 由于新生儿期接触的抗原种类有限，因此固有免疫系统发挥主要作用。单核巨噬细胞，自然杀伤细胞，以及非细胞毒性的固有淋巴样细胞发挥着重要作用。

- 胎儿 - 新生儿时期的适应性免疫系统也表现出类似于固有免疫系统的特性，以弥补有限的抗原特异性免疫反应，如 B1 淋巴细胞及多特异性抗体的存在。

- 出生后暴露于微生物及食物抗原,黏膜免疫系统迅速发育。

出生时,胎儿到新生儿的转变是免疫系统功能发育重要的分水岭。宫内,胎儿暴露于稳定的异源性抗原中,这些抗原大部分来自其母体,胎儿则必须下调其免疫应答水平从而得以生存。而出生后,新生儿免疫系统暴露于新的、种类更多的抗原中,新生儿免疫系统则必须进化并分化产生出不同的分支从而对存在于皮肤及黏膜表面不同的微生物抗原产生应答,而对其他共生的微生物及食物中的大分子产生耐受。在这一重要的转变期间,虽然免疫系统的一些成分表现与成年人免疫系统相似,但是其他分支发育的不成熟仍使其免疫防御处于发育转变的不成熟阶段。本章节主要讲述新生儿与成人在天然免疫系统及适应性免疫系统中数量上及性质上主要的不同之处,并且简要回顾黏膜免疫系统的发育。

99.2　天然免疫系统

本节将回顾与机体防御机制相关的发育过程。新生儿从出生时开始暴露于环境抗原中,并获得适应性免疫。细胞谱的成熟、其功能范围或功能缺陷可以被定义。

99.2.1　中性粒细胞

99.2.1.1　发育

产生中性粒细胞系的两类主要的造血细胞前体为混合集落形成单位(colony forming units,CFU)及CFU-GEMM。前者为能够产生各种不同白细胞集群的混合物,而后者能够产生粒细胞、红细胞、巨核细胞及巨噬细胞各分支系列。细胞家系分型过程的机制目前已逐渐被了解(Starnes et al. 2009)。生物学机制作为重要的调节因子参与造血是目前新的研究领域(Adamo et al. 2009)。细胞凋亡的预防能够促进造血祖细胞的生长发育就是如此(Boxer 2006)。骨髓中的中性粒细胞家族,包括能够分化为4~5个细胞分支的早期前体细胞及分化过程晚期的、有丝分裂后期的细胞。成人体内中性粒细胞增殖池(neutrophil proliferating pool,NPP)包含的细胞数量约2×10^9/kg,而中性粒细胞储存池(neutrophil storage pool,NSP)包含的细胞数量约6×10^9/kg

(Maheshwari and Christensen 2004)。NPP及NSP中的中性粒细胞数量约占机体中性粒细胞总数的90%。其余的10%(0.6×10^9/kg)则均匀自由分布于血液循环中或附着于微血管内皮细胞表面。

虽然脐带血及胎儿血中的CFU-GM浓度是成人血液中的10~50倍(Williams et al. 2006),总体来说胎儿中性粒细胞祖细胞依然很少(Christensen et al. 1986;Christensen 1987)。在孕中期胎儿及早产儿体内,NSP规模小,发生败血症时其容易耗竭(Maheshwari and Christensen 2004)。动物实验中的研究表明,早产动物与足月动物[$(1.3~2.5) \times 10^9$/kg]及成年动物[$(4.5~7.5) \times 10^9$/kg]相比,其NSP中细胞过早释放且其规模较小[$(1.0~1.3) \times 10^9$/kg]。同时,NPP规模也较小,仅约成年水平(/kg体重)的1/10(Engle et al. 1983)。人类胎儿的粒细胞产生池较小的直接证据来源于对可溶性的CD16的研究,CD16由凋亡的中性粒细胞产生,其在早产新生儿血浆中的浓度较低可能表示早产儿血浆中中性粒细胞总体数量较少。早产儿体内较低的sCD16水平仅在出生后第四周即达到成人水平(Carr and Huizinga 2000)。

急性炎症反应中,中性粒细胞首先从NSP释放,并且一旦这些储备被耗竭,幼稚中性粒细胞则被动员(即败血症中的核左移)。循环中中性粒细胞在血流中存在6~8小时,随后在组织中存在数小时至数天。胎儿与成人相同,成熟的中性粒细胞贮存在骨髓,肝脏及脾脏中。这些成熟细胞之间的关系及中性粒细胞半衰期较短均造成新生儿发生细菌败血症时,其临床表现为中性粒细胞减少,而非中性粒细胞增多。

99.2.1.2　功能

穿内皮细胞迁移

循环中的中性粒细胞离开血管进入组织要经历3个步骤:边集并在内皮细胞上滚动,附着于内皮细胞上,穿内皮迁移(图99.1)(McIntyre et al. 2003;Panes and Granger 1994)。白细胞的运输受到血管中局部血流的变化的影响,并且是顺体液中化学诱导物如趋化因子、细菌产物(如formyl-met-leu-phe或f-MLP)、补体片段(C5a)及白三烯(LTB4)的浓度梯度优先迁移至炎症部位。在这些趋化因子中,存在谷氨酰胺-亮氨酸-精氨酸三肽序列的CXC亚类[如白介素8(IL-8/CXC8)]对中性粒细胞具有特定的趋

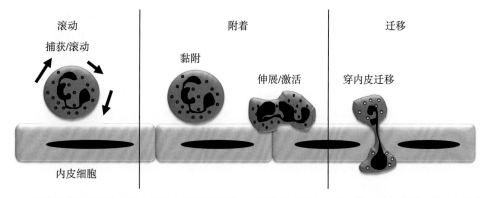

滚动　　　　　　　　　附着　　　　　　　　迁移

捕获/滚动　　　黏附　　　　　　　穿内皮迁移

伸展/激活

内皮细胞

图 99.1 循环中的中性粒细胞离开血管进入组织要经历 3 个步骤:边集并在内皮细胞上滚动,附着于内皮细胞上,穿内皮迁移

化活性(Bagorda et al. 2006;Shaik et al. 2009)。

在炎症组织中,血液层流中正在迁移的中性粒细胞在受到短暂的干扰,使细胞形成滚流,并在血管内皮细胞表面滚动。这一过程受到重复整合及选择素(中性粒细胞上的 L- 选择素、内皮细胞上的 E 选择素及 P 选择素)的释放的介导,这些选择素是由也被称为地址素的唾液黏蛋白受体释放的。选择素这一名词是来源于一关键的植物凝集素结构域,这一结构域与唾液糖基部分的寡糖受体有选择的相互作用。L- 选择素结构性表达于中性粒细胞表面,细胞激活后即被释放(Rosen 2004)。滚动的中性粒细胞减速并通过与内皮细胞上的 β_2- 整合蛋白与同源受体相结合而黏附于内皮细胞表面(Edwards 1995)。表达于中性粒细胞表面上的 β_2- 整合蛋白包括白细胞功能相关抗原 -1(leukocyte function-associated antigen-1,LFA-1)(LFA-1,$\alpha_L\beta_2$,CD11a/CD18),Mac-1($\alpha_M\beta_2$,CD11b/CD18)及 p150,95($\alpha_X\beta_2$,CD11c/CD18),这些蛋白与内皮细胞受体如内皮细胞黏附分子 -1(intercellular adhesion molecule-1,ICAM-1)及 ICAM-2 相 结 合。LFA-1 与 ICAM-1 及 ICAM-2 均可结合,而 Mac-1、p150,90 特异性与 ICAM-1 结合。中性粒细胞在内皮细胞表面被激活穿过毛细血管 / 小静脉壁迁移,这一过程涉及血小板 - 内皮细胞黏附分子(PECAM1,CD31),整合相关蛋白(CD47)等其他一系列连接分子(Wagner and Roth 2000)。

与成人中性粒细胞功能相比,足月及早产新生儿中性粒细胞对内皮的黏附作用较弱。新生儿刚出生时,中性粒细胞选择素的表达也较成人差(Kim et al. 2003),且这一功能可能受到围产期窒息等打击因素的进一步影响(Hashimoto et al. 2002)。另外,新生儿中性粒细胞的 L- 选择素释放能力也有缺陷

(Hashimoto et al. 2002)。L- 选择素的表达减低及释放减少共同导致中性粒细胞在血管内皮细胞上的滚动缺陷,从而进一步限制了循环中的中性粒细胞招募至组织。由于 β_2- 整合蛋白中的 Mac-1(CD18/CD11b)的发育缺陷,导致中性粒细胞的黏附性及中性粒细胞的迁移进一步受限(Reddy et al. 1998)。中性粒细胞的跨内皮迁移也因为包膜及细胞质的可变形性减弱而受到限制,至少败血症患儿体内的刚从 NSP 中释放的不成熟的中性粒细胞是如此(Linderkamp et al. 1998)。由于这些因素,普遍认为,相比于精确定位及脓肿形成,新生儿对细菌感染反应的倾向则更具有特点。

趋化作用

一旦游出血管外,中性粒细胞则是顺着 IL-8(及其他谷氨酰胺 - 亮氨酸 - 精氨酸三肽 +CXC 趋化因子),f-MLP 及 C5a 等各种趋化因子的浓度梯度迁移(Bagorda et al. 2006)。这些趋化因子刺激物与白细胞表面高亲和 G 蛋白耦联受体相结合,并且形成趋化因子的空间分布梯度,从而使受体顺着中性粒细胞伪足形成的迁移方向形成不对称分布。细胞的移动过程包含一系列细胞内信号转导通路及细胞骨架蛋白参与。细菌产物对中性粒细胞的迁移作用优先于宿主趋化因子的层级效应已有报道(Heit et al. 2002)。

早产或足月新生儿中性粒细胞的趋化性应答受损,其迁移速度仅是成人的一半(Carr et al. 1992;Bektas et al. 1990;Fox et al. 2005)。足月新生儿的中性粒细胞趋化功能在生后 2 周发育至正常水平,但在不成熟的早产儿中,生后这种中性粒细胞的成熟开始于生后 2~3 周之后,并且成熟进程十分缓慢(Sacchi et al. 1982)。胎龄 34~36 周早产儿的中性粒

细胞约在纠正胎龄 40~42 周时形成正常的趋化功能。而更加早产的早产儿(胎龄小于 34 周)中性粒细胞趋化功能虽然也随着时间进展逐渐发育,但即使到纠正胎龄 42 周时其趋化功能与成人相比仍有不足(Eisenfeld et al. 1990)。虽然轻微感染能够提高新生儿中性粒细胞的趋化功能,然而全身性的革兰氏阴性杆菌的感染将降低新生儿远期中性粒的迁移应答作用(Turkmen et al. 2000;Laurenti et al. 1980)。

新生儿中性粒细胞正常是与不同的趋化因子相结合的。然而,趋化因子使细胞膜去极化、钙离子转运、糖摄取效率均减低。新生儿中性粒细胞趋化性的不足可能是多种原因造成的,如其受到中性粒细胞体积大、移动性差,钙离子动员缺陷,以及细胞内信号转导通路如 NF-κB 的活化异常等因素的影响(Weinberger et al. 2001;Krause et al. 1989)。低水平的 Mac-1 表达也能够通过影响中性粒细胞内与胞外骨架之间的相互作用而降低其中性粒细胞的趋化作用(Weinberger et al. 2001;Jones et al. 1990)。中性粒细胞不能有效地被运送到细菌源,从而导致新生儿易感败血症。

吞噬作用

吞噬作用是一种特殊的内吞形式,直接将固态的粒子吞噬进入细胞内吞噬体。这一内化吞噬作用的成熟是通过与内体结构相互作用,最后与杀死细胞内微生物的溶酶体相融合从而使其内包含的微生物降解形成的(Segal 2005)。当靶目标受到特异性的免疫球蛋白 G(immunoglobulin G,IgG)或者补体成分的调理素作用后,其吞噬作用更加有效。这一调理素作用可被吞噬作用中荚膜多糖等中和抑制剂或细胞膜表面更强的疏水性作用激活。中性粒细胞表达 IgG 受体(Fcγ 受体Ⅰ~Ⅲ,或称 CD16、CD32、CD64)、C3b(CR1)及 iC3b(CR3)。某些情况下,微生物未受到调理作用也会被吞噬,这则是通过糖结合凝集素(位于细菌菌毛上的结合凝集素与中性粒细胞的糖蛋白相结合)、蛋白 - 蛋白(如表达精氨酸 - 甘氨酰 - 天冬氨酸(arg-gly-asp)的丝状血凝素等蛋白或者与整合蛋白连接的 RGD 氨基酸序列)及疏水蛋白(细菌糖脂及中性粒细胞整合素)相互作用而实现的(Segal 2005;Ofek et al. 1995)。

中性粒细胞表面的 IgG 及补体受体与促调理作用因子的相互作用触发细胞骨架重排从而将受调理的颗粒封闭于吞噬体之中。当微生物表面包被有 IgG 及 C3 时,这一作用更有效,IgG 与 C3 能使两

种调理素的同源受体产生协同作用。正如上面提到的,中性粒细胞还表达具有 RGD 三肽结构域的基质蛋白整合素受体(如纤维粘连蛋白,层粘连蛋白及胶原),并且一旦接触这些有 RGD 包被的蛋白,中性粒细胞摄取 C3 包被的颗粒更加高效(Segal 2005;Carreno et al. 1993;Ruoslahti 1988)。

早产儿中性粒细胞吞噬功能不足,其功能仅能在晚期妊娠的后期发育为成人水平(Bektas et al. 1990)。早产儿中性粒细胞吞噬过程缓慢,且吞噬的细菌少(如大肠埃希菌)。就像早产儿体内特异性抗体水平较低一样,调理素活性不足也很重要(Etzioni et al. 1990)。与足月新生儿及成人相比,早产儿中性粒细胞 CD16(FcγRⅢ)及 CD32(FcγRⅡ)的表达也不足,而这是中性粒细胞表达的两种最为丰富 IgG 受体(Payne and Fleit 1996)。虽然 CD16 的表达通常可在生后第一个 3 周后增加至成人水平,CD32 的缺乏可能不会随时间而改变(Payne et al. 1993)。

细胞内杀伤

吞噬溶酶体可产生密闭的空间,在这一空间中,被吞噬的微生物暴露于高浓度的有毒物质中,这一空间使吞噬细胞及其他细胞免于暴露于这些潜在的有害物质中(Segal 2005)。中性粒细胞中的主要杀伤机制包括呼吸爆发中活性氧的产生。细胞膜表面(吞噬体包膜)的 NADPH 依赖氧化酶使氧分子(O_2)变为超氧阴离子($O\cdot_2{}^-$)(Quinn and Gauss 2004);随后产生过氧化物(H_2O_2)及羟基自由基(OH·,产生需要铁元素参与),并且有助于增加中性粒细胞的杀菌能力(Quinn and Gauss 2004)。这些氧依赖的杀菌机制可大致分为非髓过氧化物酶(myeloperoxidase,MPO)依赖(如 H_2O_2)及 MPO 依赖(MPO 能够催化 H_2O_2 与卤化物之间的反应从而生成高反应性的物质)(Klebanoff 2005)。H_2O_2 本身是一种微弱的杀菌介质,MPO-H_2O_2- 卤化物系统能够将其效果增强近 50 倍。氧自由基的杀菌作用主要是通过对细菌细胞壁不同成分的氧化作用而形成的(Clark 1999)。

中性粒细胞亦有精密的非氧化杀伤机制,如低 pH(低于 6.0)、防御素、杀菌 / 渗透增强蛋白(bactericidal/permeability increasing protein,BPI)、乳铁蛋白、溶菌酶、多种不同的阳离子蛋白。防御素是广谱的抗微生物多肽,其活性能够抵抗革兰氏阳性细菌、革兰氏阴性细菌、真菌及有包膜的病毒,并且可以通过潘式细胞释放进入肠道中(Lehrer 2007)。BPI 与脂多糖结合并阻断其功能,破坏革兰氏阴性

细菌的外膜,且具有某些调理素的功能(Elsbach and Weiss 1998)。乳铁蛋白,是一种铁螯合物,其抑菌作用是通过竞争细菌生长所需要的铁而发挥的。乳铁蛋白也参与中性粒细胞的脱颗粒作用、氧自由基产生及粒细胞生成。溶酶体能够水解细菌细胞壁肽聚糖中的糖苷键。初级颗粒还包括其他阳离子抗菌蛋白如 azuricidin、indolicin 及 cathelicidins(Segal 2005; Moraes et al. 2006)。

早产儿中性粒细胞呼吸爆发功能受到抑制,这也就可以解释为何所观察到的新生儿对胞内细菌如葡萄球菌或大肠埃希菌的杀伤作用较弱(Gahr et al. 1985)。这一较弱的杀伤能力不能用早产儿血浆中的低水平的调理素活性来完全解释,并且杀伤能力的提高仅仅是胎龄功能的体现(Bektas et al. 1990; Drossou et al. 1997; Komatsu et al. 2001; Bjorkqvist et al. 2004)。胎龄 24~28 周新生儿的中性粒细胞呼吸爆发功能明显没有胎龄 29~35 周新生儿呼吸爆发功能强,并且这一差距需要大约 2 个月的时间进行纠正。然而,早产儿中性粒细胞总体氧爆发功能与成人相比持续不足,并且在危重症早产儿中这一功能的改善并不明显(Strunk et al. 2004)。虽然新生儿中性粒细胞对抗念珠菌感染活性较强,但其杀伤 B 组链球菌方面的作用较弱。新生儿中性粒细胞的抗病毒活性与成人相比也明显减低。实际上,极低出生体重 / 极低出生胎龄感染的最常见的微生物是一种共生的表皮葡萄球菌。

脱颗粒

中性粒细胞包含两种主要的颗粒(图 99.2):嗜酸性颗粒(天青 A 染料染色阳性)和特殊颗粒(天青 A 染色阴性)。嗜酸性颗粒包含 MPO,组织蛋白酶、蛋白酶 -3 等蛋白水解酶,弹性蛋白酶,防御素,以及 BPI 等抗微生物蛋白。这些颗粒将其内容物释放进入吞噬溶酶体并且参与细胞内杀伤。特殊颗粒包含乳铁蛋白、溶菌酶等抗菌介质,补体成分受体,以及 f-MLP 等细菌产物。特殊颗粒与细胞膜融合并通过外分泌作用释放其内容物,并携带整合素、细胞色素 -b₅₅₈ 等具有重要功能的细胞膜蛋白、细胞表面的趋化物质及调理素受体。特殊颗粒在细胞外杀伤中起重要的作用(Borregaard and Cowland 1997)。

足月新生儿中性粒细胞的颗粒内容物及脱颗粒应均与成人水平相似(Ambruso et al. 1984)。但早产儿中性粒细胞释放 BPI、弹性蛋白酶及乳铁蛋白的能力较成人及足月儿均有不足(Bektas et al. 1990; Nupponen et al. 2002)。总体来讲,中性粒细胞系的不成熟及功能限制是新生儿易受侵袭性细菌感染的重要原因。

99.2.2 单核细胞及巨噬细胞

99.2.2.1 发育

胚胎巨噬细胞最早于孕 3~4 周时在卵黄囊中出现(Takashina 1987)。与胎儿及成人中的巨噬细

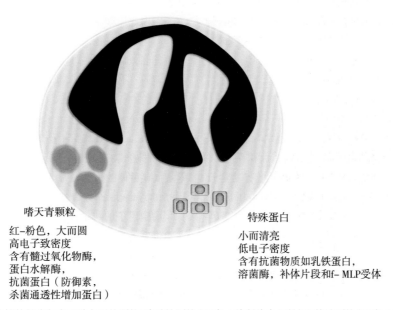

嗜天青颗粒

红 - 粉色,大而圆
高电子致密度
含有髓过氧化物酶,
蛋白水解酶,
抗菌蛋白(防御素,
杀菌通透性增加蛋白)

特殊蛋白

小而清亮
低电子密度
含有抗菌物质如乳铁蛋白,
溶菌酶,补体片段和 f- MLP 受体

图 99.2 中性粒细胞包含两种主要的颗粒:嗜酸性颗粒(天青 A 染料染色阳性)和特殊颗粒(天青 A 染色阴性)

胞来源于循环中的单核细胞不同,这些体积较大的组织细胞的出现早于单核细胞,来源于胚胎发育早期阶段卵黄囊祖细胞(Smythies et al. 2006a;Shepard and Zon 2000;Maheshwari et al. 2009)。孕第5周时,在卵黄囊、间质及胎儿肝内即可发现具有树突状/巨噬细胞结构的两种细胞系。这一更大亚类的细胞是MHC-Ⅱ阴性细胞,仅有一小部分细胞表达此种抗原。MHC-Ⅱ阴性细胞也存在于胸腺皮质、淋巴结边缘区、脾红髓及骨髓中(Janossy et al. 1986)。孕7~8周时,少量的MHC-Ⅱ阳性细胞出现于肝脏内,孕11~13周时出现于淋巴结,孕16周时出现于发育中的胸腺髓质T细胞区域。随后,MHC-Ⅱ阳性细胞数量逐渐增加,且出现于皮肤及胃肠道(Janossy et al. 1986;MacDonald et al. 1988)。

在孕2周时,随着造血功能在胎儿肝脏的建立,单核细胞所占的比例较高,约占所有造血细胞的70%(Kelemen and Janossa 1980)。在接下来的6周后,红系细胞占优势,单核细胞的比例则下降至1%~2%(Kelemen and Janossa 1980)。直到孕5个月时,单核细胞才开始出现于外周血中(Kelemen and Janossa 1980)并且保持较低的水平直到骨髓成为主要的造血部位(Porcellini et al. 1983)。孕30周时,单核细胞占造血细胞的3%~7%(Linch et al. 1982)。对足月儿的脐带血的研究发现,存在一个相对的单核细胞增多状态,并且这一状态可持续整个新生儿期。出生后单核细胞绝对计数也在逐渐下降,从生后一周的1 340~2 200/μl的水平下降至第三周的700/μl(Xanthou 1970;Weinberg et al. 1985)。我们近期分析了一组超过100 000例新生儿队列的全血细胞计数来定义新生儿正常单核细胞绝对计数范围。

新生儿阶段,组织内巨噬细胞动力学的信息主要通过尸检实验获得。不同器官系统中的巨噬细胞池的大小是不同的。在胃肠道中,早在孕10周时,巨噬细胞便出现于固有层中,孕中期则可见大量的巨噬细胞(Maheshwari et al. 2009)。相反的,胎儿期肺泡中巨噬细胞数量一直较少,但这一数量却在新生儿早期迅速增多(Alenghat and Esterly1984;Jacobs et al. 1985;Kurland et al. 1988)。这一增长可能与循环中单核细胞的浸入及原位单核细胞的扩增两方面因素均相关。

单核细胞及巨噬细胞可以通过巨噬细胞的细胞免疫化学标记HAM56,非特异性酯酶、MPO及CD11b等原位免疫受体等细胞内成分,自身主

要组织相容性复合物(self-major histocompatability complex,MHC)等来进行区分(Johnston 1988;Yoder et al. 1988;SantiagoSchwarz and Fleit 1988;Stiehm et al. 1984;Morris et al. 1975;Bhoopat et al. 1986;Bulmer et al. 1988;Glover et al. 1987)。虽然在MPO活性上没有明显的区别,但是脐带血中巨噬细胞的酯酶染色的比例较低(Yoder et al. 1988;SantiagoSchwarz and Fleit 1988;Morris et al. 1975;Stiehm et al. 1983)。新生儿单核细胞表面除了CD14外,上述标记的表达水平均较低(Bhoopat et al. 1986)。在某些组织,如在胃肠道中,定居的巨噬细胞的原位免疫受体如CD14的表达会特征性地下调(Smith et al. 2001)。

99.2.2.2 单核细胞亚型

越来越多的证据表明,外周血单核细胞至少由两个亚群组成:(a)"经典的"$CD14^+$ $CD16^-$单核细胞,它们表达CCR2、CD64和CD62L,并占所有血液单核细胞的近80%~90%;(b)缺少CCR2的"非经典"$CD14^{low}$ $CD16^+$单核细胞(Geissmann et al. 2003)。表达Fcγ受体CD64和CD32的$CD14^+$单核细胞,具有吞噬活性,并针对脂多糖产生TNF和IL-1β。相反,非经典$CD14^{low}CD16^+$单核细胞吞噬能力较差,不能产生TNF或IL-1β(Grage-Griebenow et al. 2001)。这些单核细胞稳定地游走于血管,以去除衰老的内皮细胞并在组织愈合时外迁(Geissmann et al. 2003)。

99.2.2.3 功能

跨内皮迁移、趋化作用、吞噬作用及呼吸爆发

与中性粒细胞不同,足月儿脐带血单核细胞的宿主防御功能大部分是完整的。脐带血单核细胞的黏附性、自由迁移性、趋化性、抗菌活性、与化学发光相关的吞噬性、$O \cdot {_2}^-$及H_2O_2的产生水平与健康成人志愿者单核细胞相似(Speer et al. 1985,1986;Weston et al. 1977)。胎儿及新生儿单核细胞对金黄色葡萄球菌、表皮葡萄球菌、大肠埃希菌及白念珠菌等不同病原体的杀伤能力也与成人相似(Speer et al. 1985;D'Ambola et al. 1988)。

细胞因子的产生:固有的巨噬细胞常是机体天然免疫系统对抗入侵皮肤、肠道及肺的上皮细胞表面不同病原菌的第一道吞噬细胞屏障。这些细胞通过吞噬作用发挥重要的宿主防御功能,并且作为哨兵细胞通过产生不同的细胞因子及趋化因子调节局部的炎症反应(Denning et al. 2007;Smythies et al. 2005）。关于单核细胞 / 巨噬细胞功能的研究大多是在脐带血中进行的，胎儿细胞中的研究尚未达到脐带血中的研究程度。足月儿脐带血单核细胞产生 IL-1、IFN-α 及 TNF-α 的水平与成人相似，但 IFN-γ、IL-8、IL-10 及 GM-CSF 的产生水平则较低。其产生黏连蛋白等细胞外蛋白、白三烯 B4 等生物反应性脂质的水平也相对较低（Bryson et al. 1980；Weatherstone and Rich 1989；Wilson 1986；Bessler et al. 1987）。新生儿单核细胞的分泌功能不足可能与新生儿 T 细胞应答时产生细胞因子不足有关（Kesson and Bryson 1991）。

新的研究证据表明巨噬细胞是能动且多相的，可以分化为经典活化 M1 巨噬细胞及近期描述较多的 M2 巨噬细胞，M1 巨噬细胞能够表达不同炎症信号，M2 细胞则具有抗炎表达谱的功能（Benoit et al. 2008）。虽然巨噬细胞分化发育的影响目前尚不明确，但是脐血单核细胞产生强烈炎症细胞因子应答（与成人单核细胞相比）的能力相对不足也应引起大家的兴趣（Schibler et al. 1992，1993）。

99.3　适应性免疫系统

99.3.1　树突状细胞

99.3.1.1　发育

树突状细胞（dendritic cells，DCs）是一类独立的白细胞群，具有高度发达的抗原提呈功能。DC 群是由独立的造血前体细胞分化而来的，这也表明在粒细胞 - 单核细胞 - 树突状细胞有着共同的前体细胞（Jaffe 1993）。树突状 / 巨噬细胞样结构的细胞在孕 4~6 周时出现于在卵黄囊、间质及肝脏中。孕 6~7 周时 DCs 则可在皮肤组织中发现（Foster et al. 1986）。

DCs 名字最初起源于其特殊的形态学表现，DCs 有数个细的树突样细胞质突起能够穿越上皮并附着于器官表面。然而，仅靠表型对具有不同功能的细胞亚群进行区分是不够的。现行的定义要求 DCs 能够激活 T 细胞，归巢于 T 细胞依赖的淋巴结区，具有吞饮功能并且具有特异性细胞表面抗原。

人类外周血中 DCs 主要包括两个亚类（Grouard et al. 1997；O'Doherty et al. 1994）：(a) 髓系 DCs（或 mDCs），是一类 DC11c+ 的细胞，表达髓系细胞的标志，如 CD13、CD33 及 CD11b；(b) 浆细胞样 DCs（或

pDCs），是一类 CD11c− 细胞，具有浆细胞形态，具有发达的粗面内质网及高尔基体。

99.3.1.2　功能

脐带血中 DCs 约占所有单个核细胞的 0.3%。大多数研究表明脐带血中的 pDCs 数量及比例均较成人外周血中水平高，脐带血中 pDC：mDC 的比例为 1：1~3：1，而成人通常的比例为 1：2（Velilla et al. 2006）。

由于外周血中的 DCs 较少，大多数关于新生儿 DCs 的研究多采用体外单核细胞来源的树突状细胞。与成人 pDCs 相比，脐带血中 DCs 共刺激分子 CD40、CD80 或 CD86 的基础表达很低甚至没有，这也表明其对不同 toll 样受体（通过共刺激分子及 IFN-α、TNF-α、IL-1、IL-6 及 IL-12 的表达增加来检测）激动剂的刺激产生的成熟应答不足，并且作为辅助作用的穿孔素功能也不足（Petty and Hunt 1998；Bondada et al. 2000）。脐带血的 DCs 的 ICAM-1 及 MHC 抗原的表达较成人水平低。无论是脐带血或成人的单核细胞还是 T 细胞作为应答者，这些细胞对混合淋巴细胞反应的刺激作用也较弱。这些细胞对新生儿适应性免疫系统成熟的易感性的影响有多大，能够多大程度上阻止疾病入侵，多大程度上阻止功能紊乱方面仍需要进一步的研究。

99.3.2　T- 淋巴细胞

99.3.2.1　发育

胸腺于孕 6 周开始由第三鳃弓发育而来，其皮质来源于外胚层，而髓质来源于内胚层。淋巴细胞在随后的 2~3 周发生迁移，最先从卵黄囊及胎儿肝，随后从骨髓迁移到胎儿的胸腺中定植（Stites and Pavia 1979；Strominger 1989；Cahill et al. 1999；Wilson et al. 1991，1992；Siegel and Gleicher 1981；Wilson 1991）。这些前胸腺细胞与间质相互作用，活性增殖，并引起最早的 T 细胞特异的表面分子的表达（如 CD2 及随后的 CD4 及 CD8）（Wilson et al. 1991；Haynes et al. 1988；Anderson et al. 1996）。胸腺皮质及髓质的清晰分界是在孕 12 周产生的；其后不久 Hassall 小体出现（Haynes 1984；Bodey and Kaiser 1997）。最不成熟的胸腺细胞位于被膜下的皮质区，随着细胞的成熟逐渐迁移至深层（Haynes 1984）。

前胸腺细胞早期并不表达 CD3、T 细胞受体

（T-cell receptor，TCR）、CD4 或 CD8，因此常被称为三阴性的胸腺细胞（MathiesonandFowlkes1984）。其后代继续分化并重排 TCR 基因，一旦这些细胞既表达 CD4 又表达 CD8 则被称为双阳性细胞（Haynes 1984；Mathieson and Fowlkes 1984）。通过 MHC 作用经历阳性选择，并且每天超过 95%（约 5 000 万）的细胞在这一过程中死亡（Mathieson and Fowlkes 1984）。随后则发生阴性选择，这一过程是由骨髓产生的抗原呈递细胞介导（如 DCs 及巨噬细胞），并通过自体克隆清除或克隆无能等过程清除自体反应性细胞（Chidgey and Boyd 2001；Viret et al. 1999）。当胸腺细胞成熟并抵达髓质时，仅表达 CD4 或者 CD8 抗原。这些单阳性的 T 细胞在孕 14 周时从胸腺迁移到外周淋巴器官（Haynes 1984）。孕 15 周时，人类胸腺细胞完整表达 TCRs（Haynes 1984；George and Schroeder 1992）。

按照人体比例来讲，胸腺是胎儿期最大的淋巴组织。出生时胸腺的重量约是其成熟时的 2/3，而在 10 岁左右达到最大重量。随后，胸腺逐渐消失，并被脂肪组织取代（Cooper and Buckley 1982）。

99.3.2.2　T 细胞受体的组成

TCR 由 2 个不同的功能亚单元组成，每个单元都有其独特的功能（Teyton et al. 2000）。首先，其结构的高度的多态性使 T 细胞对抗原的识别是独一无二的；TCR 第一个亚单元是由 2 条多肽链组成：α 链及 β 链（除了一类由 γ 及 δ 链组成的特殊的 T 细胞亚类）（Teyton et al. 2000；Garcia et al. 1999）。第二个亚单元被称为 CD3，是一种三分子的复合物，参与信号转导及细胞活动。CD3 细胞外部分与免疫球蛋白（immunoglobulin，Ig）的 Fab 片段相似，其结构多样性是由一系列可变区（V）、多样性区（D）、连接区（J）片段基因的重排而形成的（Hazenberg et al. 2001；Oltz 2001）。可变区域位于 α/β（或者 γ/δ）链的 N 末端，而恒定区位于 C 末端（Teyton et al. 2000）。可变区域在 β 链上包括 V 区、D 区、J 区 3 个部分，α 链仅有 V 区及 J 区两个部分。抗原识别区是由 3 个互补决定区（complementarity-determining regions，CDRs）构成的。CDR3 是互补决定区中分布最广的片段，作为抗原识别的关键区域（Schelonka et al. 1998）。

孕中期，所有的 TCR Vβ 家族均得到表达（这里的 V 是指 β 链的可变区，与前面提到的 V 基因片段是不同的），但是其 CDR3 区域较短。这主要

是由于末端脱氧核苷酸转移酶（enzyme terminal deoxynucleotidyl transferase，Tdt）的表达有限，Tdt 能够产生 N 末端多态性，而最终产生 CDR3 的异质性。足月儿 T 细胞 Vβ 的组成与成人相似（Schelonka et al. 1998；Garderet et al. 1998）。足月儿的脐带血 T 细胞在细菌毒素刺激后也能够扩增表达 TCRβ 的所有组成成分（Garderet et al. 1998）。正在成熟的免疫系统中，T 细胞在免疫防御功能的成功成熟中的中心地位是机体适应环境变化能力的核心。从根本上说这是一个阶段，并且是一个抗原经验依赖性的过程，这一过程受到正常分娩过程中母体菌群对婴儿的定植、随后临床医生及其使用的抗生素、经验性用药，医院或家庭环境等的影响。

99.3.2.3　循环中的 T 细胞

T 细胞亚群的细胞数量在孕 19 周后逐渐增多，并且生后继续增加，直到 6~9 月龄达到高峰。随后，这些细胞的数量开始减低，最终在 6~7 岁时达到成人水平（ErkellerYuksel et al. 1992；Panaro et al. 1991）。足月新生儿 CD4+ 细胞占 T 细胞的比例较成人高。相反，CD8+ 细胞在绝对数量及比例方面则较少。因此，在围产期 CD4/CD8 比例高达 4.9：1，而在 4 岁时就降至成人大约 2：1 的水平（Erkeller-Yuksel et al. 1992；Panaro et al. 1991）。早产儿 CD4+T 细胞数量更多，但是随孕周的变化，CD8+T 细胞数量的变化并不明显（Thilaganathan et al. 1992；Series et al. 1991）。存在围生期窒息时，这类细胞的数量减少，但除在一些极低出生体重儿外，其水平可在生后 3 周恢复正常（Series et al. 1991）。

胎儿及新生儿外周血中 T 细胞可能处于相对不成熟的过渡状态；脐带血中，接近 85% 的 T 细胞表达 CD38（而成人细胞中仅有 5% 表达），而其他的活化标志表达较少（Wilson et al. 1985）。与成年人不同，脐带血中的 T 细胞主要是幼稚的细胞（80%~90% 表达 CD45RA 表型，而成人中仅有 40%~60% 表达）（Pirenne et al. 1992；Hassan and Reen 1993）。而健康婴儿记忆性 T 细胞（CD45RO）的比例在生后几年比例升高，但是要在 20 多岁时才能达到成人水平（Pirenne et al. 1992）。新生儿 T 细胞表达 CDw29 及 CD11b 的水平也较低，这进一步证明了其在之前是缺乏刺激的（Pirenne et al. 1992；Hoshino et al. 1993）。T 细胞亚型之间的比例及相互关系，与侵袭性疾病的临床相关性是围产免疫学需要进一步

阐明的研究领域。

99.3.2.4 功能

增殖 早产儿脐带血 T 细胞有丝分裂原诱导的增殖能力受限，而在足月儿中这一缺陷则得到纠正（Pirenne et al. 1992；Leino et al. 1981；Clerici et al. 1993）。同样的，抗 T 细胞标志的（如 CD3、CD2）单克隆抗体的增殖应答能力明显比成人淋巴细胞弱，也比成人相似幼稚 T 细胞弱（Splawski et al. 1991；Gerli et al. 1989）。随着外周血记忆 T 细胞的增多，这些应答也逐渐增强。然而，与异体细胞混合测试时（即混合淋巴细胞反应），脐带血淋巴细胞的应答较好，虽然与成人细胞相比仍有些不足（Pirenne et al. 1992；Clerici et al. 1993；Roncarolo et al. 1994；Reen 1998；Risdon et al. 1994）。

产生细胞因子 新生儿促炎细胞因子的产生浓度与成人相似，如 IL-1、IL-6、TNF-α、IFN-α 及 IFN-β，在脓毒血症时其产生增加也类似于成年人（Liechty et al. 1991，2000；Muller et al. 1996；Sautois et al. 1997；Yachie et al. 1990）。然而众所周知，早产儿与足月儿相比，其 TNF-α 及 IFN-α 的产生水平较低（de Bont et al. 1993；Seghaye et al. 1998；Chheda et al. 1996）。适应性免疫应答细胞因子中，只有 IL-2 的浓度与成人相似，而其他的 IL-4、IL-5、IL-10、IL-15 及 IFN-γ 均比成人显著减低（Seghaye et al. 1998；Chheda et al. 1996；Qian et al. 1997；Elsasser-Beile et al. 1995；Kibler et al. 1986；Lilic et al. 1997）。在造血过程中起负性作用的转化生长因子 -β1（transforming growth factor-beta1，TGF-β1）及巨噬细胞炎症蛋白 -1α 浓度水平也较低（Chang et al. 1994）。

造血集落刺激因子，包括 IL-3、粒细胞巨噬细胞集落刺激因子（granulocyte macrophage-colony stimulating factor，GM-CSF）、粒细胞集落刺激因子及单核细胞集落刺激因子的水平，与成人相比均轻度减低或相似，但是我们都知道即使是足月儿，发生应激时也不能产生足够的应答（Pirenne-Ansart al. 1995；Cairo et al. 1991）。趋化因子，作为淋巴细胞迁移的重要调节因子，是近来研究的重要领域。部分趋化因子的浓度与成人相似，包括白介素 -8/CXC 配体 8（interleukin-8/CXC ligand 8，IL-8/CXCL8）、上皮细胞来源的嗜中性粒细胞趋化物 -78/CXCL5、生长相关肿瘤蛋白 -α/CXCL1、嗜酸性粒细胞趋化因子 /CCL11 及 RANTES（正常 T 细胞表达并分泌的活性

调节蛋白）/CCL5（Sullivan et al. 2002）。

这些细胞因子产生缺陷大多是由转录后 m-RNA 的调节变化而产生的（Chang et al. 1994）。某些趋化因子的浓度较低，被认为与记忆 T 细胞或已经接触过抗原的 T 细胞的缺乏相关。然而，基因及其他特应性等个体特性也是决定趋化因子的应答重要因素（Piccinini et al. 1996；Hagendorens et al. 2000；Williams et al. 2000）。

发育过程中，幼稚的 T 细胞分化为特异性效应性 T 辅助细胞（T-helper，Th）亚类，在这一过程中，趋化因子起着重要的作用。这些分化的 T 细胞根据不同的功能属性及促进他们分化的趋化因子不同而最初被分为绝对的 Th1 及 Th2 两类细胞（Mosmann et al. 1986）。Th1 类细胞因子，如 IFN-γ 及 IL-2 在对病原菌的早期抵抗方面起到重要的作用，并且诱导细胞介导的免疫。而 Th2 类细胞因子则更倾向于介导免疫的耐受，而不是对微生物感染的防御。多项证据表明，新生儿的 Th1 应答在多个步骤中作用是不足的，包括新生儿 CD4+T 细胞产生的 Th1 类细胞因子不足，新生儿巨噬细胞对 IFN-γ 的反应低下。这些不足共同导致了新生儿细胞免疫功能明显不足，而更倾向于 Th2 的免疫应答（Adkins 2003）。

除了最初的 Th1 及 Th2 细胞分类外，另一种 T 细胞分化群，Th17 细胞，在过敏、自身免疫病及其他慢性炎症性疾病中有致病作用（Weaver et al. 2006；Ivanov et al. 2007）。Th17 细胞也能承担 Th1 样的效应功能，在感染免疫中起保护作用，其是通过促进中性粒细胞招募至感染部位并激活巨噬细胞，并促进病原菌的清除（Weaver et al. 2006；Ivanov et al. 2007；Wilson et al. 2007）。然而 Th17 在生命早期的功能尚不明确，脐带血中单核细胞产生 IL-17 的能力也相对较弱（Schaub et al. 2008）。我们发现，在既往存在严重血流感染的极早产儿中，其血浆内 IL-17 水平比从未发生严重血流感染的对照组患儿减低。

胎儿拥有独特的免疫状态，在子宫内时，免疫状态以 Th2 表型占优势地位，而在生后则逐渐转变为 Th1 功能占优势。普遍认为这是进化重要的核心过程，这一过程中，母亲及胎儿均处于较高的免疫抑制状态，从而保证妊娠状态的维持。

抗原特异性应答 T 细胞对特定抗原的应答也可通过其增殖及细胞因子的产生两个方面进行评估。这些应答通常也需要相应抗原的事先暴露，除非这一暴露发生在子宫内，否则在出生时或脐带血

中一般不会发生。然而，新生儿 T 细胞确实是对某些抗原，如破伤风 / 白喉毒素、流感病毒及分枝杆菌抗原等的应答能力较好（Clerici et al. 1993）。对超抗原的应答方面，脐带血 T 细胞产生的 IL-2 相对较少（Takahashi et al. 1995）。然而，被刺激后，Vβ_2+T 细胞的比例（β_2+T 细胞决定对抗超抗原的最终活性）及记忆 T 细胞的数量明显增加，这是与成人相同的（Takahashi et al. 1995；Toubert et al. 1998）。但是与成人细胞不同的是，当超抗原再次刺激时，脐带血中 T 细胞则不能应答。脐带血 T 细胞免疫耐受的诱导可能也是由于其潜在的免疫幼稚状态造成的（Takahashi et al. 1995；Macardle et al. 1999）。

99.3.2.5 其他亚群

T 淋巴细胞 细胞毒性 T 淋巴细胞（cytotoxic T-lymphocytes，CTLs）在机体抵御细胞内感染、对异体移植物的排异、肿瘤细胞的监视方面具有重要作用（Gromo et al. 1987；Liu et al. 1996）。CTLs 利用两种已经明确的机制来裂解细胞，一种是涉及细胞外介质的释放（如穿孔素 / 颗粒酶系统），另一种为通过 fas/fas 配体依赖的通路而导致靶细胞的凋亡（Kagi et al. 1996；Smyth et al. 2001）。

CTL 的细胞毒性在孕 18 周时出现，但是直到足月时其效率仍不如成人（小于成人 CTL 活性的 20%）（Toivanen et al. 1981）。新生儿 CTLs 穿孔素的表达水平大约是成人水平的 30%。T 细胞活化标志物 CD28 的表达水平则更低（Risdon et al. 1994）。而其他实验中也得到了相似的结论；新生儿细胞的外源凝集素 / 有丝分裂原依赖的细胞毒性仅是成人细胞的 33%（Lubens et al. 1982）。循环中甲胎蛋白及前列环素等抑制剂的存在也可能是导致新生儿 CTL 活性较低的原因（Lubens et al. 1982）。

γδT 细胞 γδT 细胞代表一种不同的功能亚单位，细胞表面 CD4 及 CD8 的表达均缺乏（Kang and Raulet 1997；Steele et al. 2000；McVay and Carding 1999）。这些细胞在孕 6~8 周的胎儿胸腺及肝脏中发现，并在孕 16 周时约占全部外周血 T 细胞的 10%（McVay and Carding 1996；Holtmeier et al. 2001）。随后，这一数量逐渐下降，足月时约降至 3%（Peakman et al. 1992）。

此类细胞主要分布于皮肤及黏膜表面（McVay and Carding 1999）。虽然这类细胞的功能目前尚未完全明确，但是他们可以像细胞毒性 T 细胞一样，通

过穿孔素 / 颗粒酶系统溶解靶细胞，并且一旦激活其还可以分泌干扰素（interferon，IFN）-γ 及肿瘤坏死因子（tumor necrosis factor，TNF）-α 等细胞因子。γδT 细胞的细胞毒性明显比成人减低（Morita et al. 1994）。

胎儿 γδT 细胞与成人相比其组成成分更具有多样性，但是其多样性的交叉受到限制。生后第一年这一多样性仍维持，并在随后的 10 年内逐渐减少。然而，总体来讲，γδT 细胞与 αβT 细胞或 B 细胞相比其组成成分仍然相对较少（SloanLancaster and Allen 1996）。

调节性 T 细胞 调节性 T 细胞（T-regulatory cells，Tregs）能够下调机体 T 细胞对自身或异体抗原的应答，从而在 Th1/Th2 家族效应的平衡方面具有重要作用（Groux et al. 1997；Barrat et al. 2002）。Treg 细胞包括天然的 CD4+CD25+Tregs 及产生 IL-10 的 Tregs 两种，均可表达头翼螺旋家族转录抑制 -p3（Darrasse-Jeze et al. 2005），头翼螺旋家族转录抑制 -p3 是常用的但不是完全特异性的 Tregs 的表面标志物（Hori et al. 2003）。虽然脐带血中存在 Treg，但是目前关于 Treg 在生命早期的功能了解尚十分有限，并且他们与新生儿免疫防御之间的关系也不明确。

99.3.3 B- 淋巴细胞

99.3.3.1 发育

B 细胞前体，前 B 细胞均由骨髓中多能干细胞分化而来（Klein 1983）。最初的可识别的 B 细胞前体，大前 B 细胞，是以细胞质 μ 重链的表达为特征的（Klein 1983）。未成熟的 B 细胞要经历类似于 T 细胞的清除自我识别的克隆（克隆选择，克隆清除）的过程，但也可能会存在其他机制从而确保自身的耐受性（Nossal 1986；Buhl et al. 2000）。一旦 B 细胞开始表达表面 IgM（surface IgM，sIgM），则会离开骨髓进入外周循环中（Rudin and Thompson 1998）。

前 B 细胞早在孕 7 周时出现于胎儿肝脏，在孕 12 周时出现于骨髓。sIgM+ B 细胞孕 9 周时出现于胎儿肝脏，而到孕 12 周时，骨髓、外周血、脾脏中也可发现。分泌型 IgA（secretory IgA，sIgA）、sIgG、sIgD 的同型 B 细胞在孕 10~12 周时出现（Gathings et al. 1977）。向淋巴组织的转移也逐渐增加，到孕 22 周时，脾脏、外周血、骨髓中 B 细胞的比例与成人

相似（Gathings et al. 1977；Bofill et al. 1985）。孕 30 周时，胎儿肝脏中已经没有前 B 细胞，骨髓则成为 B 细胞成熟的唯一场所。浆细胞直到孕 20 周时才出现。IgM/IgD+ B 细胞在孕 16~17 周时出现于淋巴结中，孕 16~21 周时出现在脾脏。胎儿淋巴结中，孕 17 周时滤泡状树突细胞周围开始产生初级淋巴小结（Bofill et al. 1985；Holt and Jones 2000）。考虑极端程度的早产及这部分胎龄甚至小于 24 周患儿的存活，他们产生调理素作用抗体的效率较低，细胞毒作用提高的能力受限也就不足为奇。

99.3.3.2 抗体的组成

抗体连接部位的受体多样性起源于多种 V、D、J 基因片段的 DNA 重组，从而产生大量的 D（V）J 的前突变的种类（Oltz 2001）。另外的受体多样性来源于通过 Tdt 对基因片段的不精确连接及体细胞突变（只存在于 B 细胞中而不存在于 T 细胞中）。然后，这些 VDJ 或者 VJ（轻链）区域各自与他们的恒定区基因片段相连接（Kelsoe 1999；Neuberger et al. 2005）。

在胎儿及新生儿中，Ig 的组成成分相对受限。在孕早期及孕中期，有些重链的 V 基因片段开始优先表达（Foster et al. 1986）。在胎儿早期，大多数的 J_H 近端 V_H 片段优先被利用，因此，重排的 VDJ 基因片段的 CDR3 区域较成人短。这也使连接的多样性受限，但是抗原连接结构框架的改变可能引起更大的抗原连接多特异性（损失一部分抗体的亲和力）（Casali and Schettino 1996；Schroeder et al. 1987）。随着孕周的增加，V_H 基因组的利用逐渐增多。但是，即使足月时，脐带血 B 细胞与成人 B 细胞相比，V_H 基因的 V_H1 及 V_H5 基因族的利用较多，而 V_H3 族及基因利用较少（Choi et al. 1995）。总体来讲，新生儿的抗体应答的亲和力较低，并且受到同种型 IgM 的限制。重 Ig 及轻 Ig 可变区基因的结构改变及对产生高亲和力抗体 B 细胞的选择在出生时是有限的，并且在生后 10 天内增长缓慢（Ridings et al. 1997）。抗原呈递细胞的成熟及 B 细胞功能受限降低了营养物质来源的抗原及肠道菌群暴露过程中的有效防御机制，然而这些使机体最终获得准确地识别自身及食物来源的能力。

99.3.3.3 循环中的 B 细胞

出生时，B 细胞的组成与成人相似，但 B 细胞的绝对计数明显高于成人（Paloczi 1999）。这一数量在生后 3~4 个月时达到高峰，随后逐渐减低，到 6~7 岁时降至成人水平（Ugazio et al. 1974）。早产儿 B 细胞数量与足月儿相仿（Thomas and Linch 1983）。然而，B 细胞的数目在生长发育迟滞的患儿体内较少（Strominger 1989）。与成人不同的是脐带血中大多数 B 细胞均表达活化标志物（CD25，CD23，转铁蛋白受体）（Durandy et al. 1990）。

99.3.3.4 功能

产生抗体 胎儿及新生儿可以产生抗原特异性抗体应答，虽然其强度比成人低。脐带血中的过敏原特异性 IgEs，注射过破伤风疫苗母亲的脐带血血清中可检测出抗破伤风 IgM，感染蛔虫母亲的脐带血中存在对抗蛔虫抗原的反应等均可证明（Johnson et al. 1996；King et al. 1998；Weil et al. 1983；Gill et al. 1983；Sanjeevi et al. 1991）。

然而，这一应答仍是不成熟的（Holt and Jones 2000）。他们不可能对疫苗中的所有抗原均产生应答，并且亚类转换通常延迟（D'Angio et al. 1995）。看来，出生后的时间对抗体应答的作用比胎龄更加具有决定意义。足月儿及早产儿均能在生后 0~10 天内对白喉毒素产生免疫反应，但其应答较同样条件下的成人较弱，而如果推迟至生后 1~2 个月时接种疫苗则免疫应答效果较好（D'Angio et al. 1995）。对于乙肝等某些抗原而言，虽然早产儿与足月儿相比其早期应答较弱，但这一应答可在随后的婴儿期得到很快的纠正（Golebiowska et al. 1999）。这些观察共同表明，许多需要得到全部宿主防御功能的成熟通路的信号是由适当的进化起源引起，这一起源来源于促进免疫能力多样性产生的新生儿的生活环境。因此，新生儿的免疫是有效的，并不是只是受到其本身细胞及体液免疫功能的不成熟的限制。

血浆免疫球蛋白水平 孕 18~20 周前，血浆中的 Ig 水平均较低。新生儿的血浆中大部分的 Ig 均来源于孕后期通过胎盘转运的母体的活化 IgG（特别是 IgG1 和 IgG3）（McNabb et al. 1976；Kohler and Farr 1966；Palfi et al. 1998）。足月新生儿中，血浆中 IgG 水平与母体的血浆 IgG 水平相同甚至更高，但在未获得母亲抗体的早产儿中，其血清中的 IgG 水平较低（Kohler and Farr 1966）。Hobbs 及 Davis 发现，几乎所有孕 32 周之前出生的新生儿血浆中的 IgG 水平在出生时均低于 400mg/dl（而足月儿血浆中的 IgG 水平约在 1 000mg/dl 左右）（Hobbs and Davis 1967）。这一水平在生后降低（通过正常的分解代谢），到 3~5 个月时达到最低点约 300~500mg/dl，此时，婴儿自身产生的抗体开始增加。因为开始时就处于较低的水平，因此早产儿的 IgG 最低点可能会更低、更早（Ballow et al. 1986）。生长迟缓的新生儿其脐带血中的 IgG 也较低（Yeung and Hobbs 1968）。

即使是足月儿，其血浆中的 IgA、IgM 及 IgE 水平也十分低，因为这些抗体并不能通过胎盘。然而，一旦发生宫内感染，胎儿的确能够产生适当水平的 IgM（Deorari et al. 2000）。多年来，人们一直认为增加外源性的 IgG 可以增加新生儿的免疫功能。不幸的是，数据证明这一方式对预防及治疗细菌感并没有显著的效果；然而，使高效价的 Ig 对阻断围产期乙肝病毒的传播的效果已得到证实。

总体来讲，对这些 IgG 关系的进一步了解，一定会在将来的某天用来提高细菌的调理素作用。

99.3.4　其他亚组

99.3.4.1　表达 CD5 的 B 细胞

细胞表面表达 CD5 的 B 细胞，是一类功能及个体发育过程中的独特亚群，CD5 是一种 T 细胞抗原。有人认为 CD5 阳性的 B 细胞即为所谓的 B1 细胞亚群，是在个体发育过程中出现较早的一类不同于成人传统 B2 细胞的一类亚群，具有骨髓依赖的自我更新的能力，并且构成性地表达信号转导及激活因子-3（STAT3）（Hardy and Hayakawa 1994；Karras et al. 1997）。B1 表达 B 细胞家族抗原 CD19 及 CD45R，尽管在 B1 细胞中 CD45R 的表达水平较 B2 细胞低（Dorshkind and Montecino-Rodriguez 2007；Hardy 2006；Montecino-Rodriguez and Dorshkind 2006）。腹腔及胸膜腔中的 B1 细胞表达独特的 CD11b+ sIgM^{hi} sIgDl^{ow} 表型，并且可根据是否表达细胞表面抗原 CD5 而进一步区分，分为 CD5+ CD11b+ sIgM^{hi} sIgDl^{ow} 的 B1a 细胞及 CD5-CD11b+ sIgM^{hi} sIgDl^{ow} 的 B1b 细胞（Kantor and Herzenberg 1993）。

这些细胞是胎儿时期的主要的 B 细胞类型，并且在胎儿脾脏及腹腔内有独特的组织学定位。其在孕 15 周时出现在胎儿脾脏，而在孕 17 周时出现于淋巴结初级淋巴滤泡中（Bhat et al. 1992；Antin et al. 1986）。成人外周血中所有 B 细胞的 25%~35% 及

所有单核细胞的 1%~7% 均表达 CD5。相对应，脐带血中的 90% 的 B 细胞均为 CD5$^+$ B 细胞。这一比例在婴儿期降低至 75%~80%，而在青春期后期降低到成人水平（Bhat et al. 1992；Antin et al. 1986）。

胎儿期 B1 细胞的确切功能尚不明确。因 B1 细胞独特的存在部位，广谱多特异性，Ig 组成机构受限等功能特点，人们认为 B1 细胞参与天然免疫作用而非适应性免疫（Hardy and Hayakawa 1991）。与在 T 细胞辅助下，与通过 Ig 重链类别转换及亲和力成熟的方式而对蛋白质抗原产生应答的滤泡 B2 细胞不同，B1 主要是对包括糖类的 T 细胞非依赖性抗原产生应答（Dorshkind and Montecino-Rodriguez 2007；Hardy 2006；Montecino-Rodriguez and Dorshkind 2006）。既往的观察表明这两种类型的 B1 细胞——B1a 及 B1b 细胞，在免疫应答时起着不同的作用。B1a 细胞自发地分泌 IgM，这些 IgM 对某些有荚膜的细菌，如肺炎链球菌能够起到一线的防御作用，然而 B1b 细胞产生的抗体参与病原体的最终清除，并在远期保护中起作用（Kantor and Herzenberg 1993；Alugupalli et al. 2004；Haas et al. 2005）。

99.3.5　T 细胞及 B 细胞的相互作用

T 细胞的信号对 B 细胞的增殖、分化及存活具有重要意义，T 细胞的信号包括抗原的呈递及体液信号（如 IL-2、IL-4、IL-5、IL-6、IL-10、IL-13 及 IFN-γ 等细胞因子）（Bishop and Hostager 2001）。其中也包含其他几对受体-配体分子，B 细胞同型转化中的 CD40-CD40 配体（CD40 ligand，CD40L）、B7/CD28、CD11a（LFA-1）/CD54（ICAM-1），以及 T、B 细胞活化时的 CD58（LFA-3）/CD2（Bishop and Hostager 2001）。幼稚新生儿 T 细胞中仅有大约 30% 表达 CD40L，而成人幼稚 T 细胞中 80% 均表达（Nonoyama et al. 1998）。然而，一旦与有丝分裂原及 IL-2 接触后，幼稚 T 细胞转变为记忆型 T 细胞，新生儿 T 细胞 CD40L 的表达也上调至成人水平（Merrill et al. 1996）。新生儿 B 细胞分化为浆细胞及发生类别转换的能力不同（详见下文），但总体来讲，新生儿 T 细胞在提供体液的及 CD40 依赖的活化信号的效应不足（Gerli et al. 1993；Splawski et al. 1996；Lucivero et al. 1983；Andersson 1985）。

99.3.6 自然杀伤细胞

99.3.6.1 发育

NK 细胞拥有某些 T 细胞的标志,但是在许多自然的 / 实验的情况下并不受到 T 细胞系统的影响(Spits et al. 1995;Puel et al. 1998;Volpe 1996)。这两类细胞可能是起源于同一组祖先(Spits et al. 1995;Puel et al. 1998;Volpe 1996)。从形态学上讲,NK 细胞是一种大颗粒淋巴细胞,其特异性的表面标志物包括 CD56/ 神经细胞黏附分子及 CD16/F$_c$γ 受体Ⅲa(FcγRⅢa),FcγRⅢa 是一种低亲和力的 IgG 受体。NK 细胞也表达 CD2,LFA-1 及细胞因子受体如 IL-2R$_{βγc}$、IL-12R、IL-γR 及 IL-15R$_a$(Spits et al. 1998)。

NK 细胞早在孕 6 周时出现,并且到出生前其数量均逐渐增多。脐带血中,10%~15% 的淋巴细胞是 NK 细胞,这与成人外周血中的比例相似(Phillips et al. 1992)。然而,胎儿 NK 细胞的表型与成人 NK 细胞不同。50%~80% 的胎儿 NK 细胞表达 CD3γ、ε、λ 及 σ 蛋白,而足月婴儿中这类细胞的数量十分少,成人 NK 细胞中仅表达 CD3 σ(Phillips et al. 1992;Gerli et al. 1989)。另一方面,胎儿 NK 细胞中仅有 30%~50% 的表达 CD16(在新生儿及成人,这一比例超过 90%)。相似的,胎儿或新生儿 NK 细胞的 CD56 及 CD57 均表达较低,而成人接近 50% 的 NK 细胞表达(Phillips et al. 1992;Gaddy et al. 1995)。

99.3.6.2 功能

NK 细胞是通过病毒感染细胞及肿瘤细胞表面的 MHC Ⅰ 类分子表达缺失或减少来识别病毒感染细胞及肿瘤细胞(Herberman et al. 1979;Trinchieri 1989;Leibson 1997)。其非 MHC 限制性杀伤是通过穿孔素 / 颗粒酶凋亡通路来进行调节的(Ortaldo et al. 1992)。细胞溶解的其他机制是抗体依赖的细胞介导的细胞毒作用,其靶细胞与 IgG1 或者 IgG3 相结合从而触发 NK 细胞上的 FcγRⅢa 受体(Leibson 1997;Trinchieri and Valiante 1993)。也有人认为 NK 细胞在维持母婴接触面的免疫耐受具有重要的作用(Gaunt and Ramin 2001)。

胎儿 NK 细胞与成人细胞相比,其杀伤肿瘤细胞靶细胞的细胞溶解活性(包括细胞介导的细胞毒作用)显著减低,但是随着孕周及 CD56 及 CD16 表达的增加,其杀伤活性也逐渐增加(Merrill et al. 1996;Phillips et al. 1992)。然而,即使是足月

儿,其 NK 细胞的细胞溶解活性也仅有成人水平的 50%~80%(Sato et al. 1999)。

NK 细胞不应与天然杀伤 T 细胞相混淆,自然杀伤 T 细胞是一类既表达某些 NK 细胞表面标志也表达 αβT 细胞受体的特殊类型的 T 细胞。许多 NK-T 细胞能够识别非多态性 CD1d 分子,CD1d 是一种抗原递呈分子,连接抗原自身及异体脂质及糖脂。NK-T 细胞仅占外周血 T 细胞的 0.2%。这些细胞在黏膜免疫中发挥重要作用,并且与炎症 / 过敏状态的发病机制相关;但其在胎儿中的作用尚不明确(Middendorp and Nieuwenhuis 2009)。慢性炎症引起的这一系统的失衡可能是新生儿期获得性嗜血细胞性淋巴细胞增生症产生的原因之一。

99.3.7 非细胞毒性固有免疫细胞

99.3.7.1 发育

非细胞毒性 ILC 具有经典的淋巴样细胞形态,但与适应性 T 细胞和 B 细胞不同,它不具备抗原特异性,也不能作为固有免疫系统的一部分而发挥作用(Artis and Spits 2015)。ILC 来源于共同淋巴样祖细胞(Klose et al. 2014),细胞发育、细胞因子表达及其他效应功能对转录因子需求不同,据此将其分为 ILC1(ILC1),ILC 2(ILC2)和 ILC 3(ILC3)(Edwards 1995)。3 种 ILC 亚群表达的细胞因子及其功能分别与辅助性 T 细胞亚群 Th1,Th2 和 Th17 具有显著的相似性(Artis and Spits 2015)。ILC1 表达 T-bet 转录因子,并产生与 Th1 相关的细胞因子,例如 IFN γ 和 TNF,以抵御胞内菌和寄生虫。ILC2 表达 GATA 结合蛋白 3 转录因子,并产生与 Th2 相关的细胞因子(包括 IL-4、IL-5、IL-9 和 IL-13)和 / 或表皮生长因子受体配体双调蛋白。这些细胞参与组织修复、过敏性疾病和抗蠕虫免疫过程。ILC3s 表达 RAR 相关的孤儿受体 -γT 转录因子,并产生 IL-17A、IL-17F、IL-22、GM-CSF 和 TNF,以增强抗菌免疫活性,促进慢性炎症反应及组织修复。

99.3.7.2 功能

关于胎儿和新生儿 ILC 的认识有限。脐带血中可检测到 ILC2 细胞,男性中该细胞的含量可能较女性更高(Forsberg et al. 2014)。在腹裂畸形的小鼠模型中,暴露于羊水的器官含有大量的 ILC2 和 ILC3,同时伴有嗜酸性粒细胞水平增高,这可通过给予抗

IL5 抗体逆转（Frascoli et al. 2016）。在另一项研究中，先兆子痫患者中高水平 IL-17 源于 ILC3s，而妊娠 / 慢性糖尿病与 ILC3s 也有关（Barnie et al. 2015）。

99.3.8 黏膜免疫系统

99.3.8.1 派尔集合淋巴结及其他器官淋巴样组织

派尔集合淋巴结（Peyer's patch）原基作为 HLA-DR⁺，CD4⁺ 淋巴细胞的集合体在孕 11 周时出现于在胎儿回肠（Finke et al. 2002；Spencer et al. 1985）。出生时，虽然派尔集合淋巴结的组织淋巴组成是幼稚的，但是其结构是完整的，增殖扩增为其主要活性（并非为初级淋巴结）（MacDonald and Spencer 1994；Husband and Gleeson 1996）。派尔集合淋巴结出生时仅有 60 个，到 12~14 岁时，已增长至超过 200 个（Cornes 1965）。

阑尾中淋巴结构的发育要晚于派尔集合淋巴结（Bhide et al. 2001）。阑尾淋巴滤泡在生后细菌定植及易位后迅速增大（Gebbers and Laissue 2004）。IgA+ 的浆细胞最早出现于生后 2 周，并且在 4~5 个月的时候增加至成人水平。这一系统发育到何种程度会增加早产儿坏死性小肠结肠炎的发病风险目前还不明确。

99.3.8.2 固有层及上皮内淋巴细胞

最早在孕 14 周的固有层中可发现散在的 B 细胞（Spencer et al. 1985）。胎儿小肠 B 细胞包含两种细胞类型。第一类是一群大的、单独的、成熟的 B 细胞。其形态学特点与表型（CD20⁺ IgM⁺ IgD⁺ 轻链）与胸腺 B 细胞相同。这类细胞是具有广泛突起的大细胞，能与邻近的 T 细胞相连。第二大类也已经明确是一类小的前 B 细胞（IgM⁺ 轻链 ⁻CD20⁻），这代表着局部 B 细胞的发育（Golby et al. 2002）。由于胸腺外 T 细胞发育是在人类胎儿肠道中的（详见下文），那么就可以推测，胸腺中的 B 细胞也可能对 T 细胞的发育及选择具有重要意义。

胎儿肠道中的 B 细胞群包括 IgM+ 及 IgG+ 的细胞（Rognum et al. 1992）。胎儿肠道中的 B 细胞结构与循环中或其他器官中的结构相似，但又与围产期肠道内的浆细胞的结构十分不同（Golby et al. 2002）。出生后 IgM+ 浆细胞的增长速度比 IgG+ 浆细胞快，并且与此同时，微生物也促进固有层及器官淋巴组织中的 B 细胞向 IgA 类转化（Fagarasan et al. 2001）。产后第二周，IgA+ 的浆细胞出现于固有层

中（Crabbe et al. 1970a，b；Shroff et al. 1995）。虽然血清中 IgA 的浓度要在十几岁时才能达到成人水平，但黏膜中 IgA+ 细胞的数量在 2 岁时即能够达到成人水平（MacDonald and Spencer 1994）。

孕 12~14 周时，肠道内就存在 T 细胞（Spencer et al. 1986）。除分布于有组织的淋巴组织外，肠道其他的 T 细胞被称为上皮内细胞（intraepithelial，IELs）及固有层淋巴细胞（lamina propria lymphocytes，LPLs）。胎儿肠道内的 IELs 数量较少（3~5 个 CD3⁺ IEL/100 个 IECs，而大儿童则为 6~27 个细胞 /100 个 IECs），而在生后这一数量迅速增加（αβT 细胞增加 10 倍，γδT 细胞增加 2~3 倍，参见下文）（MacDonald and Spencer 1994；Cerf-Bensussan and Guy-Grand 1991）。相比之下，LPLs 则是在胎儿期持续增长，但是其密度在胎龄 19~27 周时与生后肠道内的状态相似（Spencer et al. 1986）。

T 细胞家系中几个早期的细胞群可存在于胎儿肠道内，这表明 T 细胞可能在局部产生胸腺外发育途径（Spencer et al. 1985，1986，1989；Husband and Gleeson 1996；Howie et al. 1998；Gunther et al. 2005；Fichtelius 1968；Latthe et al. 1994；Koningsberger et al. 1997）。这些不成熟的 T 细胞系在图 99.3 中表示。然而大部分的未成熟的 LPLs 在生后迅速分化，IELs 的分化速度较慢且持续整个婴儿期（Williams et al. 2004）。除了表型的改变，小肠 T 细胞在婴儿期及儿童时期也持续经历着功能上的成熟。TCRβ 链的组成成分在胎儿期是多克隆的，随后逐渐发育为受限的成人期寡克隆的模式特点。这一受限的模式特点可能是由于对共生菌群专门作用的少数几个优势克隆的增殖造成的（Williams et al. 2004）。

胎儿肠道中，大约 10%~30% 的 IELs 表达 γδT 细胞受体（Spencer et al. 1985）。啮齿类动物的研究表明 γδ 细胞可能能够调节 IEC 的功能，发挥细胞毒素作用活性并且可能能够增强抗微生物免疫（Komano et al. 1995；Boismenu and Havran 1994；Kagnoff 1998）。与 αβT 细胞相似，胎儿 / 新生儿的 γδ 的组成也是多克隆的（Holtmeier et al. 1997）。

99.3.8.3 分泌型免疫球蛋白

分泌型 Ig、IgA 及 IgM，在黏膜防御中发挥重要的作用。sIgA 早在生后 1~8 周即可在黏膜分泌物中发现（Haworth and Dilling 1966；Brandtzaeg et al. 1991；Gleeson et al. 1982；Mellander et al. 1984）。而

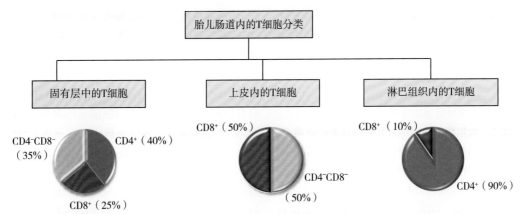

图 99.3 胎儿肠道的 T 细胞谱。肠道黏膜之间有丰富的 ILC3s，越来越多的证据表明：这种细胞可以针对微生物克隆发生反应并且促进 B 细胞产生 IgA（Magri et al. 2014）。由 ILCs 产生的 IL22 对肠道菌群的形成具有重要作用。（Sonnenberg et al. 2011）

另一方面，sIgM 在婴儿早期可迅速出现（Gleeson et al. 1982）。

sIgA 水平在新生儿期逐渐增高，到 4~6 周时达到第一个高峰（通过唾液中的水平进行估算）。sIgA 在早产儿分泌物中出现的时间与足月儿的出现时间相似，虽然早产儿 sIgA 的浓度相对较低。根据早产儿胎龄纠正后，其 sIgA 的浓度与日龄对应的足月儿的水平是相似的（Hayes et al. 1999；Wan et al. 2003）。sIgA 水平持续增高直至 18 月龄（Wan et al. 2003），sIgA 出现一过性的低谷是在生后 3~6 个月（Gleeson et al. 1982；Burgio et al. 1980），但具体出现时间并不一致（Mellander et al. 1984；Fitzsimmons et al. 1994）。

从性质上讲，分泌型 Ig 在生后第一年也发生着变化。在生后第一年某个时间，单体 sIgA 可转变为聚合的 sIgA，从而介导分泌型免疫系统的成熟（Cripps et al. 1991），或增加外源性抗原的暴露（Weemaes et al. 2003）。黏膜分泌物中 sIgA 亚类的相对含量也在婴儿期发生变化。出生时，sIgA1 是最主要的亚类，而生后 6 个月时 sIgA2 亚类则迅速增加（Fitzsimmons et al. 1994）。

新生儿期，抗原刺激的时间及数量相对于婴儿期的发育因素而言，其对特异性 sIgA 应答的产生影响更大。针对 E. coli 细胞体抗原的 sIgA 抗体在 E. coli 暴露及定植后几周内即出现（Lodinova et al. 1973）。刺激物的强度还有一个重要的作用：刺激物出现得越早，作用越强，出生在某一病原流行域内的新生儿产生特异性 sIgA 应答比出生在发达国家中的婴儿出现更早、更强（Cripps et al. 1991；

Onyemelukwe et al. 1985）。

新生儿期，初乳提供重要的 sIgA 补充来源（Ogra et al. 1983）。任何哺乳期的乳源抗体总计大约为 0.5~1g/d（而 65kg 的成人每天产生 2.5g），这些乳源抗体直接针对母体 - 婴儿二联体环境中的抗原（Hanson and Korotkova 2002）。肠道及母乳之间的反馈通路、支气管及母乳之间的反馈通路使免疫细胞被母体肠道及支气管黏膜中的抗原激活，并迁移至乳腺（Ogra et al. 1983；Hanson et al. 1984；Takahashi et al. 2002；Goldman et al. 1998）。有趣的是，据报道初乳及早产儿母乳中的 sIgA 水平更高（Araujo et al. 2005）。

早产儿缺乏成人肠道黏膜中防止机体被肠腔内物质致敏的固有的保护机制，这些固有的保护机制包括：坚实的物理屏障，能够改变摄入抗原结构的酶，调节 T 细胞的存在，以及 sIgA 的产生（Mayer 2005）。由于固有免疫细胞发育的以下几项缺陷，导致机体致敏风险显著增加：（a）抗体的抗原亲和性较低、多反应性的增加及自身反应性使早产儿的特异性抗体的应答不正常（Bhat et al. 1992；Chen et al. 1998）；（b）胎儿 / 早产儿 Ig 重链 CDR3 的长度较成年人缺少 3 个氨基酸（Bauer et al. 2002）。这降低了胎儿及早产儿大约 20^3（=8 000）倍可用的抗体多样性（Bauer et al. 2002）。此外，由于这些成分的三级结构问题，短 CDR3 区域的抗原结合区域，更易与过敏原的多肽区相结合（Collis et al. 2003）；（c）胎儿 CD5$^+$ B1 细胞的短 CDR3 区与 IgE 重链可变区具有相同的特点（Zemlin et al. 2001；Collins et al. 2003）。

根据这些现象我们可以假设,B1 细胞能对过敏原特异性的 IgE+ 浆细胞的组成具有促进作用,不成熟的肠道 B 细胞成分过早暴露于过敏原,均能增加过敏产生的风险(Collins et al. 2003)。

99.3.8.4　肠道巨噬细胞及树突状细胞

巨噬细胞最早在孕 11~12 周时出现于发育中的肠道,在孕 12~22 周时期迅速增加,并在儿童早期以较慢的速度持续增长(Rognum et al. 1992;Maheshwari and Zemlin 2006;MacDonald and Spencer 1990;Braeggeretal. 1992;Harvey et al. 1990;Spencer et al. 1987)。这些细胞作为固有免疫系统中最早出现的吞噬细胞,在抵抗破坏肠道上皮细胞进入薄层固有层的肠道细菌中起到重要的作用(Smythies et al. 2005,2006b)。肠道内巨噬细胞虽然具有强烈的吞噬作用及杀菌活性,但在炎症反应中其作用明显减弱(Smythies et al. 2005),因此,即使与肠腔内细菌相邻,肠道黏膜仍有其独特的机制用来避免产生不必要的炎症反应。在生病及早产的新生儿中,由于肠道上皮细胞不正常的渗透性、局部适应性免疫的不成熟及产生分泌性 IgA 的水平较低,使易位细菌过早暴露(Gebbers and Laissue 2004;van Elburg et al. 2003;Albanese et al. 1994),此时肠道巨噬细胞作为机体的防御系统可能具有更加重要的作用。肠道巨噬细胞可以通过其吞噬作用及细胞内杀伤作用清除既往未识别过的细菌。一旦突破肠道黏膜屏障的防御功能,病原菌则会遇到肝内的组织巨噬细胞(库普弗细胞)。

肠内巨噬细胞来源于循环中的单核细胞,循环中的单核细胞在不同上皮细胞及间质细胞产生的化学诱导物的作用下,招募至黏膜(Smythies et al. 2005,2006b;Kelsall 2008)。由于无论肠道内的巨噬细胞还是其前体单核细胞均不具有克隆增殖的能力(Smythiesetal. 2006b),因此肠道巨噬细胞池发育及维持仅能依靠循环中单核细胞的连续补充、分化这一唯一的机制。成人体内的 IL-8/CXCL8 及 TGF-β 能够招募巨噬细胞前体到肠道黏膜(Smythies et al. 2006b)。然而,几项证据均表明在胎儿肠道内 IL-8/CXCL8 对巨噬细胞前体的招募作用远不如巨噬细胞化学诱导物的作用强。胎儿中,IL-8 主要由一个长而不稳定的 77 个氨基酸的同型体构成(与成人的短 72 氨基酸异构体组成不同)(Maheshwari et al. 2008a)。同样,早孕期 / 中孕期胎儿肠道中 TGF-β 的生物活性也较低。最后,巨噬细胞至少在淋巴细胞及中性粒细胞出现前几周出现在胎儿肠道中(Maheshwari and Zemlin 2006;MacDonald and Spencer 1990;Braegger et al. 1992),由于 IL-8/CXCL8 既能招募巨噬细胞前体也能招募中性粒细胞前体(Fox et al. 2005;Smythies et al. 2006b),TGF-β 既能动员巨噬细胞前体也能动员 T 淋巴细胞(Smythies et al. 2006b;Adams et al. 1991),也就表明在早期化学诱导物对巨噬细胞前体的诱导作用较 IL-8/CXCL8 及 TGF-β 更强。我们近期发现胎儿肠道上皮细胞也能够产生趋化素(既往认为是 tazarotene 诱导基因 -2/TIG-2 或者视黄酸受体应答 -2/RARRES2)而招募巨噬细胞前体。

近期发现,与成年人不同,孕中期胎儿 / 早产婴儿肠道巨噬细胞对细菌产物能够应答并产生炎症因子。胎儿肠道内巨噬细胞的炎症反应下调受到 TGF-β,特别是 TGF-β2 同工型的作用。最近正在进行一项研究希望能够进一步明确在早产儿肠道中巨噬细胞对细菌产物耐受性的不成熟是否能够增加早产儿患坏死性小肠结肠炎的可能。

胎儿 / 新生儿肠道中 DCs 的研究数据十分有限(MacDonald 1996)。孕 14 周后,HLA-DR+DC 样细胞在淋巴结及派尔集合淋巴结均可出现,但是这些细胞与淋巴结中的巨噬细胞有些重叠(Spencer et al. 1987)。在鼠类及非人类的灵长类动物中,DCs 既出现在胎儿淋巴结中也出现在派尔集合淋巴结中(Wilders et al. 1983;Makori et al. 2003)。这些 DCs 功能的重要性尚不明确。

参考文献

Adamo L, Naveiras O, Wenzel PL, McKinney-Freeman S, Mack PJ, Gracia-Sancho J, Suchy-Dicey A, Yoshimoto M, Lensch MW, Yoder MC, Garcia-Cardena G, Daley GQ (2009) Biomechanical forces promote embryonic haematopoiesis. Nature 459:1131–1135

Adams DH, Hathaway M, Shaw J, Burnett D, Elias E, Strain AJ (1991) Transforming growth factor-beta induces human T lymphocyte migration in vitro. J Immunol 147:609–612

Adkins B (2003) Peripheral CD4+ lymphocytes derived from fetal versus adult thymic precursors differ phenotypically and functionally. J Immunol 171:5157–5164

Albanese CT, Smith SD, Watkins S, Kurkchubasche A, Simmons RL, Rowe MI (1994) Effect of secretory IgA on transepithelial passage of bacteria across the intact ileum in vitro. J Am Coll Surg 179:679–688

Alenghat E, Esterly JR (1984) Alveolar macrophages in

perinatal infants. Pediatrics 74:221–223

Alugupalli KR, Leong JM, Woodland RT, Muramatsu M, Honjo T, Gerstein RM (2004) B1b lymphocytes confer T cell-independent long-lasting immunity. Immunity 21:379–390

Ambruso DR, Bentwood B, Henson PM, Johnston RB Jr (1984) Oxidative metabolism of cord blood neutrophils: relationship to content and degranulation of cytoplasmic granules. Pediatr Res 18:1148–1153

Anderson G, Moore NC, Owen JJ, Jenkinson EJ (1996) Cellular interactions in thymocyte development. Annu Rev Immunol 14:73–99

Andersson U (1985) Development of B lymphocyte function in childhood. Acta Paediatr Scand 74:568–573

Antin JH, Emerson SG, Martin P, Gadol N, Ault KA (1986) Leu-1+ (CD5+) B cells. A major lymphoid subpopulation in human fetal spleen: phenotypic and functional studies. J Immunol 136:505–510

Araujo ED, Goncalves AK, Cornetta Mda C, Cunha H, Cardoso ML, Morais SS, Giraldo PC (2005) Evaluation of the secretory immunoglobulin A levels in the colostrum and milk of mothers of term and pre-trerm newborns. Braz J Infect Dis 9:357–362

Artis D, Spits H (2015) The biology of innate lymphoid cells. Nature 517:293–301

Bagorda A, Mihaylov VA, Parent CA (2006) Chemotaxis: moving forward and holding on to the past. Thromb Haemost 95:12–21

Ballow M, Cates KL, Rowe JC, Goetz C, Desbonnet C (1986) Development of the immune system in very low birth weight (less than 1500 g) premature infants: concentrations of plasma immunoglobulins and patterns of infections. Pediatr Res 20:899–904

Barrat FJ, Cua DJ, Boonstra A, Richards DF, Crain C, Savelkoul HF, de Waal-Malefyt R, Coffman RL, Hawrylowicz CM, O'Garra A (2002) In vitro generation of interleukin 10-producing regulatory CD4(+) T cells is induced by immunosuppressive drugs and inhibited by T helper type 1 (Th1)- and Th2-inducing cytokines. J Exp Med 195:603–616

Barnie PA, Lin X, Liu Y, Xu H, Su Z (2015) IL-17 producing innate lymphoid cells 3 (ILC3) but not Th17 cells might be the potential danger factor for preeclampsia and other pregnancy associated diseases. Int J Clin Exp Pathol 8:11100–11107

Bauer K, Zemlin M, Hummel M, Pfeiffer S, Karstaedt J, Steinhauser G, Xiao X, Versmold H, Berek C (2002) Diversification of Ig heavy chain genes in human preterm neonates prematurely exposed to environmental antigens. J Immunol 169:1349–1356

Bektas S, Goetze B, Speer CP (1990) Decreased adherence, chemotaxis and phagocytic activities of neutrophils from preterm neonates. Acta Paediatr Scand 79:1031–1038

Benoit M, Desnues B, Mege JL (2008) Macrophage polarization in bacterial infections. J Immunol 181:3733–3739

Bessler H, Sirota L, Dulitzky F, Djaldetti M (1987) Production of interleukin-1 by mononuclear cells of newborns and their mothers. Clin Exp Immunol 68:655–661

Bhat NM, Kantor AB, Bieber MM, Stall AM, Herzenberg LA, Teng NN (1992) The ontogeny and functional characteristics of human B-1 (CD5+ B) cells. Int Immunol 4:243–252

Bhide SA, Wadekar KV, Koushik SA (2001) Peyer's patches are precocious to the appendix in human development. Dev Immunol 8:159–166

Bhoopat L, Taylor CR, Hofman FM (1986) The differentiation antigens of macrophages in human fetal liver. Clin Immunol Immunopathol 41:184–192

Bishop GA, Hostager BS (2001) B lymphocyte activation by contact-mediated interactions with T lymphocytes. Curr Opin Immunol 13:278–285

Bjorkqvist M, Jurstrand M, Bodin L, Fredlund H, Schollin J (2004) Defective neutrophil oxidative burst in preterm newborns on exposure to coagulase-negative staphylococci. Pediatr Res 55:966–971

Bodey B, Kaiser HE (1997) Development of Hassall's bodies of the thymus in humans and other vertebrates (especially mammals) under physiological and pathological conditions: immunocytochemical, electronmicroscopic and in vitro observations. In Vivo 11:61–85

Bofill M, Janossy G, Janossa M, Burford GD, Seymour GJ, Wernet P, Kelemen E (1985) Human B cell development. II. Subpopulations in the human fetus. J Immunol 134:1531–1538

Boismenu R, Havran WL (1994) Modulation of epithelial cell growth by intraepithelial gamma delta T cells. Science 266:1253–1255

Bonati A, Zanelli P, Ferrari S, Plebani A, Starcich B, Savi M, Neri TM (1992) T-cell receptor beta-chain gene rearrangement and expression during human thymic ontogenesis. Blood 79:1472–1483

Bondada S, Wu H, Robertson DA, Chelvarajan RL (2000) Accessory cell defect in unresponsiveness of neonates and aged to polysaccharide vaccines. Vaccine 19:557–565

Borregaard N, Cowland JB (1997) Granules of the human neutrophilic polymorphonuclear leukocyte. Blood 89:3503–3521

Boxer LA (2006) Severe congenital neutropenia: genetics and pathogenesis. Trans Am Clin Climatol Assoc 117:13–31; discussion-2

Braegger CP, Spencer J, MacDonald TT (1992) Ontogenetic aspects of the intestinal immune system in man. Int J Clin Lab Res 22:1–4

Brandtzaeg P, Nilssen DE, Rognum TO, Thrane PS (1991) Ontogeny of the mucosal immune system and IgA deficiency. Gastroenterol Clin North Am 20:397–439

Bryson YJ, Winter HS, Gard SE, Fischer TJ, Stiehm ER (1980) Deficiency of immune interferon production by leukocytes of normal newborns. Cell Immunol 55:191–200

Buhl AM, Nemazee D, Cambier JC, Rickert R, Hertz M (2000) B-cell antigen receptor competence regulates B-lymphocyte selection and survival. Immunol Rev 176:141–153

Bulmer JN, Morrison L, Smith JC (1988) Expression of class II MHC gene products by macrophages in human uteroplacental tissue. Immunology 63:707–714

Burgio GR, Lanzavecchia A, Plebani A, Jayakar S, Ugazio AG (1980) Ontogeny of secretory immunity: levels of secretory IgA and natural antibodies in saliva. Pediatr Res 14:1111–1114

Cahill RN, Kimpton WG, Washington EA, Holder JE, Cunningham CP (1999) The ontogeny of T cell recirculation during foetal life. Semin Immunol 11:105–114

Cairo MS, Suen Y, Knoppel E, van de Ven C, Nguyen A,

Sender L (1991) Decreased stimulated GM-CSF production and GM-CSF gene expression but normal numbers of GM-CSF receptors in human term newborns compared with adults. Pediatr Res 30:362–367

Carr R, Huizinga TW (2000) Low soluble FcRIII receptor demonstrates reduced neutrophil reserves in preterm neonates. Arch Dis Child Fetal Neonatal Ed 83:F160

Carr R, Pumford D, Davies JM (1992) Neutrophil chemotaxis and adhesion in preterm babies. Arch Dis Child 67:813–817

Carreno MP, Gresham HD, Brown EJ (1993) Isolation of leukocyte response integrin: a novel RGD-binding protein involved in regulation of phagocytic function. Clin Immunol Immunopathol 69:43–51

Casali P, Schettino EW (1996) Structure and function of natural antibodies. Curr Top Microbiol Immunol 210:167–179

Cerf-Bensussan N, Guy-Grand D (1991) Intestinal intraepithelial lymphocytes. Gastroenterol Clin North Am 20:549–576

Chang M, Suen Y, Lee SM, Baly D, Buzby JS, Knoppel E, Wolpe S, Cairo MS (1994) Transforming growth factor-beta 1, macrophage inflammatory protein-1 alpha, and interleukin-8 gene expression is lower in stimulated human neonatal compared with adult mononuclear cells. Blood 84:118–124

Chen ZJ, Wheeler CJ, Shi W, Wu AJ, Yarboro CH, Gallagher M, Notkins AL (1998) Polyreactive antigen-binding B cells are the predominant cell type in the newborn B cell repertoire. Eur J Immunol 28:989–994

Chheda S, Palkowetz KH, Garofalo R, Rassin DK, Goldman AS (1996) Decreased interleukin-10 production by neonatal monocytes and T cells: relationship to decreased production and expression of tumor necrosis factor-alpha and its receptors. Pediatr Res 40:475–483

Chidgey AP, Boyd RL (2001) Thymic stromal cells and positive selection. APMIS 109:481–492

Choi Y, Rickert MH, Ballow M, Greenberg SJ (1995) Human IgH-V gene repertoire in neonatal cord blood, adult peripheral blood, and EBV-transformed cells. Ann N Y Acad Sci 764:261–264

Christensen RD (1987) Circulating pluripotent hematopoietic progenitor cells in neonates. J Pediatr 110:623–625

Christensen RD, Harper TE, Rothstein G (1986) Granulocyte-macrophage progenitor cells in term and preterm neonates. J Pediatr 109:1047–1051

Clark RA (1999) Activation of the neutrophil respiratory burst oxidase. J Infect Dis 179(Suppl 2):S309–S317

Clerici M, DePalma L, Roilides E, Baker R, Shearer GM (1993) Analysis of T helper and antigen-presenting cell functions in cord blood and peripheral blood leukocytes from healthy children of different ages. J Clin Invest 91:2829–2836

Collins AM, Sewell WA, Edwards MR (2003) Immunoglobulin gene rearrangement, repertoire diversity, and the allergic response. Pharmacol Ther 100:157–170

Collis AV, Brouwer AP, Martin AC (2003) Analysis of the antigen combining site: correlations between length and sequence composition of the hypervariable loops and the nature of the antigen. J Mol Biol 325:337–354

Cooper MD, Buckley RH (1982) Developmental immu-

nology and the immunodeficiency diseases. JAMA 248:2658–2669

Cornes JS (1965) Peyer's patches in the human gut. Proc R Soc Med 58:716

Crabbe PA, Nash DR, Bazin H, Eyssen H, Heremans JF (1970a) Immunohistochemical observations on lymphoid tissues from conventional and germ-free mice. Lab Invest 22:448–457

Crabbe PA, Nash DR, Bazin H, Eyssen H, Heremans JF (1970b) Studies on the immunoglobulins of the mouse intestinal secretions. Prog Immunobiol Stand 4:308–311

Cripps AW, Gleeson M, Clancy RL (1991) Ontogeny of the mucosal immune response in children. Adv Exp Med Biol 310:87–92

D'Ambola JB, Sherman MP, Tashkin DP, Gong H Jr (1988) Human and rabbit newborn lung macrophages have reduced anti-Candida activity. Pediatr Res 24:285–290

D'Angio CT, Maniscalco WM, Pichichero ME (1995) Immunologic response of extremely premature infants to tetanus, *Haemophilus influenzae*, and polio immunizations. Pediatrics 96:18–22

Darrasse-Jeze G, Marodon G, Salomon BL, Catala M, Klatzmann D (2005) Ontogeny of CD4+CD25+ regulatory/suppressor T cells in human fetuses. Blood 105:4715–4721

Davis MM, Bjorkman PJ (1988) T-cell antigen receptor genes and T-cell recognition. Nature 334:395–402

de Bont ES, Martens A, van Raan J, Samson G, Fetter WP, Okken A, de Leij LH (1993) Tumor necrosis factor-alpha, interleukin-1 beta, and interleukin-6 plasma levels in neonatal sepsis. Pediatr Res 33:380–383

Denning TL, Wang YC, Patel SR, Williams IR, Pulendran B (2007) Lamina propria macrophages and dendritic cells differentially induce regulatory and interleukin 17-producing T cell responses. Nat Immunol 8:1086–1094

Deorari AK, Broor S, Maitreyi RS, Agarwal D, Kumar H, Paul VK, Singh M (2000) Incidence, clinical spectrum, and outcome of intrauterine infections in neonates. J Trop Pediatr 46:155–159

Dorshkind K, Montecino-Rodriguez E (2007) Fetal B-cell lymphopoiesis and the emergence of B-1-cell potential. Nat Rev Immunol 7:213–219

Drossou V, Kanakoudi F, Tzimouli V, Sarafidis K, Taparkou A, Bougiouklis D, Petropoulou T, Kremenopoulos G (1997) Impact of prematurity, stress and sepsis on the neutrophil respiratory burst activity of neonates. Biol Neonate 72:201–209

Durandy A, Thuillier L, Forveille M, Fischer A (1990) Phenotypic and functional characteristics of human newborns' B lymphocytes. J Immunol 144:60–65

Edwards SW (1995) Cell signalling by integrins and immunoglobulin receptors in primed neutrophils. Trends Biochem Sci 20:362–367

Eisenfeld L, Krause PJ, Herson V, Savidakis J, Bannon P, Maderazo E, Woronick C, Giuliano C, Banco L (1990) Longitudinal study of neutrophil adherence and motility. J Pediatr 117:926–929

Elsasser-Beile U, Dursunoglu B, Gallati H, Monting JS, von Kleist S (1995) Comparison of cytokine production in blood cell cultures of healthy children and adults. Pediatr Allergy Immunol 6:170–174

Elsbach P, Weiss J (1998) Role of the bactericidal/permeability-increasing protein in host defence. Curr Opin Immunol 10:45–49

Engle WA, Schreiner RL, Baehner RL (1983) Neonatal white blood cell disorders. Semin Perinatol 7:184–200

Erkeller-Yuksel FM, Deneys V, Yuksel B, Hannet I, Hulstaert F, Hamilton C, Mackinnon H, Stokes LT, Munhyeshuli V, Vanlangendonck F et al (1992) Age-related changes in human blood lymphocyte subpopulations. J Pediatr 120:216–222

Etzioni A, Obedeanu N, Blazer S, Benderly A, Merzbach D (1990) Effect of an intravenous gammaglobulin preparation on the opsonophagocytic activity of preterm serum against coagulase-negative staphylococci. Acta Paediatr Scand 79:156–161

Fagarasan S, Kinoshita K, Muramatsu M, Ikuta K, Honjo T (2001) In situ class switching and differentiation to IgA-producing cells in the gut lamina propria. Nature 413:639–643

Fichtelius KE (1968) The gut epithelium – a first level lymphoid organ? Exp Cell Res 49:87–104

Finke D, Acha-Orbea H, Mattis A, Lipp M, Kraehenbuhl J (2002) CD4+CD3- cells induce Peyer's patch development: role of alpha4beta1 integrin activation by CXCR5. Immunity 17:363–373

Fitzsimmons SP, Evans MK, Pearce CL, Sheridan MJ, Wientzen R, Cole MF (1994) Immunoglobulin A subclasses in infants' saliva and in saliva and milk from their mothers. J Pediatr 124:566–573

Forsberg A, Bengtsson M, Eringfalt A, Ernerudh J, Mjosberg J, Jenmalm MC (2014) GATA binding protein 3(+) group 2 innate lymphoid cells are present in cord blood and in higher proportions in male than in female neonates. J Allergy Clin Immunol 134:228–230

Foster CA, Holbrook KA, Farr AG (1986) Ontogeny of Langerhans cells in human embryonic and fetal skin: expression of HLA-DR and OKT-6 determinants. J Invest Dermatol 86:240–243

Fox SE, Lu W, Maheshwari A, Christensen RD, Calhoun DA (2005) The effects and comparative differences of neutrophil specific chemokines on neutrophil chemotaxis of the neonate. Cytokine 29:135–140

Frascoli M, Jeanty C, Fleck S, Moradi PW, Keating S, Mattis AN, Tang Q, MacKenzie TC (2016) Heightened Immune activation in fetuses with gastroschisis may be blocked by targeting IL-5. J Immunol 196:4957–4966

Gaddy J, Risdon G, Broxmeyer HE (1995) Cord blood natural killer cells are functionally and phenotypically immature but readily respond to interleukin-2 and interleukin-12. J Interferon Cytokine Res 15:527–536

Gahr M, Blanke R, Speer CP (1985) Polymorphonuclear leukocyte function in term and preterm newborn infants. Biol Neonate 48:15–20

Garcia KC, Degano M, Speir JA, Wilson IA (1999) Emerging principles for T cell receptor recognition of antigen in cellular immunity. Rev Immunogenet 1:75–90

Garderet L, Dulphy N, Douay C, Chalumeau N, Schaeffer V, Zilber MT, Lim A, Even J, Mooney N, Gelin C, Gluckman E, Charron D, Toubert A (1998) The umbilical cord blood alphabeta T-cell repertoire: characteristics of a polyclonal and naive but completely formed repertoire. Blood 91:340–346

Gathings WE, Lawton AR, Cooper MD (1977) Immunofluorescent studies of the development of pre-B cells, B lymphocytes and immunoglobulin isotype diversity in humans. Eur J Immunol 7:804–810

Gaunt G, Ramin K (2001) Immunological tolerance of the human fetus. Am J Perinatol 18:299–312

Gebbers JO, Laissue JA (2004) Bacterial translocation in the normal human appendix parallels the development of the local immune system. Ann N Y Acad Sci 1029:337–343

Geissmann F, Jung S, Littman DR (2003) Blood monocytes consist of two principal subsets with distinct migratory properties. Immunity 19:71–82

George JF Jr, Schroeder HW Jr (1992) Developmental regulation of D beta reading frame and junctional diversity in T cell receptor-beta transcripts from human thymus. J Immunol 148:1230–1239

Gerli R, Bertotto A, Crupi S, Arcangeli C, Marinelli I, Spinozzi F, Cernetti C, Angelella P, Rambotti P (1989) Activation of cord T lymphocytes. I. Evidence for a defective T cell mitogenesis induced through the CD2 molecule. J Immunol 142:2583–2589

Gerli R, Agea E, Muscat C, Tognellini R, Fiorucci G, Spinozzi F, Cernetti C, Bertotto A (1993) Activation of cord T lymphocytes. III. Role of LFA-1/ICAM-1 and CD2/LFA-3 adhesion molecules in CD3-induced proliferative response. Cell Immunol 148:32–47

Gill TJ 3rd, Repetti CF, Metlay LA, Rabin BS, Taylor FH, Thompson DS, Cortese AL (1983) Transplacental immunization of the human fetus to tetanus by immunization of the mother. J Clin Invest 72:987–996

Gleeson M, Cripps AW, Clancy RL, Husband AJ, Hensley MJ, Leeder SR (1982) Ontogeny of the secretory immune system in man. Aust N Z J Med 12:255–258

Glover DM, Brownstein D, Burchett S, Larsen A, Wilson CB (1987) Expression of HLA class II antigens and secretion of interleukin-1 by monocytes and macrophages from adults and neonates. Immunology 61:195–201

Golby S, Hackett M, Boursier L, Dunn-Walters D, Thiagamoorthy S, Spencer J (2002) B cell development and proliferation of mature B cells in human fetal intestine. J Leukoc Biol 72:279–284

Goldman AS, Chheda S, Garofalo R (1998) Evolution of immunologic functions of the mammary gland and the postnatal development of immunity. Pediatr Res 43:155–162

Golebiowska M, Kardas-Sobantka D, Chlebna-Sokol D, Sabanty W (1999) Hepatitis B vaccination in preterm infants. Eur J Pediatr 158:293–297

Grage-Griebenow E, Flad HD, Ernst M (2001) Heterogeneity of human peripheral blood monocyte subsets. J Leukoc Biol 69:11–20

Gromo G, Geller RL, Inverardi L, Bach FH (1987) Signal requirements in the step-wise functional maturation of cytotoxic T lymphocytes. Nature 327:424–426

Grouard G, Rissoan MC, Filgueira L, Durand I, Banchereau J, Liu YJ (1997) The enigmatic plasmacytoid T cells develop into dendritic cells with interleukin (IL)-3 and CD40-ligand. J Exp Med 185:1101–1111

Groux H, O'Garra A, Bigler M, Rouleau M, Antonenko S, de Vries JE, Roncarolo MG (1997) A CD4+ T-cell subset inhibits antigen-specific T-cell responses and prevents colitis. Nature 389:737–742

Gunther U, Holloway JA, Gordon JN, Knight A, Chance V, Hanley NA, Wilson DI, French R, Spencer J, Steer H, Anderson G, MacDonald TT (2005) Phenotypic characterization of CD3-7+ cells in developing human intestine and an analysis of their ability to differentiate into T cells. J Immunol 174:5414–5422

Haas KM, Poe JC, Steeber DA, Tedder TF (2005) B-1a and B-1b cells exhibit distinct developmental requirements and have unique functional roles in innate and adaptive immunity to S. pneumoniae. Immunity 23:7–18

Hagendorens MM, Van Bever HP, Schuerwegh AJ, De Clerck LS, Bridts CH, Stevens WJ (2000) Determination of T-cell subpopulations and intracellular cytokine production (interleukin-2, interleukin-4, and interferon-gamma) by cord blood T-lymphocytes of neonates from atopic and non-atopic parents. Pediatr Allergy Immunol 11:12–19

Hanson LA, Korotkova M (2002) The role of breastfeeding in prevention of neonatal infection. Semin Neonatol 7:275–281

Hanson LA, Ahlstedt S, Andersson B, Cruz JR, Dahlgren U, Fallstrom SP, Porras O, Svanborg Eden C, Soderstrom T, Wettergren B (1984) The immune response of the mammary gland and its significance for the neonate. Ann Allergy 53:576–582

Hardy RR (2006) B-1 B cell development. J Immunol 177:2749–2754

Hardy RR, Hayakawa K (1991) A developmental switch in B lymphopoiesis. Proc Natl Acad Sci U S A 88:11550–11554

Hardy RR, Hayakawa K (1994) CD5 B cells, a fetal B cell lineage. Adv Immunol 55:297–339

Harvey J, Jones DB, Wright DH (1990) Differential expression of MHC- and macrophage-associated antigens in human fetal and postnatal small intestine. Immunology 69:409–415

Hashimoto M, Nishida A, Minakami H, Takashima Y, Kato M, Okada Y, Ogawa Y, Itoh S, Kimura H (2002) Decreased expression of L-selectin on peripheral blood polymorphonuclear leukocytes in neonates with severe asphyxia. Biol Neonate 81:95–98

Hassan J, Reen DJ (1993) Neonatal CD4+ CD45RA+ T cells: precursors of adult CD4+ CD45RA+ T cells? Res Immunol 144:87–92

Haworth JC, Dilling L (1966) Concentration of gamma-A-globulin in serum, saliva, and nasopharyngeal secretions of infants and children. J Lab Clin Med 67:922–933

Hayes JA, Adamson-Macedo EN, Perera S, Anderson J (1999) Detection of secretory immunoglobulin A (SIgA) in saliva of ventilated and non-ventilated preterm neonates. Neuroendocrinol Lett 20:109–113

Haynes BF (1984) The human thymic microenvironment. Adv Immunol 36:87–142

Haynes BF, Martin ME, Kay HH, Kurtzberg J (1988) Early events in human T cell ontogeny. Phenotypic characterization and immunohistologic localization of T cell

precursors in early human fetal tissues. J Exp Med 168:1061–1080

Hazenberg MD, Verschuren MC, Hamann D, Miedema F, van Dongen JJ (2001) T cell receptor excision circles as markers for recent thymic emigrants: basic aspects, technical approach, and guidelines for interpretation. J Mol Med 79:631–640

Heit B, Tavener S, Raharjo E, Kubes P (2002) An intracellular signaling hierarchy determines direction of migration in opposing chemotactic gradients. J Cell Biol 159:91–102

Herberman RB, Djeu J, Kay HD, Ortaldo JR, Riccardi C, Bonnard GD, Holden HT, Fagnani R, Santoni A, Puccetti P (1979) Natural killer cells: characteristics and regulation of activity. Immunol Rev 44:43–70

Hobbs JR, Davis JA (1967) Serum gamma-G-globulin levels and gestational age in premature babies. Lancet 1:757–759

Holt PG, Jones CA (2000) The development of the immune system during pregnancy and early life. Allergy 55:688–697

Holtmeier W, Witthoft T, Hennemann A, Winter HS, Kagnoff MF (1997) The TCR-delta repertoire in human intestine undergoes characteristic changes during fetal to adult development. J Immunol 158:5632–5641

Holtmeier W, Pfander M, Hennemann A, Zollner TM, Kaufmann R, Caspary WF (2001) The TCR-delta repertoire in normal human skin is restricted and distinct from the TCR-delta repertoire in the peripheral blood. J Invest Dermatol 116:275–280

Hori S, Nomura T, Sakaguchi S (2003) Control of regulatory T cell development by the transcription factor Foxp3. Science 299:1057–1061

Hoshino T, Yamada A, Honda J, Imai Y, Nakao M, Inoue M, Sagawa K, Yokoyama MM, Oizumi K, Itoh K (1993) Tissue-specific distribution and age-dependent increase of human CD11b+ T cells. J Immunol 151:2237–2246

Howie D, Spencer J, DeLord D, Pitzalis C, Wathen NC, Dogan A, Akbar A, MacDonald TT (1998) Extrathymic T cell differentiation in the human intestine early in life. J Immunol 161:5862–5872

Husband AJ, Gleeson M (1996) Ontogeny of mucosal immunity – environmental and behavioral influences. Brain Behav Immun 10:188–204

Ivanov S, Bozinovski S, Bossios A, Valadi H, Vlahos R, Malmhall C, Sjostrand M, Kolls JK, Anderson GP, Linden A (2007) Functional relevance of the IL-23-IL-17 axis in lungs in vivo. Am J Respir Cell Mol Biol 36:442–451

Jacobs RF, Wilson CB, Palmer S, Springmeyer SC, Henderson WR, Glover DM, Kessler DL Jr, Murphy JH, Hughes JP, van Belle G et al (1985) Factors related to the appearance of alveolar macrophages in the developing lung. Am Rev Respir Dis 131:548–553

Jaffe R (1993) Review of human dendritic cells: isolation and culture from precursors. Pediatr Pathol 13:821–837

Janossy G, Bofill M, Poulter LW, Rawlings E, Burford GD, Navarrete C, Ziegler A, Kelemen E (1986) Separate ontogeny of two macrophage-like accessory cell populations in the human fetus. J Immunol 136:4354–4361

Johnson CC, Ownby DR, Peterson EL (1996) Parental history of atopic disease and concentration of cord blood IgE. Clin Exp Allergy 26:624–629

Johnston RB Jr (1988) Current concepts: immunology. Monocytes and macrophages. N Engl J Med 318:747–752

Jones DH, Schmalstieg FC, Dempsey K, Krater SS, Nannen DD, Smith CW, Anderson DC (1990) Subcellular distribution and mobilization of MAC-1 (CD11b/CD18) in neonatal neutrophils. Blood 75:488–498

Kagi D, Ledermann B, Burki K, Zinkernagel RM, Hengartner H (1996) Molecular mechanisms of lymphocyte-mediated cytotoxicity and their role in immunological protection and pathogenesis in vivo. Annu Rev Immunol 14:207–232

Kagnoff MF (1998) Current concepts in mucosal immunity. III. Ontogeny and function of gamma delta T cells in the intestine. Am J Physiol 274:G455–G458

Kang J, Raulet DH (1997) Events that regulate differentiation of alpha beta TCR+ and gamma delta TCR+ T cells from a common precursor. Semin Immunol 9:171–179

Kantor AB, Herzenberg LA (1993) Origin of murine B cell lineages. Annu Rev Immunol 11:501–538

Karras JG, Wang Z, Huo L, Howard RG, Frank DA, Rothstein TL (1997) Signal transducer and activator of transcription-3 (STAT3) is constitutively activated in normal, self-renewing B-1 cells but only inducibly expressed in conventional B lymphocytes. J Exp Med 185:1035–1042

Kelemen E, Janossa M (1980) Macrophages are the first differentiated blood cells formed in human embryonic liver. Exp Hematol 8:996–1000

Kelsall B (2008) Recent progress in understanding the phenotype and function of intestinal dendritic cells and macrophages. Mucosal Immunol 1:460–469

Kelsoe G (1999) V(D)J hypermutation and receptor revision: coloring outside the lines. Curr Opin Immunol 11:70–75

Kesson AM, Bryson YJ (1991) Induction of interferon-gamma by cord blood mononuclear cells is calcium dependent. Cell Immunol 133:138–146

Kibler R, Hicks MJ, Wright AL, Taussig LM (1986) A comparative analysis of cord blood and adult lymphocytes: interleukin-2 and interferon production, natural killer cell activity, and lymphocyte populations. Diagn Immunol 4:201–208

Kim SK, Keeney SE, Alpard SK, Schmalstieg FC (2003) Comparison of L-selectin and CD11b on neutrophils of adults and neonates during the first month of life. Pediatr Res 53:132–136

King CL, Malhotra I, Mungai P, Wamachi A, Kioko J, Ouma JH, Kazura JW (1998) B cell sensitization to helminthic infection develops in utero in humans. J Immunol 160:3578–3584

Klebanoff SJ (2005) Myeloperoxidase: friend and foe. J Leukoc Biol 77:598–625

Klein M (1983) Immunological markers of human mononuclear cells. Clin Biochem 16:128–133

Klose CS, Flach M, Mohle L, Rogell L, Hoyler T, Ebert K, Fabiunke C, Pfeifer D, Sexl V, Fonseca-Pereira D, Domingues RG, Veiga-Fernandes H, Arnold SJ, Busslinger M, Dunay IR, Tanriver Y, Diefenbach A (2014) Differentiation of type 1 ILCs from a common progenitor to all helper-like innate lymphoid cell lineages. Cell 157:340–356

Kohler PF, Farr RS (1966) Elevation of cord over maternal IgG immunoglobulin: evidence for an active placental IgG transport. Nature 210:1070–1071

Komano H, Fujiura Y, Kawaguchi M, Matsumoto S, Hashimoto Y, Obana S, Mombaerts P, Tonegawa S, Yamamoto H, Itohara S et al (1995) Homeostatic regulation of intestinal epithelia by intraepithelial gamma delta T cells. Proc Natl Acad Sci U S A 92:6147–6151

Komatsu H, Tsukimori K, Hata K, Satoh S, Nakano H (2001) The characterization of superoxide production of human neonatal neutrophil. Early Hum Dev 65:11–19

Koningsberger JC, Chott A, Logtenberg T, Wiegman LJ, Blumberg RS, van Berge Henegouwen GP, Balk SP (1997) TCR expression in human fetal intestine and identification of an early T cell receptor beta-chain transcript. J Immunol 159:1775–1782

Krause PJ, Kreutzer DL, Eisenfeld L, Herson VC, Weisman S, Bannon P, Greca N (1989) Characterization of nonmotile neutrophil subpopulations in neonates and adults. Pediatr Res 25:519–524

Kurland G, Cheung AT, Miller ME, Ayin SA, Cho MM, Ford EW (1988) The ontogeny of pulmonary defenses: alveolar macrophage function in neonatal and juvenile rhesus monkeys. Pediatr Res 23:293–297

Latthe M, Terry L, MacDonald TT (1994) High frequency of CD8 alpha alpha homodimer-bearing T cells in human fetal intestine. Eur J Immunol 24:1703–1705

Laurenti F, Ferro R, Marzetti G, Rossini M, Bucci G (1980) Neutrophil chemotaxis in preterm infants with infections. J Pediatr 96:468–470

Lehrer RI (2007) Multispecific myeloid defensins. Curr Opin Hematol 14:16–21

Leibson PJ (1997) Signal transduction during natural killer cell activation: inside the mind of a killer. Immunity 6:655–661

Leino A, Ruuskanen O, Kero P, Eskola J, Toivanen P (1981) Depressed phytohemagglutinin and concanavalin A responses in premature infants. Clin Immunol Immunopathol 19:260–267

Liechty KW, Koenig JM, Mitchell MD, Romero R, Christensen RD (1991) Production of interleukin-6 by fetal and maternal cells in vivo during intraamniotic infection and in vitro after stimulation with interleukin-1. Pediatr Res 29:1–4

Liechty KW, Adzick NS, Crombleholme TM (2000) Diminished interleukin 6 (IL-6) production during scarless human fetal wound repair. Cytokine 12:671–676

Lilic D, Cant AJ, Abinun M, Calvert JE, Spickett GP (1997) Cytokine production differs in children and adults. Pediatr Res 42:237–240

Linch DC, Knott LJ, Rodeck CH, Huehns ER (1982) Studies of circulating hemopoietic progenitor cells in human fetal blood. Blood 59:976–979

Linderkamp O, Ruef P, Brenner B, Gulbins E, Lang F (1998) Passive deformability of mature, immature, and active neutrophils in healthy and septicemic neonates. Pediatr Res 44:946–950

Liu CC, Young LH, Young JD (1996) Lymphocyte-mediated

cytolysis and disease. N Engl J Med 335:1651–1659

Lodinova R, Jouja V, Wagner V (1973) Serum immuno-globulins and coproantibody formation in infants after artificial intestinal colonization with *Escherichia coli* 083 and oral lysozyme administration. Pediatr Res 7:659–669

Lubens RG, Gard SE, Soderberg-Warner M, Stiehm ER (1982) Lectin-dependent T-lymphocyte and natural killer cytotoxic deficiencies in human newborns. Cell Immunol 74:40–53

Lucivero G, Dell'Osso A, Iannone A, Selvaggi L, Antonaci S, Bettocchi S, Bonomo L (1983) Phenotypic immaturity of T and B lymphocytes in cord blood of full-term normal neonates. Analysis of cell surface markers by using conventional techniques and mono-clonal antibodies. Biol Neonate 44:303–308

Macardle PJ, Wheatland L, Zola H (1999) Analysis of the cord blood T lymphocyte response to superantigen. Hum Immunol 60:127–139

MacDonald TT (1996) Accessory cells in the human gas-trointestinal tract. Histopathology 29:89–92

MacDonald TT, Spencer J (1990) Ontogeny of the mucosal immune response. Springer Semin Immunopathol 12:129–137

MacDonald TT, Spencer J (1994) Ontogeny of the gut-associated lymphoid system in man. Acta Paediatr Suppl 83:3–5

MacDonald TT, Weinel A, Spencer J (1988) HLA-DR expression in human fetal intestinal epithelium. Gut 29:1342–1348

Magri G, Miyajima M, Bascones S, Mortha A, Puga I, Cassis L, Barra CM, Comerma L, Chudnovskiy A, Gentile M, Llige D, Cols M, Serrano S, Arostegui JI, Juan M, Yague J, Merad M, Fagarasan S, Cerutti A (2014) Innate lymphoid cells integrate stromal and immunological signals to enhance antibody production by splenic marginal zone B cells. Nat Immunol 15:354–364

Maheshwari A, Christensen RD (2004) Developmental granulocytopoiesis. In: Polin RA, Fox WW, Abman SH (eds) Fetal and neonatal physiology, 3rd edn. WB Saunders, Philadelphia, pp 1388–1395

Maheshwari A, Zemlin M (2006) Ontogeny of the intesti-nal immune system. Haematol Rep 10:18–26

Maheshwari A, Voitenok NN, Akalovich S, Shaik SS, Randolph DA, Sims B, Patel RP, Killingsworth CR, Fallon MB, Ohls RK (2009) Developmental changes in circulating IL-8/CXCL8 isoforms in neonates. Cyto-kine 46:12–16

Maheshwari A, Kelly DR, Nicola T, Ambalavanan N, Jain SK, Murphy-Ullrich J, Athar M, Shimamura M, Bhandari V, Aprahamian C, Dimmitt RA, Serra R, Ohls RK (2011) TGF-β2 suppresses macrophage cyto-kine production and mucosal inflammatory responses in the developing intestine. Gastroenterology 140:242–53

Maheshwari A, Kurundkar AR, Shaik SS, Kelly DR, Hartman Y, Zhang W, Dimmitt R, Saeed S, Randolph DA, Aprahamian C, Datta G, Ohls RK (2009) Epithe-lial cells in fetal intestine produce chemerin to recruit macrophages. Am J Physiol Gastrointest Liver Physiol 297:G1–G10

Makori N, Tarantal AF, Lu FX, Rourke T, Marthas ML, McChesney MB, Hendrickx AG, Miller CJ (2003)

Functional and morphological development of lym-phoid tissues and immune regulatory and effector func-tion in rhesus monkeys: cytokine-secreting cells, immunoglobulin-secreting cells, and CD5(+) B-1 cells appear early in fetal development. Clin Diagn Lab Immunol 10:140–153

Mathieson BJ, Fowlkes BJ (1984) Cell surface antigen expression on thymocytes: development and pheno-typic differentiation of intrathymic subsets. Immunol Rev 82:141–173

Mayer L (2005) Mucosal immunity. Immunol Rev 206:5

McIntyre TM, Prescott SM, Weyrich AS, Zimmerman GA (2003) Cell-cell interactions: leukocyte-endothelial interactions. Curr Opin Hematol 10:150–158

McNabb T, Koh TY, Dorrington KJ, Painter RH (1976) Structure and function of immunoglobulin domains. V. Binding, University of immunoglobulin G and frag-ments to placental membrane preparations. J Immunol 117:882–888

McVay LD, Carding SR (1996) Extrathymic origin of human gamma delta T cells during fetal development. J Immunol 157:2873–2882

McVay LD, Carding SR (1999) Generation of human gammadelta T-cell repertoires. Crit Rev Immunol 19:431–460

Mellander L, Carlsson B, Hanson LA (1984) Appearance of secretory IgM and IgA antibodies to *Escherichia coli* in saliva during early infancy and childhood. J Pediatr 104:564–568

Merrill JD, Sigaroudinia M, Kohl S (1996) Characteriza-tion of natural killer and antibody-dependent cellular cytotoxicity of preterm infants against human immuno-deficiency virus-infected cells. Pediatr Res 40:498–503

Middendorp S, Nieuwenhuis EE (2009) NKT cells in mucosal immunity. Mucosal Immunol 2:393

Montecino-Rodriguez E, Dorshkind K (2006) New per-spectives in B-1 B cell development and function. Trends Immunol 27:428–433

Moraes TJ, Zurawska JH, Downey GP (2006) Neutrophil granule contents in the pathogenesis of lung injury. Curr Opin Hematol 13:21–27

Morita CT, Parker CM, Brenner MB, Band H (1994) TCR usage and functional capabilities of human gamma delta T cells at birth. J Immunol 153:3979–3988

Morris RB, Nichols BA, Bainton DF (1975) Ultrastructure and peroxidase cytochemistry of normal human leuko-cytes at birth. Dev Biol 44:223–238

Mosmann TR, Cherwinski H, Bond MW, Giedlin MA, Coffman RL (1986) Two types of murine helper T cell clone. I. Definition according to profiles of lymphokine activities and secreted proteins. J Immunol 136:2348–2357

Muller K, Zak M, Nielsen S, Pedersen FK, de Nully P, Bendtzen K (1996) In vitro cytokine production and phenotype expression by blood mononuclear cells from umbilical cords, children and adults. Pediatr Allergy Immunol 7:117–124

Neuberger MS, Di Noia JM, Beale RC, Williams GT, Yang Z, Rada C (2005) Somatic hypermutation at A.T pairs: polymerase error versus dUTP incorporation. Nat Rev Immunol 5:171–178

Nonoyama S, Etzioni A, Toru H, Ruggerie DP, Lewis D, Pollack S, Aruffo A, Yata JI, Ochs HD (1998) Diminished expression of CD40 ligand may contribute to the defective humoral immunity in patients with MHC class II deficiency. Eur J Immunol 28:589–598

Nossal GJ (1986) The Florey lecture, 1986. The regulatory biology of antibody formation. Proc R Soc Lond B Biol Sci 228:225–240

Nupponen I, Turunen R, Nevalainen T, Peuravuori H, Pohjavuori M, Repo H, Andersson S (2002) Extracellular release of bactericidal/permeability-increasing protein in newborn infants. Pediatr Res 51:670–674

O'Doherty U, Peng M, Gezelter S, Swiggard WJ, Betjes M, Bhardwaj N, Steinman RM (1994) Human blood contains two subsets of dendritic cells, one immunologically mature and the other immature. Immunology 82:487–493

Ofek I, Goldhar J, Keisari Y, Sharon N (1995) Nonopsonic phagocytosis of microorganisms. Annu Rev Microbiol 49:239–276

Ogra PL, Losonsky GA, Fishaut M (1983) Colostrum-derived immunity and maternal-neonatal interaction. Ann N Y Acad Sci 409:82–95

Oltz EM (2001) Regulation of antigen receptor gene assembly in lymphocytes. Immunol Res 23:121–133

Onyemelukwe GC, Leinoen M, Makela H, Greenwood BM (1985) Response to pneumococcal vaccination in normal and post-infected Nigerians. J Infect 11:139–144

Ortaldo JR, Winkler-Pickett RT, Nagashima K, Yagita H, Okumura K (1992) Direct evidence for release of pore-forming protein during NK cellular lysis. J Leukoc Biol 52:483–488

Palfi M, Hilden JO, Gottvall T, Selbing A (1998) Placental transport of maternal immunoglobulin G in pregnancies at risk of Rh (D) hemolytic disease of the newborn. Am J Reprod Immunol 39:323–328

Paloczi K (1999) Immunophenotypic and functional characterization of human umbilical cord blood mononuclear cells. Leukemia 13(Suppl 1):S87–S89

Panaro A, Amati A, di Loreto M, Felle R, Ferrante M, Papadia AM, Porfido N, Gambatesa V, Dell'Osso A, Lucivero G (1991) Lymphocyte subpopulations in pediatric age. Definition of reference values by flow cytometry. Allergol Immunopathol (Madr) 19:109–112

Panes J, Granger DN (1994) Leukocyte-endothelial cell interactions: implications for the pathogenesis and treatment of gastrointestinal disease. Dig Dis 12:232–241

Payne NR, Fleit HB (1996) Extremely low birth weight infants have lower Fc gamma RIII (CD 16) plasma levels and their PMN produce less Fc gamma RIII compared to adults. Biol Neonate 69:235–242

Payne NR, Frestedt J, Hunkeler N, Gehrz R (1993) Cell-surface expression of immunoglobulin G receptors on the polymorphonuclear leukocytes and monocytes of extremely premature infants. Pediatr Res 33:452–457

Peakman M, Buggins AG, Nicolaides KH, Layton DM, Vergani D (1992) Analysis of lymphocyte phenotypes in cord blood from early gestation fetuses. Clin Exp Immunol 90:345–350

Petty RE, Hunt DW (1998) Neonatal dendritic cells. Vaccine 16:1378–1382

Phillips JH, Hori T, Nagler A, Bhat N, Spits H, Lanier LL (1992) Ontogeny of human natural killer (NK) cells: fetal NK cells mediate cytolytic function and express cytoplasmic CD3 epsilon,delta proteins. J Exp Med 175:1055–1066

Piccinni MP, Beloni L, Giannarini L, Livi C, Scarselli G, Romagnani S, Maggi E (1996) Abnormal production of T helper 2 cytokines interleukin-4 and interleukin-5 by T cells from newborns with atopic parents. Eur J Immunol 26:2293–2298

Pirenne H, Aujard Y, Eljaafari A, Bourillon A, Oury JF, Le Gac S, Blot P, Sterkers G (1992) Comparison of T cell functional changes during childhood with the ontogeny of CDw29 and CD45RA expression on CD4+ T cells. Pediatr Res 32:81–86

Pirenne-Ansart H, Paillard F, De Groote D, Eljaafari A, Le Gac S, Blot P, Franchimont P, Vaquero C, Sterkers G (1995) Defective cytokine expression but adult-type T-cell receptor, CD8, and p56lck modulation in CD3- or CD2-activated T cells from neonates. Pediatr Res 37:64–69

Porcellini A, Manna A, Manna M, Talevi N, Delfini C, Moretti L, Rizzoli V (1983) Ontogeny of granulocyte-macrophage progenitor cells in the human fetus. Int J Cell Cloning 1:92–104

Puel A, Ziegler SF, Buckley RH, Leonard WJ (1998) Defective IL7R expression in T(−)B(+)NK(+) severe combined immunodeficiency. Nat Genet 20:394–397

Qian JX, Lee SM, Suen Y, Knoppel E, van de Ven C, Cairo MS (1997) Decreased interleukin-15 from activated cord versus adult peripheral blood mononuclear cells and the effect of interleukin-15 in upregulating anti-tumor immune activity and cytokine production in cord blood. Blood 90:3106–3117

Quinn MT, Gauss KA (2004) Structure and regulation of the neutrophil respiratory burst oxidase: comparison with nonphagocyte oxidases. J Leukoc Biol 76:760–781

Reddy RK, Xia Y, Hanikyrova M, Ross GD (1998) A mixed population of immature and mature leucocytes in umbilical cord blood results in a reduced expression and function of CR3 (CD11b/CD18). Clin Exp Immunol 114:462–467

Reen DJ, Early E (1998) Cord blood 'naïve' T cells demonstrate distinct immunological properties compared with their adult counterparts. Bone Marrow Transplant 22(Suppl 1):S35

Ridings J, Nicholson IC, Goldsworthy W, Haslam R, Roberton DM, Zola H (1997) Somatic hypermutation of immunoglobulin genes in human neonates. Clin Exp Immunol 108:366–374

Risdon G, Gaddy J, Stehman FB, Broxmeyer HE (1994) Proliferative and cytotoxic responses of human cord blood T lymphocytes following allogeneic stimulation. Cell Immunol 154:14–24

Rognum TO, Thrane S, Stoltenberg L, Vege A, Brandtzaeg P (1992) Development of intestinal mucosal immunity in fetal life and the first postnatal months. Pediatr Res 32:145–149

Roncarolo MG, Bigler M, Ciuti E, Martino S, Tovo PA (1994) Immune responses by cord blood cells. Blood Cells 20:573–585; discussion 85-6

Rosen SD (2004) Ligands for L-selectin: homing, inflammation, and beyond. Annu Rev Immunol 22:129–156

Rudin CM, Thompson CB (1998) B-cell development and maturation. Semin Oncol 25:435–446

Ruoslahti E (1988) Fibronectin and its receptors. Annu Rev Biochem 57:375–413

Sacchi F, Rondini G, Mingrat G, Stronati M, Gancia GP, Marseglia GL, Siccardi AG (1982) Different maturation of neutrophil chemotaxis in term and preterm newborn infants. J Pediatr 101:273–274

Sanjeevi CB, Vivekanandan S, Narayanan PR (1991) Fetal response to maternal ascariasis as evidenced by anti *Ascaris lumbricoides* IgM antibodies in the cord blood. Acta Paediatr Scand 80:1134–1138

Santiago-Schwarz F, Fleit HB (1988) Identification of non-adherent mononuclear cells in human cord blood that differentiate into macrophages. J Leukoc Biol 43:51–59

Sato T, Laver JH, Aiba Y, Ogawa M (1999) NK cell colony formation from human fetal thymocytes. Exp Hematol 27:726–733

Sautois B, Fillet G, Beguin Y (1997) Comparative cytokine production by in vitro stimulated mononucleated cells from cord blood and adult blood. Exp Hematol 25:103–108

Schaub B, Liu J, Schleich I, Hoppler S, Sattler C, von Mutius E (2008) Impairment of T helper and T regulatory cell responses at birth. Allergy 63:1438–1447

Schelonka RL, Raaphorst FM, Infante D, Kraig E, Teale JM, Infante AJ (1998) T cell receptor repertoire diversity and clonal expansion in human neonates. Pediatr Res 43:396–402

Schibler KR, Liechty KW, White WL, Rothstein G, Christensen RD (1992) Defective production of interleukin-6 by monocytes: a possible mechanism underlying several host defense deficiencies of neonates. Pediatr Res 31:18–21

Schibler KR, Trautman MS, Liechty KW, White WL, Rothstein G, Christensen RD (1993) Diminished transcription of interleukin-8 by monocytes from preterm neonates. J Leukoc Biol 53:399–403

Schroeder HW Jr, Hillson JL, Perlmutter RM (1987) Early restriction of the human antibody repertoire. Science 238:791–793

Segal AW (2005) How neutrophils kill microbes. Annu Rev Immunol:197–223

Seghaye MC, Heyl W, Grabitz RG, Schumacher K, von Bernuth G, Rath W, Duchateau J (1998) The production of pro- and anti-inflammatory cytokines in neonates assessed by stimulated whole cord blood culture and by plasma levels at birth. Biol Neonate 73:220–227

Series IM, Pichette J, Carrier C, Masson M, Bedard PM, Beaudoin J, Hebert J (1991) Quantitative analysis of T and B cell subsets in healthy and sick premature infants. Early Hum Dev 26:143–154

Shaik SS, Soltau TD, Chaturvedi G, Totapally B, Hagood JS, Andrews WW, Athar M, Voitenok NN, Killingsworth CR, Patel RP, Fallon MB, Maheshwari A (2009) Low intensity shear stress increases endothelial ELR+ CXC chemokine production via a focal adhesion kinase-p38{beta} MAPK-NF-{kappa}B pathway. J Biol Chem 284:5945–5955

Shepard JL, Zon LI (2000) Developmental derivation of embryonic and adult macrophages. Curr Opin Hematol 7:3–8

Shroff KE, Meslin K, Cebra JJ (1995) Commensal enteric bacteria engender a self-limiting humoral mucosal immune response while permanently colonizing the gut. Infect Immun 63:3904–3913

Siegel I, Gleicher N (1981) Development of the fetal immune system. Prog Clin Biol Res 70:31–40

Sloan-Lancaster J, Allen PM (1996) Altered peptide ligand-induced partial T cell activation: molecular mechanisms and role in T cell biology. Annu Rev Immunol 14:1–27

Smith PD, Smythies LE, Mosteller-Barnum M, Sibley DA, Russell MW, Merger M, Sellers MT, Orenstein JM, Shimada T, Graham MF, Kubagawa H (2001) Intestinal macrophages lack CD14 and CD89 and consequently are down-regulated for LPS- and IgA-mediated activities. J Immunol 167:2651–2656

Smyth MJ, Kelly JM, Sutton VR, Davis JE, Browne KA, Sayers TJ, Trapani JA (2001) Unlocking the secrets of cytotoxic granule proteins. J Leukoc Biol 70:18–29

Smythies LE, Sellers M, Clements RH, Mosteller-Barnum-M, Meng G, Benjamin WH, Orenstein JM, Smith PD (2005) Human intestinal macrophages display profound inflammatory anergy despite avid phagocytic and bacteriocidal activity. J Clin Invest 115:66–75

Smythies LE, Maheshwari A, Clements R, Eckhoff D, Novak L, Vu HL, Mosteller-Barnum LM, Sellers M, Smith PD (2006a) Mucosal IL-8 and TGF-{beta} recruit blood monocytes: evidence for cross-talk between the lamina propria stroma and myeloid cells. J Leukoc Biol 80:492

Smythies LE, Maheshwari A, Clements R, Eckhoff D, Novak L, Vu HL, Mosteller-Barnum LM, Sellers M, Smith PD (2006b) Mucosal IL-8 and TGF-beta recruit blood monocytes: evidence for cross-talk between the lamina propria stroma and myeloid cells. J Leukoc Biol 80:492–499

Sonnenberg GF, Fouser LA, Artis D (2011) Border patrol: regulation of immunity, inflammation and tissue homeostasis at barrier surfaces by IL-22. Nat Immunol 12:383–390

Speer CP, Ambruso DR, Grimsley J, Johnston RB Jr (1985) Oxidative metabolism in cord blood monocytes and monocyte-derived macrophages. Infect Immun 50:919–921

Speer CP, Wieland M, Ulbrich R, Gahr M (1986) Phagocytic activities in neonatal monocytes. Eur J Pediatr 145:418–421

Spencer J, Finn T, Isaacson PG (1985) Gut associated lymphoid tissue: a morphological and immunocytochemical study of the human appendix. Gut 26:672–679

Spencer J, MacDonald TT, Finn T, Isaacson PG (1986) The development of gut associated lymphoid tissue in the terminal ileum of fetal human intestine. Clin Exp Immunol 64:536–543

Spencer J, MacDonald TT, Isaacson PG (1987) Heterogeneity of non-lymphoid cells expressing HLA-D region antigens in human fetal gut. Clin Exp Immunol 67:415–424

Spencer J, Isaacson PG, Walker-Smith JA, MacDonald TT (1989) Heterogeneity in intraepithelial lymphocyte subpopulations in fetal and postnatal human small intestine. J Pediatr Gastroenterol Nutr 9:173–177

Spits H, Lanier LL, Phillips JH (1995) Development of human T and natural killer cells. Blood 85:2654–2670

Spits H, Blom B, Jaleco AC, Weijer K, Verschuren MC, van Dongen JJ, Heemskerk MH, Res PC (1998) Early stages in the development of human T, natural killer and thymic dendritic cells. Immunol Rev 165:75–86

Splawski JB, Jelinek DF, Lipsky PE (1991) Delineation of the functional capacity of human neonatal lymphocytes. J Clin Invest 87:545–553

Splawski JB, Nishioka J, Nishioka Y, Lipsky PE (1996) CD40 ligand is expressed and functional on activated neonatal T cells. J Immunol 156:119–127

Starnes LM, Sorrentino A, Pelosi E, Ballarino M, Morsilli O, Biffoni M, Santoro S, Felli N, Castelli G, De Marchis ML, Mastroberardino G, Gabbianelli M, Fatica A, Bozzoni I, Nervi C, Peschle C (2009) NFI-A directs the fate of hematopoietic progenitors to the erythroid or granulocytic lineage and controls {beta}-globin and G-CSF receptor expression. Blood 114:1753

Steele CR, Oppenheim DE, Hayday AC (2000) Gamma (delta) T cells: non-classical ligands for non-classical cells. Curr Biol 10:R282–R285

Stiehm ER, Mann D, Newland C, Sztein MB, Steeg PS, Oppenheim JJ, Blaese RM (1983) Deficient DR antigen expression on human neonatal monocytes: reversal with lymphokines. Birth Defects Orig Artic Ser 19:295–298

Stiehm ER, Sztein MB, Steeg PS, Mann D, Newland C, Blaese M, Oppenheim JJ (1984) Deficient DR antigen expression on human cord blood monocytes: reversal with lymphokines. Clin Immunol Immunopathol 30:430–436

Stites DP, Pavia CS (1979) Ontogeny of human T cells. Pediatrics 64:795–802

Strominger JL (1989) Developmental biology of T cell receptors. Science 244:943–950

Strunk T, Temming P, Gembruch U, Reiss I, Bucsky P, Schultz C (2004) Differential maturation of the innate immune response in human fetuses. Pediatr Res 56:219–226

Sullivan SE, Staba SL, Gersting JA, Hutson AD, Theriaque D, Christensen RD, Calhoun DA (2002) Circulating concentrations of chemokines in cord blood, neonates, and adults. Pediatr Res 51:653–657

Takahashi N, Imanishi K, Nishida H, Uchiyama T (1995) Evidence for immunologic immaturity of cord blood T cells. Cord blood T cells are susceptible to tolerance induction to in vitro stimulation with a superantigen. J Immunol 155:5213–5219

Takahashi T, Yoshida Y, Hatano S, Sugita-Konishi Y, Igimi S, Yajima M, Kojima T, Kanno T, Yonekubo A, Yajima T, Kuwata T (2002) Reactivity of secretory IgA antibodies in breast milk from 107 Japanese mothers to 20 environmental antigens. Biol Neonate 82:238–242

Takashina T (1987) Haemopoiesis in the human yolk sac. J Anat 151:125–135

Teyton L, Apostolopoulos V, Cantu C 3rd, Celia H, Mallet-Designe V, Stefanko R, Stramann T, Wallace M (2000) Function and dysfunction of T cell receptor: structural studies. Immunol Res 21:325–330

Thilaganathan B, Mansur CA, Morgan G, Nicolaides KH (1992) Fetal T-lymphocyte subpopulations in normal pregnancies. Fetal Diagn Ther 7:53–61

Thomas RM, Linch DC (1983) Identification of lymphocyte subsets in the newborn using a variety of monoclonal antibodies. Arch Dis Child 58:34–38

Toivanen P, Uksila J, Leino A, Lassila O, Hirvonen T, Ruuskanen O (1981) Development of mitogen responding T cells and natural killer cells in the human fetus. Immunol Rev 57:89–105

Toubert A, Douay C, Chalumeau N, Garderet L, Dulphy N, Zilber MT, Gelin C, Mooney N, Charron D (1998) Effects of superantigenic stimulation on the cord blood alphabeta T cell repertoire. Bone Marrow Transplant 22(Suppl 1):S36–S38

Trinchieri G (1989) Biology of natural killer cells. Adv Immunol 47:187–376

Trinchieri G, Valiante N (1993) Receptors for the Fc fragment of IgG on natural killer cells. Nat Immun 12:218–234

Turkmen M, Satar M, Atici A (2000) Neutrophil chemotaxis and random migration in preterm and term infants with sepsis. Am J Perinatol 17:107–112

Ugazio AG, Marcioni AF, Astaldi A Jr, Burgio GR (1974) Peripheral blood B lymphocytes in infancy and childhood. Acta Paediatr Scand 63:205–208

van Elburg RM, Fetter WP, Bunkers CM, Heymans HS (2003) Intestinal permeability in relation to birth weight and gestational and postnatal age. Arch Dis Child Fetal Neonatal Ed 88:F52–F55

Velilla PA, Rugeles MT, Chougnet CA (2006) Defective antigen-presenting cell function in human neonates. Clin Immunol 121:251–259

Viret C, Janeway CA Jr (1999) MHC and T cell development. Rev Immunogenet 1:91–104

Volpe R (1996) Graves' disease/model of SCID mouse. Exp Clin Endocrinol Diabetes 104(Suppl 3):37–40

Wagner JG, Roth RA (2000) Neutrophil migration mechanisms, with an emphasis on the pulmonary vasculature. Pharmacol Rev 52:349–374

Wan AK, Seow WK, Purdie DM, Bird PS, Walsh LJ, Tudehope DI (2003) Immunoglobulins in saliva of preterm and full-term infants. Oral Microbiol Immunol 18:72–78

Weatherstone KB, Rich EA (1989) Tumor necrosis factor/cachectin and interleukin-1 secretion by cord blood monocytes from premature and term neonates. Pediatr Res 25:342–346

Weaver CT, Harrington LE, Mangan PR, Gavrieli M, Murphy KM (2006) Th17: an effector CD4 T cell lineage with regulatory T cell ties. Immunity 24:677–688

Weemaes C, Klasen I, Goertz J, Beldhuis-Valkis M, Olafsson O, Haraldsson A (2003) Development of immunoglobulin A in infancy and childhood. Scand J Immunol 58:642–648

Weil GJ, Hussain R, Kumaraswami V, Tripathy SP, Phillips KS, Ottesen EA (1983) Prenatal allergic sensitization to helminth antigens in offspring of parasite-infected mothers. J Clin Invest 71:1124–1129

Weinberg AG, Rosenfeld CR, Manroe BL, Browne R (1985) Neonatal blood cell count in health and disease. II. Values for lymphocytes, monocytes, and eosinophils. J Pediatr 106:462–466

Weinberger B, Laskin DL, Mariano TM, Sunil VR,

DeCoste CJ, Heck DE, Gardner CR, Laskin JD (2001) Mechanisms underlying reduced responsiveness of neonatal neutrophils to distinct chemoattractants. J Leukoc Biol 70:969–976

Weston WL, Carson BS, Barkin RM, Slater GD, Dustin RD, Hecht SK (1977) Monocyte-macrophage function in the newborn. Am J Dis Child 131:1241–1242

Wilders MM, Sminia T, Janse EM (1983) Ontogeny of non-lymphoid and lymphoid cells in the rat gut with special reference to large mononuclear Ia-positive dendritic cells. Immunology 50:303–314

Williams TJ, Jones CA, Miles EA, Warner JO, Warner JA (2000) Fetal and neonatal IL-13 production during pregnancy and at birth and subsequent development of atopic symptoms. J Allergy Clin Immunol 105:951–959

Williams AM, Bland PW, Phillips AC, Turner S, Brooklyn T, Shaya G, Spicer RD, Probert CS (2004) Intestinal alpha beta T cells differentiate and rearrange antigen receptor genes in situ in the human infant. J Immunol 173:7190–7199

Williams DA, Xu H, Cancelas JA (2006) Children are not little adults: just ask their hematopoietic stem cells. J Clin Invest 116:2593–2596

Wilson CB (1986) Immunologic basis for increased susceptibility of the neonate to infection. J Pediatr 108:1–12

Wilson CB (1991) The ontogeny of T lymphocyte maturation and function. J Pediatr 118:S4–S9

Wilson M, Rosen FS, Schlossman SF, Reinherz EL (1985) Ontogeny of human T and B lymphocytes during stressed and normal gestation: phenotypic analysis of umbilical cord lymphocytes from term and preterm infants. Clin Immunol Immunopathol 37:1–12

Wilson CB, Lewis DB, English BK (1991) T cell development in the fetus and neonate. Adv Exp Med Biol 310:17–27

Wilson CB, Penix L, Weaver WM, Melvin A, Lewis DB (1992) Ontogeny of T lymphocyte function in the neonate. Am J Reprod Immunol 28:132–135

Wilson NJ, Boniface K, Chan JR, McKenzie BS, Blumenschein WM, Mattson JD, Basham B, Smith K, Chen T, Morel F, Lecron JC, Kastelein RA, Cua DJ, McClanahan TK, Bowman EP, de Waal Malefyt R (2007) Development, cytokine profile and function of human interleukin 17-producing helper T cells. Nat Immunol 8:950–957

Xanthou M (1970) Leucocyte blood picture in healthy full-term and premature babies during neonatal period. Arch Dis Child 45:242–249

Yachie A, Takano N, Yokoi T, Kato K, Kasahara Y, Miyawaki T, Taniguchi N (1990) The capability of neonatal leukocytes to produce IL-6 on stimulation assessed by whole blood culture. Pediatr Res 27:227–233

Yeung CY, Hobbs JR (1968) Serum-gamma-G-globulin levels in normal premature, post-mature, and "small-for-dates" newborn babies. Lancet 1:1167–1170

Yoder MC, Lanker TA, Engle WA (1988) Culture medium oxygen tension affects fibronectin production in human adult and cord blood macrophages. Immunol Lett 19:1–6

Zemlin M, Bauer K, Hummel M, Pfeiffer S, Devers S, Zemlin C, Stein H, Versmold HT (2001) The diversity of rearranged immunoglobulin heavy chain variable region genes in peripheral blood B cells of preterm infants is restricted by short third complementarity-determining regions but not by limited gene segment usage. Blood 97:1511–1513

新生儿先天性免疫缺陷病 100

Alessandro Plebani, Gaetano Chirico, and Vassilios Lougaris

孙金峤　翻译，王斌　审校

目录

摘要

先天性免疫缺陷病是一类免疫系统中以单基因疾病为主的疾病，迄今为止，已经发现超过 300 种造成先天性免疫缺陷的基因。尽管这些疾病多种多样，但它们具有容易发生感染，发病率高和寿命缩短等共同特征。先天性免疫缺陷病的严重程度在很大程度上取决于其影响的免疫系统范围，而其中许多疾病在婴儿早期就开始出现临床症状。在有症状的免疫缺陷病中，免疫系统的缺陷可能不是主要的临床

问题。最重要的是，及时的诊断和治疗可以显著改善患儿生活质量和寿命，提高预后。对于严重的联合免疫缺陷患儿，新生儿筛查实验的应用将更好地改善预后。

100.1　要点

- 先天性免疫缺陷病可能出现在新生儿。
- 感染的严重程度很大程度上取决于潜在的缺陷。

- 婴儿发育停滞和/或慢性腹泻应怀疑原发性免疫缺陷病。
- 因呼吸窘迫或侵袭性的感染而入住重症监护室，医生应警惕先天性免疫缺陷病的可能。
- 对持久的念珠菌病和新生儿皮疹（母源植入）应仔细评估。
- 淋巴细胞减少和/或低丙种球蛋白血症强烈提示存在免疫系统的先天性缺陷。
- 免疫缺陷可能与不同的综合征条件有关联。

原发性免疫缺陷病（primary immunodeficiency diseases，PIDs）是免疫系统中的一个或多个组成部分缺陷引起的一组异质性的遗传疾病，使得对感染的易感性增加。传统上，PIDs 可分为 T 细胞免疫缺陷、B 细胞免疫缺陷、吞噬细胞免疫缺陷和补体免疫缺陷。由于受影响的免疫系统不同，其临床感染表现也不同，因此以这种方式分类会比较简单和符合实际。

随着诊断和治疗手段的进步，这些疾病被更好地理解和成功治疗，但是早期识别和正规的治疗决定了免疫缺陷病的预后。

患有免疫系统疾病或存在罕见的、慢性或反复感染的患儿均应进行免疫功能的评估，如单系统或多系统的细菌感染（败血症、化脓性脑膜炎）、1 岁以内患有两次以上严重的细菌感染性疾病（蜂窝织炎、化脓性中耳炎、肺炎、淋巴结炎）、不常见部位的严重感染性疾病（肝脏、脑脓肿）、感染条件致病菌[曲霉菌、黏质沙雷菌、耶氏肺孢子虫（卡氏肺囊虫）、隐孢子虫、诺卡菌]、儿童期常见病原菌引起的异常严重的感染性疾病。

存在严重或反复的包膜类细菌感染提示原发性 B 细胞或补体免疫缺陷病，发病年龄通常为生后 6~12 个月，这与母传抗体 IgG 衰减的时间相符。相反的是，最初几个月发生的严重病毒感染（腺病毒、巨细胞病毒、呼吸道合胞病毒）、真菌或条件致病菌感染通常提示原发性 T 细胞免疫缺陷病。有阳性的免疫缺陷病家族史、淋巴组织缺失或者符合先天性综合征的体貌特征都有助于 PIDs 的早期诊断。

推荐使用经济效益最高的血常规、细胞分类计数和血清球蛋白检测作为免疫功能的初筛检查。中性粒细胞数值如果正常即可除外粒细胞缺乏类疾病。血小板计数和体积正常可除外 Wiskott-Aldrich 综合征（Wiskott-Aldrich syndrome，WAS）。如果患儿的淋巴细胞计数正常基本可除外严重的 T 细胞免疫

缺陷病，这是由于 70% 的 T 细胞都存在于外周循环血液中，如果存在此类疾病通常外周血淋巴计数都会减低。但是对于 T⁻B⁺ 联合免疫缺陷病却并非如此，此类疾病外周血淋巴细胞绝对计数可能正常，因为外周循环血液中还存在 B 细胞。通过流式细胞仪检测 T 细胞和 B 细胞亚群，会发现该类疾病中所有的淋巴细胞其实均为 B 细胞。T 细胞功能缺陷可能是轻度 T 细胞减少的联合免疫缺陷病（combined immunodeficiencies，CID）的原因。免疫球蛋白水平降低且 T 细胞计数正常可能是原发性 B 细胞缺陷病。了解婴儿和儿童期等不同年龄段淋巴细胞绝对计数和血清免疫球蛋白水平的正常值，对于 PID 的诊断至关重要。中性粒细胞计数、T 和 B 细胞计数正常，可能是巨噬细胞功能障碍性免疫缺陷病。基因检测可检出许多已知的 PIDs，已被成功列入新生儿筛查项目。本章将着重讲解原发性 T 细胞和 B 细胞免疫缺陷及相关疾病，在其他章节将讨论吞噬细胞和补体缺陷病。

100.2　B 细胞缺陷病

100.2.1　X- 连锁无丙种球蛋白血症（XLA 或布鲁顿无丙种球蛋白血症）或常染色体隐性无丙种球蛋白血症（ARA）

X- 连锁无丙种球蛋白血症（agammaglobulinemia either X-linked，XLA）和常染色体隐性无丙种球蛋白血症（autosomal recessive agammaglobulinemia，ARA）代表的是 B 细胞成分的免疫缺陷病。两者均表现为血清免疫球蛋白水平降低或缺失、抗原抗体反应缺陷、T 细胞计数和功能均正常而外周血液循环 B 细胞缺陷。两种疾病的发病原因都是由于 B 细胞早期发育障碍，XLA 是由于布鲁顿酪氨酸激酶（Bruton's tyrosine kinase，Btk）基因突变所致，此激酶是 B 细胞分化中的重要因子。在所有无丙种球蛋白血症患者中 XLA 占 70%~90%。目前发现，导致 ARA 有 6 种常染色体隐性遗传基因缺陷，包括 u 重链、Igα 和 Igβ 信号分子、B 细胞衔接蛋白（B cell linker adaptor protein，BLNK）、替代轻链 λ5/14.1，以及 PI3K 的组分 p85α（表 100.1）。最近，由于编码 TCF3 的基因突变，出现了无丙种球蛋白血症的常染色体显性遗传形式（Boisson et al. 2013）（见表 100.1）。在综合征的患者

中发现,编码 LRRC8 蛋白的基因易位也会导致无丙种蛋白血症。除了 *BLNK*、*p85α*、*TCF3* 和 *LRRRC8*,其他基因均参与编码组成 B 细胞受体复合物的蛋白成分,这些蛋白成分参与了 B 细胞发育的信号转导(Conley et al. 2009;Mohiuddin et al. 2013)。无丙种球蛋白血症的患儿通常在生后 6~12 个月发病,这与母体来源的 IgG 衰减的时间相符。然而,极低出生体重儿症状会出现得更早。有免疫缺陷家族史的孩子建议在尚未出现临床症状的时候提早进行免疫功能检测。无丙种球蛋白血症患儿易发生细菌性感染,常见致病菌有肺炎链球菌、流感嗜血杆菌、金葡菌及假单胞菌属类。感染部位包括中耳炎、鼻窦炎、肺炎、败血症和脑膜炎。少见的致病菌有沙门氏菌、弯曲杆菌,可造成胃肠道感染。目前除了肝炎病毒和肠道病毒,病毒感染控制较满意(Conley et al. 2009)。应避免接种减毒活疫苗。体格检查通常可发现扁桃体组织减少或缺如、淋巴结未触及,提示淋巴组织发育不良。如果患者的血清免疫球蛋白水平降低或缺乏时,需要通过流式细胞仪技术检测 CD19 或 CD20 阳性细胞来评估 B 细胞水平。通常情况下,循环血液的淋巴细胞中有 10% 的 B 细胞。XLA 和 ARA 的患者 B 细胞含量通常低于 1%。因此,B 细胞数量正常的低丙种球蛋白血症患者应诊断为普通变异性免疫缺陷病(common variable immunodeficiency,CVID)。鉴别这两种疾病非常重要,因为这两种疾病的患儿具有不同的临床表现和遗传模式。尽管 CVID 被认为是成人性疾病,但婴儿期也可发病。然而,由于婴儿期存在暂时性低丙种球蛋白血症,无法在幼年期明确诊断 CVID,除非检查出抗原抗体反应存在缺陷。进行 CVID 的相关基因检测(ICOS,可诱导性复合刺激物;TACI,跨膜激活物、钙离子通道调节器、亲环素配体交互器;BAFF-R、TNF 家族 B 细胞激活因子、CD19、CD20、CD21、CD81、LRBA、NKFB1、NFKB2)是早期诊断有效的方法。但是存在基因变异的患者只占 CVID 的 10%~15%(Conley et al. 2009;Park et al. 2009;Lougaris et al. 2014)。

丙种球蛋白替代疗法是治疗丙种球蛋白缺如患者的有效手段,目前的治疗方案是静脉输注或皮下应用。国际上一些试验研究普遍表明输注前 IgG 水平 >500mg/dl 可明显降低感染发生率,要保持这种水平的 IgG,通常需要每 3~4 周经静脉输注 400mg/kg 或者每周经皮下输注 100mg/kg 的丙种球蛋白。

表 100.1 无丙种蛋白血症:临床和遗传异质性

疾病	遗传模式	基因缺陷	临床表型	患病率
BTK 缺陷	XL	*BTK*	早发和晚发,细菌感染	85%
μ 重链缺陷	AR	*IGHM*	早发和晚发,细菌感染	15%
λ5 链缺陷	AR	*IGLL1*	早发和晚发,细菌感染	
Igα 链缺陷	AR	*CD79A*	早发和晚发,细菌感染	
Igβ 链缺陷	AR	*CD79B*	早发和晚发,细菌感染	
BLNK 缺陷	AR	*BLNK*	早发和晚发,细菌、病毒感染	
p85α 缺陷	AR	*PIK3R1*	早发和晚发,细菌感染	
TCF3 缺陷	AD	*E47*	早发和晚发,细菌感染	

XL,X- 连锁;AR,常染色体隐性遗传;AD,常染色体显性遗传。

100.2.2 高 IgM 综合征(HIGM)

高 IgM 综合征(hyper IgM syndrome,HIGM)是一组异质性的遗传疾病,其特征为血清 IgM 正常或升高伴 IgG 和 IgA 降低,T 细胞和 B 细胞计数正常,是免疫球蛋白类别转换重组过程缺陷所致。分为 X 连锁和常染色体隐性遗传两种方式(Geha et al. 2007;Durandy et al. 2007)(表 100.2)。最近,在类 HIGM 综合征患者中发现 *PIK3R1* 单等位基因显性突变(Deau et al. 2014)。X 连锁型是由 *CD40LG*(CD40 配体缺陷)或 *IKBKG*(NEMO 缺陷)基因突变引起的。常隐型是由 *AICDA*(AID 缺陷)、*UNG*(UNG 缺陷)或 *TNFRFS5*(CD40 缺陷)基因突变所致。不同基因突变造成的 HIGM 临床表现也各不相同。通常来说,CD40 配体缺陷和 CD40 缺陷是最严重的类型。临床表现与 T 细胞免疫缺陷病表现类似。实际上,CD40L 表达于活化的 CD4 T 细胞而 CD40 表达于 B 细胞和树突细胞,因而这些分子的表达缺陷最终会导致原发性 T 细胞激活障碍。该病患儿在婴儿期常见上、下呼吸道细菌感染,并独特性地易感肺孢子菌肺炎(pneumocystis jierovici pneumonia,PCP)。条件致病病原体在此类患儿中也可导致感染发生,例如巨细胞病毒、组织胞质菌属、隐球菌属及与慢性腹泻相关的隐孢子虫感染。硬化性胆管炎及肝脏胰腺胆道肿瘤的患儿易发生胆道隐孢子虫感染。粒细胞减少在 CD40 配体缺陷患儿中常见。NEMO 缺陷最易被诊断,这是由于无汗性外胚层发育不良常表现为头发稀疏、锥形牙齿及汗腺缺乏。

表 100.2 高 IgM 免疫缺陷病:临床和遗传异质性

疾病	遗传模式	基因缺陷	临床表现
CD40 配体(CD40L)缺陷	XL	CD40LG	细菌和条件致病菌感染,粒细胞减少,肝脏疾病
AID 缺陷	AR	AICDA	细菌感染,淋巴结和扁桃体增大
CD40 缺陷	AR	TNFRSF5	细菌和条件致病菌感染,肝脏疾病
NEMO 缺陷	XL	IKBKG	细菌和条件致病菌感染,外胚层发育不良
UNG 缺陷	AR	UNG	细菌感染,淋巴结和扁桃体增大
PI3KR1 功能缺失	AD	PIK3R1	病毒和细菌感染,淋巴结和扁桃体增大,身材矮小,淋巴瘤风险高

XL,X- 连锁;AR,常染色体隐性遗传;AD,常染色体显性遗传。

AID 及 UNG 基因突变导致的 HIGM 综合征也被认为是原发性 B 细胞缺陷,是由于这类患者特别容易发生细菌性感染,与无丙种球蛋白血症的患儿相似,常伴有淋巴组织增生。

在血清 IgG 和 IgA 低或缺乏、伴 IgM 正常或升高的患儿中,激活的 CD4⁺T 细胞不能表达功能性的 CD40L 可诊断 CD40 配体缺陷。B 细胞不能表达 CD40 分子可诊断为 CD40 缺陷。诊断除此之外的基因突变所致的 HIGM 需要进行基因测序。

在少数患者中已经发现 PIK3R1 单等位基因突变所致的类 HIGM 综合征,B 细胞成熟障碍导致了经典的免疫相关的 HIGM 表型、淋巴结增大、脾大、身材矮小、易感病毒和轻度的 T 细胞功能缺陷为其特征。

除了 CD40 配体和 CD40 缺陷,其他的 HIGM 患

者可考虑造血干细胞移植治疗(Geha et al. 2007),合理使用抗生素控制细菌感染和定期使用静脉丙种球蛋白替代治疗是唯一有效的治疗方法。此外,CD40 配体和 CD40 缺陷病的患儿需要口服复方新诺明预防 PCP、饮用煮沸的开水、应用阿奇霉素预防隐孢子虫感染。

100.3 T 细胞缺陷

100.3.1 重症联合免疫缺陷病(SCIDs)

重症联合免疫缺陷病(severe combined immuno-deficiencies,SCIDs)是以 T 细胞分化障碍为特征的一组异质性先天性疾病,可不同程度伴有其他淋巴细胞谱系的发育异常,如 B 细胞或自然杀伤细胞(NK 细胞)(Fischer and Notarangelo 2004)。总体发病率大约为 1/50 000~1/100 000 活产婴儿。SCIDs 包括一大类 X 连锁或 AR 遗传性的疾病,其中大多数已在分子水平明确。不同类型 SCIDs 的临床表现十分一致。患儿在生后几个月内发生感染,主要为呼吸道及胃肠道感染。口腔念珠菌病、伴有生长发育受限的持续性腹泻和 / 或间质性肺炎是诊断时最常见的临床表现。SCIDs 的患儿受到白色念珠菌、耶式肺孢子虫、曲霉菌属或病毒(腺病毒、巨细胞病毒、呼吸道合胞病毒)等感染的概率增加。减毒活疫苗是导致这类疾病发生严重感染的另一原因。BCG 疫苗可能导致全身播散性感染,常为致死性;进展性的中枢神经系统脊髓灰质炎病毒感染可继发于口服脊髓灰质炎疫苗或者与近期疫苗接种者的接触。轮状病毒疫苗接种后可能出现疫苗病毒脱落的严重肠胃炎。

非感染性的临床表现主要是移植物抗宿主病,表现由母体移植物或输注未照射过的血制品引起的严重皮疹。

大多数患病婴儿存在淋巴细胞减少症(淋巴细胞小于 2 000/mm³),因此可能在出生时即作出诊断。淋巴细胞表型表现为 T 淋巴细胞数目显著减低。B 淋巴细胞及 NK 细胞是否缺失与 SCIDs 的疾病类型有关。如果患儿 T 细胞计数较高,不符合 SCIDs 诊断标准,但患儿具有典型临床症状,则应该系统搜寻循环中母亲来源的 T 细胞。这类患儿血清中免疫球蛋白减低或缺乏,并且预防接种不能产生抗体应答。根据 T 细胞、B 细胞、NK 细胞发育缺陷

基因的不同,淋巴细胞可能有 4 种表型。T⁻B⁺NK⁺型是由于 CD3δ-、CD3γ、CD3ε-、CD3ζ 缺陷或白介素 -7 受体 α 链缺陷造成的,这种存有不同程度 B 细胞计数的类似的免疫学表型在 PNP(嘌呤核苷磷酸化酶)缺陷中也有发现;T⁻B⁺NK⁻ 型包括导致 γc 缺陷的 X 连锁 SCID,以及由于 JAK3(JAK 激酶 3)或 CD45 缺陷造成的常染色体隐性遗传病;T⁻B⁻NK⁺ 表型是由 RAG1、RAG2(重组活化基因)或 Artemis 缺陷导致的;T⁻B⁻NK⁻ 型是由腺苷脱氨酶(adenosine-deaminase,ADA)缺陷导致的。在没有 B 细胞的情况下存在自体反应的 T 细胞是 Omenn 综合征的典型特征。淋巴细胞及粒细胞完全缺乏提示由于 AK2(腺苷酸激酶 2)突变导致的网状组织发育异常(表 100.3)。

SCIDs 的自然病程是呈恶性进展的,除非治疗及时,否则大多数患儿在生后 1 年内夭折。支持治疗是延长患儿生命最好的方法,包括静脉丙球的应用,积极治疗感染,预防性使用复方新诺明(预防 PCP),使用辐射照射过的血制品。造血干细胞移植(hematopoietic stem cell transplantation,HSCT)可以永久治愈 SCIDs。亲属 HLA 配型移植存活率可达到 90%。无关供体 HLA 配型移植存活率也达

到 80%,单倍体配型的存活率达 75%。ADA 缺陷的 SCIDs 及 X 连锁的 SCIDs 已经可以使用体细胞基因疗法进行治疗,但在 X 连锁 SCIDs 的治疗中可发生严重的不良反应。ADA 缺乏的 SCIDs 也通过定期注射结合与牛源性的 ADA 的聚乙二醇进行治疗。

100.3.2　联合免疫缺陷病(CID)

CID 与 SCID 不同,CID 是一类 T 细胞功能低下但是不缺乏的免疫缺陷病。与 SCID 相似,CID 是由不同基因缺陷造成的综合征。其临床表现与 SCID 患者可能相同,但有时感染发生时间可能稍晚。这里举例两种代表性的 CID。

100.4　MHC-Ⅱ类抗原缺陷病

MHC-Ⅱ类抗原缺陷病是由正常情况下表达 HLA-Ⅱ类分子的细胞表面 MHC-Ⅱ类分子不表达引起的一类原发性常染色体隐性遗传免疫缺陷病(Rieth et al. 2007)。这一缺陷是由几种不同基因突变引起的,这些基因编码控制 MHC Ⅱ类基因转录的调控因子复合物(见表 100.3)。

表 100.3　T 细胞缺陷为主的原发性免疫缺陷病最常见形式的临床和免疫学特征

疾病	T 淋巴细胞	B 淋巴细胞	NK 细胞	血清免疫球蛋白水平	遗传模式	特有的临床表现	基因缺陷
SCID T- B-							
-RAG1/2 缺陷	↓↓	↓↓	N	↓	AR	/	*RAG1,RAG2*
-Artemis 缺陷	↓↓	↓↓	N	↓	AR	辐射敏感	Artemis
- 网状组织发育异常	↓↓	无 ↓↓	↓		AR	粒缺,血小板减少,耳聋	*AK2*
- 腺苷脱氨酶(ADA)缺陷	↓↓	↓↓	↓	↓	AR	肝脏疾病,神经症状,肋骨软骨外倾	*ADA*
SCID T- B+							
-X- 连锁	↓↓	无 ↑	↓↓	↓	XL	γc 共有链(IL-2,4,7,15,21)
-JAK3 缺陷	↓↓	无 ↑	↓↓	↓	AR		*JAK3*
-IL-7Rα 缺陷	↓↓	无 ↑	N	↓	AR		白介素 -7 受体 α 链
-CD45 缺陷	↓↓	N	↓	↓	AR		CD45
-CD3 γ/δ/ ε /ζ 缺陷	↓↓	N	N	↓	AR		CD3γ/δ/ ε /ζ
嘌呤核苷磷酸化酶(PNP)缺陷	↓↓	无 ↓	N		AR	自身免疫性溶血性贫血,神经功能损害	*PNP*

续表

疾病	T淋巴细胞	B淋巴细胞	NK细胞	血清免疫球蛋白水平	遗传模式	特有的临床表现	基因缺陷
Omenn综合征	不同程度存在	↓↓	N	↓（IgE↑）	AR	红斑，腺病，肝脾肿大，嗜酸性粒细胞增多	RAG1，RAG2，Artemis，RMRP
Nijmegen断裂（NBS）综合征	↓	↓	N	↓	AR	小头畸形，发育缺陷，辐射敏感	NBS1
连接酶Ⅳ缺陷	↓	↓	N	↓	AR	小头畸形，发育缺陷，辐射敏感	LIG4
Cernunnos/XLF缺陷	↓	↓	N	↓	AR	小头畸形，发育缺陷，辐射敏感	Cernunnos/XLF
MHC-Ⅱ类抗原缺陷	CD4↓	N	N	无↓	AR		CIITA，RFX5，RFXAP，RFXANK
Wiskott-Aldrich综合征	↓	N	N	IgG和IgM↓，IgA和IgE↑	XL	伴有血小板体积小、湿疹、细菌和病毒感染的血小板减少	WAS

N，正常；AR，常染色体显性遗传；XL，X-连锁。

MHC-Ⅱ类抗原缺陷患者的CD4 T细胞数量减低，而CD8 T细胞数量正常或增高。表现为中等程度的淋巴细胞减少。患儿的低丙种球蛋白症是由于抗原呈递分子表达缺乏，从而导致抗原特异性的应答受损而造成的。患儿从婴儿早期即开始表现出对病毒、细菌、真菌、原虫感染的易感性增加，主要是呼吸道及胃肠道的感染。彻底治愈需要进行骨髓移植，但与其他类型SCID相比本疾病骨髓移植的成功率相对较低。

100.5　Wiskott-Aldrich综合征

Wiskott-Aldrich综合征（Wiskott-Aldrich Syndrome，WAS）是以血小板体积减小型血小板减少、湿疹、反复感染、自身免疫病及淋巴瘤发病风险增高为特征的一类X连锁的隐性遗传病（Ochs and Thrasher 2006）。男性发生血小板减低及血小板体积减小应该怀疑这种疾病。这一疾病是由WAS（WASp）基因突变造成的（见表100.3）。WASp表达于包括CD34⁺干细胞在内的所有造血细胞。这一基因的突变不仅引起WAS，还可以引起X连锁的血小板减少症，后者是疾病的轻型形式，以血小板体积减小型血小板减少为特点，但缺乏典型的WAS临床表现。WAS典型的临床症状（出血、感染及湿疹）通常不会同时出现。最早出现的临床表现是出生时的淤点瘀

斑。血小板减少造成其他早期临床表现还包括出血性腹泻、包皮环切术后的出血。湿疹、反复的细菌感染通常在生后1年内出现；卡氏肺囊虫及疱疹病毒等微生物的感染，在后期更加常见。突变类型及突变对蛋白质表达影响的不同可导致不同严重程度的免疫缺陷。T淋巴细胞及B淋巴细胞功能均受到影响。婴儿期，循环中的淋巴细胞可能正常或轻度降低。到6岁时，由进行性T细胞紊乱引起的淋巴细胞减少是典型WAS常见的表现。同族血凝素以及对多糖抗原的应答则表现为一致性的减低。

静脉使用丙种球蛋白，对感染及湿疹适当的治疗及控制（使用灭活疫苗），严重出血时输注血小板均是适当支持治疗的一部分。骨髓移植是治疗方法之一，且有可能治愈疾病。最近，基因治疗已应用于少部分患儿并取得了不错的效果（Worth and Thrasher 2015）。

100.6　免疫缺陷病作为复杂疾病的一部分

100.6.1　DiGeorge综合征（DGS）

DiGeorge综合征（DiGeorge syndrome，DGS）是目前已知的最常见的染色体异常（估计发病率为1/6 000~1/4 000人）。DGS是由第三咽囊及第四咽弓的发育缺陷引起的（Goldmuntz 2005），可引起胸

腺、心脏、甲状旁腺的缺陷。大约90%的DGS的患者为22q11半合子;少数患者为10p13半合子。DGS以三联临床表现为特点:先天性心脏缺损,继发于胸腺发育不全的免疫缺陷,继发于甲状旁腺发育不全的低血钙。然而,目前明确的DGS的表型特征比既往认为的更加多变,更加广泛,并且临床表现常与腭心面综合征及异常面容综合征等其他缺陷相同,腭心面综合征与异常面容综合征均与22q的缺失有关。DGS的特殊面容包括:眶距增宽、低位耳、招风耳、小下颌畸形、高腭穿和上唇人中短。新生儿期发生的先天性心脏病、特殊面容及低血钙应考虑DGS的可能性。所有怀疑DGS的患儿均应进行免疫学的检查。大多数DGS婴儿有轻度、一过性免疫缺陷。血清中免疫球蛋白的水平通常是正常的。T细胞产生常中度受损,T细胞有丝分裂原应答一般正常或接近正常。这类患者一段时间后也可以形成正常的或接近正常的免疫功能。完全性胸腺发育不全可出现于大约1%的病例中,发生于完全性DGS患者,其免疫表型与SCID相似,容易发生感染。骨髓移植及胸腺移植可用于治疗完全性DGS。

100.6.2　软骨-毛发发育不全(CHH)

软骨-毛发发育不全(cartilage hair hypoplasia, CHH)是以伴有生长障碍、毛发发育不全、免疫缺陷及红细胞生成缺陷为特点的一类罕见的常染色体隐性遗传的软骨发育不全疾病。CHH是由于RMRP(核糖核酸酶线粒体RNA加工)的突变造成的(Hermanns et al. 2006)。这种疾病在美国的旧时安曼教派及芬兰人群中流行。该病的生长障碍,在产前即可起病,并且常因为肢体短小所致。所有肢体均可受到累及。影像学可见的畸形主要表现为长骨干骺端呈现杯口状、扇形及不规则。多数患者毛发稀疏、纤细、柔软。研究报道这种患者具有患先天性巨结肠及恶性肿瘤的倾向。

细胞免疫缺陷常表现为轻度或中度的淋巴细胞减少或是在体外淋巴细胞对丝分裂原应答受损。体液免疫常是完整的。已有研究发现少数患者免疫表型较为严重,与CID表现相似。红细胞生成缺陷在儿童早期常表现为巨幼红细胞性贫血,并在成人前有自愈倾向。偶有患儿会出现严重的先天性发育不全贫血。在有CID样表现的CHH患者中进行造血细胞的移植可成功进行免疫修复,但不能改变其形

态学特点或侏儒。

100.6.3　Nijmegen 断裂综合征(NBS)

Nijmegen断裂综合征(Nijmegen breakage syndrome, NBS)为常染色体隐性遗传病,属于染色体不稳定综合征的一种,以小头畸形、特殊的"鸟状面容"、生长迟滞、免疫缺陷、具有癌症易感性为特点(The International Nijmegen Breakage Syndrome Study Group 2000)。NBS是由NBS基因突变造成的,NBS基因编码双链DNA断裂修复蛋白。当发生宫内生长发育迟缓、小头畸形及面部先天性畸形(额头倾斜、下颌骨回缩、中面部突出、睑裂上挑)时应疑诊NBS。染色体重排(尤其是第7及第14号染色体),以及染色体对X线照射的超敏感性均是支持临床疑诊的实验室检查。确诊需要通过基因序列分析:657del(5)突变大约出现于90%的病例中,这在大部分病例中简化了需基因确认的繁琐步骤。NBS也常伴有低丙种球蛋白血症。轻到中度的淋巴细胞减少与体外淋巴细胞对有丝分裂原刺激的应答受损有关。此种疾病首要的致死原因为癌症,癌症相关死亡的中位年龄仅有10岁。反复的上呼吸道、下呼吸道感染及慢性肺病是致死的第二原因。鉴别诊断应包括连接酶-IV缺乏症和Cernunnos缺陷,它们的临床表现与实验室检查结果可与NBS相同(表3)。共济失调性毛细血管扩张在染色体不稳定性、放射敏感性及癌症易感性等某些方面与NBS有相同表现,但共济失调性毛细血管扩张患者不会表现出NBS患者特征性的"鸟状面容"、小头畸形、生长迟滞。

100.6.4　X连锁多内分泌腺病肠病伴免疫失调综合征(IPEX)

X连锁多内分泌腺病肠病伴免疫失调综合征(immunodysregulation, polyendocrinopathy, enteropathy, X-linked, IPEX)是由X染色体上着丝点区域的FOXP3基因突变造成的一种罕见的免疫调节功能异常的遗传性疾病(Moraes-Vasconcelos et al. 2008)。该基因的产生对于CD4$^+$CD25$^+$T调节细胞的发育是必需的。T调节细胞缺乏的情况下,活化的CD4$^+$T细胞能产生多器官损害从而导致自身免疫病,如1型糖尿病、严重肠病、甲状腺功能减退、皮疹样自身免疫性皮肤病、银屑病、过敏性皮炎。这些临床表现

通常是致命的,通常发生在婴儿早期,并且顺序出现,而不会同时发生。免疫学检查提示 IgE 增高、嗜酸性粒细胞增多、CD4/CD8 比例轻度增高以及 T 细胞活化标志表达增高。自身抗体早期并不出现,而是逐步或突然出现。免疫抑制剂的使用已有部分成效。但不幸的是,这类药物并不能长期消除症状,同时可能造成不良反应并增加机会感染。最严重的病例可考虑造血干细胞移植。

100.6.5　自身免疫性多内分泌腺病 - 念珠菌病 - 外胚层营养障碍综合征（APECED）

自身免疫性多内分泌腺病 - 念珠菌病 - 外胚层营养障碍综合征（autoimmune polyendocrinopathy candidiasis ectodermal dystrophy syndrome,APECED）,也被称为 APS-1（1 型多内分泌腺自身免疫综合征）,是由于 AIRE（自身免疫调节）基因突变引起的常染色体隐性遗传病（Moraes-Vasconcelos et al. 2008）。这一基因的产物可调节胸腺髓质中抗原呈递细胞的自身抗原基因表达,从而在中枢耐受的诱导中起重要作用。因此,AIRE 基因的缺陷导致器官特异性 T 细胞的选择缺陷,而产生自身免疫病表现。APECED 以 3 个异常表现为系列特征:皮肤及黏膜的慢性念珠菌病、甲状腺功能减退、肾上腺皮质功能不全。以上表现需具备两条及以上才能诊断。最早出现的临床表现常为皮肤黏膜念珠菌病,且在生后不久即出现,其他的临床表现则在幼年或更晚期出现。所累及腺体的自身抗体滴度升高是其特征性表现。目前该疾病的治疗仅为支持治疗。

100.6.6　新生儿 SCID 筛查实验

新生儿筛查实验的目的是早期发现及时治疗可以降低死亡率或不可逆转的损害等出生情况。重症联合免疫缺陷（SCID）是第一个运用到新生儿筛查中的遗传性免疫相关疾病。编码对适应性免疫发育至关重要蛋白的基因,其中任何一个缺陷都会引起 SCID。SCID 有一个共同特征是 T 细胞产生缺陷。大多数 SCID 其 B 细胞产生也有缺陷,但缺乏 T 细胞协助,即使存在 B 细胞,机体也无法产生抗体。SCID 是最严重的 PIDs,是儿科急症的一种。患儿易感细菌,病毒,真菌和机会致病菌,最终患儿在

2 岁之前死亡。HSCT 是 SCID 的唯一有效的治疗手段,可使大多数受该病影响的患儿过上正常生活。然而,移植成功与否主要取决于患儿的诊断年龄和临床表现。在之前就有反复或机会性感染的患儿,HSCT 效果并不理想。新生儿的 SCID 筛查实验可以使还未感染的患儿及早得到诊断,从而改善预后。基于人群的新生儿 SCID 筛查是对染色体外非复制的 DNA 环的量化（可用于血点进行实验）,这提示有最近生成的自体 T 细胞存在,即 T 细胞受体切割环（T cell receptor excision circle,TREC）。特异性的 TREC 序列可通过聚合酶链反应（PCR）检测,TREC 拷贝数可通过定量 PCR 计算。TREC 数量少或缺如提示 SCID 的可能。确诊需经过适当的免疫学实验。美国已有 11 个州进行了新生儿的 SCID 筛查,SCID 的发生率为 1/58 000,低于之前的结果（Kwan et al. 2014）。筛查出来的患儿尽早接受了 HSCT,取得了良好结果。TRESs 分析不仅影响到 SCID 患儿,还有完全性的 DGS 和先天性 T 细胞减少患儿。串联质谱可用于筛查新生儿 ADA 缺陷的患儿（Azzari et al. 2011）。总之,虽然除美国以外的其他国家,新生儿 SCID 筛查仅处于试点研究阶段,但在不久的将来,该检测方法更广泛地实施后,可能会改变 SCID 的自然史。

参考文献

Azzari C, la Marca G, Resti M (2011) Neonatal screening for severe combined immunodeficiency caused by an adenosine deaminase defect: a reliable and inexpensive method using tandem mass spectrometry. J Allergy Clin Immunol 127(6):1394–1399

Boisson B, Wang YD, Bosompem A, Ma CS, Lim A, Kochetkov T, Tangye SG, Casanova JL, Conley ME (2013) A recurrent dominant negative E47 mutation causes agammaglobulinemia and BCR-B cells. J Clin Invest 123:4781–4785

Conley ME, Dobbs AK, Farmer DM et al (2009) Primary B cell immunodeficiencies: comparisons and contrasts. Ann Rev Immunol 27:199–227

Deau MC, Heurtier L, Frange P et al (2014) A human immunodeficiency caused by mutations in the PIK3R1 gene. J Clin Invest 124(9):3923–3928

Durandy A, Revy P, Fischer A (2007) Autosoma hyper-IgM syndromes caused by an intrinsic B cell defect. In: Ochs HD, Smith CIE, Puck JM (eds) Primary immunodeficiencies diseases. A molecular and genetic approach. Oxford University Press, New York, pp 269–278

Fischer A, Notarangelo LD (2004) Combined immunodeficiencies. In: Stiehm ER, Ochs HD, Winkelstein JA (eds) Immunologic disorders in infants and children.

Elsevier, Philadelphia, pp 447–479

Geha RS, Plebani A, Notarangelo LD (2007) CD40, CD40 ligand, and the hyper IgM syndrome. In: Ochs HD, Smith CIE, Puck JM (eds) Primary immunodeficiencies diseases. A molecular and genetic approach. Oxford University Press, New York, pp 251–268

Goldmuntz E (2005) DiGeorge sindrome: new insights. Clin Perinatol 32:963–978

Hermanns P, Tran A, Munivez E et al (2006) RMRP mutations in cartilage hair hypoplasia. Am J Med Genet 140:2121–2130

Kwan A, Abraham RS, Currier R et al (2014) Newborn screening for severe combined immunodeficiency in 11 screening programs in the United States. JAMA 312(7):729–738

Lougaris V, Tampella G, Baronio M et al (2014) The genetic heterogeneity of Common Variable Immunodeficiency (CVID): an update. J Vaccines Vaccin 5:223. https://doi.org/10.4172/2157-7560.1000223

Mohiuddin MS, Abbott JK, Hubbard N et al (2013) Diagnosis and evaluation of primary panhypogammaglobulinemia: a molecular and genetic challenge. J Allergy Clin Immunol 131(6): 1717–1718

Moraes-Vasconcelos D, Costa-Carvalho BT, Torgerson TR et al (2008) Primary immune deficiency disorders presenting as autoimmune diseases IPEX and APECED. J Clin Immunol 28:S11–S19

Ochs HD, Thrasher AJ (2006) The Wiskott-Aldrich sindrome. J Allergy Clin Immunol 117:725–738

Park MA, Li JT, Hagan JB et al (2009) Common variable immunodeficiency: a new look at an old disease. Lancet 372:489–502

Rieth W, Lisowska-Grospierre B, Fischer A (2007) Molecular basis of major histocompatibility complex class II deficiency. In: Ochs HD, Smith CIE, Puck JM (eds) Primary immunodeficiencies diseases. A molecular and genetic approach. Oxford University Press, New York, pp 227–241

The International Nijmegen Breakage Syndrome Study Group (2000) Nijmegen breakage sindrome. Arch Dis Child 82:400–406

Worth AJ, Thrasher AJ (2015) Current and emerging treatment options for Wiscott-Aldrich syndrome. Expert Rev Clin Immunol 11(9):1015–1032

101 炎症介质与新生儿窒息及感染

Kaoru Okazaki, Akira Nishida, and Hirokazu Kimura
蒋思远　翻译

目录

缩略词

APC	Antigen-presenting cell	抗原呈递细胞
APP	Antimicrobial proteins and peptide	抗微生物蛋白和肽
BBB	Blood-brain barrier	血脑屏障
CAM	Chorioamnionitis	绒毛膜羊膜炎
CARS	Compensatory anti-inflammatory response syndrome	代偿性抗炎反应综合征
CRP	C-reactive protein	C反应蛋白
Epo	Erythropoietin	促红细胞生成素
FIRS	Fetus inflammatory response syndrome	胎儿炎症反应综合征
G-CSF	Granulocyte-colony-stimulating factor	粒细胞集落刺激因子
GM-CSF	Granulocyte-macrophage colony-stimulating Factor	粒细胞巨噬细胞集落刺激因子
HMGB1	High-mobility group box protein 1 protein	高迁移率族1
IFN	Interferon	干扰素
IgG	Immunoglobulin G	免疫球蛋白G
IL	Interleukin	白介素
MARS	Mixed anti-inflammatory response syndrome	混合抗炎反应综合征
MCP-1	Monocyte chemoattractant protein-1	单核细胞趋化蛋白1
MIP	Macrophage inflammatory protein	巨噬细胞炎性蛋白
MMPs	Matrix metalloproteinases	基质金属蛋白酶
NF-κB	Nuclear transcription factor-κB	核转录因子-κB
NO	Nitric oxide	一氧化氮
PG	Prostaglandins	前列腺素
PRR	Pattern recognition receptor	模式识别受体
RANTES	Regulated on activation, normal T cell expressed and secreted	活化调节的表达和分泌的正常T细胞
ROS	Reactive oxygen species	活性氧自由基
SIRS	Systemic inflammatory response syndrome	全身炎症反应综合征
TGF	Transforming growth factor	转化生长因子
TLR	Toll-like receptor	Toll样受体
TNF	Tumor necrosis factor	肿瘤坏死因子
VEGF	Vascular endothelial growth factor	血管内皮生长因子

摘要

炎性因子等炎性介质与新生儿疾病密切相关，包括新生儿窒息和感染。新生儿窒息的病理生理可能主要是缺血再灌注损伤，通过产生包括细胞因子在内的异常炎性介质而导致组织和器官的损伤。细胞因子的过度产生可能与固有免疫的激活有关，导致新生儿窒息的进一步恶化。而病原生物也可通过吞噬细胞活化、炎症因子风暴，引起急性/过度炎症反应。这些不平衡的免疫反应可引起炎症和组织损伤。此外，机体为代偿细胞因子的失衡，可诱导抗炎细胞因子产生。缺乏成熟的免疫系统可能是早产和足月新生儿容易发生窒息和感染的可能原因。因此，恰当地平衡细胞因子的产生可能可以影响窒息和感染患者的预后。本章将描述新生儿窒息中和感染时炎症介质之间的关系。

101.1 要点

- 炎性介质，特别是细胞因子，与包括新生儿窒息在内的新生儿疾病密切相关。

- 已发现新生儿窒息的病理生理与炎症介质的初始产生及炎症级联反应相关。

- 新生儿窒息中固有免疫、细胞因子生成及活性氧自由基（ROS）相关。

- 了解感染和炎症介质，全身炎症反应以及对新生儿感染的全身炎症反应的病理生理知识，对于建立预防措施和治疗非常必要。

101.2　新生儿窒息与炎症介质的基本情况

101.2.1　新生儿窒息的病理生理学、炎症介质的初始产生和炎症级联反应之间的关系

新生儿窒息是由心脏和呼吸衰竭引起的，它在产前或分娩期引起血流突然停止和氧气输送，并可能使胎儿和新生儿处于危险境地。由于存在缺氧缺血性损伤，严重的新生儿窒息可能导致缺氧缺血性脑病，这是一种非常严重的新生儿疾病，有时可能导致不良的结局，如脑瘫和新生儿死亡。

当我们从逻辑上讨论标题时，至关重要的是要了解炎症介质产生的时程以及随后针对新生儿窒息的宿主防御机制。建议在各种细胞/组织中缺氧可能转导 SOS 信号（Castellheim et al. 2009），例如分子模式相关损伤，包括热激蛋白和高迁移率族 1（HMGB1）蛋白质的著名配体（Bianchi 2007）（在本章的另一部分中提到）。分子模式相关损伤的识别可能导致炎性介质的最初过度产生（Castellheim et al. 2009）。因此，可以认为新生儿窒息的基本病理生理与各种炎性介质和其他宿主防御机制有关的炎性级联反应有关。图 101.1 显示了炎症介质，炎症级联反应和新生儿窒息之间关系的示意图。

101.2.2　细胞因子是新生儿窒息中最重要的代表性炎症介质

缺氧缺血无疑会导致新生儿窒息中炎症介质

的过度产生。因此，新生儿窒息中的主要炎症介质成分可能是细胞因子（Volpe 2001）。一些众所周知的炎性细胞因子或趋化因子与新生儿窒息的病理生理有关，表 101.1 列出了这些细胞因子的详细功能。其中，白介素（IL）-1β、IL-6、IL-8、肿瘤坏死因子（TNF）-α、粒细胞集落刺激因子（G-CSF）和血管内皮生长因子（VEGF）可能是主要的与新生儿窒息的病理生理有关的炎症因子（表 101.2 和表 101.3）。实际上，与健康新生儿相比，新生儿窒息患者的各种炎性细胞因子（如 IL-1β、IL-6 和 IL-8）的血清和脑脊液水平急剧增加（Okazaki et al. 2006）。这些升高的细胞因子可以激活各种炎性细胞，如中性粒细胞、小胶质细胞（脑巨噬细胞）和 T 细胞。此外，IL-6 可能导致新生儿窒息中炎症蛋白的过量产生，如 C 反应蛋白（CRP）。然而，为了防止这种炎症反应，需要调节抗炎蛋白。因此，为了更好地了解新生儿窒息的病理生理，需要考虑缺血 - 再灌注相关细胞因子的产生和其他炎症反应。

101.2.3　新生儿窒息中先天免疫、细胞因子产生和活性氧自由基（ROS）之间的关系

新生儿窒息的病理生理学也可以与先天免疫系统联系起来，其通过识别各种细胞配体（例如 Toll 样受体（TLR））来初始化。先天性免疫系统代表宿主防御机制的第一线，其中包含许多炎症细胞，包括中性粒细胞、巨噬细胞、嗜酸性粒细胞和天然杀伤细胞（Cuenca et al. 2013）。然而，新生儿免疫细胞由于

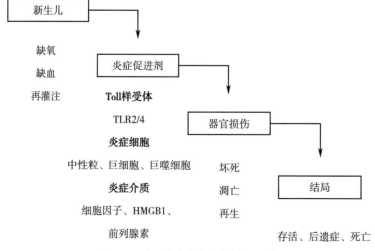

图 101.1　新生儿窒息中的炎症级联反应

表 101.1　新生儿窒息中血液和脑脊液中细胞因子的功能

细胞因子	主要功能
炎症相关细胞因子	
IL-1β IL-6 IL-18 G-CSF IFN-r TNF-a	合成和释放细胞因子（如 IL-1β、IL-8、MCP-1） 炎症因子增多（如 CCOX-2、PG、自由基） 黏附因子增多 血管通透性增加 分泌氨基酸毒性增加 血脑屏障的毁损或稳定 脑组织加重 中性粒细胞黏附人脑内皮细胞 诱导神经细胞凋亡 星形胶质细胞分化增多 保护中枢神经系统 神经细胞凋亡 神经炎症减少
抗炎相关细胞因子	
IL-10	抑制白细胞聚集和趋化因子产生 对新生儿兴奋性中毒性病变的神经保护 抑制 IL-1β、IL-8 和 TNF-α 减少脑内的炎症反应 减少缺氧应激反应
趋化因子	
IL-8 MCP-1	吸引中性粒细胞、单核细胞、淋巴细胞 增强 IL-1β 和 TNF-α 神经毒性 小胶质细胞的激活 抗 IL-8 抗体或抗 MCP1 抗体改善脑损伤
其他	
HMGB1	内皮细胞的黏附因子的上调 树突细胞和吞噬细胞的激活，如粒细胞和巨噬细胞 / 单核细胞 诱导从炎性细胞产生促炎性细胞因子
HIF-1a	神经保护和神经毒性作用 缺血后 24 小时内促凋亡基因的增加 轻微缺氧时细胞存活 严重缺氧时细胞死亡 细胞存活反应，如红细胞生成和血管生成 细胞死亡反应，如凋亡和坏死
VEGF	血管生成 对神经元和神经胶质细胞的保护作用 促进血管内皮细胞的增殖和血管生成 促进神经元前体细胞的增殖 大脑皮层中神经元的存活，修复和再生 血脑屏障的破坏

表 101.2 出生后 72 小时缺氧中血清和脑脊液中的细胞因子

血清

Okazaki et al.(2006,Japan)	细胞因子	IL-1β,IL-2,IL-4,IL-6,IL-8,IL-10,TNF-α,IFN-γ
	对象	正常新生儿(n=10) 窒息新生儿(n=17)
	总结	升高:IL-6,IL-8,IL-10 下降:IFN-r 不显著:IL-1β,IL-2,IL-4,TNF-α

CSF

Savman et al.(1998,Sweden)	细胞因子	IL-1α,IL-1β,IL-2,IL-3,IL-4,IL-5,IL-6,IL-8,GM-CSF,TNF-α,IFN-γ
	对象	正常新生儿(n=7) HIE:轻微(n=4),中度(n=8),严重(n=8)
	总结	升高:IL-6,IL-8 不显著:IL-1α,IL-1β,IL-2,IL-3,IL-4,IL-5,GM-CSF,TNF-α,IFN-γ

血清(血浆)和脑脊液

Aly et al.(2006,USA)	细胞因子	IL-1β,IL-6,TNF-α
	对象	无 HIE(n=13),HIE:轻微(n=5),中度(n=7),严重(n=12)
	总结	升高:IL-1β,IL-6,TNF-α

表 101.3 伴或不伴体温过低的新生儿窒息中细胞因子水平的变化

作者	特征	内容
Okazaki et al. (2012,Japan)	细胞因子	G-CSF,VEGF
	对象	非窒息(n=4),轻微窒息(n=5),严重窒息伴头部冰冷(n=5)
	取样时间	0、6、12、18 和 24 小时
	总结	升高:G-CSF 下降:VEGF
Chalak et al. (2014,USA)	细胞因子	IL-1,IL-6,IL-8,VEGF,TNF-α,IFN-γ,RANTES,UCH-L1,GFAP
	对象	轻微(n=7)不伴低体温,中性(n=17),严重(n=3)伴低温
	取样时间	0、6~24、48~72 和 78~96 小时
	总结	升高:IL-6,IL-8,IL-1,IL-6,IL-8,TNF-α,IFN-γ,VEGF,GFAP,UCH-L1(低温)
Jenkins et al. (2012,USA)	细胞因子	IL-1β,IL-2,IL-6,IL-8,IL-10,IL-12,IL-13,TNF-α,MCP-1,MIP-1α,IFN-γ,IP-10
	对象	HIE 中 33.0℃的全身性体温持续 48 小时(n=28),体温正常(n=22)
	取样时间	0、12、24、36、48、60 和 72 小时
	总结	升高:IL-6,IL-8,IL-10 和 MCP-1(体温过低) 降低:MIP-1α(在 60~70 小时),IL-6,IL-8 和 MCP-1(双相性亚低温组)
Róka et al. (2013,Hungary)	细胞因子	IL-1α,IL-1β,IL-2,IL-4,IL-6,IL-8,IL-10,MCP-1,EGF,VEGF,IFN-γ,TNF-α
	对象	TOBY 试验 HIE 伴有体温过低(33~34℃)(n=10),体温正常(n=8)
	取样时间	6、12 和 24 小时
	总结	升高:VEGF(体温过低) 降低:IL-6,IL-4(体温过低),IL-10(体温过低和体温正常)

其未成熟状态而不能产生多种细胞因子（Kollmann et al. 2009）。

此外，缺氧缺血可能首先激活中性粒细胞。活化的中性粒细胞主要通过脉络丛渗透到中枢神经系统中，由于血脑屏障（BBB）的不渗透性，可能是通向中枢神经系统的途径，并且会积极释放许多细胞毒性物质，如 ROS、毒性颗粒（例如髓过氧化物酶）、花生四烯酸代谢物和细胞因子，如 IL-1β、IL-6、IL-8 和单核细胞趋化蛋白 1（MCP-1）。实际上，活化的中性粒细胞产生促炎细胞因子，包括 TNF-α 和 IL-1β。这些促炎细胞因子激活免疫细胞，如小胶质细胞、星形胶质细胞和内皮细胞，它们在大脑中产生并释放许多促炎细胞因子。此外，中性粒细胞也是这些细胞因子的主要来源。但是，中性粒细胞可能不会影响大脑的初始炎症反应，因为其浸润发生在缺氧发生后 2 小时内，因此它们不参与初始反应。BBB 可防止中性粒细胞轻易渗透到大脑。中性粒细胞募集之前，炎症细胞因子的最初来源可能是大脑中的先天免疫细胞，如小胶质细胞、星形胶质细胞和内皮细胞。

小胶质细胞是大脑中常驻的巨噬细胞，可能与发育中的大脑缺氧缺血和新生儿卒中损伤有关（Derugin et al. 2000）。与成年大脑相比，新生儿大脑中的小胶质细胞可能诱导促炎和抗炎细胞因子的快速持续增长。活化的小胶质细胞也是 IL-18 的主要来源，IL-18 会加剧新生鼠缺氧缺血后脑组织的损伤（Hedtjarn et al. 2002）。IL-18 是刺激 IL-1β 和 IL-8 表达的重要促炎因子。IL-18 的清除保护受脑损伤。另外，伴有缺氧缺血损伤的新生大脑的小胶质细胞活化，可通过促进 Th17 的完全成熟而分泌 IL-23，包括上调促炎因子的表达和趋化中性粒细胞以抵抗不同的病原体（Akdis et al. 2011）。因此，小胶质细胞可能是缺氧缺血性新生儿脑中促炎和抗炎细胞因子的最初来源。

血管内皮细胞也是脑中细胞因子产生的来源。缺氧诱导体外内皮细胞产生促炎性细胞因子，包括 IL-1 和 IL-6（Ala et al. 1992）。通常，内皮细胞在维持血流中起关键作用，如抑制凝血和控制血管通透性。在炎症期间，活化的炎症细胞可通过异常产生促炎细胞因子来靶向作用内皮细胞以进一步增强炎症反应。

活化的炎性细胞，如中性粒细胞和肥大细胞，在高氧条件下会产生过量的 ROS，包括超氧化物自由基和羟基自由基，从而导致组织和器官损伤（Fellman and Raivio 1997）。用高浓度氧进行复苏不仅会诱导 ROS 的合成，还会诱导炎性介质（如细胞因子）的产生。许多实验研究表明高氧状况与细胞因子反应之间的关系。

101.2.4 信号通路，HMGB1 和细胞因子产生之间的关系

细胞因子的产生受各种细胞间信号通路调节（Rossol et al. 2011）。其中，核转录因子 κB（NF-κB）在各种炎性细胞因子介质的产生中起关键作用，如 IL-1β、TNF-α、IL-6 和 HMGB1（Bonizzi and Karin 2004）。最初发现炎症介质 HMGB1 是一种蛋白质，它可以维持 D 新生儿窒息的双链结构。白细胞产生并主动释放 HMGB1（Abraham et al. 2000）。最近，HMGB1 在多种炎性疾病（包括败血性休克，类风湿性关节炎和急性肺炎）中起关键作用。组织损伤和微生物入侵诱导了 HMGB1 的细胞外释放，此外，添加抗炎药如皮质类固醇可有效抑制 NF-κB 的磷酸化，从而抑制炎性细胞因子。因此，为了防止新生儿窒息中过度的炎症反应，必须控制 NF-κB 的活性。

101.2.5 IL-6、HMGB1 和 IL-10 在新生儿窒息中的作用

IL-6 是中枢神经系统炎症反应中最重要的细胞因子，在对缺氧缺血性损伤的中枢神经系统炎症反应中起着核心作用（图 101.1）。在新生儿窒息的急性期，IL-6 可由许多炎性细胞，如中性粒细胞和巨噬细胞产生。血清和脑脊髓液中 IL-6 水平升高可能与新生儿窒息的严重程度有关。最近，据报道 IL-6 在神经炎症中显示双重作用（Dubovy et al. 2013）。感染和缺氧等多种刺激可能会剧烈诱导大脑和血清中 IL-6 的产生。高水平的 IL-6 可能导致过度的炎症反应，许多炎症细胞的活化会诱导组织或器官损伤。相反，低浓度的 IL-6 可保护大脑中的神经元细胞。IL-6 的这种神经保护作用可能是由于通过 gp130 阻断了 N- 乙酰因子 N- 甲基 -D- 天冬氨酸诱导的兴奋性毒性。因此，IL-6 也参与神经元存活的促进和神经元损伤的保护。此外，亚低温治疗后，与正常体温治疗组相比，亚低温治疗组中 IL-6 的血清浓度显著增加（Roka et al. 2013）。IL-6 和 CRP 的升

高似乎是一种保护神经细胞凋亡的神经保护作用。体温过低可能会诱导 IL-6 的神经营养作用。因此，IL-6 对神经元可能具有不同的作用。

HMGB1 可能通过黏附分子的上调以及促炎性细胞因子和趋化因子的分泌来诱导内皮细胞活化（Fiuza et al. 2003）。细胞外 HMGB1 是一个典型的警告分子。HMGB1 和 TLR（TLR2 和 TLR4）之间的结合可能诱导许多促炎细胞因子的产生。尤其是 HMGB1-TLR4 信号转导可能会增强神经谷氨酸的敏感性（Maroso et al. 2011）。在新生儿窒息患者的大脑中，谷氨酸浓度很高，兴奋神经元可能释放 HMGB1。因此，HMGB1 是新生儿窒息炎症反应的重要因子。

IL-10 是代表性的抗炎细胞因子。通常，IL-10 起到保护健康的胎儿和新生儿免受有害炎症的作用。实际上，抗炎反应可能在胎儿和新生儿的免疫中占主导地位（Sharma et al. 2012）。先天免疫细胞，例如巨噬细胞和树突状细胞，通过 TLR2 产生 IL-10。释放的 IL-10 在限制免疫反应和防止宿主因炎症而受损中起着中心作用（Saraiva and O'garra 2010）。因此，IL-10 对于在炎症早期控制增加的促炎细胞因子水平至关重要。

101.2.6 BBB 与炎症反应之间的关系

众所周知，BBB 对于维持脑内稳态以及将周围循环与中枢神经系统的直接接触隔离非常重要。BBB 具有分子选择性；因此，包括大分子在内的细胞因子无法通过屏障。但是，大脑中强大的促炎性细胞因子会导致蛋白酶[即基质金属蛋白酶（MMP）]的增加。蛋白酶是一种可以降解细胞外基质成分的酶，如胶原蛋白、蛋白聚糖、明胶、层粘连蛋白和弹性蛋白。大脑中的 MMP 还会降解内皮基底膜中的紧密连接和细胞外基质成分（Rosenberg 2009）。MMPs 导致 BBB 通透性增加，导致脑水肿、出血和浸润（Rosenberg 2009）。因此，MMP 在破坏 BBB 中可能起关键作用。总的来说，BBB 的降解可能导致白细胞容易渗透到大脑中，并加剧炎症和脑损伤（Liu and Mccullough 2013）。

未成熟大脑中的变形虫小胶质细胞对缺氧反应强烈，聚集在受伤的组织中，并产生过量的促炎细胞因子，如 TNF-α 和 IL-1β，以及谷氨酸、一氧化氮（NO）和 ROS 产生导致少突胶质细胞死亡、轴突

变性和未成熟的 BBB（Bona et al. 1999）。星形胶质细胞是神经细胞，在维持毛细血管血细胞中起重要作用。星形胶质细胞足突形成覆盖 90% 以上的脑毛细血管的网络，产生紧密的连接，并增强脑毛细血管内皮细胞的屏障功能。在缺氧损伤的几分钟内，星形胶质细胞可能会被炎症介质激活并产生 ROS。这些活化的星形胶质细胞产生促炎性细胞因子，如 TNF-α、IL-1β 和 IL-6。星形胶质细胞也滋养神经元。因此，星形胶质细胞功能的衰竭可能导致缺血性损伤和 BBB 的破坏。

101.3 新生儿窒息和炎性介质的临床研究

101.3.1 新生儿窒息中亚低温治疗的有效性和理论

目前，亚低温治疗可能是唯一基于证据的新生儿窒息有效疗法。体温过低的主要目的是防止细胞凋亡引起的过度神经元死亡（程序性细胞死亡）。血液和氧气供应的突然停止可能导致一次能量衰竭、再灌注期和潜伏期，从而导致二次能量衰竭。一次能源衰竭是由于缺乏葡萄糖供应而导致三磷酸腺苷快速缺失引起的，从而导致细胞通过坏死而死亡（Sahni and Sanocka 2008）。在潜伏期，促凋亡蛋白或抗凋亡蛋白通过细胞凋亡引发一系列延迟的细胞死亡。出生后 1~6 小时，继发性能量衰竭可能通过凋亡引起神经元死亡，并导致严重的脑损伤，例如癫痫发作和细胞毒性水肿。第二能量衰竭也与炎症反应有关。第二次能量衰竭之前的潜伏期是开始适当治疗新生儿窒息的最佳时期。在潜伏期（出生后 6 小时内）适当的抗炎治疗可能会阻止继发性能量衰竭的发展或抗凋亡途径的启动。

在北美地区，通过亚低温治疗可以达到大脑保护的目的，亚低温可以诱导脑代谢的减少，从而预防 BBB 破坏和脑水肿的减轻。亚低温治疗的神经保护机制可能与减轻小胶质细胞的不良反应（如激活、迁移和增殖），抑制神经毒性介质（例如 NO 和 ROS）以及抑制细胞凋亡有关（Seo et al. 2012；Si et al. 1997）。因此，体温过低的疗法可能与炎症反应相关。体温过低也可能部分阻止随后的炎症反应：（i）活化的小胶质细胞（如 IL-10、TNF-α 和 NO）产生炎性介质；（ii）NF-κB 活化；（iii）促炎细胞因子的 mRNA 新生儿窒息表达[如 INF-γ、TNF-α、IL-2、

IL-1β 和巨噬细胞炎性蛋白(MIP)-2]的表达和抗炎细胞因子(如 IL-10);(iv) 在人外周血单核细胞中诱导促炎性细胞因子(Okazaki et al. 2015)。在具有缺血再灌注损伤的大鼠模型中,体温过低也会减弱大脑和血浆中 HMGB1 的水平(Matsui et al. 2014)。因此,亚低温可能会抑制缺氧缺血性损伤中过度的炎症反应。表 101.1 和表 101.3 显示了亚低温治疗对与新生儿窒息相关的血清细胞因子水平的影响。

101.3.2 其他治疗方法

101.3.2.1 促红细胞生成素(Epo)

Epo 不仅有造血作用,而且还可以有抗凋亡,抗氧化剂和抗炎作用(Rangarajan and Juul 2014;Mizuno et al. 2008)。在大脑中,Epo 抑制小胶质细胞和星形胶质细胞的激活,从而导致神经发生,少突胶质生成和血管生成的激活(Rangarajan and Juul 2014)。另外,脑免疫细胞,如星形胶质细胞、神经元和不成熟的少突胶质细胞,可能产生内源性 Epo,以防止缺血再灌注损伤后神经细胞的凋亡。相反,各种炎性介质,例如 ROS,NO 和炎性细胞因子[如 IL-1β、TNF 和干扰素(IFN)-γ]可能抑制 Epo 的产生,从而加重脑损伤。但是,外源性 Epo 可能能够通过缺氧缺血性损伤所破坏的 BBB 并提供抗凋亡作用。Epo 在北美的一些临床试验目前正在进行中(Fauchère et al. 2015)。

101.3.3 G-CSF

G-CSF 还显示出非造血作用。G-CSF 的产生可能是由炎症刺激引起的,G-CSF 的水平升高可能会刺激骨髓中的中性粒细胞增殖,从而导致循环中中性粒细胞升高。然而,许多研究表明,G-CSF 对炎症具有神经保护作用,包括抗凋亡,抗炎,兴奋性保护和神经营养反应。G-CSF 还导致抗炎细胞因子(如 IL-10)的产生增加,而促炎细胞因子(如 NF-κB、IL-1β、TNF-α 和 IL-12)和血管粘连分子(如血管细胞黏附分子 -1、细胞间黏附分子 -1)可以被消除(Li et al. 2015;Komine-Kobayashi et al. 2006)。但是,全身性 G-CSF 给药并不能改善长期预后,而且还会对海马脑损伤造成的神经功能障碍产生不利影响(Schlager et al. 2011)。外源性 G-CSF 进入大脑的过程可能受到 BBB 的限制。因此,鼻内给予 G-CSF 可能会导致

脑内 G-CSF 的有效增加。需要进一步的临床试验。

101.3.4 糖皮质激素

糖皮质激素,例如地塞米松和氢化可的松,是抑制 NF-κB 活化从而引起炎症反应的代表性抗炎药。先前的研究表明,用氢化可的松或地塞米松预处理新生儿中性粒细胞可以减少 IL-8 和 MIP-1α 的产生(Irakam et al. 2002)。但是,只有很少的证据显示糖皮质激素治疗可以缓解新生儿窒息。此外,地塞米松在其神经保护和神经毒性作用方面具有两种不相容的作用(Murphy et al. 2001;Feng et al. 2009)。氢化可的松在窒息新生仔猪中诱发肺动脉高压(Chapados et al. 2011)。

101.3.5 新生儿窒息中的抗氧化剂

ROS 可通过体内各种生理事件产生(Kondo et al. 2000)。另外,ROS 可引起内皮和肾小球系膜细胞的邻近细胞损伤。超氧化物歧化酶是代表性的抗氧化剂,这种酶很容易穿过 BBB,并抑制氧自由基的作用。但是,超氧化物歧化酶仅在缺氧缺血性损伤之前给药时才发挥神经保护作用。别嘌呤醇是一种抗氧化剂,不仅是一种黄嘌呤氧化酶抑制剂,而且是一种抗氧化剂,可以作为羟自由基清除剂,从而抑制 ROS 的产生(Kelen and Robertson 2010)。此外,别嘌呤醇疗法显著降低了脑中促炎细胞因子的 mRNA 新生儿窒息表达。别嘌呤醇可能会抑制 ROS 介导的 NF-κB 活化,这是炎症反应的核心要素(Yamaguchi et al. 2015)。确实,在中度新生儿窒息中,别嘌呤醇的给药在 5 岁时显示出较好的长期预后(Kaandorp et al. 2012)。因此,早期给予别嘌呤醇治疗可能对缺血 - 再灌注损伤更有效。别嘌呤醇和体温过低的联合治疗可能会改善中度和重度窒息新生儿的预后。

101.3.6 色苷酸二钠

有趣的是,可以使用抗过敏药色苷酸二钠作为神经保护剂。在患有缺氧缺血的新生大鼠中,肥大细胞主要在大脑中被激活,并在小胶质细胞,星形胶质细胞和中性粒细胞中引发强烈的炎症反应。缺氧缺血性损伤后立即将活化的肥大细胞募集到炎症部

位,并释放促炎性细胞因子,例如 TNF-α。色苷酸二钠可能会抑制这些免疫反应并减轻新生儿窒息中的脑损伤。

101.3.7　抗惊厥药

由于区域脑血流量低于阈值水平,新生儿神经元的自发电活动变化可能容易导致新生儿癫痫发作(Nakamura et al. 2014)。新生儿癫痫发作的一线治疗剂可用作各种抗惊厥药,如苯巴比妥、咪达唑仑、苯妥英和劳拉西泮。这些抗惊厥药可能会影响免疫力。例如,大剂量苯巴比妥疗法可能导致体外抑制 IL-2 的产生(Yang et al. 1992)。咪达唑仑在体外抑制 IL-1β 诱导的 IL-6 释放。丙戊酸还会增加某些细胞因子的水平,如 IL-1α、IL-1β、IL-2、IL-6 和 MCP-1(Verrotti et al. 2001)。因此,许多抗惊厥药可能会影响细胞因子的分布。然而,抗惊厥疗法可导致炎症反应的改变。应密切监测该疗法的效果,因为它可能加重癫痫发作的发生。

101.3.8　镇静药物

吗啡和芬太尼在北美地区经常用于镇痛和镇静。一些研究表明吗啡抑制了许多细胞因子的产生,如 IL-1β、IL-6、IL-10、IL-12p70 和 TNF-α(Chavez-Valdez et al. 2013)。此外,由于吗啡可能会降低新生儿中性粒细胞的趋化,原因是这些细胞表面的 IL-8 受体表达降低(Yossuck et al. 2008)。这些作用可能部分有助于改善新生儿窒息。

101.4　感染和炎症介质的基本情况

101.4.1　系统性炎症反应状态的概念

感染中级联免疫反应可能在体内发生。从概念上讲,全身性炎症反应状态可分为以下几类:胎儿炎症反应综合征(FIRS)、全身炎症反应综合征(SIRS)、混合抗炎反应综合征(MARS)和代偿性抗炎反应综合征(CARS)(Gomez et al. 1998;Hotchkiss et al. 2013a)。特别地,败血症中的这些概念对于不仅理解病理生理学有利,而且对于理解治疗可能是重要的。FIRS 和 SIRS 均以 IL-6 为中心的强促炎性细胞因子血症为特征。促炎性细胞因子的这种过量产

生可以增强败血症的临床发现,如发热、心动过速、呼吸困难和白细胞增多(Levy et al. 2003)。不受控制的严重炎症可能会导致无法控制的促炎细胞因子的过度产生,并导致死亡和不可逆的损害,如白质损伤和肺部炎症(Hotchkiss et al. 2013a)。针对这种炎性介质的过度过量产生,发生了抗炎细胞因子的补偿性增加。MARS 被分类为中间稳态,其中存在等量的前体和抗炎细胞因子,它代表 SIRS 减少与 CARS 升高之间的暂时稳态。CARS 是最后阶段,其中存在低水平的促炎细胞因子和过量的抗炎细胞因子,这是发起反调节机制以限制过度炎性过程的结果。确实,与成人相比,CARS 在儿童败血性休克和多器官功能衰竭的病理生理中起着比成人更重要的作用(Osuchowski et al. 2012;Hotchkiss et al. 2013b;Wynn et al. 2010;AdibConquy and Cavaillon 2009)。表 101.4 和表 101.5 显示了系统性炎症反应期间细胞因子谱的详细变化。

101.4.2　新生儿感染中 SIRS 的病理生理学

新生儿败血症是一种典型的全身感染,可能危及生命,并可能引起 SIRS。此外,常见的病毒感染(如流感)也可导致 SIRS。SIRS 的病理生理学本质上可能涉及炎性介质的过量产生。显然,SIRS 的最初原因是各种病原体的入侵,包括细菌和病毒。病原体诱发的炎症反应最初可能是由先天免疫引起的。先天性免疫细胞,例如抗原呈递细胞(APC)和其他炎症细胞,可以通过不同的 TLR 识别它们并产生"帮助"信号,包括警报蛋白。警报蛋白的识别可能导致炎性介质的最初过度产生。因此,SIRS 的基本病理生理可能与各种炎症介质和其他宿主防御机制中涉及的炎症级联有关。图 101.2 显示了炎症介质,炎症级联反应和新生儿败血症之间的关系的示意图。与没有败血症的新生儿相比,患有败血症的新生儿中的几种细胞因子明显增加,例如促炎性细胞因子(如 IL-1β 和 TNF-α)、抗炎细胞因子(如 IL-10 和 IL-19)、Th1 细胞因子(如 IL-1ra、IL-2、IL-12、IL-18 和 IFN-γ)、Th17 细胞因子(如 IL-6、IL-23 和 G-CSF)和趋化因子(如 IL-8 和 MCP-1)。但是,一些细胞因子也减少,如 IL-17、转化生长因子(TGF)-β,并在激活,正常 T 细胞表达和分泌(RANTES)方面受到调节(表 101.4 和表 101.5)。本章重点介绍细胞因子在 SIRS 中的病理生理作用。

表 101.4　新生儿败血症中血浆细胞因子水平的变化

Sood et al. (2012,USA)	细胞因子	TNF-α,IL-1β,IL-4,IL-5,IL-6,IL-10,IL-12,IL-17,IL-18,IFN-γ,TGF-β
	对象	ELBWI(细菌性败血症,真菌性败血症,无感染)
	采样时间	0、3、7、14 和 21 天
	病原体	凝固酶阴性葡萄球菌($n=189$),金黄色葡萄球菌($n=34$),链球菌($n=35$;B 组链球菌 $n=4$),大肠杆菌($n=20$),克雷伯菌($n=17$)
	总结	升高:(感染后)IL-10,I-18 和 TNF-α 降低:(感染后)TGF-β 无意义:IL-1β,IL-12,IL-4,IL-5,IL-6,IL-17
Schelonka et al. (2011,USA)	细胞因子	IL-2,IL-4,IL-5,IL-6,IL-10,IL-17,IFN-γ,TNF-α
	对象	ELBWI[血流感染]
	采样时间	出生后 4 小时及 3、7、14 和 21 天内
	病原体	凝固酶阴性葡萄球菌($n=222$),金黄色葡萄球菌($n=33$),肠球菌和其他链球菌生物体($n=20$),其他革兰氏阳性菌($n=24$),革兰氏阴性菌和肠溶菌体($n=70$),念珠菌($n=45$),多微生物感染($n=25$)
	总结	升高:IL-6,IL-10 下降:IL-17 无意义:IL-2,IL-4,IL-5,IFN-γ,TNF-α
Ng PC et al. (2007,Hong Kong)	细胞因子	TNF-α,IL-1β,IL-6,IL-10,IL-12p70,IL-8,MCP-1,RANTES,MIG,IP-10
	对象	早产儿败血症
	采样时间	发病 0 和 24 小时
	病原体	革兰氏阳性生物:凝固酶阴性葡萄球菌($n=9$),金黄色葡萄球菌($n=1$),牛链球菌($n=1$),肠球菌($n=3$);革兰氏阴性菌:克雷伯菌($n=4$),肠杆菌属($n=4$),大肠杆菌($n=2$),假单胞菌($n=1$),嗜麦芽单胞菌($n=2$),不动杆菌属($n=1$);混合生物($n=3$):凝固酶阴性葡萄球菌和肠球菌($n=1$),克雷伯菌属和副念珠菌($n=1$),大肠杆菌和肠球菌($n=1$)
	总结	增加:IL-6,IL-10,IL-12p70,IL-8,MCP-1,MIG,IP-10,TNF-α
Hotoura et al. (2011,Country)	细胞因子	IL-1β,IL-6,TNF-α
	对象	足月新生儿败血症组(早 $n=13$,晚 $n=12$),疑似感染组健康新生儿
	采样时间	发病后 0、24 和 48 小时
	病原体	大肠杆菌($n=7$),克雷伯菌($n=3$),金黄色葡萄球菌($n=2$),B 链球菌($n=2$),结肠杆菌($n=1$),李斯特菌($n=1$),绿色链球菌($n=1$),葡萄球菌凝固酶阴性($n=8$)
	总结	增加:IL6,TNF-α,IL-1β

101.4.3　绒毛膜羊膜炎(CAM)和脐带炎中的炎症介质

CAM 和脐带炎是典型的宫内感染,并引起各种严重的新生儿疾病,包括败血症、脑室内出血和支气管肺发育不良。CAM 和脐带炎的病理生理学与母亲和 / 或新生儿过度的炎症反应密切相关(Døllner et al. 2002;Kim et al. 2015)。特别地,炎性细胞因子,中性粒细胞中的 MMP 作为有毒物质以及前列腺素(PG)可能是这些感染的恶化因素(Epstein et al. 2000)。以前的报道显示,CAM 中的羊水含有高水平的炎症细胞因子(如 IL-1β、IL-6 和 TNF-α)和趋化因子(如 IL-8、MIP-1α 和 MCP-1)。侵入性病原体也可以强烈激活炎性细胞,如中性粒细胞和巨噬细胞。活化的炎性细胞可迅速迁移至炎性部位并产生 / 释放大量炎性介质。其中,IL-1β 和 TNF-α

表 101.5　新生儿败血症中血清细胞因子水平随时间变化

| | 细胞因子 | 感染 | | |
		感染前	感染发生	感染后
上升	促炎抗炎 抗炎因子 Th1 Th2 Th17 其他	IL-1ra IL-6	IL-1β 和 TNF-α IL-10 IL-2,IL-12,IFN-γ IL-4 IL-6,IL-21,IL-23 和 G-CSF IL-8,MCP-1,IP-10,MIG,ICAM-1,E- 选择素	TNF-α IL-10 IL-2,IL-18,IFN-γ IL-4 IL-6
下降	Th17 其他		IL-17 RANTES	IL-17 和 TGF-β

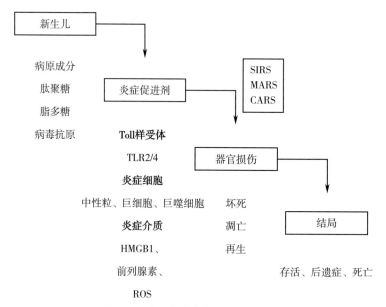

图 101.2　新生儿感染中的炎症级联反应

不仅可以刺激从羊膜产生 PG,而且还可以从浸润的中性粒细胞释放 MMP(Romero et al. 2016)。此外,绒毛膜感染可能会下调前列腺素脱氢酶活动。因此,PG 可能不会失活,到达子宫肌层并刺激子宫收缩。源自中性粒细胞的 MMP 可能会促进膜破裂和宫颈成熟,导致早产。实际上,羊水中的 MMP 浓度与急性 CAM 的严重程度相关。另一方面,羊水中的病原菌可能会增加胎儿上皮中 TLR2 和 TLR4 的表达。

在脐带炎中,可以看到炎性细胞因子(如 IL-6、IL-8 和 IL-12p55)显著增加(Døllner et al. 2002;Kim et al. 2015)。这些细胞因子可能在胎儿体内循环并刺激导致 FIRS 的全身性炎症反应(Døllner et al. 2002)。FIRS 被定义为 IL-6 的脐血水平高于 11pg/ml,可能影响许多组织,包括脑、心脏、肺、肠、肾和造血

系统(Gantert et al. 2010;Gotsch et al. 2007)。例如,在造血系统中,胎儿血浆中具有 FIRS 的高 IL-6 和 G-CSF 分别诱导高核红细胞计数和中性粒细胞增多。在肺中,羊水中高水平的 IL-1β 和 IL-6 可能会加速肺部成熟但会引起肺泡形态异常,例如数量减少和体积增大。因此,FIRS 可能会影响新生儿的一生。但是,目前还没有针对 FIRS 的有效治疗或预防策略。

101.4.4　新生儿败血症中的细胞因子和先天免疫

新生儿可能是免疫功能低下的宿主。因此,由于其不成熟的先天免疫系统不足以抵抗感染,因此它们很容易发展为包括败血症在内的全身感

染。先天免疫系统可能在新生儿败血症中起关键作用(Wynn et al. 2010)。先天免疫系统主要由细胞免疫组成,即免疫细胞,例如中性粒细胞和APC(例如单核细胞,巨噬细胞和树突状细胞)(Cuenca et al. 2013)。其中,巨噬细胞是最重要的APC,它们在细菌入侵后立即通过模式识别受体(PRR)识别病原体。新生儿巨噬细胞可能产生少量的某些细胞因子,如 IL-12p70、IFN-γ、TNF-α 和 IL-10(Belderbos et al. 2013)。关键的细胞因子 IFN-γ 可以激活巨噬细胞以杀死微生物并促进其他免疫细胞的活性。其次,中性粒细胞是清除病原体的重要先天免疫细胞。活化的中性粒细胞通过产生各种炎症介质(包括前列腺素 E,脂质介质和 ROS)杀死细菌。先天性免疫细胞迅速产生大量促炎性细胞因子和趋化因子。这些介质在免疫细胞募集到炎症部位中起关键作用,导致炎症介质进一步增加。新生儿中性粒细胞的反应非常差,这是由于脂多糖诱导的经由 TLR4 的信号转导减少,导致细胞因子(如 TNF-α、IL-12p70 和 IFN-γ)的产生不足(Cuenca et al. 2013)。相比之下,新生儿中性粒细胞可通过其他 TLR 信号通路产生相对更多的 Th2/Th17 和抗炎细胞因子(Cuenca et al. 2013)。而且,活化引发的中性粒细胞能够吞噬微生物并且还释放少量的抗微生物蛋白和肽(APP),如乳铁蛋白、防御素和增加杀菌 / 通透性的蛋白。APP 是重要的生物防御蛋白。新生儿中 APP 的水平低于成人。在早产新生儿中,APP 水平进一步降低(Cuenca et al. 2013)。APP 替代疗法可能会通过增加促炎反应而对免疫刺激有效(Pammi and Abrams 2015)。

TLR 是最重要的 PRR,许多细胞因子是通过 TLR 产生的。TLRs 在早产和足月新生儿中的功能较差直接影响炎症介质的减少和感染的易感性。每个 TLR 都有独特的配体。革兰氏阴性细菌的脂多糖和假丝酵母的甘露聚糖抗原是 TLR4 的配体,而双链 R 新生儿窒息是 TLR2 的配体。足月新生儿中 TLR 的表达与成人相似。然而,早产儿中白细胞的 TLR 表达低于足月儿。另外,新生儿与成人相比 TLR 功能较差。通过 TLR 识别配体会调用第二信使信号,如 MyD88、含 TIR 结构域的衔接蛋白诱导的 IFN-β 和 MyD88-adapter-like,并导致促炎性细胞因子的产生(Cuenca et al. 2013)。从配体识别到细胞因子产生的途径的损害导致细胞因子水平和炎症反应的降低。TLR4 是先天免疫应答过程中激活白

细胞最重要的 PRR(Cuenca et al. 2013)。TLR4 在抵抗革兰氏阴性细菌中起着核心作用,并与脂多糖结合。TLR 功能的这种差异也可能导致炎性介质的产生较差,并且可以归因于对感染的敏感性差异。TLR4 出生后不会立即成熟,从而导致促炎性细胞因子的长期减少,如新生儿窒息和感染中的 IL-1β 和 TNF-α(Levy and Wynn 2014)。相反,TLR4 的过表达可能诱导全身性炎症反应并引起组织损伤。TLR 功能差有利于保护胎儿免受炎症。

101.4.5 脓毒症中细胞因子的时间变化

如上所述,在脓毒症的初始阶段,如在 SIRS 中所观察到的,促炎和抗炎细胞因子的水平均急剧增加。脓毒症中的细胞因子谱可能随时间变化;因此,重要的是要了解败血症中细胞因子的时间变化。例如,由于 B 组链球菌引起的新生儿败血症显示出各种细胞因子的时间变化,包括 IL-1β、IL-5、IL-6、IL-12、IL-17、IFN-γ、TNF-α、G-CSF、IL-8 和 MIP-1,在出生后 1.5 小时显著增加。然而,每种细胞因子的血清水平以时间依赖性方式变化(Okazaki et al. 2008a)。在患有败血症的新生儿中,血清中的 IL-6 和 TNF-α 持续高水平维持几天。此外,与细菌性败血症和非感染组相比,极低出生体重儿念珠菌引起的真菌性败血症还显示出某些细胞因子(如 IL-10 和 IL-18)的水平显著升高,而某些细胞因子(例如,TGF-β)的水平则下降。总之,由于新生儿细菌感染引起的 SIRS 可能显示几种不同的细胞因子谱(见表 101.4 和表 101.5)。

101.4.6 细胞因子作为新生儿感染的早期标志物

为了诊断和治疗各种新生儿感染,细胞因子谱可能可用作早期生物标志物。先前的研究报道了许多炎症介质,如 CRP,是细菌感染的标志。但是,CRP 的血清浓度从感染开始仅在 6 小时或更晚才增加,并不一定足以用作感染的早期标记。另外,在感染以外的情况下,例如缺氧缺血性损伤,CRP 可能会增加。相反,某些细胞因子的血清水平可能早于 CRP 升高。因此,这些有望成为新生儿感染的标志。此外,IL-6 在感染中诱导 CRP 作为急性期蛋白,并且是作为脓毒症标志物而研究最多的细胞因子之

一。在新生儿败血症中还研究了其他细胞因子。例如，IFN-γ 诱导蛋白 10 可用于早期诊断迟发性细菌感染（Ng et al. 2007）。但是，目前尚无炎性介质可用作新生儿败血症的早期标志物。重要的是不仅要通过一个因素而且要通过血液学检查（如白细胞数量、CRP 和未成熟的总白细胞比率）、临床体征以及母体或新生儿病史的某种组合来提供诊断。近来，前体蛋白酶（sCD14 亚型）已成为成人和新生儿败血症的新标志物（Shozushima et al. 2011）。这是败血症的独特标志，反映了临床过程。将来，前体蛋白酶可以用作新生儿败血症的诊断标志物。

101.5　新生儿感染和炎性介质的临床方面

101.5.1　用抗炎药物治疗

尽管人们认为抗炎疗法对人类有效，但临床试验失败了，并且在某些情况下还报道了不良反应（Fisher et al. 1994，1996）。如 SIRS、MARS 和 CARS 一样，脓毒症的免疫状态可能会在过度活跃和免疫抑制之间波动。在实验性败血症的早期死亡组中，促炎性细胞因子（如 IL-6、TNF-α、IL-1β 和 MCP-1）和抗炎性细胞因子（如 IL-10 和 IL-1 受体拮抗剂）均增加。然而，在晚期死亡组中，这些促炎和抗炎细胞因子并未升高（Osuchowski et al. 2006）。通常，败血症可用免疫抑制药物来处理超免疫反应。如果促炎和抗炎细胞因子均被抑制，那么免疫抑制药物不仅无效，而且会使败血症恶化。因此，先前临床试验的失败可能是免疫应答状态（如 SIRS、MARS 和 CARS）的结果。败血症的免疫状态始于 SIRS，然后是 MARS 和 CARS。如果免疫状态过度活跃，则免疫抑制疗法可能有效；相反，在免疫抑制状态下，辅助治疗可能有效。因此，个体化的免疫疗法可以作为败血症的免疫疗法有效。免疫调节剂或免疫刺激剂在 CARS 中可能有效。

101.5.2　非调节剂治疗

免疫球蛋白 G（IgG）治疗在各种临床情况中经常使用。IgG 疗法促进调理活性或病原体中和的激活。但是，早产儿的血清 IgG 水平可能较低（100~500mg/dl）。因此，静脉内 IgG 可能适合作为早产儿严重感染的治疗方法。但是，最近的研究表明，静脉注射 IgG 治疗新生儿感染可能无效（Brocklehurst et al. 2011；Ohlsson and Lacy 2015）。

其次，早产儿和足月儿的血清中可能含有低水平的增强免疫物质并变得不平衡，如高腺苷、低甘露糖结合蛋白和低抗菌蛋白 / 肽，如乳铁蛋白、防御素和增加杀菌 / 通透性的蛋白（Cuenca et al. 2013）。这些成分的缺乏导致无法产生足够的免疫应答和病原微生物的清除。血清成分替代疗法对某些血清成分部分缺陷的疾病有效，例如血友病，腺苷脱氨酶缺乏症和溶酶体疾病。因此，血清成分替代疗法，例如新鲜的冷冻血浆，可能对新生儿感染有效。

氢化可的松被广泛用于许多疾病中，并且可以抑制细胞因子引起的炎症或增加心血管系统的敏感性。败血性休克新生儿的皮质醇水平升高。但是，由于相对的肾上腺皮质功能不全，早产新生儿在脓毒症中容易发展出血流动力学不稳定和低血压。在新生儿败血症中，氢化可的松可能改善几种临床体征，例如血压升高和心率降低。然而，即使在由于败血症性休克而肾上腺功能不全的成年患者中，氢化可的松也不能提高 28 天的生存率，并会导致休克的早期逆转（Sprung et al. 2008）。该结果可能与免疫应答状态的差异有关，如 SIRS、MARS 和 CARS。由于缺乏对氢化可的松治疗效果的研究，即使在新生儿中也应密切监测其使用情况。

益生菌对于控制炎症非常重要。益生菌可以在出生后的早期在肠道内形成正常的肠道菌群。正常的肠道菌群会导致产生许多细胞因子，包括 IL-10（Saraiva and O'garra 2010）。均衡的肠道菌群可能有助于均衡的细胞因子浓度，并赋予对病原体入侵的极端抵抗力。

101.5.3　抗介体治疗

先前的研究报道了许多抗细胞因子或抗炎药可用于败血症。然而，尽管其中一些确实显示出很小的效果，但是几乎所有这些治疗都没有益处。髓样细胞 -1 上表达的触发受体是单核细胞表面表达的促炎性介质的诱导剂。最近，据报道，髓样细胞 -1 抑制剂可抑制促炎介质并抑制炎症（Qian et al. 2014）。此外，外源性 IFN-γ 疗法可以有效地作为早产儿的免疫刺激剂。在新生儿中，随着胎龄变小，先天免疫受体（如 CD14、TLR2 和 TLR4）的表面表达水平显著降低。然而，用 IFN-γ 孵育新生儿血液可改善先天性免疫受体以及吞噬细胞的免疫功能。

VEGF 是有效的血管生成和血管通透性因子（Leung et al. 1989）。抗 VEGF 抗体疗法可降低促炎细胞因子水平（如 IL-6、MCP-1 和 RANTES），并改善小鼠败血症模型的内皮通透性，从而降低死亡率（Jeong et al. 2013）。

G-CSF 和粒细胞巨噬细胞集落刺激因子（GM-CSF）治疗也已通过随机对照试验在新生儿败血症中进行了研究。这两种细胞因子可增加败血症患者的中性粒细胞数量和功能。但是，没有足够的证据表明可以使用 G-CSF 和 GM-CSF（Carr et al. 2003）。另外，已知 G-CSF 引发的中性粒细胞在体外产生 ROS。特别是在高氧张力下，应谨慎使用全身中性粒细胞活化因子。

抑制特定促炎细胞因子的免疫抑制策略在严重脓毒症患者中的作用具有争议性。在此类患者中，控制 Th17 细胞和调节性 T 细胞分化以及免疫调节功能非常重要。IL-17 抑制和 TNF 抑制剂（英夫利昔单抗和阿达木单抗）之间的组合可调节 Th17 细胞并抑制促炎性细胞因子的过量产生（Miossec et al. 2009）。将来，新疗法可能会转向增强宿主防御免疫反应，以抑制过度的炎症反应（Hotchkiss et al. 2013a）。

参考文献

Abraham E, Arcaroli J, Carmody A et al (2000) HMG-1 as a mediator of acute lung inflammation. J Immunol 165:2950–2954

Adib-Conquy M, Cavaillon J-M (2009) Compensatory anti-inflammatory response syndrome. Thromb Haemost 101:36–47

Akdis M, Burgler S, Crameri R et al (2011) Interleukins, from 1 to 37, and interferon-gamma: receptors, functions, and roles in diseases. J Allergy Clin Immunol 127:701–721, e701–770

Ala Y, Palluy O, Favero J et al (1992) Hypoxia/reoxygenation stimulates endothelial cells to promote interleukin-1 and interleukin-6 production. Effects of free radical scavengers. Agents Actions 37:134–139

Aly H, Khashaba MT, El-Ayouty M et al (2006) IL-1β, IL-6 and TNF-α and outcomes of neonatal hypoxic ischemic encephalopathy. Brain Dev 28:178–182

Aly H, Hassanein S, Nada A et al (2009) Vascular endothelial growth factor in neonates with perinatal asphyxia. Brain Dev 31:600–604

Baggiolini M (1998) Chemokines and leukocyte traffic. Nature 392:565–568

Baranova O, Miranda LF, Pichiule P et al (2007) Neuron-specific inactivation of the hypoxia inducible factor 1α increases brain injury in a mouse model of transient focal cerebral ischemia. J Neurosci 27:6320–6332

Belderbos ME, Levy O, Meyaard L et al (2013) Plasma-mediated immune suppression: a neonatal perspective. Pediatr Allergy Immunol 24:102–113

Bianchi ME (2007) DAMPs, PAMPs and alarmins: all we need to know about danger. J Leukoc Biol 81:1–5

Bona E, Andersson AL, Blomgren K et al (1999) Chemokine and inflammatory cell response to hypoxia-ischemia in immature rats. Pediatr Res 45:500–509

Bonizzi G, Karin M (2004) The two NF-κB activation pathways and their role in innate and adaptive immunity. Trends Immunol 25:280–288

Brochu ME, Girard S, Lavoie K et al (2011) Developmental regulation of the neuroinflammatory responses to LPS and/or hypoxia-ischemia between preterm and term neonates: an experimental study. J Neuroinflammation 8:55

Brocklehurst P, Farrell B, King A et al (2011) Treatment of neonatal sepsis with intravenous immune globulin. N Engl J Med 365:1201–1211

Carr R, Modi N, Dore C (2003) G-CSF and GM-CSF for treating or preventing neonatal infections. Cochrane Database Syst Rev Cd003066

Castellheim A, Brekke OL, Espevik T et al (2009) Innate immune responses to danger signals in systemic inflammatory response syndrome and sepsis. Scand J Immunol 69:479–491

Chalak LF, Sanchez PJ, Adams-Huet B et al (2014) Biomarkers for severity of neonatal hypoxic-ischemic encephalopathy and outcomes in newborns receiving hypothermia therapy. J Pediatr 164:468–474.e461

Chapados I, Lee T-F, Chik CL et al (2011) Hydrocortisone administration increases pulmonary artery pressure in asphyxiated newborn piglets reoxygenated with 100% oxygen. Eur J Pharmacol 652:111–116

Chavez-Valdez R, Kovell L, Ahlawat R et al (2013) Opioids and clonidine modulate cytokine production and opioid receptor expression in neonatal immune cells. J Perinatol Off J Calif Perinat Assoc 33:374–382

Chiesa C, Pellegrini G, Panero A et al (2003) Umbilical cord interleukin-6 levels are elevated in term neonates with perinatal asphyxia. Eur J Clin Invest 33:352–358

Chirico V, Lacquaniti A, Salpietro V et al (2014) High-mobility group box 1 (HMGB1) in childhood: from bench to bedside. Eur J Pediatr 173:1123–1136

Cuenca AG, Wynn JL, Moldawer LL et al (2013) Role of innate immunity in neonatal infection. Am J Perinatol 30:105–112

Derugin N, Wendland M, Muramatsu K et al (2000) Evolution of brain injury after transient middle cerebral artery occlusion in neonatal rats. Stroke 31:1752–1761

Dinarello CA (1998) Interleukin-1, interleukin-1 receptors and interleukin-1 receptor antagonist. Int Rev Immunol 16:457–499

Døllner H, Vatten L, Halgunset J et al (2002) Histologic chorioamnionitis and umbilical serum levels of pro-inflammatory cytokines and cytokine inhibitors. BJOG Int J Obstet Gynaecol 109:534–539

Dubovy P, Brazda V, Klusakova I et al (2013) Bilateral elevation of interleukin-6 protein and mRNA in both lumbar and cervical dorsal root ganglia following uni-lateral chronic compression injury of the sciatic nerve. J Neuroinflammation 10:55

Epstein FHMD, Goldenberg RLMD, Hauth JCMD et al (2000) Intrauterine infection and preterm delivery. N Engl J Med 342:1500–1507

Ergenekon E, Gücüyener K, Erbaş D et al (2004) Cerebrospinal fluid and serum vascular endothelial growth factor and nitric oxide levels in newborns with hypoxic ischemic encephalopathy. Brain Dev 26:283–286

Fan X, Heijnen CJ, Van Der Kooij MA et al (2009) The role and regulation of hypoxia-inducible factor-1α expression in brain development and neonatal hypoxic–ischemic brain injury. Brain Res Rev 62:99–108

Fauchère J-C, Koller BM, Tschopp A et al (2015) Safety of early high-dose recombinant erythropoietin for neuroprotection in very preterm infants. J Pediatr 167:52–57.e53

Felderhoff-Mueser U, Schmidt OI, Oberholzer A et al (2005) IL-18: a key player in neuroinflammation and neurodegeneration? Trends Neurosci 28:487–493

Fellman V, Raivio KO (1997) Reperfusion injury as the mechanism of brain damage after perinatal asphyxia. Pediatr Res 41:599–606

Feng Y, Rhodes PG, Bhatt AJ (2008) Neuroprotective effects of vascular endothelial growth factor following hypoxic ischemic brain injury in neonatal rats. Pediatr Res 64:370–374

Feng Y, Rhodes PG, Liu H et al (2009) Dexamethasone induces neurodegeneration but also up-regulates vascular endothelial growth factor A in neonatal rat brains. Neuroscience 158:823–832

Fisher CJ Jr, Dhainaut JF, Opal SM et al (1994) Recombinant human interleukin 1 receptor antagonist in the treatment of patients with sepsis syndrome. Results from a randomized, double-blind, placebo-controlled trial. Phase III rhIL-1ra Sepsis Syndrome Study Group. JAMA 271:1836–1843

Fisher CJ Jr, Agosti JM, Opal SM et al (1996) Treatment of septic shock with the tumor necrosis factor receptor: Fc fusion protein. The Soluble TNF Receptor Sepsis Study Group. N Engl J Med 334:1697–1702

Fiuza C, Bustin M, Talwar S et al (2003) Inflammation-promoting activity of HMGB1 on human microvascular endothelial cells. Blood 101:2652–2660

Fotopoulos S, Mouchtouri A, Xanthou G et al (2005) Inflammatory chemokine expression in the peripheral blood of neonates with perinatal asphyxia and perinatal or nosocomial infections. Acta Paediatr 94:800–806

Galasso JM, Liu Y, Szaflarski J et al (2000) Monocyte chemoattractant protein-1 is a mediator of acute excitotoxic injury in neonatal rat brain. Neuroscience 101:737–744

Gantert M, Been JV, Gavilanes AWD et al (2010) Chorioamnionitis: a multiorgan disease of the fetus[quest]. J Perinatol Off J Calif Perinat Assoc 30:S21–S30

Gomez R, Romero R, Ghezzi F et al (1998) The fetal inflammatory response syndrome. Am J Obstet Gynecol 179:194–202

Gotsch F, Romero R, Kusanovic JP et al (2007) The fetal inflammatory response syndrome. Clin Obstet Gynecol 50:652–683

Hedtjarn M, Leverin AL, Eriksson K et al (2002) Interleukin-18 involvement in hypoxic-ischemic brain injury. J Neurosci Off J Soc Neurosci 22:5910–5919

Hedtjärn M, Mallard C, Arvidsson P et al (2004) White matter injury in the immature brain: role of interleukin-18. Neurosci Lett 373:16–20

Hotchkiss RS, Monneret G, Payen D (2013a) Immunosuppression in sepsis: a novel understanding of the disorder and a new therapeutic approach. Lancet Infect Dis 13:260–268

Hotchkiss RS, Monneret G, Payen D (2013b) Sepsis-induced immunosuppression: from cellular dysfunctions to immunotherapy. Nat Rev Immunol 13:862–874

Hotoura E, Giapros V, Kostoula A et al (2011) Tracking changes of lymphocyte subsets and pre-inflammatory mediators in full-term neonates with suspected or documented infection. Scand J Immunol 73:250–255

Irakam A, Miskolci V, Vancurova I et al (2002) Dose-related inhibition of proinflammatory cytokine release from neutrophils of the newborn by dexamethasone, betamethasone, and hydrocortisone. Biol Neonate 82:89–95

Jenkins DD, Rollins LG, Perkel JK et al (2012) Serum cytokines in a clinical trial of hypothermia for neonatal hypoxic-ischemic encephalopathy. J Cereb Blood Flow Metab Off J Int Soc Cereb Blood Flow Metab 32:1888–1896

Jeong SJ, Han SH, Kim CO et al (2013) Anti-vascular endothelial growth factor antibody attenuates inflammation and decreases mortality in an experimental model of severe sepsis. Crit Care 17:R97

Kaandorp JJ, Van Bel F, Veen S et al (2012) Long-term neuroprotective effects of allopurinol after moderate perinatal asphyxia: follow-up of two randomised controlled trials. Arch Dis Child Fetal Neonatal Ed 97:F162–F166

Kelen D, Robertson NJ (2010) Experimental treatments for hypoxic ischaemic encephalopathy. Early Hum Dev 86:369–377

Kim CJ, Romero R, Chaemsaithong P et al (2015) Acute chorioamnionitis and funisitis: definition, pathologic features, and clinical significance. Am J Obstet Gynecol 213:S29–S52

Kollmann TR, Crabtree J, Rein-Weston A et al (2009) Neonatal innate TLR-mediated responses are distinct from those of adults. J Immunol 183:7150–7160

Komine-Kobayashi M, Zhang N, Liu M et al (2006) Neuroprotective effect of recombinant human granulocyte colony-stimulating factor in transient focal ischemia of mice. J Cereb Blood Flow Metab Off J Int Soc Cereb Blood Flow Metab 26:402–413

Kondo M, Itoh S, Isobe K et al (2000) Chemiluminescence because of the production of reactive oxygen species in the lungs of newborn piglets during resuscitation periods after asphyxiation load. Pediatr Res 47:524–527

Leung DW, Cachianes G, Kuang WJ et al (1989) Vascular endothelial growth factor is a secreted angiogenic mitogen. Science (New York, NY) 246:1306–1309

Levy O, Wynn JL (2014) A prime time for trained immunity: innate immune memory in newborns and infants. Neonatology 105:136–141

Levy MM, Fink MP, Marshall JC et al (2003) 2001 SCCM/ESICM/ACCP/ATS/SIS international sepsis definitions conference. Crit Care Med 31: 1250–1256

Li L, Mbride DW, Doycheva D et al (2015) G-CSF attenuates neuroinflammation and stabilizes the blood–brain barrier via the PI3K/Akt/GSK-3β signaling pathway following neonatal hypoxia-ischemia in rats. Exp Neurol 272:135–144

Liu F, Mccullough LD (2013) Inflammatory responses in hypoxic ischemic encephalopathy. Acta Pharmacol Sin 34:1121–1130

Lv H, Wang Q, Wu S et al (2015) Neonatal hypoxic ischemic encephalopathy-related biomarkers in serum and cerebrospinal fluid. Clin Chim Acta 450:282–297

Marodi L (2001) IL-12 and IFN-gamma deficiencies in human neonates. Pediatr Res 49:316

Maroso M, Balosso S, Ravizza T et al (2011) Interleukin-1 type 1 receptor/toll-like receptor signalling in epilepsy: the importance of IL-1beta and high-mobility group box 1. J Intern Med 270:319–326

Matsui T, Kida H, Iha T et al (2014) Effects of hypothermia on ex vivo microglial production of pro- and anti-inflammatory cytokines and nitric oxide in hypoxic-ischemic brain-injured mice. Folia Neuropathol Assoc Pol Neuropathol Med Res Cent Pol Acad Sci 52:151–158

Mesples B, Plaisant F, Gressens P (2003) Effects of interleukin-10 on neonatal excitotoxic brain lesions in mice. Dev Brain Res 141:25–32

Miossec P, Korn T, Kuchroo VK (2009) Interleukin-17 and type 17 helper T cells. N Engl J Med 361:888–898

Mizuno K, Hida H, Masuda T et al (2008) Pretreatment with low doses of erythropoietin ameliorates brain damage in periventricular leukomalacia by targeting late oligodendrocyte progenitors: a rat model. Neonatology 94:255–266

Murphy BP, Inder TE, Huppi PS et al (2001) Impaired cerebral cortical gray matter growth after treatment with dexamethasone for neonatal chronic lung disease. Pediatrics 107:217–221

Nakamura S, Kusaka T, Koyano K et al (2014) Relationship between early changes in cerebral blood volume and electrocortical activity after hypoxic-ischemic insult in newborn piglets. Brain Dev 36:563–571

Ng PC, Li K, Chui KM et al (2007) IP-10 is an early diagnostic marker for identification of late-onset bacterial infection in preterm infants. Pediatr Res 61:93–98

Ohlsson A, Lacy JB (2015) Intravenous immunoglobulin for suspected or proven infection in neonates. Cochrane Database Syst Rev 3, Cd001239

Okazaki K, Nishida A, Kato M et al (2006) Elevation of cytokine concentrations in asphyxiated neonates. Biol Neonate 89:183–189

Okazaki K, Kondo M, Kato M et al (2008a) Temporal alterations in concentrations of sera cytokines/chemokines in sepsis due to group B streptococcus infection in a neonate. Jpn J Infect Dis 61:382–385

Okazaki K, Kondo M, Kato M et al (2008b) Elevation of high-mobility group box 1 concentration in asphyxiated neonates. Neonatology 94:105–109

Okazaki K, Kusaka T, Kondo M et al (2012) Temporal alteration of serum G-CSF and VEGF levels in perinatal asphyxia treated with head cooling. Cytokine 60:812–814

Okazaki K, Kusaka T, Kondo M, Kimura H (2015) Pathophysiological roles of cytokines in the brain during perinatal asphyxia. Ann Pediatr Child Health 3:1030

Osuchowski MF, Welch K, Siddiqui J et al (2006) Circulating cytokine/inhibitor profiles reshape the understanding of the SIRS/CARS continuum in sepsis and predict mortality. J Immunol 177:1967–1974

Osuchowski MF, Craciun F, Weixelbaumer KM et al (2012) Sepsis chronically in MARS: systemic cytokine responses are always mixed regardless of the outcome, magnitude, or phase of sepsis. J Immunol 189:4648–4656

Pammi M, Abrams SA (2015) Oral lactoferrin for the prevention of sepsis and necrotizing enterocolitis in preterm infants. Cochrane Database Syst Rev 2, Cd007137

Pober JS, Sessa WC (2007) Evolving functions of endothelial cells in inflammation. Nat Rev Immunol 7:803–815

Qian L, Weng XW, Chen W et al (2014) TREM-1 as a potential therapeutic target in neonatal sepsis. Int J Clin Exp Med 7:1650–1658

Rangarajan V, Juul SE (2014) Erythropoietin: emerging role of erythropoietin in neonatal neuroprotection. Pediatr Neurol 51:481–488

Roka A, Beko G, Halasz J et al (2013) Changes in serum cytokine and cortisol levels in normothermic and hypothermic term neonates after perinatal asphyxia. Inflamm Res 62:81–87

Romero R, Chaemsaithong P, Korzeniewski SJ et al (2016) Clinical chorioamnionitis at term II: the intra-amniotic inflammatory response. J Perinat Med 44:5–22

Rosenberg GA (2009) Matrix metalloproteinases and their multiple roles in neurodegenerative diseases. Lancet Neurol 8:205–216

Rossol M, Heine H, Meusch U et al (2011) LPS-induced cytokine production in human monocytes and macrophages. Crit Rev™ Immunol 31:379–446

Sahni R, Sanocka UM (2008) Hypothermia for hypoxic-ischemic encephalopathy. Clin Perinatol 35:717–734, vi

Saraiva M, O'garra A (2010) The regulation of IL-10 production by immune cells. Nat Rev Immunol 10:170–181

Savman K, Blennow M, Gustafson K et al (1998) Cytokine response in cerebrospinal fluid after birth asphyxia. Pediatr Res 43:746–751

Schelonka RL, Maheshwari A, Carlo WA et al (2011) T cell cytokines and the risk of blood stream infection in extremely low birth weight infants. Cytokine 53:249–255

Schlager GW, Griesmaier E, Wegleiter K et al (2011) Systemic G-CSF treatment does not improve long-term outcomes after neonatal hypoxic–ischaemic brain injury. Exp Neurol 230:67–74

Seo JW, Kim JH, Kim JH et al (2012) Time-dependent effects of hypothermia on microglial activation and migration. J Neuroinflammation 9:164

Sharma AA, Jen R, Butler A et al (2012) The developing human preterm neonatal immune system: a case for more research in this area. Clin Immunol 145:61–68

Shozushima T, Takahashi G, Matsumoto N et al (2011) Usefulness of presepsin (sCD14-ST) measurements as a marker for the diagnosis and severity of sepsis that satisfied diagnostic criteria of systemic inflammatory response syndrome. J Infect Chemother Off J Jpn Soc Chemother 17:764–769

Si QS, Nakamura Y, Kataoka K (1997) Hypothermic suppression of microglial activation in culture: inhibition of cell proliferation and production of nitric oxide and superoxide. Neuroscience 81:223–229

Sood BG, Shankaran S, Schelonka RL et al (2012) Cytokine profiles of preterm neonates with fungal and bacterial sepsis. Pediatr Res 72:212–220

Sprung CL, Annane D, Keh D et al (2008) Hydrocortisone therapy for patients with septic shock. N Engl J Med 358:111–124

Verrotti A, Basciani F, Trotta D et al (2001) Effect of anticonvulsant drugs on interleukins-1, -2 and -6 and monocyte chemoattractant protein-1. Clin Exp Med 1:133–136

Volpe JJ (2001) Perinatal brain injury: from pathogenesis to neuroprotection. Ment Retard Dev Disabil Res Rev 7:56–64

Wynn J, Cornell TT, Wong HR et al (2010) The host response to sepsis and developmental impact. Pediatrics 125:1031–1041

Yamaguchi M, Okamoto K, Kusano T et al (2015) The effects of xanthine oxidoreductase inhibitors on oxidative stress markers following global brain ischemia reperfusion injury in C57BL/6 mice. PLoS One 10, e0133980

Yang KD, Liou WY, Lee CS et al (1992) Effects of phenobarbital on leukocyte activation: membrane potential, actin polymerization, chemotaxis, respiratory burst, cytokine production, and lymphocyte proliferation. J Leukoc Biol 52:151–156

Yossuck P, Nightengale BJ, Fortney JE et al (2008) Effect of morphine sulfate on neonatal neutrophil chemotaxis. Clin J Pain 24:76–82

Zhang ZG, Zhang L, Tsang W et al (2002) Correlation of VEGF and angiopoietin expression with disruption of blood–brain barrier and angiogenesis after focal cerebral ischemia. J Cereb Blood Flow Metab 22:379–392

Zhang J, Takahashi HK, Liu K et al (2011) Anti-high mobility group box-1 monoclonal antibody protects the blood-brain barrier from ischemia-induced disruption in rats. Stroke 42:1420–1428

新生儿恶性肿瘤

Serena Catania，Stefano Chiaravalli，
Franca Fossati-Bellani，and Maura Massimino
郑珊　芦红茹　翻译，刘曼玲　审校

目录

缩略词表

ALL	acute lymphoblastic leukemia	急性淋巴细胞白血病
ANLL	acute nonlymphoblastic leukemia	急性非淋巴细胞白血病
CHT	chemotherapy	化疗
CF	congenital fibrosarcoma	先天性纤维肉瘤
CMN	congenital mesoblastic nephromas	先天性中胚层肾瘤
GT	germinal tumors	生殖细胞肿瘤
HH	hepatic hemangioma	肝血管瘤
HB	hepatoblastoma	肝母细胞瘤
LCH	langerhans cell histiocytosis	朗格汉斯细胞组织细胞增生症
MTX	methotrexate	甲氨蝶呤
MRI	magnetic resonance imaging	磁共振成像
MS	metastatic special	特异性转移期
NBL	neuroblastoma	神经母细胞瘤
RB	retinoblastoma	视网膜母细胞瘤

RMS	rhabdomyosarcoma	横纹肌肉瘤
STS	soft tissue sarcoma	软组织肉瘤
TRT	teratomas	畸胎瘤
TMD	transient myeloproliferative disorders	短暂性骨髓增生性疾病
WT	wilms tumor	肾母细胞瘤

摘要

肿瘤或瘤样病变在胎儿及新生儿期是极其少见的，但是对于儿科医师和肿瘤科医师来说，会面临重要的诊断和治疗问题；同时也给父母和看护人员带来了巨大的情感负担。还存在重大的医学和伦理困境。

102.1　要点

- 绝大部分新生儿肿瘤是间充质和胚胎来源的实体瘤，临床表现为位于腹部、头部、颈部或任何软组织的异常肿块。
- 手术切除是大多数实体肿瘤的治疗选择。
- 由于新生儿肝肾功能发育不全，化疗尤其具有挑战性。
- 放射治疗可能会对生长发育、骨骼肌、内分泌和认知功能造成损害，损害程度取决于放疗部位及剂量。
- 神经母细胞瘤是最常见的儿童颅外实体恶性肿瘤。
- 生殖细胞肿瘤和畸胎瘤是最常见的围产期肿瘤，多见于女性。
- 先天性中胚层肾瘤是目前最常见的肾肿瘤，其次是肾母细胞瘤。
- 中枢神经系统肿瘤在胎儿和新生儿中很少见，其特点是生长速度极快，且多见于幕上间隙。
- 最常见的原发性肝癌是肝血管瘤，其次是间充质错构瘤和肝母细胞瘤。
- 新生儿白血病不同于大龄儿童。急性非淋巴母细胞白血病比急性淋巴母细胞白血病更常见，达到病情缓解的病例预后更好。
- 视网膜母细胞瘤是儿童最常见的眼内恶性肿瘤，以遗传性（25%~30%）和非遗传性（70%~75%）形式出现。

102.2　介绍

新生儿癌症很少见。新生儿癌症的定义是指在婴儿出生后的 28 天内，或早产婴儿的胎龄达到 44 周时（Moore et al. 2003）。几乎所有类型的儿童癌症都可能发生在胎儿期和新生儿期；然而，新生儿肿瘤的表现和生物习性通常不同于年龄较大的孩子。虽然大多数新生儿肿瘤被认为是良性的，但恶性肿瘤是围产儿死亡的重要原因（Moore et al. 2003；Isaacs 2002a），这可能与产科或产后手术并发症或疾病进展有关（Keeling 1993）。必须从良性或恶性肿瘤中定义和区分肿瘤样病变（如错构瘤、血管瘤、淋巴管瘤和黑色素细胞痣）。组织学上是良性的肿瘤仍然可以有侵袭性生长，并因肿瘤的发生部位或局部侵袭性而有恶性表现。这些肿瘤可以导致死亡，例如新生儿头部、颈部或纵隔的弥漫性淋巴管瘤和畸胎瘤（TRT）。另一方面，新生儿期组织学上为恶性的肿瘤，如神经母细胞瘤（NBL）特异性转移期（MS）和新生儿纤维肉瘤即使没有任何治疗，也可能自然消退，表现出一个良性的过程。最后，还有一些非肿瘤性疾病（腹部肿块）可以模拟肿瘤的存在，必须通过适当的程序加以鉴别（表 102.1）。新生儿肿瘤绝大多数是间充质和胚胎来源的实体瘤，可以在产前诊断。由于这些肿瘤非常罕见，因此治疗这些肿瘤对新生儿医师、外科医师和肿瘤医师来说都是一个巨大的挑战。

102.2.1　发病率

新生儿癌症是罕见的，估计发病率为 365/100 000 活产儿，占儿童恶性肿瘤的 2%（Moore et al. 2003）。半数新生儿肿瘤是在出生时发现的，20%~30% 在生后 1 周内发现，其余 20%~30% 病例在生后 1 个月内发现。随着包括胎儿影像学在内的产科和围产期诊治的进展，越来越多的肿瘤可以在产前被发现，从而可以对分娩和产后诊治进行适当的规划（Isaacs 1991）。预后与肿瘤特性有关，这在围产期和孕晚期可能有显著差异，提示发育生物学因素的作用（Moore et al. 2003；Orbach et al. 2013；Raciborska et al. 2016）。在新生儿期，肿瘤的发生率与相关死亡率不一致，因为有些肿瘤是快速致死的，而另一些则在新生儿期后导致死亡，还有一些则是先生长，然后自然消退。NBL 和 TRT 是最常见

表 102.1 新生儿恶性（a），非恶性（b）和瘤样病变（c）的部位分布

颅内	a. 畸胎瘤、原始神经外胚层肿瘤（髓母细胞瘤、松果体母细胞瘤、大脑神经母细胞瘤）、脉络丛癌、室管膜瘤、星形细胞瘤、非典型畸胎瘤横纹肌样瘤、肉瘤、黑色素瘤 b. 畸胎瘤*、脑膜瘤*、错构瘤*、颅咽管瘤* c. 血管畸形、血肿、脑积水
头颈部	a. 横纹肌肉瘤（眼眶、鼻咽部、中耳）、神经母细胞瘤（颈部）、视网膜母细胞瘤、畸胎瘤、黑色素突变瘤、Langherans 组织细胞增生症 b. 畸胎瘤*、纤维瘤病*、黑色素突变瘤*、错构瘤、上臂囊肿、淋巴管瘤* c. 蜂窝织炎、鼻咽部脑组织异位
躯干	a. 神经母细胞瘤、生殖细胞肿瘤、软组织肉瘤、Langherans 组织细胞增生症 b. 淋巴管瘤*、错构瘤*、畸胎瘤*、心脏横纹肌瘤 c. 肺肌纤维母细胞瘤、肺间质巨大畸形
腹、盆腔	a. 神经母细胞瘤、肾肿瘤、肝母细胞瘤、生殖细胞肿瘤、软组织肉瘤、急性白血病 b. 畸胎瘤、肝错构瘤、血管瘤、血管内皮细胞瘤、先天性中胚层肾瘤* c. 多囊肾、肾积水、尿潴留、胃肠重复畸形、卵巢囊肿、先天性病毒感染
皮肤和浅表软组织	a. 软组织肉瘤、神经母细胞瘤、急性白血病、Langherans 组织细胞增生症、黑色素瘤 b. 血管瘤、纤维瘤病、巨大痣 c. 感染

*由于肿瘤的大小、位置或恶性转化的趋势，可能危及生命的良性肿瘤。

的新生儿肿瘤（分别占 22% 和 23%），其次是软组织肉瘤（STS）（8%）、急性白血病（6%）、中枢神经系统肿瘤（6%）、良性和恶性肝脏肿瘤（6%）、肾脏肿瘤（7%）和视网膜母细胞瘤（RB）（5%）。男性和女性的发病率相似，但 RB 在男性更常见，TRT 在女性更常见。白血病和中枢神经系统肿瘤在新生儿期是最致命的。

102.2.2 病因

新生儿癌症的病因尚不清楚，但遗传因素可能起着关键作用。先天畸形经常合并出现。不到 10% 的儿童癌症肯定与已知的癌症易感综合征有关。在围产期诊断出的任何肿瘤都会引起癌症易感综合征的问题。提示癌症易感综合征的其他主要特征包括双侧或多灶性疾病、相关先天性畸形和近亲癌症（表 102.2）。有几种围产期肿瘤与癌症易感综合征密切相关。由于新突变率高或常染色体隐性遗传，这些肿瘤可在家族中零星发生。如果发现儿童患有癌症易感综合征，其父母应至遗传诊所进行咨询（Orbach et al. 2013）。

102.2.3 临床特点及诊断

大多数肿瘤临床表现为腹部、头颈部或任何软组织部位的异常肿块，能够在产前检测出。实体恶性肿瘤约占新生儿癌症的 75%。对于许多这样的肿瘤，如低风险的 NBL 或骶尾部 TRT，预后被认为是极好的；然而，新生儿肿瘤通常极具侵袭性的临床表现，可能会导致这些脆弱婴儿的临床迅速恶化。在有经验的医学中心进行多学科合作并集中诊疗是极其重要的（Raciborska et al. 2016）。诊断方法（超声成像和磁共振成像，MRI）的进展促进了先天性肿瘤（如 TRT、腹部或胸部肿块）的产前诊断，从而对产前治疗、阴道分娩与剖宫产的选择以及胎儿结局产生了影响。围产期肿瘤的影像学诊断有其特定的策略。由于胎儿和新生儿对电离辐射有很高的敏感性，应采用超声检查和磁共振等非辐射技术，而不是基于 X 射线或同位素的技术。超声的其他优点包括易用性、实时成像、高空间分辨率，以及可能使用多普勒超声进行血管分析。超声可提供软组织和年长儿无法评估的解剖区域的成像，如大脑和脊髓。胎儿肿瘤的产前影像学检查主要依靠超声检查，但 MRI 检查也有帮助。MRI 提供了病变的部位及其与周围

表 102.2　围产期有肿瘤风险的癌症易感综合征（Orbach et al. 2013, e610）

综合征	相关基因	围产期可能发生肿瘤（婴儿期风险，%）	儿童、青少年和年轻人的其他肿瘤风险
与发育缺陷相关的综合征 常染色体显性遗传			
WAGR	11p13 缺失	肾母细胞瘤（50%）	—
Denys Drash	WT 1 外显子 8 和 9	肾母细胞瘤（50%）	性腺母细胞瘤
Frasier	WT 1 内含子 9	肾母细胞瘤（10%）	性腺母细胞瘤
BeckwithWiedemann	11p15 端粒区	肝母细胞瘤	肾母细胞瘤（10%）
基底细胞痣	PTCH1	髓母细胞瘤（5%）	基底细胞癌，卵巢纤维瘤
唐氏综合征	21- 三体	短暂骨髓异常增生（4%~10%），ALM7	精原细胞瘤，ALM7，LLA
Noonan	PTPN11, HRAS, KRAS, BRAF, SOS1	短暂骨髓异常增生，幼年型粒 - 单核细胞白血病，神经母细胞瘤	横纹肌肉瘤，幼年型粒 - 单核细胞白血病
多发性内分泌腺瘤病 2 型	RET	甲状腺髓样癌	嗜铬细胞瘤
先天性中枢性低通气	PHOX2B	神经母细胞瘤（3%）	—
常染色体隐性遗传			
范科尼贫血	BRCA2, BRIP1, PALB2	白血病前期，脑肿瘤，肾母细胞瘤，神经母细胞瘤	—
结构错配修复缺陷	MLH1, MSH2, MSH6, PMS2	任何恶性肿瘤（97%），白血病前期，脑肿瘤，淋巴瘤	早发胃肠或妇科癌症
嵌合体非整倍体	BUB1B, CEP57	肾母细胞瘤、横纹肌肉瘤、白血病（40%）	胃肠道肿瘤
Perlmann	DIS3L2	肾母细胞瘤（60%）	
与发育缺陷无关的综合征			
Li-Fraumeni	TP53	脑肿瘤，骨或软组织肉瘤，肾上腺皮质癌	乳腺癌，脑瘤，骨和软组织肉瘤，白血病
横纹肌样瘤	SMARCB1	非典型畸胎样横纹肌样瘤，肾横纹肌样瘤，肾外横纹肌样瘤（约 100%）	神经鞘瘤
视网膜母细胞瘤	RB1	视网膜母细胞瘤（90%）	肉瘤，黑色素瘤，胶质瘤，恶性上皮肿瘤
家族性腺瘤性息肉病	APC	肝母细胞瘤（1%）	结直肠癌，甲状腺癌，髓母细胞瘤，硬纤维瘤
家族性神经母细胞瘤	ALK	神经母细胞瘤（30%~70%）	—
髓母细胞瘤	SUFU	髓母细胞瘤（20%）	

组织解剖关系的详细信息，在某些病例中，它在需要考虑全局后安排的产前治疗过程中发挥了重要作用，如分娩时的胎儿手术或胎儿抢救。产后超声和MRI 应该是首选的影像检查。MR 对中枢神经系统的评价更具特异性，可能在肿瘤的产前鉴别诊断和广泛的颅内出血或轴外血管瘤方面有一定的价值。从技术上讲，CT 比 MRI 更容易进行，但 CT 与较高的辐射剂量有关，除非在紧急情况下或需要更详细

的肺评估时,应避免进行 CT 扫描。核医学方法,如 ^{99m}Tc-MDP 骨显像或 ^{123}I 显像检查是神经母细胞肿瘤分期的必要条件,必须遵循特定的指导原则。正电子发射断层扫描在儿童肿瘤诊断中的应用尚待验证(Orbach et al. 2013)。

影像学数据结合临床表现,能够为全切或活检肿瘤病灶的组织病理诊断提供依据。为了准确地描述肿瘤的特征,传统组织学的形态学特征必须与免疫组织化学和细胞遗传学评估相结合。例如,*MYCN* 癌基因(NBL 的分子标志物)对预后和治疗有重要意义。

102.2.4 治疗原则

诊断和治疗过程的各个阶段,所有专家之间的多学科合作至关重要(Moore et al. 2003;Isaacs 1991)。

102.2.4.1 外科手术

手术切除是大多数实体瘤的首选治疗方法,如 TRT、肾母细胞瘤(WT)和 NBL。

小儿外科医生不必进行积极的手术。手术的时机和策略必须考虑到新生儿的代谢和生理需要,以及肿瘤的局部范围,以便能够完全切除。也应考虑到将手术推迟到通过化疗(CHT)缩小肿瘤体积之后的可行性,以避免手术或操作的损伤干扰儿童的成长或损害任何重要功能。在儿科肿瘤学中,多学科合作的目的是在不影响生存希望的情况下,限制与侵入性治疗相关的损害,特别是给年轻患者所带来的危害(Azizkhan 2008;Look and Aplan 2006;Reaman and Bleyer 2006)。

102.2.4.2 化疗(CHT)

由于肝肾功能不成熟,对新生儿进行 CHT 尤其具有挑战性。目前还没有足够的药物代谢、清除率以及对器官功能毒性的药理学研究来支持抗肿瘤药物在新生儿中的应用。婴幼儿抗肿瘤 CHT 药理学资料显示,长春新碱具有严重的神经毒性,放线菌素 D 有肝毒性,阿霉素有骨髓毒性及顺铂有耳毒性(Charles 2007)。最近完成了一项对婴儿 NBL 患者卡铂的药理作用的研究。卡铂的清除率在早产出生后的前几周有明显的变化,这和肾功能发育有关(Veal and Boddy 2012)。甲氨蝶呤(MTX)被用于许多儿科肿瘤治疗的方案中。新生儿的主要用途是治

疗急性淋巴细胞白血病(ALL),其中高剂量方案通常用于靶细胞和减少微小残留病变(Veal and Boddy 2012;Lucchesi and Guidi 2016)。关于大剂量 MTX 在婴儿 ALL 中的药代动力学,有一些数据是可用的。特别是对 Interfant-99 试验的回顾性分析证实了降低婴儿 MTX 剂量的基本原理,是因为所给剂量产生了近似的稳态浓度,适用于所有年龄段的婴儿。MTX 也是治疗侵袭性脑肿瘤的重要药物。已证明 $4g/m^2$ 的剂量可以在脑脊液中达到有效的治疗浓度。人们对 MTX 的毒性有一些担忧,特别是在神经认知发育和白质脑病的风险方面。MTX 主要由肾脏清除,清除率与肾功能有关。另一方面,肾毒性是输注大剂量甲氨蝶呤最常见的副作用之一,尤其是在消除延迟的患者中。肾功能在胎儿早期开始发育,并在出生后的几年持续发展,直至达到功能完善。出生时包括肾小球和肾小管的整体肾功能,与少年和成人相比是低下的。最近发表的一项对应用 $8g/m^2$ 的 MTX 治疗小于 12 个月患有侵袭性脑肿瘤的婴儿治疗的研究,旨在研究 MTX 剂量与血浆水平、血浆水平与临床或药代动力学参数之间的相关性。这项研究表明体重低于 4kg 的儿童,体重和药物消除延迟是决定性的因素,而不是年龄,可能与 MTX 的毒性作用有关。该分析证实,需要对接受高剂量 MTX 治疗的婴儿进行剂量的调整,但对体重小于 4kg 的婴儿而言,不能仅按体重调整药物剂量(Lucchesi and Guidi 2016)。

总之,传统的细胞毒性药物,应按婴儿体重调整给药剂量,从而使药物更好地从患者体内清除,以减少肾小球毒性并获得良好的治疗效果。对于新生儿来说,依据经验并根据体重来指导用药剂量。也要根据主要不良反应及时调整药物剂量。

102.2.4.3 放疗

放射治疗对婴儿和幼儿的不良影响现在是众所周知的。包括对生长发育、肌肉骨骼系统、内分泌和认知功能的不可逆损害,这取决于放疗部位及剂量。此外,继发肿瘤的风险限制了 RT 在儿科肿瘤学中的应用,这也是新生儿进行放疗的禁忌证。

102.2.4.4 支持治疗

由于支持治疗的改善,儿科肿瘤取得了良好的治疗效果(现在 5 年生存率已达到 70%)。因为无法承受侵袭性治疗,以及存在短期内严重感染和代谢

并发症的风险，水化治疗、抗生素、血液制品、生长因子、止吐剂和营养支持对新生儿特别重要。

102.3　肿瘤

102.3.1　神经母细胞瘤（NBL）

NBL 是儿童最常见的实体性、颅外恶性肿瘤，也是 1 岁以下婴儿最常见的恶性肿瘤，总发病率为 1/100 000。新生儿 NBL 约占所有病例的 5%。NBL 起源于神经嵴细胞，可沿交感神经链和肾上腺髓质发生。对于死于其他原因与高发原位 NBL 的婴儿进行尸体解剖后发现两者之间的关联，阐明了 NBL 有自发消退的倾向。

102.3.1.1　临床表现

新生儿 NBL 可在产前或产后诊断，但 70% 以上是在产后首次发现。来源于肾上腺的腹部包块是最常见的临床表现，孕 20 周超声检查可以发现偶发的实性或囊性肿块。大约 60% 的影像学检查发现的肾上腺肿块是局限性 NBL，因为这些肿瘤在围产期表现类似于肾上腺出血、肺外隔离症、支气管囊肿和泌尿系统异常。原发性肿瘤也可能位于椎旁区，表现为脊髓压迫伴下肢麻痹、膀胱和肠功能障碍，也可以位于纵隔和颈部、腹膜后或骨盆。位于肾上腺小的肿瘤会导致严重肝损伤，表现为腹胀伴或不伴呼吸功能不全。MS 期可观察到继发性皮下结节和骨髓侵犯。新生儿患者也可能出现副肿瘤综合征，如眼阵挛 - 肌阵挛性共济失调，可能继发于小脑内抗 NBL 抗体和浦肯野细胞的交叉反应。其他症状与肿瘤的大小、部位（如位于颈部或纵隔可引起呼吸功能不全或霍纳综合征）和 / 或有无转移有关（图 102.1 和图 102.2）。

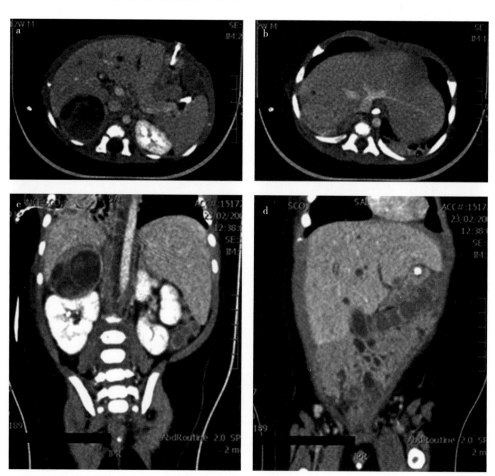

图 102.1　神经母细胞瘤 4S CT 显像。右肾上腺病变，大部分囊性坏死伴出血（a~c）。存在肝脏多发微小转移灶（b~d）（由 Marcello Napolitano 博士提供）

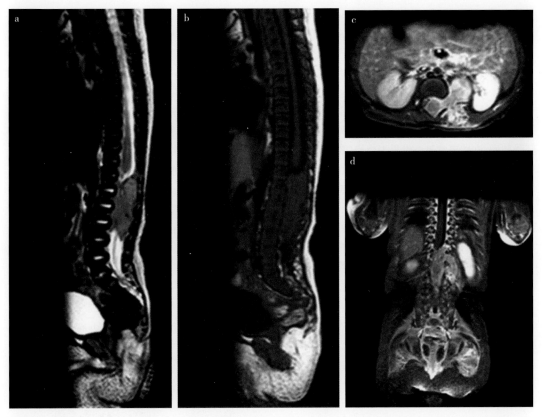

图102.2 椎旁左侧神经母细胞瘤通过椎间孔有椎旁和椎管内浸润。MRI成像T_2W(a)和T_1W钆造影前(b)和钆造影后(c, d)(由 Cecilia Parazzini 博士提供)

102.3.1.2 分期

目前 NBL 的分期以国际 NBL 分期系统为依据。国际 NBL 分期系统是一个手术病理分期系统,它考虑了几个可变因素,包括原发肿瘤的根治术、同侧和对侧淋巴结受累情况以及肿瘤大小与中线的关系。间位碘代苄胍扫描可以用于发现有无转移病灶;该检查测量了原发性肿瘤、骨髓和淋巴结中儿茶酚胺前体的摄取。大约 90% 的新生儿 NBLs 是间位碘代苄胍阳性。

转移性病灶的存在也可以通过骨髓穿刺和活检评估,以及通过影像学研究淋巴结评估,包括 CT 或 MRI,或外科探查。尿中儿茶酚胺代谢物和血中胞质酶神经元特异性烯醇化酶可作为疾病的标志物。生物学特征起着非常重要的作用。大多数 NBLs 与染色体异常有关,其中最常见的是癌基因 N-myc 的扩增、染色体 1p 的缺失和非整倍体。

102.3.1.3 治疗和预后

治疗方案取决于肿瘤的分期和生物学特性。总体来说,儿童的 5 年生存率为 72%,而 1 岁以下的患儿 5 年生存率超过 90%。新生儿 NBL 的存活率与婴儿相似。目前协作组建议在头 3 个月内监测囊性 NBL。当它既不退变也不增大时,建议手术切除。新生儿 1 期和 2 期即使组织学显示有微小残留,2 期无 N-myc 扩增,单纯手术切除预后良好。3 期和 4 期的 NBLs 病例在 1 岁以上患儿中常见。延期手术,首先进行 CHT 缩小肿瘤。对于 3 期病例,预后良好,而 4 期下降 50%。如果 *MYCN* 癌基因扩增,治疗通常分为 3 个阶段:诱导、巩固和维持。诱导期包括 CHT 周期,然后切除原发肿瘤。巩固期包括骨髓 CHT 以清除微小残留病变、造血干细胞移植以及放疗的联合治疗。维持期包括口服诱导肿瘤细胞分化的异维甲酸,以及用嵌合型抗 GD2 抗体、ch14.18 和白细胞介素 2 进行免疫治疗。80% 未经特殊治疗的 NBL(MS 期)新生儿预后良好。如果存在肝脏受累、呼吸抑制和 / 或腔静脉压迫的风险,可以实施 CHT 来加速肿瘤消退;没有必要手术切除肿瘤原发灶。然而,对于生物标志物显示预后不良的病例,CHT

和手术是必不可少的(Isaacs 2002a;Azizkhan 2008;Charles 2007;Tsuchida et al. 2003;Nuchtern 2006)。

102.3.2 生殖细胞肿瘤(GT)和畸胎瘤(TRT)

这些是最常见的围产期肿瘤。它们是起源于原始生殖细胞或生殖层(外胚层、中胚层和内胚层)的胚胎肿瘤,女性更常见。世界卫生组织将生殖细胞肿瘤分为 7 类,但只有 TRT、卵黄囊瘤和更罕见的性腺母细胞瘤能在围产期见到。超过 50% 的 TRTs 在出生时发现位于骶尾部,但偶尔也会出现在头颈部、纵隔、大脑、腹膜后和肝脏。根据组织学的不同,TRTs 分为 3 类:(a)成熟的,主要由成熟组织组成;(b)未成熟的,由胚胎组织组成;或(c)恶性的,由恶性胚胎组织组成,几乎总是卵黄囊肿瘤。

TRT 主要是孤立性病变,但部分可能表现为 Currarino 三联征(肛门直肠畸形,骶骨异常和骶前肿块)。其他相关异常包括泌尿生殖系统(尿道下裂、膀胱输尿管反流、阴道或子宫重复)、先天性髋关节脱位、中枢神经系统损害(无脑畸形、三角头畸形、Dandy-Walker 畸形、脊柱裂和脊髓脊膜膨出)和克氏综合征(Klinefelter's syndrome)(与纵隔 TRT 密切相关)。大多数 TRT 在妊娠 18~20 周时通过常规产前扫描诊断。多普勒超声是最有用的诊断工具,虽然胎儿 MRI 可以显示更明确的复杂病变。引起压迫和胎儿水肿的巨大 TRT 在胎儿期就要干预治疗。此外,巨大的前纵隔和颈部 TRT 可能会导致胎儿气道被压迫,需要采取胎儿干预、产前治疗或提前分娩的策略。分娩方式取决于病变的大小。

甲胎蛋白(alpha-fetoprotein,AFP)已被用作主要的肿瘤标志物,尤其有助于评估是否存在残留或复发性疾病。其他可能升高的标志物是人绒毛膜促性腺激素和乳酸脱氢酶(Azizkhan 2008;Charles 2007;Wu et al. 1981;Isaacs 2002b)。

102.3.2.1 骶尾部 TRT

骶尾部 TRT 是最常见的先天性肿瘤,占产后 TRT 的 35%~60%。主要表现在出生前,由于其血管化超声特征,很容易与脑膜脊髓膨出或其他肿瘤区分开来。治疗包括出生时完全切除 TRT,避免肿瘤破裂和溢出物到手术部位,并联合尾骨切除术。巨大血管化肿瘤可导致严重并发症,包括肿瘤出血或心功能不全,导致约 25% 的病例围产期死亡。

5%~10% 的新生儿骶尾部 TRT 复发;50% 的复发是由于分泌 AFP 的卵黄囊肿瘤。对有转移灶或最初不能手术的患儿,采用 CHT 联合顺铂和依托泊苷治疗,使得远处转移可以完全消失,并通过减少肿瘤的初始体积使根治性手术成为可能。这一策略使得局部晚期和转移病例的生存率显著提高(90% 的局部疾病和 80% 的转移病例预后良好)。无论成熟还是未成熟 TRT,只要发现很少量的卵黄囊肿瘤存在以及无法完整切除肿瘤是造成预后不良的因素。

102.3.2.2 纵隔 TRT

纵隔 TRT 可在产前诊断,可能是因为出现呼吸窘迫或胸部放射线检查时偶然发现。前纵隔是最常见的部位,偶尔可见于后纵隔、心包、心内或肺区。影像学和肿瘤标志物表现与骶尾部 TRT 无差异。纵隔 TRT 的手术方法从开胸到胸骨正中切开不等,这取决于病变的解剖部位(Lakhoo and Sowerbutts 2010)。

102.3.3 软组织肉瘤(STS)

良性和恶性软组织肿瘤是继 NBL 和 TRT 后最常见的新生儿肿瘤。在 SEER 17 数据库(1973—2007 年)中,这组异质性间充质骨外恶性肿瘤在 1 岁内的发病率为 16.0‰,但只有 47 例在小于 1 个月时诊断为 STS。新生儿 STS 家系包括在组织学、分子特征、生物学行为和临床演变方面不同的疾病,如果与年龄较大的儿童和成人相比,通常与生存率较低有关。最常见的组织学病变是横纹肌肉瘤(rhabdomyosarcoma,RMS)、先天性纤维肉瘤(congenital fibrosarcoma,CF)、恶性横纹肌瘤、血管外皮细胞瘤和成人型肉瘤。必须将其与良性肿瘤(可能表现出侵袭性行为并导致危及生命的并发症)和肿瘤样病变(如纤维瘤病和血管病变)区分开来,这些是最常见的软组织肿瘤(Azizkhan 2008;Charles 2007;Isaacs 2002c,2004;Lobe et al. 1994)。

102.3.3.1 横纹肌肉瘤(RMS)

RMS 是一种侵袭性肿瘤,由类似正常胎儿骨骼肌的细胞组成,是新生儿中最常见的恶性肉瘤。虽然发病的高峰在 2~6 岁,在 1 岁内 5%~10% 被诊断,但是 RMS 可能是先天性的,实际上 1%~2% 的 RMS 在出生时就存在(美国群体间 RMS 研究的 3 217 例中,只有 14 例报告,约占 4%)。RMS 在组织学上分为两个主要亚型:胚胎型 RMS,最常见,包括葡萄状细胞和梭形细胞变异,预后较好;肺泡型 RMS,特征为 (2;13)(q35;q14) 和 t(1;13)(p36;q14) 染色体易位,少见且预后较差。RMS 可发生在身体内存在间充质组织的任何部位,如头部、颈部、泌尿生殖系统和四肢。症状可能有所不同,如急性尿潴留(当 RMS 位于骨盆时)或脑神经麻痹(当其影响到头颈部时),并取决于周围器官上肿瘤的大小。产前超声检查可以发现可能导致邻近器官受压的肿瘤。特别是在外阴阴道区或口腔的葡萄状 RMS 表现为葡萄串样外观。当肿瘤位于颌面部时,会因为干扰吞咽而出现羊水过多。肿瘤可能在出生时就很明显,也可能表现为在出生后最初几周内快速增长的团块。在新生儿中,RMS 可被误诊为血管瘤,尤其是位于面部和颈部时。诊断方法包括超声造影、CT 和 MRI(有时无法区分高度血管化的恶性软组织病变和血管病变),而骨髓穿刺和骨显像则用于检测远处转移,大约 20% 的病例在确诊时就已经出现了远处转移。与年长儿相比,新生儿肺泡 RMS 更常与多发性皮肤结节和早期脑转移有关。

治疗取决于肿瘤的分期,与 1 岁以下儿童(或婴儿)相同,国际研究合作组确定可分为全身性(CHT 药物剂量一般按体重计算,比按体表面积计算剂量减少约 30%)和局部治疗(手术和/或放射治疗)。治疗的强度和时间需要进行风险分级,以提供最佳的治愈机会,并尽量减少后期治疗的毒性。

根据肿瘤的位置和范围,以及是否适合手术切除,使用 CHT 和手术相结合的方法。手术是治疗小病灶的第一步,因为它可能既是诊断又是治疗。如果手术不能完全切除肿瘤,建议在 CHT 后再行第二次手术。新生儿的预后较大龄儿童差,特别是肺泡组织类型的病例,由于肿瘤生物学的不同,幼儿更难治愈,而且难以提供适当强度的 CHT 和放疗。

围产期 RMS 的总体预后较差,预期生存率约为 40%。

102.3.3.2 先天性纤维肉瘤(CF)

CF 是一种高度血管化的肿瘤,通常发生在下肢和上肢远端的深层软组织(66%)(图 102.3),较少发生在躯干(20%~25%)或头颈部(10%)。它都在 2 岁之前发病,60% 的病例在 3 月龄前确诊,30%~50% 的病例在出生时或在宫内确诊。估计发病率为 5/1 000 000。CF 的特征是 ETV6-NTRK3 的染色体易位 t(12:15),与细胞性中胚层肾瘤共存,即使没有典型的易位也不排除 CF 的诊断。肿瘤可能以类似于良性血管病变的方式快速生长。影像学表现可能与良性血管病变相似。

远处转移罕见,预后良好,生存率为 80%~100%。只有初期的、无残留完全切除可能的情况下,才能进行手术,通常不足病例的 25%。鉴于纤维肉瘤对 CHT 的高敏感性,保守切除是从 CHT 开始的多模式治疗的最后一步。由于其具备疗效且没有任何可预知的远期毒性,将 VA 方案(长春新碱和放线菌素)作为首选 CHT 方案;只有在对 VA 方案没有反应的情况下,才应考虑强化 CHT 的方案(如异环磷酰胺加阿霉素)。由于患儿年龄过小,不适宜用放射治疗。

102.3.3.3 其他 STS

软组织(腹部、骨盆、腹膜后、肝脏、心脏和胃肠道)横纹肌样瘤是发生在婴幼儿中枢神经系统和肾脏的恶性肿瘤。典型的是 22 号染色体(22q11.2)长臂 11.2 区的反复遗传改变,其特征是 hSNF5/SMARCB1/INI1 基因的缺失或突变导致 INI 蛋白的丢失或表达减少。横纹肌样肿瘤罕见,侵袭性很强,经常致命。虽然已有使用强化 CHT 方案治疗长期幸存的个案报道,目前横纹肌样肿瘤患者正在接受多种药治疗。然而,这些肿瘤的治愈率令人沮丧,强调需要更多的研究来揭示肿瘤生物学,并确定潜在的治疗新靶点。

文献中也有其他类型 STS 的报道,包括外周原始神经外胚层肿瘤、血管瘤和未分化肉瘤。

102.3.3.4 中等预后的成纤维细胞瘤

一些婴儿 STS 的是中等预后的纤维母细胞瘤(定义为局部侵袭性肿瘤,很少转移)。这些肿瘤样情况需要和上述恶性间充质肿瘤区别。

青少年纤维瘤病的定义包括良性实体,如婴儿纤维错构瘤,20% 的病例是先天性的,在肩部、手臂、大腿、腋窝和腹股沟的皮肤组织中发展;小儿孤立性肌纤维瘤,可能与肌周细胞瘤和婴儿血管外皮细胞瘤,或多发性多中心肌纤维瘤病形成形态连续体,这种病在男性更常见,并影响头颈部、躯干和皮肤。临床表现一般是良性的,在某些情况下自然消退,但累及内脏的侵袭性致死型多中心肌纤维瘤病已被报

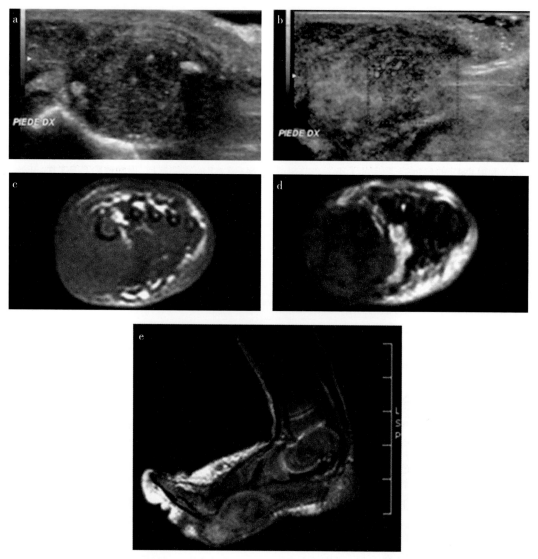

图 102.3 足部先天性纤维肉瘤。超声:低回声病变伴钙化(a),多普勒超声下的血管增生(b)。MRI 成像 T_1(c)和 T_2(d 和 e)。(由 Marcello Napolitano 博士提供)

道。胸锁乳突肌瘤通常与产伤有关。婴儿纤维瘤病见于肌肉、腱膜、肩膀、头颈和上肢。颅筋膜炎可以快速生长并浸润颅骨。

婴儿典型的脂肪纤维瘤病(25% 为先天性),发生于四肢(如足部),因其术后复发风险高而被列为中间肿瘤。它必须分别与脂肪母细胞瘤和脂肪母细胞瘤病、良性脂肪组织肿瘤相鉴别。从历史上看,外科手术一直是治疗这些肿瘤的主要手段,但目前的治疗策略正在从单纯的外科手术发展到多学科治疗,包括系统治疗,以减少根治术所致的功能性和美容性后遗症。

102.3.4 肾肿瘤

大约 5% 的围产期肿瘤来自肾脏。超过 40% 的新生儿肾脏肿块是良性的。先天性中胚层肾瘤(CMN)是目前最常见的肾脏肿瘤,其次是 WT。肾横纹肌样瘤和肾透明细胞肉瘤也有报道。

102.3.4.1 先天性中胚层肾瘤(CMN)

CMN 是一种几乎只在 6 个月龄内发现的肿瘤,3 个月龄时发病率最高。它通常是单侧的,好发于男性。组织学上,它是间充质肿瘤,主要由成纤维细胞组成。中胚层肾瘤有两种不同的组织学类型:经典型和细胞型。这两种类型的区别对治疗没有意义。完整、广泛的手术切除是唯一推荐的治疗方法。少数病例有局部复发和转移，特别是 6 个月以上的儿童。绝大多数复发发生在肾切除术后 12 个月内，约 70% 的复发病例为细胞型。总体预后良好，生存率为 96%~100%（Lakho and Sowerbutts 2010）。

102.3.4.2　肾母细胞瘤（WT）

WT 较 CMN 的典型表现是出现在稍大的年龄组。WT 与其他先天性异常有着更紧密的联系。常见的关联包括无虹膜畸形（anidridia/aniridia），泌尿生殖系统畸形，WAGR 综合征和 Denys-Drash 综合征。两个染色体位点与 WT 的发病有关：11p13（WT1）和 11P15（WT2）。然而，大多数 WT 病例这些基因没有突变，其他病因仍有待阐明。新生儿 WT 常位于局部，80% 为Ⅰ和Ⅱ期，转移发生率不到 1%。10% 的病例有双侧肿瘤（Ⅴ期）。大多数新生儿 WT 组织学良好。WT 的临床症状包括腹部肿块（图 102.4），必须用超声成像 /CT/MRI 与其他肿块鉴别。手术

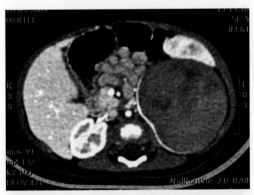
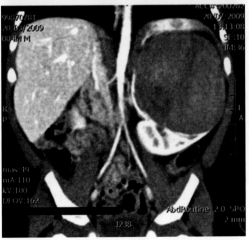

图 102.4　左肾巨大实性肿块型肾母细胞瘤的 CT 表现

是首选的治疗方法。除了确定分期外，组织病理学还应提供肿瘤标本中是否存在间变性区域的信息，如果存在即提示预后不良。手术后根据分期进行 CHT，药物包括长春新碱、放线菌素 D 和 / 或阿霉素。有转移的病例用异环磷酰胺和卡铂。预后非常好（90%）（Lakhoo and Sowerbutts 2010；Ritchey et al. 1995；Isaacs 2002d，2008）。

102.3.4.3　肾横纹肌样瘤和透明细胞肉瘤

这两种疾病都需要尽可能手术治疗，但往往会发生转移。预后差，CHT 对预后无影响。

102.3.5　脑肿瘤

胎儿和新生儿的中枢神经系统肿瘤很少见。报告显示，每年的发病率为 14/100 000~41/100 000 活产儿。这些肿瘤占所有儿童中枢神经系统肿瘤的 0.5%~1.9%，不到所有产前肿瘤的 10%。围产期中枢神经系统肿瘤的特点是生长极为迅速，且好发于幕上间隙。这些肿瘤通常在产前常规超声检查中被发现。脑积水可能是由于脑室系统受累或受压，或脉络丛内肿瘤使脑脊液分泌过多所致。症状独特，大头畸形（由脑积水或肿瘤引起）是最重要的临床体征。可触及前囟搏动。肿瘤可能会造成正常大脑移位而不是浸润，这就解释了没有局灶性症状的原因。呕吐和视神经盘水肿是晚期症状，是由于肿瘤体积增大所致。非特异性症状，如嗜睡、发热和胃肠道疾病，常常被误解而导致正确诊断被延误。大脑和脊柱的 MRI 提供了肿瘤大小及其良恶性的信息。与肿瘤相关的出血可能会刺激脑出血，甚至导致大面积脑出血。

所有发生在婴儿的中枢神经系统恶性肿瘤类型也见于新生儿（TRT 50%，星形细胞瘤 16%，髓母细胞瘤 8%，脉络丛乳头状瘤 7%，室管膜瘤 3%，未分类胶质瘤 22%）。围产期脑肿瘤的总生存率低于 30%。TRT 是产前诊断最常见的肿瘤，颅内 TRT 至少占新生儿肿瘤病例的三分之一。大多数情况下，在出生后确诊。星形细胞瘤最常见的是婴儿型恶性间变性星形细胞瘤或多形性胶质母细胞瘤。胚胎肿瘤和髓母细胞瘤最常在出生后诊断（图 102.5）。

治疗方案的选择必须进行逐个案例讨论，并取决于病变部位和大小、影像学表现和新生儿的一般情况。良性 TRT 和室管膜瘤手术治疗有效。胚胎

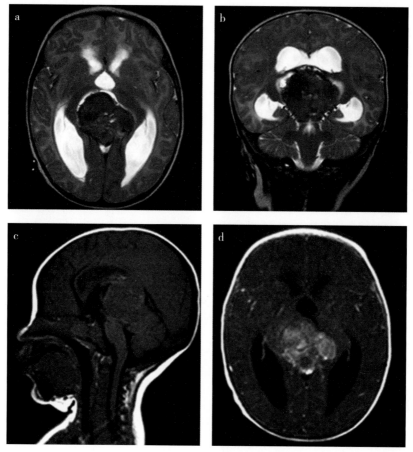

图 102.5 松果体原发性神经外胚层肿瘤。MRI 成像 $T_2W(a,b)$ 和 T_1W 对比给药前（c）和给药后（d）磁共振影像 T_2 加权（a，b）和 T_1 加权（c），以及增强影像（d）。（由 Cecilia Parazzini 博士提供）

性肿瘤和髓母细胞瘤需要药物治疗。鉴于预后不良（文献中最全面的病例研究，包括良性和恶性病变，存活率为 28%），不干预往往是最好的选择。在做出任何治疗决定之前，医护人员与亲属必须开诚布公的讨论（Orbach et al. 2013；Azizkhan 2008；Isaacs 2002e，f）。

102.3.6 肝肿瘤

肝脏肿瘤约占新生儿期肿瘤发生率的 4%。它们是多种类型的良性和恶性肿瘤。最常见的原发性肝肿瘤是肝血管瘤（HH），其次是间充质错构瘤和肝母细胞瘤（HB）。

102.3.6.1 肝血管瘤（HH）

HH 是一种良性间充质性肿瘤，由排列不规则、大小不一的大量血管组成。大约一半的 HH 与皮肤血管瘤有关，罕见于更广泛的血管瘤综合征的一部分。HH 在女婴中更常见。尽管一些研究表明其与遗传有关，但病因仍不清楚。可能与女性荷尔蒙有关。

102.3.6.2 间充质错构瘤

间充质错构瘤是一种良性肝脏肿瘤，以黏液瘤样间质增生和胆管畸形为特征。实性和囊性肿瘤均可见，囊性肿瘤在新生儿期更为常见。

102.3.6.3 肝母细胞瘤（HB）

HB 是一种罕见的胚胎肿瘤。诊断的中位年龄在 6 个月到 3 岁之间。在白人男性患者、早产儿和低出生体重儿中发病率高，但其原因很大程度上无法解释。新生儿期 HB 的发病率在过去 20 年中呈上升趋势，这可能反映了早产儿生存率的提高。HB 与遗传综合征之间存在着公认的联系，包括

Beckwith-Wiedemann 综合征和肠腺瘤性息肉病综合征。一般建议对这些高危人群进行腹部超声和 AFP 筛查。

临床表现为腹胀、肝大。影像学检查（MRI/CT）后，肝脏活检和异常高水平的肿瘤标志物 AFP 可以明确诊断。AFP 是胎儿肝脏产生的主要蛋白。超过 90% 的 HB 患者 AFP 水平显著升高。必须将 AFP 值与早产儿和婴儿的生理 AFP 水平联系起来。国际儿科肿瘤学会（Société Internationale d' Oncologie Pédiatrique，SIOP）治疗方案是先进行顺铂 CHT，然后手术切除。适合手术治疗的 HB 90% 以上预后良好。对于无法进行肝切除者应考虑肝移植（Azizkhan 2008；Wu et al. 1981；Isaacs 2007）。

102.3.7 白血病

新生儿或先天性白血病罕见，估计发病率为 1/100 000~5/100 000 活产儿。据估计它是新生儿中第二常见的恶性肿瘤，白血病是新生儿中最致命的疾病。它会导致胎儿水肿和死亡，尤其是唐氏综合征患者。新生儿白血病在临床、血液学、分子和生物学方面与年长儿不同。

急性非淋巴细胞白血病（ANLL）比 ALL 更常见，ANLL 占 65%。前者在病情缓解时预后较好（ANLL 生存率 24%，ALL 生存率 10%）。临床表现包括肝脾肿大和皮肤损伤；中枢神经系统有时受累。骨髓细胞形态学、免疫表型和细胞遗传学研究是诊断的必要条件。先天性白血病 CD10 为阴性，可能在淋巴系和髓系中都为阳性。50% 的先天性白血病（ANLL 和 ALL）患者中的混合谱系白血病 HRX 基因在 11q23 号染色体上的重排，这是一个对各年龄段预后不利的征象。尽管预后不好，ANLL 有时会缓解，但以后可能复发。区分先天性白血病和新生儿类白血病反应是很重要的，新生儿类白血病反应是一种良性疾病，被定义为"短暂性异常骨髓增生"或"短暂性骨髓增生性疾病"（TMD），其特征是肝脾大和存在髓样和淋巴未成熟细胞。鉴别诊断还必须考虑胎儿红细胞增多症以及病毒和细菌感染。TMD 与先天性白血病的不同之处在于，尽管外周血中有大量的白细胞和原始粒细胞，但其血红蛋白和血小板计数正常，骨髓中的幼稚细胞数小于 15%。在这些良性疾病中，新生儿的一般状况良好，无需特殊治疗。在 TMD 中，血液学指标在一段时间后能恢复到正常，这个时间可能从几周到 1~2 月不等。新生儿白血病的治疗指南与大龄儿童相同，要适当注意所用药物的剂量，必须在专门的血液科用药。在可行的情况下，造血细胞移植后的大剂量 CHT 可提高缓解率和生存率，并将生存率提高到 20%（Sande et al. 1999；Brester et al. 2002；Isaacs 2002g，2003）。

102.3.8 视网膜母细胞瘤（RB）

RB 是儿童最常见的眼内恶性肿瘤，是一种以遗传（25%~30%）和非遗传（70%~75%）形式发生的肿瘤。遗传型的病因是 RB1 基因存在种系突变。遗传型 RB 可表现为单侧或双侧疾病。单、双侧疾病的发生与发病时年龄相关；双侧疾病患者年龄较小，通常为 1 岁以内。常规新生儿筛查时，患 RB 的新生儿在检眼镜检查时缺乏正常的"红光反射"。有 RB 家族史者存在患双侧疾病的风险，必须进行全面的眼科检查。对有家族性 RB 背景的高危儿童进行眼底筛查发现新生儿 RB 多表现为视网膜小肿瘤。需要依据完整的眼科检查结果进行治疗，MRI 可以确定病变的范围。视网膜受累范围以占视网膜总面积的百分比计算。通常，治疗的选择是全身或动脉内 CHT（化学减容治疗）加上积极的局部治疗和严密的监控，通常是治疗的选择。对于局部病变，激光治疗、热疗和冷冻治疗结合长春新碱、阿霉素和环磷酰胺，或长春新碱、卡铂和依托泊苷的全身辅助治疗，对保留视力和提高生存率效果最佳。对晚期单侧 RB 患儿，经眼动脉插管 CHT（眼动脉介入灌注美法仑）作为晚期单侧 RB 的初始治疗比全身 CHT 更有效。这种治疗方法也应用于新诊断的双侧疾病患者和处于抢救状态的患者，且是可行和有效的。眼球摘除手术仅限于肿瘤侵犯了眼外区域，而曾用于防止眼球摘除的放射治疗，可能在成年期引起放射相关的继发肿瘤，因此已被弃用。治疗必须在一个拥有最先进治疗基础设施和多学科团队的中心进行，并由肿瘤专家和专业眼科医生共同协作完成（Look and Aplan 2006；Abramson et al. 2002）。

102.3.9 罕见的先天性肿瘤

102.3.9.1 婴儿黑色素细胞神经外胚层肿瘤（黑色素突变瘤）

婴儿黑色素细胞神经外胚层肿瘤是一种极为罕

见的、神经嵴起源的色素性肿瘤，其特征是位于颌骨，也可发生于包括纵隔和大脑的其他部位。组织学和免疫组化检查显示有两种类型，一种是可见小的圆形神经母细胞样细胞，另一种可见大量黑色素细胞，包括神经细胞、黑色素细胞和上皮细胞类型的组合。它可能是恶性的，并且可以发生转移。根据病变部位和有丝分裂指数，采用手术和 CHT。

102.3.9.2 先天性黑色素细胞痣

这种情况是皮肤黑色素细胞的良性增殖，是由于黑色素母细胞的异常生长、发育或迁移引起的。影响大约 1% 的新生儿，先天性黑色素细胞痣形成于妊娠 5 至 24 周之间，在出生时出现或在生后 1 年内变得明显。巨大色素痣罕见，可含有不同间充质细胞成分的结节。虽然可以出现在身体的任何地方，但巨大的先天性黑色素细胞痣最常见的解剖位置是后躯干后部，其次是腿部、手臂、头部和颈部。它们有时类似于黑色素瘤。巨大色素痣有 2%~5% 会发生恶变。有时也会出现先天性黑色素瘤侵犯颅内导致死亡。

102.3.9.3 朗格汉斯细胞组织细胞增生症（LCH）

LCH 是一种罕见的免疫系统疾病，以 Langerhans 细胞异常增殖为特征，主要在皮肤、骨骼、淋巴结、肺、肝、脾、造血系统和中枢神经系统形成病变。在新生儿期，LCH 影响到百万分之一的新生儿，60% 是弥漫性疾病（多器官受累），而 40% 只是皮肤疾病。胃肠道受累可引起腹泻、呕吐和蛋白丢失性肠病。LCH 的诊断需要 CD1a 免疫组化检测的阳性结果。根据疾病的程度，治疗可能包括类固醇和长春碱，依据国际分类 LCH Ⅳ 的标准，或联合 6- 巯基嘌呤。多器官受累患者的存活率为 50%，而单发疾病患者的存活率超过 90%（Azizkhan 2008；Isaacs 2006）。

参考文献

Abramson DH, Du TT, Beaverson KL (2002) (Neonatal) retinoblastoma in the first month of life. Arch Ophtalmol 120:738–742

Azizkhan RG (2008) Perinatal tumors. In: Carachi R, Grosfeld JL, Azmy AT (eds) The surgery of childhood tumors. Springer, Berlin/Heidelberg, pp 145–170

Brester D, Reus AC, Veerman AJ et al (2002) Congenital leukemia: the Dutch experience and review of litera-ture. Br J Haematol 117:513–524

Charles AK (2007) Congenital tumors. In: Keeling JW, Khong TY (eds) Fetal and neonatal pathology. Springer, London, pp 327–378

Isaacs H Jr (1991) Tumors of the newborn and infants. Mosby-Year Book, St. Louis

Isaacs H Jr (2002a) Neuroblastoma. In: Isaacs H Jr (ed) Tumors of the fetus and infant: an atlas. Springer, New York, pp 137–160

Isaacs H Jr (2002b) Germ cell tumors. In: Isaacs H Jr (ed) Tumors of the fetus and infant: an atlas. Springer, New York, pp 5–36

Isaacs H Jr (2002c) Soft tissue tumors. In: Isaacs H Jr (ed) Tumors of the fetus and infant: an atlas. Springer, New York, pp 37–111

Isaacs H Jr (2002d) Renal tumor. In: Isaacs H Jr (ed) Tumors of the fetus and infant: an atlas. Springer, New York, pp 261–302

Isaacs H Jr (2002e) I. Perinatal brain tumors: a review of 250 cases. Pediatr Neurol 27:249–261

Isaacs H Jr (2002f) II. Perinatal brain tumors: a review of 250 cases. Pediatr Neurol 27:333–342

Isaacs H Jr (2002g) Leukemia. In: Isaacs H Jr (ed) Tumors of the fetus and infant: an atlas. Springer, New York, pp 161–180

Isaacs H Jr (2003) Fetal and neonatal leukemia. J Pediatr Hematol Oncol 25:348–361

Isaacs H Jr (2004) Perinatal (fetal and neonatal) germ cell tumors. J Pediatr Surg 39:1003–1013

Isaacs H Jr (2006) Fetal and neonatal histiocytosis. Pediatr Blood Cancer 47:123

Isaacs H Jr (2007) Fetal and neonatal hepatic tumors. J Pediatr Surg 42:1797–1803

Isaacs H Jr (2008) Fetal and neonatal renal tumors. J Pediatr Surg 43:1587–1595

Keeling JW (1993) Fetal and neonatal pathology, 2nd edn. Springer, Berlin, p 253

Lakhoo K, Sowerbutts H (2010) Neonatal tumours. Pediatr Surg Int 26:1159–1168

Lobe TE, Wiener ES, Hays DM et al (1994) Neonatal rhabdomiosarcoma: the IRS experience. J Pediatr Surg 29:1167–1170

Look AT, Aplan PD (2006) Molecular and genetic basis of childhood cancer. In: Poplak DG, Pizzo PA (eds) Principles and practice of pediatric oncology. Lippincott Williams & Wilkins, Philadelphia, pp 40–85

Lucchesi M, Guidi M (2016) Pharmacokinetics of high-dose methotrexate in infant aged less than 12 months treated for aggressive brain tumors. Cancer Chemother Pharmacol 77:857–864

Moore SW, Satgé D, Sasco AJ et al (2003) The epidemiology of neonatal tumours. Report of an international working group. Pediatr Surg Int 19:509–519

Nuchtern JG (2006) Perinatal neuroblastoma. Semin Pediatr Surg 15:10–16

Orbach D, Sarnacki S, Brisse HJ (2013) Neonatal cancer. Lancet Oncol 14:e609–e620

Raciborska A, Bilska K et al (2016) Solid cancer in the premature and the newborn: report of three national referral centers. Pediatr Neonatol 57:295–301

Reaman GH, Bleyer WA (2006) Infant and adolescent with cancer: special consideration. In: Pizzo PA, Poplak DG (eds) Principles and practice of pediatric oncology. Lippincott Williams & Wilkins, Philadelphia, pp 452–475

Ritchey ML, Azizkhan RG, Beckwith JB et al (1995) Neonatal Wilms tumor. J Pediatr Surg 30:856–859

Sande JE, Arceci RT, Lampkin BC (1999) Congenital and neonatal leukemia. Semin Perinatol 23:274–285

Tsuchida Y, Ikeda H, Iehara T et al (2003) Neonatal neuroblastoma: incidence and clinical outcome. Med Pediatr Oncol 40:391–393

Veal GJ, Boddy AV (2012) Chemotherapy in newborns and preterm babies. Semin Fetal Neonatal Med 17:243–248

Wu JT, Book L, Sudar K (1981) Serum alphafetoprotein levels in normal infants. Pediatr Res 15:50–52